内 容 简 介

本书共分二篇十七章。上篇五章论述了法医毒物鉴定的发展及问题、法医毒物鉴定程序、法医毒物鉴定规范及质量控制、生物检材的特征及应用特点，以及法医毒物鉴定方法；下篇十二章系统介绍了法医毒物鉴定的对象，包括挥发性毒物、气体毒物、合成药毒物、杀虫剂、除草剂、杀鼠剂、有毒动植物、金属毒物、水溶性无机毒物、毒品和新精神活性物质。在结构内容上，强化了毒物的毒性作用、中毒症状、体内过程和鉴定要点，体现了法医毒物鉴定进行专业判断所需的知识要点；减少或摒弃了不满足证据要求的分析方法，体现了现行有效的国家/行业标准和技术规范；反映了专业领域的最新研究成果，提供了较大量的参考数据和文献信息，以供读者进一步追溯。

本书可作为司法、公安、检察系统司法鉴定机构法医毒物鉴定人培训学习的基本教材和鉴定实践的参考工具书，可供相关领域（临床毒物学、运动医学、环境科学、食品安全等检验检测行业）的高校教师和科研工作者参考。

图书在版编目（CIP）数据

法医毒物鉴定理论与实践 / 沈敏，向平，刘伟主编. —北京：科学出版社，2022.1

ISBN 978-7-03-070893-9

Ⅰ. ①法… Ⅱ. ①沈… ②向… ③刘… Ⅲ. ①毒物—鉴定 Ⅳ. ①R991

中国版本图书馆 CIP 数据核字（2021）第 251296 号

责任编辑：谭宏宇 / 责任校对：郑金红

责任印制：黄晓鸣 / 封面设计：张祖坤 殷 靓

科 学 出 版 社 出版

北京东黄城根北街 16 号

邮政编码：100717

http：//www.sciencep.com

南京展望文化发展有限公司排版

河北虎彩印刷有限公司印刷

科学出版社发行 各地新华书店经销

*

2022 年 1 月第 一 版 开本：B5（720×1000）

2026 年 3 月第六次印刷 印张：48

字数：938 000

定价：340.00 元

（如有印装质量问题，我社负责调换）

《法医毒物鉴定理论与实践》

编写人员

主　编：沈　敏　向　平　刘　伟

编　委：沈　敏　向　平　刘　伟

严　慧　施　妍　陈　航

纪伩伩

注：本书由国家自然科学基金项目（81772022 ）、上海市科委项目（19dz1200600）、上海市法医学重点实验室（17DZ2273200）和上海市司法鉴定专业技术服务平台（16DZ2290900）资助出版。

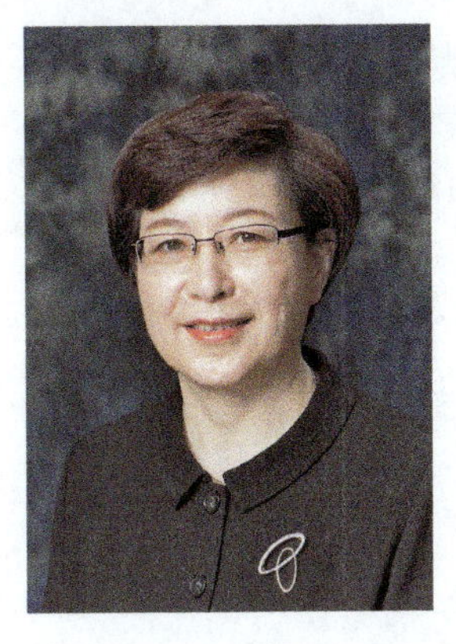

沈　敏　研究员，法医毒物化学专家，博士生导师，享受国务院特殊津贴。

1985年华东师范大学获理学硕士学位，1980年起在司法部司法鉴定科学技术研究所从事法医毒物学的科学研究和司法鉴定工作。主持国家“十二五”科技支撑计划“司法鉴定关键技术研究”以及数十项国家自然科学基金、国家软科学和上海市重点科研项目，其成果获上海市科技进步奖一等奖等十余项，发表学术论文200余篇，其中SCI论文50余篇，主编专著9部。1996年进入全国“百千万人才工程”千人人选。2004年获全国第三届优秀科技工作者，2008年获科技部奥运先进个人。2009年被司法部授予首届全国司法鉴定管理工作先进个人称号。

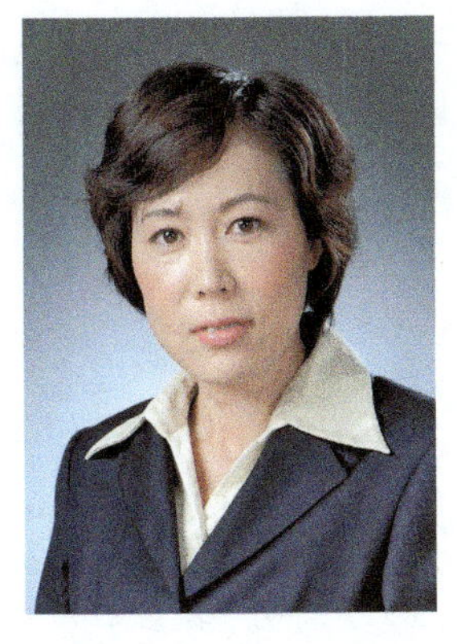

向　平　研究员，法医毒物化学专家，博士生导师，享受国务院特殊津贴。

1991年毕业于上海医科大学药学院，获学士学位。2006年毕业于复旦大学上海医学院，获硕士学位，2011年获英国中央兰开夏大学博士学位（University of Central Lancashire，UK）。1991年起在司法部司法鉴定科学技术研究所从事法医毒物学的科学研究、司法鉴定和教育培训工作。2004年及2008年，先后以访问学者身份前往香港政府化验所、英国中央兰开夏大学、澳大利亚维州法医中心交流学习，主持或参与完成10多项国家和省部级科研项目，在国内外刊物上发表论文200余篇，其中SCI收录刊物80余篇，主编专著5部，2007年获得国际法庭毒理协会（TIAFT）颁发的“International Scholarship Award”奖，目前为国际毛发分析协会（SoHT）会员，TIAFT中国地区代表。

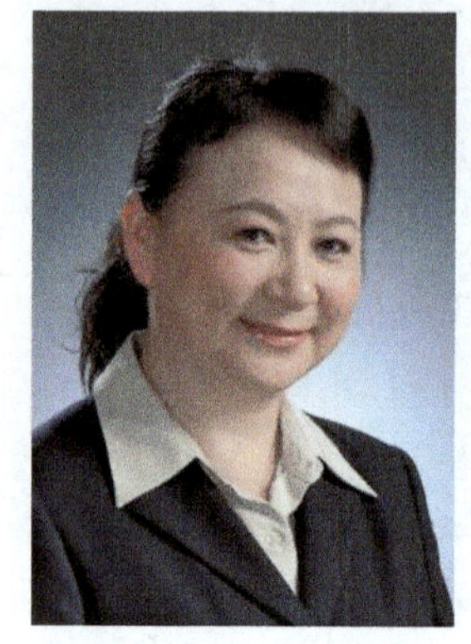

刘　伟　主任法医师，法医毒物化学专家，硕士生导师。

1985 年毕业于南京药学院，获理学士学位。2008 年毕业于复旦大学上海医学院，获硕士学位。1985 年起就职于司法部司法鉴定科学技术研究所，长期从事法医毒物化学的科研、鉴定和教学工作。主持多项国家及上海市重点科研项目，其中“有毒动植物中毒、检测及评判”研究获 2014 年上海市科技进步奖三等奖。主持完成近二十项行业及部颁技术规范的制订，在国内外学术刊物上发表论文 40 余篇，参编专著 6 部。2010 年被司法部授予首届全国司法鉴定先进个人称号。

Preface 序

有幸以法医毒物鉴定为业，与司法鉴定科学研究院（司鉴院）同行，共同走过了40余年的创业发展历程。作为法医毒物鉴定专业发展和科技创新的见证者、亲历者和推动者，期望通过系统阐述当代法医毒物学的应用领域、鉴定技术、研究成果和发展趋势，为当代和后继同仁提供参考借鉴，实现法医毒物鉴定在既往基础上的突破、创新、发展。

《法医毒物鉴定理论与实践》是司鉴院法医毒物化学研究室蓝皮书系列学术专著[《毛发分析基础与应用》《法医毒物学手册》《滥用物质分析与应用》《毛发分析基础与应用》（第二版）]的第五本，也是笔者主编的学术专著的第九本。编写此书的原动力之一来自鉴定实践的需求。曾于机构认可评审时相遇某省公安厅法医，其大力称道《法医毒物司法鉴定实务》对于法医鉴定实践的指导和参考作用，见法医工作者在毒物鉴定书籍上密集的重点圈划和注解，着实令人感动，由此萌生了要编写一本与当代法医毒物鉴定实践相适应的、可供法医毒物鉴定工作者和法医参考的专业书籍。原动力之二来自推进法医毒物学发展的初心。在行业交流中深感目前相当数量的法医毒物鉴定人对于法医毒物鉴定的认知还是位于“对来样负责、根据委托要求报告检验结果”的层面，而对于毒物的中毒症状和毒理作用、生物检材的适用范围和证明价值、毒物鉴定的结果解释等并不关注、知晓和作为。这与我们这代人接受的前辈传承和执业理念，以及国际法医毒物学的普遍认知尚有一定的偏离。笔者认为，“法医毒物鉴定”不同于“毒物检验”，“法医”的内涵体现了毒物鉴定的对象源于人、结果用于人；“鉴定”的内涵则要求在检验的基础上作出专业判断。国际上一般认同法医毒物鉴定由两部分构成：毒物检测和结果评价（或分析毒物学和解释毒理学），后者的能力要求更高。本书强化了这一理念所涉及的专业内容，以期从一个侧面推动法医毒物鉴定的发展。

《法医毒物鉴定理论与实践》共分两篇十七章。上篇五章论述了法医毒物鉴定的发展及问题、法医毒物鉴定程序、法医毒物鉴定规范及质量控制、生物检材的特征及应用特点，以及法医毒物鉴定方法；下篇十二章系统介绍了法医毒物鉴定的对象，包括挥发性毒物、气体毒物、合成药毒物、杀虫剂、除草剂、杀鼠剂、有毒动植物、金属毒物、水溶性无机毒物、毒品和新精神活性物质。在结构内容上，强化了毒物的毒性作用、中毒症状、体内过程和鉴定要点，体现了法医毒物鉴定进行专业判断所需的知识要点；减少或摒弃了不满足证据要求的分析方法，体现了现行有效的国家/行业标准和技术规范；反映了专业领域的最新研究成果，提供了较大量的参考数据和文献信息，以供同行同仁进一步追溯。

2021年9月

Contents | 目 录

上篇 总 论

下篇　分　　论

上篇　总　论

第1章　法医毒物鉴定概论

法医毒物学是研究与法有关的毒物、中毒和鉴定的学科，即研究毒物的来源性质、体内变化、分离分析、毒理机制、毒性作用的定性定量评价及其与生物体、外界环境之间的相互关系，并为司法实践提供科学证据的一门学科。其在实践中的主要任务是对各类案(事)件中可能涉及的毒物进行分析鉴定，判明其有无毒物、毒物性质、毒物含量及毒物与事件的关系等，为案(事)件的侦察和审理提供线索和证据。

第一节　毒物概述

一、毒物及其分类

1. 毒物与毒品

人类对毒物的认识和理解是在认识自然的过程中不断演变和深化的。一般认为毒物是指在一定条件下，以较小剂量进入机体，通过化学或物理化学作用，引起机体功能性或器质性损害甚至导致死亡的化学物质。毒物(poison)的概念包括以下要素[1]：① 小剂量。任何物质当服用达到一定剂量时都可能对人体产生危害，如食盐是人体的必需物质，但若食用过量，则会因吸水作用导致人体电解质紊乱而引起死亡。“The dose makes the poison”(剂量决定毒性)已成为毒物概念的要则。② 外源性。毒物是通过各种途径进入机体发挥毒作用的，机体在代谢过程中产生的内源性有毒物质，如酸中毒、尿毒症的致毒源不属毒物的范畴。③ 化学或物理化学作用方式。毒物通过化学或物理化学作用导致机体功能性或器质性损害，如CO与血红蛋白通过化学结合形成牢固的碳氧血红蛋白而致机体缺氧。由此可见，毒物的概念是相对的和有条件的。尤其是药物和毒物没有明确的界限，当物质的作用对象、使用方式、使用剂量不同时，可具有不同的性质。因此，又常称“毒药物”。

我国所称的“毒品”属于法学范畴的概念。依照《中华人民共和国刑法》第357条规定：“毒品是指鸦片、海洛因、甲基苯丙胺(冰毒)、吗啡、大麻、可卡因，以及国家规定管制的其他能够使人形成瘾癖的麻醉药品和精神药品”，即毒品是依照法律规定而实行严格管制的特殊的毒药物。毒品是国际禁毒公约和有关法律法规规定管制的能够使人形成瘾癖的麻醉药品和精神药品的统称，根据国际公约即《1961年麻醉品单一公约》和《1971年精神药物公约》及国家法律法规对管制对象的内涵界定，毒品具有以下特征：① 毒品主要包括麻醉药品和精神药品两大类；② 具有依赖性，长期使用使人形成瘾癖；③ 由有关法律法规和国际公约进行管制，其管制的品种与范围根据不同时代和地区而定。国际上多用滥用物质的概念，它是指连续使用后产生依赖性，并具有滥用倾向的精神活性物质。滥用物质的概念揭示了以躯体依赖和精神依赖为基本特征的物质与机体相互作用的本质属性。滥用物质包含非法和合法两大类，非法滥用物质即为我国的“毒品”。

新精神活性物质(new psychoactive substances, NPS)又称策划药、合法兴奋剂或毒品类似物。联合国毒品与犯罪问题办公室(United Nations Office on Drugs and Crime, UNODC)对新精神活性物质的定义是：“未被国际禁毒公约管制，但具有滥用潜力并可以引起公共健康风险的精神活性物质。”[2] 从化学结构上看，新精神活性物质部分是通过对已管制的麻醉药品和精神药物的结构进行细微的化学修饰获得，部分则是全新设计和筛选而成，具有受管制毒品的效果而又规避了法律的管控。根据化学结构特征，UNODC 将新精神活性物质分为 9 大类：① 合成大麻素；② 合成卡西酮类；③ 苯乙胺类；④ 色胺类；⑤ 氨基茚满类；⑥ 哌嗪类；⑦ 氯胺酮及苯环利啶类；⑧ 植物类；⑨ 其他类，指无法归入上述各类物质但同样具有滥用潜力的新精神活性物质。新精神活性物质的种类范围不断变化，部分种类因滥用危害严重而被列管为毒品。可见，新精神活性物质是由精神活性物质向毒品转变中的过渡形态。

2. *毒物分类*

毒物可根据理化性质、毒理作用或其他原则进行分类。

(1) 根据毒物的理化性质分类。包括：① 挥发性毒物。指常温下挥发性较强或沸点较低的毒物，如醇类、氰化物、酚类、水合氯醛、有机磷及有机氯农药等。② 非挥发性毒物。指常温下不易挥发的毒物，分酸性、碱性及两性毒物三类。如酸性毒物：巴比妥类、斑蝥素等；碱性毒物：生物碱类、吩噻嗪类镇静药等；两性毒物：吗啡等。③ 金属毒物。如砷、汞、钡、铜、铅等。④ 水溶性毒物。如强酸、强碱、亚硝酸盐等。⑤ 气体毒物。如一氧化碳、硫化氢等。

(2) 根据毒物的毒理作用分类。包括：① 腐蚀性毒物。指以局部腐蚀作用为主要毒作用的毒物，如强酸、强碱、酚类、硝酸银、铜盐等。② 实质性毒物。又称毁坏性毒物，指引起实质性器官(肝、肾、心、脑等)较明显病理形态学损害的毒物，如金属毒物、重金属盐类、磷化锌等。③ 酶抑制毒物。指主要抑制特异酶系统活性的毒物，如有机磷、氰化物、二硫化碳、五氯酚钠等。④ 血液毒物。指主要引起血液变化的毒物，如一氧化碳、亚硝酸盐、硫化氢、硝基苯、某些蛇毒等。⑤ 神经毒物。指主要引起中枢神经系统功能障碍的毒物,如醇类、巴比妥类和非巴比妥类安眠镇静药、麻醉药、士的宁、烟碱、可卡因等。

(3) 综合分类。根据毒物的理化性质和用途综合分类见表1-1。

表1-1　毒物的综合分类

种　类	毒　　物
气体毒物	一氧化碳、硫化氢、天然气和工业废气等
挥发性毒物	氰化物、乙醇、甲醇、甲醛、氯仿、苯类及其衍生物等
合成药毒物	苯二氮卓类、吩噻嗪类、巴比妥类等安眠镇静药,抗抑郁药、抗精神病药等
天然药毒物	乌头类、马钱子、颠茄类等生物碱,河豚毒素、斑蝥素、蟾蜍毒素等
毒品	阿片类、苯丙胺类、大麻类、可卡因、氯胺酮等,新精神活性物质
杀虫剂	有机磷类、氨基甲酸酯类、拟除虫菊酯类等
除草剂	百草枯、敌草快、草甘膦等
杀鼠剂	氟乙酰胺、毒鼠强、磷化锌、香豆素类等
金属毒物	砷、汞、铅、钡、铊等
水溶性毒物	亚硝酸盐、强酸类、强碱类等

上述分类方法中以综合分类法应用最为广泛,目前认证认可和执业监管中均采用此分类作为评价毒物鉴定能力的依据。在法医学中毒鉴定领域,各分类方法的应用价值为:当根据中毒症状和病理变化分析时,宜采用按毒理作用分类;在实施毒物鉴定时,宜采用依据毒物理化性质分类和综合分类相结合的方式进行检材处理和定性筛选。

二、中毒及中毒症状

1. 中毒

中毒(poisoning)是指生物体受到毒物的作用而引起功能性或器质性改变后导致的疾病状态或死亡。因中毒导致的死亡称为中毒死(poisoning death)。中毒按其发生、发展的过程可分为急性中毒、亚急性中毒和慢性中毒。一次接触大剂量的毒物,短时间内出现严重中毒症状的为急性中毒,其特点是发病急、病情重、症状明显、转归快。急性中毒多见于他杀、自杀和灾害性事故,是法医毒物鉴定的重点。多次或长期接触小剂量毒物,使机体长时间遭致机能损害,逐渐产生中毒症状的为慢性中毒,特点是症状不明显、病程长、难痊愈。慢性中毒多见于环境污染、职业中毒以及毒品滥用。介于两者之间的,为亚急性中毒。由于慢性中毒与自然疾病较难鉴别,也有犯罪分子用此类方式投毒,因此在法医学鉴定中应予以注意。

毒物引起个体中毒的剂量称为中毒量;造成死亡的剂量称为致死量。中毒量、致死量通常是基于动物实验而得出的统计数据,由于实验种属、给药途径的不同,因而不能简单地用动物实验的中毒量或致死量判断或推算个体是否是死于中毒。

文献中也有根据中毒死亡实例资料总结的中毒量、致死量的记载,但不同的文献因资料来源不同会出现同一毒物的中毒量或致死量数据存在差异。由于影响个体中毒的因素很多,实际案例的资料也仅有参考价值。另外,不论何种毒物的中毒量或致死量均没有绝对值,只能表明成人某种毒物的致死量大概在某范围内。在法医学鉴定中依据中毒量和致死量评价中毒或中毒死时,必须考虑到中毒的各种影响因素及数据本身的局限性。

2. 中毒症状

由于毒物的性质不同,其作用于机体后出现的症状也不同。症状通常可表现于全身各系统,如消化系统的恶心、呕吐、腹泻等;呼吸系统的呼吸困难、气急等;神经系统的头晕、头痛、全身无力、运动失调、抽搐等。这些特征症状可为临床中毒诊断提供有价值的信息,同时也为毒物鉴定提供方向。但必须指出不同的毒物可出现类似的中毒症状,某些疾病也可具有与中毒相似的症状,因此在研究中毒现象时应结合案情进行综合分析评判。表 1-2 列举了根据特征中毒症状提示可能毒物的信息。

表 1-2 毒物及主要中毒症状

中毒症状		可能毒物
特殊颜面	颜面樱红	氰化物、一氧化碳等
	颜面潮红	阿托品、河豚毒素等
	颜面青紫	亚硝酸盐、硝基苯、苯胺等
特殊气味	杏仁味	氰化物、硝基苯等
	消毒水味	苯酚、来苏儿等
	蒜臭味	有机磷、磷化氢等
血液系统	凝血功能障碍	敌鼠钠、溴敌隆、溴鼠灵等抗凝血杀鼠剂等
心血管系统	心律失常、心源性休克	乌头、氟乙酰胺、夹竹桃和心血管系统药物等
呼吸系统	呼吸加快	颠茄类、咖啡因、甲醇、刺激性气体等
	呼吸减慢	阿片类、一氧化碳、安眠镇静药、酒精等
	肺水肿	刺激性气体、安妥、有机磷、百草枯等
视觉系统	瞳孔散大	阿托品、颠茄类、乌头碱、氰化物、乙醇等
	瞳孔缩小	有机磷、氨基甲酸酯类、阿片类、氯丙嗪等
	视力障碍	甲醇、钩吻、阿托品等
消化泌尿系统	恶心、呕吐、腹痛、腹泻	强酸、强碱、金属盐类、磷化锌、有机磷类、河豚毒素等
	少尿或无尿	汞、四氯化碳、磷化锌、砷化氢、蛇毒、斑蝥素和其他金属盐类毒物
神经系统	昏迷	安眠镇静药、麻醉药、一氧化碳、硫化氢、乙醇、毒品等
	抽搐	氟乙酰胺、毒鼠强、有机磷、异烟肼、士的宁、马钱子碱等
	瘫痪	钡盐、一氧化碳、乌头碱、河豚毒素、蛇毒等
快速死亡		氰化物、有机磷类、高浓度一氧化碳或硫化氢等

三、影响毒物作用的因素

毒物对生物体的毒性作用,不仅取决于毒物本身,而且与生物体的状态及毒物进入生物体的途径有关。同一中毒事件中不同个体中毒表现常有所不同,中毒症状也轻重不一,其原因在于有许多因素影响毒物的作用。影响毒物毒作用的因素可以分为两大类。

1. 毒物本身的因素

(1) 毒物的理化性质。其决定毒物被机体吸收的量和速度,从而影响毒性作用的强弱和速度。毒物呈固态、液态或气态,气态毒物进入呼吸道后很易透过肺泡膜,迅速弥散入血液循环中,故挥发性或气态毒物毒性作用发生快且强。如吸入较大量汞蒸气后,可迅速发生中毒或死亡,但金属汞因不溶于胃肠液,口服后随粪便排出,一般不致中毒。液态毒物有水溶性和脂溶性之分,易透过皮肤和黏膜吸收的,其毒性作用发生快而重。固态毒物因溶解性不同,其毒性作用发生的快慢和强弱差异较大。溶解性愈高,毒作用发生愈快愈显著。酸性、碱性或脂性溶液的环境,可影响毒物的溶解性。

(2) 毒物的剂量。毒物毒作用的强弱通常与其入体的剂量呈正相关,即存在剂量-效应关系。剂量-效应关系是指毒物作用于机体时的剂量与所引起的生物学效应的强度或发生频率之间的关系。一般进入体内的毒物剂量越大,毒物毒作用就越强,中毒症状也会越重。但鉴定实践中应注意,毒物剂量应是进入机体血循环的吸收量而非口服量,口服毒物后中毒者可因呕吐而排出部分毒物。

(3) 毒物的相互作用。两种或两种以上毒物同时或先后作用于机体,并相互影响其对机体的毒作用,称为毒物的相互作用。毒物的相互作用可分为联合作用和拮抗作用。

联合作用包括:① 独立作用:指两种或两种以上的毒物同时或先后作用于机体,由于其各自毒作用的受体、部位、靶器官等不同,且所引起的生物学效应也不相互干扰,从而表现为各毒物的各自毒效应。② 相加作用:指两种毒物联合作用时的毒作用为各单一毒物毒性的总和。这类毒物的化学结构多较为近似,或属同系物,或毒作用相似,或作用于同一系统、器官。如同时给予两种有机磷农药,其对胆碱酯酶的抑制呈相加作用。另丙烯腈与乙腈、氰化氢与丙烯腈等,也常表现为相加作用。③ 协同作用:指当同时接触两种有类似毒性效应的毒物时,其毒作用超过二者分别作用之和。如同时接触四氯化碳和乙醇时,由于二者均为作用于肝脏的毒物,其对肝脏的损害远远高于两种毒物分别给予的总和。④ 增毒作用:指一种化合物本身并无某种毒性效应,但当其与另一化合物同时给予时,可使另一化合物的毒性增强。如异丙醇本身并无肝毒性效应,但若同时给予四氯化碳,会使四氯化碳的肝毒性大大增强。拮抗作用是指两种毒物作用于机体时,一种毒物干扰另一种毒物的毒性，使其毒性减弱，或者两种毒物彼此干扰使对方的毒性作用减弱，所产生的毒性效应低于各毒物单独毒性效应的总和。如酸与碱，阿托品与吗啡、毛果芸香碱、有机磷，抑制与兴奋脑脊髓功能毒物之间等，都有明显的拮抗作用。拮抗作用可分为功能拮抗、化学拮抗或灭活、转运拮抗、受体拮抗等。鉴定实践中联合(混合)中毒的案例时有发生，其法医学意义在于进入体内单独一种毒物的剂量虽未达到中毒致死量，但具联合作用的两种毒物同时或先后进入人体时则能引起中毒或死亡，实践中应注意通过毒物的系统分析进行排查。

2. 机体的因素

(1) 个体状况。毒物产生毒性作用的程度与接受个体的身体状况有关。通常儿童和老人由于其生理特点，往往较年轻人易于中毒，且中毒程度和后果也相对较重，常常在低于一般中毒致死量或中毒致死血浓度的情况下发生中毒或死亡。但也有例外的情况，如儿童对阿托品的耐受量就较成人大。妇女在妊娠、哺乳或月经期时对毒物较敏感，反应也强烈。有潜在性疾病的人抵抗力下降，尤其是心、肝、肾有疾病时，则因毒物的代谢和排泄受阻，更容易发生中毒且后果严重。

(2) 习惯性或耐受性。长期使用同样的毒物，机体对该毒物的反应逐渐减弱，可以习惯或成瘾，并能耐受常人的中毒剂量，甚至超过致死剂量的毒物。如经常饮酒者可饮入超过一般人的中毒致死量的酒精，而不发生醉酒或中毒死亡。如吗啡通常口服 0.1~0.25 g 即可死亡，但吗啡成瘾者一次能服用 1 g 以上而无严重后果。又如精神病患者对安眠镇静药有极大的耐受力，即使给予极量的几倍甚至十几倍，也不致引起严重中毒。药物耐受是机体对药物的一种反应状态。产生耐受的主要机制为：一是生物转化率的提高，二是细胞发生适应性变化而减低了反应性或敏感性。

(3) 过敏性。与习惯性相反，指有的人因为遗传因素或免疫反应的缘故，接受治疗量的药(毒)物后，出现不同于常人的中毒反应。过敏性分为遗传因素所致过敏，称为特异质，以及由于接触某种药物致敏后，再次用药所致的过敏，称为变态反应。对某种毒药物过敏者，低于中毒量的该毒药物进入机体内也能引起反应，甚至发生死亡。如青霉素过敏，蜂蜇伤后迅速死亡者，主要是过敏反应的结果。

毒物的毒性效应存在很大的个体差异，其中与个体的遗传因素关系最为密切。国际法医毒物学领域认识到个体差异在毒物鉴定结果解释中的重要性，已关注并开展 CYP 基因多态性与毒物效应多样性之间的关系研究[3]。目前认为，个体差异的 15%~30%是由基因因素决定的，根据 CYP 450 酶的基因多态性可将人群分为四种类型：弱代谢者、中间代谢者、强代谢者和超强代谢者。国际上有将该成果应用于鉴定实践，以科学解释毒物摄入量、毒物代谢、个体遗传因素与中毒或死亡结果的关系。

综上所述，可以看出影响毒物作用的因素是多方面的，在研究中毒案件时，必须全面加以考虑，正确理解中毒过程的发生、发展及结果。

四、毒物的体内过程

毒物在体内一般要经过吸收、分布、代谢和排泄四个过程。了解毒物在体内的过程和中毒的发生、发展及结果，对于毒物分析以及结果评价是非常重要的。

1. 毒物的吸收

毒物通过各种途径吸收，进入机体后才能发挥其毒作用。毒物进入机体的主要途径有消化道、呼吸道、皮肤黏膜等，注射也是入体途径之一。意外和自杀多系消化道摄入，职业性中毒主要以呼吸道和皮肤接触多见。毒物的吸收是指毒物通过与机体的接触而经皮肤、黏膜、消化道、呼吸道等途径进入血液循环的过程。毒物入体的途径不同，其吸收的速度和量也不同，由此而导致其中毒快慢和程度差异。一般来讲，毒物由静脉途径直接进入体循环，机体的毒性反应出现最快，影响程度也可能最严重。其他途径进入机体的吸收速率由快到慢依次为：吸入、腹腔内注射、皮下注射、肌内注射、口服以及体表接触。其次，毒物入体的途径不同，还可以影响毒物作用的性质，如苦杏仁苷从静脉进入机体完全没有毒性，而口服则可能经胃酸分解释放出氢氰酸而引起中毒死亡。此外，毒物的吸收还与毒物的性质、机体的状态、胃内容物以及充盈状况等因素有关。了解毒物吸收途径的特点，对解释中毒发生与否、推断毒物入体的时间、毒物分析检材的选择及判断中毒的性质等，都有密切关系。

2. 毒物的分布

毒物吸收入体后，在体内随血液循环很快分布到全身各器官组织。毒物在机体内的分布并非完全均匀，其分布情况取决于毒物的理化性状（如脂溶性等）、与脏器组织的亲和力及组织的血流量。各种毒物的分布有其相应的规律。如一氧化碳与血红蛋白具有高亲和力，砷多沉积于肾、骨骼、指甲，而甲醇、氰化物、有机磷农药等在肺组织中有较高的分布。掌握毒物在体内分布的特点有利于毒物分析检材的选择和分析结果的评价。

3. 毒物的代谢

毒物进入机体后，经细胞和组织内酶的作用，会发生氧化、还原、水解或结合等生物转化，这一过程也称毒物在体内的代谢，代谢生成的产物，称为代谢物。毒物在体内的代谢可分为两步，第一步为Ⅰ相反应，包括氧化、还原或水解；第二步称Ⅱ相反应，为Ⅰ相反应产物与体内化学成分结合过程，经过Ⅱ相反应毒物本身及其毒作用均趋消除。但毒物的体内代谢过程各不相同，有的仅经历第一步或第二步；有的则有多种代谢过程，也有的不经过生物转化而直接被排出体外。几种代谢方式中，氧化是最为常见的，如酒精在乙醇脱氢酶和乙醛脱氢酶作用下氧化成水和CO_2，金属汞可在红细胞内氧化成一价和二价汞离子。带有硝基和羰基的毒物易发生还原反应，如亚硝酸盐中的 NO_2^- 被还原成 NH_4^+，五价砷还原成三价砷等。具有酯键或酰胺键的毒物在酯酶等的作用下发生水解，如有机磷农药 1605 水解后生成对硝基酚，氟乙酰胺水解为氟乙酸。而有些毒物的羧基、羟基与体内葡萄糖醛酸等结合成相应的酯、醚及酰胺等化合物，如吗啡大部分在肝微粒体内与葡萄糖醛酸结合成吗啡-葡萄糖醛苷，砷或汞离子与酶蛋白分子上的巯基结合等。大多数毒物经过生物转化后，毒性随之降低，也有的经过代谢后毒性反而增强。

毒物的体内代谢是决定其毒作用强弱和持续时间的重要因素。某些毒物进入体内后迅速代谢，毒物分析不能检出毒物原体，或仅能检出其代谢产物。毒物特征代谢物可作为其原体进入体内的证据。

4. 毒物的排泄

毒物在体内的最后过程是排泄，排泄是毒物及其代谢产物经机体的排泄器官或分泌器官以被动扩散或主动分泌的方式排出体外的过程。毒物排泄的速度和程度与毒物溶解度、挥发度、组织中蓄积程度、排泄器官的功能状态等有关系。肾脏是最重要的排泄器官，毒物在体内的大部分代谢产物通过肾脏由尿排出体外，也有以原形通过肾脏清除。不少毒物随尿排入肾小管后，由于水分的重吸收，使尿内毒物的浓度高于其在血浆内的浓度，因而导致有的毒物被动扩散再吸收入血。大多数毒物经肾排泄较快，少数毒物经肾排泄较慢（如重金属类），可能发生蓄积中毒。

此外，部分毒物（如吗啡、铅等）很大一部分可经胆汁排入肠道，随粪便排出；肺可排出气体和挥发性毒物，如一氧化碳、酒精、有机磷农药等；汗液、乳汁、口腔液等分泌物中也可排出部分毒物。在法医毒物鉴定中应根据毒物的不同理化特性、中毒过程的长短等提取适宜的检材用于毒物分析。

五、毒物死后再分布及毒物死后产生

1. 毒物死后再分布

中毒死亡当时毒物在尸体内的分布状态称为毒物死后分布，或称死亡当时毒物在尸体内的分布状态，用中毒死亡当时尸体组织器官中毒物的含量来表示[4]。其法医学意义为：① 检材采集的依据。通常采集毒物含量高的体液、组织。② 死亡时相判断。如通过血液和尿液的乙醇浓度比值判断死亡时的毒物动力学时相进而推断饮酒或死亡时间。③ 入体途径推断。根据死后分布规律为毒物入体途径推断提供方向。

毒物死后再分布（postmortem redistribution）是指毒物在尸体内浓度的改变过程，特别是指心血中毒物浓度的变化。由于死亡和尸检时间的间隔，毒物鉴定所测得的毒物浓度往往并不能真实地反映死亡当时血液或组织内毒物的浓度。大量研究和实践发现，多种毒（药）物在尸体内可以发生死后再分布。如地高辛、吗啡、乌头碱、地西泮、氯氮平、氯氮卓、地芬尼多、毒鼠强、MDMA、氯胺酮、利多卡因、布比卡因、普罗帕酮和异烟肼等均存在死后再分布的现象，即死后所测得的毒物的浓度明显高于生前的摄入量或死亡当时的血液浓度，且随死后时间的增加，毒物浓度不断增高。毒物死后再分布的机制及影响因素比较复杂，目前认为可能与毒物的顺梯度浓度扩散、死后血液流动、毒物生前吸收的分布不均、死后弥散、毒物的降解与破坏、组织 pH 的改变以及微生物的作用等因素有关。

死后再分布现象的存在并不否认心血在中毒鉴定中的作用。超大剂量毒物中毒死亡的案例死后再分布的影响不至于改变中毒结论的评定。但对于摄入量与致死量接近的案例或怀疑用药过量而致死的案例应特别注意死后再分布的影响。因此，中毒的法医学鉴定应同时采集心血、外周血、玻璃体液及其他组织等多种检材，进行全面分析和综合评定，以消除死后再分布的影响。

2. 毒物死后产生

毒物死后产生是指由于腐败、碳水化合物和蛋白质的分解，在尸体和保存检材中产生醇类、硫化氢或氰化物等非生前服用毒物的现象，称为毒物死后产生。其主要机制为碳水化合物和蛋白质的分解。主要受尸体和检材保存（埋藏）时间、方式、地点、温度、死亡原因和微生物种类等因素的影响。在醇类、硫化氢和氰化物中毒法医学鉴定中应注意区分是生前服毒还是死后产生。

第二节　法医毒物鉴定

一、法医毒物鉴定的任务

在司法鉴定实践中，法医毒物鉴定的基本任务是对各类案（事）件中可能涉及毒物进行分析鉴定，判明送检对象中有无毒物、毒物性质、毒物含量及毒物与事件的关系等，为涉毒案（事）件的侦查和审理提供线索和证据。法医毒物鉴定任务主要涉及以下方面[1]。

1. 法医中毒鉴定

法医中毒鉴定是通过对生物检材的定性定量分析来确定是否存在毒物以及评价毒物中毒程度或对死亡的影响程度。法医中毒鉴定是法医毒物鉴定的最基本内容。

法医中毒鉴定任务包括：① 判定有无毒物。通过系统的未知物筛选分析来发现毒物或排除毒物。② 确定中毒物质。通过毒物及代谢物的定性分析鉴别、确认毒物的种类。③ 估计中毒程度。通过毒物定量分析确定毒物的浓度，从而估计毒物毒性效应的程度。④ 推断中毒性质。通过中毒者体内毒物分布、毒物原体及代谢物状况等综合分析，为推断毒物进入机体的途径以及中毒性质提供信息。

2. 体内滥用物质鉴定

体内滥用物质鉴定是通过对涉案者体内滥用物质的定性定量分析，判明其是否滥用、滥用程度和滥用史，以及评价对其行为能力影响的程度。

体内滥用物质鉴定任务包括：① 摄毒鉴定。通过体内毒品及其代谢物分析，判断其是否摄取海洛因、吗啡、苯丙胺类、大麻等违禁毒品和新精神活性物质及其摄毒史。② 行为能力判定。通过血液、尿液、毛发中乙醇和精神活性物质及其代谢物的分析，判断其是否违规驾驶或对驾车、驾机等涉公共安全职业行为能力的影响。③ 药物辅助犯罪认定。通过对受害人体液、毛发中中枢神经系统抑制剂、兴奋剂和致幻剂的鉴定，为麻醉抢劫、性犯罪等案件的侦破和审理提供证据。

3. 毒品鉴定

通过对可疑物品所含成分的定性、定量分析，确定所疑物品是否为国家管制的麻醉药品和精神药品等毒品或新精神活性物质，为涉毒案件的处置提供科学证据。

法医毒物鉴定涉及的事(案)件有：死因不明而可能涉毒的；中毒死亡必须证明的；毒物辅助抢劫、强奸、施暴的；摄毒或毒品犯罪的；酒精、精神活性物质滥用后交通肇事的；有毒物质所致的灾害性事件如煤气泄漏、食品污染等。继涉兴奋剂违法被写入最新刑法修正案后，今年 2 月其罪名被正式确定为“妨害兴奋剂管理罪”。故法医毒物鉴定所涉范围将随发展和要求而不断拓展。

二、法医毒物鉴定的特点

由于每个涉毒事(案)件的性质、对象及其发生、发展和结果都各不相同，因而法医毒物鉴定不同于指定目标物和规定方法的其他行业或领域的固定模式，具有以下基本特点。

1. 分析目标物的不定性

毒物鉴定目的的不一性、分析目标物的不定性以及毒物种类的广泛性导致了法医毒物鉴定的复杂性。法医毒物鉴定通常有以下几种情况：① 探查性。探查性的毒物鉴定的委托要求表现为未知物筛选分析或常规毒物分析。这类涉毒事(案)件通常事实真相尚不明朗、怀疑事件与毒物有关，或造成中毒的毒物不明，引发的原因待查。由于此类工作分析目标物不明以及毒物范围难以确定，鉴定时必须系统分析，对可能涉及的毒物进行分离和鉴别，并根据需要进行必要的浓度测定，以免造成漏检。实践中，法医毒物鉴定大部分属于探查性或研究性的工作。② 验证性。验证性的毒物鉴定指事(案)件清楚、检验目标物明确，对指定的毒物进行定性鉴别。如分析可疑吸毒者的尿液以证实是否吸毒；检验送检的材料中是否有指定名称的毒物等。此类验证性工作有时也可能带有探查性质或在鉴定过程中转化为探查性质。

2. 检验材料的复杂性

毒物鉴定检验材料又称检材，是指供鉴定所用的原始材料。法医毒物鉴定检材的复杂性表现在以下几个方面：① 多样性。毒物分析检材种类多样，可能是现场收集的可疑物品，包括药品、毒饵、可疑容器、呕吐物等，也可能是取自活体的体液、呕吐物、排泄物和毛发，或尸体的血液、尿液、肝组织、肾组织、脑脊液、腐泥等。检材的多样性包括检材种类的多样性和检材组成的多样性。② 一次性。检材的一次性是指检验材料一旦用尽，不可复得，即不可复取或不能得到完全相同组成的检材。③ 有限性。通常情况下，检材数量因受具体情况和条件限制而无法多得。要保证分析结果的可靠性和准确性，须存留一定数量的检材以供复核和验证。

3. 鉴定方法的应变性

毒物鉴定中分析目标物的不确定性和分析检材的复杂性，决定了鉴定方法的综合性，需根据分析的目的和检材的特性选择合适的鉴定方法。而案情调查、现场勘察、尸检发现等信息及提取检材对于鉴定方向判断和鉴定方法选择起着重要作用。法医毒物鉴定通常要求从大量检材中分离出微量甚至痕量的毒物及其代谢物，并对其进行定性鉴别或定量测定。由于事（案）件不同或案情明确程度不同，且毒物的种类很多，不可能将固定的鉴定方法用于各不同的情况，需根据具体情况拟订分析方案，并要求所用的鉴定方法具有一定程度的应变性，使之能适应不同的分析目的和在检验过程中根据情况而变动分析方法的可能性。此外，在分析目标物不确定的情况下，不能采用仅针对某一种毒物的鉴定方法，而应使用适用范围广、灵敏度高的系统筛选方法，以快速、可靠地发现和确认毒物或者排除筛选范围内的毒物。

4. 鉴定工作的严谨性

毒物鉴定的分析结果或鉴定结论是证明客观事实的科学证据，涉及公民的合法权益和司法公正，因此，鉴定人对分析结果和鉴定结论负有法律责任。鉴定人必须具有高度负责的态度，以公正的行为、严谨的作风、规范的程序、科学的方法、严密的科学论证，作出客观、准确的结论。

综上可见，法医毒物鉴定的复杂性、综合性和不确定性，要求法医毒物鉴定人具有毒物与中毒相关的学科知识背景，坚实的专业技术基础和分析问题解决问题的能力，并熟悉中毒事件处理的工作程序和法律知识等。

第三节　法医毒物鉴定的发展及问题

一、法医毒物学研究热点

通过对 1998 年至 2018 年中国法医毒物学者发表的 242 篇 SCI 收录文献的计量分析和深度解读，提炼出毛发中毒物分析及评价技术、新精神活性物质的鉴定、有毒动植物成分分析、毒品来源追溯、光学对映体分析、有毒气体与挥发性毒物鉴定、组学方法研究和其他研究等研究热点[5]。近年来我国法医毒物学科发展迅速，高校法医学科的开设和发展，新的研究团队不断涌现，尤其是国家自然科学基金和科技部重大专项的资助，促进了高水平研究成果的产出以及中国法医毒物学在国际舞台上学术地位的提升。

1. 毛发中毒物鉴定和评价

毛发因具有非创伤性、易采集保存、目标物稳定、检出时限长、反映摄药史等特点而成为国际毒物学领域的研究热点。本主题中国学者发表 SCI 论文 33 篇，主要是司法鉴定科学研究院团队的研究成果。该团队自 20 世纪 90 年代始与国际同步开展毛发分析系列研究，从揭示毒物在黑色头发中的行为模式和时间过程规律入手，以解决痕量未知精神活性物质鉴定技术为突破口，建立毛发中近百种外源性毒性物质的鉴定及评价体系。中国人群黑色头发中部分毒性物质原体及代谢物、生物标志物的存在状况及其浓度数据，尤其是内源性物质 GHB、内源性类固醇兴奋剂的生理水平等数据被国际学者广泛引用。

反映长程用药信息是头发分析的特征优势。研究表明，在头发足够长的前提下，抗抑郁和抗精神病药给药 16 个月后，仍能从头发检测到药物；而头发中哌替啶可以稳定存在，其检出时限长达 20 个月。头发分段分析揭示毛干中哌替啶等精神活性物质的分布与滥用史具有相关性。精神活性物质在黑色毛发中的消除模式研究获得了 O^6 -单乙酰吗啡、吗啡和可待因在头发中的消除半衰期数据，阿片类毒品滥用者停药 3 个月后，头发中仍可检出吗啡、O^6 -单乙酰吗啡、可待因，故至少戒毒 4 个月后头发分段分析才会出现阴性结果。此外，动物模型、志愿者试验和实际案例资料研究结果显示黑色头发中哌替啶、氯丙嗪、氯氮平等浓度与摄入剂量具有相关性，采用具不同毛色的动物模型研究结果表明，毛发中目标物浓度与毛发颜色明显相关，即毛发目标物浓度：黑色>棕色>白色。这些研究结果为头发分析结果的解读、判断提供了依据。

随着毛发样品处理技术的升级以及分析技术的发展，为单次摄药的头发分析提供了可能。在鉴定实践中从药物辅助性犯罪案件的两名受害人头发中检出艾司唑仑，质量浓度分别为 15.47 pg/mg 和 11.93 pg/mg。动物模型、志愿者实验模型以及实际案例的成果积累，证明了如三唑仑、氯硝西泮、氯胺酮等单次给药后头发分析的应用价值。据此研究者提出了单次摄药者头发样品采集方案以及分段分析方案，可为药物辅助性犯罪案件提供客观的摄药证据。该团队还采用 ICP－MS 研究 40 名甲基苯丙胺滥用者头发中 16 种元素浓度（As，Au，Ca，Cd，Co，Cr，Cu，Fe，Hg，Mg，Mn，Mo，Ni，Se，Sr，Zn）与正常对照人群的差异，甲基苯丙胺滥用者头发中有 6 种元素与正常对照人群头发中元素浓度存在显著差异。司法鉴定科学研究院和交通大学的学者还采用基质辅助激光解吸电离质谱及质谱成像技术对单根头发中氯胺酮、奥氮平、甲基苯丙胺进行研究，也有采用 ICP－MS 对单根头发中砷和铅进行分析的报道。

2. *新精神活性物质的鉴定*

新精神活性物质为继传统毒品、合成毒品后的第三代毒品，在全球迅速蔓延，成为世界各国关注的焦点。国内相关机构围绕新精神活性物质开展多层面的主题研究，发表 SCI 论文 12 篇。其中公安部禁毒情报技术中心团队运用超高效液相色谱-四极杆飞行时间质谱（UHPLC－QTOF－MS）、气相色谱-质谱（GC－MS）和核磁共振（NMR）进行卡西酮类、大麻类、哌嗪类、色胺类、阿片类等多种类型新精神活性物质的结构认定，在国际上首先报道了部分新精神活性物质的化学和药理学数据。中国刑事警察学院团队采用液相色谱-离子阱质谱开发了尿液中 4 种新精神活性物质甲卡西酮（methcathinone，MC）、3，4－methylenedioxy－methcathinone（MDMC）、methylenedioxy－pyrovalerone（MDPV）、40－methyl－alpha－pyrrolidinopropiophenone（MPPP）的检测方法，并用大鼠肝微粒体体外孵化方法确认了 5 种主要代谢物。公安部物证鉴定中心团队建立合成大麻素类的 LC－MS/MS 检测方法。福建警官学院采用超声辅助低密度溶剂分散液液微萃取气相色谱-三重四极杆质谱法测定尿液样品中 4 种苯二氮卓类策划药。

3. *有毒动植物成分分析*

有毒动植物成分鉴定是我国法医毒物鉴定的一大特色，本主题研究发表 SCI 论文 13 篇。司法鉴定科学研究院团队建立了血液和尿液中东莨菪碱、山莨菪碱、阿托品等生物碱的 LC－MS/MS 分析方法。中国刑事警察学院同时分析了士的宁、马钱子碱及其代谢物。华中科技大学同济医学院团队对 40 例乌头碱中毒案例进行回顾性分析，包括中毒途径、临床症状、尸体检验、病理学发现、毒理学分析以及动物实验结果；报道了 3 例琥珀胆碱中毒案例的病理改变和血液、尿液琥珀胆碱浓度。除了有毒植物成分外，国内学者也对有毒动物成分如河豚毒素、蛇毒、蜂毒素、斑蝥素、蟾毒的中毒鉴定有所研究。西安交通大学团队采用高效液相色谱-二极管阵列检测器和飞行时间质谱检测鹅膏毒素。

4. *毒品来源追溯*

毒品来源追溯对于打击毒品犯罪至关重要，该主题发表 SCI 论文 10 篇。公安部禁毒情报技术中心团队采用 ICP－MS 对海洛因、可卡因中微量元素进行分析，通过聚类分析获得毒品来源分布省份信息；采用液相色谱-飞行时间质谱同时分析 14 种可卡因生物碱和 5 种主要掺杂物，通过层次聚类分析将 2011—2015 年收集的 183 份可卡因样本分为 7 大类，为案件的关联和分布网络提供线索；建立了鸦片图谱分析方法和判别分析分类模型；发现“金三角”和“金新月”海洛因样品的明显差异。清华大学化学系采用微乳电动毛细管色谱对海洛因、苯丙胺及其杂质和掺假剂进行分离分析，发现助表面活性剂 1－丁醇是提高分离效率的重要因素，分离效果稳定,重现性好。中国科学院等采用中子活化分析(neutron activation analysis, NAA)对62个海洛因样品的15种微量元素(An,Ba,Br,Ca,Ce,Co,Cr,Fe,La,Na,Sb,Sc,Sin,Th,Zn)进行分析,样品间的微量元素差异有统计学意义。Ca是丰度最高的元素,其次是Zn和Na。聚类分析表明NAA可以为毒品来源提供有用信息。北京市公安局法医鉴定中心团队用^{13}C同位素比值质谱法对海洛因样品及其乙酰化剂的来源鉴别。通过多种仪器分析手段的联合,可为毒品来源分析提供较为全面的信息。

5. 光学对映体分析

苯丙胺类等物质存在R和S型光学对映体,如R型和S型甲基苯丙胺物理化学性质相近,但药理、毒理作用完全不同。光学对映体分析是毒物分析技术进步和毒物精准认定的体现,该主题研究发表SCI论文5篇。司法鉴定科学研究院对2008年至2014年在中国长三角地区查获的冰毒晶体和片剂中对映体分布情况进行调查,发现中国长三角地区走私路线和/或前体物质的变化情况;利用液相色谱电喷雾串联质谱法对头发、尿液、口腔液中甲基苯丙胺和苯丙胺光学对映体进行分离和测定。中国刑事警察学院利用两种手性试剂N－trifluroacetylprolyl chloride(TPC)和(R)－(+)－alpha－methoxy－alpha－(trifluoromethyl)phenylacetic acid(MTPA)与苯丙胺对映异构体反应后形成非对映异构体,再用GC－MS进行分离和鉴定。苯丙胺、甲基苯丙胺、MDA、MDMA、MDEA、MBDB的手性对映异构体都能得到很好的分离。

6. 有毒气体与挥发性毒物鉴定

该主题研究涉及有毒气体一氧化碳、磷化氢、硫化氢和挥发性毒物乙醇、氰化物等,共发表SCI论文22篇。中国政法大学建立顶空气相色谱-质谱联用(HS/GC－MS)法测定腐败血液中一氧化碳的方法。中南大学法医系基于DNA－Cu/Ag纳米团簇荧光探针快速检测血液中硫化氢中毒。司法鉴定科学研究院采用顶空气相色谱-质谱法建立生物检材中磷化氢成分的检测方法,并应用于数例磷化氢中毒死亡案鉴定。公安部物证鉴定中心采用顶空气相色谱-质谱联用法对血中氰化物进行检测。中国医科大学建立了基于两步法衍生化测定血浆和尿液中氰化物的方法。

涉及乙醇研究的论文达10篇。重庆医科大学研发了一次性血中乙醇检测生物传感器和安培生物传感器试纸,应用于血液样本中乙醇的测量,并评价该生物传感器与气相色谱法所得BAC数据有很好的相关性。四川大学建立了基于固定化酶荧光毛细管分析法(IE－EFCA)测定龙舌兰酒中乙醇的新方法,适用于医药、工业和环境中含酒精样品的测定。司法鉴定科学研究院采用稳定碳同位素分析对乙醇来源进行了初步研究。复旦大学基础医学院采用液相色谱串联质谱(LC－MS/MS)测定乙醇代谢物葡萄糖醛酸乙酯、硫酸乙酯、磷脂酰乙醇和脂肪酸乙酯的方法，并考察这些代谢物在人死后血液中的稳定性。

7. 组学方法研究

组学技术主要包括基因组学(genomics)、蛋白质组学(proteomics)及代谢组学(metabolomics)等。代谢组学通过组群指标分析，进行高通量检测和数据处理，对生物体内的小分子代谢物进行动态的定性定量分析，分析代谢物与毒理变化的相对关系，灵敏地发现由毒物作用引起的异常代谢变化，从而获得毒物毒理学信息。该主题中国学者发表 SCI 文献 5 篇。司法鉴定科学研究院采用血浆代谢组学对溴鼠灵毒性作用机制进行研究。温州医科大学团队 2015 年采用基于 GC－MS 的脑代谢组学来评估氯胺酮对大鼠的作用，2016 年又采用血浆代谢组学对硫化氢中毒进行研究。四川大学采用基于 GC－MS 的血液代谢组学对敌敌畏中毒时间的估计进行探索。司法鉴定科学研究院还运用基因组学方法探索遗传变异与唑吡坦代谢比的关系，结果表明，CYP3A4 和 CYP2C19 等位基因与唑吡坦代谢呈正相关。

此外，国内学者也对指甲、干血点等新型检材中毒物鉴定技术进行了研究，单次唑吡坦给药 10 mg 就能从手指甲和脚指甲中检出唑吡坦成分。河北医科大学采用高效液相色谱-高分辨质谱对干血点中百草枯进行检测。山西医科大学团队对毒物死后分布进行系列研究。上海医药工业研究院通过检测尿液中地西泮的乙基葡萄糖醛酸苷来延长检测时限。上海市公安局物证鉴定中心采用 LC－MS/MS 直接检测血液中地西泮和乙基葡萄糖醛酸苷代谢物。

二、法医毒物鉴定的发展趋势

科学技术的进步和社会经济的发展，为法医毒物鉴定的快速发展创造了条件，近年来，法医毒物鉴定的对象种类、适用检材、技术方法、应用领域均发生了极大的变化，法医毒物鉴定面对新挑战、新任务，将在证据科学领域发挥越来越重要的作用[6]。

1. 毒物种类快速增加

随着全球化学物质以每年上千种的速度增加，毒物的种类也日益扩增。除传统的安眠镇静药、杀虫剂类外，乙醇、毒品、新精神活性物质、新型除草剂、新型杀鼠剂、生物碱、治疗药物、性犯罪药物、金属元素等均成为常见的鉴定对象，如性犯罪药物 GHB、河豚毒素、抗凝血杀鼠剂、高毒性除草剂百草枯、铊元素、抗生素等。另外，毒物代谢物或生物标志物因其对确认摄毒目标物、延长检出时限、提供摄毒信息的极大应用价值也与原体一同纳入分析鉴定的范畴。如检测体内乙醇标志物 EtG 作为摄入乙醇的依据，用于推断饮酒时间、区分酗酒以及判断尸体中乙醇来源；检测海洛因代谢产物 O^6 -单乙酰吗啡以确认摄毒。此外，具有不对称中心结构的毒药物如苯丙胺类的对映异构体分析，具不同价态元素如五价砷元素分析也得到了关注。

2. 生物检材广泛应用

随着主要研究中毒死亡的传统法医毒物学的发展以及科技手段的进步，毒物分析所用生物检材除常规的胃内容物、血液、尿液外，头发、指甲、口腔液、玻璃体液、胆汁、组织等也显示出重要的价值并得到了广泛的应用。检材的选择对于分析结果的解释与判断至关重要。对于滥用物质鉴定或行为能力影响判断的鉴定项目，尿液、头发、血液和口腔液是可选的检材；对于死亡调查案件，则应采集心血、外周血、尿液、肝脏、胃内容物和头发等，若需要确定生前是否饮酒，还应同时采集玻璃体液。

不同的检材可提供不同的信息，多种生物检材的毒物分析结果往往可解决单一检材分析不能解决的复杂问题。血液中毒物浓度可以有效地反映毒物作用强度、对行为能力的影响程度或中毒程度。已有文献中常见毒（药）物治疗中毒血液浓度见附录一。同时采集心血和外周血，有利于中毒或死亡结果的解释。尿液中药物原体和代谢物浓度较高，药物原体及代谢物浓度以及浓度比对于摄药时间、摄药量、摄药方式的判断具有一定的参考价值。头发具有毒物稳定、检出时限长、能反映摄毒史或用药史的特征，其提供的独特信息在某些情况下成为提供证据的唯一手段。同时，高度灵敏的分析技术为单次摄药的毛发分析提供了可能性，使毛发分析在单次摄药的摄毒案件、性犯罪案件、临床医学、兴奋剂检测等领域具有广阔的应用前景。口腔液中毒物浓度与血液毒物浓度存在一定的相关性，作为一种简便的、无损害的方式用于酒后（药后）驾车的现场监测。玻璃体液受环境因素影响小、污染机会少，且玻璃体液中乙醇浓度与血液乙醇浓度有很好的相关性，已逐渐成为酒精检测的常规检材。此外，也有胎粪、指甲、脐带、指纹等生物检材的研究和应用报道。

3. 分析技术迅猛发展

在样品处理技术方面，传统的 Stas－Otto 法已经摈弃，目前的发展方向：① 针对毒物性质和检材特点的样品处理方法研究，如毛发样品的水解、消化、提取处理；结合态毒物的水解处理；金属毒物的消化处理等。② 建立适用于各类毒物和代谢物，适用于系统筛选分析的宽范围的样品提取方法。③ 减少样品体积、缩短分析时间、减少有机溶剂用量、提高提取效率的新技术、新方法研究。如顶空分离技术、固相萃取技术、分子印迹技术、超临界萃取技术和微波萃取技术等。④ 样品处理的自动化、在线技术研究。如在线固相萃取-液相色谱/质谱联用法分析血液、尿液中常见毒药物，在线顶空固相微萃取-气相色谱/质谱联用法分析尿液、毛发中苯丙胺类等挥发性毒物，在线动态顶空浓缩-气相色谱/质谱联用法分析血液中气体毒物等。

分析新方法、新技术研究以及仪器设备的飞速发展，撼动了法医毒物学领域曾经认同的“GC－MS 是毒物鉴定金标准”的概念，大批色谱/质谱、光谱/质谱、多级质谱、高分辨质谱联用技术正在法医毒物鉴定中发挥着重要作用：① 二维气相色谱（GC×GC）大大改善了峰分离度，提高了峰容量，其用于分析复杂混合物的优势非常明显。GC×GC 与 MS 联用，通过选取两个离子和 GC×GC 的强效分离，增强了分析的可信度。该技术分析头发中大麻代谢物四氢大麻酸（THC－COOH）的检测限低至 0.05 pg/mg。② 液相色谱/串联质谱（LC－MS/MS）将 HPLC 的高分离性能和 MS 的高选择性、高灵敏度及丰富的结构信息相结合，样品处理简便，分析范围广，可以直接分析非挥发性毒药物、极性毒药物、热不稳定毒药物、结合型代谢物和大分子化合物，也可以分析复杂基质体系中的毒药物，已成为毒物鉴定的强有力工具。如可用于大范围的毒物系统筛选，可灵敏检测河豚毒素等有毒动植物成分，可直接分析吗啡葡萄糖醛苷、乙醇葡萄糖醛苷 EtG 等。③ 毛细管电泳/质谱联用仪（CE－MS）具有分析速度快，分离效率高，所需样品量少、操作简便等优点。随着 CE 接口技术的日趋成熟，CE－MS 在法医毒物分析领域有独特的应用价值。特别适用于生物检材中离子型化合物和苯丙胺类兴奋剂等手性化合物的分离分析。④ 电感耦合等离子体质谱（ICP－MS）具有灵敏度高、动态线性范围宽、所需样品量少、分析速度快、可进行多元素同时测定以及可提供精确的同位素信息等分析特性，已广泛用于分析血液、尿液、头发和指甲等生物检材中金属元素如砷、钙、锑、碲、铊、铅、铋等。将 HPLC 作为分离手段与 ICP－MS 联用，还可有效地分离、测定各种价态砷化合物。

此外，基质辅助激光解吸电离质谱成像（MALDI－IMS）技术是近年来发展的一项新兴技术，可快速原位检测组织中药物及其代谢产物的空间分布，用于毒理药理研究。同位素质谱（Isotope－MS）能精确测定元素的同位素比值，可用于毒品来源鉴定和内源性物质的判断。基于精确质量数鉴别的液相色谱/高分辨质谱正在未知物筛选和代谢物鉴别方面显示出无可比拟的优越性[7]。而组学技术（Omics technology），包括基因组学、蛋白质组学和代谢组学的发展为毒理学研究提供了良好的平台[3]。

4. *应用领域大大拓展*

现代法医毒物鉴定已从传统的死后毒物鉴定扩展至滥用物质鉴定、行为能力判断、药物辅助犯罪认定等四大类型，其应用领域涉及诉讼、执法以及社会的方方面面。

死后毒物鉴定主要服务于法医死因鉴定，判断是否涉及毒药物以及所涉毒药物对于死亡的作用程度。死后毒物鉴定的结果解释需要考虑的因素很多，如检材种类、检材采集时间和采集部位、死后再分布、检材的腐败程度、药物代谢动力学、药物交叉反应、分析方法等。若检出毒物，则需根据案情等综合信息判断毒物与死亡的关系。对于明确的意外、自杀或他杀案件，需要解释所检出的毒物对行为能力的影响或中毒程度。如死者本身患有疾病，则需要分析该毒物是否会使疾病恶化，如患有心脏病或动脉瘤的病人，使用可卡因等拟交感神经药物可使症状加剧；类肾上腺素阻断剂可危害哮喘病人，或者多种治疗药物有交叉副作用等。对于没有明确死因的案件，则需要解决更多的问题，如自杀或他杀、摄毒途径、毒物浓度、急性中毒或慢性累积等。

滥用物质鉴定是为了提供检验对象是否非法使用国家规定管制的麻醉品和精神药物的证据，主要服务于执法部门对摄毒人员的处置、慢性中毒的确认以及特殊行业招聘、出国移民、征兵入伍、驾照申领、精神疾病鉴定等领域。此类鉴定涉及摄毒确认、滥用史调查、兴奋剂检测、酗酒确认等，其结果解释和评判需要考虑样品真实性、主动摄取与被动污染判断、内源性和外源性判断、判断阈值(cut－off 值)确定等。

行为能力判断是通过分析事故后所采血液、尿液、口腔液中的毒药物浓度以判断事发时受检者的行为能力是否受影响或损伤，主要服务于交通事故的处置。可能影响行为能力的目标物除酒精外，还包括滥用物质、抗癫痫药、抗惊厥药、抗精神失常药等。国际酒精、药物与交通安全协会在 2007 年发布了某些药物在影响驾车能力时血液中的 cut-off 建议值，但判断时还应考虑可能影响因素，如个体差异、耐受性、多药物的交叉反应等。我国也于 2017 年颁布了《车辆驾驶人员体内毒品含量阈值与检验》(GA1333－2017)。各种兴奋剂检测模式以判断运动员是否使用运动兴奋剂以增强肌肉力量、加速消除疲劳也可归于行为能力判断领域。

药物辅助犯罪指的是在中枢神经抑制剂、兴奋剂和致幻剂等精神活性物质影响下实施的麻醉抢劫和性犯罪等。这些精神活性物质进入人体后使人产生知觉丧失(或短暂记忆丧失)、亢奋、行为能力失控或防御能力降低等作用，有利于罪犯实施抢劫和性侵犯。通过精神活性物质鉴定为案件处置提供摄药证据。麻醉抢劫和性犯罪案件所涉药物具有单次用药、剂量小、作用强、体内含量低、代谢速度快等特征，需要用高灵敏度的方法联合分析血液、尿液、毛发等生物检材。

5. 结果确认需要可靠依据

当毒物鉴定获得阴、阳性结果时，其认定需有过程的质量控制和可靠、充分的判断依据[8]：① 确证分析。滥用物质初检或筛选分析的阳性结果必须经与初检不同原理的第二种方法确证。确证方法应比初检方法更专一、更灵敏，质谱法是公认的定性确证方法，判断参数包括保留时间、特征离子以及相对丰度等。确证分析应重新提取检材或使用该案的不同检材提取物，以排除污染及操作问题，确认该案或该检材中是否存在目标物。② 分析结果的质量控制。毒物鉴定应使用控制样监控定性、定量结果的可靠性。控制样分为三类：a. 阴性控制样，以证明分析操作过程未引入污染而造成假阳性；b. 阳性控制样，一般选择接近方法检出限浓度的样品，以证明方法的定性检出能力；c. 分析控制样，一般选择有判断价值的浓度(如血液乙醇浓度 0.8 mg/mL 具有法律意义)，以监测定量分析的能力。控制样应由与检材相同或相似的基质物制备。滥用物质的定量分析应进行双份平行样分析，相对偏差≤20%。③ 代谢物的确认。滥用物质代谢物的存在与确认是其原体进入体内的标志之一。因此,适用时或在大多数情况下,检出滥用物质的同时还应确认其代谢产物,以确保检材及分析过程无外源性物质干扰。④ 判断阈值(cut-off 值)。cut-off 值是定性认定的阈值,高于此值时一般才报告阳性结果。合适的 cut-off 值可切割各种原因所致的极痕量的测定数据,得到科学、合理的定性结果。cut-off 值的确定并非单纯的技术问题,其值与不同国家对检测目标物的认可程度、不同分析的目的和使用的方法有关,并且应建立在阳性结果的统计基础之上。

6. 结果解释备受关注

完整的法医毒物鉴定应当包括检材收集、毒物分析和结果解释三个环节。获得毒物分析结果并不意味完成了法医毒物鉴定,毒物分析的结果解释和利用才是法医毒物鉴定的最终目的和价值体现。法医毒物鉴定的结果解释是一综合分析判断的过程,取决于法医毒物鉴定人自身的知识水平、专业经验和判断能力,当然,全面的结果解释应由法医毒物学和法医学工作者共同完成。随着学科的交叉融合、科学研究的深入以及鉴定实践的需求,国际上法医毒物学工作者越来越注重毒物鉴定结果的解释。

毒物分析结果解释的核心问题之一是生物检材中毒物浓度的真实性以及毒物对中毒或死亡的作用程度。生物检材中毒物浓度将受到以下因素的影响:① 检材采集。合理的采集检材是正确进行结果解释的前提。如外周血受降解、腐败和死后再分布等因素影响小,其定量结果可以较准确地反映死亡时的毒物浓度,心血则由于距离胃部近而表现出较高的毒物浓度。影响两者浓度的因素主要包括药物的种类、分布体积、浓度、蛋白结合率、p*K*a 值和死亡与解剖的时间间隔等。② 稳定性。分析结果仅反映检测时检材中毒物浓度,结果解释时应考虑目标物在检材中的稳定性。如降解、挥发引起毒物浓度下降,死后生成造成毒物浓度升高等。③ 死后再分布。死后再分布是死后毒药物在尸体内沿着浓度梯度的运动,死后再分布与毒物的物理化学性质有关,也与部位有关。此外,在使用文献资料中毒量、致死量解释判断时,还需要考虑毒物的相互作用、个体差异、耐受性等因素。毒物分析结果解释的另一要求是要为确定毒物进入机体的时间、途径及方式提供信息。法医毒物学工作者正试图通过多种生物检材、原体与代谢物的分析结果,通过法医毒物动力学、毒物代谢组学、毒物基因组学的研究等,使毒物分析的结果解释更为科学、严谨、准确。

三、法医毒物鉴定面临的问题

法医毒物学的发展趋势、司法鉴定的实践需求以及毒物鉴定结果的证据性质,都对毒物鉴定实验室建设和结果质量保证提出了高要求,包括实验室规范化建设、鉴定人能力建设、技术系统建设及数据库建设等。

1. 实验室规范建设方面

我国毒物鉴定实验室主要分布于公安、科研机构和高校,近几年也有部分医院和其他主体机构增设了毒物鉴定专业类别。目前各系统的毒物鉴定实验室层次、水平参差不齐,科研机构的实验室和公安系统的省级实验室基础设施条件较好,仪器装备配置较高,鉴定能力范围较宽,专业化水平较强;高校系统的机构专业队伍层次较高,科研力量较强,但仪器装备水平尚有欠缺,规范运作尚有差距;而医院等其他主体机构的相当部分实验室仪器装备配置较低、能力范围较为狭窄(往往仅以血液酒精检测为其执业项目),专业化素养存在缺陷。因此,我国毒物鉴定实验室的装备水平、人员素质、技术能力离规范执业、保障质量尚有距离。据报道,至2018年底,司法鉴定/法庭科学领域通过认可的机构546家,其中毒物鉴定专业仅91家[9]。

2. 毒物鉴定能力建设方面

现有毒物鉴定实验室由于仪器装备不同、分析方法不同、人员专业素质不同,鉴定结果的可靠性、准确性尚存在质疑。如司法鉴定科学研究院2011年实施的能力验证项目《尿液中常见毒药物测定》,34家参加机构中有18家(53%)结果错误。至2018年该项目91家参加机构中仍有20家(占22%)为非满意结果。从返回的结果来看,鉴定人在仪器操作、检测方法、实验结果的判断能力和专业经验等方面存在明显不足。又如2011年能力验证项目《血液中乙醇含量测定》,122家参加机构获满意结果的占43.4%;通过结果的占25.4%;因离群值较大获不通过结果的达31.2%。至2018年该项目572家参加机构中仍有139家(24.3%)为非满意结果。能力验证结果数据在反映行业的毒物鉴定实验室总体向好趋势的同时,也表明在鉴定实践中仍有一定比例的错误结果报告存在。产生问题的实验室虽有技术手段的可靠性问题,所用方法的科学性问题,但最重要的是鉴定人基本能力和专业判断能力尚有缺陷。

3. 技术系统建设方面

未知物分析是法医毒物鉴定中最常见、最基本,也是最重要的鉴定项目。为了适应未知毒物分析和多种毒物或代谢物同时分析的需要,建立常见毒物及其代谢物的系统筛选分析体系,包括样品处理体系以及分析方法体系,是毒物鉴定实验室的基本任务。国际上毒物实验室均使用气相色谱/质谱(GC-MS)或液相色谱/串联质谱(LC-MS/MS)或液相色谱/高分辨质谱(HPLC-TOF/MS)建立本实验室的筛选分析方法。如澳大利亚的维多利亚法医研究所对所有案件均进行血液乙醇检测、滥用物质检测以及LC-MS/MS系统的300多种毒药物筛查,并辅助采用GC-NPD和LC-DVD法分析酸性药物,以弥补常规筛选体系对酸性药物检出能力的不足。然而,目前我国大部分认可实验室的方法体系中尚未包含筛选分析方法,或所建方法不能达到国际同行公认的科学、合理的要求,如仅用GC-MS建立的分析体系其适用性有限,实践中将存在漏检或不能有效分析代谢物的可能性,而建立在GC-MS和LC-MS技术基础上的两种系统分析体系则更为完善。此外,金属毒物和无机毒物存在的可能性以及相应的分析方法也尚未纳入技术体系。

4. 质量控制措施方面

根据ISO/IEC 17025《校准和检测实验室能力认可通用要求》以及美国法医毒物学协会(SOFT)和美国法科学学会(AAFS)2006年共同发布的《法医毒物学实验室准则》(*Forensic Toxicology Laboratory Guidelines*)的基本原则和基本要求,毒物鉴定过程应使用与检材相同或相似基质的控制样监控定性、定量结果的可靠性。包括阴性控制样、阳性控制样和分析控制样等,以监测定性定量分析的能力。然而,在认证认可现场评审和能力验证结果评价中可以发现,相当比例的实验室在实践中并没有实施或有效实施上述质控措施,有未使用控制样的;有使用无基质控制样的;有用高浓度阳性控制样的;有用单样品定量的。这些方法模式均没有达到有效控制质量的目的,蕴含错误结果的风险。重新鉴定实践中发现的假阳性、假阴性结果大多因实验室无质量控制的意识和措施所致。

5. 鉴定结果表述方面

法医毒物鉴定报告是毒物鉴定结果的表述模式。以国内外毒物鉴定报告形式和内涵的比较分析为视角,可认为目前通用型的毒物鉴定报告尚不够专业、严谨、科学、充分,由于毒物鉴定报告的简约性和模糊性,证据的可靠性、科学性尚存在质疑,毒物分析结果的有效、充分利用尚不能实现[10]。如: ① 用"未检出"表示阴性结果,不够严谨、科学,应给出目标物的范围和最低检出限,以"体现该物质不存在或可能存在但其浓度低于方法的最低检出限"的内涵。此外,由于各实验室所用方法不同、技术手段不同,其检出能力有很大的差别。附件应给出实验室的检测能力(毒物范围),而非简单采用"未检出常见毒物"或"未检出安眠镇静药类、有机磷类等"的模糊描述。② 报告简约、信息量少。鉴定报告应有必要的附件,给出阳性毒物或可疑毒物的用途、可能存在的形式、最大使用剂量、体内代谢物、超剂量使用的毒性等有价值的信息,使报告使用者合理、充分利用毒物分析结果。毒物鉴定结果的科学表述模式,可以促进鉴定质量内涵的提升,可以更为有效地实现法律赋予鉴定结果的证据价值和意义。

6. 数据积累和结果评价方面

我国目前因缺乏毒物中毒致死浓度的数据而经常借鉴国外的参考资料,但在使用国外资料分析判断时,必须考虑到不同人群对毒物的敏感性、毒物本身的纯度、毒性等可能存在的差异。因此,注重定量数据的积累,建立我国毒物中毒致死浓度的资料库,是毒物鉴定专业发展的基础。但在鉴定实践中,大部分实验室仅满足于定性,而并未积累阳性案件的定量数据,也不注重分析结果的解释和评价。要提升法医毒物鉴定水平,法医毒物分析工作者不能仅关注分析技术的进步,还要注重资料的积累、数据库的建立以及结果评价能力的提升。

鉴于我国法医毒物鉴定的现状以及其高配置、高保障、高要求的特性，笔者认为首要要素是加强鉴定机构及鉴定人的准入控制，建设一支高资质、高水平的队伍；其次要通过执业监管、认证认可、水平测试和质量评估等促进实验室规范化建设、鉴定能力建设、技术系统建设和质量控制建设，保障毒物鉴定结果的可靠、准确。

参考文献

[1] 沈敏.法医毒物鉴定实务.北京：法律出版社，2011.

[2] 马岩，王优美.新精神活性物质办案实用手册.北京：法律出版社，2019.

[3] 沈敏，严慧，施妍，等.系统毒理学——法医毒物学发展的机遇与挑战.中国司法鉴定，2016，5：57－65.

[4] 刘良.法医毒理学.5版.北京：人民卫生出版社，2020.

[5] 严慧，史格非，沈敏.基于 SCIE 收录的中国大陆地区法医毒物学文献计量学分析.法医学杂志，2019，35(6)：667－676.

[6] 沈敏.法医毒物鉴定的发展及其问题分析.中国司法鉴定，2012，5：66－70.

[7] 沈敏，向平.滥用物质分析与应用.北京：科学出版社，2016.

[8] Society of Forensic Toxicologists. Forensic Toxicology Laboratory Guidelines, 2006.

[9] 高俊薇，唐丹舟，鹿阳，等.我国司法鉴定/法庭科学机构认可发展现状及存在问题.刑事技术，2019，44(6)：535－540.

[10] 沈敏.法医毒物鉴定结果科学表述模式的思考.中国司法鉴定，2013，6：54－58.

第二章　法医毒物鉴定程序

法医毒物鉴定是鉴定人运用法医毒物学的科学技术或者专门知识，对体内外毒药物、毒品及代谢物进行定性、定量分析，并提供鉴定意见的活动。法医毒物鉴定既有科学性的内涵，又有法律性的要求，体现了法律性和科学性的有机统一。鉴定机构和鉴定人进行毒物鉴定活动，应当遵守法律、法规、规章，遵守职业道德和执业纪律，尊重科学，遵守技术规范。鉴定人应当依法独立、客观、公正地进行毒物鉴定，并对自己作出的鉴定意见负责。

法医毒物鉴定程序是指鉴定机构和鉴定人进行毒物鉴定活动应当遵循的方式、步骤以及相关规则的总称，其应满足法律法规、认证认可和专业规范的要求。毒物鉴定程序主要包括鉴定的受理、鉴定实施及鉴定意见的出具等环节。

第一节　鉴 定 受 理

一、鉴定委托

法医毒物鉴定的委托，是指鉴定的委托主体向鉴定的实施主体提出的进行法医毒物鉴定的要求。不同案件类型、不同诉讼阶段决定了委托鉴定主体的不同。诉讼案件的法医毒物鉴定根据诉讼的不同阶段（如侦查、起诉、审判阶段）分别接受侦查机关、检察机关、审判机关的委托，非诉讼案件的法医毒物鉴定接受行政机关、企事业单位、社会团体的委托。鉴定委托是法医毒物鉴定的必经程序。

法医毒物鉴定的委托，委托人应当出具鉴定委托书，提供委托人的身份证明，提供委托鉴定事项所需的鉴定材料。鉴定委托书（或介绍信）的内容一般包括：① 拟委托的司法鉴定机构名称；② 委托鉴定的事项和用途；③ 鉴定要求；④ 委托人的名称或者姓名，并加盖公章。委托人身份证明，是指能够证明委托人身份的有效证件，如工作证、身份证、警官证、检察官证、法官证等。鉴定材料包括检验材料（检材）和鉴定资料。检材是指鉴定对象，包括生物检材和非生物检材；鉴定资料是指存在于各种载体上与鉴定事项有关的记录。委托人具有向司法鉴定机构提供真实、完整、充分的鉴定材料的义务，并对鉴定材料的真实性、合法性负责。

二、鉴定受理

法医毒物鉴定的受理，是指鉴定机构通过对鉴定委托事项、鉴定材料等进行审查，对属于本机构司法鉴定业务范围和认可能力范围，鉴定用途合法，提供的检验材料能够满足鉴定需要的委托予以接受，同意鉴定的行为。具有法医毒物鉴定人资格的鉴定人承担鉴定委托的受理，负责签署司法鉴定委托合同。

鉴定机构和鉴定人在鉴定委托的受理过程中应与委托方充分沟通，双方就委托合同的各项内容达成一致。主要把握以下关键要素：

（1）明确鉴定要求。充分了解案情，包括案（事）件发生经过，检验对象的健康状况、中毒症状或尸体解剖征象，既往鉴定情况等；明晰鉴定要求，包括正确理解委托需求，与委托方探讨案（事）件可能涉及的毒物范围，鉴定目的及送交检验材料的证据意义等。

不同案件类型、不同鉴定要求所需采用的技术方法、目标物范围和结果报告阈值可能有所不同。毒物鉴定常见类型包括：① 法医中毒鉴定。通过对尸体或活体体内检材的系统未知物筛选来发现或排除毒物，通过定量分析来估计中毒程度。② 摄毒鉴定。通过对吸毒嫌疑人体液、毛发中毒品的鉴定来判断其是否摄毒或摄毒史。③ 酒驾毒驾鉴定。通过对交通执法中所涉血液乙醇测定或精神活性物质筛查判断其是否违规驾车。④ 药物辅助犯罪（麻醉抢劫、性犯罪等）认定。通过对受害人体液、毛发中毒药物鉴定提供犯罪证据。⑤ 毒品鉴定。通过对可疑物品的定性、定量分析，为涉毒案件处置提供证据。此外，还包括医疗纠纷所涉药物的鉴定、兴奋剂检测等。正确理解委托方的鉴定需求和要求，可避免出现证据效力不强或漏失关键证据等状况。

（2）核查检验材料。鉴定人应对委托方提供的检验材料及其状态进行核查。检验材料不符合鉴定要求的，应按照相关规定不予受理；检材和资料不完整或内容存在不一致的，应要求委托方补充相关鉴定资料或提供相关证明；特殊情况检材不满足要求又无法补充的，但司法机关确有需求并按照相关法律法规坚持委托的，应在委托书和鉴定意见书中予以注明，鉴定结果仅供参考。

检材种类的选择与鉴定结果的科学性、可靠性有关。应选取符合鉴定目的、具有代表性、毒物含量高、易于采集、检测结果有判断价值的检材进行鉴定。其所需检材在数量上应满足分析、再分析和定量的需要，且能留有足够的复核样。为满足不同鉴定、检验项目的需要，表 2－1[1] 给出了各鉴定项目的建议检材及最低检材数量。检材应逐件分别用洁净材料或器皿严密装盛，注明名称、来源、数量、采取日期与地点、采取人等。检材应独立封装，以防在运输过程中损坏、泄漏、污染。不同时间采集的同一部位检材，也不可混合。体内检材与体外检材应物理性隔离。涉及气体毒物和易挥发物质检测的检材应尽量装满容器。

表 2-1　毒物鉴定推荐检材及数量

鉴定方向	最佳检材(不低于 mL/g)	可用检材(不低于 mL/g)
乙醇	血液(4)	尿液(4)、玻璃体液(1)等
甲醇	血液(4)	尿液(4)、胃内容物(4)、玻璃体液(1)
一氧化碳	血液(5)	
安眠镇静药物类	血液、胃内容物、尿液(10)	肝脏、脑组织等(10)
杀虫剂	胃内容物、血液(10)	肝脏或其他组织(20)
杀鼠剂	胃内容物、饲料、血液、尿液(20)	肝脏(20)
气体毒物	血液(10)	肝脏或肺组织(10)现场气体(100)
体内毒品鉴定	尿液、血液(10);毛发(200 mg)	肝脏(20)
常见毒物鉴定	胃内容物、血液(20)	尿液、肝脏(20)
生物碱鉴定	药酒、血液(20)	胃内容物、尿液、肝脏(20)
药物辅助犯罪鉴定	尿液(10);可疑剩余饮料	血液(10)、毛发(200 mg)
临床中毒急救	呕吐物、首次洗胃液、尿液(10)	血液(10)
其他检验	协商取样	

(3) 审核技术能力。鉴定人应审核本鉴定机构的认可范围,其技术能力、仪器装备、标准方法等资源能否满足委托方的鉴定要求,原则上不应受理超资质范围和超能力范围的鉴定委托。对于司法实践中的疑难复杂问题,鉴定机构需要运用科研创新技术成果和非标方法完成鉴定的,应关注新技术成果的成熟性、可靠性以及鉴定意见的证明效力。从技术层面而言,新技术成果的科学原理、鉴定方法、鉴定结果经论证,在科学技术领域没有实质性争议;新技术成果经实验证明结果稳定有效,并适用于鉴定实践;经本专业领域专家审查取得基本认同;新技术成果已文件化并形成机构内部方法。从程序层面而言,在受理鉴定委托时应告知委托方将使用新技术成果和非标方法,并取得委托方的书面同意。

(4) 检材接受管理。① 接收检验材料时,鉴定人应与委托方共同核对、记录其性状、数量和包装等,必要时通过拍照等方式固定。若有异常情况,应向委托方说明并予以记录。② 鉴定机构按规则对检材进行标识。其唯一性标识应伴随检材在鉴定机构内流转,确保其在鉴定工作中或在记录及其他文件中提及时不会被混淆。③ 检验材料在机构流转过程中应保证其完好状态和证据链完整。④ 尽可能将检材分为检测样和复核样,以用于对鉴定结果有异议时的复核,并将检测样、复核样分别置于各特定区域。⑤ 因鉴定需要耗尽或者可能损坏检材的,应告知委托方并取得书面同意。与委托方约定鉴定材料退还、处置方式。

第二节　鉴 定 实 施

鉴定实施是毒物鉴定程序的核心环节,要求资源完备、程序规范、方法科学、结果可靠，且鉴定过程具有可追溯性。

一、资源保障

鉴定机构在鉴定实施环节所需资源主要包括人力资源、环境设施、仪器装备、技术方法等。① 配置充分的人力资源，并通过培训、监督、考核等确保鉴定人的技术能力和专业判断能力；② 配置必要的工作区域、设施和装备，进行必要的监测、控制和记录，确保鉴定活动安全有效；③ 配置先进的仪器设备，并对其校准、使用、维护等进行控制，确保设备满足技术要求；④ 配置完善的标准方法，并对其管理及使用进行控制，确保鉴定结果科学、可靠。

二、拟订方案

鉴定方案的拟订须做到方案细致严谨、程序规范可行，方法科学合理，结果准确可靠。方案拟订的主要依据是鉴定委托要求，同时根据案件情况、中毒症状、检材种类以及实验室技术条件确定检验方向和目标物范围。考虑所有可能疑及的毒物，并用科学有效的分析方法和技术手段加以确认或排除，这是拟订方案的基本思路。① 对于可能要排除的毒物，必须有充分可靠的事实和科学依据，不能单凭某些偶然现象或疑点加以排除，更不能凭个人经验或主观想象随意地加以排除。如氰化钠中毒死亡，一般发生在毒物进入体内后的较短时间内，案情中若是投毒数天后死亡，而自中毒到死亡期间确实证明绝无再次接触毒物的可能时，才能排除氰化物；根据侦查提供的信息，充分证实某些毒物绝不可能与本次事件有关时，也可排除。但某些情形还不能作为排除毒物的必要条件，如因尸体瞳孔散大而就此排除吗啡；现场发现农药而仅据此排除其他毒物的可能性；某些凶杀案虽已经法医鉴定外伤是致死原因，若案情有涉及使用毒物的疑点时，也不能因已鉴定死因而排除毒物等。② 根据案（事）件情节、中毒症状和检验条件，有时须考虑到同时含有两种或两种以上毒物的可能性，以及测定毒物或代谢物含量的必要性；对所有疑及的毒物，应分别根据其性状、在活体与尸体中的分布和变化，考虑检测的可能性；对于技术条件不具备而难以胜任的检验任务，应及时说明并提出处理意见。

在此过程中，应根据检验情况和发现，与委托方做进一步的交流；对需要进一步侦查取证的，应提出补充材料或要求搜集可能被遗漏的检材。

三、检材处理

严格的检材处置过程是鉴定实施的重要环节。具体步骤包括以下几个方面：① 分编检材。所接收的检材必须称量其重量、体积并做记录。不能计量的检材，应记录估计量或作适当描述。将检材按原状分为检测样和复核样，并分别加标签编号。复核样应妥善封装、冷藏或冷冻保存，作为复验审核的物证材料。复核样品量一般不得少于送检检材量的三分之一。如果条件不允许保留检材时，应事先声明并征得委托方的同意。② 分别取样。对送检的不同检材应分别取样，即便是种类相同而来源或采集地点不同的检材，也不应采用混合后均匀取样的方法。如非同一时间采集的尿液、非同一部位或地点采集的相同可疑物等，由于其中的毒物含量有差异，不能视为相同检材加以混合。③ 计量使用检材。检材应依据分析目的有计划地合理取用，避免不恰当地消耗检材。取用检材应记录每次取用的数量。对剩余的和暂时未用的检材须严密、妥善保存。由于法医毒物鉴定工作具有不确定性，可能会随检验过程而改变原定方案。④ 检材处理。生物检材需经提取、净化、浓缩等处理，以使毒药物从复杂生物基质中分离并富集。不同种类、性质的毒物有不同的提取处理方法，详见第四章。

四、毒物分析

除有明确目标物范围的鉴定事项外，毒物分析过程通常包括筛选、确认和定量分析。筛选分析可采用尿液等毒药物浓度相对较高的生物检材或现场发现的可疑物品；若出现阳性结果或者发现可疑的色谱峰，则需用满足鉴定效能的方法如色质联用法确认；必要时需要重新提取检材或用同案的不同检材进行验证和确认。涉及中毒判断需要的，应对血液中毒药物成分进行定量分析。

毒物分析过程中所获结果和数据除可认定或排除毒物与事件的关系外，也可能成为制定新方案、得出新判断的依据。故鉴定人不仅应有熟练、可靠的知识技能，尚需有严密的科学思维。在毒物分析过程中，尚需注意以下问题：① 未知方向的筛选一般从毒物含量高的检材着手，逐步筛选、排查和确认。② 筛选分析通常可同时分析一类或多类毒药物，在方法能涵盖尽可能多的毒药物范围的同时也应关注其检测能力的有限性，避免出现漏检。③ 分析过程中应采用与检材相同基质的阴性控制样和阳性控制样，阳性控制样应能反映方法的检出限水平，以控制分析结果的质量。④ 定量分析按照相应的技术规范实施，检材应取 2 份平行操作，若 2 份检材测定结果的相对相差超过 20%（腐败检材若超过 30%）需要重新测定。⑤ 对于一案多种检材的死后毒物学检验，应从专业的角度由鉴定人和专业负责人根据委托事项、初步检验结果决定选用全部检材或其中部分检材检验，并征得委托方同意。⑥ 鉴定过程中应实时、客观、准确、清晰、完整地进行记录，应包含足够的信息，以提供鉴定活动的客观证据并使鉴定结果具有可追溯性。⑦ 毒物分析通常是在满足方法效能、质量控制、定性定量判据的基础上客观报告定性、定量结果，而不允许根据推理延伸或主观臆测判断分析结果。⑧ 当毒物分析出现可疑结果（如与案情矛盾）或临界结果（如阈值浓度）时，建议实验室有文件化的措施如重新提取检材分析等，以确保鉴定结果的准确、可靠。⑨ 分析过程中所用的检材、提取物及相关废弃物应分别保存至得出确切结果后才能清理，以备复查和追溯。检材复核样应按规定要求存储，以保持检材的原始状态和证据链的完整。

此外，从司法鉴定程序要求角度，法医毒物鉴定应当由 2 名鉴定人共同实施，由机构内具高资质的鉴定人或授权签字人对鉴定过程和鉴定结果进行复核；鉴定人应当依法、客观、公正地实施鉴定，并对鉴定意见负责；鉴定人或其近亲属与案件当事人、鉴定事项涉及的案件有利害关系，可能影响其独立、客观、公正进行鉴定的，不能参与或过问鉴定工作；鉴定人应当保守在鉴定活动中知悉的国家秘密、商业秘密和个人隐私，严守检验程序、排除外界干扰。

第三节　鉴定结果报告及评判

毒物鉴定结果是判断是否摄毒、中毒或中毒死亡的重要依据，在涉毒案（事）件和中毒的法医学鉴定中起着重要作用。毒物鉴定结果应以原始记录所记载的事实为依据，通过客观、全面的分析和评判，在此基础上以鉴定意见书的形式向委托方报告。

一、鉴定结果报告

法医毒物鉴定结果通过鉴定意见书的形式报告。通常情况下，毒物鉴定仅客观报告分析结果，当法庭或委托方有特殊需求时，可出具建立在分析结果基础上的、包含专业判断的、有“分析说明项”内容的鉴定意见书。

法医毒物鉴定结果表述分为定性和定量两种。定性分析用“检出”表示检出某种物质，如“送检某血液中检出乙醇成分”；用“未检出”表示未检出某种物质，表明某种物质的浓度在所用方法的检出限以下，未检出时应给出目标物的范围和方法最低检出限。定量分析直接报告检材中毒物的浓度，如“送检某血液中乙醇浓度为 0.5 mg/mL”。

鉴定意见书形式以现行司法通［2016］112 号文《司法部关于印发司法鉴定文书格式的通知》为依据，其内容一般包括基本情况（含委托人、委托事项、受理日期、鉴定材料等）、基本案情、资料摘要、鉴定过程、分析说明、鉴定意见、附件等内容。其中鉴定过程应写明鉴定的实施过程和科学依据，包括检验内容、所用方法、定性定量分析及其客观所见；鉴定意见应报告对所委托对象进行检验的客观结果，定性分析用“检出”或“未检出”表示，定量分析报告检材中毒物的浓度；分析说明一般根据分析结果和专业知识，阐述结果的含义或在分析说明基础上形成专业判断意见。

二、鉴定结果评判

结果评判的核心问题是生物检材中毒药物浓度的真实性、可靠性以及毒药物对中毒或死亡的作用程度。对鉴定结果进行评判或发表专业判断意见,必须建立在充分了解案情或法医剖验结果的基础上,必须确认选取了合适的生物检材,检材保存证据链完备,必须确认采用了高灵敏度、高特异性的方法,得到了准确的定性定量结果。此外,鉴定人需要根据专业知识和经验,考虑多种因素可能对分析结果的影响,如血液乙醇检测结果评判需要考虑样品采集时间、采集部位、检材的腐败程度以及血液、尿液和玻璃体液浓度关系等;尿液中滥用物质分析结果评判应考虑摄毒时间、毒药物代谢和异构体的不同药理作用等。

(1) 检材对结果的影响。检材采集的合理性、科学性是结果可靠的前提。尤其是死后法医毒物学检验推荐采集外周血,因外周血受降解、腐败和死后再分布等因素影响小,其定量结果可以较真实地反映死者死亡时的血液浓度,而心血检材的采集部位距离胃部较近,易受污染而使其呈现高的毒药物浓度,其通常用于筛选分析。影响二者浓度的因素主要包括毒药物种类、分布体积、浓度、蛋白结合率、死亡与解剖的时间间隔等。高度腐败尸体组织因毒物的分解及基质的干扰,可能会对分析结果造成一定影响。此外,不同生物检材提供不同的信息,一般血液提供即时摄毒信息,尿液反映近 3~5 天的摄毒情况,而毛发可以反映摄毒药史等。

(2) 目标物稳定性对结果的影响。检材用灵敏度高、特异性强的方法分析,其结果仅反映分析时检材中毒药物浓度,分析评判时应考虑目标物在检材中的稳定性,如降解、挥发引起毒物浓度下降,死后生成造成毒物浓度升高等。稳定性主要考虑以下方面:① 毒药物在尸体或生物检材中的稳定性,包括尸体和生物检材保存方式、温度、时间等因素;② 若生物检材历经冻融过程,则需考察反复冻融对毒药物稳定性的影响;③ 样品处理过程中毒药物的稳定性,如防腐剂、强酸或强碱、水解方法、提取处理后的样品在冰箱中的保存时间等。

(3) 死后再分布和死后扩散对结果的影响。死后再分布和死后扩散都是指死后毒药物在尸体内沿着浓度梯度的运动。死后再分布是指毒药物从浓度高的组织器官中释放,然后经毛细血管和大的血管扩散至其他组织器官;而死后扩散是指毒药物沿着浓度梯度从高浓度的区域扩散至低浓度的区域。最典型的是胃内容物中毒药物浓度高时可使附近组织中毒药物浓度升高。死后再分布和死后扩散是一非常复杂的过程,至今对其影响因素、影响程度等尚无定论。死后再分布与死亡时间有关,再分布始于死后 1 h 内,最主要的变化发生在 24 h 内。脂溶性强的毒药物容易再分布。死后再分布同时与组织器官部位有关,由于心脏离其他主要组织器官近,心血中毒药物浓度往往大于股静脉血,而股静脉血不易受其他组织中高毒药物浓度的影响。

(4) 分析方法对结果的影响。不同的技术方法具有不同的鉴定效能,其特异性、检出限、精密度等都可能对分析结果造成影响。① 特异性。分析方法的特异性应考虑是否已排除了干扰物质,空白对照试验是否为阴性结果,化学试剂和器皿是否存在杂质或污染;检出的毒物是否为环境和内源性物质,是否为正常的饮食和用药摄入,是否为检材变质的分解产物等。② 检出限。所用方法的检出限是否满足复杂生物基质中痕量目标物检出的要求,毒物分析阳性结果表明检材中的被检测目标物浓度高于方法检出限,阴性结果仅表明检材中的被检测目标物浓度低于方法检出限。③ 精密度与准确度。鉴定过程中受鉴定人、仪器装备、标准物质、分析方法、环境条件及检材状况等因素影响,有可能产生一定的误差而影响分析结果。其中标准物质是影响量值溯源的重要因素,应对其采购、配制、使用、核查进行控制。

此外,在使用文献资料进行鉴定阳性结果的解释判断时,应结合案内的其他证据进行综合评定。尤其是对定量结果进行中毒量、致死量判断时:① 考虑毒物的相互作用、个体差异、耐受性等因素,如乙醇、苯二氮卓类药物或阿片类药物的呼吸抑制协同作用,可使其在单一药物浓度都低于中毒浓度的情况下出现严重的呼吸抑制或死亡;乙醇、阿片类物质的耐受性可使急性中毒案例中死者的目标物致死浓度高达文献值数倍以上。② 明确文献报道的中毒量和致死量大部分为中毒、死亡案例的实际数据或其统计数据,仅具参考价值。在特定案件结果解释时不能简单地依据已有的文献资料,应考虑年龄性别、身体状况、摄毒途径、中毒后存活时间、采样时间等因素综合分析。③ 不建议作摄毒量的推断。某些案件可能涉及根据各重要器官的质量、浓度、毒药物分布容积推测死者所摄毒药物总量,但因受许多因素制约而难以得到准确的结果。因为毒物分析结果并不完全反映其死亡前的血液浓度。其次,生物个体的毒代参数如吸收速率、生物利用度、分布容积、半衰期、代谢速率和消除速率等也存在较大个体差异。

第四节 鉴定资料归档

司法鉴定资料归档是鉴定实施工作的重要组成部分。鉴定人完成鉴定实施并出具司法鉴定文书后应及时建立司法鉴定档案。

司法鉴定档案作为存储信息的载体,真实地记录着鉴定活动的始末和发展轨迹。做好档案资料管理,有利于保护鉴定所涉各方的合法权益,便于鉴定机构内部自查以及委托机关的复查、复检,及时发现和解决问题。此外,鉴定档案还是宝贵的信息资源,通过合理编目、整理,可使鉴定人获取有价值的信息,以利资料积累、经验总结和进行回顾性的研究，提高鉴定人的业务水平。

归档的技术资料包括：委托方的介绍信、鉴定委托书、送检原始资料、检材证据链文件、检测原始记录、原始图表照片、鉴定报告底稿、鉴定报告副本等。

第五节　鉴定人出庭作证

鉴定人出庭作证是指鉴定人根据法律规定或法院的要求，在法庭上对自己作出的鉴定意见，从鉴定依据、鉴定步骤、鉴定方法、可靠程度等方面进行解释和说明，并在法庭上当面回答质询和提问的行为。对于鉴定人而言，出庭作证是鉴定人实施鉴定活动的最终环节。

鉴定人出庭接受质证是正当程序的要求和基础，也是当事人权利和法官裁判的客观性、公正性和有效性的保障。司法鉴定意见虽然具有不可替代的证明作用，但是其并不具有当然的科学性和预定的证明力。其必须经过法庭质证才能作为认定案件事实的依据。此外，鉴定人出庭质证的重要意义还在于其是法官采信鉴定意见的前提和保障。鉴定意见因主客观原因也有发生错误的可能，而鉴定人接受质证和询问的过程是论证其意见正确、合理的过程。通过双方当事人对鉴定人质询，法官可以了解鉴定意见所依据的科学原理和方法，鉴定材料来源等情况，对鉴定意见的证据能力、证明力问题在内心形成确信，从而有效地对鉴定结论进行审查、核实和确认[2]。

鉴定人的出庭作证程序规定应包含下列要素：鉴定人必须按时出庭；鉴定人出庭应携带并出示鉴定人执业资格证书，以供查验；鉴定人出庭应依法客观、公正地回答涉及鉴定结论的科学依据、鉴定结论的可靠程度、鉴定步骤、方法的科学性、有效性、先进性等与鉴定相关的问题。

鉴定人出庭接受质证的主要内容包括：① 对鉴定人的资格进行质证。具体现为两个层面：一是针对鉴定人是否具备法定的形式要件而质疑或质询，包括鉴定人是否在法定登记管理部门取得相应资质。对于鉴定人形式要件的审查仅需鉴定人出示、提供证明其本人可以从事鉴定业务的有关证件(如鉴定人资格证等)就可确认是否符合条件。此外，在对鉴定人进行形式要件的审查时，法官还需查明鉴定人与当事人有无利害关系。二是针对鉴定人是否具有从事所涉鉴定业务的实质能力而质疑或质询。一般可从鉴定人的学历、所从事的专业领域以及相关经历、经验等方面质疑或质询。对于更深层次的考察则借助于专家的提问，由专家提出鉴定事项所涉的相关专业、技术问题要求鉴定人作出回答，以审查其是否具备从事所涉鉴定事项的专业素质和能力。② 对鉴定结论的形式要件进行质证。主要包括鉴定结论的书面格式、鉴定人的人数、鉴定人的签名或盖章等问题。如司法鉴定程序通则要求必须由两名以上的鉴定人进行鉴定,若仅一名鉴定人签字,其出具的鉴定意见就不符合要求。③ 对检验材料和鉴定资料的来源进行质证。包括检材来源、可靠性和真实性,以及采集和保存方法等。作为鉴定结果物质基础的检材对鉴定结论的可靠性、科学性有重要的影响。④ 对鉴定所依据的科学原理、鉴定方法、步骤和过程进行质证。鉴定人进行鉴定所依据的科学原理是否是成熟、稳定,所运用的技术、方法是否是科学、合理,有国家或行业标准的鉴定检验方法、实验程序、步骤是否符合标准要求,暂无国家或行业标准的,采用何种方法、步骤,可靠性如何等。⑤ 对鉴定人通过分析检验所获得的数据,以及得出鉴定意见的理由和根据进行质证。鉴定实质上是鉴定人运用自己的专门知识对鉴定事项作出的一种判断,即使毒物鉴定主要利用仪器设备分析检验,得到客观数据和结果,也仍然包含定性定量判据以及分析判断后得出意见。

参考文献

[1] 沈敏.法医毒物鉴定实务.北京:法律出版社,2011.

[2] 郭金霞.司法鉴定质量控制法律制度研究.北京:法律出版社,2011.

第三章　法医毒物鉴定规范及质量控制

法医毒物鉴定作为司法鉴定的组成部分，应满足司法鉴定所具有的科学和法律的双重属性。科学属性体现为毒物鉴定的理论和方法建立在自然科学的基础上，通过科学技术手段揭示毒物的结构、数量以及变化规律，提供严谨、可靠、准确的结果；法律属性要求其全部构成和程序必须符合法律的要求，其结果或结论具备法律上的有效性。由此可见，科学上的可靠性和法律上的有效性是法医毒物鉴定的本质属性，是毒物鉴定质量控制的目标要求。毒物鉴定活动是一个系统，是由鉴定主体、鉴定客体、环境设施、鉴定方法等要素和过程构成，毒物鉴定的质量控制就是根据质量目标要求，对此系统进行全方位、全过程的控制。

第一节　毒物鉴定实验室规范和质量控制

法医毒物鉴定实验室规范及其质量控制是毒物鉴定质量保障的重要基础。我国《司法鉴定机构登记管理办法》《司法鉴定人登记管理办法》《司法鉴定程序通则》和《司法鉴定/法庭科学机构能力认可准则》《检验检测机构资质认定能力评价 司法鉴定机构要求》等规范性文件规定了鉴定机构和鉴定人从事法医毒物鉴定活动，向社会提供具有证明作用的数据和结果的最低刚性要求。而国际上如美国法庭毒物学家协会（Society of Forensic Toxicologists, SOFT）和美国法庭科学学会（American Academy of Forensic Science, AAFS）联合发布的《法庭毒物学实验室指南》（*Forensic Toxicology Laboratory Guidelines*）[1] 以及欧洲毒物学和法化学协会（Society for Toxicological and Forensic Chemistry, GTFCh）发布的《法庭毒物分析质量控制规范》（*Guideline For quality control in Forensic Toxicological analysis*）[2] 等专业领域的指南性文件则从专业层面提出更具针对性和适用性的基本原则和引导性要求，体现了法医毒物鉴定的发展方向。本节以国内的规范性文件和国际的指南性文件为基础，构建包括法医毒物鉴定实验室规范和质量控制的执业规范体系，包括：人员、环境设施、仪器设备、鉴定方法、检材的采集及证据链、质量控制、结果报告等主要要素、过程及结果的质量控制。

一、人员

毒物鉴定实验室人员的教育背景、业务素质和技术能力是质量保证的首要条件。实验室一般设有技术主管、鉴定人员和技术人员。国际准则大都严格规定：毒物鉴定实验室主管应具有生命科学、化学或药学博士学位或同等学力和至少三年的毒物学实验室工作经历，或者硕士学位和至少五年的毒物学实验室工作经历，或者学士学位和至少七年的毒物学实验室工作经历。实验室人员（鉴定人）应具有生命科学、化学或药学学士学位和至少三年的毒物学实验室工作经历。此外，毒物鉴定实验室人员应具备一定的法律知识和较高的伦理、道德水准。

实验室主管应制定、规划实验室人员的继续教育和技能目标，通过岗前能力确认、岗位监督核查、能力验证或盲样检测等方式证明或确认其已具备独立从事毒物鉴定的知识水平和技术能力，包括仪器操作能力、数据计算能力和专业判断能力。

二、环境设施

环境设施条件是毒物鉴定实验室质量控制的重要要素。基本要求包括：

（1）配置充分的设施和场所，包括样品室、化学实验室、仪器分析室等，布局合理；

（2）具备相应的安全防护设施以及安全处置废弃物设施，满足相关生物安全、安全作业、环境保护的国家法律法规和技术规范的要求；

（3）建立并有效实施实验室管理制度，保持良好的内务环境；

（4）确保其环境条件不会对所要求的结果质量产生不良影响：① 监测、控制和记录对检验结果质量有影响的设施和环境条件；② 不相容活动的相邻区域应进行有效隔离。如实验区域应与办公区域分离；化学处理室应与仪器室分离；样品室应独立等；③ 对影响鉴定质量的区域的进入和使用实行控制，满足保密和公正性要求。

三、仪器设备

仪器设备是量值溯源和毒物鉴定结果可靠性的基础。毒物鉴定实验室应配备鉴定所需的仪器设备，并按照相关法规的要求在使用前进行检定或校准，确保仪器设备的技术性能满足鉴定方法的要求和保证鉴定结果的准确、可靠。要求：① 配备天平、移液器等计量器具，标准物质以及气相色谱仪、液相色谱仪或相应的色谱/质谱联用仪、高分辨质谱仪、元素分析仪、紫外分光光度仪等基本仪器设备，表 3－1 规定了毒物鉴定执业项目分类装备配置的最低要求；② 按照国家规定对仪器设备进行有效的量值溯源或性能检测，并定期实施核查，确保仪器设备技术性能符合有关标准和技术规范的要求。建立各仪器的控制样，在分析前对仪器的状态进行核查、确认；③ 具有安全处置、存放、使用和维护仪器设备的规程，建立仪器档案和仪器使用记录；④ 尽可能使用有证标准物质，制定标准物质的存储、制备、期间核查、安全处理等规范，防止其被污染和降解。

表 3－1　法医毒物鉴定执业项目分类装备配置要求

<table>
<tr><th>序号</th><th>项　目</th><th>仪　器　配　置</th><th>单位</th><th>配置要求</th><th>备　　注</th></tr>
<tr><td rowspan="14">00</td><td rowspan="14"></td><td colspan="3">基本设备</td><td></td></tr>
<tr><td>分析天平（0.1 mg）</td><td>台</td><td>必备</td><td rowspan="13">适用所有法医毒物鉴定项目</td></tr>
<tr><td>旋涡混合仪</td><td>台</td><td>必备</td></tr>
<tr><td>离心机（4 000 r/min 及以上）</td><td>台</td><td>必备</td></tr>
<tr><td>微量移液器</td><td>套</td><td>必备</td></tr>
<tr><td>玻璃器皿</td><td>套</td><td>必备</td></tr>
<tr><td>恒温水浴锅</td><td>台</td><td>必备</td></tr>
<tr><td>烘箱</td><td>台</td><td>必备</td></tr>
<tr><td>通风柜</td><td>个</td><td>必备</td></tr>
<tr><td>冰箱</td><td>台</td><td>必备</td></tr>
<tr><td>低温冰箱</td><td>台</td><td>选配</td></tr>
<tr><td>制纯水设备</td><td>台</td><td>选配</td></tr>
<tr><td>分析天平（0.01 mg）</td><td>台</td><td>选配</td></tr>
<tr><td rowspan="4">01</td><td rowspan="4">气体毒物类检测</td><td>紫外/可见分光光度计</td><td>台</td><td>必备（CO）</td><td rowspan="4">包括 CO、液化石油气、硫化氢等参数</td></tr>
<tr><td>气相色谱/质谱联用仪</td><td>台</td><td>必备</td></tr>
<tr><td>气相色谱仪或顶空气相色谱仪</td><td>台</td><td>选配</td></tr>
<tr><td>气体采样装置</td><td>个</td><td>选配</td></tr>
<tr><td rowspan="5">02</td><td rowspan="2">乙醇检测</td><td>乙醇标准物质</td><td></td><td>必备</td><td>适用于单一乙醇分析</td></tr>
<tr><td>气相色谱仪或顶空气相色谱仪</td><td>台</td><td>必备</td><td rowspan="4">包括其他醇类、氰化物、苯类衍生物等参数</td></tr>
<tr><td rowspan="3">挥发性毒物类检测</td><td>挥发性毒物标准物质或对照品</td><td></td><td>必备</td></tr>
<tr><td>气相色谱仪或顶空气相色谱仪</td><td>台</td><td>必备</td></tr>
<tr><td>气相色谱/质谱联用仪</td><td>台</td><td>必备(非醇类)</td></tr>
<tr><td rowspan="6">03</td><td rowspan="6">医用合成药类检测</td><td>合成药毒物标准物质或对照品</td><td></td><td>必备</td><td rowspan="6">包括苯二氮卓类、吩噻嗪类、巴比妥类等安眠镇静药物、抗精神病药物、抗抑郁药、临床麻醉药等参数</td></tr>
<tr><td>气相色谱仪（NPD、ECD 检测器）</td><td>1～2 台</td><td>选配</td></tr>
<tr><td>高效液相色谱仪</td><td>台</td><td>选配</td></tr>
<tr><td>气相色谱/质谱联用仪（可替代气相色谱）</td><td>台</td><td rowspan="2">必备（二选一）</td></tr>
<tr><td>液相色谱/质谱联用仪（可替代液相色谱仪）</td><td>台</td></tr>
<tr><td>高效液相色谱仪</td><td>台</td><td>选配</td></tr>
</table>

续 表

序号	项 目	仪 器 配 置	单位	配置要求	备 注
04	毒品类检测	毒品标准物质或对照品		必备	包括阿片类、苯丙胺类、大麻类、可卡因、氯胺酮、新精神活性物质、易制毒化学品等参数
		气相色谱仪(NPD检测器)	台	必备	
		气相色谱/质谱联用仪(可替代气相色谱仪)	台	必备(二选一)	
		液相色谱/质谱联用仪(可替代液相色谱仪)	台		
		高效液相色谱仪	台	选配	
05	杀虫剂检测	杀虫剂标准物质或对照品		必备	包括有机磷类、氨基甲酸酯类、拟除虫菊酯类等参数
		气相色谱/质谱联用仪(可替代气相色谱仪)	台	必备(二选一)	
		液相色谱/质谱联用仪(可替代液相色谱仪)	台		
		气相色谱仪(NPD、ECD、FPD检测器)	台	必备	
		高效液相色谱仪	台	选配	
06	杀鼠药检测	杀鼠药标准物质或对照品		必备	包括氟乙酰胺、氟乙酸、毒鼠强、磷化锌、抗凝血类杀鼠药等参数
		气相色谱/质谱联用仪(可替代气相色谱仪)	台	必备(二选一)	
		液相色谱/质谱联用仪(可替代液相色谱仪)	台		
		气相色谱仪(NPD检测器)	台	必备	
		高效液相色谱仪	台	选配	
07	除草剂检测	除草剂标准物质或对照品		必备	包括百草枯、敌草快、草甘膦等参数
		气相色谱/质谱联用仪	台	必备	
		液相色谱/质谱联用仪	台	必备	
08	有毒植物类检测	有毒植物标准物质或对照品		必备	包括乌头碱、马钱子碱、莨菪碱、钩吻、夹竹桃等参数
		液相色谱/质谱联用仪(可替代液相色谱仪)	台	必备	
		气相色谱/质谱联用仪	台	选配	
		高效液相色谱仪	台	选配	
09	有毒动物类检测	有毒植动物标准物质或对照品		必备	包括河豚毒素、斑蝥毒素、蟾蜍毒素等参数
		液相色谱/质谱联用仪(可替代液相色谱仪)	台	必备	
		气相色谱/质谱联用仪	台	选配	
		高效液相色谱	台	选配	

续 表

<table>
<tr><th>序号</th><th>项 目</th><th>仪 器 配 置</th><th>单位</th><th>配置要求</th><th>备 注</th></tr>
<tr><td rowspan="5">10</td><td rowspan="5">金属毒物检测</td><td>金属毒物标准物质</td><td></td><td>必备</td><td rowspan="5">包括砷、汞、钡、铊、铅、铬、镁等参数</td></tr>
<tr><td>样品消解设备</td><td>台</td><td>必备</td></tr>
<tr><td>电感耦合等离子体质谱仪</td><td>台</td><td rowspan="3">必备
（三选一）</td></tr>
<tr><td>电感耦合等离子体光谱仪</td><td>台</td></tr>
<tr><td>原子吸收分光光度计</td><td>台</td></tr>
<tr><td rowspan="6">11</td><td rowspan="6">水溶性无机毒物检测</td><td>无机毒物标准物质或对照品</td><td></td><td>必备</td><td rowspan="5">包括亚硝酸盐、强酸、强碱等参数</td></tr>
<tr><td>紫外/可见分光光度计</td><td>台</td><td>必备</td></tr>
<tr><td>离子色谱仪</td><td>台</td><td rowspan="4">选配</td></tr>
<tr><td>电感耦合等离子体质谱仪</td><td>台</td></tr>
<tr><td>电感耦合等离子体光谱仪</td><td>台</td></tr>
<tr><td>原子吸收分光光度计</td><td>台</td><td></td></tr>
</table>

四、方法及标准操作程序(SOP)

执行国家标准、行业标准或技术规范是毒物鉴定结果可靠性的核心。新标准或新方法使用前必须进行方法学验证,即采用一系列实验考察标准或方法的有效性和可靠性,确认分析方法可有效应用于预定用途以及方法正常使用时的局限性。

典型的毒物分析方法可分为筛选方法、定性/确认方法和定量方法。根据《法医毒物分析方法验证通则》(SF/T 0063-2020)要求,其需验证参数如下:

(1) 筛选方法验证参数:① 选择性;② 检出限;③ 精密度;④ 稀释度(必要时);⑤ 稳定性(必要时)等。

(2) 定性/确认方法验证参数:① 延迟效应;② 选择性;③ 基质效应(必要时如 LC-MS);④ 检出限;⑤ 稀释度(必要时);⑥ 稳定性(必要时)等。

(3) 定量方法验证参数:① 偏倚;② 线性模型;③ 延迟效应;④ 选择性;⑤ 基质效应(必要时如 LC-MS);⑥ 检出限;⑦ 定量限;⑧ 精密度;⑨ 稀释度(必要时);⑩ 稳定性(必要时)。

此外,实验室应制定完整的标准操作程序(SOP)手册,为所有人员提供一套完整的操作规范和工作制度,以保证分析程序的规范性、一致性以及分析经验的连续性。其中技术性 SOP 手册应包括方法原理、试剂配制、详细分析步骤、校准样和控制样的制备、方法参数(如 LOD、LOQ、线性等)、定性定量判断依据、参考资料等。SOP 手册应定期审查并进行必要的修订,以保证持续适用和满足使用的要求。

五、检材采集及证据链

检材的选择、采集直接影响着分析数据的准确性和结果判断的科学性。目前国际准则推荐如下：

(1) 尸体检材。死亡案件的毒物鉴定所需组织和体液的类型和最小数量通常由需要定性、定量的分析目标物决定，检材量应满足多次分析的需要。

(2) 活体检材。行为能力评判的毒物鉴定通常已明确涉及的毒药物类别，考虑到活体取材的困难，推荐至少采集血液 10 mL，实验室应改进分析方法，将毒物筛查血液检材量控制在 5 mL 内。推荐至少采集尿液 30 mL，但尿液的毒药物定性和定量结果都不能用于评价其对人类行为的影响。可按照分析需求采集头发 200 mg，头发分析结果主要用于反映摄毒药物史。

毒物学实验室应当建立检材的管理制度，对检材的接收、标识、传递、保存、处置进行记录和控制，确保检材的完好和证据链完整。一般要求：① 建立检材采集和标记的规程，包含检材类型和数量；盛装容器的要求；检材标记、包装和传送要求等要素。② 接收检材、内部传递检材或处置检材时，均应有相应的记录。③ 尽可能减少检材经手的人数。④ 尽可能预留复核样。⑤ 专人、专区妥善保管检材，防止其降解、污染、混淆、变质。

六、质量控制

1. 过程质量控制

鉴定过程控制是质量控制的重要实现形式，而使用控制样监控定性、定量结果的可靠性是实施鉴定过程控制的主要方式。控制样分为：① 阴性控制样(与检材基质相同，未添加分析物的样品)，以证明分析操作过程未引入污染而造成假阳性。② 阳性控制样(与检材基质相同，添加已知浓度分析物的样品)，一般选择接近方法检出限浓度的样品，以证明方法的定性检出能力。③ 分析控制样，一般选择有判断价值的浓度(如血液乙醇浓度 0.8 mg/mL 具有法律意义)，以监测定量分析的能力。④ 未知控制样(即盲样)，可检验实验室的技术系统和整个鉴定过程，是质量控制的理想方式。可行方式是由管理部门在每批检材中插入分析者不知其特性的未知控制样(单盲)，也可与委托单位合作完成(双盲)。批分析中至少应有 10% 的控制样(含阴性和阳性)，应与检材平行操作。对于定性分析，控制样可仅报告阴性、阳性结果；而对于定量分析，阴性控制结果提示分析物不存在或低于 LOD(检出限)，阳性控制结果偏差应小于 20% [在接近 LOQ(定量限)时，可允许偏差 25%~30%]。控制样检测结果必须在预定偏差内，否则便失去控制，鉴定结果无效。

此外，质量控制贯穿于鉴定过程的各个方面，主要控制点还包括：① 使用有证标准物质校准仪器，评价方法，统一量值。所有标准物质和试剂的配制均应有记录和标识,明确制备时间、制备者及有效期。② 推荐使用内标。内标物与被测物的结构和理化性质相似,若分析物需要衍生化,则应选择能形成相似衍生物的内标,而氘代内标物(至少3个氘代)是最佳选择。内标应在样品提取前按方法检测限添加。③ 当检材较为独特(如腐败和防腐),较难获得相似的基质来制备可靠的校准样和控制样时,可采用标准加入法,即在检材中添加已知量的目标物,通过比较添加检材和检材的信号比进行定量。④ 控制分析物浓度相差极大的样品间交叉污染,色谱分析中可使用溶剂空白证明没有延迟效应。固体物质(毒药物)的常量分析应在单独的实验室进行。⑤ 推荐定期分析已知定量控制样,建立质量控制图(即以实验数据正态分布的假设为基础,以实验结果为纵坐标,实验次序为横坐标,结果的均值为中心线,分别以0.05和0.01概率水平的置信界限为上、下警告限和上、下控制限),以证实技术系统是否处于统计控制状态,及时发现误差的特殊变化,从而采取必要的纠正措施。

质量控制更体现在毒物鉴定的主要环节：

(1) 筛选分析。筛选分析可能针对某类毒药物,也可能是大范围目标物的筛选,通常采用免疫法、化学法、色谱法(如GC、HPLC)、色谱-质谱法(如GC－MS^n、LC－MS^n)。初筛结果必须经与初检不同化学原理的第二种方法确证。如未经确证在报告中出具初筛结果应注明未经确证,我国一般不出具未经确证的初筛结果报告。若报告使用cut-off值,必须考察cut-off值附近的精密度。

(2) 确证分析。按照科学的原则,毒物筛选分析的阳性结果必须经与初检不同化学原理的第二种方法确证。确证方法应比初检方法更专一、更灵敏,推荐用质谱法作为确证分析的方法。若定量分析使用的方法与初筛方法不同,也可作为确证方法。主要控制点：① 确证分析若采用与初检相同的气相色谱方法,但通过衍生化改变被检物的性质和保留时间,一般予以认可;如确证分析仅使用与初检方法不同柱的相似GC体系,通常不予认可。保留时间是GC分析的判断指标之一,检材与控制样的保留时间偏差应<2%。② 采用色谱/质谱法确证。按照《法医毒物有机质谱定性分析通则》(SF/Z JD0107019－2018)要求对不同色谱/质谱技术方法进行结果确证。此外,推荐确证分析使用相同检材的不同提取物或同案的不同检材提取物,以排除提取过程污染及错误取样的问题。

(3) 定量分析。通常采用外标定量法或内标定量法,所有定量方法均应建立校准曲线模型。校准曲线至少使用5个浓度(除空白外)的校准样品,每个浓度点重复分析5次。定期使用校准样核查校准曲线,推荐使用一个空白样、三个校准样来考察校准曲线的特性,并通过控制样来考察校准曲线的稳定性。工作线性至少由三个不同浓度的校准样组成,校准样的浓度范围应能覆盖检材中被测物的浓度。定量分析应进行2份以上平行样分析,相对偏差满足标准规定要求(通常允许20%)。必要时进行测量不确定度评定。

(4) 分析的校准和控制。分析过程的控制还需要关注以下要点：① 成批分析检材样品时，每批样品应有一定的校准和控制样，其数量取决于样品多少和分析性质。若分析样品为非常规检材（如腐败组织、玻璃体液等），校准样应用与检材相同或相似的基质制备。② 某些方法（如 GC、HPLC）可能会发生明显吸附或其他损失，真正的 LOD 比公式计算的值要高，应通过实验方法获得，但其不能低于空白值加上 3 倍标准偏差。定量检测限（LOQ）定义为空白值加上 10 倍标准偏差，但更可取的确定 LOQ 的方法是通过实验达到合适变异系数的最低浓度。③ 推荐在所有色谱法（如 GC、HPLC 和 GC－MS）中使用内标，内标与分析物的物理和化学性质应相似。若分析物需要进行衍生化，应选择能形成相似衍生物的内标。GC－MS 和 LC－MS 推荐使用稳定同位素（如氘代）内标。对于 LC－MS 而言，同位素标记内标可能是消除基质效应的唯一方法。内标应尽早（样品提取前）加入至样品，提取后添加的标记物视为外标。④ 工作线性至少由三个不同浓度的校准样组成，校准样的浓度范围应能覆盖检材中被测物的浓度（如检材浓度高于最高校准样浓度，检材应稀释或重新取样提取，否则应报告为浓度高于最高校准样的浓度；如检材浓度低于最低校准样浓度，应添加浓度更低的校准样或加大检材体积提取，方法不受基质影响），无需准确定量时，也可直接报告被测物浓度低于最低校准样的浓度或痕量。痕量表示物质浓度高于方法的 LOD。有时方法并不存在线性关系，也可能需要使用二次方程式或其他数学模型。对多点校准，其相关系数应大于 0.99。有些特殊情况下最低可接受相关系数为 0.98。校准曲线计算出校准样浓度相对偏差应不高于 20%，而乙醇应不高于 10%。除非控制样接近定量上限或下限，否则不提倡单点校正。⑤ 检材浓度明显高于最高校准浓度，实验室应预防分析物的延迟效应影响下一个样品。检材浓度很低时也应确认不是前一个高浓度样品的延迟效应。⑥ 许多原因会导致异常值的出现，即分析结果明显背离真值。控制样、空白或校准样的异常结果较易被发现。如果案件检材仅进行单次分析，其异常值很难被发现。因此检材应进行双份平行样分析，允许相对偏差≤20%。⑦ 保留时间是色谱分析的判断指标之一。GC 分析允许检材与校准或控制样的保留时间偏差为 1%～2%。HPLC 分析允许偏差较大，尤其是梯度洗脱。

(5) 标准加入法。某些案件的检材较为独特（如腐败和防腐），较难获得相似的基质来制备可靠的校准样和控制样，此时标准加入法相对惯用校准方法更好。标准加入法是将已知量的分析物加入检材，通过比较添加样和未知样信号比例进行定量。推荐使用内标和多点校准来核查基质效应。

(6) 高浓度目标物分析的隔离。应注意分析物浓度相差较大的样品间的交叉污染。固体物质（毒品、药片）的常规分析应在单独的实验室进行。有时法医毒物学实验室被要求分析粉末、药物，或含有高浓度药物的勺和注射器等，若在同一个实验室进行分析时，应注意与生物样品隔离（如使用单独的玻璃器皿和分析仪器)。至少需要对分析物进行充分稀释,并在色谱分析中使用溶剂空白证明没有延迟效应。

(7) 数据复核。毒物鉴定过程中形成的所有数据应经实验室技术主管审核,审核至少包括以下内容:检材证据链文件;原始数据、图谱的有效性和计算处理;质量控制数据;分析判断的依据及其合理性。

2. 结果质量控制

(1) 内部质量控制。实验室应制定内部质量控制计划,对不同鉴定项目制定相应的质量控制措施,定期进行盲样检测、人员比对、方法比对、留样再测等验证鉴定结果的可靠性,记录并分析质量控制的结果数据,应用统计技术进行过程控制、数据分析,对不可接受的质量控制结果,查找原因并采取纠正和预防措施。

(2) 外部质量控制。国际上通用实验间比对和能力验证等验证检测能力进行外部质量控制。实验室应定期参加外部的能力验证,对能力验证中的定性、定量差错,必须及时采取纠正措施。纠正措施包括:① 假阳性。假阳性为最严重的错误,应停止鉴定工作,彻底调查原因。② 假阴性。假阴性表明该实验室不具备该项鉴定能力或实验室方法不能检测该浓度的目标物,应寻找原因并考虑是否需要修改分析方法。③ 定量结果超差。定量能力验证中分析物浓度通常用所有参加者的平均值±1 倍或 2 倍标准偏差来表述。定量结果偏差>20%时,应进行重复分析或重新选择和建立定量方法。

七、结果报告

结果报告是毒物鉴定结果的科学表述模式,通常遵循各国法规的规定。按照我国相关规定,结果报告书以原始记录所记载的事实为依据,其内容一般包括标题、编号、委托日期、委托人、委托事项、检验对象、送检材料、案情摘要、鉴定过程、分析说明(适用时)、鉴定意见、落款及附注等。其中鉴定过程应包括检验内容、所用方法及其客观所见;分析说明应根据检测结果和专业知识,阐述结果的含义或形成专业判断意见。通常毒物鉴定仅报告对所委托对象进行检验的定性定量客观结果,当法庭或委托方有特殊要求时,也出具建立在检验结果基础上的、包含鉴定人专业判断的鉴定意见。

毒物鉴定报告遵循专业、科学、严谨、规范的要求,包括以下要点:① 报告关键要素齐全。包括检材采集、检材接收、分析结果(方法和定性定量结果)、提示说明(适用时,如生物样品中毒药物可能存在的变化,样品保存时间因素影响,阳性毒物的相关信息和说明)、附件(适用时,如毒物检测范围一览表)等。② 阴性结果应按照国际相关规则的要求,标明方法的最低检出限,以“体现该物质不存在或可能存在但其浓度低于方法的最低检出限”的内涵。目前简单用“未检出”表示阴性结果,不够严谨、科学,由于各实验室所用方法不同、技术手段不同,其检出能力有很大的差别。推荐附件中给出检测方法的毒物检测能力(毒物范围),而非简单采用“未检出常见毒物”或“未检出安眠镇静药类、有机磷类等”的模糊描述。③ 提供有价值的信息。对于阳性毒物,报告附件中应给出该毒物的用途、可能存在的形式、最大使用剂量、体内代谢物、超剂量使用的毒性等有价值的信息,使报告使用者合理、充分利用毒物分析结果[3]。

八、组织管理

毒物鉴定实验室应依据我国资质认定准则或认可准则,建立质量管理体系和质量控制措施,对鉴定人的能力、鉴定方法和程序、鉴定环境和设施进行全面管理,对影响鉴定质量的所有因素进行有效控制。

此外,毒物鉴定实验室应当有政策和措施保证鉴定人员不受来自行政、经济和其他方面的不良影响,确保司法鉴定活动的公正性、独立性和客观性。

第二节　法医毒物鉴定标准化

法医毒物鉴定属司法鉴定的一个专业领域,其基本任务是对各类案(事)件中可能涉及的毒物进行分析鉴定,判明有无毒物、毒物性质、毒物含量及毒物与案(事)件的关系等,为涉及毒物的案(事)件的处置提供线索或证据。法医毒物鉴定意见作为法庭证据,具有科学和法律的双重属性,必须满足科学性、规范性、可靠性的基本要求。

在法医毒物鉴定实践中,由于每个涉毒案(事)件的性质、对象及其发生、发展和结果各不相同,因而呈现出鉴定需求的广泛性、分析目标的未知性、检验材料的复杂性、技术方法的多样性、判定信息的充分性、鉴定结果的可靠性、量值溯源的有效性以及鉴定程序的规范性、鉴定任务的时效性等基本特点。而对于同一涉毒案(事)件,由于不同鉴定主体——鉴定机构的仪器配置和规范管理水平不同,以及法医毒物鉴定人的专业知识技能、技术方法选择、综合判断能力的差异,将影响到鉴定过程和鉴定结果的科学性和可比性。法医毒物鉴定标准化的实质就是要最大限度地减少鉴定主体的主观性、随意性,最大限度地规范鉴定主体、鉴定对象、鉴定方法、鉴定程序、质量控制和结果判定,最大限度地保障鉴定意见的科学性、可靠性、有效性以及不同鉴定机构对同一鉴定事项的可比性。

一、法医毒物鉴定标准化现状

法医毒物鉴定专业的标准化工作始于 1992 年,全国刑事技术标准化委员会成立并下设毒物分析分技术委员会，经过几代人的不懈努力，至今已发布实施了70余项公共安全行业标准，在一定程度上推进了法医毒物鉴定活动的规范化以及鉴定质量保障。司法鉴定管理体制改革后，司法部于2010～2020年组织业内专家先后研制、颁布法医毒物鉴定技术规范27项，在以毒物鉴定需求为导向，强化标准的适用、应用方面效用明显。

纵观法医毒物鉴定标准化现状，主要存在以下问题[4]：① 缺乏系统性设计。由于没有构建科学合理的标准体系架构，缺乏规范引导，人们往往依据自己的想法或科研积累自由申报、制定相关标准，导致标准间缺乏有机的联系，标准的科学性、适用性、协调性问题较为突出。② 标准主题/标准化对象设置不合理。由于缺乏顶层设计，标准化对象的合理性存在较大的问题，如随意拆分标准：同一标准化对象的不同构件，被人为拆分成若干个标准；同一标准化对象，同一成分/性能使用不同的方法来分析，被编写成不同的标准；同一标准化对象，使用同一方法，借助同一设备来分析不同的成分/性能，编写成若干标准。由此造成标准数量过多，针对性、适用性不强，难以满足鉴定实践需求。③ 部分重要标准缺失。如在技术标准层面缺乏针对最为基本的未知物鉴定项目的系统分析标准、定性定量判断准则；管理层面缺少针对人员、质量控制等重要要素的管理标准等。④ 标准质量和标准老化问题突出。现行标准的质量和水平仍然存在差距，这与标准制定人的专业知识水平以及标准立项机制和标准审查机制等有关。此外，大部分标准标龄过长、技术平台陈旧，与现行技术水平不相适应。此外，法医毒物鉴定随发展又新增了酒驾、毒驾、摄毒、药物辅助犯罪等多种鉴定需求。不同的案件类型有不同的分析目标物范围、方法检出限、报告阈值以及鉴定要点，往往不宜简单采样相同的标准鉴定。故实验室应根据案件类型和自身技术系统，建立适用的方法并进行有效性验证，作为标准方法的补充。综上所述，法医毒物鉴定的标准化现状难以适应鉴定实践需求，难以保障鉴定过程及结果的规范性、科学性、可靠性和可比性，难以满足证据的可靠性要求。

二、标准体系构建的目标和原则

党的十八大以来，党中央对国家的治理体系和全面依法治国提出了明确的要求，作为解决诉讼涉及的专门性问题的法医毒物司法鉴定服务，是公共法律服务体系的重要组成部分，而标准化建设则是提高司法鉴定服务质量和公信力、保障司法公正和社会公平正义的重要抓手。

标准化是指在经济、技术、科学和管理等社会实践中，对重复性的事物和概念，通过制定、发布和实施标准达到统一，以获得最佳秩序和社会效益。标准体系是一定范围内标准按其内在联系形成的科学的有机整体，是标准化建设的核心，是标准制定、修订的基本依据。司法鉴定科学研究院在国家“十三五”重点研发专项的支持下，根据司法鉴定标准体系构建的有关要求，研究、构建了法医毒物鉴定专业标准体系（图 3－1）。该标准体系为司法鉴定行业标准体系的子体系，是司法鉴定专业标准体系的组成部分。

专业标准体系构建的总体目标是：以满足法医毒物鉴定实践需求为导向，以保障鉴定过程规范和结果可靠为目标，研究法医毒物鉴定过程涉及的全部技术、管理要素，将所需标准进行科学合理的分类、组合，构建结构合理、层次分明、科学完整、协调有序，既满足国内司法鉴定实践要求，又符合科学原则和国际规则的专业标准体系，为法医毒物鉴定标准研制和标准化建设提供依据和指导。

专业标准体系的构建以国家标准化体系建设发展规划（2016—2020 年）的总体要求为指引，以 GB/T 13016《标准体系表编制原则和要求》、GB/T 15497《企业标准体系技术标准体系》、GB/T 19001《质量管理体系要求》、CNAS－CL08《司法鉴定/法庭科学机构能力认可准则》、CNAS－AL13《司法鉴定/法庭科学机构认可领域分类》和司法部令第 132 号《司法鉴定程序通则》为依据，在符合全面成套、层次适当、划分明确等原则的基础上，充分考虑法医毒物鉴定专业发展、科技创新和鉴定实践对标准化的要求，同时关注国际司法鉴定标准化发展的趋势，提出本专业标准体系构建的主要原则如下：

（1）系统性。依据法律法规和司法鉴定行业的通用要求，把握本专业领域鉴定过程所涉的技术性要素和管理性要素，按照一定的层次和类别构成完整、系统的专业标准体系。本标准体系的内容构成充分考虑技术平台的先进性和证据的可靠性要求，体现等效采用国际标准和国外先进标准的原则，既立足目前的技术水平和行业现状，又体现对未来的发展有所预见，体系具有一定的可分解性和扩展空间。

（2）协调性。科学、合理地分类、分层设置标准，遵循就高层次、就大范围设置标准的原则，使本标准体系分类科学、结构合理、层次清晰、构成简明、标准数量合理。在技术标准的分类上，力求与法医毒物学的学科分类、认证认可领域分类以及司法鉴定活动实践保持协调一致。

（3）适用性。按照司法鉴定活动的特点和标准化活动性质的同一性划分体系路径，以鉴定项目和标准化对象（毒物类别）为原则设置技术标准，将其分为毒物鉴定判断标准、系统分析技术标准和类别检验技术标准，力求标准设置与鉴定活动的一致性和符合性，保障标准体系以及技术标准满足鉴定实践的需要，具有可操作性。

三、标准体系的结构和内容

法医毒物鉴定专业标准体系框架依据专业基础、鉴定技术特点和管理要求，在层次上划分为基础标准、技术标准和管理标准三个层面，为具有内在联系的标准组成的科学有机整体（图 3－1）。

法医毒物鉴定专业标准体系框架图

205法医毒物鉴定专业标准体系

- 20501 法医毒物鉴定专业基础标准
  - 2050101法医毒物鉴定专业标准体系
  - 2050102法医毒物鉴定专业术语
    - 205010201法医毒物鉴定专业名词及术语
    - 205010202法医毒物鉴定中缩写、代号及符号
- 20502法医毒物鉴定专业技术标准
  - 2050201法医毒物鉴定判断标准
    - 205020101定性分析确证准则
    - 205020102不确定度评估指南
    - 205020103 鉴定结果判断规则
  - 2050202法医毒物鉴定系统分析技术标准
    - 205020201系统筛查分析技术标准 气相色谱-质谱法
    - 205020202系统筛查分析技术标准 液相色谱-质谱法
    - 205020203元素系统筛查技术标准 电感耦合等离子体质谱法
  - 2050203法医毒物鉴定类别检验技术标准
    - 205020301气体毒物类检验标准
      - 20502030101血液中碳氧血红蛋白饱和度的检验方法
      - 20502030102生物样品中硫代物的检验方法
      - 20502030103生物样品中液化石油气成分的检验方法
      - 20502030104生物样品中其它气体毒物的检验方法
    - 205020302挥发性毒物类检验标准
      - 20502030201生物样品中常见挥发性毒物的系统分析方法
      - 20502030202血液中乙醇的检验方法
      - 20502030203生物样品中乙醇特征性代谢物的检验方法
      - 20502030204生物样品中醇类的检验方法
      - 20502030205生物样品中苯类的检验方法
      - 20502030206 生物样品中氰化物的检验方法
      - 20502030207生物样品中其它挥发性毒物的检验方法
    - 205020303医用合成类药物检验标准
      - 20502030301生物样品中常见医用合成类药物的系统分析方法
      - 20502030302生物样品中苯二氮䓬类药物的检验方法
      - 20502030303生物样品中巴比妥类药物的检验方法
      - 20502030304生物样品中抗精神病类药物的检验方法
      - 20502030305生物样品中抗生素类药物的检验方法
      - 20502030306生物样品中其它医用合成类药物的检验方法
    - 205020304杀虫剂类检验标准
      - 20502030401生物样品中常见杀虫剂的系统分析方法
      - 20502030402生物样品中有机磷类杀虫剂的检验方法
      - 20502030403生物样品中氨基甲酸酯类杀虫剂的检验方法
      - 20502030404生物样品中拟除虫菊酯类杀虫剂的检验方法
      - 20502030405生物样品中其它杀虫剂的检验方法
    - 205020305杀鼠剂类检验标准
      - 20502030501生物样品中杀鼠剂的系统分析方法
      - 20502030502生物样品中抗凝血类杀鼠剂的检验方法
      - 20502030503生物样品中氟乙酰胺及氟乙酸的检验方法
      - 20502030504生物样品中磷化氢及相关成分的检验方法
      - 20502030505生物样品中其它杀鼠剂的检验方法
    - 205020306除草剂类检验标准
      - 20502030601生物样品中除草剂的系统分析方法
      - 20502030602生物样品中百草枯的检验方法
      - 20502030603生物样品中敌草快的检验方法
      - 20502030604生物样品中苯磺隆的检验方法
      - 20502030605生物样品中草甘膦的检验方法
      - 20502030606生物样品中草铵膦的检验方法
      - 20502030607生物样品中其它除草剂的检验方法
    - 205020307有毒植物类检验标准
      - 20502030701生物样品中常见有毒生物碱的系统分析方法
      - 20502030702生物样品中乌头生物碱的检验方法
      - 20502030703生物样品中钩吻生物碱的检验方法
      - 20502030704生物样品中雷公藤毒素的检验方法
      - 20502030705生物样品中欧夹竹桃苷的检验方法
      - 20502030706生物样品中其它有毒植物成分的检验方法
    - 205020308有毒动物类检验标准
      - 20502030801生物样品中河鲀毒素的检验方法
      - 20502030802生物样品中斑蝥素的检验方法
      - 20502030803生物样品中蟾酥毒素的检验方法
      - 20502030804生物样品中其它有毒动物成分的检验方法
    - 205020309元素类检验标准
      - 20502030901生物样品中元素的检验方法
    - 205020310水溶性无机毒物类检验标准
      - 20502031001生物样品中亚硝酸盐的检验方法
      - 20502031002生物样品中强碱的检验方法
      - 20502031003生物样品中强酸的检验方法
    - 205020311毒品类检验标准
      - 20502031101生物样品中常见毒品的系统分析方法
      - 20502031102生物样品中阿片类成分的检验方法
      - 20502031103生物样品中苯丙胺类成分的检验方法
      - 20502031104生物样品中大麻类成分的检验方法
      - 20502031105生物样品中氯胺酮及其代谢物的检验方法
      - 20502031106生物样品中可卡因及其代谢物的检验方法
      - 20502031107生物样品中γ-羟基丁酸的检验方法
      - 20502031108生物样品中麦角酸二乙胺的检验方法
      - 20502031109生物样品中苯环己哌啶的检验方法
      - 20502031110生物样品中卡西酮类成分的检验方法
      - 20502031111生物样品中合成大麻素类成分的检验方法
      - 20502031112生物样品中哌嗪类成分的检验方法
      - 20502031113疑似毒品中常见毒品的系统分析方法
      - 20502031114疑似毒品中阿片类成分的检验方法
      - 20502031115疑似毒品中苯丙胺类成分的检验方法
      - 20502031116疑似毒品中大麻成分的检验方法
      - 20502031117疑似毒品中氯胺酮的检验方法
      - 20502031118疑似毒品中可卡因的检验方法
      - 20502031119疑似毒品中γ-羟基丁酸的检验方法
      - 20502031120疑似毒品中麦角酸二乙胺的检验方法
      - 20502031121疑似毒品中苯环己哌啶的检验方法
      - 20502031122疑似毒品中卡西酮类成分的检验方法
      - 20502031123疑似毒品中合成大麻素类成分的检验方法
      - 20502031124疑似毒品中哌嗪类成分的检验方法
      - 20502031125易制毒化学品的检验方法
    - 205020312其它有毒物质类别检验标准
- 20503 法医毒物鉴定专业管理规范
  - 2050301法医毒物鉴定实验室建设标准及管理规范
    - 205030101实验室建设标准
    - 205030102实验室管理规范
  - 2050302法医毒物鉴定人员管理规范
  - 2050303法医毒物鉴定仪器设备配置与管理规范
    - 205030301仪器设备配置标准
    - 205030302仪器设备检定与校准管理规范
    - 205030303仪器设备期间核查管理规范
  - 2050304法医毒物鉴定检验材料管理规范
  - 2050305法医毒物鉴定标准物质管理规范
    - 205030501标准物质的研制标准
    - 205030502标准物质的验收规范
    - 205030503标准物质的期间核查规范
    - 205030504标准物质的使用规范
  - 2050306法医毒物鉴定试剂管理规范
  - 2050307法医毒物鉴定方法管理规范
    - 205030701鉴定方法管理通用要求
    - 205030702鉴定方法验证通用要求
  - 2050308法医毒物鉴定质量控制管理规范
  - 2050309法医毒物鉴定文书规范
  - 2050310法医毒物鉴定环境与安全管理规范
    - 205031001实验室安全管理规范
    - 205031002实验室环境管理规范
    - 205031003实验室废弃物处置原则
  - 2050311法医毒物鉴定信息化管理规范

图 3－1　法医毒物鉴定专业标准体系

(1) 基础标准。基础标准为专业普遍使用并为制定其他标准的基础,具有广泛指导意义。主要包括专业标准体系,专业名词及术语,缩写、代号及符号等。

(2) 技术标准。技术标准为专业标准体系的主体内容。按照科学合理、简明适用的原则,将专业技术标准分为毒物鉴定判断标准、系统分析技术标准和类别检验技术标准。其中: ① 毒物鉴定判断标准为专业通用的毒物定性、定量认定准则,应与国际公认的原则、要求保持一致并为强制性标准,如定性分析确证准则、不确定度评估指南等。② 系统分析技术标准主要适用于未知毒物系统筛查分析的鉴定项目,依据现行有效、可靠、高通量的技术平台如气相色谱/质谱法、液相色谱/质谱法、电感耦合等离子质谱法等建立毒物系统筛查分析技术标准,此部分标准随着科学技术和司法鉴定实践的发展应有进一步地强化和扩充。③ 类别检验技术标准以毒物类别进行分类,包括气体毒物类、挥发性毒物类、医用合成药物类、杀虫剂类、除草剂类、杀鼠剂类、有毒植物类、有毒动物类、元素毒物类、水溶性无机毒物类、毒品类以及其他有毒物质类等,适用于有疑似或明确方向的毒物定性定量分析要求。类别检验技术标准路径下设有两类方法: 一类是通用性的类别检验方法,如生物样品中常见挥发性毒物的系统分析方法;另一类是有特殊需求或个性要求的单一目标物检验方法,如血液中乙醇的检验方法、生物样品中乙醇特征代谢物的检验方法等。类别检验技术标准遵循简化适用的原则,无特殊样品处理要求、分析要求和判断需求的目标物不一一单独设立。此外,涉及仪器操作规程层面的文件因与所用仪器型号相关,故不纳入专业标准体系,定位于机构内部的作业指导书进行管理。

(3) 管理标准。管理标准为行业通用要求下具有法医毒物鉴定专业特点的管理规范。专业管理标准依据影响鉴定质量的人、机、料、法、环以及结果报告等要素制定。主要包括: ① 实验室建设标准及管理规范。规定法医毒物鉴定实验室的区域设置、设施配置和规范管理要求等。② 人员管理规范。规定法医毒物鉴定人的专业、学历、经历要求,培训、考核、监督、能力确认要求以及执业规范等。③ 仪器设备配置与管理规范。规定法医毒物鉴定专业的仪器设备基本配置要求、校准及核查要求等。④ 检验材料管理规范。规定法医毒物鉴定检验材料的种类、数量以及接收、标识、传递、保存、处置等管理要求。⑤ 标准物质管理规范。规定标准物质的研制、验收、使用、保存以及期间核查等管理要求。⑥ 化学试剂管理规范。规定化学试剂的验收、使用、存储等管理要求。⑦ 鉴定方法管理规范。规定鉴定方法的研制、验证、确认的技术指标及管理要求。⑧ 质量控制管理规范。规定内外部质量控制的方法、频次以及日常质量控制措施等。⑨ 鉴定文书规范。规定法医毒物鉴定文书的要素、形式以及鉴定结果的表述模式。⑩ 环境与安全管理规范以及法医毒物鉴定信息化管理规范等。

标准体系表目前列入标准 102 个,其中基础标准 3 个,技术标准 79 个,管理标准20个。标准体系构建作为标准化工作的核心,同样具有动态的、渐进的、发展的特征。鉴定技术的快速发展、鉴定目标物的大幅增加和鉴定需求的不断涌现所带来的变革,目前都无法完全预测、确立和规范。因此,持续修正、完善法医毒物鉴定专业标准体系是永恒的任务。

第三节　鉴定方法的有效性验证

可靠的鉴定标准/方法是结果质量保证的关键。方法使用前应对其科学性、可靠性和有效性作出评价,即方法验证。方法验证(method validation)是采用一系列实验评估方法或经过修改的方法的有效性和可靠性,确认方法可有效应用于预定用途以及方法正常使用时的局限性。即考察所建方法是否准确、灵敏、专属和重现,或证明由方法误差而导致分析结果判断错误的概率是否在允许范围之内。鉴定方法评价对于鉴定质量控制至关重要。

关于方法验证目前具较大参考价值的有2013年SWGTOX制定的《法医毒物学方法验证标准》(*Standard Practices for Method Validation in Forensic Toxicology*)[5],规定了基于毒物学方法角度的方法验证参数、具体要求和操作方法,具有较强的针对性和实效性。我国在此基础上于2020年颁布了司法鉴定技术规范SF/T 0063－2020《法医毒物分析方法验证通则》。

一、方法验证的范围和指标

方法验证的适用范围包括: ① 非标准方法;② 实验室制定的方法;③ 超出其预定范围使用的标准方法;④ 扩充、修改过的标准方法等。典型的毒物鉴定方法分为筛选方法、定性/确认方法和定量方法。根据方法的预期用途,选择需要验证的方法性能指标。

1. 筛选分析

筛选分析方法验证的性能指标包括: ① 选择性;② 检出限;③ 稀释可靠性(必要时);④ 稳定性(必要时)。

2. 定性/确认分析

定性/确认分析方法验证的性能指标包括: ① 选择性;② 延迟效应;③ 基质效应(适用LC－MS分析);④ 检出限;⑤ 稀释可靠性(必要时);⑥ 稳定性(必要时)。

3. 定量分析

定量分析方法验证的性能指标包括: ① 选择性;② 延迟效应;③ 基质效应

(适用 LC - MS 分析);④ 线性范围;⑤ 精密度;⑥ 准确度;⑦ 检出限;⑧ 定量限;⑨ 提取回收率;⑩ 稀释可靠性(必要时);⑪ 稳定性(必要时)。

方法验证是持续的过程,若样品前处理、色谱条件等方法参数变化则需对方法进行再验证。再验证基于变更的内容,表 3 - 2 为建议的再验证的指导原则。

表 3 - 2 分析方法再验证的指导原则

变化的方法参数	再验证的指标
提取溶剂、缓冲液、生物基质、进样溶剂	线性、提取回收率、选择性、LOQ、准确度、精密度、提取后样品的稳定性
色谱柱、流动相	线性、提取回收率、选择性、包括 LOQ 的准确度和精密度
线性范围扩大	线性、LOQ、低和高浓度的准确度和精密度
内标	选择性、准确度、精密度、提取回收率

二、方法验证的实施

1. 选择性

方法的选择性(selectivity)是指从基质等内源性成分及毒物的原形、代谢物等共存物中选择性地分离、测定一种或几种被测组分的能力。考察方法的选择性,一方面要证明空白基质中没有干扰被测物信号的存在,另一方面需要确证少量干扰物质不影响定量分析结果,定量限处的准确度和精密度在可接受的限度内。

评价方法选择性的基本方法是空白实验。分析一组与被测检材具相同基质的空白样品(通常至少选取 10 个不同来源的空白样品),应在被测物的出峰时间段内无干扰信号。由于生物检材中毒物含量较低,因此空白值的大小和分散程度,直接影响着方法的检测限和精密度。采用同位素氘代内标是质谱定量分析方法的最佳选择,选择氘代内标时,氘代数应大于 3,以避免质谱分辨率等因素的干扰。如果氘代内标不纯或者含有与目标物相同的质谱碎片离子时,会因被测物的峰面积增大而影响分析结果。可通过在空白样品中加入内标考察,该样品也叫作零点样品。

报告色谱分析方法的选择性,至少要提供空白生物样品色谱图,空白生物样品添加标准品色谱图及检材色谱图。在建立方法的定量回归线时,回归线的截距也反映了方法的选择性。

2. 延迟效应

延迟效应(carryover)是指在高浓度或易吸附的被测物进样分析后,在仪器系统中残留了一定量的被测物,从而影响此后定性、定量分析的准确性及重复性。色谱/质谱技术在高灵敏检测的同时难以避免涉及延迟效应问题。对于延迟效应影响的评估,生物样品定量分析指导原则明确规定:高浓度样品之后在空白样本中的残留不超过定量下限的 20%,并且不超过内标的 5%[6]。《法医毒物分析方法验证通则》的要求包括：① 应在高浓度的样品或者校准曲线最高浓度点样品后紧接着分析空白样，并通过空白样来评价延迟效应。宜重复测定3次；② 优化分析方法以消除延迟效应。但如果延迟效应不可消除，则应注明控制延迟效应的措施。

3. 检出限

检出限(limit of detection, LOD)是指生物样品中的被测物标准品经提取处理后依法分析，能区分于噪声的最低检出浓度。LOD是一种限度检验效能指标，它既反映方法与仪器的灵敏度和噪声的大小，也表明生物样品经提取处理后空白基质值的高低。

检出限常采用以下两种方法获得：① 信噪比法。逐步稀释低浓度添加样品，应有至少三个不同来源的空白基质添加样品，每个样品至少分析三次。选取被测物峰附近的一段基线为参照，仪器可自动计算选定色谱峰的信噪比(S/N)，以S/N≥3时且符合定性要求(例如：保留时间、峰形和离子丰度比等)的添加样品最低浓度为检出限。② 校准曲线法。根据至少三条独立的校准曲线的斜率及在 y 轴上截距的标准偏差，由公式求出 $LOD=3.3SD/k$(式中 SD：y 轴上截距的标准偏差；k：校准曲线斜率的平均值)。无论用何种方法，均需要一定数量的最低浓度附近的系列浓度样，以可靠地确定检测限。

4. 定量限

定量限(limit of quantitation, LOQ)指生物样品中的被测物标准品经提取处理后依法分析，能符合一定精密度和准确度要求的最低检出浓度。LOQ属于定量分析的效能指标，反映了方法测定低浓度被测物时具有的可靠性。

定量限可用与检测限相同的方法获得：① 信噪比法。逐步稀释低浓度添加样品，应有至少三个不同来源的空白基质添加样品，每个样品至少分析三次。选取被测物出峰附近的一段基线为参照，仪器可自动计算选定色谱峰的信噪比(S/N)，以S/N≥10时且满足精密度和准确度要求的添加样品最低浓度为定量限。② 校准曲线法。将校准曲线最低浓度点作为定量限。应有至少三个不同来源的空白基质添加样品，每个样品至少分析三次，以保证满足精密度、准确度的要求。

5. 线性范围

校正曲线(calibration curve)反映了被测物浓度与方法响应值之间的关系。线性范围是指精密度、准确度均符合要求，且成线性的被测物浓度的变化范围。

分析方法应根据测试样的预期浓度或含量范围确定校准曲线的线性范围。方法的线性范围确定包括以下要求：① 配置校准曲线的样品应包含一个空白样(不含目标物和内标的基质样品)、一个零点样品(空白样加内标)和一定梯度的6个以上浓度点样品；② 校准曲线的最低浓度点应远离检出限，位于定量限附近，中间点为分析目标物日常检测平均浓度水平，最高校准点浓度为预期浓度范围的最高点或接近最高点；③ 校准曲线的浓度点应尽可能均匀地分布在线性范围内，每个浓度点至少需 5 个平行样品，且 5 个平行样品需在不同批次进行分析；④ 应选择一种合适的数学模式来表述校准曲线的各浓度点的响应值（通常为目标物与内标峰面积的比值）与浓度的相关关系。通常一元线性回归适用于等变异的数据，若线性回归模型存在异方差性，则可选用权重系数 $1/x$ 或 $1/x^2$ 以补偿异方差性。如有需要也可采用非线性回归；⑤ 相关关系分析应包括不同浓度点的 5 个平行样，校准曲线可用作图法（响应值 y/浓度 x）或计算回归方程（$y=ax+b$）表示。一般控制相关系数 $R \geqslant 0.99$；⑥ 若一条校准曲线在最低浓度到最高浓度范围内不能满足相关要求，可考虑分多段制作校准曲线。

线性范围确定后，在考察其他方法指标如准确度、精密度及稳定性或测定样品时，所作的工作曲线可减少浓度点或减少平行样。

6. 准确度

准确度（accuracy）是指在确定的分析条件下，测定结果与真实值的接近程度，表示分析方法测量的正确性。测量的准确性由系统误差和随机误差组成，一般用准确度来考察系统误差，系统误差又称偏倚。由于其“真值”的未知性，所以准确度通常采用“回收试验”或“加标回收试验”确定。

准确度和精密度可同时进行考察，应采用质控样进行评估。配制校准曲线与质控样的标准溶液应分别称重或稀释，如有可能，则使用不同来源的标准物质。准确度通常采用偏倚表示，即为测定平均值和参考值的差值与参考值的百分比，应控制在±15%之内，定量限处则在±20%之内。具体要求包括：① 质控样包括定量限、低、中和高四个浓度。根据方法，定量限与低浓度可为同一质控样，或者低浓度为定量限的 3 倍，中浓度为校准曲线的中间浓度，高浓度接近校准曲线的最高浓度；② 每个浓度点应配制 3 个质控样，按所建立的方法分析，得到测定值。同样操作应连续进行 5 天；③ 有条件时，实验室还可通过分析有证参考物质及参加能力验证来评价准确度。

7. 精密度

精密度（precision）是指在确定的分析条件下，相同基质中相同浓度样品的一系列测量值的分散程度。精密度反映方法的随机误差，常用标准偏差（standard deviation, SD）或相对标准偏差（relative standard deviation, RSD）表示，相对标准偏差也称变异系数（coefficient of variation, CV），并可细分为日内精密度（intra-day precision）和日间精密度（inter-day precision）。

生物样品定量分析方法的 RSD 应控制在 15%以内，在定量限处 RSD 应小于 20%。具体要求包括：① 采用定量限、低、中和高四种浓度的质控样，每个浓度点至少配制 3 个质控样，按所建的方法分析，得到测定值。同样操作连续进行 5 天；② 日内精密度是同一批次、一天之内进行的精密度考察。按式 $RSD_{日内}\%=SD/X\times$

100%计算日内精密度（SD——同一批次一天内 3 个质控样测定值的标准偏差；X——同一批次一天内 3 个质控样测定值的平均值）。③ 日间精密度是不同批次、不同时间测定的精密度。按式 $RSD_{日间}\% = SD'/X' \times 100\%$ 计算日间精密度（SD'——不同批次不同时间 15 个质控样测定值的标准偏差；X'——不同批次不同时间 15 个质控样测定值的平均值）。

准确度和精密度是两个不同的概念，从不同方面反映了方法的准确性。精密度是保证准确度的前提，精密度差，即使有高准确度，所得的结果也不可靠。

8. 提取回收率

提取回收率（extraction efficiency）又称绝对回收率，是样品提取过程的回收率，反映出样品提取过程中目标物丢失的情况，是评价前处理过程优劣的指标之一。采用液相色谱-质谱分析，因为目标物信号响应的变化有一部分是由于基质效应，所以，提取回收率应与基质效应一起考察。

提取回收率评价通常要求：① 采用低和高两个浓度的质控样，每个浓度点应使用至少 6 个不同来源的空白样；② 采用至少 6 个不同来源的空白样，分别进行三组实验（表 3－3），仪器分析前定容试剂和定容体积相同，得到三组的峰面积均值后，按式 $C/B \times 100$ 计算提取回收率。

表 3－3　提取回收率和基质效应的实验要求

实验序号	实验内容
A	一定浓度的标准物质溶液，需重复进样至少 6 次
B	不同来源的空白样，提取后添加对应浓度的标准物质
C	不同来源的空白样，提取前添加对应浓度的标准物质

提取回收率低或不稳定，则应改进生物样品的前处理方法。对于某些提取回收率不稳定的方法可以用内标加以修正。但应注意，不准确的内标回收率则会导致额外的分析误差和更大的偏离，最好选用物化性质较接近的同位素内标。

9. 基质效应

基质效应（matrix effects）是 $LC-MS^n$ 分析时存在的现象，是由于样品基质、样品前处理过程、色谱分离效果、流动相和离子化等因素造成的离子增强或抑制作用。基质效应可影响方法的 LOD、LOQ、线性、准确度和精密度，若没有同位素内标则将更为明显。故 $LC-MS^n$ 方法验证应考察其基质效应。通常基质效应与方法回收率合并考察。具体要求和实验见表 3－3。实验结果按 $(B/A-1) \times 100$ 计算基质效应。

10. 稀释可靠性

必要时，可根据具体情况选择验证稀释可靠性（dilution integrity），样品稀释后不应影响准确度和精密度。在空白样中添加目标物至高于校准曲线最高点的浓度，用相同的空白基质稀释该样品，使其浓度在校正曲线的定量范围。然后按照已建立的方法分析。应至少分析三个批次，稀释后的准确度和精密度在可接受的范围内，即准确度在±15%以内，精密度 RSD 应小于 15%。稀释可靠性应当覆盖试验样品所用的稀释倍数。

11. 重现性

重现性（reproducibility）是评价方法保持不受参数微小变化影响的能力，是指在不同实验室中使用此种分析方法的精密度。这些影响因素包括不同的实验室、不同的鉴定人、不同的仪器、不同批号的试剂、不同的分析温度、pH 的微小变化、流动相组成、温度等。方法的有效性验证通常不包括考察重现性，但若方法在不同的实验室应用如制定行业标准等则需要对其评价。

重现性指标的考察较为复杂，基本步骤包括：① 确定测定的影响因素；② 确定这些因素可能对测定结果的影响程度；③ 选择实验因素设计；④ 确定实验方案；⑤ 明确观察指标；⑥ 完成实验，得到结果；⑦ 统计分析；⑧ 获得结论，若必要则重新改进方法。

12. 稳定性

稳定性（stability）指标通常不是方法验证的组成部分，因其更多涉及样品及其稳定性。为保证分析结果的准确性和重现性，必要时可根据具体情况，如样品保存、处置后存在可能的不稳定因素时，可验证其稳定性。具体内容和要求包括：

（1）冻融稳定性。① 采用至少低和高两个浓度点的质控样，每个浓度点 9 个平行样；② 每个循环应首先−20℃冷冻 24 h，然后室温放置 24 h 融化；③ 每个冻融循环后（−20℃到室温），应测定 3 个质控样。共重复 3 个冻融循环；④ 冻融稳定性应至少重复测定两次；⑤ 测定样品中被测物的信号响应（如目标物峰面积或目标物与内标的峰面积比值），与新配制的质控样目标物的信号响应进行比较；⑥ 偏倚在±15%之内，可认为反复冻融后稳定。

（2）长期稳定性。① 采用低和高两个浓度点的质控样，每个浓度点 3 个平行样；② 按常规工作要求，在−20℃冷冻样品一定时间后处理、测定样品中被测的信号响应（如目标物峰面积或目标物与内标的峰面积比值），并与新配制的质控样目标物的信号响应进行比较；③ 偏倚在±15%之内，可认为一定时间内保存稳定。

（3）处理后样品的稳定性。① 采用低和高两个浓度点的质控样，每个浓度点 3 个平行样；② 经样品处理后，在自动进样器中或按实际情形放置 2～24 h 或者更长时间，测定样品中被测物的响应（如目标物峰面积或目标物与内标的峰面积比值），并与新配制的质控样进行比较；③ 偏倚在±15%之内，可认为处理后样品稳定。

第四节　毒物定性分析及确认规则

运用质量控制的理念、原则和方法保障毒物鉴定结果或结论的科学性、可靠性已成为业内的共识。目前国内大部分法医毒物学实验室依据国家法律法规通过了实验室认可或资质认定，按照 CNAS - CL08《司法鉴定/法庭科学机构能力认可准则》和 CNAS - CL08 - A007《司法鉴定/法庭科学机构能力认可准则在法医毒物分析和毒品鉴定领域的应用说明》等规范性文件的要求，对影响鉴定结果质量的关键环节和要素如人、机、料、法、环等进行管理和控制。

然而，目前相关质量控制的规范性文件和关注焦点仍然局限于 ISO/IEC 17025 框架下的普适性的要素、过程和结果的质量控制，尚不能涵盖法医毒物鉴定技术层面的关键、核心内容，不足以满足专业领域的特定要求和基本规范。纵观国际上，欧洲毒物学和法化学协会（Society for Toxicological and Forensic Chemistry, GTFCh）于 2009 年制定、2018 年修订了《法医毒物分析质量控制规范》（*Guideline for quality control in forensic-toxicological analyses*）[9]，美国在 OSAC 的组织下，制定或正在制定系列专业领域共同遵守的共性规则/标准和指南性文件，如《法医毒物学鉴别准则》《法医死因调查毒物学检验分析范围和灵敏度标准》《法医毒物学方法验证标准》《法医毒物学执业行为指南和规范》《法医毒物学质谱数据认可标准》《法医毒物学意见和证词指南》等，指导实验室的专业行为并给出应达到的目标。

本节以美国、欧洲等发达国家制定的法医毒物学专业共性规则/标准为视角，提出专业领域应予关注的重点环节和核心问题，如毒物系统分析的目标物范围和灵敏度要求、毒物定性确认规则等，以期达成行业共识，从专业技术层面对影响鉴定质量的要素和环节进行控制。

一、毒物定性分析范围

系统毒物分析或常规毒物分析是法医毒物鉴定实践中最常见、最基本、最重要的鉴定内容。每个涉毒案（事）件的性质、对象及其发生、发展和结果各不相同，通常情况是事实真相尚不明朗、怀疑事件与毒物有关，或造成中毒的毒物不明，引发的原因待查，故法医毒物鉴定往往具有探查性质，即通过系统毒物分析来发现、确认或排除毒物的存在。因此，系统毒物分析体系是毒物学实验室鉴定能力的重要体现。

毒物鉴定能力可从方法的两个层面来体现：一是方法的科技水平。方法所用的技术平台与现代科学技术发展水平相适应、与人们对自然界的认识能力相适应是科学方法的基本要求,也是鉴定能力的基础。如采用色谱/质谱(GC-MS^n,LC-MS^n)等现代技术可实现对一定范围内毒药物的可靠认定。二是方法所包含的毒物目标物的范围和灵敏度。系统毒物分析所涵盖的目标物范围越大、灵敏度越高,其对可能存在的毒物的发现能力或排除毒物存在的能力越强,其出具的毒物阳性或阴性结果报告越可靠。诚然,不同国家、不同时代、不同科技水平、不同鉴定目的,系统毒物分析目标物范围的合理性和必要性将有所不同。但是,通过规范性文件给出毒物目标物范围的最低要求或推荐系统毒物分析目标物范围,对于规范实验室行为、保障鉴定质量,或引导实验室评估自身能力,与委托方沟通并在报告中注明仍是十分必要的。本部分内容以发达国家和地区制定的法医毒物学专业领域的共性规则为视角,提出专业领域应关注的重点环节和核心问题,以期达成专业共识。

为促进法医毒物学分析范围和灵敏度的标准化,美国 OSAC 组织下属的法律、质量、专业委员会,共同制定了《法医死因调查毒物学检验分析范围和灵敏度标准》(*Standard for the Analytical Scope and Sensitivity of Forensic Toxicology Testing for Medicolegal Death Investigations*)[7]、《药物辅助犯罪调查尿液毒物学检验分析范围和灵敏度标准》(*Standard for the Analytical Scope and Sensitivity of Forensic Toxicology Urine Testing in Drug-Facilitated Crime Investigations*)[8]、《毒驾调查毒物学检验分析范围和灵敏度标准》(*Standard for the Analytical Scope and Sensitivity of Forensic Toxicology Testing in Impaired Driving Investigations*)[10]等,其核心内容见表3-4、表3-5、表3-6。

表3-4 死因调查毒物学检验的最小分析范围和灵敏度

挥发性毒物			
0.02 mg/mL		0.01 mg/mL	
乙醇	甲醇	丙酮	异丙醇
抗惊厥药(1 000 ng/mL)			
10-OH-卡马西平 卡马西平 加巴喷丁	拉莫三嗪 左乙拉西坦	苯妥英 去氧苯巴比妥	普瑞巴林 托吡酯
抗抑郁药(200 ng/mL)			
阿米替林 安非他酮 西酞普兰 氯丙咪嗪	去郁敏 多塞平 度洛西汀 氟西汀	丙咪嗪 米氮平 去甲替林 去甲文拉法辛	帕罗西汀 舍曲林 曲唑酮 文拉法辛
抗组胺药(50 ng/mL)			
扑尔敏 右美沙芬	苯海拉明 抗敏安	羟嗪	异丙嗪

续 表

抗精神病药物			
50 ng/mL		200 ng/mL	
9-羟基利培酮 利培酮		氯丙嗪 氯氮平	奥氮平 喹硫平
巴比妥类(1 000 ng/mL)			
布他比妥	戊巴比妥	苯巴比妥	司可巴比妥
苯二氮卓类/镇静剂			
10 ng/mL		50 ng/mL	
7-氨基氯硝西泮 阿普唑仑 氯硝西泮	氯羟去甲安定 唑吡坦	地西泮 去甲西泮	去甲羟基安定 羟基安定
大麻类		致幻剂	一氧化碳*
1 ng/mL	10 ng/mL	20 ng/mL	10%
THC 11-OH-THC	THC-COOH	氯胺酮 苯环己哌啶	COHB
可卡因类			
10 ng/mL		50 ng/mL	
可卡因	古柯乙烯	苯甲酰爱康宁	
肌肉松弛剂			
50 ng/mL		500 ng/mL	
环苯扎林		肌安宁	眠尔通
阿片类			
1 ng/mL	5 ng/mL	10 ng/mL	50 ng/mL
丁丙诺啡 芬太尼	O^6-单乙酰吗啡 羟吗啡酮	可待因 氢可酮 二氢吗啡酮 吗啡 羟考酮	美沙酮 曲马多
止痛药**			
10 μg/mL		50 μg/mL	
对乙酰氨基酚		水杨酸盐	
苯丙胺类(50 ng/mL)			
苯丙胺 甲基苯丙胺		MDA MDMA	

* 仅怀疑与一氧化碳有关的案例；** 有要求或因情况需要。

表 3-5　药物辅助犯罪调查尿液毒物学检验的最小分析范围和灵敏度(ng/mL)

分析物	浓度
高剂量的镇静剂	
乙醇①	0.1 mg/mL
GHB②	10 μg/mL
抗忧郁药	
阿米替林	10
去甲替林	10
丙咪嗪	10
去郁敏	10
曲唑酮	10
抗组胺药	
溴苯那敏	10
扑尔敏	10
苯海拉明	10
抗敏安	10
去氯环嗪	10
巴比妥类	
巴比妥	100
苯巴比妥	100
苯二氮卓类	
α-羟基阿普唑仑	5
7 氨基氯硝西泮	5
氯羟去甲安定	5
去甲西泮	10
去甲羟基安定	10
羟基安定	10
大麻类	
四氢大麻酸	10
中枢兴奋剂	
MDA	25
MDMA	25
苯丙胺	50
甲基苯丙胺	50
苯甲酰爱康宁	50
其他类	
环苯扎林	10
右美沙芬③	10
唑吡坦酸	10

续 表

分 析 物	浓 度
其 他 类	
佐匹克隆	10
肌安宁	100
眠尔通	100
阿 片 类	
芬太尼	1
去甲芬太尼	1
可待因	10
吗啡	10
二氢吗啡酮	10
氢可酮	10
羟吗啡酮	10
吗啡酮	10
曲马多	10

① 事件至尿液采集之间超过 24 h,则无须进行尿液收集测试;② 事件与尿液采集之间超过 12 h,则无须进行尿液收集测试;③ 无须区分 d 和 l 异构体。

表 3-6 毒驾调查毒物学检验的最小分析范围和灵敏度(ng/mL)

分 析 物	血液筛选	血液确认	尿液筛选	尿液确认
乙醇(mg/mL)				
乙醇	0.1	0.1	0.1	0.1
大 麻 类				
THC		1		N/A
THC-COOH	10	5	20	5
11-OH-THC	1	1		
中枢兴奋剂				
苯丙胺	20	20	200	50
甲基苯丙胺	20	20	200	50
MDA		20		50
MDMA		20		50
可卡因		10		20
古可乙烯		10		20
苯甲酰爱康宁	50	50	150	50
中枢抑制剂				
肌安宁	500	500	500	500
眠尔通		500		500
唑吡坦	10	10	20	20

续 表

分 析 物	血液筛选	血液确认	尿液筛选	尿液确认
中枢抑制剂				
低剂量苯二氮卓类	10		50	
阿普唑仑		10		50
OH -阿普唑仑		N/A		50
氯硝西泮		10		50
7 -氨基氯硝西泮		10		50
氯羟去甲安定		10		50
高剂量苯二氮卓类	50		100	
地西泮		20		50
去甲西泮		20		50
去甲羟基安定		20		50
羟基安定		20		50
阿 片 类				
吗啡	1	10	200	50
可待因		10		50
O^6 -单乙酰吗啡		5		10
氢可酮		10		50
二氢吗啡酮		5		50
羟考酮	10	10	100	50
羟吗啡酮		5		50
美沙酮	50	20	300	50
芬太尼	1	0.5	1	0.5
布洛芬	1	0.5	5	1
去甲丁丙诺啡		0.5		1
曲马多	100	50	100	50
邻甲基曲马多		50		50

以《法医死因调查毒物学检验分析范围和灵敏度标准》为例，其根据本国的流行性调查，确定了美国现阶段可获得且较多涉及的 15 类 83 种毒药物范围，要求为支持死因调查而进行的毒物学分析应至少包括表 3 - 4 所列毒药物范围，其检测限应达到或优于表 3 - 4 指定的分析灵敏度；要求实验室应根据区域毒药物流行趋势和病史等因素考虑其他潜在有毒物质，必要时建立较低的分析检测限；要求实验室通过内部和外部测试验证所用方法已达到所需的分析范围和灵敏度。当然，该标准允许在特殊情况下，可以根据案例情况或委托方要求进行定向分析。

我国大部分毒物鉴定实验室均可能涉及用于法医死因鉴定的未知方向的毒物系统分析或常规毒物分析，出具发现确认毒物的阳性结果或排除毒物的阴性结果报告。由于相当部分实验室能力范围较窄且不同实验室的能力范围及检出能力（检出限）差异较大，因此，不同实验室出具的同样阴、阳性结果报告，其内涵、质量、效能是完全不同的。虽然司法部技术规范 SF/Z JD0107014－2015《血液和尿液中 108 种毒(药)物的气相色谱-质谱检验方法》和 SF/Z JD0107005－2016《血液、尿液中 238 种毒(药)物的检测液相色谱-串联质谱法》给出了较大的分析范围,但其本质上是给出可在同一技术平台上同时分析多种毒药物的方法,而非实验室应分析的毒药物范围。实践中,采用该方法的实验室的实际分析能力范围也大都仅为十几种或几十种毒物。纵观我国现行规则/标准,除 GA1333－2017《车辆驾驶人员体内毒品含量阈值与检验》外,尚未达成专业领域的基本共识,未明确规定或推荐毒药物分析范围也是毒物鉴定质量控制缺失的重要方面。

二、毒物定性确认规则

法医毒物鉴定最基本的任务是通过对生物检材的定性分析来确定是否存在毒物以及评价毒物对所涉事件的影响程度,其过程包括通过筛选分析来发现该技术方法可以检测到的毒物或排除毒物的存在,通过定性分析鉴别、确认毒物的种类。随着科学技术的发展,筛选定性方法从比色法、免疫法、色谱法到色谱/质谱法、高分辨质谱法等,筛选和确认的方法可以分离也可以合一。然而每种技术方法都有其检测范围和检测限,以及对生物检材中目标物定性确认的可靠性程度,我国目前对各技术方法的效能及其组合并未作出规定和评价。而美国的法科学专业科学委员会(Organization of Scientific Area Committees for Forensic Science, OSAC)下属法医毒物学科学工作组(Scientific Working Group for the Forensic Toxicology, SWGTOX)编制了《法医毒物学鉴别准则》(*Standard for Identification Criteria in Forensic Toxicology*)标准草案[10],澳大利亚和新西兰法医毒物协会亦制定 *MS Identification Guidelines in Forensic Toxicology*。本节内容以发达国家和地区制定的法医毒物学专业领域的共性规则/标准为视角,提出专业领域应关注的重点环节和核心问题,以期达成专业共识,而非目前我国毒物鉴定实践的刚性要求。

SWGTOX 的《法医毒物学鉴别准则》草案以各技术方法对目标物的鉴别确认能力和鉴定结果的可靠性为依据,构建了法医毒物学鉴别技术的分值系统(不包含低分子量化合物如乙醇、一氧化碳、氰化物或金属),见表 3－7。每种技术依据其对目标物的认定能力而赋予特定分值,实验室可以结合使用各种技术来获得满足或超过鉴别准则预定的总分。其要点包括: ① 毒物鉴定通常会使用筛选技术,以排除该技术可以检测到的目标物的存在或提示需进一步检测;② 阳性筛选结果需要使用一种或多种基于不同化学原理的方法进行确认;③ 筛选方法所得结果与确认方法相结合有助于鉴定毒物、代谢物或其他分析物;④ 一种技术方法可能足以达到对目标物的确认,但不能确保鉴定结果的可靠性和质量;⑤ 不强制规定使用质谱方法,但质谱技术因具有更强的特异性而被赋予更高的分值;⑥ 阳性结果的确认应基于相同检材的双样分析或同案不同检材的同时分析。

表 3-7 技术方法的鉴别分值[a]

非质谱技术	分值
显色反应	0.5
非仪器免疫法	0.5
仪器免疫法(如 ELISA、EMIT、CEDIA、KIMS)	1
色谱或电泳分离	1
非选择性检测器(如 FID、TCD、UV)	0.5
选择性检测器(如 NPD、DAD、ECD、荧光)	1
非色谱质谱技术[b]	**分值**
低分辨质谱(如 DART、LDTD、直接进样)	1
高分辨质谱(如 DART、LDTD、直接进样)	2
多级质谱(MS^n)	2
色谱质谱技术	**分值**
色谱或电泳分离	1
低分辨质谱	1/离子
低分辨多级质谱(MS^n)	2/离子对
高分辨质谱	2.5/离子
高分辨多级质谱(MS^n)	3/离子对
质谱库匹配[c]	
色谱或电泳分离	1
低分辨质谱全扫描	2
低分辨多级质谱(MS^n),产物离子谱	3
高分辨质谱全扫描	3.5
高分辨多级质谱(MS^n),产物离子谱	4

a.鉴别技术及分值的最低要求：须采用色谱或电泳分离技术并至少达到 4 点分值；b.单独采用质谱联用技术分值不得超过 2 分；c.质谱库匹配应符合分析方法验证中的谱库匹配准则。

该准则草案对鉴别技术分值系统的应用提出以下原则要求：① 将不超过三种不同的技术方法组合其鉴别分值应至少达到 4 点(连字符技术视为一种技术,如 GC-NPD);② 若不使用质谱技术,至少采用两种不同的色谱分离系统以改变目标分析物和/或干扰物的分离;③ 重复同样的技术方法并不能获得额外的鉴别分值;④ 应验证、评估方法对结构异构体或光学异构体的鉴别能力,若不能鉴别结构异构或光学异构化合物的,应在鉴定报告中注明;⑤ 色谱分析中使用不同的固定相柱,每种色谱柱可获 1 点分值;色谱分析采用相同的固定相柱但不同的检测器进行检测,每种检测技术可获 1 点分值;⑥ 质谱分析的离子丰度比应满足相关准则的要求(表 3-8);质谱不同电离方式(如 EI、CI 等)可视作不同的技术;⑦ 无色谱分离的高分辨质谱或串联质谱技术,无论所监测的离子数多少均可获得 2 个分值,质谱库匹配可获得额外的分值,然而色谱或电泳分离仍是必需的。其附录给出了不同技术方法组合的鉴别能力示例见表 3-9。

表 3-8　质谱定性时相对离子丰度比的最大允许偏差

相对强度(基峰%)	EI-GC-MS(相对误差)(%)	CI-GC-MS, GC-MS^n,LC-MS, LC-MS^n(相对误差)(%)
>50	±10	±20
>20~50	±15	±25
>10~20	±20	±30
≤10	±50	±50

表 3-9　不同技术组合的鉴别分值示例

技　　术	分　值	总　分
技术方法组合不满足鉴别要求		
显色反应+GC-FID	0.5+1+0.5	2
ELISA+HR LDTD-MS^n	1+2	3
低分辨 LC-MS+全扫描谱库匹配	1+2	3
高分辨 GC-MS 单离子扫描	1+2.5	3.5
ELISA+高分辨 LDTD 质谱+全扫描谱库匹配	1+2+3.5	6.5(未包含色谱技术,无鉴别力)
技术方法组合满足鉴别要求		
低分辨 LC-MS 检测 3 个离子	1+3	4
EMIT+GC-NPD+低分辨 DART	1+1+1+1	4
低分辨 LC-MS+产物离子谱库匹配	1+3	4
ELISA+GC-FID+高分辨 DART	1+1+0.5+2	4.5
ELISA+GC-FID+GC-NPD(不同色谱柱)	1+1+0.5+1+1	4.5
高分辨 LC-MS TOF+全扫描谱库匹配	1+3.5	4.5
低分辨 GC-MS/MS+2 个离子对	1+2+2	5
ELISA+低分辨 GC-MS(3 个离子)	1+1+3	5
显色反应+低分辨 GC-MS(4 个离子)	0.5+1+4	5.5
EMIT+高分辨 LC-MS 全扫描谱库匹配	1+1+3.5	5.5
ELISA+低分辨 LC-MS 全扫描谱库匹配+GC-NPD	1+1+2+1+1	6
高分辨 LC-MS(2 个离子对)	1+2.5+2.5	6
低分辨 LDTD-MS+低分辨 LC-MS/MS(2 个离子对)	1+1+4	6
CEDIA+高分辨 GC-MS 产物离子光谱匹配	1+1+4	6
显色试验+高分辨 GC-MS(2 个离子)	0.5+1+5	6.5
高分辨 GC-MS/MS(2 个离子对)	1+3+3	7

该准则草案给出了法医毒物定性确认的一般要求,而对于不同鉴定事项、不同鉴定对象则根据其适用方法和鉴别特点又分别制定了相应的定性确认规则,如 OSAC 下属的滥用物质分析科学工作组(scientific working group for the analysis of seized drugs, SWGDRUG)根据分析技术对滥用物质(含毒品)的鉴别能力,将其分成三类(表 3-10),要求使用多种不相关的技术进行定性确认,并给出实验室定性

确认的最低原则要求：① 使用 A 类技术时，至少再增加其他一种技术（A、B、C 类均可）。② 不使用 A 类技术时，至少需要使用三种不同的经过验证的技术，其中两种技术与 B 类无关。③ 若观察到足够的植物学特征，可仅根据形态学特征（B 类）鉴定大麻或其他植物材料，但该检验仅能由具有植物学鉴定能力的专家完成。植物中的化学成分（麦司卡林、阿片类、二甲-4-羟色胺等）确认应当遵循前述两个鉴定原则。④ 所有方法和植物学鉴定应有可追溯的数据，包括光谱图、色谱图、数码图像、照片、影印本、形态学特征记录等。⑤ 阳性检验结果必须与相同条件下分析的参考物质相比较，阴性检验结果为排除某一种或某一类药物提供有价值的信息。⑥ 须采取质量保障措施来保证外观检验结果的可靠性，如采用两种独立的抽样方式；用条形码或肉眼核查样品的鉴定过程；优良的实验室管理规范（阳性或阴性控制）。⑦ 使用连字符连接的技术（如气相色谱-质谱、液相色谱-二极管阵列紫外光谱）视作为独立的技术，分别提供结果。⑧ 选取的分析方案须能对滥用物质（含毒品）进行可靠认定，其局限性应反映在结果报告中。

表 3-10　滥用物质（毒品）分析方法的分类

A 类	B 类	C 类
红外光谱法	毛细管电泳法	显色反应
质谱法	气相色谱法	荧光光谱法
磁共振法	离子淌度质谱法	免疫分析法
拉曼光谱法	液相色谱法	熔点法
X 线衍射法	微晶测试	紫外光谱法
	制药标识	
	薄层色谱法	
	仅大麻：宏观检验和微观检验	

国际上毒物学实验室大都建立气相色谱/串联质谱或液相色谱/串联质谱或液相色谱/高分辨质谱等多套筛选、确认技术体系。如澳大利亚的维多利亚法医研究所采用 LC-MS/MS 系统对毒物进行系统筛查，并辅以 GC-NPD 和 LC/DVD 法分析酸性药物，以弥补常规筛选体系对酸性药物检出能力的不足。我国的法医毒物鉴定实践中，一些高水平的鉴定机构也采用多套技术系统进行毒物筛选确认，如香港特区政府化验所坚持用仪器免疫法和 LC-MS^n 法用于毒物筛查分析，以满足使用一种或多种基于不同的化学原理方法进行结果确认的要求。但也有相当部分机构仅依据实验室的仪器配置或单一的技术方法出具鉴定结果，如仅依据免疫法给出定性结果，仅依据单一的色谱质谱技术进行筛选确认，而未关注方法如色谱和质谱系统的定性指标评判。2019 年实施的司法鉴定技术规范 SF/Z JD0107019-2018《法医毒物有机质谱定性分析通则》，对于规范和引导法医毒物学实验室的专业行为起到重要的作用。

参考文献

[1] SOFT/AAFS. Forensic Toxicology Laboratory Guidelines. US：SOFT/AAFS, 2006.

[2] GTFCh. Guideline for quality control in forensic-toxicological analyses[S], Europe：GTFCh, 2009.

[3] 沈敏.法医毒物鉴定结果科学表述模式的思考.中国司法鉴定,2013,6：54－58.

[4] 刘伟,沈敏,陈航,等.法医毒物鉴定专业标准体系构建.中国司法鉴定,2018,1：42－46.

[5] SWGTOX. Standard Practices for Method Validation in Forensic Toxicology. Journal of Analytical Toxicology, 2013, 37：452－474.

[6] 国家药典委员会.中华人民共和国药典.北京：中国医药科技出版社,2015.

[7] OSAC. Standard for the Analytical Scope and Sensitivity of Forensic Toxicology Testing for Medicolegal Death Investigations. US：OSAC, 2019.

[8] OSAC. Standard for the Analytical Scope and Sensitivity of Forensic Toxicology Urine Testing in Drug-Facilitated Crime Investigations. US：OSAC, 2019.

[9] OSAC. Standard for the Analytical Scope and Sensitivity of Forensic Toxicology Testing in Impaired Driving Investigations. US：OSAC, 2019.

[10] OSAC. Standard for Identification Criteria in Forensic Toxicology. US：OSAC, 2019.

第四章　生物检材及其处理

法医毒物鉴定的检验材料通常简称为检材，检材可大致分为体外检材和体内检材。体外检材涉及的范围宽、种类多，大多为案件侦查所获的或现场遗留的各种可疑物品，包括药片、药粉、中药残渣、毒品、食物及其盛装容器，以及呕吐物、胃内容物等。体内检材又称生物检材，指取自生物活体或尸体的材料，主要包括血液、尿液、口腔液等体液以及组织器官、毛发、指甲等。本章节主要讨论各类生物检材的特点、采集、选择、处理以及证据价值。

检材是案件的重要证据，检材的采集、接收、标识、传递、保存、处置的管理必须满足法庭证据链的要求。法医毒物实验室应当建立检材的管理制度，设专人、专区妥善保管检材，防止其降解、污染、混淆、变质，确保检材的完好状态，以供初检和复核。

第一节　生物检材的特征及应用

由于组织器官在生物体内的作用和功能不同，以及毒物进入生物体后，其作用的靶器官、毒理机制和体内分布不同，因而不同的生物检材可提供不同的摄毒信息，从而显示其特有的证明作用和应用价值。表 4－1 给出了部分生物检材的特点。表 4－2 为美国滥用物质和精神健康服务管理局（SAMHSA）制定的头发、口腔液、汗液和尿液中滥用物质筛选和确证分析的阈值。

表 4－1　不同生物检材的特点

检　材	检测时限	优　势　特　征	应 用 限 制
血液	1 h~1 d	反映近期摄药信息；反映行为能力损害和中毒程度	侵入性采样
尿液	6 h~5 d	含原体和代谢物；检测范围广、检测窗较宽、检测成本低	需特殊场所采样；易掺假
头发	3 d~m/y	检测窗宽（月至年）；反映滥用史；易采集保存；可重复采样；可应用于特殊案例（干尸或腐尸）	不能提供近期摄药信息；检测成本较高；存在毛发颜色偏差等问题

续　表

检　材	检测时限	优　势　特　征	应用限制
口腔液	1 h~1 d	反映近期摄药信息；与血液浓度具一定的关联性；相对非侵入性采样；可路边检测	检测窗较窄；易外部污染
汗液	3 h~2 d	具一定的检测窗（数天）；相对非侵入性采样	易外部污染；难以定量

表 4-2　SAMHSA 制定的检测阈值（联邦公报 2004;69: 19673）

	头发（pg/mg）	口腔液（ng/mL）	汗液（ng/patch）	尿液（ng/mL）
		筛 选 分 析		
大麻	1	4	4	50
可卡因	500	20	25	150
阿片类物质	200	40	25	2 000
苯环己哌啶	300	10	20	25
苯丙胺类	500	50	25	500
MDMA	500	50	25	500
		确 证 分 析		
四氢大麻酚			2	1
四氢大麻酸	0.05			15
可卡因	500	8	25	
苯甲酰爱康宁	50	8	25	100
阿片类物质			25	
吗啡	200	40		2 000
可待因	200	40		2 000
O^6 -单乙酰吗啡	200	4		10
苯环己哌啶	300	10	20	25
苯丙胺	300	50	25	250
甲基苯丙胺	300	50	25	250
MDMA	300	50	25	250
MDA	300	50	25	250
MDEA	300	50	25	250

随着法医毒物学的发展以及科技平台的进步，毒物鉴定所涉生物检材除常规的血液、尿液、组织外，头发、指甲、口腔液、玻璃体液、胆汁等也显示出重要的价值并得到了广泛的应用。生物检材的选择与其应用领域有关。对于死亡调查案件，通常采集心血、外周血、尿液、肝脏等组织，必要时可采集头发和玻璃体液；对于“酒驾、毒驾”等行为能力判定，主要选择血液、尿液和口腔液等检材；对于与摄毒确认、滥用史调查、兴奋剂检测、执业准入、药物影响下的犯罪等相关的滥用物质鉴定，尿液、头发、血液和口腔液是可选的主要检材。

生物检材的选择直接影响着分析数据的有效性和结果判断的科学性，对于中毒认定、摄毒确认以及结果的解释与判断至关重要。尿液中药物原体和代谢物浓度较高,药物原体及代谢物浓度以及浓度比对于摄药时间、摄药量、摄药方式的判断具有一定的参考价值。头发具有毒物稳定、检出时限长、能反映摄毒史或用药史的特征,其提供的独特信息在某些情况下成为提供证据的唯一手段。同时,高度灵敏的分析技术为单次摄药的毛发分析提供了可能性,使毛发分析在单次摄药的摄毒案件、性犯罪案件、临床医学、兴奋剂检测等领域具有广阔的应用前景。口腔液中毒物浓度与血液毒物浓度存在一定的相关性,作为一种简便的、无损害的方式用于酒后(药后)驾车的现场监测。玻璃体液受环境因素影响小、污染机会少,且玻璃体液中乙醇浓度与血液乙醇浓度有很好的相关性,已逐渐成为乙醇检测的常规检材。多种生物检材的毒物鉴定结果往往可解决单一检材分析不能解决的复杂问题。

1. 血液

血液分为全血、血浆和血清。血浆是全血加肝素或草酸等抗凝剂经离心后取得,其量约为全血的一半;血清则是由血液中纤维蛋白原等影响下引起血块凝结而析出的,血块凝结时往往易造成药物的吸附损失,法医毒物鉴定一般采用全血。血液是毒物鉴定最为基本、最为重要的检材,其结果可提供毒物进入体内的直接证据,可有效反映毒物的作用强度、对行为能力的影响程度或中毒程度。血液中常见毒(药)物的治疗浓度和中毒浓度参考资料(见附录一),可供结果评判。近年来,滥用物质对驾车能力影响的阈值浓度的确定、血液中滥用物质浓度与行为能力或中毒的关系等均是国际研究的热点。

在死后毒物学领域,由于尸体高度腐败、死后生成、死后再分布、体内局部污染等因素存在,选取可反映死者生前毒物真实水平的生物检材或血液的替代检材显得尤为重要。研究表明相当部分毒物存在死后再分布,虽然死后再分布很少能改变大剂量毒物中毒死亡的定性,但却可能影响处于中毒量或接近致死量的案件的死因认定。有学者通过 300 余例中毒死亡案例的心血和股静脉血的药物浓度比较,发现两者的血药浓度差别很大,通常碱性药物在心血中药物浓度远高于股静脉中的浓度,不宜用于定量[1]。目前人们已普遍认同死后再分布可导致心血和外周血毒物浓度的差异(表 4-6),故尸检时应同时采集心血和外周血,应用外周血可将毒药物死后再分布的影响降低到最低程度,以保障分析结果的可靠性。

血液中毒药物浓度较低、检测时限较短,但成分相对稳定,毒药物摄入后即可检测其原体。血液是毒药物定量分析的最佳检材。随着样品处理技术的改进和分析技术的发展,目标物浓度较低的血液也可作为毒药物筛选分析的检材,同时完成毒药物筛选、确认和定量。

2. 尿液

体内的毒药物消除主要通过尿液排泄,尿液中毒药物以原体、结合物或代谢物的形式存在。尿液检材因目标物及代谢物浓度高、可检测时限长、采集相对容易，而成为毒物鉴定的理想检材，也是系统筛选分析的首选检材。在摄毒案件、药物辅助犯罪和行为能力影响评定应用领域，尿液中痕量滥用物质或代谢物的存在是曾经摄取目标物的有价值的证据，故国际上未规定其检测阈值；而在物质滥用鉴定领域，则规定了尿液中滥用物质检测的阈值（表 4－2）。

因尿液检材中有较高的毒药物原体和代谢物浓度，故尿液分析时除检出目标物原体外，一般要求同时检出代谢物。尿液中毒药物原体及代谢物浓度以及浓度比对于摄药时间、摄药量、摄药方式的判断具有一定的参考价值，但同时要考虑尿液的酸碱性对尿液中毒药物原体及代谢物量的影响。应注意尿液与血液中目标物的浓度不具相关性，尿液中毒药物浓度无法反映其中毒程度和对行为能力的影响程度。

对于活体的尿液分析而言，在检测前还应确定送检尿液的真实性。滥用者为了隐瞒其摄取滥用物质的行为有可能采用尿样作假的手段，包括尿样稀释、替换和掺假。如在留尿前喝大量的液体（体内稀释）或加液体至已留好的尿样中（体外稀释），无论是体内稀释还是体外稀释，目的都是为了使目标物的浓度低于检出限。尿样替换有多种方法，用外观看起来像尿样的液体如橘子水、橙汁、柠檬水甚至水等来替换或者用另一个人的尿样代替；尿样掺假是指在尿样中加入化学物质来掩盖滥用物质的存在，以此来干扰分析。因此，SAMHSA 规定通过一定的步骤和方法以判断送检尿样的正确性，如采集时尿液的温度，新留的尿液在 4 min 内温度应为 32～38℃；观察尿液的外观包括颜色、透明度、气味和泡沫等；通过密度折光仪、酸度计等对尿液进行真伪性判断，若尿液相对密度≤1.001、pH≤3 或 pH≥11 则可认定该送检的尿液作假。

3. 头发、指甲

头发因具有非创伤性、易采集保存、目标物稳定、检出时限长、反映长程信息等优势而在摄毒认定以及死后毒物学领域有重要的证据价值[2]。头发分析的应用特点包括：① 尿检阳性时，头发分析可区分单次摄药还是长期摄药；② 头发分析可提供长程信息，反映摄药频度和摄药史；③ 头发中目标物原体稳定存在的特点有助于外源性目标物的确认；④ 头发样品的可变性较小，可进行多次采样；⑤ 其他生物检材发生证据安全问题时，头发分析可提供辅助证据。在死后毒物学领域，头发分析还可追溯死者的生前摄药历史。头发分析可提供独特信息的特点使其可作为其他生物检材的重要补充，有时甚至成为提供证据的唯一手段。人体其他部位的毛发，如腋毛、阴毛、男性胡须等所反映的时间信息不如头发清晰。

毒药物进入头发的量与其物理化学性质有关，研究表明头发中碱性化合物较酸性化合物有更高的浓度，原体较代谢物有更高的浓度。毒药物进入头发主要与头发中黑色素结合，因而黑色毛发人群者头发中目标物浓度高于浅色毛发人群者。但需要指出的是毒药物除经血循环进入头发外，也可能经汗腺、皮脂腺等分泌进入毛干形成内污染,或暴露于滥用物质环境中形成外污染。因此,头发的去污处理、质量控制和结果解释尤为重要。此外,通过头发分段分析判断摄药史时必须考虑到头发的生长速率有一定变化范围,以及可能存在的目标物在毛干中的纵向扩散等因素。

毛发在鉴定实践中的应用主要包括毒品滥用鉴定、行为能力影响判定以及死后毒物学等方面。

(1) 毒品滥用鉴定。毒品滥用鉴定是为了获取被检者非法使用国家规定管制的麻醉品和精神药物的证据。2016 年 11 月 22 日公安部发布、2017 年 4 月 1 日起施行的《关于修改〈吸毒成瘾认定办法〉的决定》中,将人体毛发样品检测出毒品成分增加为认定吸毒成瘾的科学证据。2018 年 10 月公安部又制定《涉毒人员毛发样本检测规范》,规定了毛发样本提取、保存、送检和检测等的具体要求,以及规定了实验室检测的毒品含量阈值(cut-off 值),见表 4-3。该阈值与国际毛发分析协会(the Society of Hair Testing, SOHT)的建议相一致,保障了该鉴定项目的实验室间一致性和可比性。

表 4-3 我国《涉毒人员毛发样本检测规范》规定的毒品含量阈值

毒　品	分 析 物	中 文 名	阈值(ng/mg)
阿片类	6-acetylmorphine(6-MAM)	O^6-单乙酰吗啡	0.2
	morphine	吗啡	0.2
苯丙胺类	amphetamine	苯丙胺	0.2
	methamphetamine	甲基苯丙胺	0.2
	MDMA	3,4-亚甲双氧甲基苯丙胺	0.2
	MDA	4,5-亚甲双氧苯丙胺	0.2
甲卡西酮	methcathinone	甲卡西酮	0.2
氯胺酮	ketamine	氯胺酮	0.2
	norketamine	去甲氯胺酮	0.2
可卡因	cocaine	可卡因	0.5
	benzoylecogonine	苯甲酰爱康宁	0.05
大　麻	THC	四氢大麻酚	0.05

摄毒鉴定通常采用尿液检材,但尿液中毒品成分留存及检测时限仅为 4~5 天。当尿检阳性者在受处罚过程中提出否认摄毒或质疑尿检的可靠性时,重新采集尿液检验已无法提供证据。而头发分析则可依据其长度,揭示数月毒品滥用的情况,为尿检结果提供确证证据。根据《涉毒人员毛发样本检测规范》,发根端 3 cm 以内的头发样本检测结果为阳性的,表明被检测人员在头发样本提取之日前

6 个月以内摄入过毒品。毛发分析还具有多次采集头发样品或采集不同部位毛发样品互相补充的优势。

（2）行为能力影响的判定。毛发分析可用于监测特殊职业人员、驾照再次申领者、运动员等的长期摄毒摄药情况，以评估其行为能力受影响状况。① 作为与社会公共安全有关的职业管理的手段，通过对某些特殊职业人员，如飞行员、空姐、警察、军人、公司高级职员等的毛发筛查，以监测其摄毒摄药历史，避免因个人行为能力失常导致公共安全问题，已成为发达国家的常规做法。② 大多数国家对酒驾、毒驾的法律依据和制裁都有明确法律规定。我国于 2017 年 5 月 18 日发布公共安全行业标准 GA1333－2017《车辆驾驶人员体内毒品含量阈值与检验》，为毒驾的判定提供依据。我国法律规定，三年内有吸食、注射毒品行为或者解除强制隔离戒毒措施未满三年，或者长期服用依赖性精神药品成瘾尚未戒除的不得申请机动车驾驶证。该类人员脱瘾后如果需要取得或者重新取得驾驶证，则可通过毛发分析排除其摄毒行为。③ 头发分析在反兴奋剂领域也具有潜在的应用价值。头发分析可取代目前的飞行药检，反映一段时间的摄药情况；可以区分单次使用和多次滥用，作为尿液兴奋剂检测的有效辅助手段；头发中目标物以原体形式为主的特点有助于确认兴奋剂的种类和区分其系内源性形成还是外源性摄入。

（3）药物辅助犯罪认定。药物辅助犯罪（drug-facilitated crime, DFC）是指在中枢神经抑制剂、兴奋剂和致幻剂等精神活性物质影响下，实施的麻醉抢劫、性犯罪等不法行为。该类案件所涉目标物具有单次摄药、剂量小、作用强、体内含量低、代谢速度快等特征，又因延迟报案致血液和尿液往往无法提供有效的摄药证据。而目前高度灵敏的分析技术为头发基质中痕量目标物分析提供了可能性，使其在 DFC 案件中发挥了独特的、不可替代的证据作用。

（4）死后毒物学鉴定。毛发分析在死后毒物学领域的应用价值也逐渐得到挖掘。头发分析可调查死者生前是否长期滥用药物，为死因鉴定提供辅助信息。如苯丙胺类兴奋剂可致心肌细胞肥大、萎缩、变性、收缩带坏死、小血管内皮细胞损伤和小血管痉挛，从而导致急性心肌缺血、心肌病和心律失常，成为突然死亡的原因；如长期使用阿片类物质止痛者可因耐受性持续增加使用剂量，致呼吸抑制而死亡；再如摄药后延缓死亡的、慢性中毒的、无名尸体等，均可通过头发分段分析提供有价值的信息。此外，头发根部和毛囊分析也可辅助确认急性中毒[3]。

但需要指出的是头发分析作为证据尚存在一定的局限性：① 头发分段分析尚不能精确确定摄毒药时间，由于毛发具有不同的生长周期、头发生长速度存在个体差异以及毛发采集、分段等误差，这些因素可以导致药物在毛干上扩散。② 头发分析可以反映同一个体的毒品滥用量的相对变化，但无法通过头发毒品浓度推断滥用量，同时不宜进行不同个体间吸毒程度比较。其原因是头发颜色、毒物的物化性质、种族差异、个体差异、生活习惯等都可能对头发中毒物浓度产生影响。

指甲和头发同属人体富角蛋白检材,具有与头发相似的“易采集、易保存、目标物稳定、检出时限长、能反映长程摄毒信息”的特征,可在其他检材发生证据疑问时提供辅助证明,尤其适用于无头发情形(脱发、剃发)。指甲检材在死后毒物学领域更具优势和潜力,全甲分析在理论上可提供死者生前一段时间摄毒药情况的信息,用于个体调查乃至于个体溯源。指甲中毒药物检测已涉及激素、镇静剂、抗抑郁药物、阿片类、苯丙胺类以及大麻类物质等。然而,由于毒药物进入指甲机制不如头发明确,故在时间推断方面尚存在问题[4]。

4. 口腔液

口腔分泌液由口腔液(口腔液腺分泌)、口腔黏膜渗出液和龈沟液组成,由于口腔液分泌途径较多,所占体积最大,在许多文献中,口腔液指代为口腔分泌液,作为分析、检测的常用检材。口腔液的 pH 约为 6.9±0.50,分泌量每日约 1~1.5 L,个体差异较大。口腔液含有体液所有的电解质(主要为 Na^+、K^+、Cl^-、HCO_3^-),其中最主要的有机成分是黏液和淀粉酶。口腔液中药物浓度与血液药物浓度存在一定的相关性,与血液类似,口腔液中以药物原体为主,且一般摄药 12~24 h 后药物完全消除。利用口腔液作为检材已成为一种简便的、无损害的并能反映血药浓度的方法。其优点是口腔液的采取可不受地点、时间的限制,易被检验者接受,且许多用于尿液、血液分析的方法几乎可直接用于口腔液的药浓测定;而不足是人们对药物及代谢物从血中进入口腔液的机制及口腔液中药代动力学尚不清晰,结果解释相对较为困难。

口腔液检材已用于检测乙醇、吗啡、可卡因、大麻、苯丙胺类、苯二氮卓类等滥用药物[5]。口腔液应用于实时交通安全检测的违禁药物分析技术已在发达国家普及并且日趋成熟,我国也于 2017 年颁布、实施了《车辆驾驶人员体内毒品含量阈值与检测》,规定了常见毒品的血液、口腔液浓度阈值(表 4-4),为毒驾的认定和评价提供了依据。

表 4-4 车辆驾驶人员吸食、注射毒品后驾驶车辆时血液、口腔液中常见毒品及其代谢物的含量阈值(ng/mL)

化合物名称	血液浓度阈值	口腔液浓度阈值
O^6-单乙酰吗啡	10	5
吗啡	10	20
可卡因	10	10
苯甲酰爱康宁	50	10
四氢大麻酚	2	1
四氢大麻酸	5	—
甲基苯丙胺	20	25
苯丙胺	20	25
3,4-亚甲二氧基甲基苯丙胺(MDMA)	20	25
3,4-亚甲二氧基苯丙胺(MDA)	20	25
氯胺酮	20	20

5. 肝脏等组织

肝脏等脏器组织是死后毒物学的主要检材。毒物中毒致死或摄毒尸体解剖后应采取的检材主要有肝、肾、肺、脑等组织。其中肝脏、肾脏是毒物代谢和排泄的主要器官，故其集储了高浓度的毒物，通常浓度较血液高百倍左右。其次肝组织毒物浓度也反映了其作用的强度，许多文献报道肝组织药浓以及与血浓比较的数据，因而肝组织分析结果可进一步证明和解释血液的发现。如在高血浓情况下，肝血浓度比大于10，表明毒物中毒致死；肝血浓度比小于10，则提示存在毒物的死后再分布。

在某些情况下，选取组织检材较体液更有价值。如挥发性溶剂滥用可选取肺组织作为检材；氯代烃、可卡因等高脂溶性的物质在脑组织中有更多的分布。

6. 胆汁

胆汁排泄是毒物及其代谢物的重要消除途径，胆汁因同时具有亲水和亲脂的双重性质而成为毒物及其结合型代谢物分布的主要器官。其具有毒物浓度高、存在代谢物、检测时限长、受再分布影响小等特性，是死后毒物学领域有价值检材。法医毒物鉴定实践中，通常采用血液和尿液检材来证明近期毒物的摄入情况，判断是否摄毒、中毒以及确定死因。然而当中毒延缓死亡或毒物半衰期短时，以及血液检材不可获得或可靠性存疑时，血液毒物分析结果往往不具有证明力，此时采用毒物和代谢物浓度高、检测时限长、定性认定能力强的胆汁具有优势和潜力。

表4-5总结了百余个胆汁和血液毒物浓度的研究报道[6]，值得关注的是，约80%的毒药物胆汁/血液浓度比大于1。多名学者的研究揭示胆汁可以应用于毒药物的大规模筛查。毒药物在血液和胆汁中的不同存在情况及浓度差异表明胆汁具有较长的检测窗口。此外，胆汁中毒药物代谢物的存在可为阳性结果确认提供可靠证据。虽然关于胆汁中毒药物浓度的定量解释的研究较少，但部分研究显示胆汁和血液浓度之间存在着显著的相关性。胆汁可以为血液中毒物浓度分析提供补充与验证。

表4-5　尸体胆汁中毒药物浓度

毒药物	例数	血液浓度	胆汁浓度(范围)	胆汁/血液
3,5-二甲氧基苯酚	1	217 ng/mL	175 ng/mL	0.81
4-甲硫苯丙胺	1	5.49 μg/mL	36.4 μg/mL	6.6
O^6-单乙酰吗啡	1	0.93 ng/mL	ND	—
乙酰丙嗪	1	0.6 μg/mL	6.5 μg/mL	10
对乙酰氨基酚	1	57 μg/mL	73 μg/mL	1.3
乌头碱	2	10.3 μg/L；15.4 μg/L	240 μg/L	#
AH-7921	1	9.1 μg/mL	17 μg/mL	1.9
阿利马嗪	1	6.52 μg/mL	4.44 μg/mL	0.68

续 表

毒 药 物	例数	血 液 浓 度	胆汁浓度(范围)	胆汁/血液
α-甲基芬太尼	1	3.1 ng/mL	6.4 ng/mL	2.0
阿普唑仑	1	2.3 μg/mL	2.8 μg/mL	1.2
阿米替林	1	0.82 μg/mL	8.01 μg/mL	9.8
阿莫沙平	3	11.5 μg/mL;2.8 μg/mL;0.89 μg/mL	1 264.5 μg/mL;69.1 μg/mL;14.30 μg/mL	110;25;16
苯丙胺	1	0.74 μg/mL	0.72 μg/mL	1.0
阿托西汀	2	5.4 μg/mL;0.33 μg/mL	33 μg/mL;1.0 μg/mL	6.4;3.0
丁咯地尔	1	24.5 μg/mL	39.1 mg/mL	1.6
丁丙诺啡	13	6.12 ng/mL(1.1~18.0)	23 852 ng/mL(575~72 650)	3 897
丁氨苯丙酮	1	6.2 μg/mL	1.4 μg/mL	0.23
卡马西平	1	79 μg/mL	69 μg/mL	0.87
氯普噻吨	1	0.10 μg/mL	3.9 μg/mL	39
西酞普兰	7	0.8 μg/mL;0.4 μg/mL(0.2~0.7)	6.0 μg/mL;2.77 μg/mL(0.8~4.3)	7.5;6.9
氯米帕明	1	2.86 μg/mL	19.70 μg/mL	6.9
氯噻平	2	110 μg/L;340 μg/L;	657 μg/L;6 320 μg/L	6.0;19
氯氮平	1	8.8 μg/mL	1 844 μg/mL	209
可卡因	3	6.9 μg/mL;3.9 μg/mL;1.8 μg/mL	18.0 μg/mL;8.2 μg/mL;10.0 μg/mL;	2.6;2.1;5.5
可卡因(BZE)	1	4 μg/mL(BZE=17.0 μg/mL)	99.8 μg/mL(BZE=54.0 μg/mL)	25 BZE=3.2
可待因	3	17.2 ng/mL(7.9~25)	55.5 ng/mL(19.4~80.1)	3.2
秋水仙碱	2	17.4 ng/mL;21.9 ng/mL	42.8 ng/mL;1 818.5 ng/mL	2.5;83
赛庚啶	1	0.49 μg/mL	30.7 μg/mL	62
金雀花碱	1	2.5 ng/mL	6.1 ng/mL	2.4
地昔帕明	1	4.2 μg/mL	23 μg/mL	5.5
右吗拉胺	2	871.1 ng/mL;984.3 ng/mL	50.2 ng/mL;175.0 ng/mL	0.06;0.17
二氟尼柳	1	260 μg/mL	71 μg/mL	0.27
地高辛	1	169 ng/mL	4 900 ng/mL	29
地尔硫卓	1	0.59 mg/dL	0.4 mg/dL	0.68
DMT	1	0.01 μg/mL	0.57 μg/mL	57
苯海拉明	1	0.66 μg/mL	2.3 μg/mL	3.5
丙吡胺	1	41.3 μg/mL	435 μg/mL	10
度硫平	1	5.75 μg/mL	110 μg/mL	1.9
多塞平	1	1.8 μg/mL;780 ng/mL	15 μg/mL;110 924 ng/mL	8.3;142
度洛西汀	3	0.10 μg/mL;0.09 μg/mL;0.20 μg/mL	1.10 μg/mL;2.0 μg/mL;0.69 μg/mL	11;22;3.5
依托咪酯	2	0.40 μg/mL;0.05 μg/mL	0.46 μg/mL;0.37 μg/mL	1.2;7.4
芬太尼	15	11.6 μg/mL(4.5~18)	103.3 μg/mL(3.5~197)	8.9
氟卡尼	2	13 μg/mL;93.7 μg/mL	160 μg/mL;418.9 μg/mL	12;4.5
氟西汀	8	0.35 μg/mL(0.021~0.682)	3.51 μg/mL(0.126~5.90)	10
氟安定	1	2.8 μg/mL	323 μg/mL	323
GHB	2	11.5 μg/mL;2 937 μg/mL	57.0 μg/mL;1 800 μg/mL	5.0;0.61
氟哌啶醇	2	1.9 μg/mL;0.6 μg/mL	3.4 μg/mL;0.4 μg/mL	1.8;0.67

续　表

毒药物	例数	血液浓度	胆汁浓度(范围)	胆汁/血液
氟烷	2	7.2 mg/kg;3.0 mg/kg	7.5 mg/kg;1.3 mg/kg	1.0;0.43
肉叶芸香碱	1	0.08 μg/mL	1.64 μg/mL	21
羟嗪	2	39 μg/mL;4.18 μg/mL	122 μg/mL;23.24 μg/mL	3.1;5.6
伊博格碱	1	5.4±1.4 ng/mL	21.3±5.6 ng/mL	3.9
丙咪嗪	1	5.2 μg/mL	19 μg/mL	3.7
异烟肼	1	94 μg/mL	900 μg/mL	9.6
氯胺酮	1	27.4 μg/mL	15.2 μg/mL	0.55
拉莫三嗪	2	8.3 μg/mL;54 μg/mL	6.8 μg/mL;92 μg/mL	0.82;1.7
左米丙嗪	1	0.01 μg/mL	0.53 μg/mL	53
利多卡因	1	31 μg/mL	6 μg/mL	0.19
洛沙平	1	9.5 μg/mL	28.8 μg/mL	3.0
马普替林	1	8.6 μg/mL	137 μg/mL	16
MDA	11	2.090 μg/mL(0.026~10.083)	9.27 μg/mL(ND~36.447)	4.4
MDMA	1	2.9 μg/mL	73 μg/mL	25
MDPV	1	0.44 μg/mL	0.88 μg/mL	2.0
甲氧麻黄酮	1	1.33 μg/mL	1.29 μg/mL	1.0
甲基苯丙胺	1	30 μg/mL	17 μg/mL	0.57
美索巴莫	1	257 μg/mL	927 μg/mL	3.6
美托洛尔	1	4.7 μg/mL	254 μg/mL	54
美西律	1	14 μg/mL	440 μg/mL	31
咪达唑仑	1	7.5 ng/mL	3.3 ng/mL	0.4
米氮平	7	0.17 μg/mL(0.04~0.24)	2.76 μg/mL	16
吗啡	27	0.61 μg/mL(0.1~1.60)	57.7 μg/mL	95
尼古丁	1	222 ng/mL	1 160 ng/mL	5.2
硝基安定	1	0.450 μg/mL	4.08 μg/mL	9.0
奥氮平	1	550 ng/mL	6 346 ng/mL	12
邻甲苯海明	12	21.2 μg/mL(5.5~37)	150 μg/mL(85~234)	7.1
羟考酮	15	0.92 μg/mL(0.19~2.2)	5.69 μg/mL(0.19~23)	6.2
泮库溴铵	1	0.7 μg/mL	0.4 μg/mL	0.57
戊巴比妥	1	13.5 μg/mL	67.4 μg/mL	5.0
己酮可可碱	1	0.63 mg/dL	0.22 mg/dL	0.35
奋乃静	1	3.5 μg/mL	40 μg/mL	11
苯二甲吗啉	1	0.67 μg/mL	2.03 μg/mL	3.0
苯巴比妥	1	15 μg/mL	36.80 μg/mL	2.5
氰苯双哌酰胺	1	0.1 μg/mL	2.51 μg/mL	25
普瑞巴林	11	22.6 μg/mL(5.6~45.3)	61.2 μg/mL(12.2~159.4)	2.7
丙泊酚	1	0.2 μg/mL	0.71 μg/mL	3.6
喹硫平	3	1.0 μg/mL;11 μg/mL;1.0 μg/mL	6.0 μg/mL;96 μg/mL;40 μg/mL	6.0;8.7;40
利福平	1	55±2 μg/mL	313±2 μg/mL	5.7
罗匹尼罗	1	64 ng/mL	826 ng/mL	13

续 表

毒药物	例数	血液浓度	胆汁浓度(范围)	胆汁/血液
舍曲林	8	0.160 μg/mL(0.005~0.392)	3.144 μg/mL(0.187~8.157)	20
西地那非	1	105 ng/L	1 206 ng/L	12
士的宁	1	1.82 μg/mL	11.4 μg/mL	6.3
苏灵大	1	12.2 μg/mL	1 251 μg/mL	102
THC－COOH	50	0.081 μg/mL(0.016~0.330)	12.9 μg/mL(1.03~43.7)	159
痛立定	1	1.74 μg/mL	2.88 μg/mL	1.7
硫利达嗪	1	2.06 μg/mL	1.62 μg/mL	0.79
替托尼定	1	2.34 μg/mL	3.37 μg/mL	1.4
托吡酯	1	49 μg/mL	48 μg/mL	0.98
曲马多	2	61.83 μg/mL;5.3 μg/mL	107.94 μg/mL;15 μg/mL	1.7;2.8
三唑仑	1	62 ng/mL	1 130 ng/mL	18
曲美他嗪	1	2 133 ng/mL	553 ng/mL	0.26
伐地那非	1	291 ng/mL	1 665 ng/mL	5.7
文拉法辛	3	7.2 μg/mL;31 μg/mL;36 μg/mL	10.6 μg/mL;46 μg/mL;53 μg/mL	1.5;1.5;1.5
异搏定	1	16.5 μg/mL	62.6 μg/mL	3.8
扎来普隆	2	55 ng/mL;503 ng/mL	85 ng/mL;33 ng/mL	1.5;0.07
齐美利定	1	0.71 μg/mL	3.8 μg/mL	5.4
唑吡坦	1	3.29 μg/mL	1.27 μg/mL	0.39
佐匹克隆	2	254 ng/mL;1.2 μg/mL	114 700 ng/mL;14.1 μg/mL	451;12

7. 玻璃体液

玻璃体液无色、透明、呈胶状,为 99%的水和少量的盐类及黏蛋白。玻璃体液因具有相对隔绝的解剖特征、受尸体腐败和内外部污染影响小、较少发生死后再分布、毒药物浓度相对稳定。其应用价值在乙醇检测中得到充分体现,由于尸体腐败、乙醇死后生成、乙醇死后扩散、交通和航空遇难污染以及血液样本缺失等因素,使血液乙醇检测结果解释和应用遭受极大的挑战,而玻璃体液则可最大程度消除上述因素影响。随着人们对体内毒物转运消除和死后再分布的认知提升、分析技术的快速发展以及结果解释的证据要求,将玻璃体液作为血液的替代检材或作为血液分析的质量控制措施的理念意识显著增强(表 4－6)[7]。

表 4－6 涉毒死者外周血、心血和玻璃体液中毒药物浓度

毒药物	N	血液浓度		玻璃体液浓度
		外周血	心血	
25C－NBOMe	1	0.60 μg/kg		0.33 μg/kg
4－甲硫苯丙胺	1	5.49 μg/mL	7.60 μg/mL	1.31 μg/mL
5－(2－氨丙基)吲哚(5－IT)	2	1.2 μg/mL;1.0 μg/mL	1.2 μg/mL;2.6 μg/mL	0.8 μg/mL;1.4 μg/mL

续 表

毒药物	N	血液浓度		玻璃体液浓度
		外周血	心血	
O^6-单乙酰吗啡	2	22.0 ng/mL(0.93~21.1)		66.0 ng/mL (26.8~131.92)
醋丁洛尔	1	34.7 μg/mL		17.9 μg/mL
扑热息痛	1	60 μg/mL	胸腔血：30 μg/mL	57 μg/mL
丙酮	1	103 mg/100 mL	77 mg/100 mL	120 mg/100 mL
乌头碱	1	17.9 μg/L	87.9 μg/L	8.4 μg/L
阿普唑仑	1	2.3 μg/mL	2.1 μg/mL	0.58 μg/mL
阿米替林	1	0.82 μg/mL		6.05 μg/mL
阿米替林(去甲替林)	1	2.5 μg/mL(去甲替林：0.7 μg/mL)	7.1 μg/mL(去甲替林：0.9 μg/mL)	0.67 μg/mL
异戊巴比妥	2	6 μg/mL;28 μg/mL		8 μg/mL;26 μg/mL
阿莫沙平	1	11.50 μg/mL		0.20 μg/mL
苯丙胺	1	0.43 μg/mL	0.70 μg/mL	0.64 μg/mL
砷	1	1.3 μg/mL		0.050 μg/mL
托莫西汀	2	0.33 μg/mL;5.4 μg/mL	0.65 μg/mL;8.3 μg/mL	0.1 μg/mL;0.96 μg/mL
卞甲苯丙胺	1	13.9 μg/mL		21.0 μg/mL
布比卡因	1	3.8 μg/mL	2.8 μg/mL	1.3 μg/mL
布替林	1	14.9 μg/mL		0.52 μg/mL
咖啡因	3	184.1 μg/mL、343.9 μg/mL、251.0 μg/mL		99.8 μg/mL、95.9 μg/mL、147 μg/mL
四氯化碳	1	143 μg/mL	57.5 μg/mL	170 μg/mL
氯醛糖	1	65.1 μg/mL		24.7 μg/mL
氯苯那敏	1	0.2 μg/mL		0.1 μg/mL
甲基毒死蜱	1	0.615 μg/mL	左：1.01 μg/mL 右：1.71 μg/mL	0.009 μg/mL
西酞普兰	8	0.4 μg/mL(0.2~0.7)		0.23 μg/mL(0.1~0.4)
氯米帕明	1	1 729 ng/mL		1 000 ng/mL
氯噻平	3	110~340 μg/L	75~200 μg/L	16~30 μg/L
氯氮平	1	8.8 μg/mL	12.0 μg/mL	1.3 μg/mL
可卡因	2	1.8 μg/mL;13.0 μg/mL		2.4 μg/mL;14.0 μg/mL
可卡因	1	3 210 ng/mL	左：1 640 ng/mL 右：1 110 ng/mL	230 ng/mL
可卡因(BZE, EME)	1	5.0 μg/mL(10.4 μg/mL;4.1 μg/mL)	9.0 μg/mL(20.1 μg/mL;14.4 μg/mL)	5.3 μg/mL(5.6 μg/mL;2.6 μg/mL)
可待因	3	30.92 ng/mL(18.6~49.18)		26.27 ng/mL(15.3~32.5)
可待因(6-葡糖苷酸;去甲可待因)	1	221 ng/mL(3 530 ng/mL;17 ng/mL)	223 ng/mL(2 170 ng/mL;19 ng/mL)	279 ng/mL(185 ng/mL;9 ng/mL)
秋水仙碱	2	17.4 ng/mL;21.9 ng/mL	5.2 ng/mL;22.8 ng/mL	3 ng/mL;0.5 ng/mL
氰化物	1	21.5 μg/mL		1.3 μg/mL
赛庚啶	1	0.49 μg/mL		<0.04 μg/mL

续 表

毒药物	N	血液浓度		玻璃体液浓度
		外周血	心血	
右美沙芬	1	41.5 ng/mL		12 ng/mL
地高辛	4	0.01 μg/mL;0.012 μg/mL; 0.039 μg/mL;0.098 μg/mL		0.001 μg/mL;0.009 μg/mL; 0.003 μg/mL; 0.048 μg/mL
地尔硫卓	1	6.7 μg/mL		5.5 μg/mL
苯海拉明	2	1.6 μg/mL;8.8 μg/mL		0.7;1 μg/mL
地佐环平	1	0.15 μg/mL		<0.1 μg/mL
度洛西汀	3	0.20 μg/mL;0.19 μg/mL; 0.26 μg/mL	0.23 μg/mL;0.30 μg/mL; 0.59 μg/mL	0.09 μg/mL;0.11 μg/mL; 0.23 μg/mL
乙甲丁酰胺	1	5.06 μg/mL		2.74 μg/mL
氯乙烷	1	423 μg/mL		12 μg/mL
乙基色胺	1		5.6 μg/mL	2.4 μg/mL
依托咪酯	1	0.40 μg/mL		0.30 μg/mL
芬太尼		4.5 μg/L;6.8 μg/L;18 μg/L	6.4 μg/L;4.8 μg/L;16 μg/L	8.0 μg/L;10 μg/L;20 μg/L
芬太尼	1	左: 20.9 μg/L 右: 21.3 μg/L	左心血: 33.9 μg/L 右心血: 37.6 μg/L	19.5 μg/L
氟西汀	3	0.057 μg/mL;0.338 μg/mL; 0.280 μg/mL		0.005 μg/mL;0.024 μg/mL; 0.038 μg/mL
氟西泮	1	5.5 μg/mL		1.3 μg/mL
氟伏沙明	1	0.48 μg/mL	1.5 μg/mL	0.28 μg/mL
GHB	2	2 937 μg/mL;461 μg/mL	3 385 μg/mL;276 μg/mL	2 856 μg/mL;48 μg/mL
愈创甘油醚	1	27.4 μg/mL		7 μg/mL
氢吗啡酮(3-葡糖苷酸)	1	57 ng/mL(氢吗啡酮-3-葡糖苷酸: 459 ng/mL)		31 ng/mL(氢吗啡酮-3-葡糖苷酸: 40 ng/mL)
丙咪嗪	1	左: 2.3 μg/mL 右: 2.5 μg/mL	胸腔血: 5.2 μg/mL	1.4 μg/mL
拉莫三嗪	5	12.9 μg/mL(0.9~38)		4.62 μg/mL(0.3~14)
锂	1	0.57 μmol/L		0.79 μmol/L
洛沙平	1		9.5 μg/mL	1.5 ng/mL
LSD	1	3.2 ng/mL		2.9 ng/mL
MDMA	2	3.1 μg/mL;10.5 μg/mL	5.7 μg/mL;16.5 μg/mL	3.4 μg/mL;67.6 μg/mL
甲氧麻黄酮	1	5.5 μg/mL		7.1 μg/mL
麦司卡林	1	2.95 μg/mL		2.36 μg/mL
美沙酮	2	1.0 μg/mL;1.4 μg/mL		82 ng/L;50 ng/L
甲基苯丙胺	1	53.7 μg/mL	65.7 μg/mL	45.8 μg/mL
甲醇	3	5 μg/mL;228 μg/mL; 2 070 μg/mL	5 μg/mL;254 μg/mL; 2 130 μg/mL	8 μg/mL;201 μg/mL; 2 120 μg/mL
甲醇	44	150±143 mg/dL		150±144 mg/dL
灭多威	1	3 ng/mL	左心血: 8 ng/mL 右心血: 6 ng/mL	2 680 ng/mL
3,4-亚甲二氧基甲卡西酮	1	3.4 μg/mL	3.4 μg/mL	4.3 μg/mL

续　表

毒药物	N	血液浓度		玻璃体液浓度
		外周血	心血	
哌醋甲酯	1	1.1 μg/mL	0.98 μg/mL	0.80 μg/mL
美托洛尔	2	19.8 μg/mL;4.7 μg/mL		15.1 μg/mL;3.3 μg/mL
美西律	2	14 μg/mL;10.0 μg/mL	38 μg/mL;44.8 μg/mL	17 μg/mL;8.6 μg/mL
米氮平	2	2.1 μg/mL;3.4 μg/mL	2.3 μg/mL;2.0 μg/mL	1.0 μg/mL;1.2 μg/mL
帽柱木碱	1	0.23 μg/mL	0.19 μg/mL	<0.05 μg/mL
吗氯贝胺	1	21 μg/mL		11 μg/mL
吗啡	1	270 ng/mL	397 ng/mL	162 ng/mL
吗啡(3-葡糖苷酸;6-葡糖苷酸)	2	3 ng/mL(125 ng/mL;<23 ng/mL) 521 ng/mL(1 860 ng/mL;606 ng/mL)	3 ng/mL(111 ng/mL;<23 ng/mL) 114 ng/mL(328 ng/mL;75 ng/mL)	2 ng/mL(<23 ng/mL;0 ng/mL) 34 ng/mL(161 ng/mL;57 ng/mL)
奈福泮	1	13.6 μg/mL	21.2 μg/mL	4.5 μg/mL
尼古丁	1	222 ng/mL	左: 733 ng/mL 右: 666 ng/mL	234 ng/mL
尼古丁	1	0.46 μg/mL	1.4 μg/mL	0.27 μg/mL
羟考酮	3	0.35 μg/mL;1.5 μg/mL;0.59 μg/mL	0.12 μg/mL;1.2 μg/mL;0.82 μg/mL	0.24 μg/mL;0.25 μg/mL;0.82 μg/mL
戊巴比妥	5	19.4 μg/mL(3~41)		15 μg/mL
苯巴比妥	6	15.8 μg/mL(4~25)		10.2 μg/mL
氢化去氧麻黄碱	3	0.16 μg/mL;0.3 μg/mL;9.4 μg/mL		2.2 μg/mL;0.5 μg/mL;1.1 μg/mL
喹硫平	2		7.20 μg/mL;16 μg/mL	0.93 μg/mL;1.8 μg/mL
喹硫平	2	2.7 μg/mL;1.3 μg/mL		0.11 μg/mL;0.08 μg/mL
罗匹尼罗	1	64 ng/mL		11 ng/mL
水杨酸盐	1	81 μg/mL	148 μg/mL	42 μg/mL
司可巴比妥	7	11.9 μg/mL(1~28)		5.4 μg/mL
舍曲林	1	0.9 μg/mL		0.5 μg/mL
马钱子碱	1	0.96 μg/mL	0.31 μg/mL	0.36 μg/mL
舒芬太尼	1	1.1 ng/mL		1.2 ng/mL
THC-COOH	50	0.081 μg/mL(0.016~0.330)		检出 $n=39$,平均值:<0.010 μg/mL
托吡酯	1	8.9 μg/mL		12.4 μg/mL
三唑仑	1	62 ng/mL	左: 90 ng/mL 右:153 ng/mL	19 ng/mL
曲吡那敏	1	10 μg/mL		43 μg/mL
丙戊酸	1	1 050 mg/mL		516 mg/mL
伐尼克兰	1	锁骨动脉血: 262 ng/mL		165 ng/mL
文拉法辛	9	1.7 μg/mL(0.1~6.6)		1.08 μg/mL(0.05~3.6)
文拉法辛	2	17 μg/mL;65 μg/mL	30 μg/mL;85 μg/mL	11 μg/mL;23 μg/mL

续 表

毒药物	N	血液浓度		玻璃体液浓度
		外周血	心血	
维拉帕米	1	3.5 μg/mL		1.0 μg/mL
齐培丙醇	1		6.69 μg/mL	6.08 μg/mL
唑吡坦	2	1.6 μg/mL;4.5 μg/mL		0.52 μg/mL;1.6 μg/mL
佐匹克隆	1	254 ng/mL	408 ng/mL	94 ng/mL

当血液检材缺失或血液的可靠性可能受死后因素影响时,需要有适宜的检材替代。理想的替代检材应可发现血液中存在的相同外源性物质,具有相关的物质浓度,不受死亡的影响,玻璃体液较为接近此理想状态。从操作实践的角度,玻璃体液易于取样,储存条件相对不高,样品处理和分析较为简便。此外,由于法医毒物学涉及的大多数目标物存在于玻璃体液,故玻璃体液可作为缺失血液检材时筛选分析的替代检材。

玻璃体液的局限性除了采样量有限外,主要体现在法医毒物学关注的定量解释。各种实验动物或尸体解剖研究结果表明,大多数目标物的玻璃体液浓度和血液浓度不相关或存在显著的分散度,故玻璃体液浓度通常不能外推至血药浓度。但这并不影响玻璃体液的验证性应用,尤其当缺失血液检材或血液的可靠性受死后因素影响时,玻璃体液可作为血液的替代检材或作为血液分析的质量控制措施。

8. 胃、肠及内容物

胃、肠组织及内容物是可疑毒物经消化道入体的中毒尸体解剖应采集的主要检材。胃及内容物中毒物含量高、大多呈原形状态,易于毒物检测、确认,全胃内容收集还可用于估计毒物总量。若口服毒物延迟死亡的,或已经洗胃抢救的,则应选择肠及内容物。

第二节　生物检材的采集

法医毒物鉴定结果的准确性与科学性及其在诉讼中的证据价值与涉毒案件生物检材的采集、包装及保存的适宜、科学、及时有着重要的关系。根据毒物鉴定的任务和特点,生物检材包括取自于尸体和活体的两大类。通常,疑似中毒死亡的尸体除提取血液、尿液、组织等常规检材外,还包括以下情形[8]:口服毒物后急性中毒死亡者,应采集胃及内容物或肠及内容物;毒物中毒延缓死亡者,应根据毒物自身的特点,提取毒物作用的靶器官组织、血液和尿液等;疑为毒物通过注射途径进入机体导致中毒者，采集血液以及注射部位的皮肤、黏膜、肌肉等局部组织，且应同时提取空白组织作为对照；对于疑似阴道黏膜吸收等特殊途径染毒死亡者，应提取女性死者的阴道分泌物、阴道黏膜以及子宫及附件等组织；疑似气体或挥发性毒物中毒者，应提取肺组织和血液；疑似慢性中毒者或无名尸体的，可采集头发、指甲等。此外，检材采集要求还与案件性质和检验目的有关。对于尸体检材，可参照《法医学中毒尸体检验规范》（GA/T 167－2019）操作；对于涉毒案件活体而言，根据鉴定要求可采集血液、尿液、口腔液、毛发等；对于道路交通执法中人体血液的提取、保存，可参照公共安全行业标准《道路交通执法人体血液采集技术规范》（GA/T 1556－2019）执行。

1. 血液的采集

血液是涉毒案件的常规检材，尸检时一般应同时采集心血和外周血（图4－1）。① 心血采集：打开胸腔、剪开心包膜后即从右心房或右心室内用一次性注射器抽吸血液。② 外周血采集：腹股沟部切开皮肤，分离出股静脉，用一次性注射针沿股静脉走向刺入血管抽吸血液；或自锁骨下静脉处穿刺采血。在任何情况下，不应从

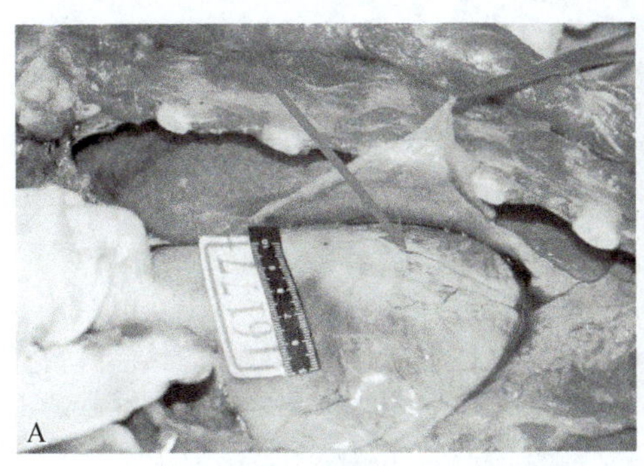

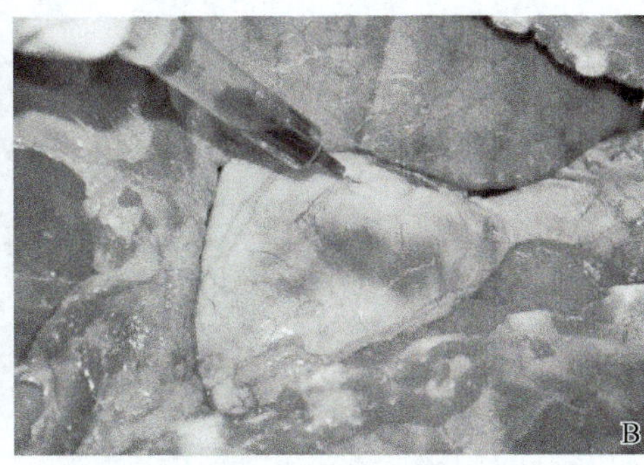

（1）心血：打开胸腔、剪开心包膜（A），洁净注射针入右心房或右心室，抽吸血液（B）。

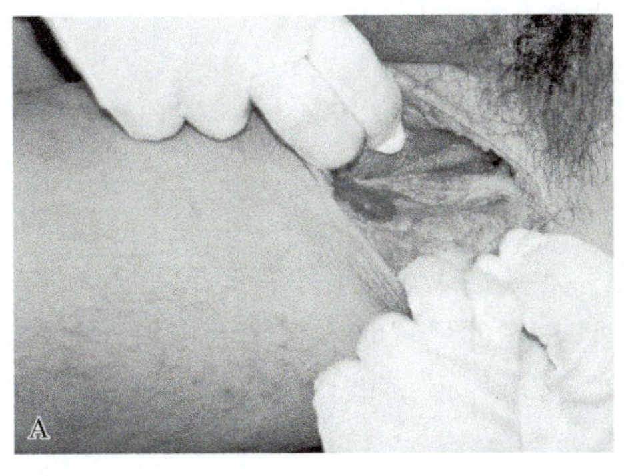

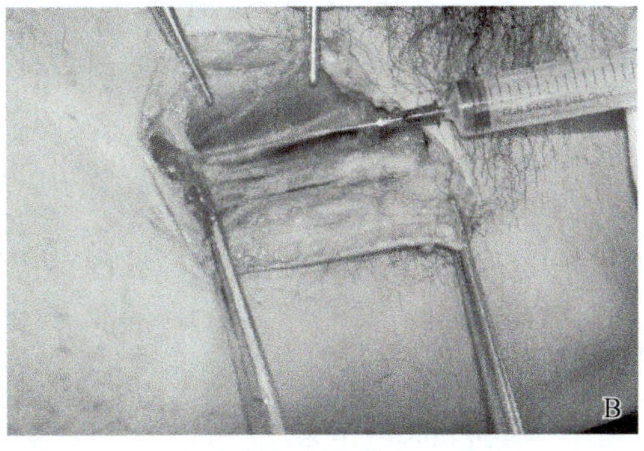

（2）外周血：腹股沟部切开皮肤，分离出股静脉（A），洁净注射针沿股静脉走向刺入血管，抽吸血液（B）。

图4－1　心血（1）和外周血（2）的采集

胸腔或腹腔内抽吸已被稀释或被胃肠内容物污染的血液。如疑为乙醇中毒死亡的案件,由于乙醇中毒者死亡后乙醇可由胃弥散至附近器官而发生死后再分布,故须采集外周静脉血。对于一氧化碳、亚硝酸盐等易分解、易挥发的毒物中毒者应尽早采集血液,血液抽取后要尽量排除上层空间的空气,置于容量适宜的容器中密封保存并尽快检验,以免毒物挥发、损失。

活体采血不宜采用酒精棉球消毒,以免导致外源性乙醇污染。采集血液后可加入肝素、乙二胺四乙酸二钠等抗凝剂和1%氟化钠防腐剂。

2. 尿液的采集

尿液是毒物鉴定很有效用的检材,几乎对所有毒物均有一定的应用价值。尿液采集:对于尸解尸体,打开盆腔后用洁净注射器直接刺入尸体膀胱抽取尿液;对于非尸解尸体,可将注射器从尸体下腹部刺入膀胱抽取尿液;尸体膀胱空虚时,也可从膀胱和输尿管中抽吸出残余的尿液或注入少量水清洗膀胱后吸出(图4-2)。

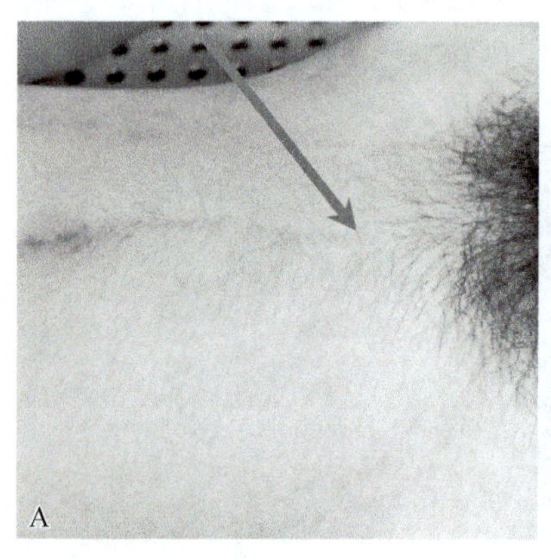

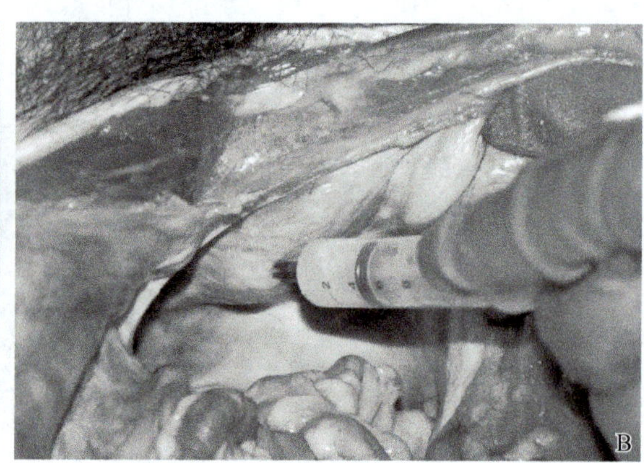

尿液:尸表检验时,将洁净注射针直接刺入耻骨上区的腹部抽取(A);尸体解剖时在打开盆腔后用洁净注射针刺入膀胱抽吸(B)。

图4-2 尿液的采集

活体尿液的留取应在私密并有监控的场所下施行,分析前应验证尿液的真实性。

3. 胆汁的采集

胆囊是毒药物集储的部位。体内毒物分布研究结果表明,除尿液外,胆汁在很多情况下毒药物浓度是最高的。故胆汁也是涉毒案件尸解时应采集的检材。胆汁采集:打开腹腔后充分暴露胆囊,将注射针刺入胆囊,抽吸胆汁(见图4-3)。

4. 玻璃体液的采集

眼玻璃体所处部位受到眼眶的保护,与身体其他部位相对隔绝,故受环境因素影响小,尤其是死后玻璃体液中很多化学物质的变化较血液缓慢,该特征使其在毒

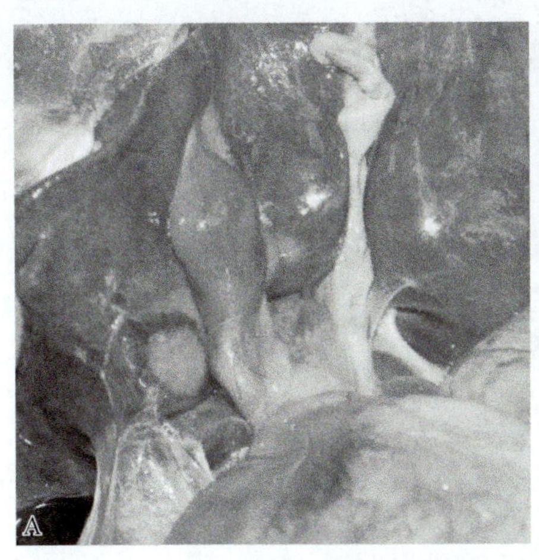

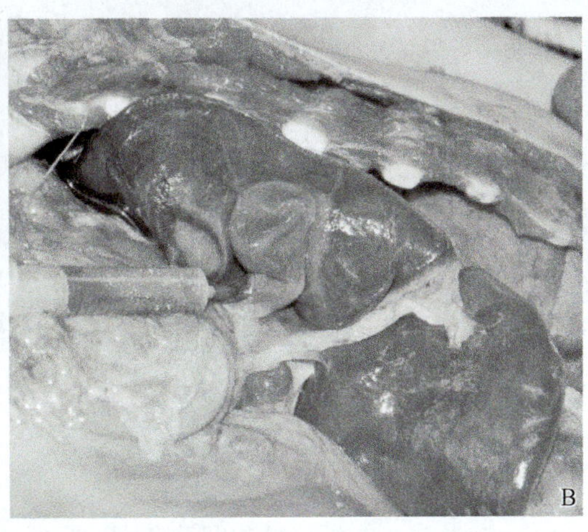

胆汁：充分暴露胆囊(A)，将洁净注射针刺入胆囊，抽吸胆汁(B)。

图 4-3　胆汁的采集

物鉴定中具有应用价值。玻璃体液总量较少，但操作简便，持一次性注射器自眼外侧连线中点横向刺入，即可来回抽吸(图 4-4)。成年人两眼共可采集玻璃体液约 4 mL，建议采集时注意无菌操作，分装保存。

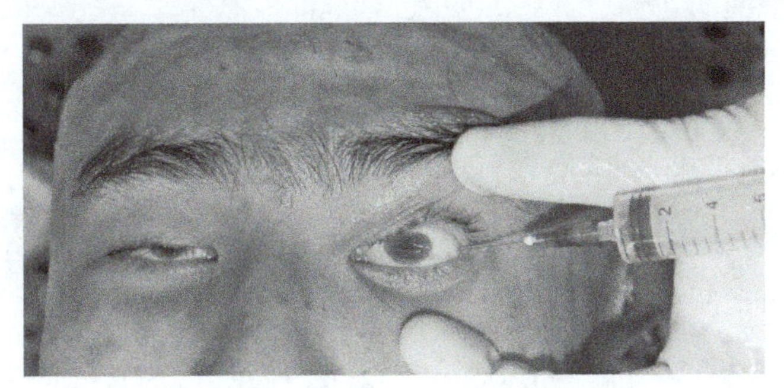

玻璃体液：洁净注射针从眼球外侧方穿刺，穿透球结膜，针尖停在眼球内抽吸。

图 4-4　玻璃体液的采集

5. 肝脏组织的采集

肝脏是尸体解剖后应采集的常规检材。肝脏组织采集：剪开胆总管和肝内的左右分枝，并将十二指肠韧带、胆总管、门静脉及肝动脉等逐一切断，将完整的肝脏从尸体内取出。然后如图 4-5 将肝脏切片并取中部组织。

6. 胃及内容物的采集

可疑急性中毒的尸体，应采集胃及内容物。采集方法：打开腹腔后，先结扎胃的两端，取出(图 4-6)。检查胃内容物的性状，如在胃内容物中发现残余药片、粉末、晶体或油等应分别提取并单独收集。将全部胃内容物倒入适宜的容器中，记录

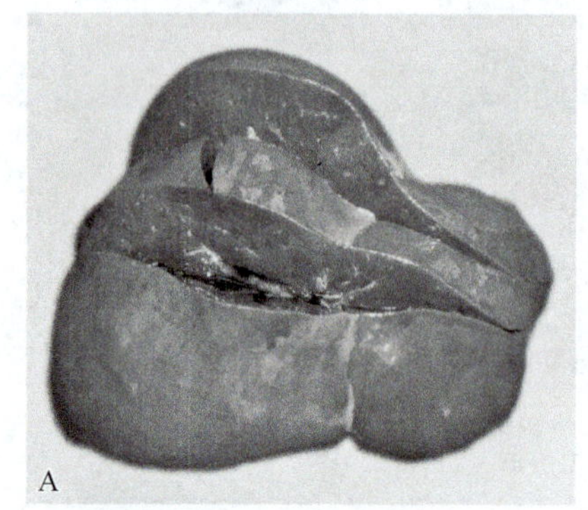

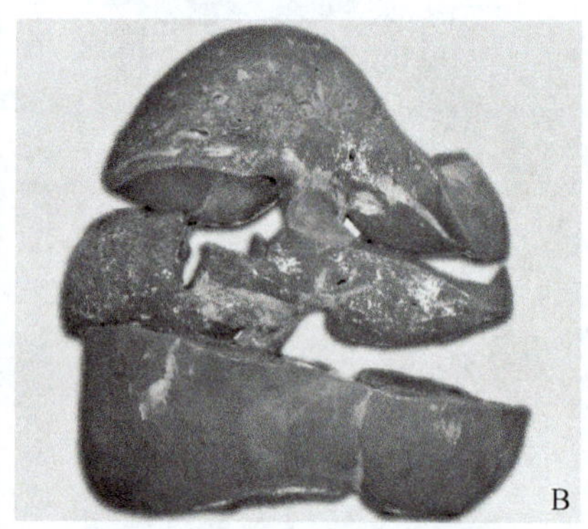

肝组织：取出肝脏，切片(A)，取中部组织(B)。

图4-5　肝脏组织的采集

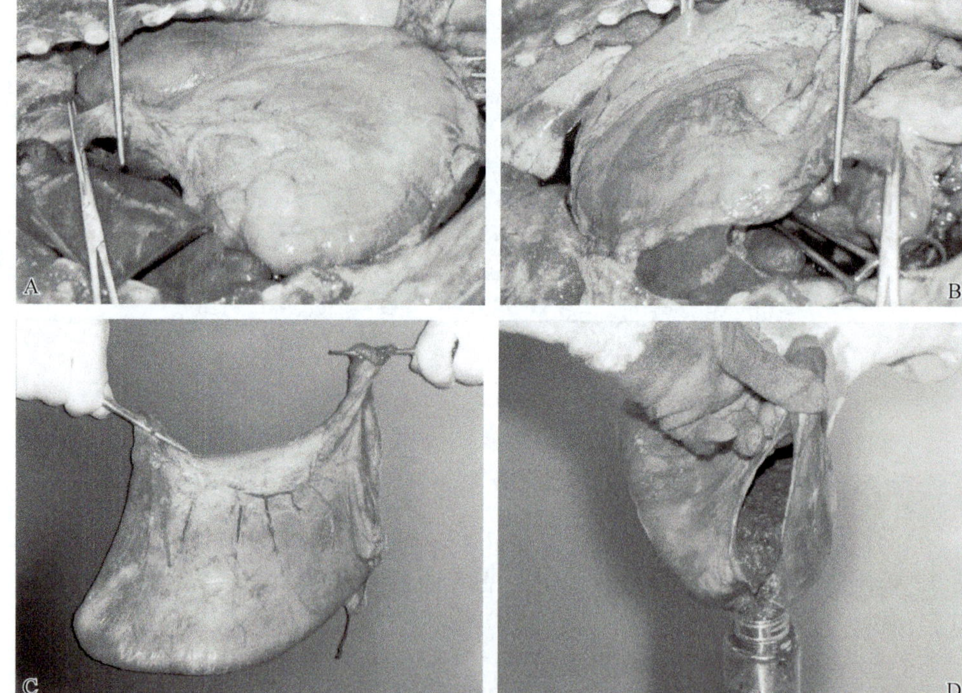

胃及内容物：剖开腹腔后，先结扎胃的两端(A、B)，取出(C)，称重，沿胃大弯侧剪开胃壁，收集胃内容物(D)。

图4-6　胃及内容物的采集

其总体积并称重，以备计算胃内容物中毒物的总量。通常可疑急性中毒的宜采取整个胃组织和胃内容物，否则某些毒物如磷化锌中毒患者因大量喝水，胃液被稀释，而磷化锌比重较大，多沉于胃液底部，如仅取少量上层胃液，常难以发现和检出。

7. 头发的采集

头发生长具有一定的规律（0.7~1.4 cm/月），头发采集部位和采集长度应符合分析目的，最大程度反映特定生长周期的摄毒信息。头顶后部的毛发生长速度变化较小，受年龄和性别的影响较小，处于生长期的数量相对恒定，所代表的整体信息较为一致。头发采集方法：贴根剪取头顶后部的头发，并予以固定和标记，采集量一般为 200 mg。

我国现行《涉毒人员毛发样本检测规范》规定了涉毒人员毛发采集的方法。要求如下：贴根（紧贴头皮）剪取头顶后部（枕骨部位）的头发，见图 4－7。所采头发平放于清洁纸或铝箔纸上，标记发根位置，经包裹、折叠后，置于纸袋（信封袋）中。记录个体信息、摄毒（药）史、毛发颜色、长度特征以及特殊处理情况等。若为药物辅助犯罪案件，则尽可能贴头皮采集头发，并且采样前先将一束待剪头发扎紧固定，以利于分段分析。若为中毒死亡案件，应在尸检前采集毛发样品。

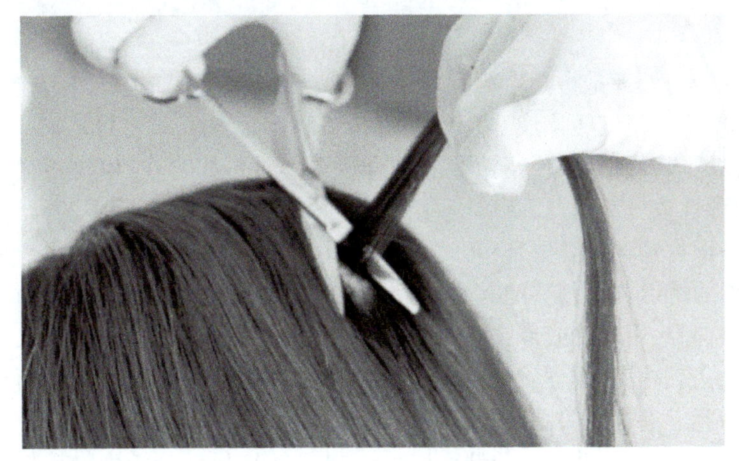

图 4－7　头发的采集

当无头发可采或个体的头发极短或案件处置需要时，可采取人体其他部位的毛发，如腋毛、阴毛、男性胡须等，作为头发的替代品，或提供辅助信息。

8. 口腔液的采集

口腔液的采集尚未标准化。经常使用的方法是：漱口后 15 min，收集口内自然流出或经舌在口内搅动后流出的混合口腔液。也有应用机械的或味觉的办法来刺激口腔液流，促进口腔液的分泌。以酸刺激为例，口腔液分泌速度可达 5 mL/min，为无刺激基础分泌量的8~20倍。用刺激的办法采集口腔液的优点是短时间内可得到大量液体,口腔液的pH在7左右的狭小范围内(未刺激的口腔液pH变异大),这可减少口腔液/血液分布比率的个体差异。

盛装检材的容器同样重要,既要满足需要又不能影响分析结果。除容器洁净外,容器尺寸应与检材的体积或重量相适应,以便使上层空间最小化。血液多采用具塞玻璃试管,一次性塑料容器通常用于收集组织和体液检材。无论何种容器,应注意防止低温保存后碎裂。

生物检材采集后,应尽可能保持其采样时所处的状态。通常检材采集后应立即密封并于低温保存,短暂保存的可置冰箱4℃冷藏,长程保存的至少需于-20℃冷冻(理想的冷冻温度应为-80~-40℃),以期毒药物的变化降低到最低限度。冷冻的检材分析时须临时解冻,一次性使用完毕。而不应反复冷冻、解冻。生物检材中毒药物可能受其中活性酶作用,或被空气氧化、微生物污染等,因此,保存前视情况可加入防腐剂、稳定剂。

第三节　生物检材的处理

生物检材的处理是指对生物基质中的待鉴定物进行提取、分离、富集、衍生化等处理的过程,以使其转化成适合分析的状态和满足分析方法的要求。由于毒药物在体内以原形、代谢物、葡萄糖醛酸结合物等多种形式存在,生物检材中毒药物浓度低、内源性成分复杂,以及体液、组织、毛发等生物检材的性质各异等,故生物检材处理是毒物鉴定的必要环节。虽然也有因所采用的分析方法的特点,无须进行检材处理的情形,如用免疫法筛查尿中违禁药物,用顶空气相分析法对挥发性毒物进行分离检测,用质谱成像技术对组织进行原位、直接成像,或检材成分较为洁净(如尿液)、待检毒物含量高,无须进行处理而直接稀释后分析等,然而检材处理始终是毒物鉴定过程的关键、主要要素。

生物检材的选择、处理一般遵循以下原则[9]:① 所选择的生物检材应有较高的待鉴定物含量,适合分析目的且有判断意义;② 处理过程应尽可能避免待鉴定物发生化学反应或损失;③ 处理过程应避免待鉴定物污染,尽可能减少无关物质的引入;④ 处理过程包括待鉴定物发生化学反应的(如衍生化),其反应应能定量完成或通过内标加以控制;⑤ 检材处理过程尽可能简单易行,所用器皿容量应与样品量相适应;⑥ 尽可能添加内标对检材处理过程进行控制。

生物检材的处理方法既与检材种类有关,也与检材所含待鉴定物归属的毒物类别相关[10]。本节就不同毒物类别所采用的一般方法进行简要介绍。

一、检材的预处理

1. 结合物的水解

尿液和组织中某些毒物经二相代谢反应后以葡萄糖醛酸苷(glucuronides)或硫酸酯(sulphates)结合物的形式存在。含有羟基、羧基、氨基和巯基功能团的毒物可与葡萄糖醛酸形成葡萄糖醛酸苷结合物;具有酚羟基、芳胺及醇类药物则易与硫酸形成硫酸酯结合物。由于这些结合物的极性较大,且在生理 pH 条件下呈电离状态,不易提取分离。因而需要进行水解处理,使结合物中的毒物或其代谢物游离后再行提取。

常用的水解方法有:① 酸碱水解法。在检材中加入酸或碱溶液加热即可。酸水解法水解时间长、水解完全,但不适用于不耐酸、不耐热的毒物。如对海洛因滥用者尿液中吗啡葡醛酸结合物酸水解时,共存的 O^6 -单乙酰吗啡也将降解形成吗啡。碱水解的 pH 通常大于 13,条件剧烈,仅适用于苯丙胺类、大麻等个别毒物。② 酶水解法。常用的酶是葡萄糖醛酸苷酶、硫酸酯酶或两者的混合物。酶水解法适用范围广、条件温和,一般不会引起待鉴定物的分解。但酶试剂较贵,水解时间较长,以及由酶制剂带入的黏液蛋白可能导致乳化及色谱柱阻塞等。硫酸酯结合物也可通过加入溶剂而分解,称作为溶剂解。

随着分析技术的发展,逐渐趋向于直接测定结合物,如采用 LC - MS 法直接分析吗啡和吗啡葡醛酸苷的浓度。游离态毒物浓度和结合态毒物浓度的比值在不少情况下是有意义的参数。

2. 蛋白质的去除

去蛋白处理是生物检材常采用的方法。多数毒物在体内与蛋白形成结合物并与游离物处于平衡状态,为获得体内毒物的总浓度,需要通过去除蛋白而使毒物释出。此外,在提取前除去蛋白,还可以减少乳化的形成,得到较"干净"的提取液,减少色谱分析的干扰。常用的除蛋白质方法包括:① 有机溶剂沉淀法。蛋白质的沉淀与溶解,与溶剂的介电常数有关。降低溶液的介电常数,能使其溶解度变小,同时还能破坏蛋白质的水化膜而使蛋白质沉淀析出。乙腈、甲醇、乙醇、四氢呋喃等是常用的有机溶剂,通常适用于检材中含有高极性毒物时的去蛋白处理。② 等电沉淀法。常见酸性沉淀剂有 10%三氯乙酸、6%高氯酸和 5%偏磷酸等,其在低于蛋白质等电点的 pH 时与带正电荷的蛋白质反应形成不溶性盐而沉淀蛋白。适用于在所选酸性环境中稳定的检材。③ 盐析法。高浓度的中性盐类的亲水性较蛋白质强,能使蛋白质胶体脱水、盐析而沉淀。如硫酸铵、硫酸钠和氯化钠等,其中以硫酸铵最为常用。在实际的毒物分析工作中,可以将盐析法与有机溶剂沉淀法结合使用,效果更好。进行去蛋白处理时,在考虑选择恰当沉淀剂的同时,还要考虑合适的用量,保证既能获得较高的沉淀效率,又不使检材中的毒物浓度被稀释。

3. 毛发的预处理

(1) 毛发清洗。毛发受到一定程度的外源性污染,包括被动污染和被动摄取,如环境污染,粉尘吸附,在吸食毒品的环境中被动吸收,与摄毒者口、黏膜、皮肤接触吸收等。毛发污染是假阳性结果的主要来源,故毛发的脱污染是必须执行的关键步骤。较常用的毛发清洗方法有:① 毛发样品依次用0.1% SDS、去离子水和丙酮浸洗。② 毛发样品用二氯甲烷浸洗2~3次,每次5 min。③ 毛发依次用二氯甲烷、水、二氯甲烷浸洗。④ 毛发样品用甲醇超声清洗2次。

(2) 碎度处理。毒药物进入头发后,包埋在头发的角蛋白中,需先使其释放、呈游离状态再行提取。毛发剪碎或磨碎后可增大其表面积,有利于毒药物的释放。常用的碎度处理方法:① 将头发剪成1~2 mm长的小段,简便且损耗小。② 用研磨机将头发研磨至粉末状,增大其表面积。常规的研磨机粉碎费时,头发损耗较大,杂质效应增大,且研磨时产生的热量可导致头发中不稳定化合物如 O^6 -单乙酰吗啡的分解。冷冻研磨法在低温(液氮温度,-196℃)状态下对样品进行研磨,有效避免了研磨过程的过热问题,现得到普遍应用。

(3) 水解处理。毒药物进入头发后,包埋在毛发的角蛋白中,需先进行预处理使其释放。头发预处理的方法有甲醇超声法、酸水解法、碱水解法和酶水解法等。① 甲醇超声法。用甲醇或酸性甲醇超声提取1~2小时。甲醇超声法适用性强,几乎可用于全部毒药物,但该法杂质较多,回收率较其他水解方法低。② 酸水解法。头发用0.01~0.5 mol/L HCl溶液于室温或45℃水解过夜,也有用酸性甲醇(甲醇/盐酸=20∶1)超声1 h后放置过夜。酸水解法条件较为温和,适用范围较广,释放效率较高。但应注意在酸性水溶液条件下部分毒药物不稳定,如单乙酰吗啡可部分水解为吗啡。③ 碱水解法。头发用1 mol/L NaOH溶液于80℃消化0.5~1 h。碱浓度(0.1~2 mol/L)、消化温度和消化时间有一定可选范围。碱消化可使头发完全溶解,故可认为该法可使毛发基质中的毒药物完全释放。其缺点是条件激烈,不适合毛发中可卡因、O^6 -单乙酰吗啡、酯类等不稳定化合物的处理。④ 酶消化法。用β-葡糖苷酸-芳基硫酸酯酶消化,温度通常为40~45℃,时间为2~4 h;或用蛋白酶K及链蛋白酶,37℃消化4~6 h。酶消化法在中性pH下进行,其既能溶解毛发,得到高的毒物回收率,又不致引起不稳定化合物的分解,因而具有普遍的适用性。但实践中酶消化法因成本和烦琐而很少使用。

二、非挥发性毒物的检材处理

非挥发性毒物是指常温下不易挥发的毒物,包含合成和天然毒药物两大类,也是毒物分类中最大、最主要的类别。体液、组织等检材中的该类毒物必须经过提取、分离和富集后才可用于分析鉴定,同时根据待鉴定物的性质和鉴定目的,衍生化也是检材处理的重要组成部分。

1. 液-液提取法

液-液提取(liquid-liquid extraction, LLE)是利用样品中不同组分分配在两种不混溶溶剂中溶解度或分配比的不同来达到分离、提取或纯化的目的。液-液提取是生物检材处理应用较多的一种技术,该法简单、快速、经济、适用范围广,大部分毒物可获得较高回收率。

液-液提取的影响因素很多,主要有溶剂极性、介质 pH、溶剂体积与比例等。① pH。水相的最佳 pH 的选择与毒药物的 p*K*a 值有关,当 pH 与 p*K*a 相当时,则50%的药物以非电离形式存在,因而对于碱性药物最佳 pH 要高于 p*K*a 值 1~2 个 pH 单位,对于酸性药物来说则要低于 p*K*a 值 1~2 个 pH 单位,这样就可使得 90%药物以非电离形式存在而更易溶于有机溶剂中。在实践中,一般提取原则是碱性毒物在碱性条件下提取,酸性毒物在酸性条件下提取。② 溶剂。溶剂的选择既涉及提取效率和选择性,也涉及操作方便问题。应根据相似相溶的原则选择溶剂,使待鉴定物对提取溶剂具有较大的亲和力,还应考虑溶剂有合适的比重、不易形成乳化、合适的挥发度和高的化学稳定性。实践中较多使用非极性溶剂,以减少内源性共提物。为了减少极性物的吸附损失和改善提取极性代谢物能力,也常常使用混合溶剂的提取方法。③ 加入适量无机盐,或者加大提取溶剂体积,可减少乳化。

2. 固相萃取法

固相萃取法(solid phase extraction, SPE)是利用固体吸附剂将液体样品中的待测物吸附,与样品的基体和干扰化合物分离,然后再用洗脱液洗脱,达到分离和富集待测物的目的。固相萃取的分离模式与液相色谱相同,分为正相(吸附剂极性大于洗脱液极性)、反相(吸附剂极性小于洗脱液极性)和离子交换三种。① 正相固相萃取:采用极性固定相和中等至非极性的洗脱液,固相柱多为极性基团键合硅胶,适合极性毒物的分离。② 反相固相萃取:采用非极性固定相和中等至极性的洗脱液,固相柱多为非极性基团键合硅胶,适合非极性毒物的分离。③ 离子交换固相萃取。根据填料及用途的不同,分为阳离子交换柱和阴离子交换柱。阳离子交换柱填料通常为脂肪族磺酸基键合硅胶,在一定 pH 条件下带负电荷,能够吸附样品中带正电荷的物质;阴离子交换柱填料通常是脂肪族季铵盐键合硅胶,所带电荷及作用与阳离子交换柱相反。离子交换固相萃取适用于带有电荷毒物的分离。固相萃取分离模式的选择主要取决于待测物的性质,待测物与吸附剂的性质越相似,待测物的保留越好。

固相萃取的基本方法:① 吸附剂的活化。用适当的溶剂淋洗固相萃取小柱,使吸附剂保持湿润,以吸附待测物。② 上样。将待鉴定物液体注入固相柱,并在加压下以一定的流速通过固定相。③ 淋洗。用溶剂将弱保留干扰物洗去,并通过真空、加压等方法除去洗涤溶剂。④ 洗脱。将待鉴定物从固定相中洗出。固相萃取的特点是采用高效、高选择性的吸附剂,无需大量溶剂,避免乳化现象,混合固定相的使用为系统筛选分析的样品处理提供了可能性,采用自动化装置可达到简便、快速。

3. 固相微萃取

固相微萃取(solid phase micro extraction, SPME)是在固相萃取基础上发展起来的新技术,其基本原理是利用特殊材料制成的萃取头插入检材或置于检材上部空间,对待鉴定物进行选择性吸附,然后将其插到气相或液相色谱接口,用热解吸附或流动相将待鉴定物洗脱下来进样分析。与固相萃取相比,具有无需有机溶剂,集提取、富集、进样为一体,操作简单快捷等优点。SPME 适用于提取、浓缩液态或气态的挥发性和非挥发性物质,可与填充柱、毛细管柱 GC、GC-MS 或 HPLC 联用。

固相微萃取有两种取样方式:① 直接固相微萃取法。将纤维萃取头直接插入样品中,当待鉴定物与固定相之间充分分配至平衡时,即可取出进样分析。② 顶空固相微萃取法。将纤维萃取头置于样品的顶层空间,于气相中使待鉴定物富集于固定相后供分析。对大多数物质而言,以顶空分析为佳,平衡到达快、背景干扰小且能延长 SPME 萃取头的寿命。要取得 SPME 的高灵敏度,样品顶空部分体积应尽可能小。难挥发的待测物必须浸提,中等挥发性的物质浸提较顶空 SPME 更为灵敏。

固相微萃取关键在于选择石英纤维上的涂层(吸附剂),使目标化合物能吸附在涂层上,而干扰化合物和溶剂则不吸附。一般原则是:目标化合物为非极性时选择非极性涂层;目标化合物为极性选择极性涂层。其次,还有许多因素可影响 SPME 结果,如 pH、盐含量、样品的体积等。采用自动固相微萃取装置可获得良好的重现性。

4. 待鉴定物的富集

样品经提取处理后虽被鉴定组分得到纯化,但因提取溶剂体积较大,致提取液中毒物浓度很低,难以满足分析检测灵敏度的要求,因此还需要对提取液进行富集。最通常的方法是通过挥去提取溶剂而进行浓缩。溶剂挥干后,待鉴定物留在试管中,用小体积适宜的溶剂将其溶解后即可进样分析。需要注意的是:① 挥去溶剂时应避免直接加热,否则可能引起被测组分的分解或挥发损失。② 对于易氧化的待鉴定物,可通入氮气流挥去溶剂。③ 对于易挥发的待鉴定物,应降低水浴温度或避免完全挥干。

5. 衍生化

衍生化是通过化学反应将样品中难以分析检测的待鉴定物定量转化成易于分析检测的化合物,进而通过对其衍生物的检测实现对待鉴定物的定性或定量分析。衍生化在气相色谱分析中最为常用,含羟基、胺基、羧基等基团的毒物及代谢物常需进行衍生化以及手性衍生化。

衍生化经常用于以下情况:① 将不适合某种色谱分析的化合物转化成可用该

种色谱分析的衍生物。如含羟基、胺基、羧基等基团的代谢物气相色谱行为不佳，衍生化后可显著改善其色谱性能；某些高沸点或热不稳定化合物通过衍生化转化成可气化的或热稳定的衍生物。② 提高检测的灵敏度。如气相色谱的电子捕获检测器（ECD）和化学电离质谱（CI）对含吸电子基团的化合物有很高的灵敏度，通过衍生化反应在待测物分子中引入卤素原子或吸电子基团，可提高检测灵敏度和可检出率。③ 改善化合物的色谱性能和分离度。如异构体或手性化合物在色谱上难以分离，通过衍生化反应可使其衍生物的色谱性能产生较大差异而得到分离。④ 改变待鉴定物的分子量。通过衍生化增加其分子质量有利于改善待测物和基质的分离，降低背景噪声的影响。⑤ 利用衍生化反应辅助进行未知物或代谢物的结构鉴定。如待测物经衍生化后产生较有规律的质量碎片，有利于进行结构解析。

各类衍生化试剂各有其优缺点。常用的衍生化方法包括：① 硅烷化。气相色谱样品处理中应用最多的方法，利用质子性化合物（如醇、酚、酸、胺、硫醇等）与硅烷化试剂反应，形成硅烷化衍生物。② 酰化。酰化可降低羟基、氨基、巯基的极性，改善其色谱性能（减少峰的拖尾），提高挥发性。③ 手性衍生化等。

三、挥发性毒物的检材处理

挥发性毒物是指常温下挥发性较强或沸点较低的毒物。挥发性毒物的分离基于气液平衡原理。不同的挥发性物质都有各自的蒸气压使之保持着气液两相间的平衡。蒸气压越大越容易从液体状态转化为气体状态，同时物质的蒸气压随温度的升高而增大，故通过提高其蒸气压可增大挥发性物质在气相中的浓度。当体系中挥发性物质在气液两相间共存时，若设法不断移去在气相中的挥发性物质，则因平衡被破坏而使液相中的该物质不断地转移至气相。利用这一规律即可达到分离挥发性物质的目的。

挥发性毒物的分离有顶空法、扩散法等，现以顶空方法为主。

四、金属毒物的检材处理

金属进入机体后，经过吸收、代谢和转化，可与体内的蛋白质等组分结合成各种化合状态。而金属毒物的鉴定，通常采用检测其金属元素的含量来实现，故需将结合状态的金属转化为无机化合物状态，常用的方法是有机质破坏法。即将待测检材在一定的条件下与试剂作用，使所含的有机物，包括脂肪、糖类、色素等，全部分解成无机产物，转化为二氧化碳、水、二氧化氮等。有机质破坏方法分为干法、湿法和微波消解法，各有其适用范围。详见第十三章。

1. 干灰化法

包括高温灰化法和低温灰化法。高温灰化法利用高温（450~550℃）破坏样品中的有机物，使之分解成气体逸出。该法易于造成易挥发元素（如 Hg、As 等）的流失，不适于易挥发元素分析。低温灰化法是利用高频等离子体技术，以纯 O_2 为氧化剂，用灰化过程中不断产生的氧等离子体在低温下破坏样品中的有机物。该法所需温度低、有机物分解速度快，因干扰物少而空白值低。

2. 湿消化法

在加热条件下，利用氧化性的强酸或氧化剂来分解样品。湿消化法使用的消化剂有硝酸、硫酸、高氯酸、高锰酸钾和过氧化氢等。该法的优点是消化速度快、分解效果好、消化温度低、被测组分挥发损失少，但消化过程中产生大量酸雾等强腐蚀性有害气体，并因添加消化剂而有一定的空白值。

3. 微波消解法

微波消解法是将湿消化、微波快速加热和密闭加压消化相结合的样品处理技术。样品中的极性分子和可极化分子在微波电磁场中快速转向和定向排列，产生剧烈的振动、撕裂和相互摩擦，使样品分解。微波消解法快速高效，试剂用量少、空白值低、挥发性元素不损失。

五、水溶性毒物的检材处理

水溶性毒物如强酸、强碱、亚硝酸盐、草酸盐、氯酸盐、氟乙酸盐、硝酸盐、硼酸盐、溴化物、碘化物等物质的分离通常采用水浸法和透析法等。

1. 水浸法

水浸法是将检材剪碎与捣碎，用蒸馏水浸泡或轻微加热使得待测毒物溶解于水中，然后进行过滤或离心，取上清液分析。

2. 透析法

透析法是利用溶液的渗透现象进行分离。物质的渗透压仅与溶液中溶质粒子多少有关，而与溶质的化学性质无关。溶质粒子越多的溶液，渗透压越大。若将半透膜置于纯水和溶液之间，则因溶液的渗透压大而使水向溶液中渗透，使溶液的体积增大浓度降低。与此同时，溶液中的小粒子溶质也可通过半透膜进入纯水。根据 Donnan 平衡原理，半透膜两边压力相等时才达到渗透压平衡。具体操作是：将检材剪细或捣碎后制成组织匀浆，用纯水调成稀粥状，倒入透析袋内，透析袋两端结扎放烧杯中浸在纯水内，电磁搅拌或将透析袋悬挂在电动搅拌棒的叶片上，低速转动一定时间，倾出杯内的水，等到膜内外的渗透压达到平衡后再将膜外水溶液换成纯水继续透析，合并以上透析液，根据情况直接用作检测或经浓缩后供检。

透析法所得透析液中毒物的浓度常较低，且费时较长。通常在可以用水或稀酸稀碱之类浸提后检验的毒物常不用透析法。

生物检材的采集、处理和保存等过程直接影响到鉴定结果的解释与推断，各类毒药物的参考方法和要点将在本书的对应章节中讨论。

参考文献

[1] Dalpe-Scott M, Degouffe M, Garbutt D, et al. A comparison of drug concentrations in postmortem cardiac and peripheral blood in 320 cases. Can Soc For Sci J, 1995, 28: 113 - 121.

[2] 沈敏,向平.毛发分析基础及应用.2 版.北京: 科学出版社,2020.

[3] Ji JJ, Yan H, Xiang P, et al. An LC - MS/MS method for the simultaneous determination of 12 psychotropic drugs and metabolites in hair: Identification of acute quetiapine poisoning using hair root. Forensic Sci Int, 2019, 301: 341 - 349.

[4] 陈航,向平,沈敏.指(趾)甲在滥用药物分析中的研究现状及应用展望. 法医学杂志,2010,26(5): 367 - 373.

[5] 冯雪伊,沈敏,陈航.口腔液中滥用物质分析的研究进展.中国司法鉴定,2016,4: 57 - 67.

[6] 纪佼佼,严慧,沈敏.胆汁在法医毒物学中的应用研究进展.中国司法鉴定,2018,5: 50 - 63.

[7] 沈敏,向平.玻璃体液在法医毒物学实践中的价值评析.中国司法鉴定,2017,1: 23 - 44.

[8] 王炜,侯艳,石恩林,等.刑事中毒案件法医毒物分析检材的规范化采集.中国人民公安大学学报,2016, 4: 28 - 32.

[9] 沈敏.体内滥用药物分析.北京: 法律出版社,2003.

[10] 张新威.中国刑事技术大全毒品和毒物检验.北京: 中国人民公安大学出版社,2001.

5 第五章　法医毒物鉴定方法

法医毒物鉴定方法按其委托要求和鉴定目的不同,可以分为定性分析和定量分析。按其原理、技术和方法的不同,可分为形态学方法、动物试验方法、免疫分析法、理化分析法和仪器分析法。各种方法因其依据的原理不同,适用的范围不同,解决的问题不同,而在鉴定实践中产生不同的效用。保证分析结果的准确、可靠是方法选用应遵循的基本原则。

现代分析技术的飞速发展为复杂生物基质中微量或痕量毒物的定性和定量分析奠定了科学、可靠的技术基础,颠覆了传统法医毒物鉴定方法类别的构成比例,仪器分析法成为毒物鉴定的主流方法,而提供毒物结构信息的色谱/质谱联用技术也成为毒物鉴定的金标准。

第一节　定性分析和定量分析

在司法实践中,法医毒物鉴定的任务是对各类案(事)件中可能涉及的毒物进行鉴定,通过对可疑物和生物检材的定性定量分析来确认是否存在毒物、毒物性质、毒物含量以及毒物与案(事)件的关系。其鉴定委托通常包括两类性质:一是已知方向的毒物鉴定,如酒驾涉及的乙醇定性定量分析、吸毒认定涉及的毒品和新精神活性物质的筛查、确认等;二是未知方向的毒物筛查,通过系统的毒物分析来发现、确认或排除毒物的存在。未知毒物的系统分析是法医毒物鉴定实践中最常见、最基本、最重要的鉴定内容。每个涉毒案(事)件的性质、对象及其发生、发展和结果各不相同,通常情况是事实真相尚不明朗、怀疑事件与毒物有关,或造成中毒的毒物不明、引发的原因待查,故法医毒物鉴定往往具有探查性质,鉴定过程常包括筛选分析、确证分析和定量分析[1]。

一、定性分析

定性分析是确定检材中是否含有某种毒药物(及/或其体内代谢产物)成分的检测过程。通常以检出或未检出某类或某种毒药物的表达方式给出分析结论。未知目标物的定性分析包括筛选和确证两个分析环节。筛选分析常常选用毒物含量较高的生物检材或现场发现的可疑检材进行，当出现阳性结果时进一步采用更为专一、灵敏、可靠的方法如色谱/质谱联用法等进行确证。

1. 筛选分析

筛选分析包括预试验和筛选试验。预试验主要是对体外检材而言，其目的在于通过某些简便的观察和试验，直接从检材获得某些信息，为进一步检验提供线索。预试验包括对检材颜色、气味等的观察，酸碱性测试，焰色反应、升华试验、灼烧试验以及一些专属灵敏的定性反应等。理想的预试验应灵敏并对某种或某类毒物具有相应专属性。筛选试验主要对体内检材而言，是在一定的目标物范围内所进行的类别试验或专属试验。若阴性结果可排除检材中含某类毒物的可能性，从而起到"过筛"作用；阳性结果则可缩小检测范围以利进一步确证。需要注意的是当筛选试验对某种或某类毒物呈阴性结果时，需对该筛选方法的灵敏度予以关注。筛选分析可针对某类毒药物（如苯二氮卓类药物），也可能是大范围目标物的筛选，或是基于某种仪器分析技术（如 GC－MS）进行，但报告结果时必须明确筛选目标物范围及其检出限。

随着现代科学技术的迅猛发展，毒物分析技术也不断更新，根据毒物分析的目的可采取不同的技术平台。常用的毒物分析技术包括形态学技术、动物实验技术、理化试验技术、免疫分析技术和仪器分析技术。

（1）形态学技术。即通过肉眼辨识或借助放大镜、显微镜辨认检材的外观形态或显微形态的技术方法。此法简便、快速，虽然无法确定检材中的毒物成分，但在一定程度上能起到筛查和鉴别的作用。一般适用于对体外检材的辨认，如未知粉末状物、中草药渣、食物中可疑物等。在某些成分复杂的天然药毒物的中毒事件中往往可获得有价值的线索，可为进一步的仪器分析提供方向。

（2）动物试验技术。即以动物为试验对象，通过观察动物给药后产生的毒效或药效反应来检验鉴别毒物的技术方法。很多毒物具有较强的生理效应，低剂量就能产生剧烈的毒性，某些毒物还具有特殊的中毒表现，如乌头碱、氰化物、毒鼠强等。利用这一特性，给予动物适宜检材后观察其表现或进一步解剖后观察组织病理变化，以此作出判断。动物试验具有方法简单、结果直观、可初步鉴定检材中是否含有毒物或是否含有某类毒物等优点，为拟定合理的检验方向提供依据，特别适用于无法从案情获得线索的情况。但试验结果容易受到动物种属、个体差异、给药方式等因素影响，不能作为鉴别毒物的唯一依据，需结合化学试验或仪器分析进行确证。

（3）理化分析技术。即利用毒物的物理或化学性质来进行鉴别检测的技术方法，如理化常数的测定、显色反应、沉淀反应等。该法适用范围较广，对设备要求不高，通过简单的操作即可快速作出筛选判断，尤其在生物碱、氰化物等的鉴别方面具有优势。但随着仪器分析技术的发展，理化分析因灵敏度较低且专属性有限而越来越少地用于毒物的筛选分析。

(4) 免疫分析技术。即利用抗原抗体竞争性结合的原理,以待检抗原(目标毒物)、偶联抗原(标记毒物)与特异抗体竞争结合反应为基础的一类技术方法。免疫法具有灵敏度高、特异性强、操作简便、检材无需特殊处理、省时及耗材少等优点,目前商品化的检测试纸或试剂盒已广泛用于尿样等检材中的毒品快速筛查。需注意的是采用免疫分析技术时结构相近的化合物或同类化合物之间可能产生交叉反应,而造成假阳性结果。该法仅用作筛查试验,不能作为确证方法。

(5) 仪器分析技术。包括以毒物光学性质为基础的光谱分析法(紫外-可见分光光度法、荧光分光光度法、原子分光光度法等),以毒物色谱行为为基础的色谱分析法(薄层色谱法、气相色谱法、高效液相色谱法、毛细管电泳法等),以及反映物质分子量、断裂碎片质量及结构特征信息的质谱分析法,包括色谱/质谱联用、多级质谱和高分辨质谱技术。其具有灵敏度高、选择性好、操作方便、结果可靠、自动化程度高的特点,是现代毒物鉴定最重要的筛选分析和定性确证的手段。

2. 确证分析

具有确证效用的定性方法能够准确可靠地认定检材中是否含有某毒物或是否为某毒物,常称为确证分析。筛选分析出现阳性结果时应进一步采用与初检不同化学原理的第二种方法进行确证。确证方法的选用取决于案件类型、分析范围、目标物性质和技术方法,原则上要求确证方法比筛选方法更为专一和灵敏,通常推荐采用色谱/质谱联用技术。上述某些筛选分析的方法如色谱/质谱联用法可用于确证分析,但应注意所用方法的确证效用和鉴别能力。

具有确证效用的方法大多为仪器分析方法。但在检材情况不复杂,某些毒物具特有性质等情况下,也可利用简单的理化检验或形态学方法达到定性的目的,如利用 CN^- 与 Fe^{2+} 和 Fe^{3+} 生成普鲁士蓝反应鉴别氰化物;利用中草药的形态学特点与对照品进行核对鉴定等。而采用仪器分析法进行定性确证,具有灵敏度高、选择性强、检材用量少等特点。光谱分析法通过核对被测物和对照品的光谱图进行定性;色谱分析法利用保留时间或保留指数定性(需要在至少两种色谱条件下进行确认);质谱分析法则根据被测组分的总离子流保留时间以及质谱特征离子定性(见《法医毒物有机质谱定性分析通则》SF/Z JD0107019 - 2018)[2]。无论采用哪种方法进行定性确证都有其特点及适用范围,都应保证结果的准确可靠。推荐引入 SWGTOX 的《法医毒物学鉴别准则》理念(见第三章第四节),以各技术方法对目标物的鉴别确认能力和鉴定结果的可靠性为依据,对各技术方法及其组合效能作出评价。

在确证分析过程中可能因各种因素影响导致假阳性和假阴性结果。因此,在对检材样品进行分析的同时应分析控制样,控制样包括相同或相似基质的空白样(阴性对照)和阳性样(阳性对照)。阳性样添加目标物的数目可视目标物范围、各类目标物的代表性、各目标物的检出限等因素而定,添加浓度应位于方法的检出限水平,或检出限的3~5倍为宜。阳性对照以待检毒物的对照品为检验对象,以验证该方法在该检验条件下是否有效;阴性对照以空白试剂或模拟样品为检验对象,以验证检验过程中是否仅待检物能产生阳性结果。在质控结果正常的情况下,可以检出或未检出某类或某种毒物的表达方式给出分析结论,当给出未检出某类或某种毒物的结论时应同时给出方法的检测限。

确证分析中还常包括重新提取检材分析或用同案的不同检材提取物分析,以排除提取过程污染及错误取样的问题。若同案或同一个体涉及多种检材,检测的阳性结果应在多种检材中得到证实。但应注意分析目标物不是必须在所有检材中都呈阳性结果。

二、定量分析

定量分析是为确定检材中某种毒物及/或其代谢产物含量而进行的分析。定量分析必须在定性分析的基础上进行,即应在明确是何种物质的前提下测定含量才有价值。随着现代毒物分析技术的不断发展,常用的分析方法都同时具有定性和定量的功能。目前生物基质中毒药物定量分析应用最广的为色谱技术或色谱/质谱联用技术,其灵敏度、特异性、准确性可以满足要求并保证结果准确、可靠。

毒物鉴定实践中并非所有阳性结果都需进行定量分析。某些剧毒物中毒剂量小且绝不可能为人体正常成分或正常饮食、服药摄入的物质,则不一定要进行定量分析,也有某些检材不适用于含量测定。多数情况下,进行定量分析是为了鉴别待检物的属性,是毒物、药物还是正常人体成分;或估计毒物毒性效应的程度;或对活体受精神活性物质的影响程度和行为能力进行判定;或通过中毒者体内毒物分布、毒物原体及代谢物状况等分析,为推断毒物进入机体的途径以及中毒性质提供信息。此外,通过对可疑物品的定量分析,确定所疑物品是否为国家管制的麻醉药品和精神药品等毒品或新精神活性物质,为涉毒案件的处置提供科学证据。

用作定量分析的检测方法必须具有良好的计量关系,即在一定范围内检测响应值与被测组分含量之间具有确定的函数关系。由于生物检材取样量少、目标物浓度低,且内源性物质、代谢物以及个体差异等多种因素可能影响测定结果,故需根据待测物的结构、生物基质和预期的浓度范围,建立适宜的分析方法并进行方法验证。内标法能够在一定程度上消除操作条件等的变化所引起的误差,因而在条件具备的情况下应尽量采用内标法进行定量分析。定量分析时同样应该注意干扰的排除以保证结果的准确,同样可以通过阳性对照或阴性对照来评价方法的可行性和可靠性。

毒物定量分析时,生物检材至少应同时平行测定两份,其双样相对相差一般不得超过20%(血液乙醇测定不超过10%)。若两份检材定量结果的相对相差不超过20%时,定量结果按双样的平均值计算,否则应重新测定。

第二节 毒物鉴定技术方法

科学技术的进步和发展,为复杂基质中微量或痕量毒物鉴定提供了强大的技术平台支撑。本章从各类毒物鉴定的应用角度,对毒物鉴定普遍适用的免疫分析、光谱分析、色谱分析、质谱分析和联用技术等进行介绍。

一、免疫分析

免疫分析法(immunoassay)是利用抗原抗体竞争性结合的原理,以毒物和标记毒物与特异抗体竞争结合反应为基础的一类分析方法。免疫分析法具有灵敏度高、选择性强、操作简便、检材无需处理等特点,在毒物鉴定实践中具有一定的应用价值。

根据标记药毒物中标记物质以及检测方式的不同,免疫分析法可分为放射免疫分析法、酶联免疫分析法、荧光免疫分析法、金标免疫分析法等。① 放射免疫分析法。利用放射性核素标记毒物的免疫分析法,常用的同位素有^{3}H、^{14}C、^{125}I等。该技术具有灵敏度高(可检出 pg 级至 fg 级的微量物质)、特异性强、重复性好、准确性佳等特点,适合复杂样品中微量或痕量物质的分析。早期曾有用放射免疫法分析体液、毛发中滥用物质的报道[3],目前主要应用于医学和生物学的科学研究及临床诊断。② 酶联免疫分析法。以酶作为标记物的免疫测定方法。其融合了放射免疫和荧光免疫的敏感、特异和精确等优点,成为临床医学领域主流检测技术。该法在毒物分析中运用较为广泛,已用于吗啡、苯二氮杂卓类、巴比妥类、苯丙胺类、可卡因类、三环类药、PCP 类、大麻类等多种毒物的筛选。③ 荧光免疫分析法。采用荧光物质标记毒物,具有灵敏度高、精密度好,线性范围宽,结果准确等优点。该法主要用于医学领域,不足的是检测设备较为昂贵,难于普及。④ 金标免疫分析法。以胶体金为示踪物,用于抗原抗体反应的新型标记免疫测定技术。该法简便、经济,是目前应用最为广泛的毒物筛选方法。

需要注意的是,毒物与抗体的结合常受到结构相近的其他毒物和化合物的干扰而产生非专一性的结合现象,称为交叉免疫。根据免疫分析法的检测结果判断检材中是否存在某种毒物时,需评估交叉免疫反应对分析结果准确性的影响。故免疫分析法一般仅用于预试筛查,不能作为确证方法,不宜简单报告免疫反应的阴性、阳性结果。

二、光谱分析

光谱分析法(spectroscopic analysis)是利用物质吸收或发射某些特定频率电磁

辐射的光学性质进行定性定量的分析方法，主要包括紫外-可见光谱法、荧光光谱法、红外光谱法、原子光谱法和磁共振波谱法等。

1. 紫外-可见光谱法(ultraviolet-visible spectrometry, UV - VIS)

UV - VIS 是利用分子外层电子或分子轨道电子发生能级跃迁所产生的光谱所建立的分析方法，吸收波长在 200~800 nm 范围内。由于分子产生电子能级跃迁时所需能量较高，故会同时伴随有分子振动能级与转动能级的跃迁，形成带状光谱，其提供的结构信息量十分有限。

由于用紫外可见吸收光谱及特征参数进行定性鉴别时，给出的仅是官能团的信息，且生物检材中内源性基质对测定均会产生干扰，故在法医毒物鉴定实践中较少应用。目前该法主要用于血液中碳氧血红蛋白饱和度测定。

2. 红外光谱法(infrared spectrometry, IR)

IR 是利用分子振动和转动能级跃迁产生的光谱所建立的分析方法，吸收波长一般在 2.5~25 μm 或 4 000~400 cm^{-1}的中红外光区。由于物质分子发生振动和转动能级跃迁所需的能量较低，几乎所有的有机化合物在红外光区均有吸收，且分子中不同官能团在发生振动和转动能级跃迁时所需的能量各不相同，因而产生的光谱含有分子中官能团特征的精细结构信息，有“指纹光谱”之称。

傅里叶变换红外光谱仪(Fourier transform infrared spectrometers, FTIR)是目前最常用的红外分光光度仪，具有分析速度快、分辨率高、灵敏度高和波长精度高等优点，是物质结构鉴定的有效手段。目前该法主要用于毒品的结构分析和纯度鉴定。

3. 荧光光谱法(fluorescence spectrometry)

荧光光谱法是利用一些物质在吸收一定波长紫外光之后能发射比原来所吸收波长更长光的特性的分析方法。荧光的发生即物质吸收紫外光能后发生能级跃迁至第一激发态，之后经无辐射弛豫到达第一激发态的低能级，再以辐射方式回到基态的过程。荧光光谱法灵敏度比较高，一些具有长共轭、刚性结构的毒药物往往能产生荧光，但生物检材中所含的有荧光的物质容易对检测产生干扰。

荧光光谱法目前在司法实践中主要用于对油脂、矿物等物证的分析鉴别，而在毒物鉴定领域罕见涉及。

4. 原子吸收分光光度法(atomic absorption spectrophotometry, AAS)

AAS 是基于从光源辐射出具有待测元素特征谱线的光通过试样蒸气时被待测元素基态原子所吸收，由辐射谱线被减弱的程度来测定待测元素含量的方法。原子光谱是原子外层电子跃迁所形成的光谱，位于紫外-可见光区，为锐线光谱，特征性强。

AAS 主要用于生物基质中金属元素的分析。但是，由于原子吸收光谱仪的光源采用空心阴极灯，其阴极是用待测元素为材料制成的，即每测一种元素需用该待测元素特定的空心阴极灯，因而限制了原子吸收分光光度法的应用，目前更多地被电感耦合等离子体质谱法等取代。

5. 磁共振波谱法（nuclear magnetic resonance spectroscopy, NMR）

NMR 是利用原子核的自旋运动特性，在适当的外磁场条件下自旋核接收一定频率的电磁波辐射由低能态跃迁到高能态的现象，从而解析物质结构的分析方法。NMR 是一种吸收光谱，吸收辐射射频与分子中的某一给定原子核有关。NMR 技术中应用最多的是 ^{1}H 磁共振谱（称为氢谱）和 ^{13}C 磁共振谱（称为碳谱），前者可提供分子中氢原子所处环境中各官能团或分子构架上氢原子的数目，以及分子构型等有关信息；后者可直接提供相关分子“骨架”结构的信息。两者互相补充成为研究化合物分子结构的重要工具。

磁共振技术目前在分析化学、生命科学、医药研发等领域都有着广泛而重要的应用。在毒物鉴定中，NMR 最大的优势在于可以对完全未知化合物的结构进行推断，已应用于新精神活性物质的结构解析和认定。

三、色谱分析

色谱法（chromatography）是建立在被分离组分在两相间具有不同分配或吸附等特性基础上的分离分析方法。根据流动相及固定相的不同，色谱法可分为气相色谱法、液相色谱法和毛细管电泳法等。在法医毒物鉴定领域，气相色谱法和高效液相色谱法应用最为广泛，其具有高的分离效能，可实现高通量、大范围的毒药物筛选并能同时分析毒药物原体和代谢产物。

1. 气相色谱法（gas chromatography, GC）

GC 是以气体为流动相的色谱法。流动相一般采用化学惰性气体氦气或氮气；固定相是吸附剂（填充柱）或是固定液涂渍或交联在载体（毛细管内壁）上。气相色谱法是利用不同组分的沸点、极性及吸附性能等物理、化学性质上的差异来实现混合物的分离，适用于分离分析有一定挥发性和热稳定性的化合物。

气相色谱检测器包括浓度型检测器如热导检测器（TCD）、电子捕获检测器（ECD）、火焰光度检测器（FPD）等，以及质量型检测器如火焰离子化检测器（FID）、氮磷检测器（NPD）等。广义上讲，质谱仪和红外光谱仪与气相色谱仪直接联用时，也可作为气相色谱的检测器。毒物鉴定领域常用的检测器主要包括：① 氢火焰离子化检测器（flame ionization detector, FID）。为通用型检测器，含碳化合物均有响应。其特点是灵敏度高，线性范围宽，死体积接近零，且信号规律好，定量简单，是气相色谱法最常用的检测器，如用于血液中乙醇等挥发性毒物定性定量分析。② 氮磷检测器（nitrogen-phosphorus detector, NPD）亦称为 TSD（热离子选择检测器 thermionic specific detector）。其对氮、磷的灵敏度很高，但氮和磷之间的选择性较低。NPD 可选择性地检测含氮、含磷毒药物。③ 电子捕获检测器（electron capture detector, ECD)。其对电负性化合物有非常灵敏的选择性,适用于灵敏分析苯二氮卓类、吩噻嗪类含有电负性基团的毒药物。

气相色谱分析利用保留值定性,利用色谱峰高或峰面积定量。定性方法包括:① 将未知物和已知对照物在相同色谱条件下分析,比较两者的保留时间以进行定性;② 利用文献保留指数定性;③ 用已知对照物增加峰高法定性。需要注意的是影响保留时间的因素很多,在单一色谱条件下不同的化合物可能有相同的保留值,故必要时需用不同的色谱系统进行多次测定和验证,或用气相色谱/质谱联用技术确认。

2. 高效液相色谱法(high performance liquid chromatography, HPLC)

HPLC 是以单一溶剂或混合溶剂作为流动相,采用高压输液系统泵入装有固定相的色谱柱,利用样品中不同组分在两相间分配系数、亲和力、吸附能力、离子交换或分子大小不同造成差速迁移而得以分离。根据化学键合固定相和流动相的极性,液-液分配色谱法分为正相色谱法和反相色谱法两类,反相色谱法是最常应用的分析方法。高效液相色谱法适用于安眠镇静药物、毒品、杀虫剂、抗凝血类杀鼠药及大分子生物碱等毒物的分析。

HPLC 的检测器包括紫外检测器、荧光检测器、示差折光检测器、电化学检测器等。毒物鉴定领域涉及的主要是紫外二极管阵列检测器和荧光检测器。① 紫外二极管阵列检测器(UV-DAD)。其光源是经全息光栅衍射的色散光,可实时记录被分离组分在全波长下的紫外吸收光谱,由此给出其紫外光谱定性和定量信息。但紫外检测器仅能检测分子中含共轭体系的组分。② 荧光检测器(FD)。主要用于在紫外光激发下能发射荧光的化合物,其灵敏度较紫外检测器约高 2~3 个数量级。对于一些不产生荧光的化合物可在柱前或柱后与某些荧光试剂进行化学反应,使之生成有荧光的化合物再行检测。

高效液相色谱法的适用范围较气相色谱法广,但分辨率不如气相色谱法。由于其色谱柱的选择相对较少,故改变流动相及其比例是优化组分分离的主要手段,对于复杂的生物检材提取物可采用梯度洗脱的检测方式。HPLC 的定性鉴别同 GC 法,主要有色谱保留值鉴别、分离后“离线”鉴别和联用技术鉴别等。高效液相色谱/质谱联用技术是主要发展方向,在毒物鉴定领域有着广阔的应用前景。

3. 毛细管电泳(capillary electrophoresis, CE)

毛细管电泳是以高压电场为驱动力,以毛细管为分离通道,依据样品中各组分之间淌度和分配行为上的差异而实现分离的一种液相分离技术。按毛细管内分离介质和分离原理的不同,毛细管电泳有六种分离模式,而毛细管区带电泳是其中最基本的分离模式。由于毛细管柱内径很小,且样品区带在高压电场作用下迁移速度较快,因而毛细管电泳要求检测方法必须具有较高的灵敏度和快的响应速度。常用的检测器包括紫外检测器和荧光检测器。毛细管电泳具有分离效率高、样品量少、分析时间短、方法简便、运行成本低的优点,但其在迁移时间的重现性、进样准确性、检测线性范围和检测灵敏度方面逊色于HPLC。

最初毛细管电泳仪应用于生命科学领域中生物大分子的分析,现已证明其能用于分离包括滥用物质在内的多种化合物,尤其在手性化合物的拆分方面具有独到之处。如分离甲基苯丙胺光学活性异构体对于追查毒品合成路径、来源以及分析结果评定都有重要意义。

四、质谱分析

质谱法(mass spectrometry, MS)是通过测量离子质荷比(质量-电荷比)进行分子结构特征信息分析的方法。其用电场和磁场将运动的离子(带电荷的原子、分子或分子碎片,包括分子离子、同位素离子、碎片离子、重排离子、多电荷离子、亚稳离子、负离子和离子-分子相互作用产生的离子)按它们的质荷比分离后进行检测,可获得化合物的分子量、化学结构、裂解规律和由单分子分解形成的某些离子间存在的某种相互关系等信息。质谱法可分为有机质谱法、无机质谱法以及同位素质谱法等[4,5]。

1. *有机质谱法*

采用高能电子束或化学电离等方式使有机分子生成带电荷的离子,进而使其裂解成一系列碎片离子,然后按照离子的质荷比(m/z)大小顺序把生成的各种离子分离、检测,并将其排列成谱,简称质谱。质谱除可用于确定化合物分子量外,还能从分子离子丢失、碎片断裂特征、碎片离子大小等推测化合物分子结构、元素组成、官能团辨认等。

质谱仪主要是由进样系统、离子源、质量分析器、检测器和计算机数据处理系统组成。其中离子源和质量分析器是质谱仪的核心部分。

(1) 离子源。离子源是质谱仪中最为重要的组成部分,是将被分析物的原子或分子电离为带电离子,并对离子进行加速使其进入质量分析器的装置。化合物分子在离子源中电离成带电离子,不同的电离方式可得到不同的质谱图。有机质谱常见的离子源包括电子轰击离子源、化学电离离子源、快原子轰击离子源、电喷雾离子源、基质辅助激光解吸离子源等。EI和CI源主要用于气相色谱-质谱联用仪,适用于易气化的有机物样品分析。

1) 电子轰击电离(electron impact ionization, EI)。EI源是质谱仪中最为常用的一种离子源,也是GC-MS大多采用的离子源。国际质谱界统一以在70 eV的电子能量轰击下得到的质谱图作为有机化合物的标准质谱图。EI特点:电流强度稳定,电离效率高,能量分散小,操作方便;图谱具有特征性,再现性好,可作为标准谱图以便于计算机检索及比较;化合物分子碎裂多,提供较多碎片信息,有利于化合物的鉴别和结构解析。EI的局限性:对高分子量、难气化或热不稳定的化合物所得分子离子峰强度低，不适于此类化合物相对分子质量的测定。

2）化学电离（chemical ionization, CI）。CI 源是利用反应气（甲烷、异丁烷、氨气等）离子与样品分子碰撞进行离子-分子反应，样品分子电离后常形成$[M+H]^+$离子，或称为准分子离子。CI 特点：CI 是一种软电离方式，较少发生化学键断裂，对某些用 EI 方式得不到分子离子的样品可用 CI 得到准分子离子，继而求得分子量；较 EI 谱更易反映异构体的差别；对于含有较强吸电子基团的化合物，检测负离子的灵敏度远高于正离子的灵敏度，故 CI 源一般包括正离子化学电离（positive ion chemical ionization, PICI）和负离子化学电离子（negative ion chemical ionization, NICI），可视情况选择。CI 的局限性：所得碎片离子峰少，强度低；CI 质谱非标准质谱，故不能进行库检索。

3）快原子轰击电离（fast atom bombardment ionization, FABI）。氩气在电离室所产生的氩离子经加速后形成高能氩原子，其撞击样品分子后产生样品分子离子及其碎片离子。FABI 特点：是一种软电离技术。电离过程中不必加热气化，得到的质谱不仅有较强的准分子离子峰，而且有较丰富的结构信息。因此适合于分析分子量大、极性强、难气化、热稳定性差的样品，特别适用于多肽和蛋白质等的分析研究。FABI 的局限性：FABI 得到的分子量信息不是分子离子峰$[M]^+$，而往往是$[M+H]^+$或$[M+Na]^+$等准分子离子峰，且碎片峰较 EI 谱少。

4）电喷雾电离（electrospray ionization, ESI）。ESI 主要应用于液相色谱-质谱联用仪，既为液相色谱和质谱仪之间的接口装置，又是电离装置。其所加电压可正可负，可获得正离子或负离子质谱。ESI 特点：ESI 是一种软电离方式，容易形成多电荷离子而不是碎片离子，使质荷比（m/z）降低到多数质量分析仪器都可以检测的范围，因而大大扩展了分子量的分析范围，也可以根据质荷比及电荷数推测离子的分子质量。ESI－MS 应用范围较广，既可分析大分子也可分析小分子。对于分子量在 1 000 以下的小分子，会产生$[M+H]^+$或$[M-H]^-$离子，选择相应的正离子或负离子形式进行检测，即可得到化合物的分子量。而分子量高达 20 000 左右的大分子会生成一系列多电荷离子，通过数据处理也能得到样品的分子量。因此 ESI 也适合分析极性强、稳定性差的大分子有机化合物，如蛋白质、肽、糖等。ESI 的局限性：离子化效率受基质影响显著，稳定性相对较差。

5）大气压化学电离（atmospheric pressure chemical ionization, APCI）。APCI 源的结构与 ESI 源大致相同，区别在于 APCI 源喷嘴的下游放置一个针状放电电极。在加热管端口用电晕放电针进行电晕尖端放电，使溶剂分子电离，形成溶剂离子。溶剂离子再与组分的气态分子反应，生成组分的准分子离子。APCI 特点：APCI 主要产生的是单电荷离子，故主要用于分析中等极性、分子量一般小于 1 000 的化合物，得到的质谱主要是准分子离子，很少有碎片离子。有些分析物由于结构和极性方面的原因，用 ESI 不能产生足够强的离子，可以采用 APCI 方式提高离子产率，一般认为 APCI 是 ESI 的补充手段。APCI 的局限性：由于大量由溶剂形成的离子与分析物离子的进入，造成较高的化学噪声，从而对分析物的离子峰产生干扰，或给完全未知化合物的解谱造成困难。

6）基质辅助激光解吸电离（matrix-assisted laser desorption ionization, MALDI）。MALDI 是利用激光照射样品使其电离的一种电离方式，通常认为其是飞行时间质量分析器的最佳搭配。MALDI 特点：MALDI 是一种软电离方式，适用于结构较为复杂、不易气化较难电离的大分子如多肽、蛋白质等的研究，可得到分子离子、准分子离子和具有结构信息的碎片离子；灵敏度高，需用样品量少；质谱图比较简单，适合多组分样品的分析。同时对样品处理的要求不高，甚至可以直接分析未处理过的生物样品，从而简化样品处理过程。MALDI 的局限性：大质量离子检测较困难；离子型表面活性剂和低挥发性溶剂干扰严重，和其他进样技术联用困难等。

（2）质量分析器。质量分析器位于离子源和检测器之间，依据不同方式将离子源中生成的样品离子按质荷比的大小分开，将相同的质荷比离子聚焦在一起，组成质谱。常见质量分析器有四极杆质量分析器、离子阱质量分析器、飞行时间质量分析器、串列式多级质量分析器等。

1）四极杆质量分析器（quadrupole mass analyzer）。由四根平行的棒状电极组成。电极分为两组，分别加上直流固定电压（DC）和一定频率的射频电压（RF），两对电极之间的电位相反。对于给定的直流和射频电压，样品离子沿电极间轴向进入电场后，只有特定质荷比的离子才能在轴向稳定运动通过四极杆到达检测器，其他质荷比的离子则与电极碰撞湮灭。因此改变电压或频率，可使不同质荷比的离子依次到达检测器，被分离检测。四极杆质量分析器能够通过电场的调节进行连续或跳跃式变化，实现质量扫描（scan）或质量选择离子监测（select ion monitoring, SIM）。四极杆质量分析器具有结构简单、体积小，质量轻、价格低廉且扫描速度快的优点，但该仪器也存在分辨率不够高、质量范围较窄的不足。

2）离子阱质量分析器（ion trap mass analyzer）。离子阱是由两个端盖电极和位于它们之间的类似四极杆的环电极构成。端盖电极施加直流电压或接地，环电极施加射频电压（RF），通过施加适当电压就可以形成一个势能阱（离子阱）。根据 RF 电压的大小，离子阱可捕获特定质荷比的离子。离子阱可以储存离子，待离子累积到一定数量后，升高环电极上的 RF 电压，离子按质荷比从高到低的次序依次离开离子阱，被检测器检测。离子阱质量分析器的特点是结构小巧，质量轻，在全扫描模式下仍然具有较高灵敏度，而且单个离子阱通过时间序列的设定还可实现多级质谱的功能。

3）飞行时间质量分析器（time of flight mass analyzer, TOF）。样品离子受加速电压加速后，通过一个真空管无场区，按照相应的时间间隔飞行出分析器而被检测。在相同的加速电压下，如果固定离子飞行距离，则不同质量离子的飞行时间不同,质量小的离子飞行时间短而首先到达检测器。各种离子的飞行时间与质荷比的平方根成正比。TOF 的优点在于扫描速度快,在低于毫秒级的时间内即可得到全相对分子质量范围的质谱图,新发展的 TOF 具有宽的质量分析范围和较高的质量分辨率,尤其适合蛋白等生物大分子分析。

4）串联质谱(tandem mass spectrometry)。串联质谱(MS－MS 或 MS^n)是将质谱作质量分离的质谱技术,由两个或两个以上的分析器构成。其基本原理是选择一定质量的离子通过一级质谱(MS1),使其进入碰撞室,与室内充有的碰撞气体(常用气体为 He、Ar、Xe、CH_4 等)进行碰撞诱导裂解(collision-induced dissociation, CID),发生离子-分子碰撞反应,产生子离子,再经第二级质谱(MS2)进行分析。其可以研究母离子和子离子的关系,获得裂解过程的信息,用以确定前体离子和产物离子的结构。因此在未知化合物的结构解析、复杂混合物中待测化合物的鉴定、碎片裂解途径的阐明以及生物样品中痕量物质的定量分析方面具有很大优势。串联质谱法可以分为空间串联和时间串联两类。空间串联是两个以上的质量分析器联合使用,两个分析器间有一个碰撞活化室,目的是将前级质谱仪选定的离子打碎,由后一级质谱仪分析。如三重四极杆串联质谱、串联四极杆线性离子阱质谱、四极杆串联飞行时间质谱。而时间串联质谱仪只有一个分析器,前一时刻选定一离子在分析器内打碎,后一时刻再进行分析。如离子阱分析器。空间串联可以完成子离子扫描(daughter ion scan)、前体离子扫描(parent ion scan)、中性丢失扫描(neutral loss scan)等,而时间串联仅能完成子离子扫描,不能进行母离子扫描、中性丢失扫描。

随着技术升级,大大促进了串联质谱技术的发展。串联质谱有分离和结构解析同步完成的特点,当质谱与气相色谱或液相色谱联用时,即使色谱仪未能将多种化合物完全分离,串联质谱法可以通过选择性地测定某组分的特征性前体离子,获取该组分的结构和量的信息,而不会受到共存组分的干扰。串联质谱的发展为复杂生物基质中痕量毒物分析提供了可能,采用多反应监测(multiple reaction monitoring, MRM)模式可有效消除干扰,同步、专属、灵敏地定量测定复杂基质体系中的多个组分。

(3）质谱仪的主要性能指标。衡量质谱仪性能的指标主要包括质量范围、分辨率、灵敏度、质量稳定性等。

1）质量范围。是质谱仪所能测定的离子质荷比的范围。对于多数离子源,电离得到的离子为单电荷离子,则质量范围即是可以测定的分子量范围;对于电喷雾源形成带有多电荷的离子,质量范围则因离子的多重电荷扩增到相应的倍数。质量范围的大小取决于质量分析器,一般四极杆质量分析器的质量范围上限在 1 000 (m/z)左右,也有的可达 3 000(m/z),而飞行时间质量分析器的质量范围上限可达几十万。

2）分辨率。表示质谱仪把相邻两个离子分开的能力。为便于严格比较不同质谱仪器的分辨率，现公认仪器的分辨率是两峰间的“峰谷”高度为峰高的10%时的测定值，用$R_{10\%}$表示。

3）灵敏度。表明仪器出峰的强度与样品量间的关系，即在一定的分辨率下，产生一定信噪比的分子离子峰所需的样品量。

4）质量稳定性和质量精度。质量稳定性表明仪器在工作时质量稳定的情况，常用一定时间内质量漂移的质量单位来表示。质量精度表明质量测定的精确程度，常用相对百分比表示。质量精度是高分辨质谱仪的一项重要指标，对低分辨质谱仪而言意义不大。

2. *无机质谱法*

无机质谱法是对无机化合物进行定性定量分析的质谱方法。目前多是以电感耦合等离子体（ICP）作为电离源，即电感耦合等离子体质谱（inductively coupled plasma mass spectrometry，ICP－MS）。与其他无机质谱相比，ICP－MS的优越性体现于：在大气压下进样，便于与其他进样技术联用；提供了最低的检出限、最宽的动态线性范围、干扰最少、分析精度高、分析速度快；可进行同位素分析，单元素和多元素分析，以及有机物中金属元素的形态分析；离子初始能量低，可使用简单的质量分析器（如四极杆和飞行时间质谱仪）；独特的接口技术将ICP高温（8 000 K）电离特性和四极杆质谱仪的灵敏快速扫描的优点相结合而形成一种新型的元素和同位素分析技术。

ICP－MS仪器的基本结构主要由离子源、质量分析器和检测器三部分组成。① 离子源。主要依靠电感耦合等离子体（ICP）对待测分析样本进行电离。等离子体是含有一定电子和离子，能导电的气体混合物。高温的等离子体使样品中的元素都电离出一个电子而形成一价正离子。② 质量分析器。主要作用是利用电磁学原理将在离子源产生的离子，按照质荷比大小进行分离。质量分析器类型根据其工作原理包括有四极杆质量分析器、飞行时间质量分析器、扇形磁场质量分析器、双聚焦磁式质量分析器、离子阱质量分析器等，不同类型的质谱仪在离子分离和检测方面都有各自的优越性。③ 检测器。通过质量分析器分离后的离子到达检测系统，通过接收、测量和数据处理给出质谱分析的最终结果。离子的检测器主要有电子倍增管、法拉第筒和照相板，其中以电子倍增管最为常见。

ICP－MS样品引入要求以气溶胶的方式进入等离子体。通常所见样品主要包括液体和固体：① 液体样品。多采用气动雾化器，高速的喷雾气流将被抽吸出的液流变为气溶胶雾滴，通过雾化室向等离子炬传递。此外，流动注射（FI）、超声雾化（USN）、悬浮雾化（SN）、氢化物发生（HG）、液相色谱（LC）和毛细管电泳（CE）等主要是针对常规的气动雾化方式进样效率低（<3%），无法进行无机元素价态分析等缺点而改进的进样技术。② 固体样品。通常用干法灰化和湿法消化等将固

体样本变为液体形态，然后引入 ICP - MS 分析。此外，还有电热蒸发（ETV）和激光烧蚀（LA）等固体引入技术。

上述部分样品引入方式也属 ICP - MS 的联用技术，在毒物鉴定实践中具有潜在价值的主要有：① LC - ICP - MS 技术。其对于液态样品可经过简单的处理后直接进样，对于固态样本则需进行样品前处理使其转化为液态，再根据不同形态金属化合物化学性质的差异，采用改变固定相、流动相以及 pH 等达到分离检测的目的。该法适用于生物样本中无机元素的形态分析。② LA - ICP - MS 技术。属固体微区分析新技术，其原位分析的特点和良好的空间分辨率（$<5\ \mu m$）以及分析快速、取样量小、灵敏度较好，尤其适合于分析生物样本如毛发中的金属和非金属元素。

3. 同位素质谱法

同位素质谱（isotope-ratio mass spectrometer, IRMS）技术，是测定化学元素同位素相对丰度的一种分析手段，包括分析放射性同位素的衰变和不同样品中稳定同位素的比值差异。其中应用较广的稳定同位素质谱仪，适合分析 C、N、O 和 S 元素，热电离质谱仪在碱土元素、稀土元素和卤族元素的同位素分析中更具优势。同位素质谱法正逐渐走入鉴定科学领域，同位素丰度比信息在毒物鉴定的部分难点问题中（如毒品来源推断、内源性物质区分、同一性鉴定等）显示其独特的证据价值。

稳定同位素在自然界的丰度差异是 IRMS 技术的客观基础。H、C、N、O 和 S 等元素在自然条件下都存在特有的同位素分布，长期处于某区域的物体会带有该地区的同位素丰度比特征，这种特征被称为该物体的“同位素签字（isotopic signature）”（或“同位素指纹”）。鉴定科学中，$^{13}C/^{12}C$、$^{15}N/^{14}N$、$^{2}H/^{1}H$、$^{18}O/^{16}O$ 和 $^{34}S/^{32}S$ 这五对同位素的丰度比特征最受关注。

与大多数质谱分析方法不同，IRMS 技术不能识别同一样品中的不同化合物。其高分辨率可以区分 ^{13}C 与 ^{12}C 的差异，但不能辨识所检测到 ^{13}C 是来自样品中的哪一个化合物。气相色谱（gas chromatography, GC）法是常用和经典的分离方法，利用 GC 法对化合物进行在线分离，能更好地获得目标物的同位素丰度比，以此为核心的气相色谱燃烧同位素丰度比质谱法（gas chromatography - combustion - isotope-ratio mass spectrometer, GC - C - IRMS）成为鉴定科学中的一项核心分析技术。在测得样品中不同同位素的丰度比后，以相对偏离值 δ 表示该元素的同位素丰度差异。δ 值的定义为样品的同位素丰度比相对于标准物质同位素丰度比的千分差，以 C 元素为例，$\delta_C = \{[(^{12}C/^{13}C)_{样品}/(^{12}C/^{13}C)_{标准}]-1\}\times 1\,000$，式中 $(^{12}C/^{13}C)_{标准}$ 是由国际原子能委员会（International Atomic Energy Agency, IAEA）和美国国家标准和技术研究院（National Institute of Standards and Technology, NIST）颁布的标准物质同位素丰度比（表 5 - 1）[4]。

表 5-1 碳、氮、氢、氧、硫的标准物质同位素丰度比

元素	标准值	来源
$^{12}C/^{13}C$	(11 237.2±90) E-6	美国南卡罗来纳州白垩纪皮狄组层位中的拟箭石化石中的 C 元素同位素丰度比
$^{15}N/^{14}N$	(3 676.5±8.1) E-6	全球大气中 N 元素同位素丰度比的平均值
$^{2}H/^{1}H$	(155.76±0.10) E-6	全球五大洋海水中 H 元素同位素丰度比的平均值(实际由美国波托马克河河水制得的蒸馏水测得)
$^{18}O/^{16}O$	(2 005.20±0.43) E-6	全球五大洋海水中 O 元素同位素丰度比的平均值(实际由美国波托马克河河水制得的蒸馏水测得)
$^{34}S/^{32}S$	(0.045 004 5±93) E-6	美国科罗拉多高原巴林杰陨石坑中的坎宁迪亚布洛铁陨石中的 S 元素同位素丰度比

IRMS 技术在毒物鉴定领域中的应用主要有：① 毒品来源推断。待测样品中的同位素特征，不仅能在天然来源毒品的溯源中提供大量生长地特征性、唯一性的地缘信息，亦能为合成类毒品的生产原料、合成途径推断提供有价值的证据信息。② 物质内/外源性区分。内源性和外源性的物质甄别是鉴定科学实践中的难题。如 γ-羟丁酸(gamma-hydroxybutyrate, GHB)、激素等既可体外摄入，亦能自身合成，而利用其在同位素丰度上的统计学差异可以提供判断依据。同位素丰度信息不仅能反映涉药群体与对照群体之间的差异，还可用于自体对照，以排除个体的代谢差异。此外，IRMS 技术还能应用于职业病鉴定、文件检验、笔迹鉴定、个体识别、常驻地分析、掺假或仿制品鉴定等。但同时也要注意 IRMS 技术的结果置信度。受基质和仪器自身设计的影响，其分析结果的重现性必须经过考察和验证。不同实验室获得的 IRMS 分析结果在进行比对时，必须核对双方所采用的标准物质同位素丰度比。

五、联用技术

联用技术是指将色谱仪与质谱等结构分析仪器通过适宜接口相结合，借助计算机数字化处理，进行联用分析的技术。色谱法虽然在复杂样品分析中显示出很高的分离效率，且定量准确，但其定性和结构分析能力却较为薄弱，质谱法能给出目标物丰富的结构信息，但存在对混合物缺乏分辨能力的不足，而色谱-质谱联用分析方法兼具在线分离和定性鉴别的独特能力，除能提供保留时间外，还可提供丰富的样品结构信息，如分子离子、碎片离子、准分子离子、多电荷离子、离子峰度比、同位素离子峰、总离子流色谱峰、选择离子色谱峰及质谱图等多种定性分析指标。特别是色谱与串联质谱的联用技术近年来得到极大的发展，拓宽了质谱仪分析化合物的范围，提高定量分析准确度，并可同时分析多种目标物，得到全方位多维的数据信息，从而大大提高检测效率。在毒物鉴定领域，应用较广的主

要是气相色谱-质谱联用、液相色谱-质谱联用、液相色谱-高分辨质谱联用等技术。

1. 气相色谱-质谱联用技术(gas chromatography-mass spectrometry, GC－MS)

GC－MS是将气相色谱柱流出的各组分通过接口进入质谱仪进行检测的联用技术。气相色谱仪作为质谱仪的进样系统,利用各被测组分在流动相与固定相之间的分配系数的差异依次被载气带出色谱柱,然后通过接口把气相色谱流出的各组分送入质谱仪;质谱仪作为气相色谱仪的检测器对各组分进行分析;计算机系统控制气相色谱、接口和质谱仪,进行数据采集和处理,同时获得色谱和质谱数据,从而对复杂样品中的组分进行定性和定量分析。

GC－MS技术有两种扫描方式: 全扫描(full scan)和选择离子监测(selected ion monitoring, SIM)。全扫描是质量分析器在给定的时间范围内对给定质荷比范围内的离子进行无间断地扫描,获得样品中每一个组分(或在某一特定时刻)的全部质谱。该质谱图可以提供未知物的分子量和结构信息,可以进行库检索。SIM仅对选定的一个或一组离子进行检测,其最大优点是排除其他离子的干扰,使检测灵敏度大大提高,通常采用SIM方式比全扫描方式灵敏度提高约2~3个数量级。但由于SIM只能检测有限的几个离子,不能得到完整的质谱图,因此SIM用于检测已知或目标化合物,不能用于未知物定性分析。

GC－MS提供的信息有: ① 总离子流色谱图(total ion current chromatogram, TIC)。为总离子流强度随时间(扫描次数)变化的色谱图,其中对应某一时间点的峰高是该时间点流进的组分的所有质荷比的离子强度的加和。该图与气相色谱图类似,给出保留值、峰高和峰面积,但峰高和峰面积用于组分的定量分析不如气相色谱法。② 质谱图。由总离子色谱图可以得到任何一个组分的质谱图。为了提高信噪比,通常由色谱峰峰顶处得到相应质谱图。若色谱峰存在相互干扰,应尽可能选择在无干扰处得到质谱,或通过扣本底消除其他组分的影响。③ 质谱色谱图(mass chromatography, MC)。当采用SIM模式时,可以给出特定离子或离子组的质量色谱图。

GC－MS具有气相色谱的高效分离能力和质谱的高灵敏度、高特异性的特点,特别适合于小分子、易挥发、热稳定化合物的分析。尤其是串联质谱质量分析器的应用,使其成为复杂生物基质中痕量目标物定性分析的有力工具。

2. 液相色谱-质谱联用技术(liquid chromatography-mass spectrometry, LC－MS)

LC－MS是液相色谱仪和质谱仪的在线联用技术。随着离子化技术(ESI、APCI、MALDI等)和接口技术的突破,尤其是与多级质谱的联用将液相色谱的高分离效能和质谱的高灵敏度及较强的结构解析能力有机地融合,开辟了复杂样品分离和检测的新领域。与GC－MS相比,LC－MS分析样品处理简单,适用范围广,可分析强极性、热不稳定性、非挥发性及大分子化合物,可同时分离、鉴定原体及其代谢物,以及结合型代谢物。但由于 LC－MS 电离的特殊性,不同公司的仪器、同一公司的不同型号或不同仪器所产生的质谱图间存在差异,尚无国际公认的、通用的质谱检索谱库,给未知毒物的筛查及实验室间结果的比对带来困难。

LC－MS 的检测模式有:① 选择反应监测(selected reaction monitoring, SRM)。即监测一个或几个特定的离子反应,监测几个离子反应又称为多反应监测(multiple reaction monitoring, MRM)。在 SRM 中需先选定前体离子,再对其进行 CID 产生产物离子,然后对选定的产物离子进行检测。SRM 与 SIM 相似可对复杂混合物中的痕量组分进行快速鉴别和定量分析,且由于其监测两组特定且直接相关的离子,故其选择性、灵敏度更高,其峰面积或峰高用于目标化合物的定量分析。② 子离子扫描。选择一定的母离子经 CID 活化,MS^2记录产生的子离子。子离子扫描适合于软电离(如 ESI、CI、FD、FAB),通过分子离子进一步裂解以获得分子的结构信息。③ 母离子扫描。在串联质谱中选择 MS^2中的某一子离子,测定 MS^1中的所有母离子。母离子扫描可用来鉴定和确认类型已知的化合物,尽管其母离子的质量可以不同,但在分裂过程中会生成共同的子离子,因此该方式能帮助追溯碎片离子的来源,能对产生某种特征碎片离子的一类化合物进行快速筛选。④ 中性丢失扫描。MS^1和 MS^2同时扫描,但 MS^2与 MS^1始终保持质量差 Δm,最终的谱图将显示那些来自一级谱图中通过裂解丢失中性碎片(Δm)的离子。中性丢失扫描能反映化合物的特定官能团,可用来鉴定和确认类型已知的化合物。

近年来,液相色谱-串联质谱法以其分析速度快、灵敏度高、特异性好等特点广泛应用于复杂基质中痕量未知毒物的筛选和确认分析。考虑到筛选分析毒药物范围的可扩展性,一般先选取每个目标物的一对母离子>子离子对,以确保筛选分析的高灵敏度;而在确证分析时,则采用该化合物的两对母离子>子离子对,并与相同实验条件下建立的相应标准物质的 LC－MS/MS－MRM 一级、二级质谱图和总离子流图进行比较。LC－MS/MS－MRM 的定性确认包含保留时间、特征离子或离子对选取和相对丰度三个要素。

3. 气相/液相色谱-高分辨质谱联用技术(gas/liquid chromatography-high resolution mass spectrometry, GC/LC－HRMS)

高分辨质谱是利用具有高分辨率(质量精度至少在 5×10^{-6}以内)的质谱仪对待测物进行分析的一类技术。其具有在超高分辨率下测定化合物精确分子质量的功能,并能借助同位素离子的丰度比来推断化合物的元素组成。高分辨质谱包括磁质谱、飞行时间质谱、傅里叶变换离子回旋共振质谱和静电场轨道阱质谱等。目前适用于毒物鉴定的高分辨质谱仪主要以静电场轨道阱质谱仪以及四极杆-飞行时间质谱仪为主。

HRMS 分析主要提供三方面的特征表观信息[4]:① 高分辨质荷比。可获得至少精确至小数点后第四位,且质量精度小于 5 ppm 的 m/z 信息。对目标物基峰的倍数峰和倍差峰进行观察和分析，可推算该目标物的精确分子量。② 同位素丰度比。以已知的天然同位素丰度为标尺，观察 HRMS 测得的同位素丰度比，可判断该目标物的元素组成。③ 多级质谱图。由此可进一步获得目标物的精确分子量、元素组成、化学式和疑似结构等信息。

高分辨质谱与色谱相联分别形成液相色谱-高分辨质谱法或气相色谱-高分辨质谱法，尤其是液相色谱-高分辨质谱联用技术凭借色谱强大的适用范围和分离功能，及高分辨质谱超高的质量分辨率和精确分子质量测定功能，结合一级、二级谱库匹配以及同位素离子丰度比，在毒物鉴定领域具有潜在的特征优势。HRMS 的主要应用：① 筛查分析。相对于低分辨质谱，高分辨质谱由于采用全扫描数据采集方式，因此无需预先设定待测物的分子量等相关信息，而是在检测结束后对质谱信息进行分析。故该技术不仅能高通量分析大量的目标化合物，还能检测出非目标的未知化合物，并对其进行结构鉴定。但不同实验室的实际分析条件存在差异，故难以形成通用性较强的标准质谱图。② 代谢物鉴定。代谢物是毒物进入体内的重要标志物，具有存在时间长、特征性强等优点，可用于甄别摄入与外部污染。HRMS 不仅能提供目标物可能的结构信息，还可对预测代谢物的生物转化类型、区分同质量数代谢产物等发挥一定作用。代谢物鉴定与筛查分析的基本原理、思路和分析过程相似，如化学式和结构的推断，不同的是代谢物鉴定具有原体药物结构的指引性和参考性，故代谢物鉴定有其特征性的数据采集和分析技术。③ 新精神活性物质分析。由于新精神活性物质缺乏标准对照品，难以通过其与对照品在色谱和质谱的同一性判别而对其定性。而 HRMS 技术具备对未知物的高通量筛查和结构解析的能力，可以同时实现复杂基质中可疑未知物的筛查分析和结构解析。采用 HRMS 在代谢物鉴定方面的思路，如同一母环的不同 HRMS 不仅可以用于新精神活性物质的研究性分析，还具有应用于鉴定实践的可能性。④ 质谱成像。即在成像软件控制下，以原位电离的方式，以质谱仪作为终端检测器对样品不同空间区位目标物进行定性和定量的分析方法。生物样品的质谱成像分析能获得毒药物以及生物大分子在不同组织中的原位分布情况。

HRMS 技术具有高通量、高分辨率、高时效、大数据等特点，属鉴定科学领域的前沿技术。其不仅为筛查分析、代谢物鉴定、新精神活性物质鉴识等鉴定实践提供了新思路、新方法、新可能性，也是质谱成像、组学研究等基础研究的必备工具。HRMS 技术可以提供精确分子量、同位素丰度和目标物的结构等直接信息，利用这些信息也可为毒理学、病理学和组学等基础研究提供更多复杂的间接信息。但 HRMS 也有自身的缺陷，质量轴的偏差、脉冲式的离子检测方式等仪器设计上的硬性缺陷，及复杂基质对分析结果的干扰，不仅可能使定性分析出现假阳性或假阴性结果，也可能会干扰定量结果的准确性及重现性。这是鉴定实践及研究中需要特别注意的。

第三节 未知毒物的系统分析

未知毒物的系统分析是法医毒物鉴定实践中最常见、最基本、最重要的鉴定内容，其鉴定体系包含已知范围目标毒物的系统筛查和完全未知目标物的发现、确认（图 5－1）。

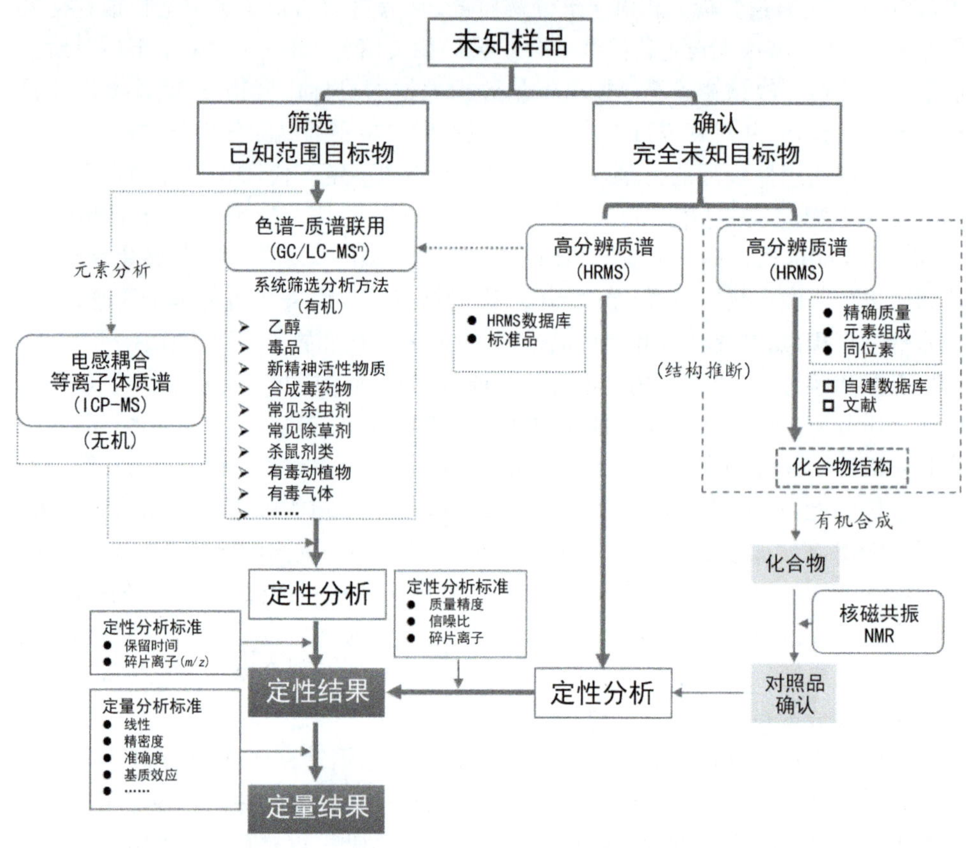

图 5－1 未知毒物鉴定体系

已知范围目标毒物的系统筛查不仅是发现、检出某个毒物，更大的价值在于能够排除多少毒物。现行的免疫法、GC－MS^{n}法、LC－MS^{n}法、HRMS 法都可以作为毒物系统筛查的技术手段，在一定程度上满足大范围的毒物筛查或多种毒物和代谢物同时分析的需要。然而各技术方法均有其特点和适用范围，免疫法操作简便、选择性较强，但存在假阳性、灵敏度较低，不能可靠定性等缺陷，仅适用于毒物的初筛。GC－MS^n法和 LC－MS^n法具有高选择性、高灵敏度及丰富的结构信息，适用于发现、确认复杂基质中较大范围的毒药物，是当前毒物系统筛查的主要技术平台。此外，气体毒物、金属毒物和无机毒物存在的可能性以及相应的技术平台如 ICP－MS、GC 等也是毒物系统筛查的重要组成部分。

上述 GC－MS^n和 LC/MS^n法本质上属于设定范围内的毒物筛查，而非真正意义上的完全未知目标物鉴定技术。而 HRMS 凭借高质量分辨率、同位素丰度比和多级质谱图，可获得目标物的精确分子量、元素组成、化学式和疑似结构等信息测定功能，成为完全未知毒物鉴定和代谢物鉴别的有力工具之一。此外，磁共振波谱与 HRMS 多技术联用，可增强完全未知毒物的结构确认的可靠性，满足证据可靠性的要求。

本节主要介绍毒物鉴定体系中应用较广、相对成熟，已作为行业标准推荐使用的 GC－MS^n、LC－MS^n和 HRMS 系统筛查方法。

一、气相色谱-质谱联用法

GC－MS 具有气相色谱的高效分离能力和质谱的高灵敏度、高特异性的特点，尤其适合于分析小分子、易挥发、热稳定的化合物。其除能提供保留时间外，还可提供丰富的目标物结构信息，如分子离子、碎片离子、准分子离子、多电荷离子、离子峰度比、同位素离子峰、总离子流色谱峰、选择离子色谱峰及质谱库检索等多种定性分析指标，曾被认为是毒物分析的金标准。GC－MS 包括全扫描和选择离子监测两种模式，全扫描可提供未知物的分子量和结构信息，可用于定性确认；选择离子监测用于检测已知或目标化合物，不能用于未知物定性分析。气相色谱与串联质谱的联用技术（GC－MS^n）近年来得到极大的发展。串联质谱是将质谱作质量分离的质谱技术，由两个或两个以上的分析器构成，其可以研究母离子和子离子的关系，获得裂解过程的信息，用以确定前体离子和产物离子的结构。其分析操作模式主要有子离子扫描、母离子扫描、中性丢失扫描和多反应监测（MRM）。二级质谱的主要优势在于其高选择性和高灵敏度，以及对复杂基质的抗干扰能力。因此在未知化合物的结构解析、复杂混合物中待测化合物的鉴定、碎片裂解途径的阐明以及生物样品中痕量毒性物质的定量分析方面具有很大优势。

毒物鉴定实验室大都根据机构的能力和条件规定了 GC－MS^n的筛选范围，2015 年司法部颁布《血液和尿液中 108 种毒（药）物的气相色谱-质谱检验方法》（SF/Z JD0107014－2015）技术规范，主要内容如下。

样品处理：取待测血液或尿液 2 mL 置于 10 mL 离心管中，加入 200 μg/mL 的内标（SKF_{525A}和烯丙异丙巴比妥）工作液 10 μL，加 1 mol/L HCl 溶液使呈酸性（pH 3～4），用乙醚 3 mL 涡旋混合提取约 2 min，离心使之分层，转移出乙醚提取液于 5 mL 试管中，检材中再加 10% NaOH 溶液，使检材呈碱性（pH 11～12），用乙醚

3 mL 提取残留液，涡旋混合约 2 min，离心使之分层，转移乙醚层，合并乙醚提取液，于约 60℃水浴中挥发至近干，残留物加 30 μL 甲醇复溶，待测。空白血液和添加血液按同法同步操作。

分析参考条件：① 色谱条件：色谱柱：DB－5MS 毛细管柱(30 m×0.25 mm×0.25 μm)或等效色谱柱；柱温：100℃保持 1.5 min，以 25℃/min 程序升温至 280℃保持 15 min；载气：氦气，纯度≥99.999%；流速：1 mL/min；进样口温度：250℃；② 质谱条件：EI 源电压：70 eV；离子源温度：230℃；四极杆温度：150℃；接口温度：280℃；采用全扫描模式，质量范围 m/z 50～500。

定性分析：在相同的试验条件下，待测样品中出现的色谱峰保留时间与添加对照样品的色谱峰保留时间相比较，相对误差在±2%内，且特征碎片离子均出现，所选择的离子相对丰度比与添加对照品的离子相对丰度比之相对误差不超过表 5－2 规定的范围，则可判断样品中存在这种化合物。

表 5－2　相对离子丰度比的最大允许相对误差(%)

离子丰度比	≥50	20～50	10～20	≤10
允许的相对误差	±20	±25	±30	±50

结果评价：如果待测样品中仅检出内标 SKF_{525A} 和烯丙异丙巴比妥，未检出毒(药)物成分，则阴性结果可靠；如果待测样品中未检出内标，则阴性结果不可靠。如果待测样品中检出毒(药)物成分且空白样品无干扰，则阳性结果可靠；如果待测样品中检出毒(药)物成分且空白样品亦呈阳性，则阳性结果不可靠。

方法检出限及质谱参数见表 5－3。

表 5－3　108 种毒(药)物和内标的 GC－MS 参考参数[6]

编号	名　称	保留时间(min)	特征碎片离子(m/z)	检测限(μg/mL)	
				血　液	尿　液
1	灭多威	3.04	88、105	0.2	0.1
2	苯丙胺	3.54	44、91	0.2	0.2
3	丙戊酸	3.66	57、73、102	0.5	0.5
4	甲基苯丙胺	4.16	58、91	0.05	0.02
5	残杀威	4.36	110、152	0.3	0.2
6	金刚烷胺	4.55	94、151	0.1	0.1
7	甲胺磷	5.11	94、141	0.1	—
8	敌敌畏	5.17	79、109、185	0.5	0.2
9	杀虫双(单)	5.41	70、103、149	0.5	0.3
10	尼古丁	5.63	84、133、162	0.1	0.05
11	去甲伪麻黄碱	5.86	44、77、105	0.1	0.05
12	异烟肼	5.87	78、106、137	0.2	0.2

续　表

编号	名　称	保留时间(min)	特征碎片离子(m/z)	检测限(μg/mL)	
				血　液	尿　液
13	MDMA	5.98	58、135、194	0.5	0.2
14	麻黄碱	6.16	58、166	0.125	0.1
15	甲基麻黄碱	6.27	42、72、105	0.1	0.05
16	尼可刹米	6.30	78、106、177	0.1	0.1
17	MDA	6.40	77、136、180	0.1	0.05
18	乙酰甲胺磷	6.43	94、136	0.1	—
19	托吡酯	6.48	127、171、245	0.5	—
20	氧乐果	6.57	110、156	0.2	—
21	布洛芬	6.67	91、161、206	0.1	0.05
22	治螟磷	6.86	97、202、322	0.2	—
23	巴比妥	6.87	141、156、184	5	2
24	异戊巴比妥	6.88	141、156	5	2
25	烯丙基异丙基巴比妥(内标)	6.95	167、195、153	0.5	0.2
26	非那西汀	7.00	108、137、179	0.2	0.1
27	对乙酰氨基酚	7.07	109、151	0.5	0.2
28	毒鼠强	7.19	212、240	0.02	0.01
29	乐果	7.21	87、125、230	0.5	0.2
30	哌替啶	7.36	71、172、247	0.05	0.02
31	呋喃丹	7.37	149、164、221	0.5	0.2
32	特丁磷	7.39	231、288	0.3	—
33	咖啡因	7.45	109、194	0.1	0.1
34	久效磷	7.46	127、192、224	0.3	—
35	司可巴比妥	7.50	168、195	5	2
36	可铁宁	7.57	98、147、176	0.1	0.05
37	硫喷妥	7.58	157、172	1	1
38	苯海拉明	7.88	58、73、165	0.2	0.2
39	氨基比林	7.90	96、188、231	0.125	0.1
40	氯胺酮	7.92	152、180	0.05	0.02
41	利多卡因	7.95	86、234	0.05	0.02
42	苯巴比妥	8.00	117、204	1	1
43	毒死蜱	8.09	258、314、352	0.2	—
44	福美双	8.17	88、121、208	0.2	0.2
45	异丙安替比林	8.19	215、230	0.1	0.05
46	曲马多	8.35	58、263	0.012 5	0.01
47	扑尔敏	8.45	58、203	0.012 5	0.01
48	安替比林	8.46	96、188	0.1	0.05
49	溴敌隆	8.47	178、260	0.5	—
50	对硫磷	8.48	97、109、291	0.5	—
51	甲基对硫磷	8.51	109、263	0.2	—

续 表

编号	名　　称	保留时间(min)	特征碎片离子(m/z)	检测限(μg/mL)	
				血　液	尿　液
52	西洛西宾	8.66	58、204	0.5	—
53	文法拉辛	8.69	58、134、179	0.1	—
54	喹硫磷	8.69	146、157、298	0.2	—
55	美托洛尔	8.70	72、223、252、267	0.1	0.1
56	马拉硫磷	8.75	93、127、173	0.2	0.2
57	乙基对硫磷	8.91	109、139、291	0.2	—
58	美沙酮	8.94	72、294	0.025	0.02
59	阿米替林	9.06	58、202、215	0.05	0.02
60	丙咪嗪	9.06	58、193、234	0.1	0.05
61	安眠酮	9.07	235、250	0.1	0.05
62	多塞平	9.08	58、189	0.125	0.1
63	右美沙芬	9.09	59、150、271	0.2	0.1
64	氯美扎酮	9.16	98、152、208	0.5	0.5
65	氰卡尼	9.18	84、97、301	0.2	—
66	阿托品	9.20	124、289	0.125	0.1
67	溴虫腈	9.24	59、137、247	0.5	—
68	三唑磷	9.54	161、257、313	0.5	—
69	苯妥英	9.84	180、209、252	0.5	0.3
70	胺菊酯	9.89	123、164	0.3	0.2
71	卡马西平	9.91	193、236	0.2	0.1
72	SKF_{525A}(内标)	9.93	86、99、167	0.5	0.2
73	咳必清	9.98	86、144、318	0.1	0.1
74	苯妥英纳	10.07	180、223、252	0.4	0.2
75	地西泮	10.09	256、283、284	0.05	0.05
76	东莨若碱	10.16	94、108、138、303	0.2	0.1
77	CBD(大麻二酚)	10.25	174、231、246、314	0.3	0.2
78	地芬尼多	10.28	98、232	0.1	0.1
79	异丙嗪	10.28	72、180、284	0.1	0.05
80	氯丙嗪	10.40	58、318	0.025	0.02
81	可待因	10.74	162、229、299	0.5	0.2
82	THC(四氢大麻酚)	10.81	231、271、299、314	0.1	0.05
83	咪达唑仑	10.99	310、325	0.125	0.1
84	罗拉西泮	11.05	239、274、302	3	2
85	CBN(大麻酚)	11.24	223、238、295、310	0.2	0.2
86	海洛因	11.30	268、327、369	0.1	0.05
87	乙酰可待因	11.41	229、282、341	0.1	0.05
88	硝苯地平	11.61	284、329	5	3
89	帕罗西汀	11.98	192、329	0.1	0.1
90	普罗帕酮	12.17	72、297、312	0.1	0.1

续 表

编号	名 称	保留时间(min)	特征碎片离子(m/z)	检测限(μg/mL)	
				血 液	尿 液
91	硝甲西泮	12.21	220、248、267、294	3	2
92	杀鼠醚	12.38	121、188、292	1	1
93	硝基西泮	12.40	253、264、280	3	2
94	氟硝西泮	12.60	285、286、312	3	2
95	二氯苯醚菊酯	12.73	127、163、183	1	1
96	氯硝西泮	13.26	280、314	3	2
97	杀灭菊酯	13.35	125、167、419	1	0.5
98	唑吡坦	13.62	235、307	0.1	0.05
99	氯氮平	14.10	243、256、326	0.125	0.12
100	氟地西泮	14.12	58、86、387	3	2
101	氯氰菊酯	14.14	127、163、181	0.5	0.2
102	阿普唑仑	14.46	204、273、308	0.5	0.2
103	氰戊菊酯	14.77	181、225、419	1	0.5
104	氟哌啶醇	15.14	123、224、237	0.5	0.5
105	艾司唑仑	15.24	205、259、294	0.5	0.2
106	利眠宁	15.34	241、282	0.1	0.05
107	四氢帕马丁	15.84	164、190、355	0.2	0.2
108	三唑仑	15.90	238、313、342	0.5	0.2
109	溴氰菊酯	16.03	181、253	0.5	0.2
110	佐匹克隆	19.95	143、245	0.2	0.1

二、液相色谱-质谱联用法

LC－MS^n是将分离性能优异的液相色谱与灵敏、专属、能提供分子量和结构信息的多级质谱相结合的现代分离分析技术。LC－MS^n法的优点是适用范围广，可分析强极性、热不稳定性、非挥发性及大分子化合物；可同时分析原体及代谢物、结合型代谢物；可分析水性样品而简化样品处理或进行在线样品处理；分析速度快、灵敏度高、特异性好，成为目前毒物分析和未知毒物筛查最为常用的主流技术平台。

LC－MS^n的分析操作模式与GC－MS^n相同，包括子离子扫描、母离子扫描、中性丢失扫描和多反应监测。LC－MS^n仍属于设定范围内的毒物筛查，需要已知标准品来优化参数，确认分子质量和断裂途径。此外，建立质谱数据库和配套的自动检索软件是关键，直接影响筛查毒物的种类和数量。

2016年司法部颁布《血液、尿液中238种毒(药)物的检测液相色谱-串联质谱法》(SF/Z JD0107005－2016)技术规范，主要内容如下。

样品处理：取血液或尿液1 mL，加入10 μL地西泮－d_5和SKF_{525A}内标溶液(1 μg/mL)，加入2 mL pH 9.2硼酸缓冲液后用3.5 mL乙醚提取，混旋，离心。上清液于60℃水浴中挥干,残余物中加入200 μL流动相复溶,取10 μL进LC-MS/MS分析。空白血液或尿液、添加血液或尿液按同法同步操作。

分析参考条件:① 色谱条件:液相柱:Allure PFP Propyl 100 mm×2.1 mm×5 μm或相当者,接C_{18}保护柱;流动相:乙腈:20 mmol/L乙酸铵和0.1%甲酸缓冲液(70∶30);流速:200 μL/min;② 质谱条件:离子源:电喷雾电离-正离子模式(ESI+);检测方式:多反应监测(MRM);碰撞气(CAD)、气帘气(CUR)、雾化气(GS1)、辅助加热气均为高纯氮气,使用前调节各气流流量以使质谱灵敏度达到检测要求;去簇电压(DP)、碰撞能量(CE)等电压值应优化至最优灵敏度,参见表5-5。

定性分析:① 筛选。筛选分析选取毒(药)物的第一对母离子/子离子。如果待测样品的MRM色谱图中出现峰高超过5 000的色谱峰,则记录该峰的保留时间和对应的母离子/子离子对,并筛选出可疑的毒(药)物。② 确证。重新设定LC-MS/MS条件,增加可疑毒(药)物的第二对母离子/子离子。如果待测样品出现可疑毒(药)物两对母离子/子离子对的特征色谱峰,保留时间与添加样品中相应对照品的色谱峰保留时间比较,相对误差在±2.5%内,且所选择的离子对相对丰度比与添加对照品的离子对相对丰度比之相对误差不超过表5-4规定的范围,则可认为待测样品中检出此种毒(药)物成分。

表5-4 相对离子对丰度比的最大允许相对误差(%)

相对离子对丰度比	≥50	20~50	10~20	≤10
允许的相对误差	±20	±25	±30	±50

结果评价:如果待测样品中仅检出内标地西泮-d_5和SKF_{525A},未检出238种毒(药)物成分,则阴性结果可靠;如果待测样品中未检出内标,则阴性结果不可靠。如果待测样品中检出毒(药)物成分且空白样品无干扰,则阳性结果可靠;如果待测样品中检出毒(药)物成分且空白样品亦呈阳性,则阳性结果不可靠。

方法检出限及质谱参数见表5-5。

表5-5 238种毒(药)物的LC-MS/MS分析资料[7]

目标物名称	母离子/子离子对(m/z)		DP	CE(1/2)	保留时间	LOD
中文名 英文名	1	2	(V)	(eV)	(min)	(ng/mL)
苯丙胺 amphetamine	136.1/119.1	136.1/91.1	40	20/16	6.7	1
甲胺磷 methamidophos	142.1/94	142.1/112.1	60	20/17	1.74	20
甲基苯丙胺 methamphetamine	150.1/119.1	150.1/91.1	30	16/26	8.03	1
苯丁胺 phentermine	150/91.1	150/133.3	20	27/13	8.05	1
苯丙醇胺 phenylpropanolamine	152.1/134.3	152.1/117.2	40	16/24	5.15	20
金刚烷胺 amantadine	152.2/135.3		40	24	6.97	1

续 表

目标物名称	母离子/子离子对(m/z)		DP	CE(1/2)	保留时间	LOD
中文名 英文名	1	2	(V)	(eV)	(min)	(ng/mL)
对乙酰氨基酚 acetaminophenol	152.3/110.2	152.3/93	50	21/31	1.56	10
尼古丁 nicotine	163.2/130.2	163.2/117.1	30	30/36	5.79	1
灭多威 methomyl	163.2/88.0		30	20	1.7	20
甲卡西酮 methcathinone	164.0/146.0	164.0/130.0	60	10/34	5.7	1
速灭威 metolcarb	166.1/109.1	166.1/81.1	50	19/31	2.26	1
麻黄碱 ephedrine	166.1/148.1	166.1/133.1	40	18/26	6.09	1
苯佐卡因 benzocaine	166.3/138.2	166.3/120.1	60	16/23	2.09	20
加巴喷丁 gabapentin	172.2/154.2	172.2/137.3	60	18/21	2.16	20
可铁宁 cotinine	177.2/101.2	177.2/80.2	30	11/32	1.95	1
尼可刹米 nikethamide	179.3/108.1	179.3/72.1	65	26/30	2.09	1
3,4-亚甲基二氧基苯丙胺 MDA	180.1/163.1	180.1/135.1	40	15/18	6.48	1
美西律 mexiletine	180.2/58.2	180.2/163.3	50	22/20	9.07	1
乙酰甲胺磷 acephate	184/143.1	184/125.1	55	12/24	1.6	10
爱康宁 ecognine	186.2/168.3	186.2/82.2	57	25/38	1.7	10
安替比林 antipyrine	189.0/56.0	189.0/77.0	60	27/37	1.96	20
异丙威 isoprocarb	194.1/137.2	194.1/152	55	13/12	2.48	1
1-(3,4-亚甲二氧基苯)-2-丁胺 BDB	194.2/135.3	194.2/177.2	50	19/13	7.76	1
3,4-亚甲基二氧基甲基苯丙胺 MDMA	194.2/163.4	194.2/135.3	35	18/29	7.76	1
咖啡因 caffeine	195.2/138.2	195.2/110	50	29/32	1.83	1
爱康宁甲酯 ecognine ester	200.2/182.2	200.2/82.2	52	25/32	5.05	10
甲萘威 carbaryl	202.1/145.2	202.1/117.1	50	14/35	2.43	1
乙胺丁醇 ethambutol	205.2/116.1	205.2/149	60	21/12	8.68	10
异丙隆 isoproturon	207.1/72	207.1/165.1	60	36/21	2.28	10
N-甲基-1-(3,4-亚甲二氧基苯)-2-丁胺 MBDB	208.3/177	208.3/135.3	50	15/28	8.85	1
3,4-亚甲二氧基-N-乙基-苯丙胺 MDEA	208.4/163.1	208.4/133.2	71	19/23	8.5	1
氧乐果 omethoate	214/155.1	214/183.1	50	22/15	1.57	10
莠去津 atrazine	216.2/174	216.2/95.8	75	25/33	2.11	10
敌稗 propanil	218.0/162.3	218.0/127.0	60	21/37	2.84	20
眠尔通 meprobamate	219.2/158.2	219.2/97	50	12/19	1.78	1
扑米酮 primidone	219.2/162.3	219.2/119.2	55	17/24	1.76	20
3,4-亚甲基二氧基丙基苯丙胺 MDPR	222.2/163.3	222.2/135.3	50	19/29	10.54	1
克百威 carbofuran	222.2/165.2	222.2/123	50	17/34	2.26	1
敌敌畏 dichlorvos	223.1/127.1	223.1/109.1	60	23/24	2.15	1
久效磷 monocrotophos	224.1/127.1	224.1/193.1	50	20/11	1.73	1

续 表

目标物名称	母离子/子离子对(m/z)		DP	CE(1/2)	保留时间	LOD
中文名 英文名	1	2	(V)	(eV)	(min)	(ng/mL)
去甲氯胺酮 norketamine	224.1/207.1	224.1/125.1	40	19/32	4	1
特布他林 terbutaline	226.1/152.1	226.1/170.2	60	23/16	3.99	20
阿米洛利 amiloride	230.1/171	230.1/212.4	60	24/20	4.12	10
乐果 dimethoate	230/199	230/171.1	45	13	1.82	1
异丁司特 ibudilast	231.1/161.5	231.1/189.3	60	25/26	3.19	20
异丙安替比林 isopropylantipyrine	231.1/189.1	231.1/201	90	28/32	2.15	10
萘普生 naproxen	231.2/185.4	231.2/170.3	60	20/35	2.56	20
可乐定 clonidine	232.1/162.3	232.1/215.2	60	48/34	3.19	20
芬氟拉明 fenfluramine	232.2/159.3	232.2/187.3	20	32/20	13.64	1
氨基比林 aminophenazone	232.3/111.2	232.3/98.1	50	21/25	2.42	10
去甲哌替啶 normeperidine	234.2/160.3	234.2/91.1	75	23/60	13.67	1
利多卡因 lidocaine	235.2/86.3	235.2/101.2	35	28/14	9.04	1
普鲁卡因 procaine	237.2/100.2	237.2/164.4	50	22/23	7.05	20
卡马西平 carbamazepine	237.3/194.3	237.3/192.3	60	26/32	1.76	1
氯胺酮 ketamine	238.1/179.1	238.1/125.1	40	25/40	7.48	1
沙丁胺醇 salbutamol	240.1/148.2	240.1/222.2	50	26/17	4.02	20
灭线磷 mocap	243.2/131	243.2/173.0	50	26/20	2.59	20
苯环利定 phencyclidine	244.2/86.0	244.2/159.3	40	17/19	5.59	20
哌替啶 meperidine	248.3/220.3	248.3/174.1	50	30/28	10.92	1
7-氨基硝西泮 7-aminonitrazepam	252.2/121.1	252.2/146.2	80	37/38	1.84	10
奥卡西平 oxcarbazepine	253.0/235.9	253.0/208.1	70	19/20	1.78	1
西咪替丁 cimetidine	253.2/159.3		70	20	3.28	10
三氨蝶啶 triamterene	254.0/237	254.0/104	60	27/37	4.03	10
奈福泮 nefopam	254.1/181.3	254.1/166.3	60	27/38	11.58	20
拉莫三嗪 lamotrigine	256.1/211.2	256.1/145.1	50	35/53	3.37	1
苯海拉明 diphenhydramine	256.2/167.2	256.2/165.2	30	17/54	15.5	1
敌百虫 trichlorfon	259.3/223	259.3/127.1	60	16/23	1.5	1
普萘洛尔 propranolol	260.1/116.1	260.1/183.2	60	25	11.59	10
卡立普多 carisoprodol	261.3/200.2	261.3/97.1	50	23/15	1.5	10
甲拌磷 phorate	261/75.1	261/244.3	40	17/10	4.11	10
甲基对硫磷 parathion-methyl	264.1/125	264.1/232	60	30/21	9.75	20
噻氯匹定 ticlopidine	264.1/125	264.1/239.1	60	44/24	9.73	20
去甲替林 nortriptyline	264.2/233.1	264.2/191.3	50	20/32	16	20
曲马朵 tramadol	264.2/58	264.2/246.2	50	37/16	9.74	1
丁卡因 tetracaine	265.2/176.2	265.2/220.4	50	21/25	11.99	20
米氮平 mirtazapine	266.1/195.1	266.1/208.8	80	37/35	9.2	10
阿替洛尔 atenolol	267.2/145.2	267.2/190.3	60	38/26	3.61	20
美托洛尔 metoprolol	268.3/116.1	268.3/133.2	60	26/35	7.17	20
乙草胺 acetochlor	270.1/224.1	270.1/148	60	13/30	3.16	20

续　表

目标物名称	母离子/子离子对(m/z)		DP	CE(1/2)	保留时间	LOD
中文名　英文名	1	2	(V)	(eV)	(min)	(ng/mL)
甲草胺 alachlor	270.2/238.3	270.2/162.3	60	16/27	3.09	20
硫线磷 cadusafos	271.1/159.0	271.1/215.0	60	18/13	3.45	20
去甲西泮 nordiazepam	271.2/140.2	271.2/208.1	70	36/36	2.32	10
右美沙芬 dextromethorphan	272.3/147.2	272.3/213.3	60	42/37	14.67	1
布桂嗪 bucinnazine	273.2/117.1	273.2/155.2	60	25/20	5.8	10
氯苯那敏 chlorpheniramine	275.2/230.1	275.2/167.1	50	22/53	12.47	1
罗哌卡因 ropivacaine	275.3/126.2	275.3/84.2	60	31/58	11.39	10
环苯扎林 cyclobenzaprine	276.3/216.3	276.3/231	50	34/25	18.88	20
克仑特罗 clenbuterol	277.2/203.1	277.2/259.1	60	23/16	8.83	1
杀螟松 fenitrothion	278.1/124.9	278.1/246.2	76	30/25	2.16	10
马普替林 maprotiline	278.1/250.2	278.1/219.2	60	26/34	15.61	10
阿米替林 amitriptyline	278.2/191.3	278.2/233.3	60	35/30	20.28	10
2-亚乙基-1,5-二甲基-3,3-二苯基吡咯烷 EDDP	278.2/234.3	278.2/249.3	70	41/33	29	10
文拉法辛 venlafaxine	278.3/58.1	278.3/259.9	40	40/17	11.28	10
倍硫磷 fenthion	279.3/247.0	279.3/169.0	50	23/23	3.74	20
多塞平 doxepin	280.3/107.2	280.3/220.2	50	31/36	15.64	1
丙咪嗪 imipramine	281.3/86.2	281.3/208.2	50	24/35	19.07	1
硝西泮 nitrazepam	282.2/236.2	282.2/180.2	70	32/52	2.14	10
酚妥拉明 phentolamine	282/212.3	282/239.5	60	20/15	9.26	20
7-氨基氟硝西泮 7-aminoflunitrazepam	284.2/135.2	284.2/226.2	80	39/41	1.96	1
地西泮 diazepam	285.1/193.3	285.1/154.1	80	45/36	2.77	1
异丙嗪 promethazine	285.2/86.1	285.2/198.1	55	25/31	17.23	1
吗啡 morphine	286.1/201.2	286.1/165.3	80	36/56	3.97	1
7-氨基氯硝西泮 7-aminoclonazepam	286.1/222.2	286.1/250.1	60	34/25	1.61	1
氢吗啡酮 hydromorphone	286.2/185.3	286.2/199.1	85	40/40	4.51	10
地莫西泮 demoxepam	287.1/269.3	287.1/180.2	70	38/32	1.87	10
奥沙西泮 oxazepam	287.2/241.2	287.2/269.3	50	31/21	2.02	10
加兰他敏 galanthamine	288.1/213.2	288.1/231	60	32/24	5.06	10
特丁硫磷 terbufos	289.2/103	289.2/233	50	14/10	5.4	20
N-去烃氟西泮 desalkylflurazepam	289.2/140.2	289.2/226.1	60	37/38	2.1	20
布比卡因 bupivacaine	289.3/140.2	289.3/84.1	60	29/51	13.7	10
异稻瘟净 iprobenfos	289/91.1	289/205.1	60	66/14	3.06	1
苯甲酰爱康宁 benzoylecognine	290.2/168.3	290.2/105.2	70	26/43	2.15	10
阿托品 atropine	290.3/124.1	290.3/93.1	85	34/44	6.2	1
对硫磷 parathion	292.1/236	292.1/264	60	21/15	3.89	20
美利曲辛 melitracen	292.3/247.2	292.3/232.2	60	26/34	24.37	20

续 表

目标物名称	母离子/子离子对(m/z)		DP	CE(1/2)	保留时间	LOD
中文名 英文名	1	2	(V)	(eV)	(min)	(ng/mL)
昂丹司琼 ondansetron	294.2/170.3	294.2/184.3	60	37	9.92	20
艾司唑仑 estazolam	295.2/267.3	295.2/205.2	70	34/53	2.4	10
辛可尼丁 cinchonidine	295.3/81.2	295.3/168.3	60	42/39	7.64	20
尼美西泮 nimetazepam	296.1/250.2	296.1/222.1	70	36/38	2.47	1
去甲氟西汀 norfluoxetine	296.2/134.2		60	10	3.68	20
艾司洛尔 esmolol	296.3/145.2	296.3/219.2	50	34/28	7.43	10
辛硫磷 phoxim	299.3/77	299.3/129.0	60	46/16	4.33	20
喹硫磷 quinalphos	299.1/163.2	299.1/243.2	50	29/24	3.81	10
去甲奥氮平 norolanzapine	299.2/198.1	299.2/213.1	75	50/37	13.42	20
可待因 codeine	300.2/199.2	300.2/165.3	80	40/52	5.16	1
替马西泮 temazepam	301.2/255.2	301.2/283.1	70	36/19	2.34	1
苯海索 trihexyphenidyl	302.1/97.8	302.1/284.1	60	29/24	19.49	10
双氢可待因 dihydrocodeine	302.5/199.3	302.5/201.2	60	44/42	5.4	10
杀扑磷 methidathion	303.1/145	303.1/85.1	50	15/32	2.95	1
可卡因 cocaine	304.1/182.2	304.1/150.2	60	28/35	12.93	1
东莨菪碱 scopolamine	304.3/138.3	304.3/156.3	60	31/23	5.55	20
二嗪农 diazinon	305.1/169.2	305.1/153.1	60	29/30	3.9	10
山莨菪碱 anisodamine	306.2/140.3	306.2/122	60	35/40	4.73	10
舍曲林 sertraline	306.2/275.1	306.2/159.2	80	17/34	20.41	20
唑吡坦 zolpidem	308.1/235.1	308.1/263.2	40	53/35	6.21	1
丁咯地尔 buflomedil	308.1/237.1	308.1/140.2	60	28/22	10.52	20
阿普唑仑 alprazolam	309.1/281.1	309.1/274.2	80	33/32	2.85	1
氟西汀 fluoxetine	310.1/43.7	310.1/148.2	60	24/16	19.2	10
美沙酮 methadone	310.2/265.2	310.2/105.1	50	22/38	25.68	1
地芬尼多 diphenidol	310.2/292	310.2/128.9	130	23/35	14.23	20
大麻酚 CBN	311.2/223.2	311.2/293.1	60	29/23	7.06	20
蒂巴因 thebaine	312.2/58.2	312.2/266.2	60	38/24	8.82	1
奥氮平 olanzapine	313.1/255.9	313.1/84.1	70	25/32	12.44	1
去甲氯氮平 norclozapine	313.4/270	313.4/192.1	70	32/55	9.24	20
氟硝西泮 flunitrazepam	314.2/268.3	314.2/239.3	85	35/45	5.81	1
乙基吗啡 ethylmorphine	314.3/229.3	314.3/165.4	80	36/53	5.79	10
四氢大麻酚 THC	315.2/193.2	315.2/259.2	60	32/28	7.03	20
大麻二酚 CBD	315.2/193.2	315.2/105.2	60	32/26	4.65	20
雷尼替丁 ranitidine	315.3/176.2	315.3/270.3	70	23/18	2.92	20
氯硝西泮 clonazepam	316.2/270.1	316.2/214.1	75	36/49	2.16	1
羟考酮 oxycodone	316.2/298.1	316.2/241.1	80	27/36	5.74	1
氯普噻吨 chlorprothixene	316.3/271.2	316.3/231.1	65	27/39	25.45	20
溴西泮 bromazepam	317.1/183.3	317.1/210.2	60	43/35	2.11	10
古柯乙烯 cocaethylene	318.2/196.2	318.2/150.2	61	26/35	15.11	20

续　表

目标物名称	母离子/子离子对(m/z)		DP	CE(1/2)	保留时间	LOD
中文名　英文名	1	2	(V)	(eV)	(min)	(ng/mL)
氯丙嗪 chlorpromazine	319.3/86.2	319.3/246.2	60	30/34	24.01	10
稻丰散 phenthoate	321.1/247.2	321.1/163.1	60	15/17	4.04	10
劳拉西泮 lorazepam	321.1/275.1	321.1/303.1	60	30/21	1.99	1
甲基毒死蜱 chlorpyrifos methyl	322.1/125.0	322.1/290.0	66	28/22	4.17	
治螟磷 sulfotep	323.1/171.1	323.1/295.2	60	20/15	4.29	10
二甲弗林 dimefline	324.4/279.3	324.4/163.4	80	22/35	12.2	20
α-羟基阿普唑仑 α-hydroxyalprazolam	325.2/297.2	325.2/279.2	90	35/33	3.53	10
西酞普兰 citalopram	325.3/109.2	325.3/262.0	80	41/26	13.9	10
咪达唑仑 midazolam	326.2/291.4	326.2/244.2	65	37/35	4.74	1
比索洛尔 bisoprolol	326.3/116.2	326.3/74.1	80	25/40	7.94	20
氯氮平 clozapine	327.3/270.1	327.3/296.3	75	32/33	11.35	1
单乙酰吗啡 6-acetylmorphine	328.1/211.3	328.1/165.3	90	36/54	5.35	1
洛沙平 loxapine	328.2/271.2	328.2/297.3	80	30/36	14.46	20
纳洛酮 naloxone	328.3/310.1	328.3/253.2	60	27/37	4.84	1
拉贝洛尔 labetalol	329.2/311.1	329.2/294.3	80	18/27	7.3	20
帕罗西汀 paroxetine	330.3/192.3	330.3/70.1	60	28/51	13.42	10
马拉硫磷 malathion	331.1/127.1	331.1/99.1	60	18/19	3.32	1
胺菊酯 tetramethrin	332.4/164.4	332.4/135.3	60	34/25	4.62	1
咳必清 carbetapentane	334.4/100.1	334.4/145.3	60	33/30	21.48	10
芬太尼 fentanyl	337.2/188.3	337.2/105.2	70	31/55	13.86	1
法莫替丁 famotidine	338.2/189.3	338.2/259	60	27/17	2.8	20
洛贝林 lobeline	338.2/96	338.2/216.3	60	30/40	18.8	20
罂粟碱 papaverine	340.1/202.2	340.1/202.2	60	37/41	5.86	1
右丙氧芬 dextropropoxyphene	340.2/266.2	340.2/324.3	60	12/35	20.18	10
去氯羟嗪 decloxizine	341.2/167.3		60	24	10.36	20
α-羟基咪达唑仑 α-hydroxymidazolam	342.0/324.2	342.0/203	70	29/30	2.43	10
舒必利 sulpiride	342.1/112.2	342.1/214.2	60	35/46	5.3	20
乙酰可待因 acetylcodeine	342.2/225.2	342.2/165.3	85	35/61	8.04	1
三唑仑 triazolam	343.2/308.2	343.2/315.2	80	36/35	2.71	1
贝凡洛尔 bevantolol	346.3/165.3	346.3/150.1	80	29/45	11.35	20
硝苯地平 nifedipine	347.3/315.2	347.3/271.4	60	12/16	2.34	20
毒死蜱 chlorpyrifos	350.0/198.0	350.0/322.0	70	26/17	5.6	20
美洛昔康 meloxicam	352.1/115.1	352.1/141.2	80	25/29	1.38	20
他扎罗汀 tazarotene	352.2/324.2	352.2/294.3	80	35/54	6.34	20
萝巴新 raubasine	353.2/144.1	353.2/210.2	70	37/29	11.4	10
罗通定 rotundine	356.2/192.3	356.2/165.3	60	36/34	10.74	20
吲哚美辛 indomethacin	358.2/139.3	358.2/174.2	70	26/18	3.25	20

续 表

目标物名称	母离子/子离子对(m/z)		DP	CE(1/2)	保留时间	LOD
中文名 英文名	1	2	(V)	(eV)	(min)	(ng/mL)
阿曲库铵 atracurium	358.4/206	358.4/151.2	85	27/41	9.65	20
α-羟基三唑仑 α-hydroxytriazolam	359.2/331.2	359.2/176.1	80	38/37	2.01	1
尼群地平 nitredipine	361.3/315.1	361.3/329.2	80	13/20	2.9	20
伏杀磷 phosalone	370.1/184.1	370.1/324.1	70	20/18	4.49	1
海洛因 heroin	370.2/268.2	370.2/165	90	38/60	7.62	1
曲唑酮 trazodone	372.2/176.2	372.2/148.3	60	34/50	8.25	1
羟嗪 hydroxyzine	375.2/201.1		60	26	13.48	20
氟哌啶醇 haloperidol	376.2/165.4	376.2/358.2	60	33/28	15.24	1
氨溴索 ambroxol	379.1/264.1	379.1/116.2	80	22/24	6.36	20
赛利洛尔 celiprolol	380.3/251.2	380.3/307.2	80	31/25	6.33	20
甲磺隆 metsulfuron-methyl	382.1/167.6	382.1/350.1	80	19/16	1.66	20
哌唑嗪 prazosin	384.2/247.2	384.2/138.2	60	39/43	9.18	20
喹硫平 quetiapine	384.4/253.1	384.4/221	54	35/53	9.22	20
乙硫磷 ethion	385.1/199.0	385.1/143.0	60	13/33	5.81	20
丁螺环酮 buspirone	386.5/121.9	386.5/222.2	100	42/39	9.55	20
舒芬太尼 sufentanil	387.1/238.1	387.1/355.3	50	27/26	18.22	20
氟西泮 flurazepam	388.2/315.2	388.2/288.1	65	32/33	10.13	10
尼索地平 nisoldipine	389.1/344.2	389.1/357.1	60	16/14	14.38	20
佐匹克隆 zopiclone	389/245.1	389/345.1	80	30/25	4.3	20
地塞米松 dexamethasone	393.3/355.2	393.3/237.1	51	17/25	18.1	20
苯磺隆 tribenuron-methyl	396/155.1	396/181.0	70	24/33	2.82	20
福尔可定 pholcodine	399.1/114.2	399.1/381.1	80	47/33	17.94	20
羟基喹硫平 hydroxyquetiapine	400.2/269.1	400.2/295.2	80	34/36	5.11	10
奋乃静 perphenazine	404.2/171.3	404.2/143.2	60	33/39	16.15	20
洛伐他汀 lovastatin	405.4/285.1	405.4/43.2	70	15/21	3.32	20
三氟拉嗪 trifluoperazine	408.4/195.3	408.4/133.3	40	19/29	6.61	1
氨氯地平 amlodipine	409.2/238.2	409.2/294.2	60	26/32	7.67	20
苄嘧磺隆 bensulfuron methyl	411.1/149.1	411.1/182.2	80	27/23	2.29	20
利培酮 risperidone	411.2/191.4		80	43	10.11	10
齐拉西酮 ziprasidone	413.1/194.2	413.1/177.2	80	39/39	8.06	20
那可丁 narcotine	414.2/220.3	414.2/353.2	60	32/33	6.04	1
去甲丁丙诺啡 norbuprenorphine	414.2/83.1	414.2/101.1	80	64/52	7.72	20
哌氟酰胺 flecainide	415.1/398.1	415.1/301.2	70	25/33	3.96	10
尼莫地平 nimodipine	419/343.1	419/359.1	60	13/22	3.06	20
多潘立酮 domperidone	426.4/175.1	426.4/147.2	100	39/58	6.08	20
羟基利培酮 hydroxyrisperidone	427.2/207.2	427.2/110.2	70	40/58	7.65	20
去氢阿立哌唑 dehydroaripiprazole	446.1/285.2	446.1/98.1	80	33/58	10	20
阿立哌唑 aripiprazole	448.0/285.2	448.0/98.1	80	38/54	13.01	20
地芬诺酯 diphenoxylate	453.3/425.1	453.3/187.4	80	20/30	31.85	20

续 表

目标物名称		母离子/子离子对(m/z)		DP	CE(1/2)	保留时间	LOD
中文名	英文名	1	2	(V)	(eV)	(min)	(ng/mL)
西沙比利	cisapride	466.2/184.2	466.2/234.1	75	38/30	10.54	10
丁丙诺啡	buprenorphine	468.1/396	468.1/187.2	110	52/57	13.49	20
西地那非	sildenafil	475.0/58.1	475.0/100.1	80	50/60	5.43	10
尼卡地平	nicardipine	480.1/315	480.1/166.3	60	31/30	13.8	20
格列本脲	glibenclamide	496.3/371	496.3/451.3	70	19/23	2.62	20
乌头碱	aconitine	646.4/586.1	646.4/526.2	80	46/51	15.9	20
甲氨基阿维菌素	emamectin	886.6/158.2	886.6/302.2	80	51/42	20.69	20
阿维菌素	avermectin	890.7/305.3	890.7/567.5	80	38/20	3.9	20
双苯戊二氨酯 SKF_{525A}(内标)		354.3/209.3	354.3/167.3	80	25/37	28.24	
地西泮-d_5(内标)		290.2/198.2	290.2/159.2	60	45/36	2.77	

三、色谱-高分辨质谱联用法

高分辨质谱与色谱相联分别形成气相色谱-高分辨质谱法或液相色谱-高分辨质谱法,色谱-高分辨质谱联用技术凭借色谱强大的分离功能及高分辨质谱超高的质量分辨率和精确分子质量测定功能,结合一级、二级谱库匹配以及同位素离子丰度比,在毒物筛查分析中表现出强大的优势。该技术具有高通量、高分辨率、高时效、大数据等特点。国内司法鉴定科学研究院较早研发基于 HPLC-QE HRMS 和 GC-QE HRMS 的体液样品筛查方法,建立不同裂解方式和不同裂解能量下相关目标物的特征碎片离子数据库,形成集保留时间、目标物的精确分子量、同位素丰度和特征碎片离子等多信息联合的筛查体系,大大提升了毒药物的筛选、发现、确认能力。

2020 年司法部颁布《血液中 188 种毒(药)物的气相色谱-高分辨质谱检验》(SF/T 0064-2020)行业标准,主要内容如下。

样品处理:取血液 1 mL,加入 30 μg/mL 的 SKF_{525A} 内标标准工作溶液 10 μL、乙醚 3 mL,涡旋混合,离心 3 min,将有机层转移至另一离心管中。残留物中再加入 1 mL 硼酸缓冲溶液(pH=9.2)和 3 mL 乙醚,重复提取一次,合并乙醚提取液,于 60℃水浴中挥发至近干,残留物用 100 μL 甲醇复溶,供仪器分析。空白血液和添加血液按同法同步操作。

分析参考条件:① 色谱条件:色谱柱:TG-5SILMS 柱或其他等效柱,(30 m×0.25 mm×0.25 μm);载气:氦气,流速 1.0 mL/min;柱温:初温 40℃保持 1.5 min,以 25℃/min 程序升温至 90℃并保持 1.5 min,以 25℃的速度升温至 180℃/min,以 5℃/min 的速率升至 280℃,以 10℃/min 的速率升至 300℃并保持 10 min;② 质谱

条件：离子源：电子轰击(EI)离子源；碰撞能量：70 eV；分辨率超过10 000；离子源温度：300℃；接口温度：250℃；进样口温度：280℃；扫描模式：全扫描；扫描范围：m/z 40～650。

定性分析：以保留时间、质谱特征碎片离子峰和相对丰度比作为定性判断依据。在相同的试验条件下，待测样品中出现的色谱峰保留时间与添加样品的色谱峰保留时间相比较，相对误差在±2%内，且特征碎片离子均出现，所选择的离子丰度比与浓度相近添加样品的离子丰度比之相对误差不超过表5-4规定的范围，则可判断待测样品中检出这种化合物。

结果评价：如果待测样品中仅检出内标 SKF_{525A}，未检出毒(药)物成分(参见表5-6)，则阴性结果可靠；如果待测样品中未检出内标 SKF_{525A}，则阴性结果不可靠。如果待测样品中检出毒(药)物成分且空白样品无干扰，则阳性结果可靠；如果待测样品中检出毒(药)物成分且空白样品亦呈阳性，则阳性结果不可靠，应重新检验。

方法检出限及质谱参数见表5-6。

表5-6　188种毒(药)物和内标的CAS号、分子式、特征碎片离子、保留时间和检出限[8]

化合物	CAS	分子式	碎片离子1 (m/z)	碎片离子2 (m/z)	碎片离子3 (m/z)	保留时间 (min)	检出限 (ng/mL)
AM-2201	335161-24-5	$C_{24}H_{22}FNO$	359.167 99	284.106 99	232.113 22	32.99	100
JWH-018	209414-07-3	$C_{24}H_{23}NO$	341.177 42	284.106 99	214.122 64	31.6	100
JWH-019	209414-08-4	$C_{25}H_{25}NO$	355.193 07	284.106 99	228.138 29	32.74	300
JWH-210	824960-64-7	$C_{26}H_{27}NO$	369.208 72	312.138 29	214.122 64	34.15	100
SKF_{525A}(内标)	302-33-0	$C_{23}H_{31}NO_2$	167.085 53	99.104 25	86.096 43	19.91	30
2,4-二氯苯氧丁酸	94-82-6	$C_{10}H_{10}Cl_2O_3$	163.960 42	161.963 37	87.044 06	7.68	300
阿戈美拉汀	138112-76-2	$C_{15}H_{17}NO_2$	243.125 38	184.088 27	171.080 44	18.71	10
阿莫沙平	14028-44-5	$C_{17}H_{16}ClN_3O$	257.047 62	228.021 07	193.052 22	24.26	100
阿那曲唑	120511-73-1	$C_{17}H_{19}N_5$	209.107 33	115.054 23	70.039 97	19.56	100
阿普唑仑	28981-97-7	$C_{17}H_{13}ClN_4$	307.074 5	273.113 47	188.080 78	29.41	100
阿特拉津	1912-24-9	$C_8H_{14}ClN_5$	215.093 22	202.066 8	200.069 75	12.03	10
阿替卡因	23964-58-1	$C_{13}H_{20}N_2O_3S$	171.137 96	165.069 88	85.052 22	16.38	300
艾司唑仑	29975-16-4	$C_{16}H_{11}ClN_4$	293.058 85	259.097 82	205.076 02	28.79	100
胺菊酯	7696-12-0	$C_{19}H_{25}NO_4$	164.070 61	123.116 83	107.049 14	21.78	10
奥昔布宁	5633-20-5	$C_{22}H_{31}NO_3$	342.206 37	105.033 49	77.038 58	22.46	10
巴比妥	57-44-3	$C_8H_{12}N_2O_3$	156.052 94	141.029 47	98.023 65	10.12	10
百治磷	141-66-2	$C_8H_{16}NO_5P$	193.026 04	127.018 15	67.017 84	11.03	100
贝美格	64-65-3	$C_8H_{13}NO_2$	127.099 17	112.039 31	82.041 32	8.84	10

续　表

化合物	CAS	分子式	碎片离子1 (m/z)	碎片离子2 (m/z)	碎片离子3 (m/z)	保留时间 (min)	检出限 (ng/mL)
倍硫磷	55-38-9	$C_{10}H_{15}O_3PS_2$	278.019 47	169.014 02	124.982 06	14.72	10
倍硫磷砜	3761-42-0	$C_{10}H_{15}O_5PS_2$	310.009 3	136.034 12	124.982 06	18.73	300
苯海索	144-11-6	$C_{20}H_{31}NO$	218.153 94	98.096 43	84.080 78	19.08	30
苯噻啶	15574-96-6	$C_{19}H_{21}NS$	295.138 92	221.041 95	96.080 78	20.85	10
苯妥英钠	57-41-0	$C_{15}H_{12}N_2O_2$	252.089 33	223.086 59	180.080 78	20.54	30
苯线磷	22224-92-6	$C_{13}H_{22}NO_3PS$	303.105 25	217.008 28	154.044 69	17.14	10
苯线磷砜	31972-44-8	$C_{13}H_{22}NO_5PS$	320.071 61	292.040 31	248.998 11	21.34	10
比沙可啶	603-50-9	$C_{22}H_{19}NO_4$	361.130 86	276.101 91	199.075 36	27.62	10
吡氟禾草隆	69806-50-4	$C_{19}H_{20}F_3NO_4$	383.133 89	282.073 64	254.042 34	18.32	10
吡咯卡因	2210-77-7	$C_{14}H_{20}N_2O$	120.080 78	84.080 78	70.065 13	15.2	30
吡喹酮	55268-74-1	$C_{19}H_{24}N_2O_2$	201.102 24	132.080 78	130.065 13	28.61	10
吡嗪酰胺	98-96-4	$C_5H_5N_3O$	123.042 71	80.036 9	78.021 25	8.12	100
丙硫磷	34643-46-4	$C_{11}H_{15}Cl_2O_2PS_2$	308.992 47	266.952 93	112.951 04	17.25	100
丙哌维林	60569-19-9	$C_{23}H_{29}NO_3$	225.127 39	165.069 88	105.033 49	21.39	10
丙戊酸	99-66-1	$C_8H_{16}O_2$	102.067 53	73.028 41	55.017 84	7.07	1 000
布比卡因	38396-39-3	$C_{18}H_{28}N_2O$	98.072 62	84.093 35		19.4	10
茶碱	58-55-9	$C_7H_8N_4O_2$	180.064 18	95.049 14	68.062 05	15.25	100
除线磷	97-17-6	$C_{10}H_{13}Cl_2O_3PS$	279.000 61	222.938 01	161.963 37	13.25	10
达克罗宁	586-60-7	$C_{18}H_{27}NO_2$	188.114 48	148.051 88	121.028 41	11.68	10
代他考昔	181695-72-7	$C_{16}H_{14}N_2O_3S$	314.071 96	272.061 4	191.072 95	28.22	100
稻丰散	2597-03-7	$C_{12}H_{17}O_4PS_2$	273.988 17	121.010 65	91.054 23	15.92	30
敌敌畏	62-73-7	$C_4H_7Cl_2O_4P$	186.955 94	184.976 5	109.005 08	7.99	10
敌瘟磷	17109-49-8	$C_{14}H_{15}O_2PS_2$	310.024 56	172.982 06	109.010 65	19.72	100
地芬尼多	972-02-1	$C_{21}H_{27}NO$	105.033 49	98.096 43	77.038 58	21.34	10
地芬诺酯	915-30-0	$C_{30}H_{32}N_2O_2$	246.148 86	165.069 88	158.096 43	35.53	100
地西泮	439-14-5	$C_{16}H_{13}ClN_2O$	283.063 27	256.052 37	221.083 52	21.97	10
地昔帕明	50-47-5	$C_{18}H_{22}N_2$	234.127 73	208.112 08	193.101 18	18.66	100
丁苯羟酸	2438-72-4	$C_{12}H_{17}NO_3$	163.111 74	107.049 14	77.038 58	14.17	300
丁草胺	23184-66-9	$C_{17}H_{26}ClNO_2$	237.091 49	188.106 99	176.106 99	13.6	30
丁烯酸苯酯(克草丹)	1114-71-2	$C_{10}H_{21}NOS$	132.093 35	128.062 05	72.080 78	9.45	100
毒草安	1918-16-7	$C_{11}H_{14}ClNO$	176.106 99	169.028 79	120.044 39	10.62	10
毒虫畏	470-90-6	$C_{12}H_{14}Cl_3O_4P$	323.000 13	266.937 7	80.973 61	15.8	10
毒壤磷	327-98-0	$C_{10}H_{12}Cl_3O_2PS$	296.966 72	268.935 6		15.08	10
毒死蜱	2921-88-2	$C_9H_{11}Cl_3NO_3PS$	313.956 88	196.919 65	96.950 94	14.62	10
多沙普仑	309-29-5	$C_{24}H_{30}N_2O_2$	165.069 88	113.083 52	100.075 69	28.33	10

续 表

化合物	CAS	分子式	碎片离子1 (m/z)	碎片离子2 (m/z)	碎片离子3 (m/z)	保留时间 (min)	检出限 (ng/mL)
多索茶碱	69975-86-6	$C_{11}H_{14}N_4O_4$	193.072	87.044 06	73.028 41	19.59	10
多西拉敏	469-21-6	$C_{17}H_{22}N_2O$	180.080 78	167.072 95	71.072 95	14.39	100
多效唑	76738-62-0	$C_{15}H_{20}ClN_3O$	238.055 57	167.025 82	125.015 25	16.65	100
对乙酰氨基酚	103-90-2	$C_8H_9NO_2$	151.062 78	109.052 22	80.049 48	11.45	30
厄贝沙坦	138402-11-6	$C_{25}H_{28}N_6O$	343.167 91	342.160 09	231.174 34	33	300
恶虫威	22781-23-3	$C_{11}H_{13}NO_4$	166.062 45	151.038 97	126.031 15	11.12	10
二丙烯草胺	93-71-0	$C_8H_{12}ClNO$	138.091 34	132.021 07	96.080 78	8.3	300
二甲弗林	1165-48-6	$C_{20}H_{21}NO_3$	322.143 77	308.128 12	277.085 92	25.38	100
二甲戊乐灵	40487-42-1	$C_{13}H_{19}N_3O_4$	188.113 14	191.068 93	162.078 76	15.5	10
反式苄氯菊酯	61949-77-7	$C_{21}H_{20}Cl_2O_3$	183.116 83	163.148 13	127.054 23	25.28	10
泛昔洛韦	104227-87-4	$C_{14}H_{19}N_5O_4$	262.129 85	202.108 72	136.061 77	23.88	100
非那西汀	62-44-2	$C_{10}H_{13}NO_2$	179.094 08	137.083 52	108.044 39	11.44	10
非诺贝特	49562-28-9	$C_{20}H_{21}ClO_4$	273.067 68	232.028 56	138.994 52	23.14	10
非普拉宗	30748-29-9	$C_{20}H_{20}N_2O_2$	252.089 33	183.091 67	77.038 58	21.63	100
芬纳西泮	51753-57-2	$C_{15}H_{10}BrClN_2O$	348.955 9	320.942 48	319.947 23	25.84	10
芬太尼	437-38-7	$C_{22}H_{28}N_2O$	245.164 84	188.138 63	146.096 43	26.11	30
丰索磷	115-90-2	$C_{11}H_{17}O_4PS_2$	293.006 56	141.000 48	96.950 76	18.56	10
氟胺氰菊酯	102851-06-9	$C_{26}H_{22}ClF_3N_2O_3$	252.057 45	250.060 49	205.997 89	10.66	10
氟环唑	106325-08-0	$C_{17}H_{13}ClFN_3O$	278.108 8	192.031 81	194.052 63	20.98	10
氟乐灵	1582-09-8	$C_{13}H_{16}F_3N_3O_4$	306.069 62	290.074 7	264.022 67	11.04	10
氟马西尼	78755-81-4	$C_{15}H_{14}FN_3O_3$	257.059 51	229.064 59	201.069 68	23.27	10
氟他胺	13311-84-7	$C_{11}H_{11}F_3N_2O_3$	190.034 85	132.044 39	70.041 32	13.78	100
环嗪酮	51235-04-2	$C_{12}H_{20}N_4O_2$	171.087 65	83.023 99	71.060 37	20.21	10
茴拉西坦	72432-10-1	$C_{12}H_{13}NO_3$	135.044 06	92.025 67	77.038 58	15.53	10
肌安宁	78-44-4	$C_{12}H_{24}N_2O_4$	184.133 21	104.070 61	83.085 53	13.5	100
己酮可可碱	6493/5/6	$C_{13}H_{18}N_4O_3$	221.103 3	193.072	180.064 18	21.74	10
甲拌磷	298-02-2	$C_7H_{17}O_2PS_3$	260.008 91	121.041 29	75.026 3	11.38	10
甲拌磷砜	2588/4/7	$C_7H_{17}O_4PS_3$	199.002 9	124.982 06	96.950 76	14.6	30
甲草胺	15972-60-8	$C_{14}H_{20}ClNO_2$	188.106 99	160.112 08	146.096 43	13.61	10
甲睾酮	58-18-4	$C_{20}H_{30}O_2$	302.224 03	229.158 69	91.054 23	25.08	30
甲磺氮草脲	1156-19-0	$C_{14}H_{21}N_3O_3S$	155.016 13	91.054 23	65.038 58	11.26	300
甲基毒死蜱	5598-13-0	$C_7H_7Cl_3NO_3PS$	287.922 63	285.925 58	78.994 34	13.41	10
甲基对硫磷	298-00-0	$C_8H_{10}NO_5PS$	263.001 18	124.982 06	109.004 91	14.72	10
甲基立枯磷	57018-04-9	$C_9H_{11}Cl_2O_3PS$	264.984 96	124.982 06	93.009 99	13.58	30
甲氧沙林	298-81-7	$C_{12}H_8O_4$	216.041 71	173.023 32	89.038 58	15.41	10
久效磷	6923-22-4	$C_7H_{14}NO_5P$	192.018 21	164.023 3	127.018 15	11.03	100

续　表

化合物	CAS	分子式	碎片离子1 (m/z)	碎片离子2 (m/z)	碎片离子3 (m/z)	保留时间 (min)	检出限 (ng/mL)
坎利酮	976-71-6	$C_{22}H_{28}O_3$	340.188 3	267.174 34	91.054 23	32.76	10
抗蚜威	23103-98-2	$C_{11}H_{18}N_4O_2$	238.142 43	166.097 49	72.044 39	12.85	10
可待因	76-57-3	$C_{18}H_{21}NO_3$	299.151 6	162.091 34	214.086 26	21.26	100
可卡因	50-36-2	$C_{17}H_{21}NO_4$	303.146 51	182.117 56	105.033 49	18.29	30
克百威	1563-66-2	$C_{12}H_{15}NO_3$	164.047 11	149.060 02	131.057 69	11.84	10
喹禾灵	76578-14-8	$C_{19}H_{17}ClN_2O_4$	372.087 14	299.058 18	243.031 97	26.96	30
喹硫磷	13593-03-8	$C_{12}H_{15}N_2O_3PS$	298.053 55	156.068 2	146.047 46	15.96	10
来曲唑	112809-51-5	$C_{17}H_{11}N_5$	217.076 02	190.065 13	156.055 62	25.91	100
乐果	60-51-5	$C_5H_{12}NO_3PS_2$	124.982 06	93.009 99	87.013 72	11.71	100
利鲁唑	1744-22-5	$C_8H_5F_3N_2OS$	234.006 92	165.011 71	137.016 8	10.62	10
林丹	58-89-9	$C_6H_6Cl_6$	218.911 04	180.937 31	108.960 63	12.15	10
磷胺	13171-21-6	$C_{10}H_{19}ClNO_5P$	264.099 54	193.026 04	127.015 47	12.31	100
另丁津	7286-69-3	$C_9H_{16}ClN_5$	214.085 4	202.066 8	200.069 75	12.92	10
硫丙磷	35400-43-2	$C_{12}H_{19}O_2PS_3$	322.027 93	198.053 14	156.006 19	19.35	10
硫喷妥	76-75-5	$C_{11}H_{17}N_2O_2S$	173.037 92	157.006 62	98.023 65	13.48	30
硫线磷	95465-99-9	$C_{10}H_{23}O_2PS_2$	213.016 73	158.969 78	129.930 66	11.27	30
六氯苯	118-74-1	C_6Cl_6	283.809 62	285.806 67	287.803 72	11.63	10
罗非昔布	162011-90-7	$C_{17}H_{14}O_4S$	314.060 73	257.063 08	178.077 7	29.27	100
萝巴新	483-04-5	$C_{21}H_{24}N_2O_3$	351.170 32	184.099 5	156.080 78	31.78	100
洛伐他汀	75330-75-5	$C_{24}H_{36}O_5$	199.148 13	157.101 18	143.085 53	27.81	10
氯胺酮	6740-88-1	$C_{13}H_{16}ClNO$	209.096 58	180.057 45	182.049 29	13.51	10
氯苯胺灵	101-21-3	$C_{10}H_{12}ClNO_2$	213.055 11	171.008 16	127.018 33	11.1	10
氯苯嘧啶醇	60168-88-9	$C_{17}H_{12}Cl_2N_2O$	251.002 5	219.031 97	138.994 52	23.82	30
氯吡格雷	113665-84-2	$C_{16}H_{16}ClNO_2S$	262.050 84	152.026 15	125.015 25	20.42	10
氯雷他定	79794-75-5	$C_{22}H_{23}ClN_2O_2$	292.088 75	266.073 1	245.119 9	30.83	100
马拉硫磷	121-75-5	$C_{10}H_{19}O_6PS_2$	173.080 84	124.982 06	99.007 67	14.38	30
美沙芬	125-71-3	$C_{18}H_{25}NO$	270.185 24	214.135 22	150.127 73	17.54	100
美索巴莫	532-03-6	$C_{11}H_{15}NO_5$	124.039 31	109.101 18	81.069 88	11.2	10
美托洛尔	51384-51-1	$C_{15}H_{25}NO_3$	107.085 53	71.085 58	73.064 79	17.32	10
美托咪酯	5377-20-8	$C_{13}H_{14}N_2O_2$	105.069 88	104.062 05	77.038 58	13.48	10
咪达唑仑	59467-70-8	$C_{18}H_{13}ClFN_3$	325.077 65	310.054 18	163.018 33	24.32	30
米氮平	85650-52-8	$C_{17}H_{19}N_3$	208.099 5	195.091 67	180.080 78	19.07	30
灭草猛	1929-77-7	$C_{10}H_{21}NOS$	161.086 89	146.099 8	128.106 99	9.45	300
灭菌磷	5131-24-8	$C_{12}H_{14}NO_4PS$	242.974 97	130.028 74	148.039 31	16.87	10
萘丁美酮	42924-53-8	$C_{15}H_{16}O_2$	228.114 48	171.080 44	128.062 05	15.96	10
萘普生	22188-53-1	$C_{14}H_{14}O_3$	185.096 09	115.054 23		15.24	100

续 表

化合物	CAS	分子式	碎片离子 1 (*m/z*)	碎片离子 2 (*m/z*)	碎片离子 3 (*m/z*)	保留时间 (min)	检出限 (ng/mL)
尼美舒利	51803-78-2	$C_{13}H_{12}N_2O_5S$	308.046 14	229.060 77	154.065 13	23.32	30
尼莫地平	66085-59-4	$C_{21}H_{26}N_2O_7$	296.149 25	254.102 3	196.060 43	29.02	100
尼群地平	39562-70-4	$C_{18}H_{20}N_2O_6$	238.107 38	210.076 08	178.077 7	24.34	10
哌草磷	24151-93-7	$C_{14}H_{28}NO_3PS_2$	320.144 38	140.106 99	122.096 43	21.74	100
喷托维林	77-23-6	$C_{20}H_{31}NO_3$	115.054 23	91.054 23	86.096 43	18.98	10
皮蝇磷	299-84-3	$C_8H_8Cl_3O_3PS$	286.927 38	284.930 33	168.927 44	13.84	1 000
平痛新	13669-70-0	$C_{17}H_{19}NO$	179.085 53	165.069 88	58.065 13	15.9	10
扑草净	7287-19-6	$C_{10}H_{19}N_5S$	241.135 57	184.065 14	226.112 09	13.92	10
普罗布考	23287-49-5	$C_{31}H_{48}O_2S_2$	278.169 89	263.146 41	223.115 11	31.51	100
普罗帕酮	54063-53-5	$C_{21}H_{27}NO_3$	121.101 18	98.072 62	72.044 39	26.24	10
曲吡那敏	91-81-6	$C_{16}H_{21}N_3$	197.107 33	185.107 33	91.054 23	15.14	100
曲匹地尔	15421-84-8	$C_{10}H_{15}N_5$	176.093 07	162.09	109.050 87	15.14	300
去甲西泮	1088-11-5	$C_{15}H_{11}ClN_2O$	269.047 62	242.036 72	241.052 7	23.11	10
塞来昔布	169590-42-5	$C_{17}H_{14}F_3N_3O_2S$	381.075 33	300.061 48	281.088 48	26.81	100
噻氯匹定	55142-85-3	$C_{14}H_{14}ClNS$	262.045 17	125.015 25	110.018 47	16.91	300
噻唑膦	98886-44-3	$C_9H_{18}NO_3PS_2$	226.983 42	165.972 23	138.985 14	15.28	100
赛庚啶	129-03-3	$C_{21}H_{21}N$	287.166 85	215.085 53	96.080 78	20.74	30
三环唑	41814-78-2	$C_9H_7N_3S$	188.035 52	161.016 8	135.013 72	17.4	10
三氯杀螨醇	115-32-2	$C_{14}H_9Cl_5O$	251.991 72	138.994 52	110.999 6	15.01	30
三唑磷	24017-47-8	$C_{12}H_{16}N_3O_3PS$	161.058 36	134.047 46	119.060 37	19.29	30
杀虫脒	6164-98-3	$C_{10}H_{13}ClN_2$	181.065 28	154.041 8	152.026 15	13.52	10
杀虫畏	961-11-5	$C_{10}H_9Cl_4O_4P$	332.924 95	328.929 85	109.005 08	16.58	10
杀螟硫磷	122-14-5	$C_9H_{12}NO_5PS$	260.014 09	124.982 06	78.994 34	14.16	100
舍曲林	79617-96-2	$C_{17}H_{17}Cl_2N$	276.034 13	274.031 06	262.018 48	20.83	100
双苯拉林	147-20-6	$C_{19}H_{23}NO$	165.069 88	98.096 43	70.065 13	16.31	10
司可巴比妥	76-73-3	$C_{12}H_{18}N_2O_3$	195.076 42	167.045 12	96.044 39	12.79	10
司来吉兰	14611-51-9	$C_{13}H_{17}N$	96.080 78	91.054 23	56.049 48	9.26	10
四氟苯菊酯	118712-89-3	$C_{15}H_{12}Cl_2F_4O_2$	165.023 23	127.030 9	163.016 54	13.61	10
速灭磷	7786-34-7	$C_7H_{13}O_6P$	192.018 21	164.023 3	127.015 47	9.19	10
速灭威	1129-41-5	$C_9H_{11}NO_2$	108.056 97	79.054 23	77.038 58	9.49	100
他扎罗汀	118292-40-3	$C_{21}H_{21}NO_2S$	351.128 75	336.105 28	308.073 98	31.96	30
特比萘芬	91161-71-6	$C_{21}H_{25}N$	276.174 68	141.069 88	115.054 23	18.95	10
特丁硫磷	13071-79-9	$C_9H_{21}O_2PS_3$	230.973 15	153.013 36	124.982 06	12.21	10
特丁噻草隆	34014-18-1	$C_9H_{16}N_4OS$	171.082 47	156.058 99	74.005 9	10.06	30
维拉帕米	52-53-9	$C_{27}H_{38}N_2O_4$	303.206 7	260.164 51	151.075 36	31.63	100
戊炔草胺	23950-58-5	$C_{12}H_{11}Cl_2NO$	254.013 4	172.955 55	108.983 95	12.39	10

续　表

化合物	CAS	分子式	碎片离子1 (m/z)	碎片离子2 (m/z)	碎片离子3 (m/z)	保留时间 (min)	检出限 (ng/mL)
西草净	1014-70-6	$C_8H_{15}N_5S$	213.104 27	170.049 49	155.038 59	13.71	10
烯丙孕素	850-52-2	$C_{21}H_{26}O_2$	310.192 73	213.127 39	226.135 22	27.98	100
烯唑醇	83657-24-3	$C_{15}H_{17}Cl_2N_3O$	270.000 94	232.027 22	165.010 17	18.75	30
心可定	390-64-7	$C_{24}H_{27}N$	238.159 03	165.069 88	91.054 23	23.76	30
溴己新	3572-43-8	$C_{14}H_{20}Br_2N_2$	304.910 65	292.910 65	263.884 1	20.96	10
溴螨酯	18181-80-1	$C_{17}H_{16}Br_2O_3$	340.899 42	338.901 95	184.941 96	21.7	10
亚胺硫磷	732-11-6	$C_{11}H_{12}NO_4PS_2$	160.039 31	133.028 41	77.038 58	10.62	30
氧化乐果	1113-02-6	$C_5H_{12}NO_4PS$	156.000 45	110.012 73	78.994 34	6.79	30
野麦畏	2303-17-5	$C_{10}H_{16}Cl_3NOS$	270.029 47	142.921 66	86.060 04	12.74	10
伊拉地平	75695-93-1	$C_{19}H_{21}N_3O_5$	252.123 03	210.076 08	178.049 87	24.27	10
乙拌磷	298-04-4	$C_8H_{19}O_2PS_3$	185.993 26	96.950 76	89.041 95	12.58	10
乙草胺	34256-82-1	$C_{14}H_{20}ClNO_2$	223.075 84	162.091 34	146.096 43	13.38	30
乙硫磷	563-12-2	$C_9H_{22}O_4P_2S_4$	230.973 15	124.982 06	96.950 76	18.8	10
乙嘧酚	23947-60-6	$C_{11}H_{19}N_3O$	209.152 26	166.097 49	95.049 14	15.23	100
乙嘧硫磷	38260-54-7	$C_{10}H_{17}N_2O_4PS$	277.040 64	181.097 15	153.065 85	12.66	10
乙烯菌核利	50471-44-8	$C_{12}H_9Cl_2NO_3$	284.995 4	212.002 83	178.041 8	13.5	100
乙氧氟草醚	42874-03-3	$C_{15}H_{11}ClF_3NO_4$	317.006 11	300.003 37	252.038 61	17.74	10
异艾氏剂	465-73-6	$C_{12}H_8Cl_6$	264.913 99	263.859 52	192.937 31	15.53	30
异稻瘟净	26087-47-8	$C_{13}H_{21}O_3PS$	246.047 4	188.000 45	91.054 23	12.9	10
异丙威	2631-40-5	$C_{11}H_{15}NO_2$	136.088 27	121.064 79	91.054 23	10.01	10
异柳磷	25311-71-1	$C_{15}H_{24}NO_4PS$	255.078 07	213.031 12	184.999 82	15.77	10
异戊巴比妥	57-43-2	$C_{11}H_{18}N_2O_3$	197.092 07	156.052 94	141.029 47	11.87	10
吲哚美辛	53-86-1	$C_{19}H_{16}ClNO_4$	138.023 08	75.022 93	110.999 6	9.52	100
蝇毒磷	56-72-4	$C_{14}H_{16}ClO_5PS$	362.013 91	210.007 82	225.984 98	25.18	100
莠灭净	834-12-8	$C_9H_{17}N_5S$	227.119 92	212.096 44	170.049 49	13.86	10
扎来普隆	151319-34-5	$C_{17}H_{15}N_5O$	305.127 11	262.108 72	248.093 07	29.81	30
左美丙嗪	60-99-1	$C_{19}H_{24}N_2OS$	328.160 39	228.047 76	185.029 37	23.22	10
左咪唑	14769-73-4	$C_{11}H_{12}N_2S$	188.063 75	148.021 55	101.029 37	15.12	100

虽然高通量的筛选分析方法所涵盖的毒药物范围广泛，但可疑中毒或摄毒案件的案情调查、现场勘察、中毒症状及尸检发现等信息对于选择适宜、高效的鉴定方法仍起着重要作用。

参考文献

[1] 沈敏.法医毒物司法鉴定实务.北京：法律出版社，2011.

[2] 司法部.法医毒物有机质谱定性分析通则：SF/Z JD0107019－2018.
[3] 黄卫平.免疫学分析法在检测滥用药物中的应用.中国药物滥用防治杂志，2005，11(3)：164－167.
[4] 沈敏，向平.滥用物质分析与应用.北京：科学出版社，2016.
[5] 沈敏，向平.毛发分析基础及应用.2 版.北京：科学出版社，2020.
[6] 司法部.血液和尿液中 108 种毒(药)物的气相色谱-质谱检验方法：SF/Z JD0107014－2015.
[7] 司法部.血液、尿液中 238 种毒(药)物的检测液相色谱-串联质谱法：SF/Z JD0107005－2016.
[8] 司法部.血液中 188 种毒(药)物的气相色谱-高分辨质谱检验：SF/T 0064－2020.

下篇　分　论

6 第六章 挥发性毒物鉴定

挥发性毒物主要是指蒸气压较高、分子质量较小、化学结构简单，常温常压下易挥发的毒物。该类毒物的特点是能够利用其挥发性从检材中分离提取。常见的挥发性毒物主要有小分子的醇类、氰化物、苯及其同系物、有机溶剂等。挥发性毒物的鉴定主要是通过对体液、组织等生物检材或其他检材中挥发性毒物的定性、定量分析，判明检材中是否含有挥发性毒物，以及与中毒或中毒死亡的关系，为涉毒案件的侦破及审理提供科学证据。血液中乙醇检测作为是否酒后或醉酒驾驶的判定依据，已成为法医毒物鉴定最常见的定量分析项目之一。

第一节 乙醇、甲醇

一、概述

1. 乙醇

乙醇(ethanol, ethyl alcohol, CH_3CH_2OH)，俗称酒精(alcohol)，为无色易燃液体，具有特殊芳香味，能与水、醚、酮等有机溶剂混溶，沸点78.4℃，比重0.789(20℃时)。乙醇是各种酒类饮料中的主要成分，酒的度数表示酒中含乙醇的体积百分比，通常是以20℃时的体积比表示，如50度的酒表示在100 mL的酒中含有乙醇50 mL(20℃)。啤酒中一般含乙醇2%~6%；黄酒中含乙醇14%~17%；葡萄酒等果酒中含乙醇10%~30%；各种白酒中含乙醇35%~65%(如白酒50%~60%、伏特加40%~55%、威士忌40%~50%)等。高度酒的主要成分是酒精和水，约占总重量的98%，其余的微量成分仅占2%，包括有机酸、高级醇、酯类、酮类、醛类、多元醇、酚类、醚类和无机物等。此外，乙醇作为原料在国防工业、医疗卫生、有机合成、食品工业、工农业生产中都有广泛的用途。

酒精饮料的滥用是全球广泛关注的公共卫生问题，过量饮酒不仅造成个体生理机能损害，还会影响正常的行为判断能力，从而带来社会、经济、法律等一系列相关问题。《柳叶刀》公布了中国人均饮酒量自1987年以来翻升三倍以上；2013年全球疾病负担报告显示，中国 15 岁至 49 岁人群中因饮酒导致的伤残调整寿命年损失数最大，造成年均 12 万人死亡。《国际禁毒公约》中，酒、烟和毒品一并被认定为“有依赖性特性”的物品。根据饮酒的程度，可将饮酒行为分为：① 社交性饮酒。饮酒者能自制，一般不造成不良后果；② 酒精滥用。因饮酒造成躯体或精神损害的问题饮酒或有害饮酒；③ 酒精依赖。个体对酒有强烈的渴求心理，或饮酒行为已失去控制。

乙醇的主要毒理作用是抑制中枢神经系统，首先抑制皮层功能，使大脑的高级整合能力受影响，出现身体稳定性、协调性、反应性、运动功能、知觉功能等降低及自我控制能力的消失，可呈一时性兴奋状态。当乙醇的作用进一步加强时，皮质下中枢、脊髓及小脑运动受累，出现分辨力、记忆力、洞察力、视觉、注意力及语言等功能明显失常。乙醇还能使血管扩张、血流增加，表现为皮肤温热发红，机体主观以为体温增加，实际体热易由皮肤散发，加之乙醇麻痹体温调节中枢，在寒冷环境下，体温可迅速下降，易于冻死。重度乙醇中毒时延髓血管运动中枢和呼吸中枢抑制，呼吸中枢麻痹是引起死亡的主要原因。

乙醇中毒剂量因人及习惯不同而差异很大，一般中毒量为 75～80 g，致死量 250～500 g，致死血液中乙醇浓度 4～5 mg/mL。但由于个体差异，有血液中乙醇浓度仅为 2.5 mg/mL 致死的案例，也有高达 6 mg/mL 以上仍存活的报道。酒中投毒或酒与其他药物共用在鉴定实践中经常涉及，当乙醇与其他呼吸抑制剂，如一氧化碳、巴比妥类安眠药、抗抑郁药、吩噻嗪类、阿片类物质等联合应用时，乙醇的致死量明显变小。若乙醇不纯，含有甲醇、吡啶、四氯化碳等，中毒致死量也可以降低。

急性乙醇中毒的临床表现因人而异，中毒症状出现的迟早也各不相同，一般可分为兴奋期、共济失调期和抑制期。① 兴奋期。此期主要表现为程度不同的欣快感、兴奋、躁狂、情绪不稳定和易激动，易情感用事，可有行为失控或攻击行为。② 共济失调期。此期主要表现为行动上步态不稳，共济失调、语无伦次和行为失控，酒味明显，可伴有呕吐、嗜睡。③ 抑制期。此期主要表现为昏睡或昏迷、皮肤湿冷、面色苍白、呼吸表浅、体温降低、心率快、血压下降。此种情况如果持续 8～12 h，可因呼吸衰竭而死亡。

急性乙醇中毒死亡者，可见颜面潮红、眼睑水肿，全身器官充血、水肿及点、灶性出血。从死者呕吐物、胃内容物中能嗅到酒的特有气味。喉头及胃黏膜充血、水肿，胃底黏膜可有点状出血，小肠近段黏膜充血。肾、胰及肾上腺可有出血，肝细胞脂肪变性，胆囊水肿呈胶冻样，脾淤血，脑及脑膜充血明显，脑水肿、肺淤血水肿，胸膜、横膈腹腔面点片状出血，膀胱充满尿液。

2. 甲醇

甲醇（methanol, methyl alcohol, CH_3OH），又称木醇（wood alcohol），为无色易

燃液体，有高度挥发性，具微弱乙醇香味，能与水、乙醇、醚、酮、酯、苯等有机溶剂混溶，沸点64.5℃，比重0.792(20℃)。甲醇是重要的有机合成原料和溶剂，可用于制造甲醛、甲胺、纤维素、防冻剂等，也可用作染料、塑料、胶片、油漆等生产时的溶剂，还可广泛用于农业、医药、化妆品工业，有“工业酒精”之称。急性中毒多为误服甲醇代替乙醇作为饮料所致，也有饮用掺有工业酒精的假酒所致，有些是由于酿酒方法不当、工艺落后，致使白酒或米酒中甲醇含量过高而引起中毒。职业接触，长期少量吸入甲醇蒸气可致慢性中毒。

甲醇中毒除其本身作用外，更危险的是其氧化产物甲醛和甲酸的继发毒性作用。甲醇中毒引起的视觉损害和代谢性酸中毒主要由代谢产物引起。甲醛对视网膜神经节细胞和视神经具有特殊毒作用，可导致视神经萎缩，严重者双目失明。甲醇代谢可引起酸中毒及血液循环紊乱，而酸中毒又可加重视神经损害，严重酸中毒可导致昏迷死亡。甲醇也具有麻醉作用，甲醇及其代谢产物可直接损害眼球组织和引起血管麻痹扩张，损害视神经系统和肝。

甲醇中毒量5~10 mL，10~20 mL以上可致失明，致死量为30~60 mL，致死血浓度>0.9 mg/mL。甲醇中毒潜伏期较长，一般为12~24 h，少数可长达2~3天。但口服纯甲醇症状出现得较快，最短者仅40 min。按中毒程度、临床表现可分为三类。轻度中毒：类似酒醉状态，有头痛、头晕、腹痛、兴奋、耳鸣、震颤、轻度共济失调、眼球疼痛、视力模糊等。中度中毒：神经系统症状较严重，可有呕吐、呃逆、软弱无力，对周围事物淡漠等，数小时至2~3天后，可出现视力障碍，甚至失明。重度中毒：出现剧烈头痛、头晕、意识蒙胧、惊厥，可很快进入休克、昏迷，同时有恶心、呕吐、冷汗或出现中毒幻觉、双目失明、多发性神经炎等。常因严重酸中毒昏迷死亡或死于呼吸麻痹。

甲醇中毒死亡者呈一般急性死亡常见的尸体征象，但局部刺激征象比较明显，胃黏膜充血，点状出血，胃内容物中可闻及甲醇气味。如中毒病程迁延者，病变主要在脑及脑膜。尸检可见脑及脑膜淤血、水肿和点，片状出血，脑的病变以第三脑室、中脑导水管周围及第四脑室较明显。视神经充血、水肿和出血，神经纤维崩解，神经胶质细胞增生，甚至视神经萎缩。

二、体内过程

1. 乙醇

乙醇主要通过胃肠道入体，约20%~25%的乙醇经胃吸收，75%~80%由十二指肠和小肠的其他部分吸收，再通过被动扩散进入体循环。乙醇摄入后一般约2~5 min即可出现于血液中，60~90 min达到血液乙醇峰值浓度，约2.5 h后全部吸收。影响乙醇吸收的因素很多，如酒的种类、饮食状态、胃内容物类型以及胃肠蠕动功能。相对于空腹状态，饱腹且高蛋白饮食、外伤、胃手术、减少肠道蠕动均可延缓或降低乙醇浓度峰值。有研究显示，饮酒伴饮食可延缓乙醇吸收约 4~6 h。

经人体吸收的乙醇，迅速分布于全身各组织中，由于乙醇具有亲水性，各组织器官对乙醇的吸收率主要取决于本身的含水量。摄入同等剂量的乙醇，由于脂肪组织中仅含 10%~30%的水，肥胖者血液中乙醇浓度会明显高于瘦小者。富水的体液，如血清、血浆、玻璃体液的乙醇浓度高于全血中乙醇浓度。血清、血浆的乙醇浓度比全血中的乙醇浓度高约 10%~15%，平均浓度比值为 1.1~1.5 之间；尿液/血液乙醇浓度比约为 1.3。除了血清、血浆、玻璃体液、尿液与血液乙醇浓度有较好的相关性以外，其他组织和体液中的乙醇浓度与血中乙醇浓度之比值范围较宽，因而失去了佐证血中乙醇浓度的价值。全血与其他体液、组织中乙醇浓度的比率见表 6-1[1]，玻璃体液、尿液和呼气中乙醇浓度可用于大致推算血液中乙醇浓度。尸体腐败后可检测玻璃体液中的乙醇浓度，玻璃体液中所含乙醇量在尸体腐败后仍然保持恒定。10 例乙醇中毒死亡后的体内分布见表 6-2[1]。

表 6-1 血液与其他组织中乙醇浓度的比率

血	血浆/血清	肝组织	脑组织	脊 髓	玻璃体液	关节囊滑液	尿 液	臀部肌肉	呼 气
1.0	1.1~1.5	1.48	1.75	1.5	1.12	1.3	1.1~1.4	0.74~0.94	1/2 300

表 6-2 10 例中毒死亡者体液和组织中乙醇浓度(mg/mL 或 mg/g)

	血 液	玻璃体液	脑组织	肾组织	肝组织	尿 液
均值	7.41	7.86	4.43	4.83	4.47	6.19
范围	4.23~17.66	1.25~27.95	3.10~9.12	2.85~10.43	2.45~11.61	4.85~9.40

乙醇主要通过肝脏代谢。体内约 80%~90%的乙醇在乙醇脱氢酶(ADH)作用下脱氢转变为乙醛，随后乙醛在乙醛脱氢酶(ALDH)的作用下转变为乙酰辅酶 A，且可进一步降解为乙酸进而再氧化生成二氧化碳和水。另有少部分乙醇经过非氧化代谢，与葡萄糖醛酸在尿苷-5′-二磷酸葡萄糖醛酸转移酶(UGT)的作用下结合形成非挥发性的水溶性代谢产物乙基葡萄糖醛酸苷(ethyl glucuronide，EtG)；与硫酸盐在磺基转移酶(sulfotransferase)的作用下结合形成乙基硫酸酯(ethyl sulfate，EtS)；与脂肪酸结合形成脂肪酸乙酯(fatty acid ethyl esters，FAEE)；与磷酯酸在磷酯酸酶 D 的作用下形成磷酯酰乙醇(phosphatidylethanol，PEth)。近年来 EtG、EtS 等特征性代谢物备受关注，因该类代谢物检测时限长于乙醇，且仅由体内代谢形成，在酒后肇事逃逸案件或判断外源性乙醇污染或鉴别酒精滥用等方面具有较大的应用价值。表 6-3 列举了不同生物检材中乙醇特征代谢物的检测时限[1]。

表 6-3　不同生物检材中乙醇代谢物的检测时限

乙醇代谢物	不同生物检材的检测时限				
	血　液	血　浆	尿　液	头　发	其　他
EtG	±8 h	±18 h	±80 h	数周至数月	数周至数月(胎粪)
EtS	±8 h	—	±120 h	数周至数月	—
FAEEs	±2 h	±24 h	—	数周至数月	数周至数月(胎粪)
PEth	±7 d	—	—	—	—

乙醇在人体内氧化代谢和消除速度缓慢,乙醇代谢同其他大多数化合物代谢的不同之处在于其氧化脱氢反应相当恒定,当达到一定的血液乙醇浓度时(如 0.1 mg/mL),其代谢被饱和,代谢速率趋于恒量时,即呈零级代谢动力学过程。当血液乙醇浓度较低时,乙醇在体内的消除即转为一级动力学过程。故乙醇的体内代谢动力学特征符合非线性消除伴一级吸收的一室开放模型(图 6-1)[1]。成人代谢率约为每小时 120~150 mg/kg,如一次饮入 60 度白酒 100 mL,消除约需 6~8 h。

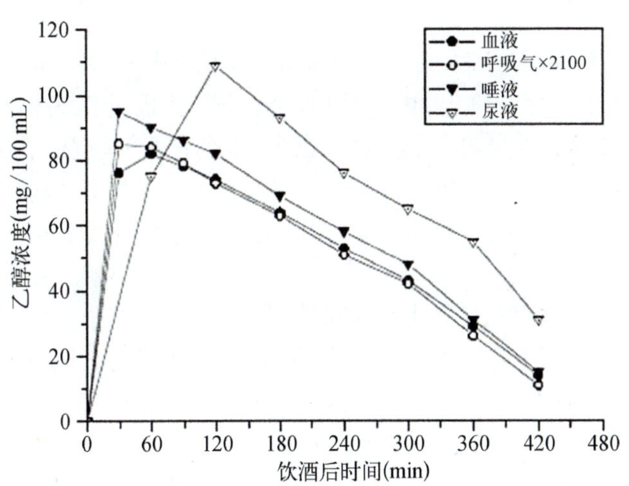

图 6-1　血液、呼气、口腔液和尿液中乙醇消除曲线

研究发现,乙醇进入体内后,大约 90%~95%在肝脏内代谢,最终生成二氧化碳和水排出体外,另有极少(约 10%)的乙醇则未经氧化分解以原形经肾从尿中排出或经肺从呼吸道呼出或经皮肤汗腺随蒸发消除。

2. 甲醇

甲醇可经胃肠道、呼吸道和皮肤直接接触吸收。经胃肠道吸收速度快,吸收高峰时间在口服后 30~60 min。由呼吸道吸入的甲醇蒸气约有 60%被吸收。吸收后的甲醇在体内分布很快,各组织甲醇含量与该组织的含水量成正比。肝组织、肾组织、胃肠道、眼房水、玻璃体液、脑脊液、血液中甲醇含量较高,而脑组织、脂肪、肌肉组织中较低。甲醇主要在肝脏代谢,吸收的甲醇中 90%~95%在肝内脱氢酶作用下氧化为甲醛,然后在醛脱氢氧化酶的作用下很快氧化为甲酸,甲酸经过氧化酶的作用氧化为二氧化碳和水。有 2%~5%的甲醇以原形由肾排出,甲醇在体内代谢缓慢,排泄也缓慢。甲醇氧化成甲醛、甲酸所需时间在 12 h 以上,中毒 6 天后,尿液中仍可检出甲醇。

3 例甲醇中毒死亡案件中甲醇的体内分布见表 6-4[2]。

表 6-4 中毒死亡者体液和组织中甲醇的浓度(μg/mL 或 μg/g)

案例	脑干	小脑	心肌血	股静脉血	尿液	玻璃体液	肺组织	胆汁	肾组织	肝组织	胃内容物
1	738	1 828	5	5	25	8	—	12	—	—	95
2	1 008	—	254	228	247	201	249	256	230	238	248
3	2 231	1 181	2 130	2 047	2 488	2 122	—	2 180	n.a	1 808	2 200

三、检材处理

测定乙醇用的体内检材视对象以血液、尿液、呼气、玻璃体液为好,脑组织、肝组织、肾组织、呕吐物、胃内容物、口腔液、乳汁也可作为检材。对怀疑甲醇急性中毒者采取其血液和尿液,对中毒致死者还可采取脑脊液、眼房水、玻璃体液,其次为肝组织、肾组织。检材采取后应尽早进行检验,如不能及时检验,应将其置于密闭容器中低温保存。无低温条件时,也可加入氟化钠作防腐剂。

(1) 乙醇、甲醇浓度测定的生物检材处理

生物检材中乙醇、甲醇浓度测定通常采用顶空-气相色谱法分析,即取检材血液或尿液置于样品瓶内,加入内标叔丁醇,加盖密封,水浴中加热。

(2) 乙醇代谢物测定的生物检材处理

体液(血液、尿液、胆汁等)检材的样品处理方法基本相同,将检材中添加内标($EtG-d_5$)后加入甲醇、高氯酸、乙腈等有机溶剂沉淀蛋白,混匀离心后转移上清液,用 $LC-MS^n$ 检测。

参考方法(GA/T 1633-2019):取血液或尿液 100 μL 置于 1.5 mL 离心管中,加入 50 ng 内标物 $EtG-d_5$ 和 900 μL 乙腈,涡旋混合、离心 3 min,取上清液用有机微孔滤膜过滤,供 LC-MS/MS 分析。

参考方法(GA/T 1633-2019):取血液或尿液 100 μL 置于 1.5 mL 离心管中,加入 100 ng 内标物 $EtG-d_5$ 和 900 μL 乙腈,涡旋混合、离心 5 min,转移上清液至另一离心管中,60℃水浴中空气流下吹干,残留物中加入 BSTFA-TMCS(66 μL)和吡

啶(33 μL),90℃干燥箱中进行衍生化反应 30 min。冷却后供 GC－MS 分析。

头发样品分别用去离子水、丙酮振荡洗涤两次,自然晾干后剪成约 1 mm 的片段,保存待检。准确称取清洗好的头发样品 20 mg,加入 1 mL 去离子水,再加入5 ng EtG－d_5,混旋,超声 1 h,室温下浸泡过夜。将浸泡好的样品离心,取上清液,60℃下空气吹干。残留物中加入 700 μL 乙腈,100 μL 去离子水,混旋后将混合溶液加入蛋白沉淀板,抽滤 10 min,滤液 60℃下空气吹干。残余物中加入 15 μL 吡啶,30 μL BSTFA,90℃下衍生化 30 min,室温冷却 10 min 后待测。

四、分析方法

实验室检测乙醇、甲醇的方法有气相色谱法、顶空-气相色谱法、气相色谱/质谱联用法等,其中顶空-气相色谱法是目前检测乙醇最常用的方法。顶空-气相色谱法不仅适用于血液、尿液等体液检材,也适用于肺组织、肝组织等检材。气相色谱法分析可以异丙醇、叔丁醇、正丁醇或 2－丁酮等为内标物,通常不用正丙醇作内标,因正丙醇可由微生物污染而内源性生成。

乙醇代谢物 EtG、EtS、FAEEs 等在体内含量极低,需要高灵敏度的方法进行分离分析,比较常用的方法是气相色谱-质谱法及液相色谱-质谱法。

1. 醇类分析

(1) 顶空-气相色谱法

顶空进样法是直接提取置于密封容器中检材上方的蒸气成分的方法,其与气相色谱相连,具有选择性强、样品制备简单、分析快速等优点。可以手动或者配备自动进样器自动加热、进样。

分析参考条件(GA/T 1073－2013):用精密移液器取全血 0.10 mL 及叔丁醇内标工作液 0.50 mL,共 2 份,加入样品瓶内,盖上硅橡胶垫,用密封钳加封铝帽,混匀,置于顶空自动进样器中加热 10 min,待测,或置于 65℃水浴中加热 10 min,手动进样测定。

色谱条件:① 色谱柱 A:DB－ALC1(30 m×0.32 mm×1.8 μm)石英毛细管柱或相当者;柱温:恒温 40℃。② 色谱柱 B:DB－ALC2(30 m×0.32 mm×1.2 μm)石英毛细管柱或相当者;柱温:恒温 40℃。③ 色谱柱 C:5% Carbowax 20M/Carbopack (80~120 目)2 m×2 mm 玻璃柱或相当者;柱温:初温 70℃,以 5℃/min 程序升温至 170℃,保持 5 min。

检测器:火焰离子化检测器(FID),检测器温度:250℃;进样口温度:150℃;载气(N_2):柱流量 4~8 mL/min。

该法可同时分析乙醛、甲醇、丙酮、乙醇、异丙醇、叔丁醇、正丙醇、异丙醇、正丁醇、异戊醇等,分离良好。乙醇、甲醇等醇类化合物的参考保留时间见表 6－5。乙醇最低检出限 0.01 mg/mL。

表 6-5 乙醇、甲醇等醇类化合物的参考保留时间(min)

化合物	色谱柱 A	色谱柱 B	色谱柱 C
乙　醇	1.43	1.51	3.85
甲　醇	1.13	1.19	2.12
正丙醇	2.38	2.67	6.90
乙　醛	1.24	1.09	1.37
丙　酮	2.13	1.69	2.93
异丙醇	1.75	1.78	5.24
正丁醇	4.82	5.76	11.33
叔丁醇	2.09	2.02	6.50

(2) 顶空固相微萃取-气相色谱法

顶空固相微萃取无需进行检材处理,操作简便,选择合适的纤维头可同时分析血液、尿液中丙酮、甲醇、乙醇、异丙醇、正丙醇等挥发性化合物,但是价格相对昂贵,而且定量逊于顶空-气相色谱法。

手动固相微萃取法参考条件[1]:取血液 0.1 mL,置 0.3 mL 样品瓶中,加入内标和固体氯化钠,密封。用带有 65 μm Carbowax/DVB 纤维头的 SPME 针于 60℃顶空萃取 4 min,取出 SPME 针,于气相进样口 250℃解吸 0.5 min。色谱条件:Supelcowax 10 柱(30 m×0.2 mm),FID 检测器。

自动固相微萃取法参考条件[1]:取体液 0.5 mL,置 2 mL 样品瓶中,密封。用带有 65 μm Carbowax/DVB 纤维头的 SPME 针于 40℃自动顶空萃取 3 min,取出 SPME 针,于气相进样口 250℃解吸 1 min。色谱条件:DB-Wax 柱(15 m×0.53 mm),FID 检测器。

(3) 顶空气相色谱-质谱法

气相色谱-质谱(GC-MS)法结合了色谱定量和质谱定性的功能,而自动顶空进样器具有自动化程度高、精密度高的优势。因此,自动顶空-气相色谱/质谱法已成为分析低沸点有机物分析的重要方法。

分析参考条件[3]:炉温 60℃,平衡时间 20 min,传输线温度 100℃,进样传输线温度 90℃,进样间隔 3 min,样品瓶加压时间 10 s,定量环充满时间 10 s,进样时间 10 s。

色谱条件:Rxi-5MS 色谱柱(30 m×0.25 mm×0.25 μm),载气为氦气,流量为 1 mL/min,进样口温度为 150℃,分流进样,分流比为 30∶1,柱温 60℃保持 1.8 min。

质谱条件:离子源:EI,70 eV;离子源温度:250℃,传输线温度:250℃,扫描模式:选择离子监测模式(SIM)。乙醇的特征离子:m/z 45、46、31、29,以 m/z 45 为定量离子;叔丁醇的特征离子:m/z 59、57、43、41,以 m/z 59 作定量离子。乙醇和叔丁醇的保留时间为 1.47 min、1.56 min;甲醇和正丙醇的保留时间是 1.42 min、1.63 min。

(4) 呼气乙醇试法

依饮酒量的不同,约 2%~10%的乙醇以原形从尿液及呼出气体中排出,据研究,呼出气体中的乙醇浓度为血液浓度的 1/2 100。呼气酒精测试仪具有携带方便、操作简便的优点,其可自动将呼气中的乙醇浓度换算成血液乙醇浓度,适用于交警执法检查。但是测试仪需要定期校准,某些患有疾病的人口中呼出的气体可能影响测量值。

(5) 口腔液酒精检测条法

人体在摄入乙醇后口腔液和血液中的乙醇浓度几乎相等,口腔液/血液的比值大约是 1.07。利用酶学原理,将一定量乙醇氧化酶(ALO)和过氧化物酶以及底物 N,N,N′,N′-四甲基联苯胺(TMB)固定于试剂条上,制成检测试剂条,当口腔液样本中含有乙醇时,酶学反应使底物 TMB 显色,通过比对反应的不同颜色,对口腔液中酒精质量浓度进行半定量。该法仅适合于进行筛选性检测。

酒精试剂条检测结果通过肉眼可以明显区别 0.2~3.0 mg/mL 浓度的乙醇,可进行半定量测试。

2. 乙醇代谢物 EtG 分析

(1) GC－MS/MS 分析参考条件(GA/T 1633－2019)

色谱条件: 色谱柱: HP－1MS 柱(30 m×0.25 mm×0.1 μm);升温程序: 初温100℃保持 1 min,以 8℃/min 升温至 205℃,再以 30℃/min 升温至 280℃,保持3 min;进样口温度: 250℃;分流比为 10∶1;载气: 氦气,流速: 1 mL/min。

质谱条件: 离子源: EI;离子源温度: 220℃;接口温度: 300℃;碰撞气: 氩气。检测模式: 正离子多反应监测;MRM 定性离子对: EtG 为 m/z 261/143,261/73;EtG－d_5 为 m/z 266/143,266/73;以离子对 m/z 261/143(EtG)和 266/143(EtG－d_5)作为定量离子对。

(2) LC－MS/MS 分析参考条件[4]

色谱条件: 色谱柱: waters HSS C_{18}柱(100 mm×2.1 mm×1.8 μm),前接 0.2 μm 过滤柱;流动相: A 为 0.1%甲酸水溶液,pH 2.85;B 为乙腈;梯度程序: 0 min,99% A;2.0 min,88% A;2.2 min,0% A;2.21 min,98% A,总运行时间为 2.60 min;流速: 400 μL/min。

质谱条件: 离子源: 电喷雾电离-负离子模式(ESI-);喷雾气: 氮气;源温度: 400℃;毛细管压: 3.5 kV;倍增电压: 650 V,返回电压: −3 V;离子能Ⅰ: 0.5 V;离子能Ⅱ: 2.0 V;碰撞气: 氩气;流速: 0.35 mL/min。

文献报道的分析方法及特征离子见表 6－6。

表 6－6　EtG 的分析方法及特征离子

检 测 方 法	衍 生 化	EtG 特征离子 (m/z)	EtG－d_5 特征离子 (m/z)
GC－MS(EI)	BSTFA	160,261,405	165,266,410
GC－MS(EI)	MSTFA	261,292,375,405	391(甲基葡酸酐)

续 表

检测方法	衍生化	EtG 特征离子 (m/z)	EtG - d_5 特征离子 (m/z)
GC - MS(EI)	PFPA	333,234,495	338,239,500
GC - MS(NCI)	PFPA/PFPOH	496,347	501,352
GC - MS/MS(EI)	乙酸乙酯/BSTFA	221/143	226/143
GC - MS/MS(NCI)	PFPA	347/119,347/163	352/163
LC - MS/MS(ESI)	—	221/75	226/75
UPLC - MS/MS(ESI)	—	221/84.9	226/85

五、鉴定要点

1. 呼气乙醇测试

呼气中乙醇浓度与血液中乙醇浓度有较好的相关性,适用于交警的路边执法检查。与血液乙醇浓度检测相比,呼气乙醇检测较少侵犯受检人的权利、可迅速得出分析结果、可接受性较大、操作相对简单、易于现场检测。但也有很多因素影响检测结果的可靠性: ① 生物学方面的影响,如当事人体温升高、呼吸功能缺陷、呼吸形式异常、义齿有乙醇存留、自身患有糖尿病等。② 干扰物质的影响,受试者呼气中可能含有的内源性或外源性有机挥发物,会干扰乙醇的检测。③ 当呼气乙醇浓度值接近处罚值时异议大,此种情况时会引起受检者质疑检测仪器的结果可靠性及误差允许的范围。④ 呼气不易保存作二次分析。⑤ 受检人合作方面的影响,进行呼气检测时,要求受检人以中等力度呼气达 3 s 以上,而实际工作中受检人可能并不合作,这些因素都将影响检测结果。

2. 乙醇定性确认

乙醇的检测过程中,其他挥发性成分可能与乙醇有着相同的色谱保留时间,干扰乙醇的分析,造成假阳性或者乙醇浓度假性升高。以图 6 - 2 为例,采用柱 1 分析,发现除乙醇和内标叔丁醇外,另有其他成分存在,但采用柱 2,则该成分和乙醇色谱峰重叠,无法有效分离。鉴定实践中如果仅采用柱 2,则可能形成误判。故根据行业标准要求,乙醇的顶空气相色谱法应采用双柱进行,并且在方法验证时尽可能多的分析其他挥发性成分以考察方法的特异性。

3. 定量结果评价

(1) 血液乙醇浓度的计算

样品应同时平行测定两份,单柱单检测器两份样品测定结果的双样相对相差(双柱双检测器两份样品测定结果的相对偏差)若不超过 5%时(有凝血块的血样不超过 10%),结果按两份样品结果的平均值计算,双样相对相差若超过 5%时(有凝血块的血样超过 10%),需要重新测定。

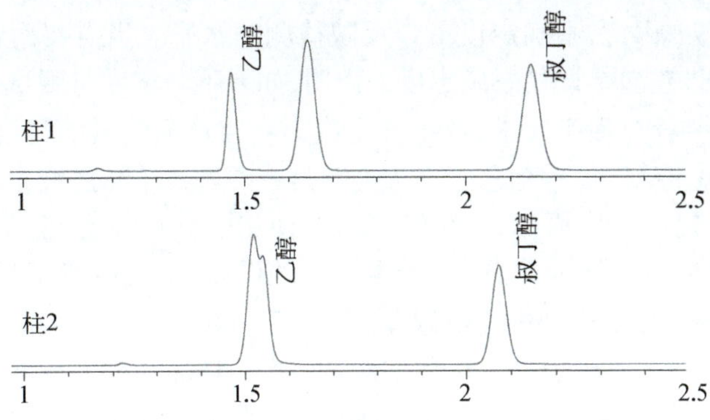

图 6-2 不同色谱柱对乙醇及其他挥发性成分的分离效能

$$血液中乙醇浓度(BAC):C=(C_1+C_2)/2$$

$$双样相对相差(\%)=\frac{|C_1-C_2|}{C}\times 100$$

式中,C_1、C_2 为两份样品平行定量测定的结果;C 为两份样品平行定量测定结果的平均值。

(2)血液乙醇浓度临界值

国家标准 GB 19522-2010 中规定:车辆驾驶人员血液中的乙醇含量大于或等于 20 mg/100 mL(0.20 mg/mL),小于 80 mg/100 mL(0.8 mg/mL)时驾驶机动车为酒后驾车;乙醇含量大于或等于 80 mg/100 mL(0.80 mg/mL)时驾驶机动车为醉酒驾车。当疑为酒后驾车的血液中乙醇浓度测定结果出现 0.20 mg/mL 或 0.80 mg/mL 临界值时,应重新测定一次。重新测定的结果仍为 0.20 mg/mL、0.80 mg/mL 或大于 0.20 mg/mL、0.80 mg/mL 时,按 0.20 mg/mL 或 0.80 mg/mL 结果报出;重新测定的结果小于 0.20 mg/mL 或 0.80 mg/mL 时,按重新测定的结果报出。由于执法部门要求的测定结果为不带有误差的数据,因此检验结果为测定值的平均值,以测定值的 5%表示为测量不确定度,反映在测试记录中。

(3)测量不确定度

测量不确定度的定义(中华人民共和国计量技术规范 JJF1059-2012《测量不确定度的评定与表示》)为:利用可获得的信息,表征赋予被测量量值分散性的非负参数。在定义中“赋予”很关键,由于测量不确定度是表示测量分散性的参数,是一“模糊”的范围,它的边界需要人“赋予”,因此这种“赋予”不可避免地要取决于评定者的主观意识(资源、信息、能力、经验)以及客观需求(精密度要求、置信度要求、风险性要求)。这种“赋予”应是合理的,要求符合统计规律,符合实际情况。

在实际工作中,不确定度愈小,测量结果与真值愈接近;不确定度愈大,测量结果与真值愈远离。因此,不确定度可以反映检测的水平。当需要对测试结果进行说明时,测试报告应包括评估不确定度的声明;如果不确定度与测试结果的有效性或应用有关,或委托方提出要求,或不确定度影响与规范限量的符合性时,测试报告中需加入有关不确定度的信息。在为确定是否酒后驾车时血液中乙醇浓度测定中,测量结果是判定的依据,而测量结果由于使用的分析设备、测量环境、检测方法、检测人员及被检血样的影响,会产生一定的误差,形成测量结果的不确定度。作者实验室[5]通过分析血液中乙醇浓度测定程序,确定了测量不确定度的来源,讨论了血液中乙醇测定不确定度的评估方法。当血样样品 2 次平行测定相对相差在 4%~5%之间时,按合成不确定度评定原则(等数量级原则和 1/3 原则),血液中乙醇测定的不确定度就主要来源于 2 次平行测定误差,其他不确定度分量均可忽略不计。一般情况下,可以测定值的 5%表示为不确定度;也可通过多次测定($n>6$),求出标准偏差,得出某一测定值的扩展不确定度。

4. 乙醇浓度测定的影响因素

(1) 活体血液采集及其保存条件的影响

样本采集。血液中乙醇浓度在饮酒后 60~90 min 达到最高,然后逐渐消除,肇事后应尽可能及时抽血测定,如肇事至抽血已相隔一段时间,在认定分析结果时应考虑这段时间乙醇在体内的代谢情况。采集血液样本时,必须使用不含醇类的消毒棉球消毒,使用含有酒精成分的消毒棉球可能污染血液而影响检测结果。抽取的血液样本应加有抗凝剂,否则血液凝固后会影响测定结果。

样本保存。采集的血液样本应尽快送检,遇特殊情况不能当即送检的,应将样本置低温(0~4℃)保存,并在 24 h 内送检。对血液中乙醇保存稳定性的研究结果表明,在温度、储存容器中空气所占比例、乙醇浓度、防腐剂四个因素中,温度对血液中乙醇浓度稳定性的影响最大,4℃下保存的血液样本稳定性最佳。血液样本因条件限制,在常温情况下放置时则建议加入 1%防腐剂,以防止血液腐败所产生的乙醇成分干扰乙醇检测结果的准确性。

2019 年发布的公共安全行业标准《道路交通执法人体血液采集技术规范》(GA/T 1556－2019)规定了道路交通执法活动中人体血液的提取、保存、送检的技术要求,可参照执行。

(2) 尸体血液乙醇检测的影响因素

检材种类。乙醇检测的生物检材常以血液、尿液、玻璃体液为主,在无法获得上述检材时其他生物样本或组织如脑脊髓、肺组织、肾组织等也可作为检材。对于非腐败尸体乙醇浓度检测,采集血液时应避免受胃部乙醇弥散影响,应采集远离胃部及肠管周围的外周血。胃部乙醇弥散可影响其他组织的乙醇含量,当体内乙醇代谢处于吸收期和吸收前期时,胃部乙醇浓度高,心血和其他脏器乙醇含量低。若此时饮酒者死亡,胃部乙醇通过弥散作用渗入其他脏器,造成后者乙醇含量异常升高。死后时间越长，这种作用越明显。通常首选采集股静脉血，当股静脉血无法采集或采集量不足时也可用完整心腔内的血液作为替代检材，并尽可能地同时采集多种检材（如尿液、玻璃体液等）进行分析。通常尿液中的乙醇含量平均为血液中的 1.3 倍，由于尿液形成后储藏于膀胱内，而乙醇在膀胱内几乎不发生代谢，且向血液中弥散过程较慢，尤其在饮酒后经过较长时间，常常会出现血液检材检测不出乙醇而在尿液中却可能检出的情况。

尸体腐败。死亡后，适合于缺氧环境下生长的微生物在合适的条件下开始通过分解组织及体液中葡萄糖、少量乳酸盐、脂肪酸等，导致尸体腐败，同时新生乙醇。能引起乙醇死后生成的条件包括：尸体长时间置于较高的环境温度中，晚期高血糖，死于感染性疾病并有晚期败血症，引起大肠缺血的疾病，腹部损伤，严重损伤伴伤口感染等，空难中人体有严重的撕裂伤，可引起广泛的微生物污染因而死后乙醇可大量形成。有研究认为当尸体处于低温时，在最初的 24 h 之内，通常不会新生乙醇。随着时间的推移，微生物大量繁殖和分解，腐败程度将越高，其死后分解新生的乙醇越多。由于存在死后尸体腐败产生乙醇的可能性，建议中毒死亡案件进行血液中乙醇分析项目时，以 0.10 mg/mL 作为阈值，低于此值时不出具定量结果数值，而在报告中表示为<0.10 mg/mL。因低于 0.10 mg/mL 的血液乙醇浓度对中毒死亡原因无实质性贡献。对于腐败尸体的乙醇含量检测，应充分考虑环境情况、死亡时间等因素，排除死后体内乙醇生成和代谢的可能性。推荐选用玻璃体液等检材，其因所处部位受环境因素影响较小，被污染的概率较小，且玻璃体液与血液乙醇浓度呈较好的相关性，可作为理想的死后检材。推荐同时分析乙醇的特征代谢物 EtG 等判别所检乙醇系死者生前饮酒还是死后生成。

保存条件。尸检后用于乙醇检测的主要检材为血液和尿液，需注意的是所采血液检材在保存过程中也会发生乙醇的生成与损失，血液中乙醇浓度会随着保存条件的不同发生微生物污染进而发生改变。体内乙醇浓度的测定应及时进行，在气温低于 20℃环境下，死后 24 h 内测定为宜。如超过 24 h，不可忽视死后组织腐败过程中产生的乙醇量。有实验表明，当心血在 26.7℃、32.2℃、37.8℃储存 35 天以上，血液中乙醇含量损失达 10%～19%。因此取材后应尽早进行检验，若不能及时检验，应将检材放置密闭容器中低温保存，无低温条件的，可加入氟化钠作防腐剂。

其他因素。在判定是否乙醇中毒死亡时，重要的是血液、尿液及其他组织中的乙醇浓度，但还应考虑某些疾病、损伤、机体状态，以及乙醇与其他药物并用等因素。

5. 血液乙醇浓度的推算

酒后驾车的认定以血液中乙醇浓度（blood alcohol concentration，BAC）为判罚标准。由于事发至 BAC 检验往往有一段时间间隔，故检验结果与事发时的 BAC 值存在差异。乙醇的体内代谢动力学符合非线性消除伴一级吸收的一室开放模型。当血中乙醇浓度超过0.1 mg/mL,酶反应饱和,乙醇消除不再随浓度增加,呈零级代谢动力学过程。当血中乙醇较低时,乙醇在体内的消除转为一级动力学过程。血中乙醇清除是线性的,BAC 即可根据消除曲线回推。国际上大部分国家是根据 BAC 检测值及事故发生至检测的时间间隔,回推事故发生时的 BAC 值。如德国采取以 0.15 mg/(mL·h)为全血中乙醇消除率进行回推算,但消除率与性别、年龄、体重、饮食与否、饮食种类及是否有肝脏疾病等因素有关,不同的人有不同的消除率,即使同一个人在不同时间也会有不同的消除率,因此很难回推出确定的事故发生时的 BAC 值。加拿大和美国的一些州则采用“两小时原则”,即将事故发生两小时之内检测到的 BAC 值作为有效值,超过两小时则按 0.10 mg/(mL·h)回推算。我国也存在抽血时与肇事时血中乙醇浓度关系的问题,目前警方仅凭采集的血液检材 BAC 值来处理事故,如果 BAC 值远远高于醉酒标准,结果或许公正,但对于稍低于临界值的 BAC 值,公正性就值得推敲。作者实验室[6]通过研究并考虑到保守原则以及执法交警操作的简便,建议按 0.10 mg/(mL·h)消除速率进行事故发生时 BAC 值的回推算。推算公式为

$$C = C_0 + r(t_1 - t_0)$$

式中,C,事故发生时被检人员 BAC 值(mg/mL);C_0,被检人员 BAC 检测值(mg/mL);r,血液中乙醇清除率的绝对值[0.10 mg/(mL·h)];t_1,事故发生时间(h);t_0,抽血时间(h)。由于部分人饮酒后 BAC 达峰值较迟或扩散期较长,为避免造成误差,BAC 值的回推算应在饮酒结束 2 h 后进行推算。

举例:A 某于某日 19 时饮酒结束,当日 21 时 30 分许发生交通事故,45 min 后(即 22 时 15 分)抽血进行乙醇浓度检测,BAC 检测值为 0.18 mg/mL。根据推算公式,本例中 C_0 为 0.18 mg/mL,t_1-t_0 为 45 min(0.75 h),代入公式计算,$C=0.18+0.10\times0.75=0.26$ mg/mL,即事故发生时 A 某的血液中乙醇含量为 0.26 mg/mL,达到酒后驾车判定值。

6. 乙醇特征代谢物检测的评价

乙醇在人体内代谢速率较快,一般饮酒后 6~8 h 体内已检测不到乙醇,因此探寻新的饮酒标志物是近年来的研究热点。乙醇结合型代谢物 EtG、EtS 等是学者们达成共识的饮酒标志物,这类乙醇代谢物在酒后肇事逃逸案件、区分饮酒和外部乙醇污染、区分酒精滥用和偶尔饮酒等方面具有极大的应用价值,是体内乙醇含量检测的有效辅助手段。但在进行结果解释时,阳性结果和阴性结果的判断仍需谨慎,生理因素、细菌污染、使用美容美发产品等均可能对乙醇代谢物的检测结果造成影响。

目前生物检材中乙醇代谢物仍无明确的判断界定值。对于区分酒精滥用和日

常饮酒,国际毛发分析协会(Society of Hair Testing, SOHT)根据多年的数据积累,提出了用于区分不饮酒、社交性饮酒和酒精滥用的判断阈值,但血液和尿液中的乙醇代谢物尚无公认的判断阈值,表6-7总结了现有文献中乙醇代谢物的推荐cut-off值[7]。该阈值只能作为辅助判断指标,若要应用于实际,应对实验室的分析方法以及其他因素予以综合考虑。

表6-7　乙醇代谢物的推荐cut-off值

乙醇代谢物	生物检材	乙醇摄入	cut-off值
乙基葡萄糖醛酸苷(EtG)	头发	不饮酒或极少量饮酒	<7 pg/mg
		社交性饮酒(20~40 g/d)	7~30 pg/mg
		酒精滥用(>60 g/d)	>30 pg/mg
	尿液	不饮酒	<0.1 mg/L
		极少量无意摄入乙醇	0.1~0.5 mg/L
		主动摄入乙醇	>0.5 mg/L
脂肪酸乙酯(FAEEs)	头发	社交性饮酒	200~500 pg/mg
		酒精滥用	>500 pg/mg
乙基硫酸酯(EtS)	尿液	不饮酒	<0.05 mg/L
磷酯酰乙醇(PEth)	血液	不饮酒或极少量饮酒	<20~35 ng/mL
		单次饮酒(>40 g)	>120 ng/mL
		多次饮酒(>40 g/d,连续5天)	>240 ng/mL
		酒精滥用(>40 g/d,至少2周)	>500 ng/mL

7. 检测时限差异

甲醇、乙醇虽同为醇类,且分子量接近,但两者的检出时限相差较大,其原因在于体内的代谢。甲醇的半衰期($t_{1/2}$)为2~24 h,乙醇的半衰期($t_{1/2}$)为2~14 h,甲醇在肝脏中被乙醇脱氢酶(ADH)氧化代谢速率仅为乙醇的十分之一。与乙醇相比,甲醇在体内代谢、排泄缓慢。在某些饮用假酒等案件中,送检的血液样品中仅检出甲醇,而无法检出乙醇成分。

六、案例评析

[案例一]　2001年某晚19时55分,某博士生骑自行车由北向南穿过马路时,被一辆由西向东行驶的小客车撞倒,造成重伤。交通警察赶到现场调查取证,于20点35分对小客车驾驶员李某某进行呼气中酒精的测试,并于当晚21时35分在该市某医院抽取肇事司机李某某静脉血4 mL,送毒物分析。

毒物分析及评析:送检血液经顶空气相色谱法测定,血液中乙醇浓度为0.23 mg/mL。本例交通肇事发生于19时55分,抽血时间是当晚21时35分,相隔1 h 40 min,所抽血液中乙醇浓度为0.23 mg/mL。按照健康人血液中乙醇浓度大于

0.1 mg/mL 时乙醇的消除速率为每小时 0.10 mg/mL 推算，肇事司机李某某肇事当时(19 时 55 分)的血液中乙醇浓度应为 0.39 mg/mL。

[案例二] 在某轿车与卡车相撞的严重交通事故中，轿车驾驶者(20 多岁的男性青年)死亡。采集尸体玻璃体液和胸腔中的血性液体进行毒物分析。

毒物分析及评析：血液定量结果为：血性液体中乙醇浓度 3.2 mg/mL；玻璃体液中乙醇浓度 0.9 mg/mL。大样本的玻璃体液乙醇浓度(VAC)和血液乙醇浓度(BAC)的相关性研究结果表明，二者乙醇浓度存在显著相关性，VAC/BAC 为 1.07(平均值为 1.11，SD 为 0.299)。该案血性液体中乙醇浓度数倍于玻璃体液乙醇浓度，与群体研究结果不符，存在合理怀疑。尸体解剖发现，死者胃部完整且充满液体和食物，可能的解释是乙醇从胃扩散进入胸腔，污染了从胸腔中采集的血性液体样本。该案例说明，采集检材时应避免死后扩散对检测结果的影响，注重玻璃体液在分析死后乙醇浓度中的重要性。

[案例三] 某 46 岁的男性死于山崖下，尸体解剖发现死者全身多处骨折。

毒物分析及评析：经毒物分析，心血乙醇浓度为 7.44 mg/mL，左胸腔积液乙醇浓度为 13.91 mg/mL，尿液中乙醇浓度仅为 1.88 mg/mL。尿液乙醇浓度(UAC)和血液乙醇浓度(BAC)具有很好的相关性，通常消除期 UAC/BAC 约为 1.3。该案心血、胸腔液和尿液乙醇浓度差异很大且不符合一般规律，存在合理怀疑。尸体解剖发现，死者死亡原因系胸肋骨骨折导致呼吸衰竭。故认为胃部乙醇弥散及死后乙醇生成是导致心血及左胸腔乙醇超高的主要原因。为避免胃部乙醇弥散的影响，一般非腐败尸体取材都应以远离胃部及肠管的周围静脉(股静脉)血为宜。

[案例四] 在某简易房中发现两位民工昏迷不醒，室内充满酒气，现场留有空酒瓶，故怀疑饮酒过量。医院根据病情初步诊断为乙醇中毒并给予治疗。入院后约 2 h，民工黄某醒转；入院后约 6 h，民工赵某和黄某表现为视力障碍，突然失明，并伴随呼吸困难。故医院留取 2 人的血液、尿液送检。

毒物分析及评析：经毒物分析，赵某和黄某的血液、尿液中均检出甲醇成分，均未检出乙醇成分，其中黄某血液中甲醇浓度为 0.31 mg/mL；赵某血液中甲醇浓度为 0.19 mg/mL。甲醇进入体内后，分布很快，各组织中甲醇含量与该组织的含水量呈正比。甲醇主要经肺缓慢排出，肾脏也排出少部分。其余部分由醇脱氢酶和醛脱氢酶等作用，先氧化成甲醛，继而氧化成甲酸，后一过程非常缓慢，致使体内甲醛蓄积。甲醛能抑制视网膜神经细胞的糖原酵解酶，导致视神经萎缩，故甲醇中毒时视网膜是主要受害部位之一。甲醇中毒者数小时至 2~3 天后出现视力障碍或失明。甲醇中毒血液参考浓度为 0.2 mg/mL。此例中两被检者血液中甲醇浓度分别为 0.19 mg/mL、0.31 mg/mL，均达到中毒浓度。

[案例五] 某特大交通事故涉案者李某是否“醉酒”驾车？交通事故案发后按程序采集李某血液，检测血液乙醇浓度为 1.74 mg/mL。鉴于本人否认饮酒，故进

行血液乙醇浓度的重新检测，结果为 1.87 mg/mL，两次检测结果基本一致。然而李某仍否认饮酒，且证人证明李某当天未曾饮酒。在此情况下进行所采血液样本的 DNA 检验，排除血液样本混淆问题，并对所采血液进行乙醇和乙醇代谢物 EtG 的检验。

毒物分析及评析：第三次检验结果为：血液中检出乙醇，浓度为 1.68 mg/mL；血液中未检出乙醇代谢物 EtG。本案在李某本人和证人否认饮酒的前提下，共对李某血液进行 3 次乙醇浓度的定量分析，结果基本一致，排除了分析过程和结果可能存在的问题。然而乙醇特征代谢物是乙醇进入体内的标志，其与乙醇共存且半衰期长于乙醇。故血液中检出乙醇而未检出乙醇特征代谢物 EtG 的结果表明，所检乙醇阳性结果系外源性乙醇污染而非李某饮酒所致。进一步调查问题来源是医院采血时使用酒精棉球污染了血液。

第二节　氰　化　物

一、概述

氰化物(cyanides)系指含氰基的化合物，可分为无机氰化物和有机氰化物两大类。常见剧毒或高毒的无机氰化物包括氢氰酸、氰化钠、氰化钾等；有机氰化物的种类较多，常见引起中毒的有丙烯腈、乙腈等。此外，以氰甙的形式广泛存在于某些植物如杏、桃、李、枇杷等的果仁中的苦杏仁甙、木薯中的木薯毒甙等，都可在一定的条件下被酸或共存的酶水解，释放出氢氰酸。

氢氰酸(hydrocyanic acid)分子量 27.03，无色气体或液体，具有苦杏仁的特殊气味，剧毒，比重(气体)为 0.941，比重(液体)为 0.687，易溶于水、醇，微溶于醚。氢氰酸易挥发为气体氰化氢(hydrogen cyanide, HCN)，沸点 26℃。

氰化钾(potassium cyanide, KCN)分子量 65.11，氰化钠(sodium cyanide, NaCN)分子量 49.02。氰化钾和氰化钠均为白色结晶颗粒或块状物，遇酸能迅速分解释放出氰化氢气体，剧毒，易溶于水，微溶于醇，水溶液呈强碱性，暴露在空气中逐渐与 CO_2 作用形成酸性碳酸盐，毒性则明显降低。

氰化物可经呼吸道、消化道及皮肤进入人体内，释放出氰离子，氰离子能迅速与氧化型细胞色素氧化酶中的三价铁结合，形成氧化高铁型细胞色素氧化酶，使细胞色素失去传递电子的能力，组织细胞不能利用氧，从而引起细胞内窒息而死亡。由于中枢神经系统对缺氧最敏感，故脑组织最先受损。中枢性神经衰竭是氰化物中毒最常见的致死原因。

氢氰酸及常见氰化物的中毒致死量如下：氰化氢口服最小致死量为 0.7 mg/kg

体重，空气中浓度达 0.2～0.5 mg/L 时，能立即致人死亡。氰化钾和氰化钠经口致死量约为 1～2 mg/kg。苦杏仁，成人服 40～60 粒，小儿服 10～20 粒可引起中毒死亡。丙烯腈空气中浓度为 1 000 mg/m^3 时，吸入 1～2 h 可致死，兔口服 LD_{50} 为 93 mg/kg。

氰化物中毒死亡常见于自杀或他杀事件，在电镀、冶金等工业方面也经常有职业中毒事故发生。另外，利用包氰化物蜡丸以捕杀猫、狗等动物的违法行为也引发各种中毒案（事）件。

氢氰酸和氰化物中毒的特点是发作快。吸入高浓度氰化氢或口服大剂量氰化钠、氰化钾，可引起极为迅速的死亡。在 4～6 s 内，突然发生昏倒、呼吸困难、强直性、阵发性痉挛，2～3 min 后呼吸停止，继而心跳停止而死亡。剂量较小时则有咽喉紧缩感、口腔麻木、流涎、剧烈头痛，继而胸闷、心悸、呼吸困难、眼球突出、头痛加剧，最后昏倒并发生痉挛、呼吸麻痹而死亡。食用含氰甙植物中毒的症状一般出现较慢，潜伏期可达 3～6 h，中毒轻的，仅有呕吐、头晕、嗜睡等症状，重的也有昏迷、痉挛等症状，抢救不及时能引起死亡。

中毒死者尸斑及肌肉、黏膜呈鲜红色；死亡迅速者紫绀明显，尸斑呈紫红色，而口唇及肺仍呈鲜红色。内脏器官表现一般窒息现象，如内脏充血、肺水肿等。如系氰化氢或苦杏仁中毒，各体腔及胃内有苦杏仁气味；如系氰化钠（钾）中毒的，胃内常发出特殊的碱味。口服氰化物中毒致死者，口腔黏膜呈轻度腐蚀，胃内壁呈鲜红色，胃黏膜肿胀、腐蚀、出血，以胃底部最为明显。服苦杏仁或桃、李仁中毒的，可在胃内找到未完全消化的果仁残渣。但是，有的案例中，氰化物中毒时鲜红色尸斑不一定出现，体腔苦杏仁气味可能不明显，在取材、送法医毒物分析时应特别注意。

氰络盐与有机氰化物的中毒症状与氰化氢和氰化物相似，只是作用较慢。口服亚硝基铁氰化钠中毒致死的胃壁，在光的作用下可显示蓝色。

丙烯腈的中毒症状与氰化氢相似，但作用较轻而慢，多在接触 1 h 至数小时后发生中毒。以头晕、头痛、胸闷、呼吸困难、上腹部不适、手足麻木等较为多见。

二、体内过程

氰化氢和氰化物经呼吸道、消化道及皮肤进入体内后很快被吸收，以氰化氢和氰离子的形式存在于组织和体液中。进入体内的氰化物小部分以原形从呼气、尿液、粪便中排出，部分在肝内通过硫氰酸酶作用，使氰基与巯基结合形成硫氰酸盐从肾排出。硫氰酸盐毒性比氰化物小 200 倍，故是体内最主要的解毒途径。

考察氰化物中毒致死者的浓度分布，发现在血液中的浓度较高，其次是肝组织、肾组织、脑组织、尿液等，见表 6－8[8]。在血液中，氰化物主要与血红蛋白结合成氰化血红蛋白而存在于红细胞中,血清或血浆中含量较少,全血中氰化物的含量约为血浆的4~8倍。因此血液是用于分析的最佳检材。

表6-8　氰化物中毒死亡者的体内分布(μg/mL或μg/g)

案　例		血　液	脑组织	肝组织	脾组织	肾组织	尿　液
口服34例	均值	12.4	2.9	7.7	43.9	5.7	1
	范围	1.1~53	0.6~16	0.7~23	0.5~398	0~27	0.5~1.1
吸入3例	均值	7.0	1.4	0.8		1.1	2.0
	范围	1.0~15	0.1~3.4	0~2.0		1.1	2.0

三、检材处理

检材采取视毒物侵入途径不同而异。口服氰化物中毒者,检材可取残留饮食物、呕吐物和胃内容物,其次为血液、脾组织、肝组织、肺组织、脑组织等;吸入中毒者以采取血液为宜,其次为脾组织、肝组织、肾组织等。氰化氢和氰化物不稳定,易挥发、易分解,故检材应及早采集并及时进行检验,如不能及时检验,应将检材置于密闭容器中冷冻保存。采取的心血应装满试管不留空隙以防挥发。

检材如为可疑晶体、粉末及纸片,可取其水溶液或水浸液进行检验。生物检材可不经分离,按化学检验法快速检验;可用蒸馏、扩散、抽吸或顶空等法分离后进行;也可将样品处理和分析结合起来,如抽吸法普鲁士蓝反应、顶空气相色谱法和固相微萃取气相色谱法等。

四、分析方法

分析氰化物有许多方法,其中普鲁士蓝反应是一种经典方法,至今仍被人们普遍使用;用气相色谱法测定氰化物的方法有了很大的发展,采用电子捕获检测器更可大大提高检测灵敏度;气相色谱-质谱联用法则可有效排除干扰,保障检测结果的可靠性。

1. 普鲁士蓝反应法

利用氢氰酸易挥发的特征,加酸使检材呈酸性,氢氰酸从检材中逸出后与硫酸亚铁-氢氧化钠试纸作用生成亚铁氰化物,在酸性条件下,再与空气氧化产生的三价铁离子作用生成普鲁士蓝,从而达到定性定量检验目的。灵敏度为0.1~10 μg。

参考方法一[9]:取血液2 mL或粉碎的组织2~5 g,置试管中,加10%酒石酸使呈酸性,立即在瓶口盖上硫酸亚铁-氢氧化钠试纸(1~2滴新配的20%硫酸亚铁+1~2滴10%氢氧化钠),用小火缓缓加热,待溶液沸腾后,取下试纸,浸入稀硫酸溶液中。如检材中含有氰离子,试纸显蓝色斑。

参考方法二[9]:取蒸馏、扩散或抽吸法所得碱性检液1~2 mL,加4~5滴新配制的10%硫酸亚铁溶液,微热,加稀硫酸呈酸性,如有氰离子存在,即产生蓝色。如反应不明显,可再加1%三氯化铁溶液1滴。含量多时,产生蓝色沉淀;含量少时,溶液呈蓝绿色,放置12~24 h后,试管底部可见蓝色沉淀。此反应也可在滤纸上进行。

2. 顶空气相色谱/氢火焰离子化法(HS-GC/FID)

检材中氰化物在酸性条件下汽化,释放出HCN,用FID检测。但FID检测器选择性较差,易受检材中基质峰的干扰。

分析参考条件[9]:取血液于顶空小瓶中,加入硫酸后立即加盖密封,水浴中平衡30 min,取液上气体进行定性定量分析。色谱条件:① 色谱柱:Porapak Q玻璃柱(1.5 m×3 mm);柱温:120℃;检测器和进样口温度:150℃;氮气流量:60 mL/min;或② 色谱柱:HP-PLOT Q毛细管柱(15 m×0.32 mm×20 μm),程序升温:初温30℃(1.5 min),35℃/min升温至190℃,保持1 min;进样口温度:150℃。检测器:FID;检测器温度:320℃。

3. 顶空气相色谱/电子捕获检测器法(HS-GC/ECD)

检材中的氰化物在酸性条件下释放出氰化氢,该气体经与氯胺T衍生化后生成氯化氰气体,用ECD检测器进行分析;经与平行操作的氰化物对照品比较,以外标-标准曲线法定量。

分析参考条件(SF/Z JD0107002-2010):取200 μL血液、尿液或剪碎的组织0.5 g置于10 mL顶空小瓶中,混匀,瓶中放入加有1 mL 0.5%的氯胺T溶液的内管,再加100 μL磷酸于检材中,立即加盖密封,在65℃水浴中平衡30 min,取0.4 mL液上气体进行分析。色谱条件:色谱柱:SE-30毛细管柱(30 m×0.22 mm×0.25 μm)或相当者;柱温:40℃;进样口温度:120℃。检测器:ECD;检测器温度:300℃。

本标准方法适用于血液中氰化物的定性定量分析。本法检出限为0.04 μg/mL;定量限为0.10 μg/mL。

4. 气相色谱-质谱法(GC-MS)

生物检材中的氰化物在酸性条件下释放出氰化氢,选用合适的色谱柱,可直接采用质谱检测,具有样品前处理简单、专属性强、灵敏度高等特点。

分析参考条件:取血液样品0.5 mL置于10 mL顶空进样瓶中,加入10 ng/mL二氯甲烷内标物工作液0.5 mL,再加入100 μL磷酸,立即加盖密封,混匀。将样品置于45℃恒温水浴锅内,加热30 min后,用0.5 mL进样针吸取加热后瓶内液面上气体0.5 mL。

色谱条件:色谱柱:GC-GASPRO(30 m×0.32 mm×0.25 μm);程序升温:初温50℃,保持1 min,以40℃/min升至150℃,保持6 min;进样口温度:50℃。

质谱条件:EI源,70 eV;离子源温度:230℃;传输线温度:230℃;载气:氦气,流速：3.5 mL/min；进样口温度：180℃；采集方式：选择离子监测扫描（SIM），氰化氢的特征碎片离子为 m/z 27、m/z 26，二氯甲烷的特征碎片离子为 m/z 84、m/z 86。其中 m/z 27、m/z 86 为定量离子。氰化氢和二氯甲烷的保留时间分别为 4.56 min 及 4.83 min。

该法适用于血液中氰化物的定性定量分析。血液中氰离子的最低检出限为 0.05 μg/mL。

五、鉴定要点

1. 尸体特征

氰化物中毒死亡尸体尸斑及血液呈鲜红色，口服氰化物中毒者胃内容物一般呈弱碱性，胃黏膜有显著碱性腐蚀现象。

2. 鉴定方法

普鲁士蓝反应作为经典方法至今仍在鉴定实践中使用，准确、干扰少，且操作简便是其优点。用该法进行氰化物分析时应该注意：① 以胃内容物、呕吐物等作检材时，可加入蒸馏水制成稀糊状，以利于反应的完全。② 反应物以小火加热或在低温水浴中进行，特别是对于植物氰甙的水解，时间要长些，条件要温和。③ 注意进行空白对照，腐败尸体中可能产生氰化物。普鲁士蓝反应对胃内容物、呕吐物、剩余可疑检材等效果较好，而血液、组织等生物检材在加热过程中易产生气泡，影响结果的判断。采用 HS－GC/ECD 和 GC－MS 法可有效地排除干扰，适用于各生物检材中氰化物的定性、定量分析。

3. 检材保存

氰化物极不稳定，在空气中、在高温下，尤其在酸性条件下，氰化物易变成 HCN 而挥发。故血液检材采集后应密封、低温保存并及时分析。检材的保存条件对血液中氰化物浓度测定的准确度影响很大，多项研究结果报道保存温度对血液中氰化物浓度影响较大[11]，室温保存 5 天内氰化物浓度变化不大，然后有浓度下降和上升的现象；4℃冰箱存放在前 140 天浓度趋于稳定，此后浓度逐渐下降；-20℃存放 150 天后氰化物浓度发生变化。保存时间研究中血液氰化物浓度的改变除普遍降低外，也有浓度升高情况，故保存血液中氰化物的死后生成应予以关注。尸体的保存条件对氰化物的检出时限有很大影响，一般在中毒后 9~10 日尚可检出；如腐败严重 2~3 日后就不易检出；也有因自然条件好，尸体未腐败，死亡半年左右，仍能检出的情况。样品保存和尸体保存中氰化物的浓度变化包含复杂的机制，既有挥发使其浓度下降的因素，又有细菌作用生成氰化物使其浓度增高的因素。对于氰化物的检验和评判，应考虑此因素。

4. 血液氰化物浓度

正常人血液中也含有微量的氰化物，一般低于 0.2 μg/mL，血液浓度在

2 μg/mL以上则可致中毒甚至死亡。死于火灾及空难者的尸体血液氰化物浓度明显高于正常人，但一般不超过 6 μg/mL[13]。有研究报道[14]，分析 264 份正常人血液样本，检出氰化物 204 份，检出率 76.9%，其中最高值 42 ng/mL，平均值 11 ng/mL，不吸烟者约为 16 ng/mL，吸烟者约为 41 ng/mL。正常人血液中氰化物的浓度对于氰化物中毒的判定以及案件定性具有重要的参考价值。氰化物的体内主要代谢物硫氰酸盐也可作为摄入氰化物的标志物，但血中氰化物和硫氰酸盐的浓度与中毒死亡者摄入氰化物后延缓死亡的时间有关，常常不表现出相关性。

六、案例评析

[案例一] 某年春季，西北某市动物园的饲养员发现园内所养的 4 只金丝猴死亡。有关部门对现场进行勘察并对金丝猴尸体作了解剖，提取各种检材，做了微生物、毒物等多种检验，但未查明死因。综合现场勘察和多种检验的结果，排除人为投毒的可能。动物园为解开金丝猴死亡之谜委托进行毒物鉴定。该案检材仅有解剖后留取的胃内容物。据饲养记录记载曾喂食金丝猴桃树嫩芽。

毒物分析及评析：① 取送检金丝猴胃内容物 5 g 捣碎，加 5 mL 水稀释，置于三角烧瓶中，加 10% HCl 溶液调节 pH 为 2，立即连接已装有 $FeSO_4$ − NaOH 试纸的普鲁士蓝抽气实验装置，加热使其微沸并抽气 15 min，去火，取下滤纸浸于 10% H_2SO_4 溶液中，滤纸显蓝色斑，为阳性反应。② 分别取桃树嫩芽、桃树老叶，用普鲁士蓝反应法检验，同时进行阴性、阳性对照，结果均呈阳性，且桃树嫩芽的反应较桃树老叶明显，说明桃树嫩芽中氰甙的含量比桃树老叶中多。③ 取豚鼠 3 只，体重 250 g 左右，禁食 24 h 后，喂食桃树嫩芽，12 h 后 3 只豚鼠均死亡。死亡豚鼠腹鼓胀，心血呈鲜红色流动状，有少量凝血块。分别取胃内容物、心血及心、肝、脾组织依普鲁士蓝反应法分析，结果见表 6 − 9，中毒致死豚鼠的胃内容物中均检出氰化物成分，心血及心脏组织中也检见氰化物成分。由此得到以下鉴定结论：金丝猴胃内容物中检出氰化物成分。根据桃树嫩芽等的检验及豚鼠实验结果，结合饲养员的饲养记录，认为金丝猴系食用大量桃树嫩芽致氰化物中毒死亡。

表 6 − 9 中毒豚鼠组织中氰化物的测定结果

	胃内容物	心血及心组织	肝 组 织	脾 组 织
中毒豚鼠 1	++	+	−	−
中毒豚鼠 2	++	+	−	−
中毒豚鼠 3	++	+	−	−
阴性对照	−	−	−	−

氰甙广泛存在于一些植物中，如杏、桃、李等的果仁中。甙类能被体内酶作用，或在酸性条件下加热水解成糖和甙元两部分。含氰甙在被水解的同时，其甙元也

被水解，产生氢氰酸，从而产生毒性作用。植物的嫩叶中存在氰甙成分，动物食用后能引起中毒。本例中桃树嫩芽、桃树老叶中检出了氰化物成分，且食用桃树嫩芽后死亡的豚鼠心血中也检出了氰化物成分。结合案情，可以认为金丝猴死亡的原因是食用的桃树嫩芽在胃中产生氢氰酸所致。

［案例二］ 某日早晨，王某夫妇发现居于隔壁的儿子和媳妇死亡，并察觉居室内有难闻的气味，进入房内不久即出现头昏、胸闷症状。警方现场勘察发现死者住房面积 11 m^2，窗台有爬痕，靠窗的桌子上有一可乐瓶，内有液体 15 mL。尸体检验所见：两具尸体的皮肤、肺组织均呈樱桃红色，血液呈鲜红色不凝固，胃壁充血、胃黏膜有不同程度的脱落。现场提取可乐瓶内液体、两死者的胃内容物和血液送毒物分析。

毒物分析及评析：取送检可乐瓶内液体少量，加盐酸溶液使呈酸性后迅速连接至普鲁士蓝快速抽气法检验装置，小火加热并缓慢抽气 20 min，取出硫酸亚铁-氢氧化钠试纸，放入稀硫酸中，试纸呈氰化物阳性反应。分别取死者的血液、胃内容物，同样进行普鲁士蓝抽气法检验，其血液中均呈普鲁士蓝阳性反应；胃内容物中均呈普鲁士蓝阴性反应。

氰化物在酸性条件下易产生氰化氢，利用氰化物在酸性条件下缓慢释放氰化氢是该案的作案手段。资料表明，氰化氢在空气中的浓度达 200～500 mg/m^3时，即可致人死亡；浓度为 120～150 mg/m^3时，则吸入 0.5～1 h 可致死。两死者的血液中均检出氰化物成分，胃内容物中未检出氰化物成分，结合案情及尸体解剖情况，认为王某夫妇系吸入氰化氢致死。

［案例三］ 某 5 岁男孩，食苦杏仁 10 余粒后昏迷。1 h 后急诊入院，呈浅昏迷状态，吐出胃内容物中夹杂苦杏仁，呼吸浅慢而不规则，脉搏细弱而不规则，双侧瞳孔略缩小，对光反应尚存在。确诊为氰化物中毒。经治疗 4 天后神志逐渐清醒，1 周后痊愈出院。

评析：苦杏仁在胃酸的作用下可缓慢释放氰化氢从而产生毒性作用。该男孩服入苦杏仁量相对较少且救治及时，故而未产生严重后果。

［案例四］ 某冬，某出租屋 404 室居住的年轻女性死亡，其楼下 304 室居住的男性昏迷。现场调查发现，304 和 404 室内均有刺鼻气味，5 楼相应部位为天台，天台刺鼻性气味尤为剧烈。于天台上勘查发现，天台堆满大量新旧不一有盖或无盖且无标识物的蓝色塑胶桶，桶内盛装不明液体，发出浓烈的刺鼻性气味，与 304、404 房内气味相似。各桶的周围零散堆放其他工业盛装物，其上有标签标注硫酸、硝酸等字样。

毒物分析及评析：经毒物分析，女性死者体内检材中常规毒物检验为阴性，肺组织内检出氰化物成分，而胃壁、肝脏、皮肤等组织氰化物阳性结果不明显。现场天台楼顶上无标签塑料桶内的污水样本中检出高浓度氰化物成分。男性伤者经及时抢救和对症治疗很快康复。询问抢救医生及伤者本人中毒情况：初有头昏、头痛征象，继而发展为呼吸困难、胸部紧迫感、抽搐，直至大汗淋漓昏迷不醒，其中毒征象和临床表现与氰化物中毒征象相符。此案经警方侦查，犯罪嫌疑人交代了其在该出租楼天台非法回收存放工业废水并提炼重金属，以致造成一死一伤的犯罪事实。

第三节　苯及其同系物

一、概述

苯及其同系物是重要的有机化工原料，因应用广泛而带来的环境污染和对人体健康的危害也日益受到关注。近年来，因家庭装修引起或职业性急慢性苯及其同系物中毒发生率高居不下，重大恶性职业中毒事件常见报道。苯及其同系物也被用作吸入性滥用物质。苯污染及其对健康的危害已成为亟待解决的公共安全和健康问题之一。

苯(benzene)属芳香烃类化合物，有特殊芳香气味。常温下为油状液体，沸点80.1℃，蒸气比重为2.8。微溶于水，易溶于乙醇、乙醚及丙酮等有机溶剂。甲苯(Toluene)为无色易挥发的液体，气味似苯，相对密度0.866，沸点110.4℃。几乎不溶于水，与乙醇、氯仿、乙醚、丙酮、冰醋酸、二硫化碳混溶。易燃。蒸气能与空气形成爆炸性混合物，爆炸极限1.2%～7.0%(体积)。二甲苯(xylene)存在邻、间、对三种异构体，工业二甲苯系由45%～70%的间二甲苯、15%～25%的对二甲苯和10%～15%邻二甲苯三种异构体所组成的混合物。其为无色透明、具有芳香气味的挥发性液体。相对密度0.86，沸点137～140℃。不溶于水，与乙醇、氯仿和乙醚等任意混溶，易燃。

急性苯中毒是由于短时间在通风不良的作业场所吸入大量苯蒸气而引起。其发病机制主要由其在体内的代谢产物酚类所致。① 骨髓造血系统的影响：苯的许多代谢产物，如苯醌、醌醇、苯三酚等，具有影响细胞内大分子活性的作用，造成酶失活，阻断DNA合成和蛋白质的装配。② 免疫系统的影响：芳香族化合物与蛋白质结合后极易形成自身抗原，诱发机体产生变态反应，造成血液细胞的损害。③ 酚类为原浆毒，可直接抑制造血细胞的核分裂，对骨髓中增生活跃的幼稚细胞有明显损害作用。急性苯中毒主要表现为中枢神经系统症状，轻者出现黏膜刺激症状，患者诉头痛、头晕、恶心、呕吐等，随后出现兴奋或酒醉状态，严重时发生昏迷、抽搐、血压下降、呼吸和循环衰竭。慢性中毒以造血系统损害为主要表现，有头晕、头痛、乏力、失眠、记忆力减退等神经衰弱症候群的表现，造血系统损害以白细胞数减少最为常见。中毒晚期可出现全血细胞减少，致再生障碍性贫血。9 名工人暴露于<10 ppm（ppm = 10^{-6}）苯浓度的车间中，一周后血液苯浓度在 8~204 ng/mL。空气中苯浓度达 20 000 ppm 时，人吸入后在 5~10 min 内致死。成人摄入约 15 mL 苯可引起虚脱、支气管炎及肺炎。

甲苯可经呼吸道进入体内，在血液循环中主要吸附于神经细胞膜及血浆脂蛋白上，以后蓄积于含类脂质较多的组织，如肾上腺、脑和骨髓，其次为肝、肾、脾和肺。吸入甲苯后对中枢神经系统和自主神经有明显的麻醉作用。甲苯引起的急性中毒主要表现为中枢神经系统的麻醉作用和自主神经功能紊乱症状，以及黏膜刺激症状，重者甚至抽搐、神志不清，有的可出现癔病样症状。慢性中毒常出现神经衰弱综合征，亦可致脑病及肝肾损害。直接吸入液体后可出现肺炎、肺水肿、肺出血及麻醉症状。有研究，暴露于甲苯浓度 38 ppm 的车间中 8 h，86 名工人血液中甲苯浓度均值为 0.59 μg/mL。暴露于 100 ppm 浓度空间 30 min，15 名健康青年人血液中甲苯浓度均值 0.4 μg/mL，稍作运动后，浓度升至 1.2 μg/mL。

二甲苯具有麻醉作用，长期接触可使神经系统功能紊乱，二甲苯中毒可引起肝功能的损害，并具生殖毒效应。二甲苯引起的急性中毒主要表现为：短时间内吸入高浓度后，出现头痛、头晕、无力、面潮红、酒醉状态、恶心、呕吐、呼吸困难、眼和呼吸道刺激症状和四肢麻木等，严重时可出现抽搐、昏迷、心室纤颤、呼吸停止而即刻死亡。二甲苯对人体的慢性影响主要表现为头痛、头晕、乏力、睡眠障碍、食欲减退、鼻衄、齿龈出血、脱发、皮肤瘀斑等，长期接触可有角膜炎、慢性皮炎。涉二甲苯中毒死亡案例中血液浓度在 3~40 μg/mL，成人经口服致死量>15 mL。一般甲苯、二甲苯空气浓度 200~300 mg/m^3 吸入 8 h 即可产生轻度中毒症状，3.76 g/m^3浓度吸入 1 h 即发生急性中毒，71.4 g/m^3浓度下数分钟可使吸入者迅速昏迷、死亡。

急性苯中毒死亡者以中枢神经病变为主，大脑白质广泛水肿，血管周围神经组织疏松和淋巴细胞浸润，胶质细胞周围出现大空泡，并有脱髓鞘现象。气管黏膜、胸膜及肺严重淤血和出血，有明显肺水肿，灶性肺不张和气肿。接触极高浓度苯中毒死亡以肺脏明显出血和水肿为主要病变，大脑仅有轻度血管充血，肝肾可无明显异常，体内富含脂肪的组织中的苯含量与接触浓度平行。慢性苯中毒死亡者皮肤苍白，贫血貌，全身散在出血斑点，继发性感染灶，鼻与口腔黏膜溃疡，肝、脾、淋巴结可无肿大或轻度肿大，骨髓象呈再生障碍性贫血或白血病表现。

二、体内过程

1. 苯

苯主要以蒸气状态经呼吸道吸入，皮肤仅少量吸收，消化道吸收完全。苯蒸气进入肺泡后，血/气分配系数为 6.58~9.3。吸收的苯约 50%以原形由呼吸道重新排出。40%左右在体内氧化,形成酚(23.5%)、对苯二酚(4.8%)、邻苯二酚(2.2%)等,这些代谢物与硫酸和葡萄糖醛酸结合(约30%)随尿排出,故测定尿中硫酸盐及尿酚的量可反映近期体内吸收的情况,一部分邻苯二酚也可氧化形成粘糠酸,然后分解为 CO_2 和水排出体外。苯的代谢主要在肝脏内进行。肝微粒体的混合功能氧化酶使苯羟基化,成苯基羟胺。

苯主要分布在骨髓、脑及神经系统等含脂肪组织多的组织内,尤以骨髓中含量最多,约为血液中的20倍。1例苯急性中毒死亡者,血液和尿液中苯浓度分别为31.67 μg/mL和2.26 μg/mL,肺组织、肝组织、脑组织、心脏和肾组织中苯浓度也较高,依次为22.23 μg/g、378.60 μg/g、178.66 μg/g、182.57 μg/g和75.15 μg/g[14]。8例苯急性中毒死亡者体液和组织中苯的浓度见表6-10[15]。

表6-10 8例苯急性中毒致死尸体组织中苯的浓度分布($n=8$)

	浓度(μg/mL或μg/g)					
	血 液	脑组织	肝组织	肾组织	尿 液	肠
平均值	38	72	34	16	10	9
范 围	0.9~120	14~153	15~105	5.5~21	0.6~20	9

2. 甲苯

甲苯进入体内后主要分布于富含脂的组织,以脑组织、骨髓和肝组织为最多。少量以原形经肺排出;80%~90%氧化成苯甲酸,并与甘氨酸结合形成马尿酸随尿排出;另有少量苯甲酸与葡萄糖醛酸结合随尿排出。24 h排出剂量的68%。其主要代谢物为苯甲酸、马尿酸。

3名急性甲苯中毒致死者血液甲苯浓度分别为50 μg/mL、60 μg/mL和79 μg/mL。8例甲苯急性中毒致死尸体组织的甲苯体内分布见表6-11[16]。

表6-11 8例甲苯急性中毒致死尸体组织中甲苯的浓度分布($n=8$)

	浓度(μg/mL或μg/g)					
	血 液	脑组织	肺组织	肝组织	肾组织	尿 液
平均值	22	47	12	43	21	3
范 围	10~48	10~182	3~35	13~73	11~39	1~5

3. 二甲苯

二甲苯可经呼吸道、皮肤及消化道吸收,其蒸气经呼吸道进入人体,吸入的二甲苯除3%~6%被直接呼出外,二甲苯的三种异构体都可代谢为相应的苯甲酸(60%的邻二甲苯、80%~90%的间、对二甲苯),然后这些酸与葡萄糖醛酸和甘氨酸起反应。在此过程中,大量邻-苯甲酸与葡萄糖醛酸结合,而对-苯甲酸几乎完全与甘氨酸结合生成相应的甲基马尿酸而排出体外。与此同时,可少量形成相应的二甲苯酚(酚类)与氢化2－甲基－3－羟基苯甲酸(2%以下)。18 h 内吸收剂量的72%以甲基苯甲酸结合物的形式从尿液排出,仅有5%以原形从呼气排出,0.01%以原形由尿液排出。

二甲苯进入体内后主要分布于富含脂肪的组织中,如脑组织、骨髓和肝组织。3名成年人,服用二甲苯中毒死亡,血液中二甲苯浓度为3～40 μg/mL(均值21 μg/mL)。一例口服油漆稀释剂死亡案例的体内分布见表6－12[17]。

表6－12　死亡案例中甲苯和二甲苯的浓度(μg/g或μg/mL)

检　材	甲　苯	邻二甲苯	间二甲苯	对二甲苯
胃内容物	21 500	1 500	1 075	5 400
血液	0.060	0.232	0.160	0.065
肝脏	41.5	12	15	6
肾脏	0.939	4.15	3.86	1.08
肺	<LOQ	<LOQ	<LOQ	<LOQ

三、检材处理

测定苯及其同系物的体内检材以血液、尿液为宜。可采用类似乙醇的顶空进样法分析,但在顶空过程中加热温度较高,以利于苯及其同系物从生物基质中的释放。如果是组织检材,顶空加热的时间更需延长。也可选取合适的纤维头,采用固相微萃取吸附。

参考方法(GA/T 204－2019):取血液或尿液检材200 μL及叔丁醇内标溶液500 μL(40.0 μg/mL),置于10 mL顶空瓶中,覆盖密封垫并加盖密封,于65℃水浴中加热10 min。同步取空白血液2份,作为质控样品平行操作分析。

四、分析方法

目前检测苯及其同系物的方法主要为配FID检测器的顶空气相色谱法、气相色谱-质谱法,采用气相色谱-质谱法则特异性更强。

1. 顶空-气相色谱法

苯及其同系物可通过适当的色谱柱和程序升温完全分离,顶空气相色谱法可用于生物检材中苯及其同系物的定量分析。

分析参考条件(GA/T 204－2019):

加热箱温度:65℃;定量环温度:105℃;传输线温度:110℃;气相循环时间:15 min(色谱柱1;色谱柱2);样品瓶加热平衡时间:10.0 min;样品瓶加压时间:0.10 min;定量环充满时间:0.10 min;定量环平衡时间:0.05 min;进样时间:1.00 min。色谱柱1:DB－ALC1柱(30 m×0.32 mm×1.8 μm)或等效色谱柱;色谱柱

2：DB－ALC2 柱（30 m×0.32 mm×1.2 μm）或等效色谱柱。柱温：初温 40℃（3 min），以 10℃/min 升温至 150℃（1 min）。检测器：火焰离子化检测器（FID），检测器温度：300℃，进样口温度：150℃。

色谱柱 1 的参考保留时间（Rt，min）：叔丁醇，2.06；苯，4.15；甲苯，6.65；乙苯，8.77；间二甲苯，8.99；对二甲苯，8.99；邻二甲苯，9.56。色谱柱 2 的参考保留时间（min）：叔丁醇，2.16；苯，3.71；甲苯，6.16；乙苯，8.29；间二甲苯，8.49；对二甲苯，8.49；邻二甲苯，9.01。本法苯类化合物的最低检出限为 0.2 μg/mL，定量限为 0.5 μg/mL。

2. 顶空固相微萃取-气相色谱法

分析参考条件[15]：取尿液（血液）2 mL，置样品瓶中，加入内标和固体氯化钠（约 1 g，使其饱和），密封。用带有 100 μm PDMS 纤维头的 SPME 针于 40℃顶空萃取 15 min，取出 SPME 针，于气相进样口 200℃解吸 3 min，用 FID 检测。色谱条件：DB－1，60 m×0.25 mm 柱，初温 50℃（4 min），以 8℃/min 升温至 160℃，再以 50℃/min 升温至 260℃；进样口温度 210℃；检测器温度 230℃。

最低检出限：苯、甲苯、二甲苯为 0.012～0.034 ng/mL。

3. 气相色谱-质谱法

采用气相色谱-质谱法可同时确认苯及其同系物。

分析参考条件[16]：

色谱条件：色谱柱：Supelcowax 10 TM（30 m×0.25 mm×0.25 μm）；柱温：初温 50℃，保持 12 min；以 40℃/min 升温至 250℃，保持 3 min。进样口温度：150℃；接口温度：250℃。

质谱条件：离子源：EI，70 eV；四级杆温度：150℃；离子源温度：230℃。苯的特征碎片离子为 m/z 78；甲苯的特征碎片离子为 m/z 91；二甲苯（邻、间、对）的特征碎片离子为 m/z 91，106；苯酚（苯代谢物）的特征碎片离子为 m/z 93，135；苯二酚（苯代谢物）的特征碎片离子为 m/z 110，87；苯三酚（苯代谢物）的特征碎片离子为 m/z 126，79，109。

五、鉴定要点

1. 苯及同系物中毒以神经系统损伤为主，其脂溶性、挥发性增强了毒性作用，死亡可发生在服用后 30 min 内。苯及同系物中毒后，应立即采取血液、尿液等检材，置于密闭容器中低温保存，并应尽快分析测定。

2. 在可疑苯及同系物中毒死亡案件中，富含脂肪的组织如脑组织是极有价值的检材，如血液中浓度痕量，可采用脑组织等进一步确证。

3. 定量结果评价。样品应同时平行测定两份，结果按两份样品结果的平均值计算，双样相对相差若超过 15%时（有凝血块的血样超过 20%），需要重新测定。

$$双样相对相差(\%)=\frac{|C_1-C_2|}{C}\times 100$$

式中，C_1、C_2 为两份样品平行定量测定的结果；C 为两份样品平行定量测定结果的平均值 $(C_1+C_2)/2$。

六、案例评析

［案例一］　某油漆工在给桥墩刷油漆时感到身体不适，后在桥墩下发现时该人已死亡。所用油漆上标识有“油漆不可以添加稀释剂”，但工人在使用时添加了2%的稀释剂，稀释剂含有甲苯、乙酸乙酯、丙酮、甲醇、乙酸丁酯，比例为 75∶15∶5∶5∶5。

毒物分析及评析：经分析，血液、肺组织、肝组织和脑组织中的甲苯含量分别为 48 μg/g、35 μg/g、65 μg/g 和 80 μg/g。表明其系甲苯中毒，并影响神经中枢导致麻痹后从高处摔下死亡。

［案例二］　某年 9 月 5~6 日，某服装厂裁剪车间 39 名工人裁剪 PVC 滚束毛，作业过程中工人感觉样品散发出刺激性气味，有部分工人感觉口干，口苦，无其他明显症状。7 日早晨有 4 人感觉头晕、胸闷、心悸、乏力、恶心，下午上班后又有 5 人有同样症状，后厂方将中毒的 9 人送宝山区中心医院急诊。入院体检心电图无明显异常，医院诊断为急性废气中毒。

毒物分析及评析：采集气体进行分析，车间中甲苯浓度平均值为 617 mg/m^3，综合分析判断为甲苯中毒。

［案例三］　某受害人为 13 岁少女，被两名男子用布罩住面部，便失去记忆。4 h 后其醒时发现浑身赤裸躺在马路上。经临床检查，该少女被强奸。

毒物分析及评析：取受害人的血液进行常规毒物分析，受害人的血液中未检出乙醇成分，但检出苯类挥发性成分，血液中苯、甲苯和二甲苯浓度分别为 7.6 μg/mL、24.8 μg/mL 和 0.6 μg/mL。该案为 DFSA（药物辅助性侵）案件，犯罪分子选择挥发性有机物作为作案工具，苯类挥发性有机物吸入后会引起头痛、头晕、困倦，严重痉挛，丧失神志等症状，本案受害者吸入后很快失去了意识，受到了侵犯。挥发性有机物少见于 DFSA 案件，故对于该类案件的毒物分析应方案全面，避免漏检。

［案例四］　某船舶厂 5 名工人于外籍货轮上进行油漆作业，油漆原料为 TOP－11 漆酚清漆（含二甲苯）。油漆舱位体积 22 m^3，油漆面积约 132 m^3，淡水舱共 5 格，每格油漆面积约 26 m^3，每人负责一格油漆。作业场所淡水舱两头各有一扇门，作业时仅开一扇门，也未配有送风和抽风设备。5 名下舱作业工人仅有 1 人

佩戴防毒口罩，油漆作业至5~6 min时，即有人感到不适、头晕、乏力，眼结膜有刺激感，不久3名下舱作业工人（其中1人为佩戴防毒口罩者）感到呼吸不畅，难以支持工作而出舱，另有2人已昏迷于舱格内，经医院抢救，诊断为急性二甲苯中毒。

毒物分析及评析：抽取昏迷者血、尿，用顶空气相色谱法分析，均出现二甲苯的特征色谱峰。距中毒事故发生5 h后，对作业现场测试，空气中二甲苯浓度为5.2~49.2 mg/m^3。作业场所未采取通风排毒措施，多数职工未佩戴防毒口罩，违反安全操作规程，致施工人员中毒。

［**案例五**］ 某51岁的男性口服大量的甲苯，于30 min后死亡。后经家属描述口服量约为60 mL。经毒物分析，其各组织和血液中均检出甲苯成分。除胃内容物外，组织中肝的浓度最高，为433.5 μg/g。

第四节 卤代烃类化合物

一、概述

卤代烃是一类重要的有机合成原料。卤代烃可用作灭火剂、冷冻剂、清洗剂、麻醉剂、杀虫剂等。主要有氯仿、氯乙烯、四氯化碳等。

1. 氯仿 氯仿（三氯甲烷，chloroform，trichloromethane）系无色透明液体，有特殊气味，比重1.498 5，沸点61.7℃，易挥发，微溶于水（约0.8%），能与乙醇、乙醚等以任何比例混溶。对光敏感，遇光照会与空气中的氧作用，逐渐分解而生成剧毒的光气（碳酰氯）和氯化氢。氯仿主要作用于中枢神经系统，具有麻醉作用，对心、肝、肾有损害。急性中毒初期有头痛、头晕、恶心、呕吐、兴奋、皮肤湿热和黏膜刺激症状，后呈现精神紊乱、呼吸表浅、反射消失、昏迷等，重者发生呼吸麻痹、心室纤维性颤动，同时可伴有肝、肾损害。吸入氯仿中毒程度与吸入气体中氯仿的浓度有关，空气中氯仿的安全限值为100 ppm；当氯仿浓度大于14 000 ppm时，可出现麻痹症状；当氯仿浓度大于16 000 ppm时可导致死亡。如系口服，则10 mL的剂量即可产生明显的中枢神经系统抑制而死亡。

2. 三氯乙烷 三氯乙烷（trichloroethane）为无色液体，沸点74~76℃，几乎不溶于水，能与醇、醚、苯、氯仿、丙酮、乙酸乙酯、四氯化碳等有机溶剂互溶，能溶解油脂、润滑油、蜡。有硫酸存在时，在加压升温条件下可水解。三氯乙烷具有麻醉作用，吸入低剂量可引起类似于乙醇样的作用，高剂量有麻醉作用，严重时可导致死亡。对皮肤有轻度脱脂和刺激作用。急性中毒主要损害中枢神经系统。轻者表现为头痛、眩晕、步态蹒跚、共济失调、嗜睡等，重者可出现抽搐，甚至昏迷，还可引起心律不齐。

3. 三氯乙烯　三氯乙烯(trichloroethylene)为无色透明液体,有似氯仿的气味,沸点87℃,难溶于水,溶于乙醇、乙醚等。三氯乙烯对中枢神经系统有强烈的抑制作用,并对肝、肾和心有损害,同时具有神经毒性,致畸、致癌作用。口服中毒者,吞咽后口腔和咽部有烧灼感,恶心、呕吐、腹痛等症状明显。急性中毒出现酒醉样、头痛、头晕、易激动、癔病样表现。症状加重时,可出现幻觉、谵妄、抽搐及昏迷等。严重时,可很快发生呼吸麻痹、循环衰竭而导致死亡。重症出现中毒性脑病及肝、肾和心脏损害,恢复期可出现神经抑郁和类偏执性精神病。空气中二氯乙烯的安全限值为 200 ppm,三氯乙烯和四氯乙烯的安全限值为 50 ppm。

4. 四氯化碳　四氯化碳(carbon tetrachloride)为无色、易挥发、不易燃的液体,具有令人愉快的微甜气味,沸点 76℃,密度 1.594 g/mL。有湿气存在时逐渐分解成有剧毒的光气和氯化氢。四氯化碳对中枢神经系统有麻醉作用,也损害周围神经,但较突出的是肝损害。四氯化碳在肝细胞内质网经羟化酶作用,产生自由基 $-C\cdot C_{13}$,发生脂质过氧化,使内质网改变,溶酶体破裂和线粒体损伤及钙离子通透变化,引起肝细胞坏死。另外,四氯化碳还可引起肾小管上皮细胞变性和坏死,导致肾损害。人对四氯化碳毒性易感性差别很大。吸入高浓度四氯化碳蒸气后,可迅速出现昏迷、抽搐等急性中毒症状,并可发生肺水肿、呼吸麻痹。稍高浓度吸入,有精神抑制、神志模糊、恶心、呕吐、腹痛、腹泻。中毒第 2~4 天呈现肝、肾损害征象,严重时出现腹水、急性肝坏死和肾功能衰竭。经口中毒肝脏症状明显。慢性中毒则表现为神经衰弱症候群及胃肠功能紊乱,少数可有肝肿大及肝功异常,肾功能损害罕见,视神经炎及周围神经炎也为数很少。

5. 四氯乙烯　四氯乙烯(tetrachloroethylene)无色液体,有氯仿样气味。熔点 19℃,沸点 121.2℃。不溶于水,可混溶于乙醇、乙醚等多数有机溶剂,受高热分解,产生有毒的腐蚀性烟气。四氯乙烯有刺激和麻醉作用,可引起肝脏和肾脏等多系统的毒性。吸入急性中毒者有上呼吸道刺激症状、流泪、流涎,随之出现头晕、头痛、恶心、运动失调及酒醉样症状。重度中毒则出现昏迷或以三叉神经为主的脑神经损害,出现兴奋不安、抽搐乃至昏迷,可致死。皮肤反复接触,可致皮炎和湿疹。四氯乙烯可用作驱虫剂,人的口服剂量在 3~5 mL。

二、体内过程

1. 氯仿　氯仿可由呼吸道吸入后迅速扩散至全身,其系高度脂溶性的,易积聚在脂质组织中。氯仿在体内经细胞色素 P－450 催化,生成光气并最终形成二氧化碳和氯化氢,但代谢很少且速度慢。大部分氯仿入体后很快从呼吸道排出,8 h 排出原形 43%,二氧化碳 50%,仅有 0.01%以原形从尿液排泄。6 例中毒死亡者体液和组织中氯仿的浓度见表 6－13[2]。

表 6-13 中毒死者体液和组织中氯仿的浓度($n=6$)(μg/mL 或 μg/g)

	血 液	脑组织	肝组织	肾组织	尿 液
平均值	64	133	82	52	21
范 围	10~194	50~310	6~201	16~124	0~70

2. 三氯乙烷 三氯乙烷主要经呼吸道吸入,也可由皮肤及胃肠道吸收少许,在体内几乎不蓄积。通过呼吸道吸入后有 85%~95%以原形呼出。剩余的存在于尿、粪便及身体其他部位,在脂肪中的蓄积量多于肝脏及肾脏。三氯乙烷在体内可缓慢地在细胞色素 P-450 酶作用下氧化为三氯乙醇和三氯乙酸,其同时又是三氯乙烯、四氯乙烯等的代谢产物。三氯乙烷主要以原形从尿液排泄,一周内可排出剂量的 60%~80%。代谢物三氯乙醇以葡醛酸结合物的形式存在于尿液,5~12 天排出量为剂量的 2%,三氯乙酸排出量为剂量的 0.5%。10 例溶剂滥用死亡中毒尸体组织含量分布见表 6-14[1]。

表 6-14 中毒死者体液和组织中三氯乙烷的分布($n=10$)(μg/mL 或 μg/g)

	血 液	脑组织	肺组织	肝组织	肾组织	尿 液
平均值	126	277	14	102	56	1.6
范 围	1.5~720	3.2~590	1.8~31	4.9~220	2.6~120	0.9~3

3. 三氯乙烯 经呼吸道吸入的三氯乙烯有 50%~60%滞留在体内,在肝脏内主要被氧化成三氯乙醇和三氯乙酸,经肾脏排出,约 19%以原形经肺泡自呼出气中排出。部分三氯乙烯和三氯乙酸可长期储留于人体组织中,以脂肪、脑和肾上腺中的含量为最高。三氯乙烯急性中毒死亡者血液和肝脏浓度高达 210 μg/mL 和 747 μg/g。20 例三氯乙烯滥用死亡者体内三氯乙烯含量分布见表 6-15[1]。

表 6-15 中毒死者体液和组织中三氯乙烯的分布($n=20$)(μg/mL 或 μg/g)

	血 液	脑组织	肺组织	肝组织	肾组织	尿 液
平均值	27	62	16	64	31	23
范 围	3~110	2~270	1~45	5~250	11~112	0~73

4. 四氯化碳 四氯化碳在人体内的代谢过程尚不清楚。猴子吸入染毒,29 天内约 51%剂量经呼吸排出,其中四氯化碳占 40%,二氧化碳占 11%。尿液和粪便中以代谢物尿素和碳酸盐为主。某成年人服四氯化碳自杀,2 天后死亡,四氯化碳的体内分布见表 6-16[1]。

表 6-16 中毒死者体液和组织中四氯化碳浓度(μg/mL 或 μg/g)

血 液	尿 液	肝组织	肾组织	肺组织	脑组织
143	329	59	151	127	243

5. 四氯乙烯　四氯乙烯主要通过呼吸道、消化道及皮肤吸收。四氯乙烯进入人体后，在体内蓄积有限，约有98%经肺排出，仅有2%发生变化。主要转化为三氯乙酸和三氯乙醇，随尿排泄。排出体外过程十分缓慢，吸入浓度为2.7 mg/L的蒸气3.5 h后，经过两星期尚可在尿中测出，肺中平均滞留四氯乙烯62%。3例死亡案件中四氯乙烯的体内分布见表6－17[1]。

表6－17　中毒死者体液和组织中四氯乙烯浓度（μg/mL或μg/g）

案　例	血　液	肝组织	肾组织	脑组织	肺组织
1	4.5	240	71	69	30
2	44			360	3
3	66			79	

三、检材处理

检验卤代烃的体内检材以血液、尿液为宜，也可取胃组织、肺组织、脑组织等。该类物质易于挥发，采集后应尽快检验，否则应置于密闭容器中冰冻保存。卤代烃可采用类似乙醇的顶空进样法分析，但在顶空过程中加热温度较高，以利于目标物从生物基质中的释放。如果是组织检材，顶空加热的时间更需延长。也可选取合适的纤维头，采用固相微萃取吸附。

四、分析方法

卤代烃类的检测同苯类化合物，主要方法为顶空气相色谱法、顶空气相色谱－质谱法等，而代谢物则可采用液相色谱－质谱法分析。

1. 顶空－气相色谱法

分析参考条件[17]：常见卤代烃和芳烃的色谱图见图6－3。

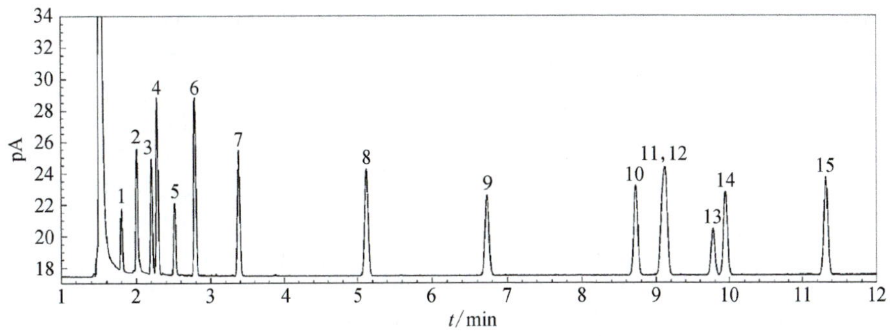

图6－3　常见卤代烃和芳烃的色谱图

（1. 二氯甲烷；2. 二氯乙烷；3. 二氯乙烯；4. 三氯甲烷；5. 二氯乙烷；6. 苯；7. 三氯乙烯；8. 甲苯；9. 四氯乙烯；10. 乙苯；11. 间二甲苯；12. 对二甲苯；13. 苯乙烯；14. 邻二甲苯；15. 异丙苯）

色谱条件：顶空样品加热温度：60℃；平衡时间：30 min。色谱柱：DB－1 柱（30 m×0.32 mm×0.25 μm），柱温：35℃（保持 5 min），以 5℃/min 升至 120℃，再以 30℃/min 升至 220℃（保持 5 min）。进样口温度：180℃。

检测器：FID；温度：200℃。

2. 顶空-气相色谱-质谱法

分析参考条件[18]：顶空样品加热温度：70℃；平衡时间：30 min。

色谱条件：色谱柱：DB－1 柱（30 m×0.32 mm）或 DB－WAX 柱（30 m×0.32 mm）；程序升温：初温 40℃（9 min），以 10℃/min 升温至 150℃；进样口温度：150℃。

质谱条件：离子源：EI，70 eV；接口温度：220℃；离子源温度：230℃；四极杆温度：150℃；全扫描监测范围 29~350 amu。

常见挥发性有机物的保留时间和质谱特征碎片见表 6－18。

表 6－18 常见挥发性有机物的保留时间和质谱特征碎片

化合物	保留指数（min）		质谱特征碎片（m/z）
	DB－1	DB－WAX	
乙醛	2.33	1.55	44（83），29（100）
甲醇	2.33	2.36	32（25），31（100），30（75）
乙醇	3.39	2.75	46（24），31（100）
乙腈	3.76	3.61	41（100）
丙酮	4.14	1.86	58（44），43（100）
异丙醇	4.46	2.68	60（3），45（100）
乙醚	5.04	1.46	74（58），59（100）
戊烷	5.07	1.38	72（10），43（100），41（66）
叔丁醇	5.45	2.43	59（100），43（20）
乙酸甲酯	5.60	1.93	74（23），43（100）
氯甲烷	5.73	2.63	50（100）
正丙醇	6.98	4.54	59（12），31（100）
甲基乙基酮	8.88	2.36	72（25），43（100）
乙酸乙酯	10.44	2.27	88（5），43（100）
正己烷	10.50	1.42	86（15），57（100）
氯仿	10.61	3.98	118（2），83（100），47（36）
异丁醇	11.27	6.49	74（2），59（20），45（100）
4－氯丁醇	11.31	2.10	71（20），55（30），42（100）
三氯乙烷	12.40	2.20	117（14），97（100）
氯丁烷	12.51	1.96	56（100），41（65）
正丁醇	12.94	8.99	74（1），56（76），31（100）
苯	13.15	2.71	78（100）
环己烷	13.58	1.59	84（10），56（100）
3－戊醇	14.49	7.14	59（100），31（43）

续　表

化合物	保留指数(min)		质谱特征碎片(m/z)
	DB-1	DB-WAX	
三氯乙烯	14.69	3.47	130(100),95(80),60(32)
正己烷	15.09	1.54	100(11),57(53),43(100)
甲醛	15.42	2.38	30(90),29(100)
戊醇	16.77	12.77	70(52),55(65),42(100)
甲苯	17.14	4.29	92(59),91(100)
2-己酮	17.40	5.63	100(8),58(50),43(100)
乙酸丁酯	18.16	5.36	88(4),43(100)
正辛烷	18.35	1.78	114(4),85(27),43(100)
氯苯	19.49	11.06	112(100),77(45)
间二甲苯	19.93	6.86	106(42),91(100)
乙基苯	19.93	6.92	106(28),91(100)
邻二甲苯	>20	7.19	106(40),91(100)
对二甲苯	>20	7.20	106(25),91(100)
三氯乙醇	>20	>20	148(3),113(60),77(100)

3. 液相色谱-串联质谱法

挥发性有机物在体内代谢迅速，在检测不到原形化合物时也可通过检测其代谢物来判断挥发性有机物的摄入。常见挥发性物质的代谢物通常采用液相色谱-串联质谱法分析。

分析参考条件[19]：

色谱条件：色谱柱：ZorbaxEclipse Plus C_{18}柱(2.1 mm×50 mm×1.8 μm)，柱温：40℃。流动相：A 为 0.1%乙酸，B 为乙腈；梯度洗脱：0～1 min，5% B；1～5 min，5%～50% B；90% B 冲洗色谱柱后返回至5% B 平衡；流速：0.3 mL/min。

质谱条件：离子源：电喷雾电离负离子模式；检测模式：多反应监测(MRM)；毛细管电压：2 500 V；雾化器流量：11 L/min；雾化器温度：120℃；碰撞气：氮气；喷雾电压：500 V；碰撞电压：380 V；离子驻留时间：50 ms。常见挥发性有机物代谢物的 MRM 参数见表 6-19。

表 6-19　挥发性有机物代谢物的 MRM 参数

挥发性有机物	代谢物化学名	母离子(m/z)	子离子(m/z)	碰撞能量(eV)
苯	N-乙酰基-S-(苯基)-1-半胱氨酸	238.1	109.1	8.0
乙苯	苯乙醛酸	149.0	77.1	8.0
	扁桃酸	151.0	106.8	4.0
苯乙烯	苯乙醛酸	149.0	77.1	8.0
	扁桃酸	151.0	106.8	4.0

续 表

挥发性有机物	代谢物化学名	母离子(m/z)	子离子(m/z)	碰撞能量(eV)
甲苯	N-乙酰基-S-(苄基)-1-半胱氨酸	252.1	123.0	8.0
	马尿酸	178.0	134.1	8.0
三氯乙烯	N-乙酰基-S-(1,2-二氯乙烯基)-1-半胱氨酸	256.1	127.0	10.0
	N-乙酰基-S-(2,2-二氯乙烯基)-1-半胱氨酸	256.1	127.0	8.0
二甲苯	甲基马尿酸	192.0	148.0	8.0

五、典型案例

[案例一] 某34岁女性被发现死于邻居家花园附近,尸检无异常发现,提取尸体检材进行毒物分析。

毒物分析及评析:血液中检出四氢大麻酚和苯丙胺成分,四氢大麻酚浓度极低,苯丙胺浓度为0.05 μg/mL。17个月后重新分析,血液和玻璃体液中均检出氯仿成分,血液中氯仿浓度为31 μg/mL。此案初始仅进行有限范围的毒物分析,根据血液中检出苯丙胺成分,认定为滥用苯丙胺致死。17个月后,根据知情人提供的线索,重新进行毒物鉴定,结果在血液中检出氯仿成分。此案重新认定为氯仿中毒。

[案例二] 某日,鞠某被人发现死于洗衣店内。现场发现,洗衣机外侧地上可见大面积的棕色液体,死者鼻腔、口腔周亦可见棕色液体,全身可见喷溅的棕色液体,死者手中抹布上也可见大量棕色液体,洗衣机对面的墙面上可见喷溅有大量棕色液体。相对应洗衣机侧面有一裂缝,裂缝周围有棕色液体溢出。

毒物分析及评析:经毒物检验,在死者心血中检出四氯乙烯成分,现场棕色液体中也检出四氯乙烯成分。据查系干洗机老化,装四氯乙烯的容器发生泄漏,当鞠某用东西去堵漏时被熏倒,而屋内面积较小且不通风,造成了鞠某短时间内吸入大量四氯乙烯,在死者心血中检出四氯乙烯成分,故认定鞠某为四氯乙烯中毒致死。

[案例三] 某日,从事三氯乙烯清洗作业的某工人在当天工作长达12.5 h后,于23时打卡离厂,20 min后被发现倒在离厂大门200 m的空地上,送往当地医院时证实"院前死亡"。现场调查:死者生前从事三氯乙烯超声波清洗工作,每天工作平均10 h,接触时间约为66天。清洗车间通风条件差,工人没有个人卫生防护用品。三氯乙烯每月用量为2 200 kg。

毒物分析及评析:事故发生后现场检测结果显示3个清洗场所三氯乙烯浓度分别为52 mg/m^3、56 mg/m^{3}和118 mg/m^3,超过当时的原国家卫生标准(TJ36279)。

死者脑组织、肝组织、脂肪组织经毒物分析，均检出三氯乙烯和三氯乙酸成分。脑组织中三氯乙烯和三氯乙酸的浓度分别为 30.0 mg/kg 和 6.0 mg/kg、肝组织分别为 1.4 mg/kg 和 9.3 mg/kg、左大腿脂肪组织中浓度分别为 103.7 mg/kg 和 1.6 mg/kg，根据死者职业接触史、现场职业卫生学调查、临床和毒物检验结果，诊断为“职业性化学源性(三氯乙烯)猝死”。

[案例四]　某 61 岁男性服用 250 mL 四氯化碳自杀，后出现严重的腹泻、脱水和肝功能损害，服毒后 4 h 血液中四氯化碳浓度为 32 μg/mL。

参 考 文 献

[1] 沈敏，向平.滥用物质分析与应用.北京：科学出版社，2016.

[2] 沈敏，向平.法医毒物学手册.北京：科学出版社，2012.

[3] 周枝凤，陈凌云，沈梅，等.自动顶空-气相色谱-质谱法测定血液中乙醇含量.理化检验-化学分册，2010，46(1)：22-24.

[4] Bendroth P，Kronstrand R，Helander A，et al. Comparison of ethyl glucuronide in hair with phosphatidylethanol in whole blood as post-mortem markers of alcohol abuse. Forensic Science International，2008，176：76-81.

[5] 卓先义，马栋，卜俊，等.顶空气相色谱法测定血液中乙醇不确定度的评估.中国司法鉴定，2004，3：12-15.

[6] 卓先义，卜俊，向平，等.血中酒精浓度的回推算研究.中国法医学杂志，2010，15(5)：345-347.

[7] Wurst FM，Thon N，Yegles M，et al. EthanolMetabolites：Their Role in the Assessment of Alcohol Intake. Alcohol Clin Exp Res，2015，39(11)：2060-2072.

[8] Baselt R C. Disposition of Toxic Drugs and Chemicals in Man，9th edition. California，USA：Biomedical Publications，2011.

[9] 沈敏.法医毒物司法鉴定实务.北京：法律出版社，2011.

[10] 李想，朱昱，夏鑫鑫.苯胺衍生化气相色谱-质谱联用测定血中氰化物.刑事技术，2019，44(3)：254-256.

[11] 李云鹏，董兆君.血液中氰化物检测研究进展.国际检验医学杂志，2007，28(3)：457-461.

[12] 沈敏.氰化物的检验//张新威.中国刑事科学技术大全(毒品和毒物检验).北京：中国人民公安大学出版社，2003：213-220.

[13] 姚焕焕，唐磊.离子色谱法测定正常人血液中的氰化物含量.刑事技术，2017，42(2)：144-146.

[14] Barbera N，Bulla G，Romano G. A fatal case of benzene poisoning. J Forensic Sci，1998，43：1250-1251.

[15] 沈敏.体内滥用药物分析.北京：法律出版社，2003.

[16] Argo A，Bongiorno D，Bonifacio A，et al. A fatal case of a paint thinner ingestion：comparison between toxicological and histological findings. Am J Forensic Med Pathol，2010，31(2)：186-191.

[17] 许瑛华，朱炳辉，钟秀华，等.顶空气相色谱法测定化妆品中 15 种挥发性有机溶剂残留.色谱，2010，28(1)：73-77.

[18] Sharp ME.A comprehensive screen for volatile organic compounds in biological fluids. J Anal Toxicol，2001，25(7)：631-636.

[19] Suh JH，Eom HY，Kim U，et al. Highly sensitive electromembrane extraction for the determinationof volatile organic compound metabolites in dried urine spot. Journal of Chromatography A，2015，1416：1-9.

第七章　气体毒物鉴定

气体毒物是指在常温常压下呈气态的毒物，也称有毒气体。气体毒物可妨碍氧的供给、摄取、运输和利用，导致组织细胞缺氧性窒息，因此统称为窒息性气体，也称为呼吸功能障碍性毒物。窒息性气体中毒具有突发性、快速性和高度致命性的特点，根据中毒机制的不同可将窒息性气体大致分为三类：① 单纯窒息性气体，如氮气、氦气、二氧化碳、甲烷、乙烷、丙烷、一氧化二氮（“笑气”）等气体，使空气中的氧含量明显降低，导致机体缺氧窒息。这些气体本身不属于毒物，但可导致急性窒息性死亡。② 血液窒息性气体，如一氧化碳、一氧化氮等气体，可妨碍血红蛋白对氧的化学性结合，或阻碍血红蛋白向组织细胞释放所携带的氧而导致组织细胞供氧障碍的毒物。③ 细胞窒息性气体，如硫化氢、氰化氢等气体，作用于呼吸酶，使生物氧化过程发生障碍，造成细胞内“窒息”。气体毒物种类很多，由于使用不当或防护疏忽大意常易发生有毒气体中毒的意外事件、职业中毒事故，也有犯罪分子利用气体毒物的特性进行犯罪活动。

气体毒物中毒案件较为特殊：气体毒物大都无色无味；中毒具有突发性、快速性和高度致命特性；易致急性、窒息性死亡后果；尸体发现延迟或现场被破坏后，气体消散，而尸检往往仅见肺组织、肝组织、脑组织等器官淤血水肿，而无特征性的病理变化。故除鉴定技术外，案情调查、现场勘察，发现有毒气体来源，以发现线索、明确检测目标物方向，显得尤为重要。鉴定实践中，有许多案件高度怀疑中毒，但送检时仅委托常见毒药物筛查，结果阴性后再进一步增加气体毒物检测项目，结果往往丧失了环境和生物检材的检测条件。此外，气体毒物中毒对尸体检材提取方案与保存亦有特殊要求，以免丧失检材代表性和检测条件导致漏检。

气体毒物鉴定是法医毒物鉴定的难点之一，但借助于优化的样品处理、适合的色谱柱和高灵敏度的质谱仪，可实现体内气体毒物鉴定。目前我国除一氧化碳外，开展此类鉴定项目的机构较少，相关的基础数据和经验也甚少。本章选取有代表性的常见气体毒物一氧化碳、硫化氢、液化石油气、氦气等惰性气体、“笑气”进行介绍，并针对性提出检材提取和分析鉴定策略。

第一节　一 氧 化 碳

一、概述

一氧化碳(carbon monoxide, CO)为无色、无臭、无刺激性气体，略轻于空气，微溶于水，易燃、易爆，与空气混合的爆炸极限为12.5%~74.2%。CO的来源较为广泛，含碳物质不完全燃烧时均可产生CO，工业中的采矿、冶金、化学等，生活中的煤气泄漏、火炉取暖、汽车尾气泄漏、燃气热水器通风不畅、火场等都会产生CO。当环境密闭或通风条件不够时，上述场所产生CO可很快聚集达到较高浓度，常常导致CO中毒甚至死亡的案(事)件。近年来，不含CO的天然气逐渐取代煤气以及燃气热水器的改进，CO中毒案(事)件数量大幅下降，但因不完全燃烧、火灾、汽车尾气等原因，自杀、杀人和意外死亡等一氧化碳中毒事件仍时有发生。更为严重的是，利用燃烧木炭产生CO中毒自杀或群体自杀的案例逐渐增多。

CO经呼吸道进入机体，入血后能迅速与血红蛋白结合，生成碳氧血红蛋白(carboxyhemoglobin, COHb)。由于CO与血红蛋白间的亲和力约为氧气与血红蛋白间亲和力的250~300倍，因而CO入血可导致血红蛋白与氧气的结合量急剧减少，抑制了血红蛋白运输氧气的能力，导致组织器官缺氧、能量代谢障碍，损害神经系统、循环系统、呼吸系统等，甚至引起多器官功能障碍，严重者可导致死亡。

CO的毒性与空气中CO的浓度、接触时间、接触者自身状况等因素有关，一般以血液中碳氧血红蛋白饱和度百分比(COHb saturation percentage，COHb%)，即血液中COHb占血红蛋白总量的百分比，作为CO中毒的法医学鉴定或临床检查判断的指标，血液中COHb%越高中毒越严重。COHb%和中毒症状一般有如下对应关系(表7-1)[1]。

表7-1　血液中COHb%与中毒症状

COHb%	中毒症状
0~10	无明显症状
10~20	前额感觉紧张，轻微头痛
20~30	头痛，颞区有脉搏感
30~40	严重头痛，全身乏力，头晕，视力受损，呕吐
40~50	换气过度，昏迷伴抽搐，潮式呼吸
50~70	昏迷伴惊厥，心功能障碍
70~80	死亡

CO 中毒快速死亡者,因血液中含大量的 COHb 而尸斑呈樱桃红色。除体表外,各器官呈樱桃红色,尤以胸大肌樱桃红色更明显,皮肤黏膜及浆膜可见点状出血,心血呈樱桃红色,不凝固。各器官病变与一般窒息死亡者相同,脑、心、肺、肾等器官内血管扩张淤血,由于血管壁通透性增加而有较多的浆液渗出,引起组织水肿,伴广泛灶性出血。迁延数天后死亡(或经急救处理后死亡),CO 已排出体外,尸斑即无上述特征,此时以中枢神经系统和心肌病变最为严重。

二、体内过程

CO 经呼吸道吸收入血后,约有 90%与血红蛋白结合生成 COHb,并与组织中的其他含铁蛋白质(如肌红蛋白、二价铁的细胞色素等)发生少量可逆结合。CO 以原形不断经肺部呼出,低于 1%的 CO 经氧化代谢为 CO_2。COHb 在体内逐渐解离,COHb 在成人处于休息状态时,消除半衰期为 4~5 h,如吸入纯的氧气,可降低至 80 min,增加吸入气体中的氧分压可加速 COHb 的解离。

三、检材处理

对于疑似 CO 中毒者,心脏血液是测定 COHb 饱和度的首选检材,中毒抢救者则抽取外周静脉血。特殊情况下若无法抽取血液,可取胸部肌肉组织作为检材。遇失火现场中炭化尸体,则可取骨髓作为检材。由于腐败过程中血红蛋白和肌红蛋白的分解可产生 CO,采样胸腔和腹腔中的血性液体需要特别慎重。

血液检材应注意储存并尽快检测。在强光作用下,CO 可从 COHb 中释放出来,故最好避光保存。血液检材无须特殊提取操作,仅根据检测方法做相应的简单处理即可。

四、分析方法

在 CO 中毒者血液中血红蛋白主要以三种形式存在,包括血红蛋白(hemoglobin, Hb)、氧合血红蛋白(oxygenated hemoglobin, O_2Hb)及 COHb。这些不同形式的血红蛋白在可见光区均有两个吸收带(400~450 nm 和 500~600 nm)。利用 COHb 对可见光的特征吸收,可进行血液中 COHb%的测定。

血液中 COHb%的测定,主要采用分光光度法或气相色谱法。气相色谱法对实验室操作、设备要求高,特别是在火灾、汽车尾气不完全燃烧等中毒时,血液中可同时存在高铁血红蛋白,其无法与 CO 结合以降低 COHb 饱和度,而以 CO 为检测目标物的气相色谱法易造成 COHb%假性升高。分光光度法是目前国内外法医毒物学实验室广泛采用的方法,又分为双波长法、还原双波长法和单波长法等。

1. *双波长法*

双波长法是利用空白血液(COHb 饱和度为 0%,血红蛋白以 O_2Hb 形式存在)

和 COHb 饱和血液(COHb 饱和度为 100%,血红蛋白以 COHb 形式存在)进行光谱扫描,在 O_2Hb 吸收峰上选择两对等吸收点,且这两个波长处 COHb 的吸收值之差较大,则 ΔA 仅与 COHb 含量相关。

(1) 参考方法(SF/Z JD0107010-2011):① 样品测定。用移液管吸取 100 μL 血液检材置 10 mL 试管中,用 7 mmol/L 氢氧化胺稀释液 10 mL 稀释,以稀释液为参比,测其在 $\lambda_1=530$ nm,$\lambda_2=583$ nm,$\lambda_3=569$ nm 的吸收值 A,求出 ΔA1($A\lambda_1-A\lambda_2$)、ΔA2($A\lambda_3-A\lambda_2$),然后将此样品溶液通 CO 气体约 15 min 至饱和,气泡以 1~2 个/s 为宜,复测样品溶液在 $\lambda_1=530$ nm,$\lambda_2=583$ nm,$\lambda_3=569$ nm 的吸收值 A′,求出 ΔA1′($A\lambda_1'-A\lambda_2'$)、ΔA2′($A\lambda_3'-A\lambda_2'$),根据 ΔA1/ΔA1′和 ΔA2/ΔA2′,求出 HbCO 饱和度。② HbCO 饱和度计算。血液中 HbCO 饱和度 C 按公式 C(%)=(C1′+C2′)/2×100 计算(式中:C1′=ΔA1/ΔA1′;C2′=ΔA2/ΔA2)。③ 双样相对相差要求。两份检材的双样相对相差不得超过 20%,结果按两份检材 HbCO%的平均值计算,否则需要重新测定。

(2) 参考方法[2]:① 分别取空白血液和 COHb 饱和血液各 50 μL,加至 5 mL 0.01 mol/L Tris 溶液中,摇匀,以 0.01 mol/L Tris 溶液为参比,进行波长为 500~600 nm范围内的光谱扫描,选择 λ_1、λ_2、λ_3 组成两对等吸收点。② 吸取检材血液 100 μL,加入 10 mL 0.01 mol/L Tris 溶液内,摇匀,等分为二。一份通入 CO 5 min 达 COHb 饱和,另一份直接测定。以 0.01 mol/L Tris 溶液为参比,分别测定两份溶液在 λ_1、λ_2、λ_3 的吸收值,分别求出在两对等吸收点处的 ΔA_x 和 ΔA_{100},按下式计算检材血样的 COHb%:

$$COHb\% = \frac{\Delta A_x}{\Delta A_{100}} \times 100\%$$

2. 还原双波长法

在 500~600 nm 的波长区域内,COHb 和 O_2Hb 的吸收峰都呈双峰,COHb 在 572 nm 和 539 nm 附近有最大吸收,O_2Hb 在 579 nm 和 542 nm 附近有最大吸收;高铁血红蛋白(metheglobin, MetHb)也有吸收,为单峰;Hb 的吸收峰为单峰。CO 中毒者血液稀释后加入连二亚硫酸钠($Na_2S_2O_4$),O_2Hb 和 MetHb 都被还原为 Hb,而 COHb 不被还原。因此,正常血液稀释后加 $Na_2S_2O_4$,吸收光谱图由 O_2Hb 的双峰变为 Hb 的单峰;COHb 饱和血液稀释后加 $Na_2S_2O_4$,吸收光谱图保持双峰不变;CO 中毒者血液稀释后加 $Na_2S_2O_4$,COHb 饱和度越大,吸收光谱形状越接近 COHb 饱和血液的双峰吸收光谱,反之则越接近 Hb 的单峰吸收光谱。利用吸收光谱的形状变化可对检材血液的 COHb%进行粗略估计。血液检材稀释后用 $Na_2S_2O_4$ 进行还原,然后再利用双波长法检测 COHb%,可以得到比较准确的检测结果。

参考方法[2]:① 分别取空白血液和 COHb 饱和血液各 50 μL,加至 5 mL

0.01 mol/L Tris 溶液中，各加入少量 $Na_2S_2O_4$(约 20 mg)，摇匀，以 0.01 mol/L Tris 溶液为参比，进行波长为 500～600 nm 范围内的光谱扫描，选择 λ_1、λ_2 等吸收点。② 吸取检材血液 100 μL，加入 10 mL 0.01 mol/L Tris 溶液内，摇匀，等分为二。一份通入 CO 5 min 达 COHb 饱和，加入少量 $Na_2S_2O_4$(约 20 mg)摇匀后测定；另一份直接加入少量 $Na_2S_2O_4$ 摇匀后测定。以 0.01 mol/LTris 溶液为参比，分别测定两份溶液在 λ_1、λ_2 处的吸收值，分别求出在等吸收点处的 ΔA_x 和 ΔA_{100}，按下式计算检材血样的 COHb%：

$$COHb\% = \frac{\Delta A_x}{\Delta A_{100}} \times 100\%$$

3. *单波长法*

单波长法操作简单，对仪器条件要求低。由于检材血液被稀释 1 000 倍，稀释过程中容易造成 COHb 的解离，使 COHb 饱和度偏低。但对于法医学鉴定的结果判断一般不会造成明显影响。此外，血液腐败对单波长法检测干扰很大，容易导致假阳性结果，故该法不适用于腐败血液的 COHb%检测。

参考方法[2]：吸取检材血液 30 μL，新沸放冷的蒸馏水稀释至 30 mL，摇匀，等分为三。一份通入 CO 气体 5 min 达 COHb 饱和，一份通入空气 12 min 除去 CO，另一份直接测定。以新沸放冷的蒸馏水为参比，分别测定上述溶液在波长 419 nm 处的吸收值 A_{100}、A_0 和 A_x，代入公式求得检材血液的 COHb%。检材血液的 COHb% 按下式计算：

$$COHb\% = \frac{A_x - A_0}{A_{100} - A_0} \times 100\%$$

五、鉴定要点

1. *方法评价* 单波长法、双波长法和还原双波长法均是检测 COHb 饱和度的常用方法。研究表明[2]，对于新鲜血液，还原双波长法与双波长法检测结果相近，单波长法检测结果较前两者略低；用三种方法分别进行平行样检测，平行样间的差异均较小。当血液腐败时，还原双波长法与双波长法检测结果相对比较稳定、相近，平行样间的差异仍较小，而单波长法所得数据跳跃幅度大，并易出现假阳性。此外，从定量计算方法来说，利用经验常数计算的方法受样品性状、实验室仪器等因素的影响较大，实验室需验证其适用性并只能在相对固定的条件下使用。若采用校准曲线法，校准曲线必须经常更新，且需要先测定血液中血红蛋白的浓度，以保证稀释后检材血液的血红蛋白浓度与标准系列的血红蛋白浓度一致，否则会产生较大误差。而采用检材血液自身对照测定法，稀释的准确性要求低，适用于实际检案。

2. COHb 饱和度评价 CO 中毒毒性取决于当时空气中一氧化碳浓度和吸入时间,COHb 饱和度是推断 CO 中毒程度的重要指标。正常人群中,非吸烟者血液中 COHb%低于 1%,每天吸烟超过 15 支的吸烟者血液中 COHb%在 3%~5%,血液中 COHb%小于 10%时无明显中毒症状。考虑到死后腐败等因素影响,一般将心脏血液中 COHb% 10%作为中毒临界值。当 COHb%在 10%至 50%之间时,表明吸入了一定量的 CO,可引起轻度或中度中毒,若在失火现场则表明死者至少在起火时还活着;当 COHb%大于 50%时,可导致重度中毒或死亡。老人或婴儿可在较低的 COHb%如 30%的情况下死亡。其他诸多因素,如心血管疾病、呼吸系统疾病,以及乙醇、安眠药等合并用药均可加速 CO 中毒速度,导致死亡发生时 COHb%较低。

3. 综合因素评判 结果评判时应根据实际情况综合考虑。如果病人被送至医院,经过吸氧、高压氧舱等抢救措施治疗后再抽血送检,此时检测所得 COHb%数据已不能反映中毒发生时的情况。许多案件较为复杂,溺死、尸体腐败或者检材已经长时间存放,在检材条件差的情况下以 COHb%推断中毒应十分谨慎。死后可能产生 COHb,腐败过程中 Hb 和肌红蛋白可分解产生 COHb,腐烂血液含有硫化血红蛋白(Sulf－Hb),在此情况下对于在胸腔和腹腔内提取的血性液体,采用分光光度法无法区分死后产生的 COHb、Sulf－Hb 等,可能造成 COHb%假性升高。文献报道了 7 例无火灾或 CO 暴露的死者胸腔内血性液体中 COHb%在 2.3%~44.1%范围,而心脏血液中 COHb%仅为 0.3%~6.0%[3]。

4. 检材保存 血液样品的采集与保存十分重要。血液应装满盛装容器并密封,以免空气接触。检材应避光、冷冻保存,在强光作用下,CO 可从 COHb 中解离、释放出来。若需要长期保存,则必须冷冻储存。检材于 3℃条件下保存,CO 可能有少量释放;于-30℃下保存,可产生少量的 MetHb,但至少 60 天内 COHb 值无显著变化。

六、案例评析

［**案例一**］ 2016 年 6 月 10 日,某市 110 指挥中心接报一起死亡两人的非正常死亡事件,经初步调查:2016 年 6 月 7 日,卢某男(32 岁)驾驶小型轿车带其姑父苟某(男,41 岁)、姑妈卢某(女,41 岁)去张家港谈生意,后沿原路返回暂住地时发现其同车的苟某夫妇已无生命体征,后送经市人民医院抢救,确诊已经死亡,诊断为一氧化碳中毒。事发后卢某自诉曾有呕吐等不适症状,经医院血检,其血氧饱和度 96%,SpO: 100%[4]。

尸检所见及毒物分析:卢某尸斑呈红色,十指甲床紫绀,双侧颞肌呈鲜红色,脑水肿,胸壁肌肉呈鲜红色,双肺饱满,瘀血水肿,肠管呈鲜红色,抽取心血呈鲜红色。苟某有既往先天性心脏病史,尸斑呈红色,双侧颞肌鲜红色,脑水肿,胸壁肌肉鲜红色，肠管鲜红色，抽取心血呈鲜红色。毒物分析结果为：二者心血、胃内容物及尿液中均未检出常见农药、安眠药、氰化物、河豚毒素及溴敌隆等抗凝血类杀鼠药等常见毒物成分。卢某心血中 COHb%为 41.3%、酒精含量为 0.1 mg/mL；苟某心血中 COHb%为 35.8%、酒精含量为 0.4 mg/mL。

评析：根据两死者口唇、十指甲床紫绀，尸斑呈红色，皮下肌肉、肠管呈鲜红色，以及心血中 COHb%达 35.8%（苟某）、41.3%（卢某）分析，两死者均系一氧化碳中毒死亡。但该案件存在疑点：① 卢某男与死者夫妇同车，如因车辆行驶过程中自行产生的 CO，卢某应与被害人同时出现 CO 中毒现象，但卢某血氧饱和度 96%，SpO：100%，明显未 CO 中毒。② 车辆行驶或停放于道路、驳船、停车场等自然界开放空间，空气流通。当汽车开启空调时，车辆尾气虽可产生 CO，但车辆并未长时间处于车库等狭小密闭空间，故车辆一旦产生尾气，就立刻释放到自然界中，尾气不可能积聚成高浓度并强行倒灌入车内，车内气体应为正常空气，不可能导致被害人中毒死亡。因此，该案件显然不是一起车内 CO 中毒的意外事故，而是一起蓄意谋杀两人的命案，驾驶员卢某男有重大作案嫌疑。后经警方破案证实：卢某男曾在某卫校学习两年，2016 年 6 月 7 日晚，卢某在驾车自张家港返回暂住地途中，乘苟某夫妇熟睡时，打开事先藏匿于驾驶座旁的 CO 气罐阀门（4 L，容器大小：直径 20 cm，长 80 cm，系从网上购买，CO 纯度为 99.9%），将苟某夫妇杀害。在投放 CO 的过程中，其采用面罩接氧气袋的方式防止自己中毒。

［**案例二**］ 一名男子失踪两日，家属在其单位女领导租住的某小区房内发现该男子仰卧在床，已经死亡，其女性领导神志恍惚，倒卧在客厅地面，被发现后急送医院抢救。现场勘察：现场为一房一厅结构，房门反锁，被家属暴力开锁撞烂，窗户关闭。进门为厅，天花板及石膏线有部分黑色炭末附着。厅内有一份管道燃气用户隐患告单“热水器未安装排烟管或烟管没有直接与大气相通”。热水器位于厨房内，为燃气式热水器，其排烟口呈敞开状，废气可直接排向厨房、客厅及卧室。厨房天花板、四周墙壁及门窗都有烟熏炭末附着，以热水器上方及周围明显。热水器上方墙壁有部分呈流注状分布的烟熏痕迹，热水器下方墙壁有多处呈流注状分布的烟熏痕迹，延伸至台面。房内西侧为睡房，房门敞开，死者赤身躺卧在床上，头部偏向右侧，枕头及床单有呕吐物[5]。

尸检所见及毒物分析：死者尸斑呈樱红色，分布于背侧未受压部，指压不褪色。腹部出现尸绿。结膜樱红色。口腔及鼻腔内可检见呕吐物。体表未检见明显损伤。胸大肌呈樱红色。内脏器官均呈樱红色。心血呈樱红色，不凝固。提取死者心血 5 mL，经检验：COHb% 为 47.9%，未检出其他常见毒物。女事主左足跟 6 cm×4 cm 皮肤红斑伴有血泡，颜色为樱红色。左足拇趾掌侧 5 cm×4 cm 皮肤红斑伴有血泡，樱红色。送院抢救时抽取外周静脉血 5 mL，经检验碳氧血红蛋白饱和度为 5.4%，未检出其他常见毒物。

评析：本例案件发生在广州地区的“回南天”期间，本地居民为了防止水汽侵入房间，都有紧闭门窗的习惯。在使用燃气热水器时，由于空间密闭，空气不流通，消耗大量氧气的同时又容易使产生的一氧化碳积聚，造成一氧化碳的中毒。此案例中两名事主在同一房间内，但却出现男性死亡，女性存活这种截然不同的结果，结合案情综合分析，笔者认为洗澡顺序及洗澡持续时间的长短是一个非常重要的原因。据女事主回忆，两人回到住处后，男子先洗澡，大约二十分钟后，女子再去洗澡，大约七八分钟，后来就失去知觉，直到被人发现。由于男子先洗澡且持续时间较长，一氧化碳浓度逐渐升高并保持在一个较高水平，致使男子吸入大量的一氧化碳，而女事主洗澡时间较短，吸入的一氧化碳量较少。此案中女事主左足跟及左足拇趾掌侧都有皮下出血伴有血泡，边界清楚，颜色为樱红色，较为特殊，分析其形成原因为昏迷导致此处长时间固定于一个特定体位，皮肤受到压迫出现坏死，血浆渗出性增加形成水泡样损伤。

第二节　硫　化　氢

一、概述

硫化氢（hydrogen sulfide，H_2S）是一种无色、具有臭鸡蛋味的刺激性气体，比空气重，溶于水和醇。其水溶液为弱酸性，以非离子型和离子型两种形式存在。硫化氢气体剧毒。由于工业生产、生活环境中，如采矿、造纸、废水处理、淤泥清理等都有硫化氢存在，因此屡有群体性急性中毒发生。H_2S 中毒事故在冬季较少，进入春夏之交后会急剧增多。

H_2S 中毒机制与氰化物相似，其与氧化型细胞色素氧化酶中的 Fe 结合，抑制细胞中电子传递和分子氧的利用，引起细胞窒息或内窒息。中枢神经系统是 HS 中毒的主要靶器官。H_2S 的中毒症状以中枢神经系统、眼、呼吸系统损害为主。临床症状分为：① 刺激反应：眼及上呼吸道黏膜出现轻度刺激症状，短时间内可以恢复。② 轻度中毒：出现头痛、头昏、乏力、恶心、眼痛、畏光、眼结膜充血、咽干、咳嗽等症状，肺部可有干性啰音。③ 中度中毒：出现胸闷、心悸等症状，视力模糊、眼结膜水肿及角膜糜烂，肺部有干、湿性啰音，呈现化学性支气管炎和肺炎征象，神志出现轻度意识障碍。④ 重度中毒：神志昏迷，出现肺水肿和脑水肿，呼吸循环衰竭，少数患者有心律不齐、心肌酶谱和心电图异常等心肌损害征象，并有出现心肌梗死的报道。吸入很高浓度的 H_2S，患者可呈电击样中毒，呼吸、心脏骤停。⑤ 慢性影响：长期接触 H_2S，可引起眼及呼吸道慢性炎症，重者可致角膜糜烂或发生点状角膜炎，甚至发生视力障碍。全身影响可出现神经衰弱综合征及自主神经功能紊乱。

根据 H_2S 吸入浓度和接触时间不同，出现中毒症状也不尽相同。当空气中 H_2S 的浓度达 200 ppm 时可引起呼吸道及眼黏膜的局部刺激作用；浓度升高则全身性作用增强，主要表现为中枢神经系统症状和窒息症状。当浓度达 1 000～2 000 ppm 时可发生"电击样"中毒，可直接刺激颈动脉窦和主动脉区的化学感受器，致反射性呼吸抑制，在数秒钟内突然昏迷、呼吸骤停，继而心脏骤停，发生闪电型死亡。

硫化氢中毒死者尸检所见：因 H_2S 与血红蛋白结合成硫化血红蛋白，故尸斑呈紫绿色或暗绿色，颜面、腹部、胸部皮肤也呈暗绿色，颜色酷似腐败尸绿，应注意区别。眼结膜充血，喉头黏膜充血、水肿、点片状出血，肺泡内有大量渗出物和炎细胞渗出，也可出现间质性肺炎或出血性肺炎、脑水肿。电击式死亡者尸检所见为窒息死亡征象。

二、体内过程

硫化氢主要经呼吸道吸收，吸收速度很快。外源性硫离子在体内一部分经氧化代谢形成硫代硫酸盐和硫酸盐，在 24 h 内经尿排出，部分经粪便排出；一部分以原形经肺呼出，在体内无蓄积。血液中存在的很少量的硫血红蛋白是由内源性的硫化物代谢而来，而非急性 H_2S 中毒造成的结果。在法医学鉴定和临床诊断中，血液、尿液等生物检材中硫离子浓度及其主要代谢产物硫代硫酸盐的浓度常被作为 H_2S 中毒的判定依据。

硫化氢吸入后主要分布在血液、肺、脑、肝、肾等组织中。17 例硫化氢中毒致死者，血液中硫离子含量在未检出～31.84 μg/mL，尿液中硫离子含量在未检出～0.51 μg/mL，脑脊液中硫离子含量在未检出～0.84 μg/mL。血液中硫代硫酸盐含量在未检出～0.648 μmol/mL，尿液中硫代硫酸盐含量在未检出～2.669 μmol/mL，脑脊液中硫代硫酸盐含量在未检出～0.314 μmol/mL[6]。10 名工人意外暴露在硫化氢环境后死亡，死后血液中硫化物含量为 0.3～9.4(平均 2.8) mg/L[7]。某 53 岁工人暴露于 H_2S 气体浓度为 6 100 ppm 的工作场所中毒死亡，其体内硫化物浓度见表 7－2[8]。

表 7－2　H_2S 中毒死者体内硫离子的分布(μg/mL 或 μg/g)

血　液	脑组织	肝组织	肾组织
0.92	1.06	0.38	0.34

三、检材处理

硫化氢急性中毒发生快，体内含量低，检验 H_2S 必须采取新鲜检材。按照《法医学中毒尸体检验规范》(GA/T 167－2019)中挥发性毒物的检材提取的建议方法提取检材，以肺组织为首选，其次可取心血、脑脊液及其他组织。若硫化氢入体时间较长，则尿液也可作为检材。在事故现场，空气中的硫化氢可用多孔玻板吸收管采集。

硫化氢易从组织中释出，且组织腐败可产生一定量的硫化氢，故生物检材要密闭冷藏并及时送检，且检测时应同步进行空白对照实验。

检材处理依据分析方法的不同而异。这里仅介绍用于 GC－MS 分析的五氟苄基溴（pentafluorobenzyl bromide，PFBBr）衍生化或酸化等方法的检材处理方法。

1. 硫离子衍生化法[9]：取血液 0.2 mL，置于已加入 0.8 mL 的 TDMBA 试剂、0.5 mL的 PFBBr 二甲苯溶液和 2.0 mL 内标的 10 mL 玻璃试管中，涡旋 1 min，再加入 0.1 g 的磷酸二氢钾，涡旋 10 s，接着离心 10 min，取上清液于进样瓶中，取 0.2 μL 进样 GC－MS。

该法所用水为当天将氮气通入去离子水中 15 min 以上制备得无氧水。配制溶液有：饱和 $Na_2B_4O_7$ 水溶液、硫离子储备液（40 μg/mL）、TDMBA（5 μmol/mL）、PFBBr 的二甲苯溶液（20 μmol/mL）、TBB（内标）乙酸乙酯溶液（0.1 μmol/L）。空白血液取自于近期未服用任何药品的健康志愿者。

2. 硫代硫酸根离子衍生化法[9]：取血液 0.2 mL，置于已加入 0.5 mL 的 PFBBr 丙酮溶液、0.05 mL 的 L－抗坏血酸溶液和 0.05 mL 的 5%NaCl 溶液的 10 mL 玻璃试管中，涡旋 1 min，再加入 2 mL 碘溶液、0.5 mL 内标，涡旋 30s，静置 1 h，离心 15 min 后，取上清液 1 μL 进样。

该法所用水为当天将氮气通入去离子水中 15 min 以上制备得无氧水。配制溶液有：PFBBr 的丙酮溶液（20 μmol/mL）、L－抗坏血酸（200 mmol/mL）、NaCl（5%）、碘（25 mmol/mL）、TBB（内标）乙酸乙酯溶液（0.1 μmol/L）。空白血液取自于近期未服用任何药品的健康志愿者。

3. 酸化后顶空 GC－MS 分析方法：取血液样品 0.5 mL 置于 10 mL 顶空进样瓶中，加入 0.5 mL 蒸馏水，再加入 200 μL 磷酸，立即加盖密封，混匀，待加热后进样。

四、分析方法

生物检材中硫离子测定可采用化学显色法、气相色谱法、液相色谱法、离子色谱法等。分析方法按照原理可分为两大类，一类为在酸性条件下测定非离子型的 H_2S，另一类为碱性条件下分析离子型的硫离子。由于硫代硫酸盐是 H_2S 气体在体内的主要代谢产物，且在健康者血液和尿液中含量很低，所以硫代硫酸盐浓度的检测结果可作为硫化氢中毒的评判依据。此外，由于硫化氢在体内可很快代谢为硫代硫酸盐和硫酸盐，轻、中度中毒者血液和尿液中的硫离子浓度很低难以检测，故尿中硫代硫酸盐的检测成为临床 H_2S 中毒的相关诊断依据。生物检材中硫代硫酸盐的检测可衍生化后采用 GC－MS 检测。

1. 硫离子衍生化后 GC－MS 法分析参考条件[9]

色谱条件：色谱柱：HP－5MS 柱（30 m×0.25 mm×0.25 μm）；升温程序：初温 100℃，保持 1.5 min 后以 40℃/min 升温至 280℃，保持 5 min；载气：高纯氦气；恒流：1.0 mL/min；汽化室温度：280℃；进样量：0.2 μL；分流比：20∶1。

质谱条件：离子源：EI，70 eV；离子源温度：230℃；四级杆温度：150℃；接口温度：280℃。硫离子衍生化后的双五氟苄硫醚［bis（pentafluorobenzyl）sulfide，$C_6F_5CH_2SCH_2C_6F_5$］的特征碎片离子（m/z）为 161、181、394，保留时间为 5.4 min；内标 TBB 特征碎片离子（m/z）为 235、314，保留时间为 4.8 min。定量时采用选择离子监测模式（SIM），硫离子和内标的定量碎片离子（m/z）分别为 394 和 314。

2. 硫代硫酸根离子衍生化后 GC－MS 法分析参考条件[9]

色谱条件：色谱柱：DP－5MS 柱（30 m×0.25 mm×0.25 μm）；升温程序：初温 100℃，保持 1.5 min 后以 40℃/min 升温至 280℃，保持 1 min；载气：高纯氦气，恒流：1.0 mL/min；汽化室温度：220℃；进样量 1 μL；分流比 10∶1。

质谱条件：离子源：EI，70 eV；离子源温度：230℃，四级杆温度：150℃，接口温度：280℃。硫代硫酸根离子衍生化后的双五氟苄双硫醚［bis（pentafluorobenzyl）disulfide，$C_6F_5CH_2SSCH_2C_6F_5$］的特征碎片离子（m/z）为 181、213、426，保留时间为 6.0 min；内标 TBB 特征碎片离子（m/z）为 235、314，保留时间为 4.8 min。定量时采用选择离子监测模式（SIM），硫代硫酸根离子和内标的定量碎片离子（m/z）分别为 426 和 314。

3. 酸化后顶空 GC－MS 法分析参考条件[9]

顶空条件：将样品置于 45℃恒温水浴锅内，加热 10 min 后，用 0.5 mL 进样针吸取加热后瓶内液面上气体 0.2 mL。

色谱条件：色谱柱：GC－GASPRO（30 m×0.32 mm×0.25 μm）；升温程序：初温 40℃，保持 1 min，以 30℃/min 升温至 180℃，保持 2 min。进样口温度：150℃。

质谱条件：离子源：EI，70 eV；离子源温度：230℃；传输线温度：230℃；载气：氦气，流速：2 mL/min；进样口温度：180℃；采集方式：选择离子监测扫描（SIM），H_2S 的特征碎片离子为 m/z 32，33，34，35，36。H_2S 的保留时间为 2.96 min。

该法适用于血液中硫离子的定性定量分析，最低检出限为 0.05 μg/mL。

五、鉴定要点

1. 法医学鉴定要点　硫化氢急性中毒的征象一般包括发生突然昏倒和呼吸抑制，事发现场及受害人身上有难闻的臭鸡蛋气味，尸斑呈暗绿色，尸体解剖见肺水肿及内脏颜色变污绿色等。上述征象不一定在每个案例中均出现，需结合体液中硫化物及硫代硫酸盐的检测结果综合判定。怀疑硫化氢中毒的，应尽早尸检，血液应注入真空负压采血管，装满容器并密封冰冻保存。应关注因尸体腐败内生性

H_2S 可能干扰结果的因素。事发现场空气中 H_2S 浓度的测定结果可以作为判断参考依据。

2. *硫化氢鉴定方法*　硫离子检测的原理为硫离子在碱性基质中发生烷基化反应，生成的衍生物转移至有机相后经 GC－MS 检测，见图 7－1、图 7－2。烷基化试剂 PFBBr 配制于二甲苯溶液，TDMBA 为相转移催化剂，配制于碱性四硼酸钠溶液。烷基化反应和萃取过程同时进行，生成的硫衍生物转移于二甲苯和乙酸乙酯的有机相中，离心后直接用 GC－MS 分析，简便、快速。

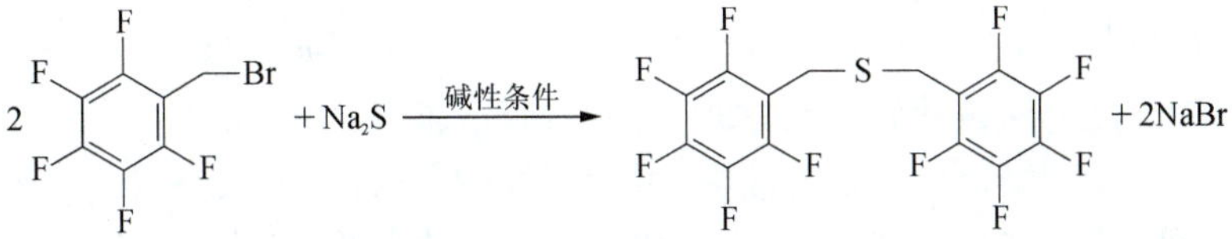

$$2\,C_6F_5CH_2Br + Na_2S \xrightarrow{\text{碱性条件}} C_6F_5CH_2{-}S{-}CH_2C_6F_5 + 2NaBr$$

图 7－1　硫离子衍生化反应方程式

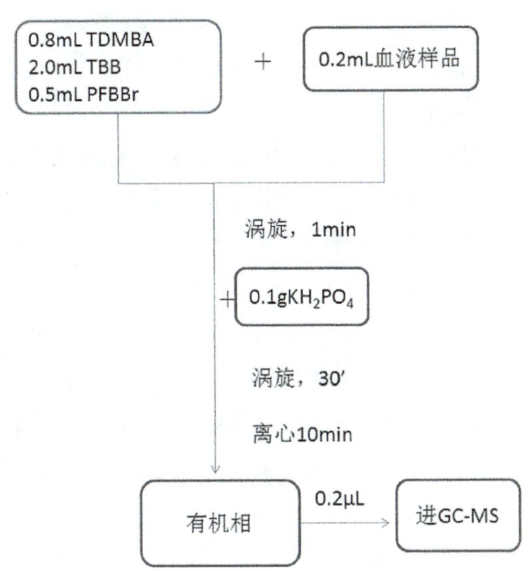

图 7－2　硫离子测定法流程

由于血液中蛋白质分解即有硫化氢产生，故烷基化反应中每一步骤的时间必须严格控制[10]。① 水溶液中溶解的氧可分解硫化氢，因此配制试剂所用的蒸馏水应先通氮气脱氧，制备脱氧水。可将蒸馏水煮沸 10 min，冷却至室温后使用。② 血液中的含硫化合物如半胱氨酸、谷胱甘肽等在碱性条件下可分解生成硫离子，因此样品处理过程的顺序上，应先在试管中加入 TDMBA、PFBBr 衍生化试剂和内标溶液，后再加入血液，混旋仅 1 min 进行衍生化反应。③ 为抑制血液基质中硫离子的生成，在衍生化反应 1 min 后即加入磷酸二氢钾，使溶液呈酸性以淬灭反应。这样离心后的有机相在室温下稳定，可进行 GC－MS 分析。

必须指出的是《气相色谱-质谱联用法测定硫化氢中毒血液中的硫化物实施规范》（SF/Z JD0107013－2014）中硫化物测定方法，虽采用同样的原理、试剂，但在加样顺序上，先将血液加至碱性溶液中，然后再加入 PFBBr 衍生化试剂和内标溶液。更为严重的是，在完成加样、混旋 1 min 后，还置于 55℃恒温摇床中振摇 4 h。本书作者曾考察加样放置室温 10 min、30 min 后进样，硫衍生物的峰面积明显升高。若经 55℃恒温摇床振摇 4 h，将致硫离子浓度极大的假性升高。因此，实验室采标时必须进行方法验证。

而酸化后顶空 GC－MS 法虽操作简便快速，但对鉴定人的操作技术要求较高，由于血液中硫化物遇酸释放迅速，加入磷酸后应迅速压盖封瓶，并且需要控制水浴加热时间。中毒现场提取的毒源液体，可无须加酸，直接取上层空气进行 GC－MS 法分析。加酸或不加酸处理，其检出硫化氢在检测结果的报告中表述不同。

3. 硫化氢中毒的结果评价　由于存在内源性硫离子，以及检材腐败和死后生成等问题，硫化氢中毒的结果评价是法医毒物学鉴定的难点问题。笔者认为，在保证测定方法的准确性、可靠性的前提下，充分把握活体、死后、腐败等不同状况的特点和数据，可以保障硫化氢中毒鉴定结果的可靠性。① 尸检延迟、环境温度、检材腐败等因素。虽然上述因素可导致含硫化合物分解生成硫化氢，但生成的量不足以影响硫化氢中毒的测定。有研究报道若血液采集于死后 24 h 内、保存温度低于 20℃，可抑制硫化氢的死后生成；若检材冷藏或冷冻保存，则硫化氢的死后生成基本得到抑制；血液于 4℃冰箱中保存，一周后硫化氢浓度升高约 10%。其也考察 25 例尸检血液，其中有的已高度腐败，但硫离子浓度仍低于 0.4 μg/mL[11]。② 内源性硫离子浓度。据文献报道，正常血液中硫离子浓度不高于 0.01 μg/mL[11]，或低于 0.05 μg/mL[9]。虽然内源性硫离子处于低浓度水平，但大部分硫化氢中毒为吸入高浓度硫化氢气体，死亡迅速者血液中硫离子浓度升高程度并不明显，据文献报道为 0.11～31.84 μg/mL 水平。③ 不同入体途径中毒者硫离子浓度水平不同。胃肠道进入途径者如服用含硫的清洁用品等中毒者，血液中硫离子浓度可高于吸入中毒者 20 倍以上，为 30～131 μg/mL，见表 7－3。尽管存在诸多的影响因素，但血液中硫离子浓度仍是推断硫化氢中毒的主要指标。

表 7－3　硫化氢中毒案例文献资料

序号	案情摘要	硫离子浓度 μg/mL (μmol/mL)	硫代硫酸根离子浓度 (μmol/mL)		案例数
		血液	血液	尿液	
1	工人处理污水发生事故	1.7～3.75(0.053～0.117)			5
2	工厂真空泵废油发生泄漏事故	0.448(0.014)	0.143		1

续　表

序号	案情摘要	硫离子浓度 μg/mL（μmol/mL）	硫代硫酸根离子浓度（μmol/mL）		案例数
		血液	血液	尿液	
3	卡车司机处理油罐时发生事故	1.68(0.053)			1
4	工人收集废液和检漏时发生事故	0.11,0.13(0.003,0,004)	0.041,0.094	ND*,0.008	2
5	工人去除染料厂排水管污泥发生事故	0.32~9.36(0.010~0.293)	0.11~0.23	ND*	4
6	男子将沐浴露和马桶清洁剂混合,置于密闭轿车内自杀	0.66(0.021)	0.14	0.03	1
7	工人在处理甜玉米腐烂物时出现事故		0.089,0.142		2
8	鱼饲料加工厂事故	1.51			1
9	在汽车、卫生间等封闭空间自杀,吸入硫化氢气体	0.11~31.84(0.003~0.995)	ND* ~0.648	ND* ~2.669	17
10	口服硫化钠自杀	30.4(0.95)			1
11	口服多硫化物自杀	32,131.2(1,4.1)			2

ND：未检出。

4. 硫化氢代谢物的应用价值　硫代硫酸根离子为硫化氢的体内代谢物,在中毒判定上有一定的价值。正常人群血液和尿液中虽含有硫代硫酸根离子,但浓度较低。在中毒死亡案例中,血液中硫代硫酸根离子可进一步验证血液中硫离子测定结果。对于中毒抢救病人,吸入硫化氢 4~15 h 后血液中已无法检出硫离子和硫代硫酸根离子,而尿液中硫代硫酸根离子是唯一指标。

六、案例评析

［**案例一**］　2016 年 4 月某日,某生物科技公司生产车间内因硫化氢泄漏致 3 人死亡。据幸存者描述,陈××、侯××发现侯×倒地,上前查看,呼喊并拉侯×,随后两人也倒在地上。救护车到后经检查宣布死亡。

毒物分析及评析：三名死者尸体解剖后提取心血,毒物分析结果见表 7－4。该案例为明确的硫化氢泄漏事故,因废液排放的管道渗漏,生成的硫化氢被风倒灌入封闭的车间,导致 3 人死亡。侯×血液中硫离子、硫代硫酸根离子浓度明显高于另两名死者,这与事故发生经过相一致。侯×当时在此车间内打扫卫生,经历空气中硫化氢浓度从无到慢慢升高的过程,中毒时程较长,进入体内的硫化氢总量较高,并且有一定时间的代谢。而另两名施救的死者在之后进入高浓度硫化氢环境中,急性中毒快速死亡。

表 7-4 中毒者血液中硫离子、硫代硫酸根离子测定结果

死 者	硫离子 μg/mL(μmol/mL)	硫代硫酸根离子(μmol/mL)
侯××	1.02(0.03)	0.24
陈××	1.31(0.04)	0.24
侯×	3.13(0.10)	0.31

[**案例二**] 2019 年 8 月 11 日下午 14 时许,曹先生妻子返家进入楼道内闻到明显的臭味。进门后发现儿子曹某某、儿媳江某某都倒于卫生间的地上,已无呼吸。即送医院,两人经抢救无效死亡。

毒物分析及评析:两名死者尸体解剖后提取心血,毒物分析结果:曹某某、江某某的血液中硫离子浓度分别为 2.3 μg/mL 和 0.4 μg/mL。本例为 8·11上海硫化氢中毒事件,事发后,消防、公安、燃气公司等都曾上门查看、了解情况。经法医学鉴定,两名死者均符合硫化氢中毒特征。两名死者的血液中硫离子浓度差异与个体因素、案发时空气中硫化氢浓度、中毒死亡时间等相关。

[**案例三**] 某男,18 岁。某日下午 6 点 30 分家人回家后发现其仰面躺在地面,口鼻外溢粉红色泡沫,呈深昏迷状态,急送医院,抢救治疗 4 h 后死亡[8]。毒物分析心血中检出硫化氢。事发现场为二楼两室一厅间,进入室内可嗅到臭鸡蛋味,尤其在室内墙角及衣柜内气味更浓(室窗已开一夜)。卫生间角上方有一排气道,上下均通。经调查由于一楼通便池一次性向内倒入了大量的盐酸,导致下水道内有机物和无机物的迅速分解,释放出大量游离硫离子,而游离硫离子化学性质很不稳定,加上盐酸与水混合后产生高热,致使游离硫离子迅速与氢结合,形成高浓度硫化氢气体而自下水道返回厕所,并自通气道上升至楼上房间内致使其中毒后死亡。

第三节 液化石油气

一、概述

液化石油气(liquefied petroleum gas, LPG)是指在原油蒸馏或其他石油加工过程中产生的烃类化合物,其主要成分包括丙烷、丁烷、丙烯和丁烯等碳氢化合物。液化石油气为无色的气体或黄棕色的液体,因灌装时加臭处理而呈特殊的臭味。其处于液态时的相对密度为 0.5(比水要轻);而处于气态时的相对密度为 1.5~2(比空气要重),微溶于水,极易发生气化膨胀,气化后的体积可膨胀 250 到 300 倍,

并且易燃，闪点在60℃，引燃温度范围在426℃到537℃，爆炸极限范围(体积分数)在1.5%到9.5%以内，点火能量相对较小，气态石油气很容易在低洼处积聚或者在沿地表扩散，一旦遇到火源就会发生燃烧和爆炸。

液化石油气广泛应用于企业生产和居家生活，由于液化石油气具有窒息性、易燃易爆性，各种燃气爆炸事故时有发生。也有因使用不当而发生的居室内、火锅店等由液化石油燃气引起的聚集性一氧化碳中毒事件。此外，利用液化石油气引发的自杀、蓄意谋杀等案例也偶有发生。国外年轻人常以吸入方式滥用液化石油气，可引起大脑缺氧而得到欣快感，达到麻醉作用，操作不当则容易引起意外死亡。

液化石油气中毒方式分为两类：一是直接吸入该气体引起中毒，二是燃烧该气体不完全引起中毒。前者中毒主要危险因素是烷烃类，低分子量烷烃类的主要毒性作用是中枢神经系统的麻醉作用，并随浓度的增加而增加。当空气中烷烃类体积分数为10%吸入2 min可引起头痛，25%~30%吸2 min可出现头晕、抽搐，进一步窒息死亡。后者中毒的主要成分是CO。这两种混合中毒方式导致中毒的程度更重，脑病的发生率更高，大部分患者均在意识障碍恢复后立即出现持续的神经精神症状。其毒性与物质的数量、浓度和吸入时间有关。

二、体内过程

液化石油气经呼吸道进入体内，不与生物体发生任何反应，对生物基质没有亲和力，绝大部分以所含主要成分的原体形式经肺呼出体外；另一小部分在肝微粒体中代谢为仲醇和叔醇，然后进一步氧化为酮。如丁烷，经过一系列代谢，体内可见痕量的2-丁醇、2-丁酮、2,3-丁二醇和2,3-丁二酮等；丙烷代谢生成丙酮、异丙醇等。

丁烷和丙烷等液化石油气亲脂性高，能够通过呼吸系统和血脑屏障快速吸收，并对神经系统产生影响。同时，又迅速经呼吸道排出，消除半衰期约为9 min。丁烷、丙烷的主要毒理作用是抑制中枢神经系统，致麻醉浓度与致死浓度间相差很小。16例滥用挥发性气体者血液中丁烷浓度在2~60 μg/mL范围，7例滥用挥发性气体死者血液中丁烷浓度在1.8~39 μg/mL范围[7]。

吸入液化石油气中毒者的肺、脑、肝、脂肪等组织以及血液中浓度较高。两例丁烷和丙烷的中毒死亡案例[12]死者体内丁烷和丙烷的分布见表7-5，其中案例1为12岁男孩，现场发现改装的嗅瓶；案例2为14岁男孩，现场发现打火机的充气罐。该两案例中体内丁烷和丙烷的组成比例与现场体外检材的组成比例相似，均以丁烷为主。也有中毒死者体内丙烷所占比例高的报道(表7-6)[13]，这与所吸入的液化石油气成分比例相关。

表 7-5 中毒死者体内丁烷和丙烷的浓度(μg/mL 或 μg/g)

	丁烷		丙烷	
	案例 1	案例 2	案例 1	案例 2
心脏血液	16.19	0.02	3.28	0.005
外周血液	—	0.05	—	0.013
肝组织	0.05	痕量	未检出	未检出
肾组织	3.93	痕量	未检出	未检出
脑组织	0.42	痕量	未检出	未检出
肺组织	4.17	痕量	未检出	未检出
肌 肉	0.07	0.01	未检出	未检出
脂肪组织	0.15	0.51	未检出	0.14

表 7-6 中毒死者体内丙烯、丙烷、异丁烷和正丁烷的浓度(μg/mL 或 μg/g)

	丙烯	丙烷	异丁烷	正丁烷
血液	0.11	10.19	—	—
尿液	—	0.19	—	—
胃内容物	0.06	6.73	0.10	—
脑	0.30	43.54	0.42	0.11
心	0.15	28.39	0.32	0.08
肺	0.04	4.15	n.d.	—
肝	0.76	70.63	0.54	0.19
肾	0.05	5.85	—	—
脂肪	0.56	68.25	0.60	0.14

三、检材处理

由于液化石油气可很快从生物基质中扩散、逸出,难以俘获,故对涉液化石油气中毒的尸体解剖方案、检材选择与提取、毒物分析鉴定等要求较高。曾有报道明确丁烷急性窒息死亡的案例,由于所采集的肺组织和血液检材盛放于未密封的螺旋盖试管中,尽管检材采集时间间隔仅 24 h 内且冷藏保存,但仍未能从生物检材中检出丁烷[14]。因此建议对于怀疑挥发性物质滥用急性死亡案件,应采用特殊的可存放挥发性物质的密闭容器来存放肺组织和血液样品。该容器可以是真空容器,无须打开容器盖子直接可以用顶空针头穿刺取样,或者为玻璃小瓶,但盖子内衬应有聚四氟乙烯隔垫。同时,检材收集后应尽快检测。

用于分析的生物检材主要包括足够量的肺组织、心脏血液、脑组织、脂肪组织等。每份生物检材样品不少于 10 g 或 15 mL,将其迅速转移至 10 mL 或 20 mL 的顶空小瓶,用密封钳加封铝帽,冰箱保存(-20℃)。取样、封存应小心、迅速,以防止气体泄漏或释放。

液化石油气的分离分析多采用顶空气相色谱法，分析前将盛有检材的容器加热，无须进一步的样品前处理。

四、分析方法

液化石油气中主要成分丁烷、丙烷的分析采用顶空气相色谱法，检测器可采用 FID 或 MS。

1. 顶空气相色谱法

参考方法[13]

样品制备：取 1 mL 或 1 g 样品与 2 mL 水混合置于 10 mL 顶空瓶中，迅速用聚四氟乙烯橡胶垫密封瓶口，置于 55℃水浴中 30 min。吸取 1 mL 液上气体进样。

GC－FID 条件：色谱柱：GS－Q（30 m×0.53 mm i.d）；载气：He；流速：5.8 mL/min；柱温：初温 125℃，以 5℃/min 升温至 150℃；进样口温度：150℃；检测器温度：200℃。

2. 顶空气相色谱-质谱法

参考方法[15]

样品制备：用针筒抽取血液密闭保存。检测时直接将血液约 0.5 mL 注入 5 倍体积大小的、洁净密封的顶空瓶中，样品的实际体积可通过重量法测定血样的比重进行计算获得。注入 2.5 μL 1,1,2－三氯三氟代乙烷（1,1,2－trichlorotrifluoroethane）的甲基叔丁基醚溶液（158.6 mg/L）作为内标。

顶空进样：顶空样品瓶 60℃加热 20 min，顶空进样系统载气加压平衡 1 min，1 mL 顶空进样环抽取 0.5 mL 液上气体进样，载气流速 5 mL/min。

GC－MS 条件：色谱柱：WCOT fused-silica CP－Select 624 毛细管柱（41 m×0.25 mm×2.1 μm）；载气：He；流速：1.0 mL/min；柱温：35℃；进样口：200℃；MS 传输线温度：100℃；质量范围：15～300 amu。质谱特征离子：丙烷 m/z 29，异丁烷和正丁烷 m/z 43。

五、鉴定要点

涉及液化石油气的中毒案件包括三类：第一类是液化石油气本身浓度引起的缺氧窒息死亡；第二类是由液化石油气的不完全燃烧导致一氧化碳中毒；第三类是极端情况下的前两类的混合中毒，如液化石油气泄露后燃烧。该三类案件的实验室分析和结果不同，第一类案件中体内 COHb%不会升高，主要是分析血液等生物检材中的液化石油气主成分丁烷、丙烷等；第二类案件中需分析血液等生物检材中的 COHb%，通过血液 COHb%推断中毒程度和性质；第三类案件则以上的两个分析项目均需涉及。该类案件需综合现场情况、尸体剖验和毒物分析结果给出鉴定结论。

六、案例评析

[案例一] 浙江省某村报称沈家发生煤气中毒，沈某被送至医院时已死亡，其夫姚某经治疗后脱险[16]。

尸检所见及毒物分析：尸体尸斑呈鲜红色，两眼睑及结膜有少量散在点状出血，球结膜苍白，上唇微紫。口腔内可闻及类似臭鸡蛋味，系液化石油气味，指甲轻度青紫。左颞肌有 3 cm×2 cm 出血，颅骨无骨折，脑表面血管扩张。充血、水肿，颈肌及胸部、腹部肌肉均鲜红，肺、肾体积增大，心、肺表面有散在出血点，心血呈鲜红色流动状，心腔内无凝血块，肝、肾等脏器较红，胃黏膜充血。病理组织学镜下检验未发现致死性病理改变。心脏血液中检出甲烷、丁烷等成分。

评析：由尸检时从口腔闻及很浓的液化石油气味，结合现场勘查时发现卧室床边地毯上也有多量很浓的液化石油气气味及残迹。根据睡觉卧室地毯上及地面内不可能有液化石油气味及新鲜湿的残迹，分析意外中毒的可能性极小，确认本案系他杀。破案后姚某交代了犯罪事实：姚因外遇图谋害妻，特意将家里 3 瓶液化气灌满，当晚 12 时许，下楼将厨房间液化石油气阀门打开。同时割破橡皮管，凌晨其妻下楼到房间烧饭，昏倒在地。后姚见其妻未死又将沈背楼上卧室床边，用另一瓶备用液化石油气，打开阀门，直接对其妻嘴中吹（口腔、床边地毯液化石油气味、残迹，系此时留下），致其死亡，姚某自己最后也因卧室房间内液化石油气浓度过高、缺氧致恶心、呕吐，经对症治疗后脱险。沈某的死亡原因系吸入液化石油气导致窒息死亡。

[案例二] 2012 年 2 月 3 日下午，患者 A 一家 4 人从丰城市到瑞金朋友 B 家（一家 4 人）做客，当晚和次日聚餐，晚上分批用液化石油燃气热水器洗澡。2 月 5 日清晨患者 A 和女儿（同居一室）感头昏、乏力，自认为感冒而未引起重视。两家 8 人外出游玩，晚餐后回家分批洗澡后就寝（患者 A 卧室门未关）。2 月 6 日早晨，朋友 B 起床（起床时卧室门未关），8 时左右发现患者 A 卧室内 4 人全部昏睡不醒.朋友 B 卧室内有 1 人处于昏睡状态，随即送至市人民医院抢救治疗[17]。

毒物分析及评析：所有患者在入院时均处于昏迷状态，脸色微红，心率加快，腱反射、腹壁反射减弱，但瞳孔对光反射存在；2 例患者有呕吐表现，2 例有轻微抽搐；5 例患者碳氧血红蛋白饱和度高达 40%～55%；5 例心肌酶谱和肝功能异常，2 例脑电图异常，2 例脑 CT 显示有轻度脑损伤。

根据患者以急性中枢神经系统损害为主的临床表现和现场卫生学调查结果，结合相关实验室资料，认定这是一起在居室内使用瓶装液化石油燃气热水器不当引起的家庭聚集性一氧化碳中毒事件。液化石油气须与空气混合才能燃烧，如碳物质燃烧不完全，可产生一氧化碳。本起中毒事件，主要是患者使用的燃气热水器未安装烟道，使用时燃烧所产生的烟气直接排到客厅向卧室扩散。该案例发生于

2 月,使用人员成倍增加。加上天气寒冷门窗紧闭,不仅烟气滞留,而且燃烧所需空气造成室内含氧量减少,又没有足够的新鲜空气进入,导致液化石油气不完全燃烧产生大量一氧化碳,引起集体一氧化碳中毒。

第四节 氦气等惰性气体

一、概述

氦气等惰性气体是单纯窒息性气体中毒中较常见的气体毒物,惰性气体本身无毒,但进入体内后严重阻断对氧的摄入,迅速导致组织细胞缺氧性窒息。惰性气体原子在一般条件下不容易得到或失去电子而形成化学键,外层电子已达饱和,活性极小。氦气(Helium,He)是一种无色、无臭、不可燃的气体,是所有化学元素中熔点和沸点最低的,也是在水中的溶解度最小的。与氧气相比,它具有更低的密度(0.179 g/m^3)和绝对黏度(201.8 Pa · s),这些特性使得氦气更容易通过肺部。氩气(Argon,Ar)的密度是空气的 1.4 倍,是氦气的 10 倍,在常温下与其他物质均不起化学反应。

氦气等惰性气体多见于自杀死亡案件[18]。20 世纪 90 年代,在欧美出现了"Suicide bag method",即使用一带拉绳的充满氦气等惰性气体的大塑料袋套于头部,几乎立即昏迷并在几分钟内死亡。由于媒体、网络等信息传播影响,氦气等单纯性气体窒息死亡案例不断增多。英国使用氦气自杀的人数从 2008 年的 11 人上升到 2013 年的 59 人。2005 年至 2014 年,在阿姆斯特丹-阿姆斯特兰和扎安斯特雷克-水域发生的 1 333 例自杀案件中,有 83 例系使用塑料袋窒息自杀。其中 2005 年至 2012 年,氦气致死 16 例,而 2013 年至 2014 年,氦气致死上升至 13 例。澳大利亚南部自 2003 年 1 月至 2017 年 12 月的自杀死亡案例中,33 例因吸入氦气而死亡,56 例因氮气和氦气混合气体窒息死亡。美国 2005 年至 2012 年的 3 242 例气体窒息自杀案例中,73%的使用一氧化碳,21%的使用氦气。香港 2012 年也出现 11 例氦气自杀案例[19]。2012 年位于新疆维吾尔自治区的飞机维修基地,因氩气泄漏中毒窒息,造成 6 人死亡、4 人重伤等。

大量、高压氦气流入体内后加速了残留在气道中的氧气和二氧化碳的排出,进入呼吸道后,严重阻断肺泡毛细血管对氧的摄入和排出二氧化碳,缺氧的血液通过体循环到达各组织器官,包括大脑,氧浓度迅速降低到维持意识所需的水平以下。轻者表现为头痛、头昏、心悸、恶心、乏力等症状。较重者出现明显头痛、头晕,兴奋、烦躁、胸闷、呼吸困难、面色紫绀或意识障碍。重度中毒者可表现为昏迷或抽搐,甚至猝死。据已有的案例报道,氦气自杀的从吸入到失去意识的时间大约 36~

55 s,其中 3 例 5~10 min 后死亡,第 4 例 40 min 后死亡[20]。死亡时间与面罩设备的密封性、氧气浓度有关。与氦气吸入有关的其他并发症包括在过高压力下吸入氦气导致栓塞。

氦气等惰性气体自杀或意外中毒案件现场可发现死者头部缠绕塑料袋、气罐、气瓶、管线、遗书等线索。氦气等惰性气体中毒的临床表现主要是组织器官缺氧症状,并且首要表现为中枢神经系统缺氧的症状,尸检可见肺水肿、脑水肿、器官充血或结膜下斑点状出血。由于此类窒息死亡没有明显、特异的病理学特征,因此尸表检查和尸体所处现场线索对于案件定性、致死原因调查极为重要。

二、体内过程

氦气等惰性气体在常温下与其他物质均不起化学反应,在体内无生物转化。

氦气等惰性气体死亡案件中多为吸入方式进入体内并快速死亡,组织间气体交换的时间极短,各组织内的气体浓度与气体暴露条件直接相关。该类案件最有价值的检材应是与气道有关的肺叶组织,其次为脑组织和心血。另外,大量气体的高压、快速吸入,促使直接暴露的腔体内充满气体,食管、气管内气体、肺支气管内气体、胃内气体和心脏腔内气体等均非常有价值。而其他如尿液、肝脏、肾脏等生物检材中难以检出窒息性气体。

Varlet[21]收集 14 例氦气急性中毒死亡案,研究气体在生物检材中的分布及检材选择性。所取生物检材包括肺组织(不同叶片)、脑组织、心脏血、外周血等不同生物检材以及食管、气管内气体、肺支气管内气体、胃内气体和心腔内气体等。研究发现,氦气在右肺和左肺的浓度不同,右肺中从未检出至 41 μmol/g($n=7$),左肺为 1.2 至 14 μmol/g($n=5$)。各肺叶组织间的浓度也不相同,从未检出至 28 μmol/g($n=10$)。不同死亡案例的肺叶中氦气浓度相差很大,显示肺叶中浓度变化与暴露条件(暴露时间、呼吸量和呼吸率、死者的体重指数、袋容量、袋封闭系统/泄漏等)以及采样条件直接相关。不同于肺叶组织间,食管、气管内气体和肺支气管内气体呈均匀状,无论何处取样其浓度基本相同。

除了肺组织、食道气管内气体和肺支气管内气体外,心血是检测氦气等惰性气体的较好检材。外周血由于从气体暴露开始到死亡的时间短,进行气体交换的时间有限,故心血优于外周血。14 个氦气急性中毒死亡案例中,氦气在心血中的浓度为 0.02 至 0.03 μmol/g,比气管内气体中的浓度低得多。然而,如果尸体腐败或气管内气体取样无法实现,可用心血作为替代检材。

脑组织血管密集,气体的吸入量较多。但 3 个氦气急性中毒死亡案例脑组织中,仅有 1 个脑组织中检出氦气,浓度仅处于痕量水平(0.1%)[21]。因此,脑组织中的检出氦气可以作为中毒证据,但不应将脑组织视为优先检材。

三、检材处理

氦气等惰性气体急性中毒死亡案中，虽然气体可存在于上述有价值的生物检材中，但若采集不当，仍无法实现有效检测或存在漏检风险。生物检材的提取、保存在气体毒物鉴定中起着至关重要的作用。随着实际案例的不断出现和经验积累，目前已经有了较为明确的检材采集保存策略和方法。对于食管、气管内气体、肺支气管内气体、胃内气体和心腔内的气体采样，可采用一次性注射器，取样后立即推入气体采样袋或装满无菌水的顶空小瓶（顶空小瓶瓶盖垫片上插有针头，一个连有三通阀，用于推入气体；一个用于由气体置换、排出顶空小瓶中的水）。

用于气体分析的生物检材主要包括足够量的肺组织、心脏血液和脑组织。每份生物检材样品不少于 10 g 或 15 mL，迅速转移至 20 mL 的顶空小瓶，用密封钳加封铝帽，冰箱保存（-20℃）。取样、封存应小心、迅速，以防止气体泄漏或释放。顶空小瓶是此类案件保存生物检材的最佳容器，既可保存检材也可不经转移直接用于顶空气相或顶空 GC－MS 检测。

特殊情况或者不能进行尸检时，可以采集尸体腔体内气体样品。借助计算机断层扫描（post-mortem computed tomography，PMCT），可客观、准确、无创地记录尸体的内部信息，在骨折、异物、气体等的鉴别中具有很高的敏感性。利用 PMCT 虚拟解剖急性单纯窒息性气体中毒死者，还可明显观察到气体栓塞。PMCT 可指导采集气体样品。在激光引导下进行气管、胃和心脏气体取样。但是，肺组织气体由于取样需要肺叶的机械挤压，故必须在尸检时进行。商品化的、不同规格的气体采样袋，可用于采集现场气体、尸体腔道内气体。

实验室接收的顶空小瓶样品应按照冷链进行管理，气态样品采用冷藏保存，生物检材则冷冻保存。分析前气态样品取出后放置室温 10 min，顶空小瓶中的生物检材样品则于室温放置 30 min，然后根据 HS－GC－MS 方法要求，在 50～80℃下加热后顶空进样分析。如果顶空小瓶密封垫片上附着有检材，则需先离心后再加热。

四、分析方法

不同的气体根据其物理化学性质选取色谱柱，通常使用 DB－ALC1 柱（30 m×0.32 mm）、DB－ALC2 柱（30 m×0.32 mm）、GS－GASPRO 柱（30 m×0.32 mm）、5－Å PLOT 柱（50 m×0.53 mm）和 PoraBOND Q 柱等，采用等温条件分析。

检测器以热导检测器（TCD）或质谱法为主，但 TCD 缺乏特异性和灵敏度，HS－GC－MS 更适合于满足证据要求的确认分析。对于特殊气体如氦气中毒鉴定，由于氦气或氮气在气相色谱中常作为载气（流动相）使用，故在检测时需要改变流动相。已有的研究[22]表明，使用氢气作为载气可获得最佳的选择性和灵敏度。质谱检测时，首选的采集模式为选择离子监测（SIM）。

由于缺乏同位素内标，可以使用其他气体，如 CH_4、CO 或 N_2O 在气密针中与所分析样品混合后同时注入气相色谱。生物检材中氦气测定时常采用“笑气”或甲烷为内标物。

HS－GC－MS 分析参考条件[23]：

色谱条件：Optima－1 MS 柱（30 m×0.25 mm×0.25 μm）；进样口温度：100℃；接口温度：200℃；柱温：120℃；分流比：3∶1；载气：氮气；流速：1.0 mL/min。

质谱条件：离子源：EI，SIM 模式。氦气 m/z 4，氩气 m/z 40，甲烷 m/z 16。

五、鉴定要点

对于氦气等惰性气体中毒案件，尸体处理、保存起着关键作用，处置不当可能导致气体样本无法代表死亡时暴露的程度，而低温储存可最大限度地减少残留气体从尸体中逸出。有报道急性单纯窒息性气体中毒死亡后第 3 天尸检，按照特定的窒息性气体采样方法采集样品，仍可检出[20]。应记录尸体存放等信息，用以解释腔道中检出的氦气浓度及气体中毒的程度。

在气体中毒鉴定中尚需关注：① 对于某些特殊案件，如他杀、协助自杀或者现场被破坏等，可能在死亡现场没有发现窒息性气体线索，按照常规尸体解剖时采集生物检材，则可能无法获得或丢失有价值的证据。② 鉴于氦气等惰性气体的特殊性，在急性中毒死亡案件的气体分析结果为阴性时，并不能说明气体不存在，许多因素可能影响分析结果，如短暂而低浓度暴露但足以导致死亡；尸体保存状况；尸检延迟；不恰当的检材提取与保存；分析方法的适用性、灵敏度等。

六、案例评析

［案例一］ 某 41 岁女性被发现躺于沙发上死亡。现场发现有一个氦气气罐和一个塑料袋[21]。

尸检所见及毒物分析：死后约一天进行尸检，尸检可见锁骨以上的头部和颈部充血。左眼结膜有瘀血点，双肺表面有瘀血点。氦气分析结果：肺部气体，0.05%；肺组织，0.4%；脑组织，0.1%；心血，0.04%。常见毒物分析结果：血液中检出西酞普兰成分，质量浓度为 0.41 μg/mL，未检出其他常见毒药物成分。

评析：血液中西酞普兰浓度在治疗范围内，而检材中氦气浓度远远超过了空气中正常存在的氦浓度（0.000 5%）。结合死亡现场发现，认定为氦气导致的缺氧窒息死亡。

［案例二］ 某 26 岁男性，死于其车里，其中一个手位于氦气气瓶阀门旁边。其头部套有由聚丙烯管连接的塑料袋，并用橡皮筋固定。据家人反映，受害者情绪抑郁，近期搜索过有关安乐死的信息[23]。

尸检所见及毒物分析：首先采集针对氦气等惰性气体样品，然后进行常规尸检操作。尸检可见结膜点状出血、紫绀、内脏充血、脾肿大和脑水肿,未发现相关疾病或死前暴力的证据。毒物分析结果:血液中苯甲酰爱康宁浓度<10 ng/mL,尿液中苯甲酰爱康宁浓度为420 ng/mL,未检出乙醇和其他常见毒药物成分。氦气分析结果:血液1.1 nmol/g(近似检出限);左肺和胃内气体中均检出氦。

评析:通过现场勘验,查获氦气气瓶是此类案件取证和提供线索的关键。氦气为惰性气体,与生物组织没有特异性的亲和力,仅在吸入、经过的腔体内可能存在。其在体内痕量,肺组织、脑组织和心脏血液中相对较高。尽管未发现遗书,也没有发现自杀史,但根据现场情况和毒物分析结果,可认定为氦气导致窒息死亡。

第五节 一氧化二氮

一、概述

一氧化二氮(笑气,氧化亚氮,nitrous oxide)为无色有甜味气体,化学式为N_2O。一氧化二氮在室温下稳定,有轻微麻醉作用,并能致人发笑。一氧化二氮于1772年面世,最初被命名为"无燃化空气"。19世纪早期,一氧化二氮作为"笑气"用于娱乐。二十多年后才发现其镇痛特性,开始在临床中应用。

笑气在临床上作为一种吸入性镇痛麻醉剂,常用于产科分娩镇痛、无痛人流、胃肠镜检查及牙科领域等,餐饮业还用作奶油发泡剂。近十余年,欧美国家青少年开始流行以娱乐为目的滥用笑气,并于近几年传入我国,国内现已出现小罐装笑气弹和专供吸食的笑气钢瓶。由此,笑气由临床麻醉间转至急诊抢救室、尸体解剖室,可见其滥用危害性。

笑气滥用引发神经系统损害的主要机制是影响维生素B_{12}代谢,其不可逆地结合维生素B_{12}中的钴原子,将钴Ⅰ(Co^+)氧化成钴Ⅲ(Co^{3+})和钴Ⅱ(Co^{2+}),从而抑制维生素B_{12}的功能[24]。维生素B_{12}对髓鞘的合成和维持至关重要,其缺乏会导致神经系统的脱髓鞘改变,尤其容易累及脊髓和周围神经。此外,一氧化二氮会抑制黄嘌呤和单胺(多巴胺、去甲肾上腺素和血清素)的合成和释放,从而影响细胞因子平衡,引起脑缺氧和酸中毒。

笑气具有与毒品相似的致幻效果。若在酒吧、歌舞厅等娱乐场所吸入大量笑气,神经系统极易脱离自主控制状态,引发寻衅滋事、打架斗殴等过激行为;若驾车则会因幻觉造成危险驾驶,甚至引发严重危害社会公共安全的后果。近年来由吸食笑气导致的治安案件有上升趋势。

笑气带来的愉悦感最多维持几分钟,如果超量摄入、处于空间封闭状态如汽车内,可因缺氧导致窒息死亡,多见将袋子套于头上以吸入滥用导致的意外或自杀死亡。据2012年英国的挥发性物质滥用死亡率报告,在1971~2009年间,共有52人因非医疗使用笑气窒息死亡。我国目前亦出现笑气中毒窒息死亡案件。

二、体内过程

笑气难溶于体液和组织,且作用快,逸出迅速。暴露后经肺组织迅速扩散,半衰期($t_{1/2}$)为5 min,几乎不发生生物转化。

正常体温下,笑气在不同组织间血液:气体、脑组织:血液、肝组织:血液、肾组织:血液和脂肪组织:血液的分布系数分别为0.47、1.1、0.9、0.9和2.3。80人在剧场中暴露于27 ppm笑气,尿液中笑气浓度均值为13 μg/L(范围0.8~41 μg/L)[7]。文献报道[25]两起疑似因过量吸食笑气气体死亡案件,一案例中除口腔气体中未检出笑气外,气管气体、右肺支气管气体、左肺支气管气体、胃内气体、肺血、心血、脾、肺、肾、脑、胆囊、胰、肝等组织中均检出笑气成分,肺组织一次顶空过程释放出的笑气的量大于其他组织检材;另一案例中气管内气体、口腔气体中均未检出笑气,而在胃内气体、肺组织血液、肺组织和心血中均检出笑气。某长期滥用笑气者在吸食时操作不当死亡,其血液、脑组织和肺组织中笑气浓度分别为88 μg/mL、34 μg/g和11~16 μg/g。

三、检材处理

怀疑笑气中毒时,应注意收集现场遗留的小罐装笑气弹、气罐、大钢瓶等体外检材。血液、肺组织、脑组织等检材应参照氦气等惰性气体采集。

四、分析方法

笑气的检验方法有红外光度法、顶空气相色谱法、顶空气相色谱-质谱法等。TCD缺乏特异性和灵敏度,HS-GC-MS更适合于法庭科学的确认分析。

分析参考条件[25]

色谱条件:Agilent PoraPLOT Q柱(30 m×0.25 mm×8 μm);升温程序:初温50℃,保持1 min;以2℃/min升温至60℃,再以40℃/min升温至220℃,保持10 min;载气:高纯氦气;流速:3.0 mL/min;进样口温度:200℃;传输线温度:200℃;分流比15:1。

质谱条件:离子源:EI,70 eV;离子源温度:230℃;四级杆温度:150℃;接口温度:200℃;扫描模式:SCAN;质量范围:10~450 amu。

五、鉴定要点

参照氦气等惰性气体制定现场尸体检验、检材提取等方案。

六、案例评析

[案例一]　某17岁的男大学生被发现死于家里。死者趴在床上，头上搭有塑料布，盖住其嘴和鼻孔。在床头柜上发现小罐装笑气弹，其中一枚已打开，附近处还发现一枚用来打开笑气弹的工具和一个用于口吸的气球。据调查，死者近几个月情绪低落，由死者电脑中调查显示，笑气系网上商店购买[26]。

尸检所见及毒物分析：尸检未发现任何器官病理改变或损伤，但有严重的肺淤血、水肿。采用HS－GC－MS，肺组织和脑组织中均检出一氧化二氮成分，血液中未检出一氧化二氮和常见毒药物成分。

评析：笑气对生物基质没有亲和力，组织间气体交换的时间极短，从其中逸出非常迅速。最有价值的检材应是与气道有关的肺叶组织，其次为脑组织和心血。本案最终认定为面部被塑料布覆盖并吸入一氧化二氮而导致窒息死亡。

[案例二]　2017年某日，某派出所接报警称其朋友因吸食“笑气”死亡。经现场勘查和走访，张某某和朋友马某某共同出资花费200元购买4瓶“笑气”，两人在住处吸食，后张某某发现马某某死亡。

毒物分析及评析：胃内气体、肺血、肺组织和心血中均检出一氧化二氮成分。大量“笑气”快速吸入，促使直接暴露的腔体内充满气体，胃内气体极有价值。案情调查、现场勘察，对于发现线索、明确实验室检测目标物方向非常重要。

参考文献

[1] Osamu Suzuki, Kanako Watanab. Drugs and Poisons in Humans A Handbook of Practical Analysis. ISBN 3－540－22277－4 Springer-Verlag Berlin Heidelberg New Yorke, 2005.

[2] 姜宴，叶永红，张宜凡，等.血中碳氧血红蛋白饱和度测定影响因素的研究.法医学杂志，2003，19(2)：88－91.

[3] Kojima T, Nishiyama Y, Yashiki M, et al. Postmortem formation of carbon monoxide. Forensic Sci Int, 1982, 19: 243－248.

[4] 汪锋，黄晓敏，凌跃，等.一氧化碳杀人法医学分析2例.中国法医学杂志，2017，32(z1)：88－89.

[5] 隋鹏，高云贵，崔瑶.一氧化碳中毒死伤共存案件的法医学分析.广东公安科技，2019，27(2)：75，80.

[6] 沈敏.法医毒物司法鉴定实务.北京：法律出版社，2011.

[7] Baselt R C. Disposition of Toxic Drugs and Chemicals in Man, 9th edition. California, USA: Biomedical Publications, 2011.

[8] 沈敏，向平.法医毒物学手册.北京：科学出版社，2012.

[9] 强火生，陈航，沈保华，等.硫化氢中毒案件中血液硫离子的测定.法医学杂志，2017，33(2)：148－153.

[10] Kage S, Nagata T, Kimura K, et al. Extractive alkylation and gas chromatographic analysis of sulfide. Journal of Forensic Sciences, 1988, 33(1): 217－222.

[11] Mcanalley B H, Lowry W T, Oliver R D, et al. Determination of Inorganic Sulfide and Cyanide in Blood Using Specific Ion Electrodes: Application to the Investigation of Hydrogen Sulfide and Cyanide Poisoning. Journal of Analytical Toxicology, 1979, 3(3): 111－114.

[12] Sironi L, Amadasi A, Zoja R. Recreational inhalation of butane and propane in adolescents: Two forensic cases of accidental death. Forensic Science International, 2016: e52 - e58.

[13] Sugie H, Sasaki C, Hashimoto C, et al. Three cases of sudden death due to butane or propane gas inhalation: analysis of tissues for gas components[J]. Forensic Science International, 2004, 143(2 - 3): 211 - 214.

[14] WINEK C L, WAHBA W W, HUSTON R M. Accidental death due to inhalation of butane[J]. Journal of Analytical Toxicology, 1997, 21(4): 323.

[15] Marie-Paule, L. A, Bouche, et al. Quantitative Determination of n-Propane, iso-Butane, and n-Butane by Headspace GC - MS in Intoxications by Inhalation of Lighter Fluid[J]. J Anal Toxicol, 2002, 26(1): 35 - 42.

[16] 余松.液化石油气致死 1 例.刑事技术,2001(3): 55.

[17] 钟民荣,刘承焱,郭昌禄,等.一起使用液化石油气热水器引发家庭聚集性一氧化碳中毒的调查.中国当代医药,2014,21(3): 127 - 128.

[18] BYARD, ROGER W. Changing trends in suicides using helium or nitrogen — A 15-year study. Journal of Forensic & Legal Medicine, 2018, 58: 6 - 8.

[19] CHANG S S, CHENG Q, LEE E S, et al. Suicide by gassing in Hong Kong 2005 - 2013: emerging trends and characteristics of suicide by helium inhalation[J]. Journal of affective disorders, 2016, 192: 162 - 166.

[20] OOSTING R, ROGIER V, PESCHIER L, et al. Toxicological findings in three cases of suicidal asphyxiation with helium. Forensic Science International, 2015, 256: 38 - 41.

[21] VARLET V, IWERSEN-BERGMANN S, ALEXANDRE M, et al. Helium poisoning: new procedure for sampling and analysis[J]. International Journal of Legal Medicine, 2019, 133(6): 1809 - 1818.

[22] MALBRANQUE S, MAUILLON D, TURCANT A, et al. Quantification of fatal helium exposure following self-administration[J]. International Journal of Legal Medicine, 2016, 130(6): 1535 - 1539.

[23] MUSSHOFF F, HAGEMEIER L, KIRSCHBAUM K, et al. Two cases of suicide by asphyxiation due to helium and argon. Forensic Science International, 2012, 223(1 - 3): 27 - 30.

[24] 高晗,李维帅,郑东明.笑气滥用所致神经系统损害的临床特点.中国神经精神疾病杂志,2020,46(6): 333 - 337.

[25] 胡浩男,蒋国军,唐志龙,等.顶空-气相色谱/质谱法检验血液中的氧化亚氮.刑事技术,2020,45(3): 250 - 254.

[26] Leth P M, Astrup B S. Suffocation caused by plastic wrap covering the face combined with nitrous oxide inhalation. Forensic Science Medicine & Pathology, 2017, 13(3): 372 - 374.

第八章　合成药毒物鉴定

合成药毒物(synthetic medicine and poison)是指经常涉及投毒、误服、自杀、药物辅助犯罪、交通事故和医疗纠纷的化学合成的治疗药物,这些药物中有许多属于国家禁毒法管制目录中的麻醉药品和精神药品。本章主要介绍作用于中枢神经系统的安眠镇静药类和抗精神失常药类,作用于外周神经系统的局部麻醉药类和易引起过敏反应的抗生素类,包括苯二氮卓类、巴比妥类、医用中枢兴奋剂和抑制剂、局麻药类和抗生素等。合成药毒物鉴定是毒物鉴定实践中常见的鉴定项目之一。该类毒物鉴定通常需要定量分析,以确定血液或组织中药物浓度是否超过治疗剂量,是否达到中毒量或致死量,是否对其行为能力产生影响,以判明所涉药物在中毒或死亡、药物辅助犯罪(drug facilitated crimes, DFC)、交通事故等案件中的参与度,分析药物与案件的关系,为涉药案(事)件或医疗纠纷的处置提供科学证据。

第一节　苯二氮卓类药物

一、概述

苯二氮卓类药物(benzodiazepines)是一类有苯环和吡喃环组成母核的中枢抑制药,具有镇静催眠、抗惊厥、抗癫痫作用。该类药物不仅在临床上广泛使用,也常用作毒品添加剂和药物辅助犯罪,同时也存在滥用现象,其中很多品种属于我国《精神药品品种目录》中管制药品。

苯二氮卓类药物的四种基本结构类型见图 8－1,共有 3 000 多种化合物及其衍生物。药理研究发现,1,4－(5－苯基)－苯并二氮杂唑环上不同的取代基对该类化合物的安眠镇静药理作用有明显的影响,其中以 R1、R2、R7 及 R2′位基团对药效的影响最大。目前常见的苯二氮卓类药物见表 8－1。需要关注的是,有些药物同时也是某些苯二氮卓类药物的活性代谢产物,如去甲西泮、奥沙西泮、替马西泮均是地西泮的代谢物。

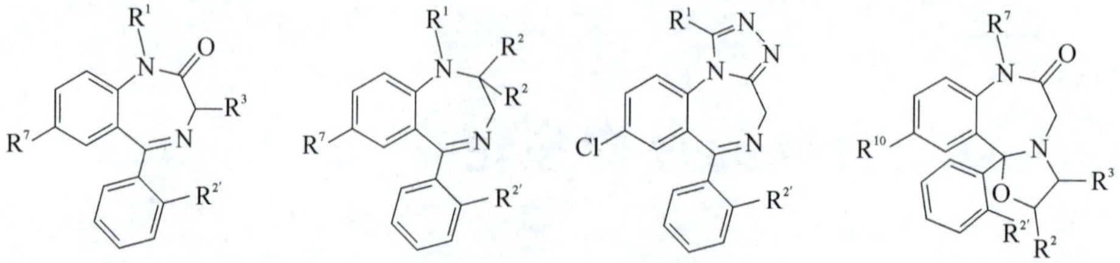

图 8-1 苯二氮卓类药物的四种主要结构类型(A~D 型)

表 8-1 常见的苯二氮卓类药物

英 文 名	中 文 名	分 子 式	分子量
diazepam	地西泮	$C_{16}H_{13}ClN_2O$	284.7
triazolam	三唑仑	$C_{17}H_{12}Cl_2N_4$	343.2
estazolam	艾司唑仑	$C_{16}H_{11}ClN_4$	294.7
alprazolam	阿普唑仑	$C_{17}H_{13}ClN_4$	308.8
midazolam	咪达唑仑	$C_{18}H_{13}ClFN_3$	325.8
oxazepam	奥沙西泮	$C_{15}H_{11}ClN_2O_2$	286.7
temazepam	替马西泮	$C_{16}H_{13}ClN_2O_2$	300.7
flurazepam	氟西泮	$C_{21}H_{23}ClFN_3O$	387.9
nitrazepam	硝西泮	$C_{15}H_{11}N_3O_3$	281.3
bromazepam	溴西泮	$C_{14}H_{10}BrN_3O$	316.2
lormetazepam	氯甲西泮	$C_{16}H_{12}C_{12}N_2O_2$	335.2
flunitrazepam	氟硝西泮	$C_{16}H_{12}FN_3O_3$	313.3
clonazepam	氯硝西泮	$C_{15}H_{10}ClN_3O_3$	315.7
chlordiazepoxide	氯氮卓	$C_{16}H_{14}ClN_3O$	299.8
zolpidem	唑吡坦	$C_{19}H_{21}N_3O$	307.4
zopiclone	佐匹克隆	$C_{17}H_{17}ClN_6O_3$	388.8
lorazepam	劳拉西泮	$C_{15}H_{10}C_{12}N_2O_2$	321.2

苯二氮卓类药物在酸性中可发生质子化,呈弱碱性。但取代可使其碱性增加,如硝西泮、奥沙西泮等由于硝基等强吸电子基及 C_3 上活性氢的存在,在碱性介质中还可发生去质子化,故本类药物可能具有 2 个 p*K*a 值,即在不同 pH 条件下形成不同的分子形式,继而又影响到光谱和其他性质,在提取分离与检测时都应予以关注。

苯二氮卓类药物均有镇静、催眠和抗焦虑作用,常用作催眠、抗焦虑、抗惊厥、抗癫痫、松弛肌肉及手术前的辅助用药。研究表明,在大脑皮质区有密集的苯二氮卓类受体,苯二氮卓类药物与该受体结合,进而增强 γ-氨基丁酸的作用并产生相应的药理作用。其主要作用包括:① 抗焦虑:小剂量使用时可改善烦躁、不安、紧张等症状,但可能产生遗忘。② 镇静催眠:较大剂量使用可产生镇静催眠作用,静脉注射可出现麻醉状态。③ 抗癫痫:通过抑制病灶的放电向周围皮质及皮质下扩散,终止或减轻癫痫发作。④ 中枢性肌肉松弛:能缓解肌肉痉挛和肌张力增高等症状,有助于解除焦虑和诱导入睡。⑤ 遗忘作用:在治疗剂量时可能干扰记忆通路的建立,一过性影响近事记忆。

口服苯二氮卓类药物对心血管或呼吸功能均无明显的不良作用,静脉注射过快可致心血管和呼吸抑制。苯二氮卓类药物中毒的主要症状为头痛嗜睡、共济失调、言语不清、反应迟钝、意识模糊、精神错乱等,尤其老年人反应较严重,甚至可影响其判断力。大剂量可导致昏迷、血压下降、呼吸循环抑制等。虽然一般认为单独使用苯二氮卓类药物不可能引起致死性中毒反应,但由于苯二氮卓类药物可强化其他滥用物质对呼吸系统的抑制作用,由此可导致死亡。

长效苯二氮卓类药物使用不当,易在体内蓄积并产生宿醉感;短效苯二氮卓类药物可能产生过度镇静、抑制作用,以致无法驾车或操纵机器;超短效苯二氮卓类药物可能产生反跳性失眠和夜间谵妄。有报道称,长期口服奥沙西泮 30 mg/日,引发分裂样精神障碍;长期服用氯氮卓可引起躁狂症发作,且在儿童中可引起幻视。长期使用苯二氮卓类药物会产生偷窃、性淫乱、暴躁及暴力行为等反社会行为,并可引起认知障碍、痴呆和脑萎缩。此外,苯二氮卓类药物可能产生短时失忆、判断力丧失、认知力下降等副作用;若与酒精联用,则起效时间更快,因而这类药物极易成为犯罪的诱因。利用苯二氮卓类药物实施性犯罪、抢劫等案件时有发生。

二、体内过程

1. 吸收代谢

苯二氮卓类药物吸收良好,口服后 2~4 h 血液中药物原体浓度可达峰值。此类药物具有较强的亲脂性,可分布在体内大部分组织中。表 8-2 列出了常见苯二氮卓类药物的体内半衰期、IC_{50}及血浆蛋白结合率[1]。通常半衰期短的药物适用于催眠,半衰期长的药物适用于抗焦虑。

表 8-2　苯二氮卓类药物的血浆半衰期、IC_{50}及血浆蛋白结合率

药　物	英 文 名	血浆半衰期(h)	IC_{50} * (nmol/L)	血浆蛋白结合率(%)
阿普唑仑	alprazolam	10~18	20	70~80
溴西泮	broazepam	10~24	18	45
溴替唑仑	brotizolam	4~8	1	90
氯氮卓	chlordiazepoxide	10~18	350	89~94
氯巴占	clobazam	10~30	130	87~90
氯硝西泮	clonazepam	24~56	2	80
氯卓酸盐	clorazepate	2~3	59	95~98

续 表

药 物	英 文 名	血浆半衰期(h)	IC_{50}*(nmol/L)	血浆蛋白结合率(%)
噻卓酮	clotiazepam	3~15	2	99~100
地西泮	diazepam	30~45	8	96~98
氟硝西泮	flunitrazepam	10~25	4	80
氟西泮	flurazepam	2	15	15
凯他唑仑	ketazolam	1~2	1 300	80~93
氯普唑仑	loprazolam	7~10	5	
劳拉西泮	lorazepam	10~18	4	85~94
氯甲西泮	lormetazepam	9~15	4	>85
美达西泮	medazepam	2	870	99
咪达唑仑	midazolam	1~3	5	95
硝西泮	nitrazepam	20~50	10	85~88
去甲西泮	nordazepam	50~80	9	96~98
普拉西泮	prazepam	1~3	110	97
替马西泮	temazepam	6~16	16	76
四氢西泮	tetrazepam	12	34	
三唑仑	triazolam	2~4	4	89

*半抑制率：药物-配体反应被抑制一半时抑制剂的浓度，该值越小反映药物与配体的亲和力越高。

苯二氮卓类药物在体内代谢成多种代谢产物，这类药物大部分具有共同的代谢途径(图 8-2)[2]。该代谢过程包括了羟基化、去甲基化和葡萄糖醛酸结合反应。如：① 地西泮经 N-去甲基化形成活性代谢物去甲西泮。该两种化合物进一步羟基化，分别形成替马西泮和奥沙西泮。地西泮代谢物具有活性，但常被快速排泄而并不蓄积于血浆。去甲西泮的 3-羟基代谢物、奥沙西泮与葡醛酸结合形成无活性的代谢物，在药后 48 h 的尿液中该结合物占了口服剂量的 61%。尿液中可检测到微量的原形药物，而其他的一些羟基化产物所占比例一般少于剂量的 5%。② 劳拉西泮在体内形成无活性的代谢产物劳拉西泮葡糖醛酸苷。该结合物不易排泄，其血药浓度可超过药物原形，消除半衰期约为 16 h。约 75%的剂量在 5 天内以结合物的形式排泄于尿液中，少量的代谢物如环羟基化产物和喹唑啉的衍生物，约占剂量的 14%。尿液中可检测到微量的原形药物。③ 氯氮卓经代谢形成 4 种活性代谢物。氯氮卓 N-去甲基化形成去甲氯氮卓，然后去氨基化形成地莫西泮，这些代谢物的药理活性与原药相似。地莫西泮经还原后形成去甲西泮，多次给药后该代谢物在血浆中产生蓄积。去甲西泮羟基化后形成奥沙西泮。低于 1%的剂量以原形药物的形式排泄于尿液中，约 6%以地莫西泮的形式排泄，而大部分以葡醛酸结合物的形式排泄。④ 替马西泮经 N-去甲基化形成活性代谢物奥沙西泮，原药和代谢物均进一步形成结合物。约 82%的剂量排泄于尿液，12%排泄于粪便。⑤ 阿普唑仑通过氧化和结合而代谢，代谢物包括 α-羟基阿普唑仑、4-羟基阿普唑仑和α,4-双羟基-阿普唑仑。前2种代谢物分别具有原药的66%和19%的药理活性。阿普唑仑还代谢形成一种氯二苯甲酮的类似物3-羟基-5-甲基噻唑。⑥ 氟硝西泮、硝西泮的N-甲基-2′-氟化物,通过N-去甲基化、3-羟基化和葡糖醛酸结合等进行生物转化。另外,N基团被还原成NH_2,然后乙酰化,约有标示量的84%在一周内排泄于尿液,11%排泄于粪便。极少量以原形药物的形式排泄。单剂量(2 mg)给药1天后,血浆中可检测到去甲氟硝西泮和7-氨基氟硝西泮。⑦ 三唑仑通过羟基化和结合而代谢。其主要代谢物1-羟基三唑仑具有药理活性。72 h内仅有微量的原形药物排泄于尿液,而约80%的剂量以葡糖醛酸结合物的形式出现于尿液中。⑧ 唑吡坦在体内代谢成非活性代谢产物6-羧酸唑吡坦和苯基-4-羧酸唑吡坦,主要经尿液(大约60%)和粪便(大约40%)排泄。

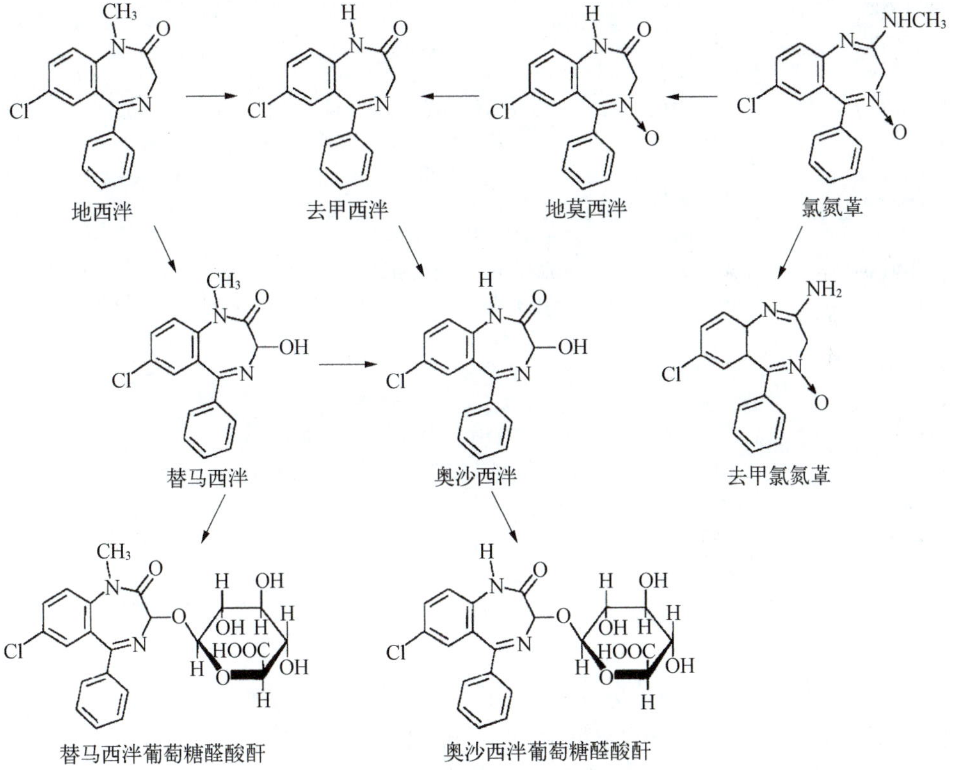

图8-2　苯二氮卓类药物代谢途径

由于苯二氮卓类药物在体内的代谢活跃,且原药成分的半衰期均较短,故对该类药物的代谢方式及代谢物检测方法的研究在鉴定实践中显得十分重要。表8-3归纳了苯二氮卓类药物的主要代谢产物。

表 8-3 苯二氮卓类药物的主要代谢物

药物名称		主要代谢物
adinazolam	阿地唑仑	去甲阿地唑仑
alprazolam	阿普唑仑	1-羟甲基阿普唑仑,4-羟基阿普唑仑,1,4-双羟基-阿普唑仑
bromazepam	溴西泮	3-羟基溴西泮,3-羟基苯酰吡啶衍生物
camazepam	卡马西泮	甲羟西泮
chlordiazepoxide	氯氮卓	去甲氯氮卓,氧西泮,去甲西泮
clobazam	氯巴扎姆	N-去甲代谢物,4′-羟基代谢物,4′-羟基-N-去甲代谢物
clonazepam	氯硝西泮	3-羟基氯硝西泮,7-氨基氯硝西泮,7-乙酰氨基氯硝西泮
clotiazepam	噻卓酮	N-去甲代谢物,羟基代谢物
demoxepam	地莫西泮	N-脱氧代谢物,羟基西泮
diazepam	地西泮	去甲西泮,羟基西泮,甲羟西泮
dipotassium chlorazepate	氯卓酸盐	去甲西泮
estazolam	艾司唑仑	4-羟基艾司唑仑
fludiazepam	氟地西泮	去甲氟地西泮
flunitrazepam	氟硝西泮	N-去甲氟硝西泮,7-氨基氟硝西泮,3-羟基氟硝西泮
flurazepam	氟西泮	N-去二乙基氟西泮,N-羟基乙基氟西泮,3-羟基-N-去二乙基氟西泮,去乙基氟西泮
halazepam	哈拉西泮	去甲西泮
lorazepam	劳拉西泮	羟基劳拉西泮
medazepam	美达西泮	地西泮,N-去甲代谢物,羟基西泮
midazolam	咪达唑仑	1-羟甲基代谢物,4-羟基代谢物,1-羟甲基-4-羟基代谢物
nitrazepam	硝西泮	7-氨基代谢物,7-乙酰氨基代谢物
oxazolam	奥沙唑仑	N-去甲西泮
oxazepam	奥沙西泮	去甲羟基西泮葡萄糖醛酸苷
prazepam	普拉西泮	N-去甲西泮,3-羟基代谢物,羟基西泮
quazepam	氟硫西泮	2-氧代氟硫安定,N-去三氟乙基代谢物
temazepam	替马西泮	奥沙西泮
triazolam	三唑仑	1-羟甲基代谢物,4-羟基代谢物
zopiclone	佐匹克隆	N-氧化代谢物,N-脱甲基代谢物

2. 体内分布

苯二氮卓类药物的体内分布可以用二房室药代动力学模型来描述。中央室分布很快,而分布到周边室(如脂肪)的速度较慢。脂溶性高的苯二氮卓类药物明显分布更快。大部分苯二氮卓类药物与血浆蛋白高亲和性地结合(85%~95%),而表观分布容积范围在 1~3 L/kg,因而快速从血浆转移至大脑、肺和脂肪组织。

血清中苯二氮卓类药物的治疗浓度和中毒浓度的参考值见表 8-4[3]。257 例苯二氮卓类药物急诊案例的血清药浓的统计结果见表 8-5[1]。

表 8-4　苯二氮卓类药物治疗及中毒血清浓度参考值

药　物		治疗浓度(μg/mL 血清)	中毒浓度(μg/mL 血清)
bromazepam	溴西泮	0.08~0.17	>0.25~0.5
camazepam	卡马西泮	0.1~0.6	>2
chlordiazepoxide	氯氮卓	0.7~2	>3.5~10
(demoxepam)	地莫西泮		>0.3~2.8
clobazam	氯巴扎姆	0.1~0.4	
(norclobazam)	去甲氯巴扎姆	2~4	
clonazepam	氯硝西泮	0.03~0.06	>0.1
clorazepate	氯卓酸盐		
(nordazepam)	去甲西泮	0.25~0.75	>2
diazepam	地西泮		>1.5~3
	(抗焦虑使用)	0.124~0.25	
	(抗惊厥使用)	0.25~0.50	
	(治疗子痫使用)	1~1.5	
flunitrazepam	氟硝西泮	0.005~0.015	>0.05
fletazepam	氟噁唑仑	0.005~0.01	>0.15
(n-1-desalkylfl.)		0.04~0.15	>0.2
ketazolam	凯他唑仑		
(nordazepam)	(去甲西泮)	0.2~0.8	>2
loparazolam	劳哌唑仑	0.005~0.01	
lorazepam	劳拉西泮	0.02~0.25	>0.3~0.5
lormetazepam	氯甲西泮	0.002~0.15	
medazepam	美达西泮	0.01~0.15	>0.6
(nordazepam)	(去甲西泮)	0.2~0.8	>2
midazolam	咪达唑仑	0.08~0.25	
nitrazepam	硝西泮		
	(抗焦虑使用)	0.03~0.05	>0.2~0.5
	(抗癫痫使用)	0.05~0.12	>0.2~0.5
nordazepam	去甲西泮	0.2~0.8	>2
oxazepam	奥沙西泮	1~2	>3~5
prazepam	普拉西泮	0.05~0.2	>1
temazepam	替马西泮	0.3~0.8	>1
triazolam	三唑仑	0.002~0.02	

表 8-5　257 例苯二氮卓类药物血清浓度统计结果(ng/mL)

药物名称	N	治疗浓度	低于治疗浓度		治疗浓度范围		高于治疗浓度	
			N	平均浓度±标准差	N	平均浓度±标准差	N	平均浓度±标准差
阿普唑仑	24	5~20		—		—	24	815±720
溴西泮	82	80~200	1	75	4	134±47	77	2 596±2 388

续 表

药物名称	N	治疗浓度	低于治疗浓度		治疗浓度范围		高于治疗浓度	
			N	平均浓度±标准差	N	平均浓度±标准差	N	平均浓度±标准差
氯巴扎姆	5	100~400	1	22		—	4	1 697±878
去甲氯巴扎姆				406				889±269
地西泮	25	125~1 500	1	61	17	369±275	7	2 077±1 028
去甲西泮				474		1 122±1 127		2 522±3 360
氟硝西泮	7	1~15		—		—	7	284±342
氯羟安定	4	20~250		—		—	4	1 635±539
去甲西泮	99	200~800	9	139±49	24	430±172	66	3 594±4 260
环丙安定	3	50~200		—		—	3	2 516±3 652
去甲西泮								4 719±2 910
四氢西泮	8	50~600	1	188	3	687±172	4	3 712±2 433

涉苯二氮卓类药物死者体内各组织药物分布情况见表 8－6[1] 和表 8－7[4,5]。

表 8－6 涉地西泮死者体内药物分布(μg/mL 或 μg/g)

	脑组织 (n=10)	肝组织 (n=12)	心肌组织 (n=10)	肺组织 (n=10)	脂肪 (n=7)	肾组织 (n=13)	肾上腺 (n=5)
范围(与骨骼肌浓度比值)	0.3~3.9	0.7~25.2	0.5~9.2	0.3~4.6	1.0~4.1	0.4~10.8	1.0~34.8
平均值(±SD)	1.9(±0.4)	5.9(±1.9)	4.3(±1.0)	2.1(±0.5)	2.2(±0.4)	4.0(±1.0)	12.1(±5.9)

表 8－7 涉苯二氮卓类药物死者体内药物分布(μg/mL 或 μg/g)

药 物	血 液	尿 液	肝组织	胆 汁	玻璃体液	胃内容	脑组织
氟西泮	5.5	3.3	130	33	1.3	600	
去烃基氟西泮	0.73		0.32	19	0.04		
硝西泮	0.07	0.05		0.57	0.01		
7－氨基硝西泮	0.32	0.32	0.20	0.88	0.11		
氯硝西泮	0.07	0.17		4.1	0.03		
7－氨基氯硝西泮	0.40	1.2	0.18	1.7	0.13		
氯氮卓	26	8	10	39		21 mg	
	20	8	50			164 mg	
阿普唑仑	0.21		0.23	0.27		2.73 mg	
α－羟基阿普唑仑	ND		<0.005	0.12		ND	
替马西泮	3.8		38.6				
	9.0	2.3	106.6				
三唑仑	73.9	741	507			343	106
	<5	7.81				41.1	

续　表

药　物	血　液	尿　液	肝组织	胆　汁	玻璃体液	胃内容	脑组织
唑吡坦	0.231	0.105	0.554			1.55	0.733
	1.04	1.91	10.9			76.8	2.66
	0.211	0.164	0.322			3.63	0.5
佐匹克隆	0.9~3.0	10.5	1.8	14.1		55	2.8
	3.9		8.7			133	
咪达唑仑	50	300	930				
	7.5	3.3	96	7.5			

三、检材处理

苯二氮卓类药物分析所涉体内检材主要包括血液、尿液、组织、毛发等。由于此类药物进入体内后大部分以其代谢物或结合物的形式存在，尤其是尿液中往往含有不可忽视的葡萄糖醛酸结合的代谢物，故建议提取前先行水解，使结合物解离。提取后若采用气相色谱或气质联用仪分析，则还需衍生化。直接提取法和固相萃取法步骤同血液。

水解。主要包括酶水解与酸水解。酶水解具有温和、水解后杂质少的优点，同时可避免1,4-苯二氮卓类药物及其代谢物被水解为二苯甲酮类化合物，可直接检测其代谢物。酶水解大多采用β-葡萄糖醛酸酶在酸性条件下(pH 4.5~5)水浴2~4 h，成本较高。酸水解是取尿样2 mL与浓盐酸0.5 mL在沸水浴上加热15~30 min后冷却，酸水解将尿样中苯二氮卓类代谢物的结合物转化成氨基-二苯甲酮类衍生物(但唑仑类结构的在酸水解时不发生开环)。酸水解的杂质较多，对分析的干扰较大。

提取。苯二氮卓类药物及其代谢物可用有机溶剂在碱性条件下提取，pH对提取效率影响较大，一般选择pH 9~9.5；提取溶剂可选择乙酸乙酯、环己烷、氯仿、乙醚及其混合溶剂等，较多使用乙酸乙酯作为提取溶剂。研究表明[1]，用乙酸乙酯/二氯甲烷混合溶剂在pH 9.5条件下提取，提取回收率均较高；pH过高时，含硝基的药物的提取回收率有明显下降。

衍生化。含有羟基等强极性基团的药物及代谢物用GC或GC-MS分析时，通常需要采用衍生化的方法，以改变其色谱行为并提高灵敏度。衍生化方法主要包括甲基化、乙酰化、硅烷化和氟酰化等。其中硅烷化使用较多，常用的硅烷化试剂有BSTFA+1% TMCS和MTBSTFA+1% BDMCS，衍生化后分别得到其TMS和BTDMS衍生物。乙酰化也是较常使用的衍生化方法之一，其试剂成本较低。

1. 体液、组织

参考方法(GA/T 1602-2019)：① 检材样品。移取血液等液体检材样品1.0~3.0 mL，或称取绞碎的肝脏等固体检材样品1.0~3.0 g于具盖离心管中，加入水

3 mL,振荡 15 min,8 000 r/min 离心 20 min,取上清液转移至已活化的 C_{18} 固相萃取柱中,控制上清液过柱流速为 0.5 mL/min,依次用水 1 mL、甲醇/氨水/水(体积比 5:2:93)混合溶液 1 mL 淋洗,抽干弃去淋洗液,挤干水分或离心或真空抽固相萃取柱 2 min,用甲醇 1 mL 洗脱,控制流速为 0.5 mL/min,收集洗脱液置于浓缩器上 50℃浓缩至干,残留物用 100 μL 甲醇溶解,经 0.22 μm 的有机系微孔滤膜过滤,作为检材样品提取液供 LC-MS/MS 分析。② 质控样品。取等量相似基质的空白样品(若无相似基质空白样品可用血液替代)两份于具盖离心管中,一份作为空白样品,一份添加地西泮、去甲西泮、去甲羟基西泮、去甲羟基西泮葡萄糖醛酸苷和羟基西泮葡萄糖醛酸苷标准物质,作为添加样品[LC-MS/MS 添加样品的浓度为 10 ng/mL(g)],与检材样品平行操作,得到空白样品提取液和添加样品提取液供仪器检测。

参考方法(GA/T 1604-2019):① 检材样品。移取血液等液体检材样品 1.0~3.0 mL,或称取绞碎(或匀浆)的肝脏等固体检材样品 1.0~3.0 g,加入 pH 6.0 的缓冲液 0.5 mL,混匀,再加入 5 g 的硅藻土搅拌均匀后,倒入底部装有 5 g 中性三氧化二铝或硅镁吸附剂的萃取池中,按照 7.1.2.1.1 条件进行操作。萃取完毕后,转移萃取液至试管中,高速离心后取出有机相,用凝胶色谱净化浓缩联用仪浓缩至 0.5 mL 供分析,或置于浓缩器上在温度 40℃浓缩至干,残留物用甲醇 0.5 mL 溶解,作为检材样品提取液供仪器分析。② 质控样品。取等量相似基质的空白样品(若无相似基质空白样品可用血液替代)两份,一份作为空白样品,一份添加地西泮等 23 种物质,作为添加样品(添加样品浓度为 0.1 μg/mL),与检材样品平行操作,得到空白样品提取液和添加样品提取液供仪器分析。

参考方法(GA/T 1638-2019):

(1) 游离组分的提取。① 液液萃取:移取尿液检材样品 2 mL 于具塞离心试管中,加入内标物 500 ng 地西泮-d_3(或多沙普仑),再加入碳酸钠/碳酸氢钠(体积比为 3:1)缓冲液 0.5 mL,混匀,加入苯/乙酸乙酯(体积比 1:1)混合溶剂 5 mL,振荡 5 min,4 000 r/min 离心 5 min,分离有机相,置于浓缩器上 60℃浓缩至干,残留物用甲醇 100 μL 溶解,供仪器分析。② 固相萃取。移取尿液检材样品 2.0 mL 于具塞离心试管中,加入内标物 500 ng 地西泮-d_5(或多沙普仑),振荡,转移至活化好的固相萃取柱中,控制流速为 0.5~1.5 mL/min,依次用 1 mL 氨水/甲醇/水(体积比 2:5:93)混合溶液、1 mL 甲醇/水(体积比 5:95)溶液淋洗,弃去淋洗液,挤干水分或离心或真空抽固相萃取柱 2 min,用 1 mL 二氯甲烷洗脱,收集洗脱液,置于浓缩器上 60℃浓缩至干,残留物用甲醇 100 μL 溶解,供仪器分析。

(2) 结合组分的水解和提取。① 水解:移取尿液检材样品 2.0 mL 于玻璃具塞离心试管中,加入内标物 500 ng 地西泮-d_5(或多沙普仑),再加入缓冲液和 β-葡萄糖醛酸苷酶,混匀,水解(按 β-葡萄糖醛酸苷酶使用说明)。② 提取:按照

(1)方法提取。③ 衍生化：在样品提取后的残留物中，加入吡啶 50 μL 和醋酸酐 100 μL，振荡，置于微波炉中高火加热 3 min，置于浓缩器上，60℃空气（或氮气）流下浓缩至干，残留物用甲醇 100 μL 溶解，供仪器分析。

参考方法（GA/T 1322－2016）：① 液液萃取：移取血液样品 1.0～2.0 mL，加入氘代地西泮（内标）标准物质 500 ng，混匀；另取等量的空白血液样品两份，一份作为空白样品；另一份加入氘代地西泮（内标）标准物质 500 ng，也可选用多沙普仑或 SKF_{525A} 作为内标，并加入 0.1 mg/mL 的标准工作溶液 10 μL，混匀，作为添加样品，待检。在上述样品中分别加入 1.0 moL/L NaOH 溶液 0.5 mL，调节至 pH 大于 10，加入苯/乙酸乙酯（体积比为 1∶1）混合溶剂［或乙醚、正己烷/二氯甲烷（体积比为 5∶3）混合溶剂］5 mL，振荡，以 8 000 r/min 转速离心 5 min，提取有机相；重复提取一次，合并两次提取的有机相，在浓缩器上 60℃下浓缩至干，残渣加入甲醇 100 μL 定容，转移至进样瓶内，供仪器分析。② 固相萃取：取上述待检样品，分别加入水 1.0～2.0 mL 稀释后过 HLB 柱（HLB 柱依次用甲醇 1 mL 及水 1 mL 预淋洗活化和平衡），控制流量为 0.5～1.5 mL/min，待检液流完后，依次用 2%氨水 5%甲醇溶液 1 mL、正己烷 1 mL、5%甲醇溶液 1 mL 淋洗，将 HLB 柱 3 000 r/min 离心 3 min 或用氮气吹干水分后，用二氯甲烷 1 mL 洗脱，收集洗脱液在浓缩器上 60℃下浓缩至干，残渣加入甲醇 100 μL 定容，转移至进样瓶内，供仪器分析。

参考方法[6]：精密吸取 100 μL 全血置于 Ostro 96 孔磷脂过滤板中，加入 400 μL 1%甲酸乙腈溶液，正压过滤，接收滤液，加 1 μL（100 ng/mL）地西泮－d_5 内标溶液，混匀，供 UPLC－MS/MS 分析。

参考方法[7]：① 液液萃取法：精密吸取 500 μL 血样置于离心管中，加入 1.0 mL 硼酸缓冲液（pH 9.2），用 2.0 mL 乙醚提取，涡旋混匀后，以 10 000 r/min 离心 5 min。上清液于 60℃水浴挥干，残余物以 500 μL 甲醇复溶，过 0.22 μm 有机相滤膜后，供 HPLC－MS/MS 分析。② 沉淀蛋白法：精密吸取 500 μL 血样置于离心管中，加入 1.0 mL 甲醇或乙腈，涡旋混匀，以 10 000 r/min 离心 5 min，吸取上清液，过 0.22 μm 有机相滤膜后，供 LC－MS/MS 分析。

2. 毛发

毛发一般通过水解使固化在角蛋白中的药物游离出来，常用的水解方式有酸水解、碱消化、酶解和有机溶剂浸泡（超声）等。但对苯二氮卓类而言，酸性和碱性都会破坏其结构，生成副产物。故头发样品处理常用更为温和的磷酸缓冲液、有机溶剂浸泡或者酶解的方式。以地西泮、氟西泮和美达西泮为代表，考察蛋白酶 K 酶解、碱性甲醇提取、酸性甲醇提取、pH 7.6 磷酸缓冲液浸泡、碱消化、β－葡糖苷酸酶酶解法的头发中药物提取回收率，认为加入酸性甲醇（甲醇/TFA＝50∶1）超声 1 h、室温放置过夜是提取的较优条件[1]。

参考方法[8]：头发样品分别用洗发水、去离子水和丙酮清洗，晾干。用 LC－

MS/MS 分析洗涤液，以确保不存在污染。将头发剪成长约 1 mm 的小段，用球磨机研磨、粉碎。称取 20 mg 磨碎的头发样品，加入 100 μL 混合标准溶液和 2 mL 硼酸缓冲液（pH 9.5），超声 30 min。然后加 2 mL 提取溶剂（二氯甲烷/乙醚/己烷＝30：50：20）预浸 10 min。以 10 000 r/min 离心 5 min，转移上清液，在 N_2 流下蒸发干燥。残余物用 50 μL 甲醇/水（1：9）复溶，供 LC－MS/MS 分析。

参考方法[1]：毛发样品用 2 mL 二氯甲烷洗涤两次，晾干。收集最后一次洗液，空气流下吹干后用 100 μL 流动相复溶，供 LC－MS/MS 分析，以考察去污效果。将洗净的毛发剪碎、研磨、备用。取约 20 mg 毛发置于试管中，加 1 mL 0.1 moL/L 磷酸缓冲液（pH 7.6 或 pH 8.4），添加 1 ng d_5－地西泮内标，于室温 45℃条件下浸泡过夜（对于耐碱类苯二氮卓类药物，可用 1 mL 0.1 moL/L NaOH 在 95℃条件下消化头发 15 min，有利于提高回收率）。或在 10 mg 毛发中加入 1.5 mL 甲醇/三氟乙酸（TFA）（50：1）超声 1 h，并在室温下放置过夜；或在毛发中加入 2 mL pH 9.2 硼砂缓冲液，超声 1 h。然后在上述溶液中加入 3 mL 二氯甲烷，涡旋混合 1 min，以 2 500 r/min 的速度离心 3 min，移取有机层于 60℃水浴下挥干。

四、分析方法

1. 免疫法

适用于尿样筛选分析，可选用商品化的苯二氮卓类免疫板。目前苯二氮卓类免疫板的检测限为 300 ng/mL，灵敏度不高且特异性不强。故免疫法仅可用作初步筛选，结果阳性者需用色-质联用法进一步确证。然而免疫学方法操作简单且反应快速，在现场尤其是酒驾和毒驾现场的快速筛查中具有优势。

2. 色谱法

色谱法包括 GC 法和 HPLC 法，目前主要用于生物检材中苯二氮卓类药物的定量分析。GC 法色谱柱可用 HP－1、HP－5 类毛细管柱，采用程序升温使其分离；检测器一般为 NPD 或 ECD，由于苯二氮卓类药物分子含有卤素或硝基，故用 ECD 检测灵敏度较高。衍生化可大大提高灵敏度，血液或尿液最低检出限达 5 ng/mL。HPLC 法采用反相柱可使呈弱碱性的苯二氮卓类药物得到良好分离，通常采用二极管阵列检测器检测。

分析参考条件（GA/T 1602－2019）：色谱柱：C_{18}柱（250 mm×4.6 mm×5 μm）或等效色谱柱；柱温：30℃；流速：0.8 mL/min；流动相：甲醇/25 mmol/L 醋酸铵溶液（体积比 50：50）；检测波长：250 nm。

本法保留时间：地西泮 34.1 min；去甲西泮 30.8 min；去甲羟基西泮，保留时间为 23.4 min；去甲羟基西泮葡萄糖醛酸苷 11.1 min；羟基西泮葡萄糖醛酸苷 14.5 min。本法检出限：地西泮、去甲西泮、去甲羟基西泮为 1 ng/mL(g)；去甲羟基西泮葡萄糖醛酸苷和羟基西泮葡萄糖醛酸苷为 5 ng/mL(g)。

3. 气相色谱-质谱法

GC - MS 或 GC - MS/MS 法是体内外苯二氮卓类药物以及代谢物鉴定的常用确证方法。体内苯二氮卓类药物代谢物的浓度比较低，需要衍生化后再进行检测。

（1）分析参考条件（GA/T 1604 - 2019）

色谱条件：色谱柱：VF - 5MS 柱（30 m×0.25 mm×0.25 μm）或其他等效柱；程序升温：100℃保持 1 min，以 20℃/min 升至 280℃，保持 15 min；进样口温度：280℃；载气：高纯氦气；流量：1.0 mL/min；分流比：10∶1。

质谱条件：离子源：EI，70 eV；离子化方式：EI+；检测方式：多反应离子监测（MRM）；离子源温度：230℃；传输线温度：280℃；EDR 电压：1 300 V；碰撞气：高纯氩气，压力为 1.8 mtorr。MS/MS 质谱条件见表 8 - 8。

表 8 - 8　苯二氮卓类等药物的 MS/MS 参数

名　称	定性离子对（m/z）	定量离子对（m/z）	碰撞能量（eV）
地西泮	256>221	256>221	20
	283>238		20
氯普噻吨	221>176	221>176	30
	221>189		25
氯丙嗪	272>257	318>86	20
	318>86		15
咪达唑仑	310>257	310>257	25
	310>290		20
氟硝西泮	285>239	312>266	15
	312>266		15
三氟拉嗪	407>113	407>141	20
	407>141		14
硝西泮	206>151	280>234	25
	280>234		15
唑吡坦	235>92	235>65	25
	235>65		30
氯硝西泮	280>234	314>268	25
	314>268		15
氯氮平	243>181	243>208	15
	243>208		15
艾司唑仑	259>205	259>205	15
	294>259		10
阿普唑仑	204>176	279>243	15
	279>243		15
扎来普隆	263>248	305>262	10
	305>262		15
三唑仑	313>243	342>313	25
	342>313		15

（2）分析参考条件[2]

色谱条件：色谱柱：HP－5MS柱（30 m×0.25 mm×0.25 μm）；程序升温：100℃保持1 min，以20℃/min升温至280℃，保持20 min；进样口温度：260℃。

质谱条件：离子源：EI，70 eV；离子源温度：230℃；四极杆温度：150℃；传输线温度：280℃；扫描方式：全扫描或SIM。苯二氮卓类药物的特征离子见表8－9。

表8－9 苯二氮卓类及其衍生化物的特征碎片离子

药物名称	选择离子（m/z）
地西泮	221，256，283
奥沙西泮	205，239，268
氯氮卓	242，299
三唑仑	238，313，342
阿普唑仑	204，279，308
硝西泮	234，253，280
艾司唑仑	205，259，294
氯硝西泮	280，286，314
劳拉西泮	237，274，302
咪达唑仑	310，325
替马西泮	271，300
去甲西泮	242，269
α－羟基阿普唑仑－AC	323，366
α－羟基三唑仑－AC	357，400
α－羟基咪达唑仑－AC	310，340，383
替马西泮－AC	271，300，257
α－羟基阿普唑仑－TMS	381，396
α－羟基三唑仑－TMS	415，430

（3）分析参考条件（GA/T 1322－2016）

色谱条件：色谱柱：DB－5MS柱（30 m×0.25 mm×0.25 μm）或其他等效柱；程序升温：100℃保持1 min，以20℃/min升至280℃，保持20 min；进样口温度：260℃；载气：高纯氦气；流量：1～2 mL/min。

质谱条件：离子源：EI，70 eV；扫描方式：全扫描或选择离子监测（SIM）；离子源温度：230℃；传输线温度：280℃。苯二氮卓类药物的保留时间和特征离子见表8－10。

表8－10 苯二氮卓类药物的保留时间和特征离子

序号	化合物	保留时间（min）	特征离子（m/z）
1	SKF_{525A}	10.63	86*，99，165
2	奥沙西泮	10.85	205*，239，268
3	劳拉西泮	11.29	239*，274，302

续 表

序号	化 合 物	保留时间(min)	特征离子(m/z)
4	地西泮	11.48	256*,283,221
5	去氧氯氮草	12.09	282*,220,165
6	咪达唑仑	12.57	310*,325
7	硝西泮	14.37	253*,280,206,234
8	氯氮卓	14.97	282*,299,241
9	氯硝西泮	15.31	280*,314,234
10	多沙普仑	15.48	100*,378,347
11	艾司唑仑	16.04	259*,294,205,239
12	阿普唑仑	16.68	279*,308,204
13	三唑仑	18.33	313*,342,238,279

* 为定量离子。

4. 液相色谱-质谱法

液相色谱-质谱法分析苯二氮卓类药物灵敏度高、样品处理简便、无需衍生化,可同时分析苯二氮卓类药物原体及其代谢物,是筛选、定性、定量分析的主要技术平台。

(1) 分析参考条件(GA/T 1602-2019)

色谱条件:色谱柱:C_{18}柱(2.1 mm×100 mm×1.7 μm)或等效色谱柱;柱温:40℃;流速:0.4 mL/min;流动相:A 为乙腈,B 为 0.1% 甲酸水溶液;梯度洗脱:0 min,10% A;0.5~3.8 min,10%~90% A;3.8~4.5 min,90% A;4.5~4.7 min,90%~10% A;4.7~5.5 min,10% A。

质谱条件:离子化方式:ESI;检测方式:正离子;扫描方式:MRM;毛细管电压:5.5 kV;辅助气温度:550℃;辅助气:1 流量 50 psi,2 流量 50 psi。其他质谱参考条件见 8-11。

表 8-11 地西泮及代谢物的分析参考信息

化 合 物	保留时间(min)	定性离子对(m/z)	去簇电压(V)	碰撞能力(eV)
地西泮	3.30	285>154	40	40
		285>193	40	40
去甲西泮	3.00	271>140	50	30
		271>165	50	30
去甲羟基西泮	2.68	287>269	45	25
		287>241	45	30
羟基西泮葡萄糖醛酸酐	1.65	477>283	30	20
		477>301*	30	30
去甲羟基西泮葡萄糖醛酸酐	1.52	463>269	35	20
		463>287*	35	32

* 为定量离子对。

(2) 分析参考条件[9]

色谱条件：色谱柱：Xterra® MS C_{18}柱(2.1 mm×150 mm×3.5 μm)；柱温：45℃；流动相：A为2 mmol/L甲酸胺和0.05%甲酸的水溶液(0.126 g甲酸胺和500 μL甲酸，加水至1 000 mL)；B为2 mmol/L甲酸胺和0.05%甲酸的乙腈(0.126 g甲酸胺和500 μL甲酸溶于40 mL水中，加乙腈960 mL)；流速：0.2 mL/min；梯度程序见表8-12。

表8-12 LC-MS/MS分析流动相梯度程序

程序	保留时间(min)	A%	B%
0	0.00	95.0	5.0
1	0.50	95.0	5.0
2	1.00	90.0	10.0
3	5.00	80.0	20.0
4	10.00	50.0	50.0
5	18.00	30.0	70.0
6	20.00	0.0	100.0
7	23.00	95.0	5.0
8	33.00	95.0	5.0

质谱条件：检测方式：MRM；扫描方式：正离子扫描；电喷雾电压：3 200 V；雾化气流速：N_2，600 L/h；锥孔反吹气流速：N_2，50 L/h；离子源温度：105℃；碰撞气：氩气。质谱参数见表8-13。

表8-13 苯二氮卓类药物及其代谢物的质谱参数

药物名称	英文	保留时间(min)	母离子(m/z)	子离子(m/z)	DP(V)	CE(eV)
7-氨基硝基西泮	7-aminonitrazepam	10.36	252.2	121.1 94.1	40	28 38
7-氨基氯硝西泮	7-aminoclonazepam	13.41	286.1	121.1 222.2	45	30 25
7-氨基氟硝西泮	7-aminoflunitrazepam	14.18	285.3	135.3 228.3	40	27 25
4-羟基去甲西泮	4-hydroxynordiazepam	15.1	287.1	165.0 140.1	45	28 28
氟西泮	flurazepam	15.57	388.1	315.1 288.1	35	25 27
溴西泮	bromazepam	15.74	316.0	182.1 209.2	40	32 25

续　表

药物名称	英　文	保留时间(min)	母离子(m/z)	子离子(m/z)	DP(V)	CE(eV)
氯氮卓	chlordiazepoxide	15.79	300.1	283.1 227.1	30	15 25
马来酸咪达唑仑	midazolam maleate	15.98	326.1	291.1 209.1	47	27 35
α-羟基咪达唑仑	α-hydroxymidazolam	16.52	343.1	325.2 169.1	40	20 42
α-羟基阿普唑仑	α-OH-alprazolam	16.56	325.1	279.1 243.2	45	23 32
α-羟基三唑仑	α-OH-triazolam	16.59	359.1	176.1 313.1	45	27 25
奥沙西泮	oxazepam	17.07	287.0	241.1 163.0	35	22 36
硝西泮	nitrazepam	17.14	282.1	236.1 180.1	40	23 35
艾司唑仑	estazolam	17.17	295.1	267.1 205.1	43	23 39
劳拉西泮	lorazepam	17.38	321.0	229.1 275.0	33	29 21
氯硝西泮	clonazepam	17.45	316.0	270.1 214.1	45	25 38
阿普唑仑	alprazolam	17.56	309.1	281.1 205.1	45	26 40
2-羟基乙基氟安定	2-hydroxyethyl flurazepam	17.59	333.3	109.2 211.3	45	22 36
三唑仑	triazolam	17.73	343.1	308.1 239.1	45	28 42
氟硝西泮	flunitrazepam	18.25	314.1	268.1 239.1	40	25 34
去甲西泮	nordiazepam	18.55	271.1	140.0 208.1	45	28 26
替马西泮	temazepam	18.62	301.1	255.1 177.0	30	25 38
异安定酮	clobazam	18.65	301.2	259.3 224.3	40	22 32
甲基劳拉西泮	methyllorazepam	18.96	335.1	289.1 177.1	33	22 40
地西泮-d_5(IS)	diazepam-d_5	20.22	289.9	198.1 154.1	45	32 28

续 表

药物名称	英 文	保留时间(min)	母离子(m/z)	子离子(m/z)	DP(V)	CE(eV)
地西泮	diazepam	20.25	284.9	154.0 193.0	42	26 30
普拉西泮	prazepam	23.76	325.3	271.3 140.2	45	23 37

(3) 分析参考条件[8]

色谱条件：色谱柱：BEH C_{18}柱(150 μm×50 mm×1.7 μm)；柱温：45℃；流动相：A 为 0.1%甲酸水溶液，B 为含 0.1%甲酸的甲醇和乙腈(3∶1)组成；梯度程序：0~6 min，10%~95% B；6~8 min，95% B；8~8.5 min，95%~10% B；8.5~13 min，10% B；流速：3 μL/min。

质谱条件：离子源：ESI+；检测方式：MRM；毛细管电压：3.84 kV，源温度：150℃，锥气体流量：50 L/h。其他质谱参数见表 8-14。

表 8-14　苯二氮卓类药物的质谱参数

化合物	母离子(m/z)	子离子(m/z)	去簇电压(V)	碰撞能量(eV)
劳拉西泮	321.0	275.1/303.1	52	18/14
氯硝西泮	316.1	270.1/214.1	44	24/36
溴西泮	316.1	182.2/209.1	26	28/24
氟硝西泮	314.1	268.2/239.2	2	24/34
阿普唑仑	309.2	281.2/205.1	38	38/26
替马西泮	301.1	255.1/193.1	28	34/38
氯氮卓	300.1	227.0/283.0	62	36/16
奥沙西泮	287.1	241.2/269.2	20	18/14
地西泮	285.1	193.2/154.2	56	26/34
7-氨基氟硝西泮	284.2	135.0/226.9	24	26/22
硝西泮	282.1	236.2/186.1	52	24/40

该法用微流体液相色谱串联质谱分析头发中 11 种苯二氮卓类安眠镇静药物，检测限和定量限分别为 0.008~0.03 pg/mg 和 0.025~0.125 pg/mg，灵敏度较传统的 LC-MS/MS 法提高 2~10 倍。

五、鉴定要点

1. 生物检材中苯二氮卓类药物的稳定性

含硝基的苯二氮卓类药物及其代谢物在尸体血液中的稳定性研究结果表明[1]：在无菌条件下，含硝基苯二氮卓类药物在血液中相当稳定；如存在细菌，该类药物的原体可迅速转变成相应的7-氨基代谢物。如22℃条件下存放8 h,尸体血液中氟硝西泮的浓度(0.6 μg/mL)下降了96%,在死后采集的血液样品中添加氟硝西泮,降解现象仍然存在。导致降解的主要菌种有粪链球菌、梭状芽孢杆菌、产气荚膜杆菌、类杆菌和普通变形杆菌等。7-氨基代谢物相对较为稳定,但若血液样品长期保存,即使在-22℃条件下,其浓度也有明显的下降。故对含硝基类苯二氮卓类药物的生物样品,采样后应及时分析,以减少样品保存过程中可能发生的降解。若系保存样品检测的,则需评价样品保存对测定结果可能带来的影响。

2. *死后再分布*

研究含硝基取代苯二氮卓类药物及其代谢物在尸体中的分布及死后再分布现象,氟硝西泮、氯硝西泮、硝西泮及其7-氨基代谢物在股静脉血、血清及肝组织中的浓度间无明显差异;玻璃体液浓度是血液浓度的三分之一,而胆汁浓度是血液浓度的5~12倍。血液、血清及玻璃体液中主要含7-氨基代谢物,肝组织中仅有其代谢物,而胆汁中同时有较高浓度的原形及代谢物,尿液中仅有少量的原形和大量的各种代谢物。死后再分布研究死后抽取股静脉血及死后39~48 h解剖取股静脉血的药物浓度,比较发现: 7-氨基代谢物的浓度无明显的变化;原形药物的浓度有明显的下降。比较6例锁骨下静脉血与股静脉血的浓度,无明显的变化。同时比较了临死前血药浓度与死后股静脉血药浓度,两者无显著性差异[1]。据此可认为,硝基取代苯二氮卓类药物及其代谢物在死后不存在复杂的再扩散现象,股静脉血较心血更能反映生前血液中药物的真实浓度。

3. *行为能力影响及中毒*

苯二氮卓类药物口服后起效快,具镇静催眠、肌肉松弛等作用,对人的行为能力有明显损伤。如服用剂量4 mg以上的艾司唑仑,约半小时后即出现明显的反应迟钝、四肢无力、嗜睡等症状,行为能力和平衡能力明显下降。饮酒合并使用苯二氮卓类药物的现象也需受到关注。乙醇与苯二氮卓类药物联用可迅速使人失去抵抗力,并可产生失忆、判断力丧失、认知力下降等,极易成为罪犯实施性侵害与麻醉抢劫的工具。同时,使用苯二氮卓类药物可使发生交通事故的危险性增加。研究发现,使用苯二氮卓类药物与交通事故的发生率之间存在显著的相关性。高剂量苯二氮卓类药物的使用,使交通事故发生的危险率提高170%[1]。

多种药物联合使用也是苯二氮卓类中毒的特点。如某服药自杀者体内检出三唑仑、苯巴比妥、溴西泮、阿米替林等(见案例评析),就单一苯二氮卓类药物而言,可能仅处于治疗血浓水平,然而其协同作用仍可产生严重后果。为了正确评价死亡原因和苯二氮卓类药物对于中毒或死亡的参与程度,通常体内苯二氮卓类药物鉴定都应进行定量分析。此外,由于相当部分案件中苯二氮卓类药物仅起辅助作用,故体内药物浓度较低。若延迟取样的,应同时进行尿液中苯二氮卓类药物代谢物的分析，有助于为此类案件提供证据。在使用血液药物浓度评判死亡原因时，应综合考虑采血部位、体内再分布、腐败状况、多药物或苯二氮卓类药物与乙醇的协同作用等因素。

4. 毛发的证据价值

头发分析对于苯二氮卓类药物的认定具有独特的证据价值。麻醉抢劫和迷奸案件所涉该类药物具有范围广、单次用药、剂量小、作用强、体内浓度低、代谢速度快等特征，传统的血液和尿液样品往往无法提供有效的摄药证据，而头发分析可以提供摄药种类、摄药时间的重要信息。

苯二氮卓类药物可以进入毛发并在毛发中稳定存在，通过比较血浆中药物浓度与毛发中的药物浓度，可计算苯二氮卓类药物进入毛发的速率（incorporation rate，ICR）。毛发中苯二氮卓类药物的浓度顺序依次是：氟西泮>奥沙西泮>艾司唑仑>地西泮>三唑仑>美达西泮>氯氮卓>氟硝西泮。各化合物的ICR顺序依次是：氟西泮>美达西泮≥地西泮>三唑仑≈艾司唑仑>氟硝西泮≈氯氮卓≥奥沙西泮[1]。ICR的顺序验证了一些已知的现象：如碱性药物易于进入毛发，氟西泮和美达西泮的碱性都较强，故与毛发的结合率高；又如极性大的药物较难进入毛发，故极性大的氯氮卓和奥沙西泮与毛发的结合率低。这些研究结果仅供参考。

随着LC－MS/MS技术的发展，单次摄取苯二氮卓类药物的头发分析可应用于麻醉抢劫、迷奸等犯罪案件。根据头发的生长速度大约为0.7~1.4 cm/月，Kintz实验室建议在案发后第4~5周贴头皮采集头发样本，然后从根部起按2 cm分段分析。如果在贴根的2 cm段头发中检出药物，而随后的两个2 cm段头发中未检出药物，则可判定为单次用药[10]。2015年，前国际毛发分析协会主席Kintz又建议，若属单次摄药的药物辅助犯罪案件，其对应案发时间的头发段中药物浓度应最高，且与之前、之后的相邻头发段中浓度相比，至少高3倍[11]。作者实验室[12]曾受理6例涉氯硝西泮的性侵犯案件，6名受害人均为女性，案发时均出现不同程度的意识模糊、四肢无力、无法反抗等症状，个别受害人对案发部分过程不能回忆。采集6名受害人头发，以2 cm为段进行分段，对各段头发中的氯硝西泮及其代谢物进行定量分析（表8－15）。结果显示，氯硝西泮及其主要代谢物7－氨基氯硝西泮在受害人头发中均存在峰值；氯硝西泮在6名受害人阳性头发段中的浓度范围为4.1~34.2 pg/mg；除2号受害人外，7－氨基氯硝西泮在其余5名受害人阳性头发段中的浓度范围为6.3~192.1 pg/mg。另取1#和4#受害人头发，自发根起以0.5 cm为一段进行分段，重点分析近发根部0~5 cm段。分析结果显示（图8－3），1#、4#受害人头发中氯硝西泮及7－氨基氯硝西泮的峰值均出现在1.5~2.0 cm段。

表 8-15　6 名受害人头发中氯硝西泮及其代谢物的分布情况(pg/mg)

受害人	目标物	头发段						
		0~2 cm	2~4 cm	4~6 cm	6~8 cm	8~10 cm	10~12 cm	12 cm 至发梢
1	氯硝西泮	20.7	17.9	–	–	–	–	–
	7-氨基氯硝西泮	51.6	47.2	–	–	–	–	–
2	氯硝西泮	–	–	4.1	20.2	8.1	–	–
	7-氨基氯硝西泮	–	–	–	+	–	–	–
3	氯硝西泮	–	5.3	7.7	34.2	16.6	–	–
	7-氨基氯硝西泮	–	13.2	29.6	192.1	11.7	–	–
4	氯硝西泮	18.7	5.1	–	–	–	–	–
	7-氨基氯硝西泮	83.3	7.5	–	–	–	–	–
5	氯硝西泮	4.2	–	–	–	–	–	–
	7-氨基氯硝西泮	11.2	–	–	–	–	–	–
6	氯硝西泮	–	–	4.5	32.1	+	–	–
	7-氨基氯硝西泮	–	–	47.1	176.5	6.3	–	–

“-”表示未检出,“+”表示检出但低于定量限。

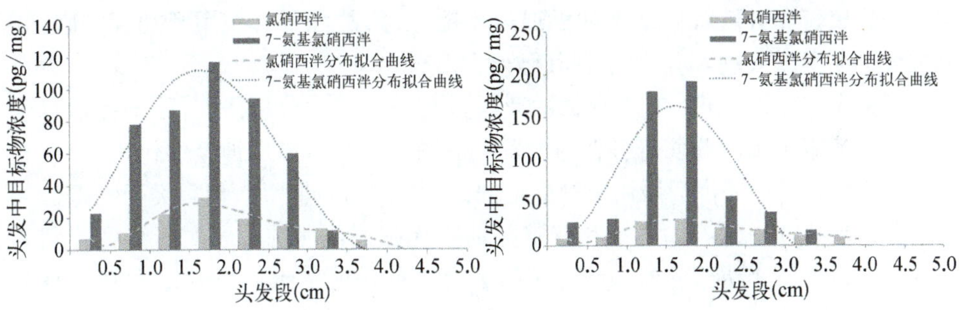

图 8-3　3#(A)、4#(B)近发根部头发中氯硝西泮及其代谢物的分布情况

理论上通过分段分析可以相对准确地反映个体的摄药史和摄药情况。但由于头发存在生长速度和周期差异、汗液污染、主动扩散、头发采样及分段误差等影响因素,可能出现多段头发段呈阳性结果的现象。因此,在 DFC 案件的头发分析应特别注意排除假阳性结果,在进行结果解释时也应当格外慎重。

六、案例评析

[**案例一**]　某 71 岁男性,服用三唑仑等多种药物自杀。

毒物分析及评析:体内检出的药物分布见表 8-16。

表 8 - 16 多药物中毒死者体内药物分布(ng/g 或 ng/mL)

	血 液	肝组织	肾组织	脾组织	肺组织	肌肉组织	脑组织	脂 肪
三唑仑	45.60	271.3	111.1	72.25	79.25	32.80	86.68	30.55
苯巴比妥	386.4	1 577	789.4	598.0	605.4	536.1	1 175	182.2
溴西泮	166.7	449.9	363.0	286.4	202.4	110.8	260.9	147.0
阿米替林	521.2	8 157	2 342	3 404	2 768	730.8	2 344	1 503
去甲替林	188.3	1 608	540.0	620.4	1 018	217.1	318.2	ND

该例血液中溴西泮浓度为 166.7 ng/g,略高于溴西泮的治疗维持血浆浓度 120 ng/g(长期口服 9 mg/d);血液中苯巴比妥浓度为 386.4 ng/g,低于治疗量(口服 100 mg)血清浓度峰值 1 200~3 100 ng/g,故溴西泮及苯巴比妥的血药浓度均属正常治疗浓度范围内。血液中阿米替林及其主要代谢物去甲替林的浓度分别为 521.2 ng/g及 188.3 ng/g;肝中浓度为 8 157 ng/g 及 1 608 ng/g;骨骼中浓度为 730.8 ng/g及 217.1 ng/g,故可评价血液中阿米替林浓度已达中毒浓度,有阿米替林中毒的可能。血液中三唑仑浓度为 45.60 ng/mL,肝中浓度为 271.3 ng/g。据此,存在阿米替林协同三唑仑中毒致死的可能性[1]。

[**案例二**] 1977 年某日,世界著名喜剧大师卓别林在瑞士的韦微设鸡尾酒宴与亲友欢聚。宴会散席后卓别林因迟迟不能入睡,故如平日服用了几片安眠药。第二天早上当家人进入房间,发现其已死亡多时[2]。

评析:事发后美国人对卓别林的死因进行了细致的分析研究,结果提示卓别林死于酒后服用镇静催眠药引起的中毒。酒精本身具有麻痹神经的作用,使神经系统反应性降低。若酒后服用镇静催眠剂,两者产生协同作用,使单类药物毒性增强而发生致死性中毒。如酒精和安定类药物单独服用时的致死血药浓度分别为 4 000~6 000 mg/L 及 5~10 mg/L,而两者合并使用时的致死血药浓度则分别为 100 mg/L及 0.5 mg/L。可见酒后服用安定类镇静药的危险性。

[**案例三**] 被害人在某旅馆吃了他人的食物、饮料后昏睡,醒后发现财物被抢,涉案金额达 91 万元。公安部门接到报案后,提取被害人血液 10 mL、尿液 100 mL 送检。

毒物分析及评析:取血液 2 mL 和尿液 5 mL,经提取处理后用 GC - MS 分析,未检出常见催眠镇静药物。后重新取尿液 2 mL,用葡萄糖醛酸酶水解后提取并衍生化后,GC - MS 分析检出代谢物 α -羟基三唑仑成分。该案因现场已被清理,无高浓度药物的体外检材或案件信息提供检验方向,故第一次检验采用无特定范围的常规 GC - MS 筛选,分析灵敏度较低。此外,血液中药物的半衰期较短,尿液中药物主要以代谢物的形式存在,未采用水解、衍生化等手段即用 GC - MS 分析是阴性结果的主要原因。此案表明,可疑苯二氮卓类药物涉案的或事发后延迟采样的,尿液用

GC－MS 分析时应采用水解和衍生化处理非常重要。本案从尿样中检出三唑仑的代谢产物，可以推断被害人曾服用过三唑仑成分，为案件的定性和侦破提供了依据。

［案例四］ 某 23 岁的女性称其前天晚上被人麻醉昏迷而遭受强奸，约 3 h 后苏醒报案[4]。

毒物分析及评析：报案者血液中检测到浓度为 32 ng/mL 的劳拉西泮；一个月后其头发的 0~2 cm（从发根算起）段中检出 8 pg/mg 的劳拉西泮。该女性患有焦虑症，仅血液中检出浓度为 32 ng/mL 的劳拉西泮，仍存在其自服劳拉西泮缓解焦虑症状的可能性，然而头发分析在 0~2 cm（从发根算起）的头发段中检出 8 pg/mg 的劳拉西泮，而 2~4 cm 和 4~6 cm 的头发段中未检出该药物，符合其案发时段一次摄取劳拉西泮的情况，从而为认定涉劳拉西泮的性犯罪案件提供依据。

第二节　巴比妥类药物

一、概述

巴比妥类（barbiturates）为巴比妥酸在 C_5 位上的氢被取代而得到的一类中枢抑制药，常见的巴比妥药物有巴比妥、苯巴比妥、异戊巴比妥、司可巴比妥、戊巴比妥、硫喷妥钠、导眠能等。随剂量由小到大，中枢抑制作用相继表现镇静、催眠、抗惊厥和麻醉作用。由于巴比妥类药物的安全性远不及苯二氮卓类药物，且较易发生依赖性，因此已很少用于镇静和催眠。其中只有苯巴比妥和戊巴比妥仍用于控制癫痫持续状态，硫喷妥偶用于小手术或内镜检查时作静脉麻醉。巴比妥类药物使用不当极可能产生滥用乃至形成药物依赖性。也有将巴比妥类药物掺杂在阿片类、“摇头丸”等违禁品中滥用。

巴比妥类对中枢神经系统有广泛的抑制作用，阻断脑干网状结构上行激活系统的传导，使大脑皮层由兴奋转入抑制，其药理活性与母体结构巴比妥酸 C_5 位与 C_2 位上的取代基有关。巴比妥类药物依其作用时间可分为长效类，如巴比妥和苯巴比妥；中效类如异戊巴比妥和戊巴比妥；短效类如司可巴比妥；超短效类如硫喷妥。巴比妥类药物对中枢的抑制作用随着剂量加大，表现为镇静、催眠、抗惊厥及抗癫痫。大剂量使用，可抑制延髓呼吸中枢和血管运动中枢，致呼吸麻痹死亡。长期服用巴比妥类药物可以产生耐受性和成瘾性。巴比妥类与其他麻醉剂（如安定、吗啡等）、乙醇、甘汞等有协同作用。

治疗剂量的巴比妥类药物可致眩晕和困倦，精细运动不协调，影响人的行为能力。治疗剂量的 5~10 倍以上可造成急性中毒，中枢神经系统表现为嗜睡、眼球震颤、言语不清、唇舌和手指震颤、瞳孔缩小或散大、腱反射消失、昏迷；呼吸系统表现为呼吸慢而不规律，呈现潮式呼吸，严重时可引起呼吸衰竭；循环系统表现为皮肤紫绀、湿冷、脉搏快而微弱、尿量减少或尿闭；可发生黄疸和肝功能障碍。

巴比妥类药物具有潜在的成瘾性，包括生理成瘾和精神成瘾，且成瘾的危险随用药周期的增长或用药剂量的增大而增大。巴比妥类药物存在“停药反跳”现象，具体表现为快动眼睡眠时间延长，梦魇增多，激动、失眠、焦虑，惊厥，甚至有停药后因戒断症状急性致死的案例报道。其毒理学数据见表 8-17。

表 8-17 巴比妥类药物的毒理学数据(μg/mL 血)

	LD_{50}(mg/kg)	治疗浓度	中毒浓度	致死浓度
巴比妥	600(小鼠口服)	10~40	60~80	>90
苯巴比妥	162(小鼠口服)	20~40	60~80	45~120
戊巴比妥	200(小鼠口服)	1~10	8~10	15~25
异戊巴比妥	250(小鼠口服)	2~12	>9	13~96
司可巴比妥	125(大鼠口服)	1~5	6~10	10~50
硫喷妥	149(小鼠腹腔)；78(小鼠静脉)	1~5	10	10~100

巴比妥类药物为无臭、味苦的白色结晶或结晶性粉末(含硫者如硫喷妥呈浅黄色)，具一定熔点，加热能升华，易溶于乙醇、乙醚、氯仿等有机溶剂，难溶于水和石油醚。环状母核为丙二酰脲结构，一定条件下可互变异构形成烯醇式结构，在水溶液中显弱酸性(p*K*a 值为 7.3~8.4)。在碱性中如碳酸钠或氢氧化钠溶液中则能生成盐而溶于水，也能溶于乙醇，但不溶于乙醚、氯仿等有机溶剂。其钠盐的水溶液经酸化后又能析出游离的药物分子，利用此性质可用有机溶剂来分离净化检材中的药物。本类药物在干燥空气中稳定，但在碱性条件下，丙二酰脲环状结构易被水解而开环，强碱性水溶液中加热则更迅速分解并放出氨。

二、体内过程

巴比妥类药物通常为口服使用，入体内后吸收快速而完全，生物利用度几乎为100%，起效时间为 10~60 min。该类药物的钠盐较其游离酸吸收快。某些巴比妥类药物也可以直肠给药，而用于麻醉(硫喷妥)或者用于治疗癫痫(苯巴比妥)的巴比妥类药物通过静脉注射给药。

巴比妥类药物通过氧化和结合在肝脏代谢。C_5 位上取代物的氧化是药理活性终止的最主要原因。巴比妥类药物氧化后可产生醇类、酚类、酮类或羧酸类与葡萄糖酸的结合物。其代谢途径包括 N-羟基化、硫代巴比妥类脱硫形成氧化巴比妥类、巴比妥酸环状结构的打开，以及 N-去烷基化形成活性代谢物等。某些巴比妥类药物也可由其他药物代谢转化生成，如甲基苯巴比妥可代谢成苯巴比妥，扑痫酮可代谢成苯巴比妥等。

巴比妥类药物的体内过程[4]：① 巴比妥脂溶性比较低，不易通过血脑屏障，显效较慢，与血浆蛋白结合率为5%。由于消除时能被肾小管再吸收，故排泄慢，作用时间较长。巴比妥入体内后几乎不代谢，其中约60%～80%以原体从尿液中排泄，尿内24 h可排泄50%，其余则储存于肝、脑等脏器中。有报道单次口服300 mg巴比妥，13天后尿中仍可检出痕量的巴比妥。② 苯巴比妥口服后在消化道吸收完全但较缓慢，0.5～1 h起效，约2 h血药浓度达到峰值。其吸收后分布于体内各组织，血浆蛋白结合率约为40%(20%～45%)。苯巴比妥的主要代谢方式包括N－羟基化和氧化，形成羟基苯巴比妥，并可进一步与葡萄糖醛酸结合。其二氢羟基代谢物浓度较低，被认为来自一种环氧中间物。约给药剂量的80%在16天内排泄入尿，原体占剂量的25%～33%，N－羟基－苯巴比妥占了24%～30%，而游离或结合型的羟基苯巴比妥占了18%～19%。在经常使用苯巴比妥的治疗病人中，平均剂量的25%在24 h内以原体代谢入尿，8%以羟基苯巴比妥形式排泄，9%以N－葡萄糖醛酸结合物形式。③ 戊巴比妥脂溶性强于苯巴比妥，口服易吸收并迅速分布全身各组织与体液中，易通过胎盘屏障和血脑屏障。主要在肝脏代谢，形成无活性的3′－羟基戊巴比妥和戊巴比妥酸。口服戊巴比妥的生物利用度为100%，半衰期为21～42 h。长期按治疗剂量服用戊巴比妥，血浆中的浓度约为25～40 μg/mL。服药后总剂量的86%在6天内排泄入尿，其中原药占1%，73%以上为3′－羟基戊巴比妥，15%以上为N－羟基戊巴比妥。戊巴比妥代谢物以非结合型的形式存在。④ 异戊巴比妥口服后在消化道吸收迅速，易通过血脑屏障，进入脑组织，起效比较快，维持3～6 h。吸收后分布于体内各组织及体液中，血浆蛋白结合率约为61%。$t_{1/2}$为14～40 h，血药浓度达峰时间个体差异大。异戊巴比妥在肝脏代谢，主要代谢物为3′－羟基异戊巴比妥和N－羟基异戊巴比妥。单次用药后，6天内92%的剂量排泄入尿，其中1%～3%为原药，30%～50%为游离的3′－羟基异戊巴比妥，29%为N－羟基异戊巴比妥，5%为3′－异戊巴比妥酸。⑤ 司可巴比妥易由消化道吸收，脂溶性高，易通过血脑屏障，服后15 min生效，持续2～3 h，与血浆蛋白结合率为46%～70%。成人$t_{1/2}$为20～28 h。司可巴比妥的代谢主要为两个侧链氧化成一系列极性更强、无药理活性的代谢物，与葡萄糖醛酸结合由肾排出，仅少量(约5%)以原形由肾排出。⑥ 硫喷妥钠有较高的脂溶性，极易透过血脑屏障，静脉注射后1 min内55%的药物进入心、脑、肝、肾等血管丰富的组织，血浆蛋白结合率为72%～86%。硫喷妥钠几乎全部在肝内经微粒体酶代谢为侧链氧化物(硫代巴比妥酸)和去硫化的戊巴比妥，经肾和肠道约6～7天消除。仅0.3%以原形随尿排出，10%～25%以羧酸形式排泄，大部分分解为戊巴比妥。

高脂溶性的巴比妥类药物在体内广泛分布。用于麻醉的药物静脉给药后会经历再分布过程，而该过程会降低血液和脑中药物的浓度。可供参考的涉巴比妥类中毒死亡案例的体内药物分布见表8－18～表8－24。某些药物可能存在死后再分布。

表 8-18　巴比妥中毒死者体内药物浓度(μg/mL 或 μg/g)

案　例	血　液	肝组织	脑组织	肺组织	肾组织
1	90	108	63	127	142
2	225	320	380	932	

表 8-19　苯巴比妥中毒死者体内药物浓度(μg/mL 或 μg/g)

中毒者	血　液	脑组织	肺组织	肝组织	肾组织	脂　肪	胆　汁	尿　液
慢性中毒	8.9	18	18	33	21			3.9
急性中毒	64	63		138	84	46	75	

表 8-20　苯巴比妥中毒死者 25 年后开棺尸体骨骼的药物浓度(mg/100 g)

腰椎骨	右肩胛骨	颈椎骨	胸椎骨	骶骨	左髋骨	颅骨	右股骨头	肱骨
1.55	5.59	6.73	8.82	4.01	1.55	1.60	1.25	0.29

表 8-21　3 例戊巴比妥中毒死者体内戊巴比妥及其代谢物的浓度(μg/mL 或 μg/g)

药　物		血　液	肺组织	肝组织	肾组织	尿　液	胃内容物
戊巴比妥	均值	29	35	77	28	25	325 mg
	范围	10~51	16~51	20~165	18~46	5~62	74~550 mg
3′-羟基戊巴比妥	均值	1.3	8	7	6	74	0
	范围	0~4	4~10	5~9	4~7	65~82	0

表 8-22　2 例异戊巴比妥中毒死者体内药物浓度(μg/mL 或 μg/g)

案例	血　液	脑组织	肝组织	肾组织	尿　液
1	81	172	414	210	98
2	163	119	362		7

表 8-23　2 例司可巴比妥中毒死者体内药物及代谢物浓度(μg/mL 或 μg/g)

药　物	血　液	肺组织	肝组织	肾组织	尿　液	胃内容
司可巴比妥	12~13	28~33	44~77	25~37	6~32	11~824 mg
羟基司可巴比妥	0~2	2~18	4~25	3~17	0~33	

表 8-24　硫喷妥中毒死者体内药物浓度(μg/mL 或 μg/g)

血　液	脑组织	肝组织	肾组织	尿　液	脂　肪	肺组织	胆　汁	脾
11~26	8~70	32~79	16~41	13	2~124			
129.2	116.5	366.5						
1.2		10.5	5.0			2.3		3.4
29.0		135.0	25	20			16.0	

三、检材处理

1. 体液、组织

参考方法(SF/Z JD0107008－2010)：取血液或尿液1 mL或匀浆的组织1 g,加入1 μg内标乙酰水杨酸,置于10 mL离心管中,加入2滴0.1 mol/L HCl,加入3.5 mL乙醚,涡旋混合、离心分层,转移乙醚层至另一离心管中,约60℃水浴中挥干,加入100 μL乙腈：流动相缓冲液(70：30)溶解残留物,供LC－MS/MS分析。

参考方法[13]：取血液样品1 mL,置于10 mL的试管中,加入内标SKF_{525A}和烯丙基异丙基巴比妥各1 μg,加100 μL β－葡萄糖酸苷酶反应2 h。在水解液中加入2 mL乙腈,混匀,加2 g无水硫酸镁,充分混匀,以8 000 r/min离心,分取上层清液于10 mL试管中,60℃下N_2吹至干,用1 mL环己烷-丙酮提取剂(体积比7：3)定容,超声提取5 min,过0.45 μm滤膜后供在线凝胶渗透色谱-GC－MS分析。

参考方法[2]：取血液2 mL于试管中,加入pH 6缓冲溶液4 mL混匀,超声振荡20 min,高速涡旋5 min,离心后取上清液。固相吸附柱(C_{18})分别用2 mL甲醇、2 mL水活化,取3 mL样品以0.5 mL/min流速过柱,用2 mL缓冲液、2 mL水淋洗,空气吹干,用1 mL乙酸乙酯洗脱,洗脱液浓缩至干后100 μL甲醇定容供检。

2. 毛发

参考方法[1]：头发用二氯甲烷清洗10 min,干燥后用球磨粉碎机粉碎。准确称取50 mg头发粉末,加入3 mL酸缓冲液(pH 2.0),振荡10 min,直接上extrelut3柱浸润10 min,加入15 mL氯仿/异丙醇/正庚烷(50：17：33,V/V)作洗脱剂,收集洗脱液,氮气流下挥干,残余物中加入甲醇供分析。或称取头发后,加入0.25M HCl 45℃水解过夜,用NaOH中和后,加入含Toxi－Tubes A有机溶剂提取两次,蒸干有机溶剂供检。

选择头发水解条件时,要兼顾药物的稳定性和释放效率。苯巴比妥在pH3.5~9.5的水中可缓慢分解,当pH更高时分解更快。大多数文献采用的都是酸水解法,也有认为巴比妥类在水和酸性介质中水解效果相近。

四、分析方法

1. 气相色谱-质谱法

(1) 参考分析条件[2]

色谱条件：HP－1毛细管柱(30 m×0.25 mm×0.25 μm),初温100℃,保持1 min,以20℃/min升温至280℃。进样口温度：270℃,接口温度：240℃。载气：He,流速：1.1 mL/min。

质谱条件：离子源：EI,70 eV。EI模式下7种巴比妥类药物的主要碎片离子见表8－25。

表 8-25 7 种巴比妥类药物的主要碎片离子

药　　物	分子离子(m/z)	碎片离子(m/z)(丰度%)
异戊巴比妥(amobarbital)	226	156(100),141(74),55(43)
戊巴比妥(pentobarbital)	226	156(100),141(68),55(30)
司可巴比妥(secobarbital)	238	168(100),167(73),55(33)
海索比妥(hexobarbital)	236	221(100),81(92),79(66),80(48),157(41)
普罗米那(mephobarbital)	246	218(100),117(48),58(28)
苯巴比妥(phenobarbital)	232	204(100),58(38),117(33)
扑米酮(primidone)	218	190(100),146(95),117(83)

(2) 参考分析条件[13]

色谱条件：色谱柱：DB-35MS 柱(0.25 mm×30 m×0.25 μm)；柱温程序：初温 82℃，保持 5 min；以 8℃/min 升温至 310℃，保持 11.75 min；载气：氦气；PTV 进样口程序升温：初温：120℃，保持 5 min；以 100℃/min 升温至 250℃，保持 31.7 min。

质谱条件：离子源：EI，70 eV；离子源温度：200℃；接口温度：250℃；质量范围：m/z 45~450；扫描模式：全扫描采集模式。

2. 液相色谱-质谱法

巴比妥类药物呈弱酸性，GC-MS 方法灵敏度较低且需要衍生化，而采用 LC-MS^n法简便、灵敏，无需衍生化。通常采用负离子模式。

参考分析条件(SF/Z JD0107008-2010)

色谱条件：液相柱：Cosmosil packed 柱(150 mm×2.0 mm×5 μm)或相当者，前接 C_{18}保护柱；柱温：室温；流动相：V(乙腈)：V(缓冲液)= 70：30；流速：200 μL/min。

质谱条件：扫描方式：负离子扫描(ESI-)，多反应监测(MRM)；每个化合物分别选择 2 对母离子/子离子对作为定性离子对，以第一对离子对作为定量离子对。其定性离子对、定量离子对、去簇电压(DP)、碰撞能量(CE)和保留时间见表 8-26。

本标准血液的方法检出限为 100 ng/mL。

表 8-26 巴比妥类药物的 LC-MS/MS 分析参数

中文名	母离子(m/z)	子离子(m/z)	DP(V)	CE(eV)	保留时间(min)
苯巴比妥	231.0	188.0* 85.0	-45	14 26	2.1
巴比妥	183.0	140.0* 85.0	-40	16 22	1.9
异戊巴比妥	225.1	182.0* 85.0	-30	17 19	2.3

续　表

中文名	母离子(m/z)	子离子(m/z)	DP(V)	CE(eV)	保留时间(min)
司可巴比妥	237.1	194.0* 85.0	-40	17 17	2.4
硫喷妥	241.0	58.1* 101.1	-40	35 21	2.8

* 为定量离子。

3. 液相色谱-高分辨质谱法

参考分析条件[14]

色谱条件 1(用于巴比妥类药物筛选)：液相柱：Hypersil GOLD C_{18} 柱(100 mm×2 mm×1.9 μm)，前接 Security Guard C_{18} 预柱；流动相：A 为 10 mmol/L 乙酸铵，B 为乙腈；梯度程序：0.0 min，95% A；0.0～8.0 min，95% A～5% A；8.1～10.0 min，5% A；10.1～12.0 min，5%～95% A；流速：300 μL/min。

色谱条件 2(用于同分异构体异戊巴比妥和戊巴比妥的分离分析)：液相柱：Phenomenex Kinetex EVO C_{18} 柱(100 mm×2.1 mm×2.6 μm)，前接 Security Guard C_8 预柱；流动相：A 为 80%水，B 为 20%乙腈；流速：200 μL/min。

质谱条件：Q Exactive Focus 高分辨质谱仪，优化后的质谱参数：喷雾电压：3 200 V；毛细管温度：320℃；辅助气温度：300℃；鞘气流速：30 L/min；辅助气流速：15 L/min。优化后的质谱特征离子见表 8-27。

表 8-27　巴比妥类药物的 LC-HRMS 信息

中文名	保留时间(min)	离子 1(m/z)	离子 2(m/z)
色谱条件 1			
巴比妥	4.50	183.077 52	140.072 07 85.004 52
苯巴比妥	5.65	231.077 97	188.072 14 85.004 38
异戊巴比妥/戊巴比妥	6.37	225.125 11	182.119 23 85.004 34
司可巴比妥	6.63	237.125 15	194.119 17 85.004 47
布巴比妥	5.98	223.108 82	180.102 94 85.004 20
硫喷妥	7.12	241.101 62	57.975 57 100.981 12
苯巴比妥-d_5	5.65	236.077 28	193.102 57 85.004 12

续 表

中文名	保留时间(min)	离子1(m/z)	离子2(m/z)
色谱条件2			
戊巴比妥	11.28	225.125 11	182.119 23 85.004 34
异戊巴比妥	12.05	225.125 11	182.192 85.004 34
苯巴比妥-d_5	4.60	236.077 28	193.10 257 85.004 12

五、鉴定要点

1. 血液、头发中巴比妥类药物浓度与剂量的关系

连续多次使用巴比妥类药物后,该药物可进入头发。对10名患者头发和血清中苯巴比妥进行测定,结果见表8-28。考察苯巴比妥在头发、血清中的浓度与剂量的关系,统计结果见表8-29。在抗癫痫治疗中,头发中苯巴比妥浓度约为血清中浓度的两倍。头发中苯巴比妥与血清中苯巴比妥有较好的相关性($r=0.779$, $P<0.001$)。但相对于血清中苯巴比妥而言,头发中苯巴比妥浓度表现出更大的变异。

表8-28 头发和血清中苯巴比妥浓度

患者No.	血清(μg/mL)	头发(ng/mg)
1	7.6	19.4
2	23.1	87.2
3	8.3	82.3
4	16.8	109.7
5	17.4	41.1
6	22.5	65.3
7	18.1	65.2
8	23.5	78.0
9	36.2	502.0
10	10.3	29.3

表8-29 苯巴比妥在头发、血液中的统计资料

	头发(ng/mg)	血清(μg/mL)	剂量(mg/天)
样本数	40.0	23.0	31.0
平均值	36.4	18.7	101.9
中位值	24.5	20.2	100.0

续 表

	头发(ng/mg)	血清(μg/mL)	剂量(mg/天)
最大值	194.0	40.0	225.0
最小值	1.5	3.6	10.0
变异系数	104.1	53.8	66.9

2. 苯巴比妥血药浓度与临床症状关系

某22岁女性因故服药自杀,10 h后送至医院抢救,行洗胃、利尿、静滴纳洛酮、升压药等治疗,48 h后病情危重,转入另一家医院抢救。采集其血液分析,检出苯巴比妥,初始尿药浓度: 74.13 μg/mL,血药浓度: 226.9 μg/mL。

血液中苯巴比妥药物监测: 血药浓度在初始呈急剧上升,血液灌流后,血药浓度呈锯齿形急剧下降,然后缓慢消除,血药浓度与临床症状密切相关: ① 血浓226.9 μg/mL: 血药浓度上升阶段,深昏迷,面色青紫,HR: 150次/min,律齐,无杂音,BP: 85/60 mmHg,瞳孔直径: 4 mm,对光反射迟钝,R: 0次/min。② 血浓296.2 μg/mL: 血药浓度上升阶段,面色红润,升压药保持血压,BP: 100~120/60~90 mmHg,HR: 130次/min,瞳孔直径: 5 mm,对光反射消失,R: 0次/min。③ 血浓296.2~156.0 μg/mL: 血透过程血药浓度快速下降,发抖,瞳孔直径: 4 mm,光刺激后3~3.5 mm,出现吞咽反射,偶尔出现微弱自主呼吸,血压基本平稳。④ 血浓156.0~174.5 μg/mL: 组织中药物释放入血液过程,深昏迷,瞳孔直径: 4 mm,对光反射迟钝,偶有自主呼吸。⑤ 血浓174.5~98.4 μg/mL: 血透过程血药浓度迅速下降,昏迷进行性变浅,恢复自主呼吸,R: 16~18次/min,停呼吸机。⑥ 血浓98.4~116.1 μg/mL: 组织中药物释放入血液过程,呼吸平稳,瞳孔对光反射灵敏,呕吐、烦躁。⑦ 血浓116.1 μg/mL瞬时,呼吸平稳,R: 20次/min,HR: 120次/min,BP: 135/60 mmHg。⑧ 血浓73.5 μg/mL: 血药浓度下降阶段,神志清醒,能正常回答问题,R: 20次/min,HR: 90次/min,BP: 110/70 mmHg。⑨ 血浓73.0~60.2 μg/mL: 血药浓度下降阶段,神志清醒,能食少量流食,R: 20次/min,HR: 80次/min,BP: 135/80 mmHg。⑩ 血浓60.2 μg/mL: 血药浓度下降阶段,神志清醒,生命征平稳,能正常饮食,自觉无不适感。

血液灌流对清除苯巴比妥具有很好的效果,每次经2 h灌流后血药浓度均下降一半。但血药浓度在血液灌流后的下降阶段出现反跳,这是由于此药吸收后分布于体内各组织内,在脑组织内浓度最高,骨骼肌药量最大,当血液中浓度快速下降时,组织内药物释放,此时在停止血液灌流后,血药浓度出现"反跳",但脑组织内浓度下降,故患者在血浓度98.4 μg/mL时昏睡,116.1 μg/mL时却呈清醒状态。本例病人在血药浓度的指导下进行临床抢救,收到很好的效果,病人在呼吸骤停后恢复,4天后清醒,5天后脱离危险,定性药物与病人自述一致。

六、案例评析

［**案例一**］ 两男孩(系兄弟)于某日早上被发现已死亡,现场勘查可能原因系吸入夜晚燃烧的软玩具烟气而窒息,但警方调查发现卧室门从外面反锁[2]。

毒物分析及评析:尸体解剖后取血液、尿液和头发作毒物分析。血液检出氰化物和一氧化碳;血液和尿液中检出少量苯巴比妥成分(尿液浓度分别为5.4、3.9 μg/mL,血液浓度分别为2.0 μg/mL、1.2 μg/mL);头发中检出苯巴比妥浓度分别为1.2 ng/mg和1.5 ng/mg。此案虽可用氰化物和一氧化碳来解释死因,但在血液和尿液中尚检出少量苯巴比妥成分(尿液5.4 μg/mL、3.9 μg/mL;血液2.0 μg/mL、1.2 μg/mL)。为探查、确证其父母是否涉嫌故意给两个男孩吃巴比妥类药物,或者说两个男孩是否一直被动摄取镇静剂?鉴定人采用头发分析来提供长程信息,结果从两名男孩的头发中检出苯巴比妥,浓度分别为1.2 ng/mg和1.5 ng/mg。后警方调查显示,由于男孩们比较喧闹,父母经常给他们服用该药物。

［**案例二**］ 某23岁女性与男性朋友共进晚餐。其喝了果汁后感到昏昏欲睡,头晕目眩,后发现遭受强奸[14]。

毒物分析及评析:数天后采集的血液中未检出常见毒药物成分。3个月后贴发根采集其头发,本人自述近期未服用任何药物或违禁药物。头发长约25 cm,黑色,距根部起按照1 cm分段分析。结果在距根部起第2段、第3段中检出异戊巴比妥成分,浓度分别为<0.02 ng/mg和0.09 ng/mg。该结果提示案发时间段可能摄入异戊巴比妥。

第三节 其他医用中枢神经系统药物

一、概述

医用中枢神经系统药物(clinical central nervous system drugs)是指药物作用靶点在中枢神经系统,临床用于镇静催眠、抗焦虑抗抑郁,或治疗其他因中枢神经引起的精神疾病的一类治疗药物。除传统的苯二氮卓类和巴比妥类药物外,尚有许多在鉴定实践中经常涉及的其他中枢神经系统的药物,包括中枢兴奋剂、中枢抑制剂和中枢镇静剂,也包括近些年因网络自杀而凸显的地芬尼多等药物。这类药物具有种类广泛、更替频繁等特点,在国际毒物学领域,常将除苯二氮卓类和巴比妥类外的其他医用中枢神经系统药物归纳为一类。这也是基于在鉴定实践中,具有类似结构的化合物在检材处理、提取净化、分析方法等方面具有一定共性特征。

医用中枢神经系统药物急性中毒较为常见，其发病急，症状重，易引起意识障碍，昏迷，呼吸抑制，可导致严重后果。此外，该类药物作用于中枢神经系统，可影响人的行为能力，在药后驾车所致交通事故，药物影响下的性犯罪、麻醉抢劫，以及特殊职业准入等领域也常常涉及。

其他医用中枢神经系统药物品种多、效应杂、新药更替频次高，可有多种分类系统对此类药物进行归纳分类：按化学结构，可分为吩噻嗪类（氯丙嗪等）、硫杂蒽类（氯普噻吨等）、丁酰苯类（氟哌啶醇等）、苯二氮杂卓类（氯氮平等）、苯酰胺类（舒必利等）、三环类（阿米替林等）以及新药利培酮、奥氮平和喹硫平等（见表8－30）；按治疗目的，可分为麻醉用药、抗焦虑药、镇静催眠药、抗惊厥药、抗精神失常药和中枢兴奋药等。

表8－30　常见医用中枢神经系统药物

类　别	英文名	中文名	分子式	分子量
吩噻嗪类	chlorpromazine	氯丙嗪	$C_{17}H_{19}ClN_2S$	318.86
	promethazine	异丙嗪	$C_{17}H_{20}N_2S$	284.42
	thioridazine	甲硫达嗪	$C_{21}H_{26}N_2S_2$	370.58
	perphenazine	奋乃静	$C_{21}H_{26}ClN_3OS$	403.97
	fluphenazine	氟奋乃静	$C_{22}H_{26}F_3N_3OS$	437.52
	trifluoperazine	三氟拉嗪	$C_{21}H_{22}F_3N_3S$	407.50
硫杂蒽类	chlorprothixene	氯普噻吨	$C_{18}H_{18}ClN$	315.86
	flupentixol	氟哌噻吨	$C_{23}H_{25}F_3N_2OS$	434.52
	zuclopenthixol	珠氯噻醇	$C_{22}H_{25}CLN_2OS$	400.97
丁酰苯类	haloperidol	氟哌啶醇	$C_{21}H_{23}ClFNO_2$	375.91
	droperidol	氟哌利多	$C_{22}H_{22}FN_3O_2$	379.43
	penfluridol	五氟利多	$C_{28}H_{27}ClF_5NO$	523.97
	pimozide	匹莫齐特	$C_{28}H_{29}F_2N_3O$	461.56
苯二氮杂卓类	clozapine	氯氮平	$C_{18}H_{19}ClN_4$	326.823
	olanzapine	奥氮平	$C_{17}H_{20}N_4S$	312.439
	mirtazapine	米氮平	$C_{17}H_{19}N_3$	265.36
苯酰胺类	sulpiride	舒必利	$C_{15}H_{23}N_3O_4S$	341.43
	ethenzamide	乙水杨胺	$C_9H_{11}NO_2$	165.19
	salicylamide	水杨酰胺	$C_7H_7NO_2$	137.14
	amisulpride	氨磺必利	$C_{17}H_{27}N_3O_4S$	369.48
	nemonapride	奈莫必利	$C_{21}H_{26}ClN_3O_2$	387.90
	remoxipride	瑞莫必利	$C_{16}H_{23}BrN_2O_3$	371.27
	sultopride	舒托必利	$C_{17}H_{26}N_2O_4S$	354.46
	tiapride	泰必利	$C_{15}H_{24}N_2O_4S$	328.43

续 表

类 别	英文名	中文名	分子式	分子量
三环类	imipramine	丙米嗪	$C_{19}H_{24}N_2$	280.41
	clomipramine	氯丙米嗪	$C_{19}H_{23}ClN$	314.90
	amitriptyline	阿米替林	$C_{20}H_{23}N$	277.41
	nortriptyline	去甲替林	$C_{19}H_{21}N$	263.38
	maprotiline	麦普替林	$C_{20}H_{23}N$	277.40
	doxepin	多塞平	$C_{19}H_{21}NO$	279.38
	trimipramine	三甲丙咪嗪	$C_{20}H_{26}N_2$	294.43
其他	risperidone	利培酮	$C_{23}H_{27}FN_4O_2$	410.49
	aripiprazole	阿立哌唑	$C_{23}H_{27}Cl_2N_3O_2$	448.39
	quetiapine	喹硫平	$C_{21}H_{25}N_3O_2S$	383.51
	sertraline	舍曲林	$C_{17}H_{17}Cl_2N$	306.23
	fluoxetine	氟西汀	$C_{17}H_{18}F_3NO$	309.33
	paroxetine	帕罗西汀	$C_{19}H_{20}FNO_3$	329.33
	trazodone	曲唑酮	$C_{19}H_{22}ClN_5O$	371.86
	propofol	丙泊酚	$C_{12}H_{18}O$	178.27
	chloral Hydratc	水合氯醛	$CCl_3CH\ O_2H_2$	165.40
	glutethimide	格鲁米特	$C_{13}H_{15}NO_2$	217.26
	clopimozide	氯哌唑酮	$C_{28}H_{28}ClF_2N_3O$	495.99
	fluspirilene	氟司必林	$C_{29}H_{31}F_2N_3O$	475.57
	ethinamate	炔已蚁胺	$C_9H_{13}NO_2$	167.21
	diphenidol	地芬尼多	$C_{21}H_{27}NO$	309.21

1. 吩噻嗪类　吩噻嗪类(phenothiazines)是一类三环状结构的氮硫杂蒽化合物,由于 N_{10} 位上氮取代基的存在而呈弱碱性,同时 C_2 位上的基团使其具有较大的电负性而易氧化。吩噻嗪类药物一般为白色或乳白色或淡黄色结晶性粉末,无臭或有微臭,味微苦至极苦,大多具有引湿性,溶解性因不同结构而具有较大变化。大部分吩噻嗪类药物在空气或日光中放置会变质,变质后呈棕黄到红紫色,分析此类目标物时应注意避光或在分析体系中加入对氢醌、连二亚硫酸钠或维生素 C 等抗氧化剂。

吩噻嗪类药物主要起中枢神经镇静的作用。临床上主要用于治疗精神疾病,异丙嗪主要用于抗过敏。吩噻嗪类药物主要的药理作用有:① 中枢神经系统作用[镇静、消除精神分裂症带来的幻觉、妄想和行为障碍(如冷漠感、紧张感和刻板感),减轻思维和情感障碍,恢复理智和生活的能力];② 镇吐;③ 调节体温;④ 增强中枢抑制剂的作用。吩噻嗪类药物中毒后表观表现为:嗜睡、恶心、呕吐、呼吸困难、瞳孔缩小、流涎、血压降低、惊厥、反射消失、昏迷、反射性心动过速和肌张力减退。吩噻嗪类中毒还易产生特征性的锥体外系兴奋症状(震颤麻痹、静坐不能、急性肌张力障碍及迟发性运动障碍),可见口舌-咀嚼肌不自主刻板运动,四肢舞蹈样动作。大剂量使用吩噻嗪类药物,会造成下丘脑体温调节中枢的关闭,使体温随环境变化而变化,在环境温度不受控制的条件下,易造成个体失温或中暑甚至死亡。此外吩噻嗪类药物有可能引起药源性精神异常,使服药个体萎靡淡漠、消极抑郁,并可能伴有躁狂、幻觉和妄想。常见吩噻嗪类药物在体内的效应血药浓度参考值见表 8-31。

表 8-31　吩噻嗪类药物在体内的效应血药浓度参考值(μg/mL)

代表药		治疗浓度	中毒浓度	致死浓度
氯丙嗪	chlorpromazine	0.01~0.50	1~2	3~12
异丙嗪	promazine		>1	>5
三氟拉嗪	trifluoperazine	0.5~2.0	1.2~3.0	3~8
三氟丙嗪	triflupromazine	0.01~0.30		8.7~12.0
左美丙嗪	levomepromazine	0.02~0.27		
美索达嗪	mesoridazine	1.18~3.52		>3
硫利达嗪	thioridazine	0.1~4.0	>5	1~18
丙氯拉嗪	prochlorperazine		>1	>5
氟奋乃静	fluphenazine	0.000 9~0.017 0		
奋乃静	perphenazine	0.000 4~0.030 0	1	

吩噻嗪类药物通常不易产生依赖,但会产生剂量滥用。当与其他中枢神经系统药物联合使用时,锥体外系反应被降低或抑制,会发生随意增加剂量的药物滥用行为。剂量过大时易发生吩噻嗪类中毒甚至致死。有报道一起长期过量使用氯丙嗪与氯米帕明致死的案例,由于死者具有长期喝浓咖啡的习惯,造成对锥体外系反应不敏感,从而随意增加氯丙嗪使用剂量,最终导致药物积蓄中毒死亡。另有 62 例过量使用异丙嗪致死的案例,其中同时检出乙醇(平均浓度为 1.0 mg/g)的 52 例(84%),而这 52 例中有 47 例使用了超过处方剂量的异丙嗪,表明当乙醇减弱锥体外系反应时,易发生吩噻嗪类药物剂量滥用[1]。

2. 硫杂蒽类　硫杂蒽类(thioxanthene)药物也称为噻吨类,基本结构类似于吩噻嗪类,其在氯丙嗪的基础上进行结构改造,将氯丙嗪 N_{10} 位换成碳原子,并通过双键与侧链相连而得到的一类抗精神病的药物。硫杂蒽类药物具有和吩噻嗪类类似的物理和化学性质,易氧化,长期暴露于空气中易发生潮解和变质。

硫杂蒽类药物典型的药理作用有:① 镇静(镇静作用较吩噻嗪类强);② 治疗带有强迫或焦虑状态的精神分裂症、双相情感障碍;③ 止吐镇痛。相比于吩噻嗪类,硫杂蒽类的锥体外系反应较弱,但仍具有一定的毒性。中毒后表现为中枢神经兴奋和锥体外系症状,偶有抽搐或强直,替沃噻吨还有较为特征性的斜颈和步伐紊乱症状，在剂量超出中毒量后易因呼吸和循环崩溃而导致死亡。氟哌噻吨、氯普噻吨和替沃噻吨的治疗效应参考血药浓度分别为 0.001～0.015 μg/mL、0.030～0.300 μg/mL和 0.001～0.020 μg/mL。氯普噻吨和替沃噻吨的致死效应参考血药浓度均超过 0.1 μg/mL。类似于吩噻嗪类，硫杂蒽类药物的滥用危险也主要集中在剂量滥用。

3. 丁酰苯类　丁酰苯类(butyrophenone)药物是一类具有丁基苯基酮母环的化合物，具有较强的抗精神失常作用。部分丁酰苯类药物遇光易分解，如氟哌利多和三氟哌啶醇，在光照下逐渐颜色变暗，最终呈黑咖啡状。大多丁酰苯类药物在氯仿中具有很好的溶解度。

丁酰苯类的药理作用和毒理作用与吩噻嗪类似。氟哌啶醇是该类药物中最早应用于临床的抗精神失常药，氟哌利多的作用也非常突出，其可阻滞脑内多巴胺受体，具有极强的安定作用和镇吐作用，其安定作用是氯丙嗪的 200 倍，镇吐作用是氯丙嗪的 700 倍。丁酰苯类大剂量长期使用可引起心律失常、心肌损伤，白细胞减少及粒细胞缺乏并有致畸报道。中毒症状表现为共济失调、呕吐、紫绀、低血压、激动、高热、肌肉僵直、震颤、瞳孔散大、心电图异常，偶有严重的锥体外系反应。严重者神志模糊，心力衰竭。氟哌啶醇的治疗效应参考血药浓度为 0.005～0.018 μg/mL，中毒效应参考血药浓度为 0.050～0.100 μg/mL，致死效应参考血药浓度大于0.5 μg/mL。匹莫齐特的治疗效应参考血药浓度为 0.001～0.020 μg/mL。氟哌利多的治疗效应参考血药浓度小于 0.050 μg/mL。

4. 苯二氮杂卓类　苯二氮杂卓类药物又称氮平类，从结构上可看作是苯二氮卓类药物的衍生物，但其理化性质和药理毒理特性与苯二氮卓类药物显著不同。氯氮平(clozapine)、奥氮平(olanzapine)和米氮平(mirtazapine)是该类药物的典型代表。苯二氮杂卓类药物具有较强的酸碱耐受性，但对光敏感。其几乎不溶于水，呈弱碱性，易被空气氧化。

苯二氮杂卓类药物作为广谱神经阻断剂，不仅对 5－HT 受体和 DA 受体有抑制作用，还能协调两者间的作用和平衡，另还具有抗胆碱、抗组胺和抗肾上腺素的作用。主要的药理作用包括：① 治疗精神分裂症；② 抑制焦虑不安、幻觉妄想，改善痴呆木僵症状；③ 镇静并改善情感淡漠；④ 减轻迟发性运动障碍。长期使用苯二氮杂卓类药物可能会引起逻辑思维能力障碍。苯二氮杂卓类药物的安全剂量范围宽，临床试验中 1 000 mg 氯氮平或 300 mg 奥氮平仅能引起嗜睡或言语不清，生命体征均在正常范围内。剂量继续加大后出现中毒症状，表现为谵妄、视物模糊、昏迷、心动加速、低血压、呼吸抑制或衰竭、口腔液分泌过多，也有发生癫痫的报道。氯氮平的治疗效应参考血药浓度为 0.35～0.60 μg/mL，中毒效应参考血药浓度为 0.80～1.30 μg/mL，致死效应参考血药浓度大于 3.00 μg/mL。奥氮平的治疗效应参考血药浓度为 0.02～0.08 μg/mL，中毒效应参考血药浓度为大于 0.20 μg/mL。苯二氮杂卓类药物安全剂量范围宽导致其极易大量获得，常被滥用于自杀或投毒。

5. 苯酰胺类　苯酰胺类(benzamides)又称必利类医用中枢神经系统药物，是一类由苯酰胺作为母环的精神活性药物，主要包括氨磺必利(amisulpride)、奈莫必利(nemonapride)、瑞莫必利(remoxipride)、舒必利(sulpiride)、舒托必利(sultopride)、泰必利(tiapride)等。苯酰胺类药物在碱性水溶液中较为稳定，固态粉末在空气中偶有褐变。苯酰胺类药物几乎不溶于中性水溶液，难溶于乙醇，部分药物因含有硫元素而呈微酸性。

苯甲酰胺类药物的作用部位在下丘脑、桥脑和延髓，其主要的药理作用为：① 抗精神病作用：抗木僵、退缩、幻觉、妄想及精神错乱的作用较强，并有一定的抗抑郁作用；② 抗胆碱作用较轻，无明显镇静和抗精神躁动作用，对自主神经系统几乎无影响；③ 止吐和抑制胃液分泌作用。其作用相似于氟哌啶醇，强于氯丙嗪。与氯丙嗪、氟哌啶醇及锂相比具有作用速度快、强、毒副作用小，故在控制急性精神兴奋状态方面有优势。对抑郁、焦虑及动作迟滞效果不明显。苯酰胺类药物的安全范围大，但服用大剂量仍会产生毒性反应，表现为可逆性斜颈症，牙关紧闭，可呈严重的帕金森病症状。一些常见的苯酰胺类药物在体内的效应血药浓度参考值见表8－32。由于安全性高，苯酰胺类药物常被用于青少年心理疾病的辅助治疗而造成药物滥用。

表8－32　苯酰胺类药物在体内的效应血药浓度参考值

代表药		治疗浓度(μg/mL)	中毒浓度(μg/mL)	致死浓度(μg/mL)
sulpiride	舒必利	0.04~0.60	>0.75	>3.80
ethenzamide	乙水杨胺	0.05~0.88		
amisulpride	氨磺必利	0.10~0.40	>10	
remoxipride	瑞莫必利	0.70~8.00		41~150
tiapride	泰必利	1.00~2.00		

6. 三环类　在药理学中，三环类药物被用来特指几种早期应用的传统的医用中枢神经系统药物，其具有“六元环–七元(杂)环–六元环”的典型特征。其中的代表药物有丙米嗪(imipramine)、阿米替林(amitriptyline)和多塞平(doxepin)。大部分三环类药物遇光易变色，大多不溶于醚或苯，易溶于水和醇。

三环类药物可阻断去甲肾上腺素和5－HT在神经末梢的再摄取，从而使突触间隙的递质浓度增高，促使突触传递功能而发挥抗抑郁作用。部分三环类药物尚有明显的镇静作用、中等程度的抗毒蕈碱作用和组胺受体拮抗作用。三环类药物的中毒症状为：恶心、呕吐、口干、精神模糊、嗜睡、便秘、尿潴留、烦躁不安、谵妄和昏迷症状，严重者可出现抗胆碱能反应或癫痫发作，个别情况下出现传导障碍、心律失常和心力衰竭。丙米嗪的治疗效应参考血药浓度为0.15~0.25 μg/mL，中毒效应参考血药浓度为 0.50~1.50 μg/mL，致死效应参考血药浓度大于 2.80 μg/mL。阿米替林的治疗效应参考血药浓度为 0.05~0.20 μg/mL，中毒效应参考血药浓度为 0.20~2.00 μg/mL，致死效应参考血药浓度大于 2 μg/mL。多塞平的治疗效应参考血药浓度为 0.01~0.25 μg/mL，中毒效应参考血药浓度大于 0.10 μg/mL，致死效应参考血药浓度大于 1.00 μg/mL。

7. 其他　除上述药物外，还有一些药物因不存在或较少存在具有相似化学结构的药物而难以归类，此处选择鉴定实践中较为常见或具有代表性的药物介绍。

（1）利培酮　利培酮（risperidone）主要用于治疗精神分裂症，在治疗分裂情感障碍，双相情感障碍，躁狂和自闭等方面具有良好的疗效。主要药理作用为强烈的中枢性 5-HT 受体和儿茶酚胺受体拮抗作用，同时还伴有 DA 受体、血清素受体、肾上腺素能受体和组胺受体的拮抗作用。利培酮椎体外系反应较小，但会造成服药个体低血压，与抗高血压药物联用时易发生中毒反应。同时有报道指出老年人服用利培酮后会增大由循环系统引起的死亡风险。

（2）阿立哌唑　阿立哌唑（aripiprazole）属新型的非典型抗精神分裂症药物，对 DA 能神经系统具有双向调节作用，是 DA 递质的稳定剂。主要的药理作用有治疗精神分裂症、双相情感障碍、严重的抑郁症、自闭症和强迫症。其典型的毒副反应包括恶性综合征，运动障碍和高血糖。中老年人有增加死亡的风险。儿童或成人服用过量阿立哌唑造成中毒后的通常表现为中枢神经系统抑制（从轻度镇静到昏迷），此时血药浓度一般在治疗浓度的 3~4 倍。

（3）喹硫平　喹硫平（quetiapine）为治疗双相情感障碍的新型非典型中枢神经医用药物，对 DA 能受体、5-HT 受体、血清素受体和肾上腺素能受体具有拮抗作用。临床用于精神分裂症、双相情感障碍、重性抑郁障碍、阿尔兹海默症以及抑郁症治疗。其典型的毒副反应有口干、头晕、头痛和嗜睡。与抗高血压药物合用时有诱发体位性低血压的危险。与酒精饮料同时服用易致幻。大剂量急性摄入后会导致低血压和心动过速，成年人较儿童或老年人有更高的死亡风险。摄药剂量大于 0.8 mg/kg 后易发生中毒死亡。喹硫平在人体内的治疗效应参考血药浓度为 0.195~0.632 μg/mL，中毒效应参考血药浓度大于 13 μg/mL，死亡效应参考血药浓度约为 10~25 μg/mL。

（4）氟西汀　氟西汀（fluoxetine）也称百忧解，主要用于治疗抑郁症、强迫症、暴食症、恐慌症等，并能降低自杀风险。其常见的毒副作用包括睡眠障碍、食欲减退、口干、皮疹和梦魇。严重的副作用包括 5-HT 综合征，通常包括精神状态改变、自主神经机能亢进和神经肌肉异常的临床三联征。部分氟西汀中毒者会出现寒战、出汗、瞳孔放大、心动过速、高血压、高热或生命体征异常，同时有反射亢进、肌阵挛、眼球水平阵挛、警觉过度或言语急迫。在严重病例中曾发生代谢性酸中毒、横纹肌溶解、血清氨基转移酶和肌酐升高、抽搐、肾衰及弥漫性血管内凝血。氟西汀在人体内的治疗效应参考血药浓度为0.09~0.40 μg/mL，死亡效应参考血药浓度大于1.30 μg/mL。

（5）曲唑酮　曲唑酮（trazodone）为新型选择5-HT再摄取抑制剂，除治疗抑郁症和焦虑症外，临床上还被用于止痛、控制梦魇、治疗神经性贪食症、酒精戒断和性功能障碍治疗等。其毒副反应有心律失常、体位性低血压和过敏等。曲唑酮的安全剂量较高，某致死案例中死者单次服用了6 000~9 200 mg曲唑酮。曲唑酮在人体内的治疗效应参考血药浓度为0.70~4.89 μg/mL，死亡效应参考血药浓度大于25.4 μg/mL。

（6）地芬尼多　地芬尼多（diphenidol）用于抗晕和镇吐，治疗眩晕（中枢性、末梢性）症状为主的各种疾患，包括梅尼埃病、颈性眩晕、良性-发作性眩晕、多发性硬化、椎（基）底动脉供血不足、高血压、低血压性循环不全、脑干损伤、小脑血管术后眩晕症、乘车、乘船、乘机时的运动病等。地芬尼多中毒可能涉及对中枢神经系统的直接刺激，血管的舒张，弱的抗组胺 H_1 受体和抗毒蕈碱作用，其中抗胆碱活性可能是地芬尼多中毒死亡的主要毒性机制。中毒症状包括面部潮红、发烧、躁动不安、精神错乱、心动过速、呼吸困难、嗜睡、瞳孔散大、癫痫发作和昏迷，与阿托品引起的抗胆碱能综合征极为相似。地芬尼多中毒患者多因呼吸功能和循环功能的衰竭而死亡。近年来，我国出现了一些与地芬尼多有关的自杀和意外中毒案件，导致地芬尼多过量中毒死亡，主要见于学龄前儿童误服和成年人自杀吞服。

二、体内过程

1. 吩噻嗪类　吩噻嗪类药物经口服和肌注均可吸收，吸收后的药物分布到全身各组织中，大部分与血浆蛋白结合。其主要在肝脏代谢，代谢途径主要包括羟基化反应，N-氧化反应，硫代反应，去甲基化反应，脱氨反应和共轭反应。该类化合物以少量原体和大部分代谢物的形式从尿和粪便中排出体外。① 氯丙嗪存在“首过”效应，1~3 h达血药浓度峰值，血浆蛋白结合率90%以上。半衰期（$t_{1/2}$）为12~36 h。主要代谢途径为N-氧化作用、7-羟基化作用、磺化氧化作用和N-脱甲基作用，主要代谢物为氯丙嗪亚砜、羟基氯丙嗪、去甲氯丙嗪和普马嗪。② 异丙嗪肌注给药后起效时间为20 min，静注后为3~5 min，抗组胺作用一般持续时间为6~12 h，镇静作用可持续2~8 h。异丙嗪的主要代谢物为异丙嗪亚砜和去甲异丙嗪。③ 奋乃静口服后分布至全身，以脑、肺、肝、脾、肾含量为高。其经胆汁排泄，部分在肠道中重吸收，半衰期（$t_{1/2}$）为9 h。主要代谢物为7-羟基奋乃静、奋乃静亚砜和N-去烷基奋乃静，经尿液及粪便排出。④ 氟奋乃静口服吸收好，消除半衰期（$t_{1/2}$）为13~24 h。本品具有高度亲脂性与蛋白结合率，并可通过胎盘屏障进入胎血循环，亦可分泌入乳汁，小儿、老龄者对本品的代谢与排泄均降低。其主要代谢产物为7-羟基氟奋乃静和氟奋乃静亚砜。⑤ 三氟拉嗪口服易吸收，2~4 h血药浓度达到峰值，半衰期($t_{1/2}$)约为 13 h。体内主要代谢产物为三氟拉嗪亚砜、N－去甲基三氟拉嗪和 7－羟基三氟拉嗪。

大部分吩噻嗪类药物具高度脂溶性和高度的蛋白结合率，因此有较大的分布容积。文献报道的吩噻嗪类药物中毒者体液和组织中药物浓度见表 8－33[5]。

表 8－33　吩噻嗪类中毒死者体内药物浓度(μg/mL 或 μg/mg)

药　物	案例数	血液	尿液	胃内容物	肾组织	肝组织	胆汁	肺
氯丙嗪	1				54.4	30		
	1			160 mg	15	4.5		
	1			140 mg	10	23		
	5				46～173	38～550		1.3～1 380
	1	14.1	6.7	43.9 mg		111.3		16.9
	1	6.6	1.2	21 mg	34	84		
	8	3～3.5			4～740	54～2 110		
	7	6～23	330		100	7～65		
异丙嗪	1	8	50		92	180		
	3	6.5(2.4～12)	10(6～14)	137 mg(23～360)		66(23～143)		
泰尔登	1	0.1	0.4	340			3.9	
泰尔登亚砜		0.6	3. 4	25			7. 0	
奋乃静	1	3				149		
	1	3.5		230 mg	23	57	40	

2. *硫杂蒽类*　硫杂蒽类药物口服后易于吸收，血药浓度达峰时间为 1～6 h 不等，生物利用度大多在 40%～60%之间。硫杂蒽类药物代谢半衰期一般均超过 30 h，氟哌噻吨单次用药后峰值血药浓度能维持超过一周，大多数硫杂蒽类药物单次摄药后约一周才能从体内完全消除。硫杂蒽类药物经肝脏代谢，主要代谢产物为亚砜化合物和去甲基化合物，无药理活性。其具有肝肠循环作用，大多数从粪便排出，部分从尿中排出。硫杂蒽类药物吸收后在脑、脊髓、肺、肝、肠道、肾脏及心脏均有广泛分布，可通过胎盘屏障。某 35 周岁女性于产后第 3 周开始连续服用 6 周氯普噻吨，血浆中氯普噻吨浓度在 13～51 nmol/L，亚砜基代谢物浓度在 75～130 nmol/L；乳汁中氯普噻吨浓度在 6～60 nmol/L，亚砜基代谢物浓度在 42～96 nmol/L。部分硫杂蒽类药物在体内的分布情况见表 8－34[1]。

表 8－34　硫杂蒽类药物中毒死者体内药物浓度(ng/mL 或 ng/g)

化合物	血液	尿液	胃内容物	肝组织	肾组织	肺组织	脑组织	胆汁
珠氯噻吨	275	832	7 430	837	2 380	9 758	58	
	177	230	1 680					

续　表

化合物	血液	尿液	胃内容物	肝组织	肾组织	肺组织	脑组织	胆汁
	245							
	499							
氯普噻吨	0~1 000	100~15 000		22 000~86 000				
	100	400	340 000					3 900
	600	3 400	25 000					7 000

3. 丁酰苯类　丁酰苯类药物口服吸收后大部分与血浆蛋白结合，其中氟哌啶醇、氟哌利多的蛋白结合率约为90%，生物利用度为40%~70%。丁酰苯类药物半衰期在12~21 h左右，均经肝脏代谢，主要产物是酮的还原物，以及哌啶脱烷基继而进行氧化生成的丁酮酸类化合物。代谢后主要以代谢物的形式随尿排出，原形药物随尿排出的比例不超过10%。

丁酰苯类药物的体内分布情况数据较少，主要研究集中于氟哌啶醇（表8-35）[1]。氟哌啶醇分布广泛，有肝肠循环和首过效应，主要存在于肝脏，血液中浓度较低。

表8-35　氟哌啶醇中毒死者体内的药物浓度（μg/mL或μg/g）

案例	化合物	胆汁	血液	肾组织	肝组织	胃内容物	尿液	脑组织
1	氟哌啶醇	3.4	1.9		44	67	6.6	
	还原氟哌啶醇	1.6	1.4		43	ND	5.7	
2	氟哌啶醇	0.4	0.6	0.7	5.0	5.0	0.4	
	还原氟哌啶醇	0.5	ND	2.3	13	ND	2.3	
3	氟哌啶醇		1.2		10.8	2		2.7

4. 苯二氮杂卓类　该类药物口服吸收快而完全，但有明显的首过效应。吸收后迅速分布于各组织，生物利用度个体差异较大，平均约50%~60%。服药后3~8 h达血浆峰浓度，消除半衰期因性别不同（通常女性较男性长）。苯二氮杂卓类大部分以代谢物形式经尿和粪便排泄，主要代谢产物有N-去甲基化物、N-氧化物和葡萄糖醛酸结合物。氯氮平和奥氮平是苯二氮杂卓类药物的代表性药物，文献报道的中毒死者体内分布情况见表8-36[1]。

5. 苯酰胺类　苯酰胺类药物从胃肠道吸收迅速且完全，生物利用度大于40%，蛋白结合率较低。其代谢率较低，主要形成两种无活性的代谢物——N-去甲基化物和N-氧化物，偶有乙基化代谢物，大部分原药随尿液排出。文献报道部分苯酰胺类药物过量致死案例，血药浓度为：氨磺必利13.4~140 μg/mL；瑞莫必利230 μg/mL；舒必利3.9~39 μg/mL；舒托必利25 μg/mL。

表 8-36 氯氮平及其代谢物在体内的分布情况(μg/mL 或 μg/g)

待测物	外周血	心 血	玻璃体液	胃内容物	胆 汁	肝组织	尿 液	肾组织
氯氮平	8.8	12.0	1.3	2 420	1 844			
去甲氯氮平	0.5	1.5	ND	172	75			
氯氮平	7.3					28.0		10.1
去甲氯氮平	2.6					17.1		6.1
氯氮平-N-氧化物	0.5					31.1		5.8
氯氮平	3.73~10.2(7)							
去甲氯氮平	1.75~7.8(7)							
氯氮平	5.81			6.5 mg		42.9 μg/g	11.3	
氯氮平	1.2~13			1.1~54		19~85	11	
奥氮平	1.11	1.38	0.45	4.47		6.47	60.24	2.39
奥氮平	0.11~7.4(24)	0.11~6.2(28)	0.2~2.5(22)	1~340(10)mg		0.42~88(26)		
奥氮平		1.238					6.897	
奥氮平		0.55		0.157	6.346			

6. 三环类 三环类抗抑郁药口服后吸收快而完全。在血液中80%以上与血浆蛋白质结合。其体内代谢产物种类较多,其中去甲基产物仍具治疗作用。消除半衰期较长,约为18~48 h。阿米替林为临床最常用的三环类抗抑郁药,一般用药后7~10日可产生明显疗效。口服吸收完全,8~12 h血药浓度达高峰,半衰期32~40 h。部分经肝脏代谢为去甲替林,该产物仍有抗抑郁作用。由肾脏及肠道排出,排泄较慢,24 h约排出40%,72 h排出60%。停药3周仍可在尿液中检出。丙咪嗪的体内主要代谢产物为去甲丙咪嗪,可与原药通过血脑屏障、胎盘屏障。半衰期为6~20 h。70%由尿排出,22%由粪便排泄。多塞平半衰期为8~24 h,其代谢产物去甲多塞平具有药理活性。以游离和结合的代谢物24 h内从尿排出。麦普替林口服吸收缓慢,半衰期为27~58 h,主要代谢产物为N-去甲基、脱氨基及去羟基衍生物。

文献报道的三环类药物的体内分布见表8-37,其中30例案例分析,阿米替林的心血/外周血比例为0.6~15,去甲替林的心血/外周血比例为0.5~8.4[4]。

表 8-37 三环类抗抑郁药在体内的分布情况(μg/mL 或 μg/g)

化合物	血液	脑组织	肝组织	肾组织	尿液	胃内容物	心肌	胆汁	例数
阿米替林	0.01~0.50	—	0.4~17	—	—	—	0.3~1.6		14
去甲替林	0.02~1.20	—	0.3~28	—	—	—	0.1~8.6		
阿米替林	2.7~4.7	2.6~18	13~317	12~31	0.4~7.9	23~92	—		4
去甲替林	0.5~1.7	0~7.7	7.5~64	1~25	0~0.6	0~0.4	—		
多塞平	0.7~29	9~21	22~38	3.3~19	2.1~12			38~195	
去甲多塞平	0.1~6.2	1.5~22	1.2~20	0.5~9.0	0.7~6.4			1.0~19	

7. 其他 ① 利培酮存在首过效应，生物利用度约为 60%，蛋白结合率高达 90%。其在体内的代谢产物为 9-羟基利培酮，与原形有相同的药理活性。肾功能正常时，经肾排出约 70%，肾功能中度或重度损害时则大大减少。利培酮的消除半衰期为 3 h 左右，而 9-羟基利培酮的消除半衰期为 24 h。② 喹硫平口服血药浓度达峰时间为 1~2 h，平均半衰期为 6~7 h。喹硫平主要代谢物为 7-羟基喹硫平，血浆消除半衰期为 6~7 h。文献报道的喹硫平中毒死者药物体内分布见表 8-38[1]。③ 氟西汀口服吸收良好，6~8 h 可达血药峰值，生物利用度为 70%，蛋白结合率极高，使用氟西汀极易造成其他与血浆蛋白结合的药物释放，致其他药物血药浓度突然升高至中毒量。氟西汀的主要代谢产物为去甲氟西汀，其消除半衰期长达 4~6 天。长期摄药后，药物完全从体内消除需要数周时间。文献报道的氟西汀中毒死者药物体内分布见表 8-39[4]。④ 地芬尼多最常见途径是口服摄入，其次是直肠和肠胃外给药。口服吸收较快，吸收半衰期为 0.56 h，血浆峰值浓度通常出现在口服后 1.5~3 h，直肠给药后 2 h，肌肉注射后 0.5 h，消除半衰期约为 4 h。生物利用度 91.5%h。其代谢主要包括氧化、脱水、羟基化、甲基化、N-脱烷基化和葡萄糖醛酸化等。治疗剂量（口服 50 mg）下外周血中地芬尼多浓度为 0.32±0.16 μg/mL（单剂量）和 0.36±0.18 μg/mL（多次剂量）。地芬尼多是一种碱性、脂溶性药物，吸收迅速，但分布缓慢，分布相半衰期 3.16 h。中毒死亡案例中，血液中地芬尼多质量浓度在 2.71~83.1 μg/mL，肝脏中地芬尼多质量浓度在 25.69~235 μg/g。

表 8-38 喹硫平中毒死者体内药物浓度（μg/mL 或 μg/g）

心 血	肝组织	髂 血	腔 血	玻璃体液	尿 液	胆 汁	外周血
7.2~25	34~200						
	190	0.22~2.9(*n*=2)	170				
7.2~16(*n*=2)	120			0.93~1.8(*n*=2)			5.9
0.53~76(*n*=4)	2.6~510(*n*=20)			0.2~3.2(*n*=6)	1.9~37(*n*=8)	6.0~96(*n*=4)	0.14~37(*n*=17)
0.13~11.2(*n*=13)				0.05~4.96(*n*=3)	0.9~150.5(*n*=9)	10.03~158.46(*n*=8)	0.06~19.25(*n*=10)
0.10~49(*n*=7)	0.10~112(*n*=5)				3.0	0.6~7.5(*n*=3)	0.10~11.4(*n*=5)

表 8-39 氟西汀中毒死者体内药物及代谢物的浓度（μg/mL 或 μg/g）

	血 液	脑组织	肝组织	尿 液	胃内容物
氟西汀	0.3~6.8	71	29~128	5.5~19	0.3~270
去甲氟西汀	0.9~5.0	12	17	3	0

三、检材处理

体液检材（血液和尿液）能反映近期毒药物的摄取情况，在医用中枢神经药物急性中毒时具有较高的应用价值，其中血液也常用于临床上血药浓度监测。毛发检材能提供摄药史，在判断被检对象是否长期使用或滥用某种中枢神经药物时具有独特的优势。本节所列的大部分医用中枢神经药物具有弱碱性，可同苯二氮卓类药物在偏碱性条件下用有机溶剂提取，但提取时应注意某些药物的酸碱适应性和热稳定性，以及应关注提取方法对体内特征代谢物的覆盖性。

1. 体液

参考方法（SF/Z JD0107005－2016）：取血液或尿液 1 mL，加入 10 μL 地西泮－d_5 和 SKF_{525A} 内标溶液（1 μg/mL），加入 2 mL pH 9.2 硼酸缓冲液后用 3.5 mL 乙醚提取，混旋，离心。上清液于 60℃水浴中挥干，残余物中加入 200 μL 流动相复溶，取 10 μL 进 LC－MS/MS 分析。空白血液或尿液、添加血液或尿液按同法同步操作。

参考方法（GA/T 1604－2019）：见本章第一节苯二氮卓类药物。

参考方法[1]：取 500 μL 体液检材，加入 500 μL 50 mmol/L 甲酸胺水溶液和 1 mL $NaHCO_3$ 水溶液稀释，加入乙酸乙酯：乙醚：氯丁烷（V：V：V＝1：1：1）混匀提取，提取后的上清液于 40℃下用氮气流吹干，100 μL 流动相复溶待分析。

参考方法[1]：取 500 μL 体液检材，加入 50 μL 50 mmol/L 甲酸胺水溶液，1 mL 磷酸水溶液混匀，超声 10 min，1 800 r/min 离心 10 min，取 1 mL 上清液加入 4 mL 磷酸缓冲液上样于已活化好的 XtrackT 小柱，先后使用 6 mL 纯水、1 mL 乙酸和 3 mL 甲醇淋洗，再使用 3 mL 乙酸乙酯：异丙醇：氨水（V：V：V＝84：12：4）的混合溶液洗脱。洗脱液于 40℃下用氮气吹干，100 μL 流动相复溶待分析。

参考方法[2]：取血液检材 0.5 mL，用去离子水 0.5 mL 稀释，加入内标，混匀；HLB（waters）柱依次用 1 mL 甲醇、1 mL 水活化；将样品过 HLB 柱，流速 0.5～1.5 mL/min，上样后，依次用 1 mL 含 2%氨水 5%甲醇水溶液、1 mL 正己烷、1 mL 5%甲醇水溶液淋洗，将 HLB 柱离心 3 min（3 000 r/min）或通氮气干燥，再用 1 mL 二氯甲烷洗脱，收集洗脱液，在 60℃水浴下通空气流吹干，残渣用甲醇 100 μL 溶解供分析。

2. 毛发

大部分医用中枢神经药物的头发样品处理方法较为类似。典型的提取操作有碱消化法、酸水解法、醇浸提法等。作者实验室通过氯氮平、氯丙嗪和利培酮阳性头发样品，比较了碱消化、酸水解和甲醇浸泡 3 种水解方式，结果表明氯氮平碱消化可使头发中药物完全释放，明显优于其他方法。但并非所有医用中枢神经药物在碱消化条件下均稳定，如采用 80℃水浴中碱水解 30 min，氯丙嗪的回收率良好（86%），但利培酮的回收率仅有 15%。实际应用时应注意待分析目标物的酸碱条件适应性和热稳定性，选择合理的样品处理方法。

碱消化法[1]：取 10～20 mg 头发加入 1 mL 0.1 mol/L NaOH，混匀后 80℃保温 30 min。取已消化好的头发加入 HCl 调节 pH 至 9.5～10 后，加入 1 mL 乙醚混匀，

离心取上清液于40℃水浴挥干，25 μL 甲醇复溶供分析。

酸水解法[1]：取10～20 mg 头发加入1 mL 0.1 mol/L HCl，混匀后45℃保温18 h。取已消化好的头发加入NaOH 调节pH 至9.5～10后，加入1 mL 乙醚混匀，离心取上清液于40℃水浴挥干，25 μL 甲醇复溶供分析。

醇浸提法[1]：取约10 mg 头发，加入甲醇：乙腈：2 mmol/L 乙酸铵水溶液混合溶剂（V：V：V=25：25：50）组成的提取溶剂，在37℃中恒温18 h，离心后上清液直接进样分析。

研磨超声提取法：将头发剪成长约1 mm 的小段，用球磨机研磨、粉碎。称取20 mg 磨碎的头发样品，加入100 μL 混合标准溶液和2 mL 硼酸缓冲液（pH 9.5），超声30 min。然后加2 ml 提取溶剂（二氯甲烷/乙醚/己烷=30：50：20）预浸10 min。以10 000 r/min 离心5 min，转移上清液，在 N_2 流下蒸发干燥。残余物用50 μL甲醇/水（1：9）复溶，供LC－MS/MS 分析。

四、分析方法

大部分医用中枢神经药物由于结构、性质相似，可用适用范围广、定性准确的GC－MS^n法或LC－MS^n大筛选方法分析。

（1）参考分析条件[1]

色谱条件：色谱柱：DB－5MS 柱（30 m×0.25 mm×0.33 μm）；柱温：初温100℃，以10℃/min 升温至150℃，再以25℃/min 升温至280℃，保持10 min。

质谱条件：离子源：EI，CI；扫描方式：*m/z* 50～500；源温度：150℃，接口温度：250℃；反应气：CH_4。部分医用中枢神经药物及其代谢物的质谱特征碎片离子见表8－40。

表8－40　部分医用中枢神经药物的EI、CI 特征离子

药　物	分子量	EI 特征离子 *m/z*（丰度）	CI 特征离子 *m/z*（丰度）
阿米替林	277	58（100），203（5），278（5）	58（100），278（40）
去甲阿米替林	263	202（100），220（60），263（35）	264（100），55（80）
10－羟基阿米替林	293	58（100），215（5），293（3）	58（100），294（50）
多塞平	279	58（100），280（20），195（5）	58（100），280（100）
去甲多塞平	265	204（100），266（100），222（45）	266（100）
羟基多塞平	295	58（100），296（3）	58（100），296（35）
氯丙嗪	318	58（100），318（70），86（30）	58（100），86（80），319（60）
羟基氯丙嗪	334	58（100），246（55），334（30）	84（100），58（90），335（70）
氯吩噻嗪	233	233（100），198（70）	234（100），199（25）
泰尔登	315	58（100），221（8），315（3）	58（100），316（20）
去烷基泰尔登	246	246（100），218（40），139（35）	247（100），55（30）
三氟拉嗪	407	407（100），70（65），113（25）	113（100），408（85），141（50）

续 表

药　物	分子量	EI 特征离子 m/z(丰度)	CI 特征离子 m/z(丰度)
氯氮平	326	256(100),326(45),243(50)	327(100),99(55)
去甲氯氮平	312	312(100),243(80),192(60)	313(100)
氟哌啶醇	375	237(100),224(60),123(40)	376(100),165(85)

(2) 参考分析条件[16]

色谱条件：色谱柱：Zorbax Eclipse XDB－C_{18}柱(4.6 mm×150 mm×5 μm)；流动相：A 为 50 mM 甲酸铵水溶液(用甲酸调整 pH 为 3.5)，B 为含 0.1%甲酸的乙腈；流速和梯度程序：平衡时间(－4.00～0.00 min)，10% B 洗脱液，流速 1.4 mL/min；0.00～1.00 min，10% B，流速 1.4 mL/min；1.01～18.00 min，10%～100% B，流速增至 2.2 mL/min；18.01～20.00 min，100% B，流速 2.2 mL/min。柱温：60℃。

质谱条件：离子源：ESI+；扫描方式：MRM；源电压：5 500 V；源温度：750℃。其余质谱参数见表 8－41。

表 8－41　部分医用中枢神经药物的质谱分析参数

目 标 物	Q1 Mass (m/z)	Q3 Mass (m/z)	保留时间 (min)	DP(V)	EP(V)	CEP(V)	CE(V)	CXP(V)
9－OH－利培酮	427	207.2	6.6	61	4.5	18	39	4
		110.2		61	4.5	18	59	4
		69.1		61	4.5	18	75	4
氨磺必利	370.1	242.2	5	61	8	32	41	4
		195.9		61	8	32	55	4
		112.1		61	8	32	39	4
阿立哌唑	448	285.2	8.9	71	9.5	20	33	4
		176.1		71	9.5	20	43	4
		98.2		71	9.5	20	51	4
溴哌利多	422	123.1	8.5	1	12	50	59	4
		165.1		1	12	50	37	4
		95		1	12	50	103	4
丁螺环酮	386.1	122.2	7.2	71	10	32	43	4
		79		71	10	32	105	4
		95.2		71	10	32	75	4
氯丙嗪	319.1	86.1	9.5	46	5	14	31	4
		58.2		46	5	14	55	4
		246.1		46	5	14	33	4
氯普噻吨	316	271.1	9.6	51	3.5	18	23	4
		231		51	3.5	18	39	4
		221.2		51	3.5	18	49	4

续　表

目标物	Q1 Mass (m/z)	Q3 Mass (m/z)	保留时间 (min)	DP(V)	EP(V)	CEP(V)	CE(V)	CXP(V)
氯氮平	327.1	270.2	7.8	51	4.5	30	29	4
		192.2		51	4.5	30	59	4
		164.1		51	4.5	30	95	4
氟哌利多	380.1	123.1	7.3	41	5.5	16	63	4
		194.2		41	5.5	16	21	4
		165.1		41	5.5	16	39	4
氟奋乃静	438.1	171	10.1	61	6.5	60	25	4
		100		61	6.5	60	63	4
		143.1		61	6.5	60	57	4
氟司必林	476.1	98.2	10.4	61	7.5	24	47	4
		371.3		61	7.5	24	25	6
		55.1		61	7.5	24	85	4
氟哌啶醇	376	123.1	8.3	56	4.5	26	57	4
		165.2		56	4.5	26	35	4
		95		56	4.5	26	93	4
左美丙嗪	329.1	58.1	9.1	41	6	34	59	4
		100.2		41	6	34	25	4
		242.1		41	6	34	29	4
洛沙平	328.1	271.1	8.5	41	3.5	30	33	50
		84.2		41	3.5	30	33	4
		164		41	3.5	30	85	4
美哌隆	264	123.1	6.9	116	4	42	43	4
		165.2		116	4	42	19	4
		95.3		116	4	42	63	4
美索达嗪	387.7	98.2	7.6	51	8	56	51	4
		126.1		51	8	56	35	4
		70		51	8	56	87	4
奥氮平	313.1	256.2	4.9	56	4.5	14	31	4
		198.1		56	4.5	14	53	4
		84.2		56	4.5	14	33	4
吩噻嗪	340	141.2	9	56	9	32	27	4
		113.1		56	9	32	39	4
		70		56	9	32	57	4
氰噻嗪	365.8	114.2	8.2	56	5.5	34	43	4
		142.1		56	5.5	34	33	8
		44.1		56	5.5	34	77	4
奋乃静	404	171.1	9.6	56	10.5	18	31	4
		143.2		56	10.5	18	39	4
		100.2		56	10.5	18	57	4

续 表

目 标 物	Q1 Mass (m/z)	Q3 Mass (m/z)	保留时间 (min)	DP(V)	EP(V)	CEP(V)	CE(V)	CXP(V)
匹莫齐特	462.1	109.1	9.9	396	10.5	56	71	4
		328.3		396	10.5	56	33	4
		147.1		396	10.5	56	55	4
酰胺哌啶酮	376.2	123.2	6.2	51	12	16	65	4
		165.2		51	12	16	37	4
		98.2		51	12	16	39	4
丙氯拉嗪	374.1	141.4	10.1	46	7.5	40	27	4
		113.1		46	7.5	40	35	4
		70.2		46	7.5	40	63	4
氯丙嗪	285.1	86.2	8.4	46	4.5	34	27	4
		58.1		46	4.5	34	53	4
		180.1		46	4.5	34	51	4
异丙嗪	285.1	86.1	8.5	36	4.5	32	27	4
		198.1		36	4.5	32	35	4
		71.2		36	4.5	32	57	4
喹硫平	384.1	253.2	7.9	61	5	18	29	4
		221.3		61	5	18	53	4
		279.2		61	5	18	33	4
利培酮	411.1	191.2	7.1	56	9	18	41	4
		110.2		56	9	18	69	4
		82.2		56	9	18	81	4
舒必利	342	112.2	3	66	4.5	40	37	4
		214.1		66	4.5	40	45	4
		84.1		66	4.5	40	57	4
硫利达嗪	371.1	126.2	10.2	51	8.5	16	33	4
		98.3		51	8.5	16	47	4
		70		51	8.5	16	87	4
三氟拉嗪	408	70	10.6	61	5	34	67	4
		113.2		61	5	34	39	4
		141.3		61	5	34	31	4
三氟丙嗪	353	58.1	10	56	1	12	55	4
		86.3		56	1	12	33	4
		280.2		56	1	12	31	4
齐拉西酮	413	194	7.7	66	8.5	22	41	4
		130		66	8.5	22	91	4
		159.2		66	8.5	22	55	4
泽坦平	332.1	72.1	9.7	16	5.5	14	39	4
		42.2		16	5.5	14	109	6
		72.6		16	5.5	14	31	58

续　表

目标物	Q1 Mass (m/z)	Q3 Mass (m/z)	保留时间 (min)	DP(V)	EP(V)	CEP(V)	CE(V)	CXP(V)
珠氯噻醇	401	231.2	9.7	66	4.5	38	55	4
		221.1		66	4.5	38	69	4
		271		66	4.5	38	37	4
D4-氟哌啶醇	380.1	169.2	8.3	41	5	18	33	4
		127.1		41	5	18	57	4

（3）参考分析条件[1]

色谱条件：色谱柱：HSS T3 C_{18}柱（2.1 mm×100 mm×1.8 μm）；流动相：0.05%甲酸的水溶液：甲醇（V∶V=1∶9）；流速：0.3 mL/min。

质谱条件：质谱仪：Micromass LCT Premier XE 飞行时间质谱；离子源：正离子模式；雾化气：750 L/h；雾化温度：350℃；锥孔气源气：10 L/h；温度：120℃；毛细管电压：3 000 V；锥孔电压：30 V；分辨率：10 000。其余质谱参数见表 8-42。

表 8-42　部分医用中枢神经药物的质谱参数

目标物	特征离子 (m/z)	保留时间 (min)	目标物	特征离子 (m/z)	保留时间 (min)
阿普唑仑	309.090 7	7.48	利多卡因	235.181	4.02
阿米替林	278.190 9	7.26	劳拉西泮	321.019 8	7.46
苯丙胺	136.112 6	3.53	甲氧氯普胺	300.147 9	4.15
苯甲酰	290.139 2	4.33	美托洛尔	268.191 3	4.56
溴西泮	316.008 5	6.58	米安色林	265.170 5	5.96
丁丙诺啡	468.311 4	6.13	米氮平	266.165 7	4.64
利眠宁	300.090 4	6.16	硝西泮	282.087 9	6.95
氯普噻吨	316.092 7	7.75	7-氨基硝西泮	252.113 7	3.15
西酞普兰	325.171 6	5.79	去甲氟西汀	296.126 2	7.18
氯硝西泮	316.048 9	6.96	去甲替林	264.175 2	7.29
7-氨基氯硝西泮	286.074 7	4.29	苯海拉明	270.185 8	6.65
氯氮平	327.137 6	6	奥沙西泮	287.058 7	7.49
可卡因	304.154 9	4.56	羟考酮	316.154 9	3.07
可待因	300.16	2.89	帕罗西汀	330.150 5	6.67
地西泮	285.079 5	8.33	异丙嗪	285.142 5	6.62
氟硝西泮	314.094 1	7.07	喹硫平	384.174 6	6.07
7-氨基氟硝西泮	284.119 9	4.84	舍曲林	306.081 6	7.58
氟西汀	310.141 9	7.22	曲马多	264.196 4	4.53
氯胺酮	238.099 9	4.27	三唑仑	343.051 7	7.41
凯托米酮	248.165 1	3.78	万拉法新	278.212	5.5
拉莫三嗪	256.015 7	4.72	扎来普隆	306.135 5	6.36
左美丙嗪	329.168 8	7.09	唑吡坦	308.176 3	4.89
佐匹克隆	389.112 9	4.4			

(4) 参考分析条件[1]

色谱条件：Sunfire C_{18}柱(2.1 mm×20 mm×3.5 μm)；流动相：2 mmol/L 甲酸铵的水溶液：乙腈(V：V=85：15)；流速：0.4 mL/min。

质谱条件：离子源：ESI，正离子模式；离子源温度：400℃。其余质谱参数详见表 8-43。

表 8-43 部分医用中枢神经药物的质谱分析参数

目标物	CV	特征离子对(m/z)	CE	Dwell time(ms)	保留时间(min)
文拉法辛	25	278.1>57.8	18	0.15	0.77
		278.1>260.3	12	0.15	
西酞普兰	35	325.1>109.1	26	0.15	2.63
		325.1>262.1	20	0.15	
地昔帕明	25	267>43.8	40	0.05	3.4
		267>71.8	15	0.05	
丙咪嗪	25	281.1>57.6	40	0.05	3.51
		281.1>85.9	16	0.05	
帕罗西汀	35	330>69.7	30	0.05	3.61
		330>192.3	20	0.05	
去甲替林	25	264.2>90.8	22	0.05	3.72
		264.2>233.3	16	0.05	
氟伏沙明	25	319>70.8	18	0.05	3.8
		319>86.8	18	0.05	
阿米替林	30	278.1>90.8	24	0.05	3.82
		278.1>233.2	18	0.05	
去甲氟西汀	15	296>29.8	10	0.05	4.31
		296>134.1	6	0.05	
舍曲林	18	306>159.1	26	0.05	4.41
		306>275.1	12	0.05	
氟西汀	22	310.1>43.7	12	0.05	4.45
		310.1>148.2	8	0.05	
去甲氯米帕明	25	301.1>71.8	18	0.05	4.46
		301.1>270.2	16	0.05	
氯米帕明	22	315>57.8	32	0.05	4.63
		315>85.9	20	0.05	

(5) 参考分析条件[18]

色谱条件：色谱柱：Kinetex C_{18} 100 Å 柱(3.0 mm×50 mm×2.6 μm)；柱温：40℃；流动相：A 为 2 mmol/L 甲酸铵的 0.2%甲酸溶液，B 为 2 mmol/L 甲酸铵的 0.2%甲酸乙腈。梯度程序：初始 98% A；0~8 min，98%~35% A；8~8.5 min，35%~10% A；8.5~10 min，10% A；10~14 min，10%~98% A。

质谱条件：MS/MS 质谱系统；离子源：ESI+；扫描模式：MRM；质谱参数：气帘气，207 psi；CAD：medium；离子喷雾电压：5 500 V；加压喷雾温度（TEM）：600℃；喷雾气（GS1），50 psi；加热气（GS2），55 psi。抗精神病药物的质谱信息和保留时间见表 8－44。

本法采用 15 mg 毛发，抗精神病药物的 LOD 为 0.2～10 pg/mg。

表 8－44　部分医用中枢神经药物的保留时间和质谱参数

化合物	英文名	前体离子 (m/z)	碎片离子 (m/z)	保留时间 (min)	DP	CE	CXP
莫达非尼	modafinil	274.2	167.0	5.7	116	21	16
			152.2	5.7	116	55	14
阿托西汀	atomoxetine	256.3	44.1	6.2	101	65	8
			148.1	6.2	101	11	14
阿立哌唑	aripiprazole	448.1	285.2	6.4	111	41	18
			176.2	6.4	111	41	24
苯甲托品	benztropine	308.2	167.2	6.6	146	41	16
			152.1	6.6	146	59	8
丁螺环酮	buspirone	386.3	122.1	5.3	131	47	10
			222.0	5.3	131	37	14
度洛西汀	duloxetine	298.4	44.0	6.4	111	59	6
			154.0	6.4	111	7	12
加巴喷丁	gabapentin	172.1	154.2	3.4	86	23	20
			137.0	3.4	86	21	16
奥卡西平	oxcarbazepine	253.2	180.0	5.6	101	47	20
			208.2	5.6	101	27	26
羟基卡马西平	dihydro-hydroxycarbamazepine	255.1	194.2	5.0	116	27	20
			167.1	5. 0	116	49	18
托吡酯	topiramate－NH4	357.3	264.2	5.8	106	19	22
			184.2	5.8	106	25	14
西酞普兰	citalopram	325.2	109.1	5.9	146	67	8
			262.2	5.9	146	25	24
帕利哌酮	paliperidone	427.2	207.2	5.0	156	41	20
			110.0	5.0	156	63	10
齐哌西酮	ziprasidone	413.1	194.0	5.7	161	47	24
			159.1	5.7	161	55	12
拉莫三嗪	lamotrigine	256.0	211.1	4.4	86	43	16
			108.9	4.4	86	67	8
氯硝西泮	clonazepam	316.2	270.2	6.7	91	37	20
			241.1	6.7	91	43	22

续 表

化合物	英文名	前体离子(m/z)	碎片离子(m/z)	保留时间(min)	DP	CE	CXP
7-氨基氯硝西泮	7-aminoclonazepam	286.1	121.0	4.2	171	41	20
			222.0	4.2	171	33	12
左乙拉西坦	levetiracetam	171.1	126.1	3.2	86	29	14
			154.0	3.2	86	11	20
地昔帕明-d3	desipramine-d3	270.2	75.0	6.3	81	49	12

除上述所列同时分析多种医用中枢神经药物的色谱-质谱法外，SF/Z JD0107005-2016、GA/T 1604-2019 等标准方法均有一定的适用性。

五、鉴定要点

1. 生物检材中目标物的稳定性

不同种类的医用中枢神经药物在检材中的稳定性不同。如苯二氮杂卓类药物中，氯氮平具有极好的酸碱条件适应性和热稳定性，而奥氮平则较差，且在体液检材中会发生降解。在鉴定实践中，应对涉医用中枢神经药物的检材来源、获取时间、保存方式和保存时长给予关注。

有文献报道对 30 种医用中枢神经药物在血液中的稳定性进行研究：空白血液中添加一定浓度的药物，分别储存于 20℃、4℃、-20℃和-60℃，考察其随储存时间的延长而降解的情况，第 10 周不同目标物的降解情况列于表 8-45[16]。结果表明大多数目标物在检材保存于-20℃中时较为稳定，但考虑到冻融稳定性，4℃也可作为短期储存的较优条件。

表 8-45　不同温度下保存 10 周后血液中药物的稳定性

目标物	20℃		4℃		-20℃		-60℃
	低剂量组	高剂量组	低剂量组	高剂量组	低剂量组	高剂量组	高剂量组
9-OH-利培酮	2	2	1	1	1	1	1
氨磺必利	1	1	1	1	1	1	1
阿立哌唑	1	1	1	1	1	1	1
溴哌利多	1	1	1	1	1	1	1
丁螺环酮	1	1	1	1	1	1	1
氯丙嗪	2	3	2	2	1	2	1
氯普噻吨	2	3	3	2	1	1	1
氯氮平	1	1	1	1	1	1	1
氟哌利多	2	3	1	1	1	1	1
氟奋乃静	1	1	1	1	1	1	1
氟司必林	3	3	3	3	1	1	1

续　表

目标物	20℃		4℃		-20℃		-60℃
	低剂量组	高剂量组	低剂量组	高剂量组	低剂量组	高剂量组	高剂量组
氟哌啶醇	1	1	1	1	1	1	1
左美丙嗪	2	2	1	1	1	1	1
美哌隆	1	1	1	1	1	1	1
奥氮平	3	3	3	3	1	1	3
吩噻嗪	2	2	1	1	1	1	1
奋乃静	2	2	1	1	1	1	1
匹莫齐特	1	1	1	1	1	1	1
酰胺哌啶酮	1	1	1	1	1	1	1
异丙嗪	2	2	1	1	1	1	1
喹硫平	1	1	1	1	1	1	1
利培酮	1	1	1	1	1	1	1
舒必利	1	1	1	1	1	1	1
硫利达嗪	1	2	1	2	1	1	1
三氟培拉嗪	1	1	1	1	1	1	1
三氟普马嗪	2	3	1	2	1	1	1
齐拉西酮	3	3	1	1	1	1	1
泽坦平	1	1	1	1	1	1	1
珠氯噻醇	1	1	1	1	1	1	1

1＝稳定（损失<15%）；2＝一般（损失＝15%～30%）；3＝不稳定（损失>30%）。

研究氨磺必利、氯氮平、奥氮平、喹硫平、瑞波西汀、舍曲林和文拉法新在-20℃保存的血液中的稳定性，结果表明大多数药物在7天的储存期内的损失不超过方法学的精密度和准确度，但奥氮平在第三天开始即出现显著性下降[1]。吩噻嗪类药物性质不稳定，见光易分解，应将检材或其提取物避光低温保存，并及时检验。

2. 不同生物检材的应用特点

血液检材是医用中枢神经药物分析的重要检材。大多数医用中枢神经药物的都具有较长的半衰期，部分药物体内代谢极其缓慢，如阿立哌唑的半衰期为72 h左右，三环类药物的半衰期可长达数周。血液检材可以反映近期药物摄入情况，且药物剂量通常与疗效相关。血液检材可直接反映目标物对人体的效应情况，在判断是否中毒，或死亡原因推断时具有不可替代的优势。

尿液检材在鉴定实践中主要用于定性。由于尿液检材中目标物及代谢物浓度较高，检测时限较长，可有效反映受试者是否具有某种或某类药物的接触史而具有独特的应用价值。

肝脏和胆汁也适用于大部分药物及其代谢物的分析。相当部分中枢神经药物及其代谢物在血液中稳定性较差，当鉴定实践中遇到高度腐败、血液检材难以采集或血液检材可能污染时，肝脏和胆汁因目标物浓度通常较高而在死后毒物鉴定中具有优势。

毛发检材在本节所涉药物的分析及鉴定中具有独特的地位。医用中枢神经药物具有长期用药、安全窗窄、易被滥用的特点，而毛发检材的长检测时窗，能有效反映受试个体在一段时间内是否用药、用药剂量是否有较大变化等关键信息。同时，在中毒或致死案例中，联合血液分析结果，还能有效区分长期摄药与单次大剂量中毒。

3. 长期摄药与单次大剂量中毒的区分

本节所涉药物均可作为正常治疗用途的临床用药长期使用，且会随用药时间增长引起药物耐受性，而使产生同一药理效应的体内血药浓度升高。由毒物分析的阳性结果判断目标物为正常治疗剂量，或偶发性急性中毒成为本类药物毒物鉴定的难点。对安全窗范围较宽的药物，血液中检测到的目标物浓度远大于治疗效应参考浓度时，可判定为中毒。但部分药物的安全窗范围较小，治疗效应参考浓度与致死效应参考血药浓度相差较小，甚至部分人群在治疗效应参考浓度下也会发生中毒。又如部分药物存在耐受性，长期用药后产生治疗效应的血药浓度会显著升高，如氯氮平的治疗效应参考血药浓度为 0.35~0.60 μg/mL，但在长期使用氯氮平后，其治疗效应的血药浓度会超过 2 μg/mL，超过首次摄药者的急性中毒效应参考血药浓度最高值(1.30 μg/mL)。

当出现血药浓度较高，但不同效应的参考血液浓度差异不大，或存在药物耐受剂量升高的情况下，判断是否中毒需要其他检材的辅助信息，如毛发分析结果。如一起氯氮平中毒案件，其血液中氯氮平及其代谢物去甲氯氮平的浓度略高于治疗效应参考浓度范围，未达到致死效应血药浓度，同时有记录显示其为具氯氮平治疗史的精神病患。分析其毛发，发现近根部毛发段中氯氮平浓度较高，达 1.4 μg/mg，毛发中段氯氮平浓度较低，达 0.1~0.3 μg/mg，毛发梢段氯氮平浓度中等，达 0.6~0.7 μg/mg，后经调查，受试者具有长期氯氮平处方史，但近期产生自杀念头，偷藏每日氯氮平片并一次服下，其摄药史与毛发分析结果一致[17]。

六、案例评析

［**案例一**］ 患者于 2003 年某日上午 9 时许送入医院，血压下降伴昏迷，当时行洗胃处理，后因出现心跳及呼吸停止，予以临时心脏起搏及气管插管呼吸机辅助通气，并提取血液、尿液送检。

毒物分析及评析：下午 1 时左右取血液及尿液检测药物浓度：全血中多塞平浓度为 2 μg/mL，尿液中多塞平浓度高达 26 μg/mL，根据文献报道已达中毒浓度。下午 4 时进行血液灌流及洗胃治疗，并取血液及洗胃液进行药物浓度测定：全血中多塞平的浓度为 0.63 μg/mL，胃液中多塞平的浓度为 3 μg/mL，浓度有所下降，但仍远高于治疗浓度。当天晚上 8 时左右病人清醒，自主呼吸恢复。根据胃液及血液中药物浓度仍然较高的情况，次日再行血液灌流及洗胃治疗，并对治疗前后的血液浓度进行测定：灌流前全血中多塞平的浓度为 0.4 μg/mL，灌流后为 0.35 μg/mL；洗胃前胃液中多塞平的浓度为 8.7 μg/mL，洗胃后为 0.17 μg/mL；尿样中多塞平的浓度为 0.5 μg/mL。根据治疗前后药物浓度的变化及患者已经清醒的情况，不再进行洗胃及血液灌流治疗。由于多塞平在体内的分布容积大，药物在组织中积蓄，洗胃后又在体内发生再分布，故胃液中的浓度在次日有所升高。

［**案例二**］　某 58 岁男性被发现死于家中，据调查其患有癫痫，已试图自杀多次，并有酗酒史。死前曾服用过左美丙嗪。法医解剖未发现明确死因，提取血液和头发进行毒物分析[17]。

毒物分析及评析：死者头发总长 6 cm，从根部起按照 2 cm 分成 3 段，分析结果见表 8－46。奥卡西平进入体内后首先代谢为具有药理活性的 10－羟基奥卡西平，进一步氧化成无活性的双羟奥卡西平。死者血液中酒精浓度为 1.9%，由表可知，左美丙嗪过量是主要死亡原因，可能还有酒精的协同作用。从头发分析结果可证实死者确是癫痫患者，而且近 6 个月内一直服用奥卡西平治疗。

表 8－46　死者的血液和头发中药物及其代谢物浓度

药　物	头发(ng/mg)			血液(μg/mL)
	第 1 段	第 2 段	第 3 段	
奥卡西平	3.9	10.4	13.0	0.79
10－羟基奥卡西平	18.4	53.9	105.9	13.96
双羟奥卡西平	0.5	1.2	3.0	0.23
左美丙嗪	ND	ND	ND	1.96

［**案例三**］　某家庭有 5 个孩子。其小女儿 18 个月大，突然生病，无法站立，呼吸困难，意识模糊，送医院救治。小女儿在医院恢复很快，2 天后正常出院。3 周后又复生病，住院治疗，住院期间未出现明显的症状。10 天后出院，但当晚又病发住进医院，主要症状为瘫痪、呼吸困难，入院后症状逐渐减轻，3 周后出院。然而，出院后当天晚上再次发病，虽经抢救仍于当晚死亡。2 天后临床解剖确认为心肺功能衰竭，未作毒物分析。小女儿死后 6 周，其姐姐又因同样病状送进医院，经多方检查仍无法确诊。该小孩在 10 个月内先后 10 次进出医院，发病症状不明显，主要为体温升高、嗜睡，每次大约 72 h 后恢复健康。

毒物分析及评析：为配合对症治疗，取其姐姐尿液分析，结果在尿液中检出氯氮平。由此合理怀疑死去的小女儿可能死于中毒。于小女儿埋葬 10 个月后开棺检验,但仅可采集到头发样品,头发样品经 GC-MS 分析,检出氯氮平成分。在事实面前,孩子母亲承认了给女儿服药的犯罪事实,被刑事起诉。该母亲患有孟乔森综合征,孟乔森综合征(Munchausen syndrome)又叫虚夸综合征,是一种罕见的精神疾病[17]。

[案例四] 本书作者实验室受理的 15 例涉及地芬尼多的死亡案件,结果见表 8-47。

表 8-47 死亡案例中地芬尼多分析结果(μg/mL)

No.	性别	年龄	性质	剂量	基本案情	血液浓度	血液中其他药物
1	男	26	自杀	7 500 mg	自杀,抢救无效死亡 现场发现 10 瓶地芬尼多	26.40	—
2	女	—	自杀	—	自杀,抢救无效死亡	1.80	地塞米松:0.20
3	女	53	意外	—	旅途中身体不适 抢救无效死亡	0.87	甲氧氯普胺:0.13 苯海拉明:0.07
4	男	43	自杀	—	死于家中	40.30	氯苯那敏:0.30 麻黄碱:4.90 对乙酰氨基酚:95.54
5	女	—	自杀	—	死于家中,未抢救	27.90 肝组织 51.05 μg/g 尿液和胃内容物检出	—
6	女	25	自杀	>2 500 mg	死于酒店,未抢救 现场发现地芬尼多	10.80	—
7	女	26	自杀	—	死于酒店	99	—
8	女	17	自杀	1 500 mg	死于家中,未抢救 现场发现地芬尼多	81.20	—
9	女	—	自杀	—	死于家中,未抢救	25.30 口周呕吐物检出	—
10	女	25	自杀	3 000 mg	车中自杀,抢救无效死亡 现场发现 4 瓶地芬尼多	4.60	—
11	女	22	自杀	6 000 mg	宿舍自杀 抢救无效死亡 现场发现地芬尼多	14.30 肝组织 26.80 μg/g 胃内容物检出	—
12	女	26	自杀	1 250 mg	自杀,抢救无效死亡 现场发现 2 瓶地芬尼多	19.80 肝及胃内容物检出	—
13	女	23	自杀	—	自杀,抢救无效死亡	13.40	—
14	女	24	自杀	2 500 mg	自杀	2.80 胃内容物检出	—
15	女	23	自杀	3 000 mg	自杀,抢救无效死亡 现场发现地芬尼多	40	—

"—"未提及或未检出。

第四节 局部麻醉药物

一、概述

局部麻醉药(local anaesthetics)简称“局麻药”,是一类局部应用于神经末梢或神经干周围的药物,能暂时、完全和可逆性地阻断神经冲动的产生和传导,在意识清醒的条件下,使局部痛觉暂时消失。局麻药的作用局限于给药部位并随药物从给药部位扩散而迅速消失,对各类组织都无损伤性影响。但局部麻醉药的过量使用或操作不当都可能引起中毒反应,导致意外医疗事故。近年来,因麻醉药的使用过量或操作不当而导致的意外事故时有发生。近年来也出现了麻醉药物滥用及投毒的新走向,偶见犯罪嫌疑人利用麻醉药物进行麻醉抢劫、强奸等案件。因此,在司法实践中需检测体液中局麻药的成分及浓度,以确定案件的性质和证据,为医疗纠纷处置提供科学依据。

根据局麻药化学结构类型可分为酯类(普鲁卡因、苯佐卡因、丁卡因)和酰胺类(利多卡因、布比卡因、罗哌卡因)。

1. 普鲁卡因(procaine) 短效脂类局麻药。因其通透性和弥散性差,不易被黏膜吸收,故不适用于表面麻醉,仅作注射用药。且其麻醉作用时间较短,遇光或空气中或碱性时均不稳定,易分解而失效,偶尔可产生过敏反应。

2. 利多卡因(lidocaine) 酰胺类局麻药及抗心律失常药。利多卡因局麻作用较普鲁卡因强,其维持时间较长,且有较强的组织穿透性和扩散性,是临床应用较广泛的局部麻醉药物之一,同时在治疗各种原因的室性心律失常时效果显著。其作用机制为当局麻药进入神经细胞后在膜内侧与钠通道上的特异位点结合,阻断钠通道,钠离子内流被阻断而产生局麻作用。大剂量可能引起呼吸困难和支气管痉挛;导致心率加快和血压降低。

3. 丁卡因(tetracaine) 芳香酯类局麻药。其表面穿透力强,具有吸收快、作用强、长效等特点,主要用于表面麻醉。但是其毒性较大,临床有较多的过敏反应报道,剂量大时作用于中枢神经,可出现短暂轻度惊厥,更大剂量可致血压剧烈下降、心肌收缩力减弱、传导系统功能障碍甚至死亡。

4. 布比卡因(bupivacaine) 长效酰胺类局麻药。其是局麻药中作用维持时间最长的药物,约 5~10 h。布比卡因作用快慢与利多卡因相仿,而持续时间是利多卡因的两倍,适合费时较长的手术,术后的镇痛时间也较长,主要用于局部浸润和部位神经阻滞,尤其是硬膜外阻滞。大剂量静注可引起心肌收缩力减弱,传导时间延长,室性心律、室颤。

5. 罗哌卡因(ropivacaine)　为酰胺类局麻药。其作用、结构与布比卡因相似，但对中枢神经系统和心血管系统的不良反应较布比卡因小，低浓度时产生感觉-运动神经阻滞分离明显，临床上主要用于区域阻滞麻醉和硬膜外麻醉，也用于区域阻滞镇痛如硬膜外术后或分娩镇痛。其血药浓度过高时可出现中枢神经系统中毒症状。罗哌卡因对心血管系统具有毒性作用。血药浓度过高时可抑制心脏传导和心肌收缩力。

局麻药对神经有阻断作用，在较高浓度时也能抑制平滑肌和骨骼肌的活动。局麻药的毒性反应主要为：① 中枢神经系统毒性。中枢神经系统先兴奋后抑制，初期表现为眩晕、烦躁不安、肌肉震颤，进而发展为神志错乱及全身性强直-阵挛性惊厥，最后转入昏迷、呼吸麻痹。中枢神经抑制性神经元对局麻药比较敏感，首先被局麻药所抑制，因此引起脱抑制而出现兴奋现象。局麻药引起的惊厥是边缘系统兴奋灶扩散所致。局麻药效力越强其中枢神经毒性越大。② 心脏毒性。局麻药对心血管系统有直接抑制作用。开始时血压上升、心率加快(中枢兴奋)，后表现为心率减慢、血压下降、传导阻滞直至心搏停止。布比卡因有严重的心脏毒性，毒性是普鲁卡因的 8 倍。

按局麻药血中浓度上升的快慢和原因，将局麻药中毒分成两种类型：① 立即性毒性反应：出现症状以秒为单位，症状急而重，常由麻醉药注入血管内引起，例如施行星状神经节阻滞时误入颈动脉或椎动脉，仅数毫升就可出现意识丧失、惊厥等中枢神经中毒症状。② 延迟性毒性反应：于给药后 5~30 min 内出现。过量的麻醉药注于血管外，血中麻醉药浓度缓慢升高，给药后 15~30 min 达到血中峰值，故随血中浓度的上升，5~30 min 出现中毒症状，其症状有个体差异。

局部麻醉药引起的中毒原因：① 特殊体质，普通的皮下注射也可能造成休克死亡。② 皮下注射时误注入血管内。③ 超量使用致使中毒乃至死亡。如果急速静脉注射或大量局部给药，可导致昏睡、虚脱和痉挛等中毒症状，进而引起呼吸麻痹和心脏骤停而死亡。

二、体内过程

普鲁卡因由血液吸收的速率受多种因素的影响，如注药部位、剂量、是否加用血管收缩药等。注射给药后 1~3 min 起效，可维持 30~45 min，普鲁卡因在血浆中主要由血浆假性胆碱酯酶水解，转变为对氨基苯甲酸和二乙氨基乙醇。代谢产物由肾脏排泄。静脉注射普鲁卡因后，药物原形在 24 h 内排出量不足 2%，大部分形成代谢物。

丁卡因的体内过程与普鲁卡因相仿，其注射进入血液后，大部分和血浆蛋白结合，蓄积于组织中，骨骼肌内蓄积量最大，当血浆内的浓度下降时又释放出来。丁卡因大部分由血浆胆碱酯酶水解转化，代谢为丁氨基苯甲酸与二甲氨基乙醇，然后再降解或结合随尿排出。

布比卡因起效时间 16~18 min，持续 200~400 min，血浆峰浓度为 0.88 μg/mL，中毒的血浆药物浓度阈值是 4 μg/mL，血浆蛋白结合率为 84%~95%，血浆消除半衰期 $t_{1/2}$ 为 2.7±1.3 h。体内主要代谢物为 3′-羟基布比卡因和去甲布比卡因，分解产物及原药由肾排出。

利多卡因注射后即起效(45~90 s)，吸收完全，组织分布快而广，能透过血脑屏障和胎盘。血液中消除半衰期为 0.7~1.8 h，取决于肝脏代谢的快慢。利多卡因 90%经肝脏代谢，代谢物单乙基甘氨酰二甲苯胺(MEGX)及甘氨酰二甲苯胺(GX)具有药理活性，持续静滴 24 h 以上者，代谢产物可产生治疗及中毒作用。由肾脏排泄，约用量的 10%以原形排出，58%为代谢物 GX，不能被血液透析清除，少量出现在胆汁中。口服生物利用度低，经肝脏首次通过效应即锐减。不同给药途径下中毒死者体内药物分布见表 8-48[4]。

表 8-48　不同给药途径下中毒死者体内利多卡因的浓度(μg/mL 或 μg/g)

给药途径，剂量	血　液	脑组织	肝组织	肾组织	尿　液
静脉注射，1 000 mg	33	21	23	56	10
皮下注射，2 500 mg	12	66	96	84	18
口服，25 g	44	17	70	66	6

三、检材处理

怀疑局麻药中毒时，应注意收集各种检材，包括剩余药液、药瓶、注射器等体外检材；血液、脑脊液以及注射部位的肌肉等体内检材。体内检材可调至碱性后用乙醚、乙酸乙酯等液液提取或固相萃取。头发样品可参照碱性药物提取。

参考方法[2]：准确吸取检材血液 1.0 mL，加入内标工作液，混匀后加入 5 mol/L NaOH 溶液 40 μL，再加入乙酸乙酯 4.0 mL，漩涡混匀 1 min 后 2 500 r/min 离心 10 min。转移上层有机相于另一试管中，37℃ 水浴条件下氮气流吹干。用甲醇或流动相复溶供分析。

参考方法[2]：取 0.5 mL 尿液，过 C_{18} 固相萃取柱。SPE 柱上样前分别用 1 mL 甲醇、1 mL 水和 1 mL 磷酸缓冲液活化。上样后用 0.5 mL 磷酸缓冲液(pH 7.4)淋洗，最后用 0.8 mL 含 18%乙腈的 10 mmol/L 三氟乙酸水溶液洗脱。洗脱液用流动相 1∶1 稀释后 30 μL 进 LC-MS(/MS)分析。

参考方法：取 1 ml 空白血浆或 1 g 肝脏匀浆，加入 4 mL 乙醚和一滴偏重 10%亚硫酸钠，用 10% NaOH 溶液调节 pH 至 12，振荡提取 20 min，分出有机相加入少量无水硫酸钠去除水分，高速离心(2 000 min×10 min)，重复操作一次，合并提取液至另一试管中，40℃下 N_2 流吹干，用 50 μL 甲醇定容，供分析。

四、分析方法

1. 气相色谱-质谱法

GC－MS 法是局麻药以及代谢物鉴定的最有效的确证方法。质谱可选择电子轰击源(EI)或化学源(CI),EI 可以得到更多的结构信息,而 CI 可以获得分子信息。局麻药用电子轰击电离源一般不出现分子离子峰或丰度很低,质荷比(m/z)86 为基峰。

(1) 分析参考条件[2]

色谱条件：色谱柱：HP－5 柱(30 m×0.25 mm×0.25 μm),程序升温：初温 150℃,保持 1 min,以 20℃/min 升温至 210℃,保持 0.1 min,以 20℃/min 升温至 240℃,保持 0.1 min,再以 10℃/min 升温至 250℃,保持 1 min,最后以 20℃/min 升温至 280℃,保持 2 min;接口温度：280℃,进样口温度：230℃;载气流速：1 mL/min。

质谱条件：离子源 EI,70 eV;四级杆温度：150℃;离子源温度：230℃。定量分析在 SIM 模式下完成。

(2) 分析参考条件[2]

色谱条件：色谱柱：DB－5MS 柱(30 m×0.25 mm×0.25 μm);进样口温度：280℃;载气：高纯 He;流速：1 mL/min;程序升温：初温 150℃,保持 1 min,以 10℃/min 升温至 280℃,保持 1 min。

质谱条件：离子源：EI,70 eV;传输线温度：250℃;离子源温度：200℃;选择离子模式(SIM)。利多卡因的特征碎片离子为 m/z(丰度)：86(100), 58(26), 72(10), 234(6)。

2. 液相色谱-质谱法

LC－MS 或 LC－MS/MS 较之 GC－MS,具有无需衍生化、可同时分析原体及代谢物的优点,可简便、准确、灵敏地筛选和确证局麻药及其代谢物。

(1) 分析参考条件[2]

色谱条件：色谱柱：ODS Hypersil 柱(100 mm×3.0 mm×5 μm),前接 ODS 保护柱(10 mm×3.0 mm×5 μm);流动相：0.01 mol/L 乙酸铵乙腈-水溶液(40/60, V/V),等度洗脱;流速：0.2 mL/min。

质谱条件：离子源：ESI+;喷雾电压：4.5 kV;毛细管电压：3.0 V;毛细管温度：230℃;利多卡因及其代谢物的质谱分析参数见表 8－49。

(2) 分析参考条件[19]

色谱条件：色谱柱：Waters BEH C_{18} 柱(50 mm×2.1 mm×1.7 μm);流动相：含 0.1%乙酸的 0.02 mol/L 乙酸铵溶液-乙腈(72 : 28)溶液;流速：0.2 mL/min;柱温：35℃。

表 8-49　利多卡因及其代谢物的质谱分析参数

化 合 物	保留时间(min)	碰撞能量(V)	分子离子(m/z)	碎片离子(m/z)
利多卡因	5.88	1.9	235	86
MEGX	7.59	1.6	207	58
GX	7.88	1.8	179	12
EMGX	5.64	1.7	221	72

质谱条件：离子源：ESI+；扫描方式：MRM；干燥气流量：500 L/h；雾化气流量：50 L/h；氩气流量：0.1 mL/min。其他质谱参数见表 8-50。

表 8-50　部分麻醉药的质谱参数

化 合 物	分子离子(m/z)	定量离子(m/z)	锥孔电压(V)	碰撞电压(eV)
丁卡因	265	176	20	10
利多卡因	235	86	15	12
罗哌卡因	275	126	20	18

(3) 分析参考条件[2]

MEPS 条件：针与自动进样器相连，吸取 25 μL 血液样品，缓慢过填充针(20 μL/s)，然后填充物用 100 μL 含 0.1%的甲酸冲洗，再用 50 μL 甲醇-水(95∶5，含 0.25% NH_4OH)洗脱至液相闸阀。

色谱条件：保护柱为 C_8(10 mm×1 mm)，流动相：含 0.1%甲酸的甲醇-水溶液(1∶1，v/v)；流速：0.2 mL/min，进样量：25 μL。

质谱条件：离子源：ESI+；毛细管电压：3.1 kV；锥电压：38 V；离子源温度：150℃；脱溶剂温度：250℃；干燥气和雾化气：氮气；碰撞气：氩气；碰撞能量：25 eV。其他质谱参数见表 8-51。

表 8-51　部分局麻药的质谱信息

	分子离子(m/z)	碎片离子(m/z)
利多卡因	235	86
布比卡因	289	140
罗哌卡因	275	126
PPX	233	84
3-OH-罗哌卡因	291	126

五、鉴定要点

局部麻醉药尤其是利多卡因在急救中经常大剂量使用，因此在尸体检血中检出的浓度可能超过致死量，应结合其他可能死因注意区别。由于死后药物的再分布，静脉、硬膜外等途径给药的情况下亦可在胃内容物中检出药物原形，此时应结合案情区分口服给药或注射给药。此外，局麻药在体内代谢迅速，若在血液中检测不到药物原体，应检测其代谢物，再综合其他信息判断。

六、案例评析

［案例一］ 2007 年某日中午 12 时许，某女（23 岁）行剖宫产手术，次日凌晨由于疼痛央求医生给药。由麻醉医生给予利多卡因，2 h 后发现其脸色不对，经抢救无效宣告死亡[2]。

毒物分析及评析：取死者体内检材，经处理后用 GC－MS 分析检测，结果如表 8－52 所示，检出利多卡因、布比卡因和尼可刹米。利多卡因和布比卡因均未达到致死浓度。布比卡因为手术期间给药，其代谢较慢。尼可刹米系急救时用药。本结果不支持直接的麻醉药药源性死因。局部麻醉药的使用有多方面的因素，需要具体情况具体分析。如人死亡之前甚至死亡之后，急救人员通常会应家属的强烈要求通过静脉推注较大剂量的呼吸兴奋药物。因此对局部麻醉药的检测结果要综合分析、谨慎判断。

表 8－52 死者生物检材中的药物浓度

检 材	利多卡因（μg/mL 或 μg/g）	布比卡因（μg/mL 或 μg/g）	尼可刹米（μg/mL 或 μg/g）
心血	0.06	0.2	阳性
颅腔血	0.08	0.8	阳性
肝组织	0.03	0.07	阳性
脑干	0.03	0.01	阳性

［案例二］ 某 31 岁妇女被发现死于家中，卧室中发现一瓶利多卡因喷雾剂、一盒氟西泮和少量大麻叶，死后 48 h 内尸体解剖，取其组织、体液进行毒物分析[2]。

毒物分析及评析：死者组织、体液经毒药物的筛查分析，在死者尿液中检出利多卡因；进一步用 GC－MS 法分析确认，在各组织和体液中均检出利多卡因及其代谢物，其定量结果见表 8－53。口服利多卡因致死的案件较为少见，本案在多种检材中均检出利多卡因及其代谢物，结果表明利多卡因口服后迅速吸收并在肝脏中代谢，分布于各组织器官。尸体血液中药物浓度已达参考致死浓度（10～25 μg/mL），可对案情提供辅助信息，但最终的死因结论需结合现场调查结果，病理诊断等。

表 8-53　死者组织、体液中利多卡因的浓度

生物检材	利多卡因浓度(μg/mL 或 μg/g)
血液	31
胆汁	6
尿液	9
胃内容(总)	2.5 g
肝组织	10
肾组织	12
脑	9
肺	84
心	9
脾	24

第五节　抗　生　素

一、概述

抗生素(antibiotics)是由微生物或高等动植物在生活过程中所产生的具有抗病原体或其他活性的一类次级代谢产物,主要来源是生物发酵,也可通过化学全合成和半合成方法制得。抗生素的使用不当会导致多种毒性反应: ① 神经系统毒性反应: 大剂量青霉素 G 或半合成青霉素可引起神经肌肉阻滞,表现为呼吸抑制甚至呼吸骤停。② 造血系统毒性反应: 氯霉素可引起再障性贫血;氯霉素、氨苄青霉素、链霉素、新生霉素等有时可引起粒细胞缺乏症等。③ 肝、肾毒性反应: 氨基甙类及磺胺药可引起肾小管损害。④ 过敏反应: 一般分为过敏性休克、血清病型反应、药热、皮疹、血管神经性水肿和变态反应性心肌损害等。

因抗生素使用不当而导致的医疗纠纷时有发生,尤以抗生素过敏最为常见。涉抗生素致死案件中,通过毒物鉴定可提供是否使用过抗生素的证据,为法医死因判断提供依据。

抗生素种类繁多,结构复杂,与法医毒物分析密切相关的抗生素主要是 β-内酰胺类抗生素。β-内酰胺类抗生素的化学结构中具有 β-内酰胺环,包括青霉素类族和头孢菌素族。目前临床上常用的 β-内酰胺类抗生素见表 8-54。

表 8-54 临床上常用的 β-内酰胺类抗生素

中文名		英文名	分子式	分子量
青霉素	青霉素钾	benzylpenicillin potassium	$C_{16}H_{17}KN_2O_4S$	372.48
	阿莫西林钠	amoxicillin sodium	$C_{16}H_{18}N_3NaO_5S$	387.39
	氨苄西林钠	ampicillin sodium	$C_{16}H_{18}N_3NaO_4S$	371.39
	苯唑西林钠	oxacillin sodium	$C_{19}H_{19}N_3NaO_5S$	424.43
头孢菌素	头孢曲松钠	ceftriaxone sodium	$C_{18}H_{16}N_8Na_2O_7S_3H_2O$	661.59
	头孢克洛	cefaclor	$C_{15}H_{14}ClN_3O_4S\ H_2O$	385.82
	头孢拉啶	cefradine	$C_{16}H_{19}N_3O_4S$	349.40
	头孢氨苄	cefalexin	$C_{16}H_{17}N_3O_4S$	347.39
	头孢噻吩钠	cefalotin sodium	$C_{16}H_{15}N_2NaO_6S_2$	418.42

青霉素类和头孢菌素分子中的游离羧基具有相当强的酸性，大多数青霉素的p*K*a 在 2.5~2.8 之间，能与无机碱或某些有机碱形成盐。青霉素类分子中含有三个手性碳原子，头孢菌素族含有两个手性碳原子，故都具有旋光性。青霉素类与头孢菌素类抗生素的 β-内酰胺环是分子结构中最不稳定的部分，与含水量和纯度有很大关系，干燥条件下比较稳定，室温条件下密封保存可贮存三年以上。但水溶液非常不稳定，随 pH 和温度变化很大，在酸、碱、酶、金属离子或氧化剂等作用下，易破坏结构而失去抗菌活性。

二、体内过程

青霉素类药物口服易被胃酸破坏，吸收少而不规则，肌内注射吸收迅速而完全，原体进入生物体后极易分解，代谢快，检测时限短。青霉素钾(钠)水溶液肌注后 15~30 min 内就达到血药浓度峰值，半衰期仅为 30~60 min。青霉素进入体内后广泛分布于全身各处，但在各部位、组织中的浓度有较大差异。约 60%青霉素与血浆白蛋白结合，肝、胆、肾、肠道等中均有大量分布。青霉素脂溶性低，进入细胞内较少，主要以药物原形迅速经肾排泄入尿。

头孢菌素类抗生素可经肠道吸收，能口服。除头孢噻吩外均可肌注或静注。头孢曲松钠肌注 1 g，血药浓度 2 h 达峰值，半衰期 6~8 h。头孢曲松在人体内不被代谢，约 40%的药物以原形自胆道和肠道排出，60%自尿中排出。头孢克洛空腹口服后吸收良好。不管是否与食物同时服用，总吸收率相同。然而，当与食物同服时，达到的峰浓度为空腹者服用后峰浓度的 50%~75%，且达峰时间通常要延迟 45~60 min。头孢克洛的半衰期为 0.6~0.9 h。头孢菌素类抗生素吸收后体内分布良好，易透过胎盘，在滑膜液、心包积液中均可达高浓度，胆汁中浓度通常也较高，主要经肾排出体外。

三、检材处理

涉及抗生素分析的检材应同时采取体外检材与体内检材。需要特别注意的是，由于抗生素易受 pH 和温度变化影响，故应及早采样，检材在采集后应尽快冷冻保存。

体外检材是与案情有关的医疗用品，包括药品、药液、点滴液、输液管、针头等。对于体外检材，可加入蒸馏水或合适的流动相溶液后直接进行分析。体内检材中抗生素药物分析在法庭科学的应用研究较少，主要集中在动物源性食品中抗生素残留的研究。在医疗纠纷和法医鉴定中，可选用血液、尿液、胆汁及组织等，前处理可采用水性溶剂溶解、有机溶剂沉淀蛋白、液液提取、固相萃取等方法。

参考方法（蛋白沉淀法）[2]：取 100 μL 血液，加入内标工作液，加入 900 μL 乙腈/水混合溶液（乙腈/水 = 4 : 1），涡旋混匀，13 000 r/min 离心 5 min，取上清液，在 37℃ 氮吹仪上吹干，残留物用 100 μL 水溶解，供 LC - MS/MS 分析。

参考方法（液液提取法）[2]：取 0.5 mL 血液，加入内标和 50 μL 20% 的三氯乙酸，混匀，离心 10 min。转移上清液至另一试管中，加入 3 mL 乙酸乙酯，混匀后旋转 20 min，3 500 r/min 离心 10 min，取有机相，在 40℃ 下氮气流吹干，残留物 200 μL 甲醇定容，供 LC - MS 分析。（注：β -内酰胺类抗生素在酸性条件下不稳定，因此酸化后立即加入溶剂提取，避免因时间过长而分解。）

参考方法（固相萃取法）[22]：取 0.5 mL 尿液，加入 2.0 μg/mL 哌拉西林内标溶液 10 μL 和 0.5 mL pH 8.5 磷酸盐缓冲液，涡旋混匀。固相小柱为 HLB 柱，样品过柱前依次用 1.0 mL 甲醇，1.0 mL 水，1.0 mL pH 8.5 磷酸盐缓冲液活化，上样后依次用 1.0 mL pH 8.5 磷酸盐缓冲液和 1.0 mL 水淋洗，抽干用 2.0 mL 乙腈洗脱两次，收集洗脱液于 37℃ 空气流下吹干，残留物用流动相定容，供 LC - MS/MS 分析。（注：经优化研究：固相萃取 β -内酰胺类抗生素以 HLB 柱为优。）

四、分析方法

抗生素的检测有显色反应法、生物测定法、气相色谱法、高效液相色谱法和液相色谱-质谱法等，但从毒物鉴定的可靠性和证据要求的角度，宜采用液相色谱-质谱法。

1. 液相色谱-质谱法

LC - MS/MS 法对高沸点、不挥发和热不稳定化合物的分离和鉴定具有独特的优势，与其他方法相比，具有更高的选择性和灵敏度。

（1）分析参考条件[2]

色谱条件：色谱柱：ZORBAX SB C_{18} 柱（2.1 mm × 150 mm × 5 μm），预柱（4.6 mm×12.5 mm×5 μm）；流速：0.3 mL/min；柱温：30℃；流动相：A 为 0.1% 甲酸

溶液,B 为甲醇∶乙腈∶甲酸(体积比 500∶500∶1);梯度洗脱程序见表 8－55。

表 8－55 分离 12 种 β－内酰胺类药物的 HPLC 洗脱梯度

时间 t(min)	A(%)	B(%)	流速 v(mL/min)
0	100	0	0.3
17.0	0	100	0.3
17.1	0	100	0.4
20.0	0	100	0.4
20.1	100	0	0.3
27	100	0	0.3

质谱条件: 离子源: ESI+;扫描方式: MRM;干燥气: 氮气;雾化器压力: 50 psi;干燥气温度: 330℃;干燥气流速: 10 L/min。β－内酰胺类药物质谱分析的条件参数见表 8－56。

表 8－56 12 种 β－内酰胺类药物保留时间和质谱分析的条件参数

化合物名称	保留时间 t(min)	(m/z)	主要离子碎片(m/z)	碎裂电压(eV)
阿莫西林	6.5	366	349.0,207.9,159.9	0.5
氨苄西林	9.0	350	159.9	0.5
头孢氨苄	9.0	348	157.9	0.5
头孢拉定	9.5	350	157.9,175.9	0.5
头孢唑啉	9.7	455	323.0,155.9	1.0
头孢噻吩	11.9	414$[M+NH_4]^+$	336.9	1.0
青霉素 G	13.0	335	159.5,175.9	1.0
青霉素 V	13.9	351	159.9	0.5
苯唑青霉素	14.2	402	242.9,159.9	0.5
邻氯青霉素	15.3	436	276.9,159.9	0.5
乙氧萘青霉素	15.5	415	198.9	0.5
双氯青霉素	15.6	470	245.0,310.9,159.9	0.5

(2) 分析参考条件(GB/T 21315－2007)

色谱条件: 色谱柱: C_{18}柱(4.6 mm×250 mm×5 μm);柱温: 30℃;流动相: A 为 0.1 mol/L 乙酸铵溶液(甲酸调 pH 至 4.5),B 为乙腈;梯度洗脱程序: 0～3 min, 2% B;3～5 min,2%～10% B;5～15 min,10%～30% B;15～20 min,30%～40% B; 20～20.1 min,40%～2% B;20.1～30 min,2% B;流速: 1.0 mL/min。

质谱条件: 离子源: ESI+;扫描方式: MRM;雾化气、气帘气、辅助气、碰撞气均为高纯氮气;电喷雾电压: 5 500 V;雾化气压力: 70 psi;气帘气压力: 30 psi;辅助气压力: 90 psi;离子源温度: 700℃。11 种青霉素类抗生素的保留时间、定性离子对、定量离子对、去簇电压(DP)、碰撞气能量(CE)及碰撞室出口电压(CXP)见表 8－57。

表 8-57　11 种青霉素族抗生素的保留时间和质谱分析参数

组分名称	保留时间(min)	定性离子对(m/z)	定量离子对(m/z)	去簇电压DP(V)	碰撞气能量CE(V)	碰撞室出口电压CXP(V)
羟氨苄青霉素	8.5	366/349	366/349	48	14	10
		366/208		50	17	10
氨苄青霉素	12.2	350/106	350/106	60	23	10
		350/192		50	50	10
苯咪青霉素	16.5	462/218	462/218	65	20	10
		462/246		60	20	10
甲氧苯青霉素	16.8	381/165	381/165	55	23	10
		381/222		60	30	10
苄青霉素	18.1	335/160	335/160	60	25	10
		335/175		60	25	10
苯氧甲基青霉素	19.4	351/150	351/150	55	16	10
		351/192		60	25	10
苯唑青霉素	20.3	402/160	402/160	70	20	10
		402/243		60	25	10
苯氧乙基青霉素	20.5	387/182	387/182	100	22	10
		387/228		65	16	10
邻氯青霉素	21.5	436/277	436/277	60	17	10
		436/160		60	25	10
乙氧萘青霉素	22.3	415/199	415/199	50	50	10
		415/256		70	20	10
双氯青霉素	23.5	492/182	492/182	60	25	10
		492/333		60	25	10

(3) 分析参考条件[20]

色谱条件：色谱柱：Zorbax SB－C_{18}柱[(2.1 mm×50 mm×1.8 μm)，流动相：A为1 mmol/L 九氟戊酸(NFPA)水溶液(含 0.05%甲酸)，B 为含 0.05%甲酸的乙腈-甲醇溶液(50/50，V/V)]；洗脱程序：0 min，0% B；0～0.1 min，25% B；0.1～3 min，25% B；3～7 min，80% B；7～12 min，95% B；12～14 min，99% B；14～15 min，0% B；15～25 min，0% B；流速：0.3 mL/min。

质谱条件：离子源：ESI+；扫描方式：MRM；源温度：600℃；喷雾气和气帘气：氮气，压力分别为 50 psi，25 psi；毛细管电压：5 kV；氮气：碰撞气。42 种抗生素的质谱参数见表 8-58。

(4) 分析参考条件[21]

色谱条件：色谱柱：ZORBAX SB－C_{18}柱(150 mm×2.1 mm×5.0 μm)，前接 BEH Hilic(1.7 μm)预柱；流动相：A 为 0.1%甲酸溶液，B 为乙腈，梯度洗脱程序：0～2 min，5% B；2～12 min，5%～50% B；12～20 min，50%～5% B；流速：0.2 mL/min；进样量 10.0 μL。

表 8-58 42 种抗生素的质谱参数

抗 生 素	中文名	保留时间(min)	DP(V)	DT(ms)	MRM(CE/eV)
sulfadiazine(SDZ)	磺胺嘧啶	2.9	55	10	**251→156(23)** 251→92(39)
sulfamerazine(SMR)	磺胺甲基嘧啶	3.5	56	10	**265→156(25)** 265→172(26)
sulfathiazole(STZ)	磺胺塞唑	3.5	58	10	**256→156(22)** 256→92(40)
sulfapyridine(SPD)	磺胺吡啶	3.7	58	10	**250→156(24)** 250→108(36)
sulfanilamide(SAD)	氨苯磺胺	3.8	44	10	**173→156(11)** 173→108(23)
sulfamethazine(SMT)	磺胺甲嘧啶	3.9	67	10	**279→124(26)** 279→108(39)
thiamphenicol(TAP)	甲砜霉素	4.2	57	10	**338→308(20)** 338→229(31)
sulfameter(SME)	磺胺对甲氧嘧啶	4.2	60	10	**281→156(26)** 281→215(26)
sulfamoxole(SMX)	磺胺噁唑	4.6	58	10	**268→156(24)** 268→108(36)
sulfamethoxypyridazine(SMP)	磺胺甲氧嗪	4.9	62	10	**281→156(26)** 281→126(30)
amoxicillin(AMOX)	阿莫西林	5.1	38	10	**366→208(19)** 366→349(29)
sulfachlorpyridazine(SCP)	磺胺氯	5.2	70	10	**285→156(23)** 285→92(40)
dapson(DAP)	氨苯砜	5.4	60	10	**249→156(21)** 249→108(34)
sulfisomidine(SID)	磺胺索嘧啶	5.4	68	10	**279→124(25)** 279→156(29)
sulfamethoxazol(SMTX)	磺胺甲噁唑	5.9	55	10	**254→156(27)** 254→92(36)
sulfadimethoxine(SDT)	磺胺地索辛	6.0	86	10	**311→156(31)** 311→245(28)
streptomycin(STR)	链霉素	6.2	120	70	**582→263(44)** 582→407(44)
dihydrostreptomycin(DHS)	双氢链霉素	6.3	133	40	**584→263(43)** 584→246(53)
chloramphenicol(CAP)	氯霉素	7.0	57	100	**305→275(19)** 305→165(34)
sulfabenzamide(SBM)	磺胺苯酰	7.0	48	10	**277→156(19)** 277→108(40)
oxytetracycline(OTC)	土霉素	7.1	62	10	**461→426(28)** 461→443(19)

续 表

抗生素	中文名	保留时间(min)	DP(V)	DT(ms)	MRM(CE/eV)*
ampicillin(AMP)	氨苄青霉素	7.1	50	10	**350→192(19)** 350→174(21)
tetracycline(TC)	四环素	7.3	62	10	**445→410(28)** 445→427(20)
sulfadoxine(SDX)	磺胺多辛	7.3	71	10	**311→156(26)** 311→108(38)
sulfaquinoxaline(SQX)	磺胺喹噁啉	7.4	80	10	**301→156(28)** 301→92(28)
demeclocycline(DMC)	地美环素	7.6	60	10	**465→448(25)** 465→430(33)
chlortetracycline(CTC)	氯四环素	7.9	56	10	**479→444(26)** 479→462(31)
neomycin(NEO)	新霉素	7.9	90	10	**615→455(32)** 615→161(32)
penicillin G(PENG)	青霉素 G	8.1	55	10	**335→160(10)** 335→176(20)
spiramycin(SPI)	螺旋霉素	8.2	59	10	**843→174(45)** 843→540(53)
doxycycline(DC)	多西环素	8.2	57	10	**445→428(20)** 445→410(28)
penethamate(PEN)	青霉素二乙胺乙酯	8.2	67	10	**434→259(26)** 434→100(40)
desmycosin(DES)	泰乐霉素	8.4	55	10	**772→174(43)** 772→156(47)
oleandomycin(OLE)	竹桃霉素	8.4	65	10	**688→158(39)** 688→544(26)
tilmicosin(TIL)	替米考星	8.5	56	10	**869→174(63)** 869→156(63)
tylosin(TYL)	泰乐菌素	8.7	60	10	**916→174(54)** 916→156(65)
oxacillin(OXA)	苯唑青霉素	8.7	45	10	**402→243(21)** 402→160(19)
erythromycin(EA)	红霉素	8.7	70	10	**734→576(30)** 734→158(24)
cloxacillin(CLOX)	邻氯青霉素	8.9	40	10	**436→277(24)** 436→160(21)
nafcillin(NAF)	乙氧萘青霉素	9.1	46	10	**415→199(20)** 415→181(46)
dicloxacillin(DIC)	双氯青霉素	9.2	50	10	**470→160(21)** 470→311(19)
roxithromycin(ROXI)	罗红霉素	9.3	63	10	**837→158(30)** 837→679(46)

* MRM(粗体):定量离子对。

质谱条件：离子源：ESI+；扫描方式：MRM；离子喷雾电压(IS)：4 500 V；气帘气压力(CUR)：172 kPa；雾化气压力(GS1)：276 kPa；辅助气压力(GS2)：345 kPa；离子源温度：500℃。各化合物的质谱参数见表 8－59，选用两对母离子/子离子对进行定性分析，其中第一对离子对用于定量分析。

本法尿液中 LOD 为 0.05～10 ng/mL，LOQ 为 0.1～20 ng/mL。

表 8－59　抗生素类药物的质谱分析参数

序号	中文名	英文名	保留时间(min)	分子离子(m/z)	碎片离子(m/z)	去簇电压(V)	碰撞能量(eV)
1	阿莫西林	amoxicillin	4.41	366.1	349.1,113.9	45	14,30
2	万古霉素	vancomycin	5.64	725.5	144.1,127.0	50	21,21
3	头孢克洛	cefaclor	6.09	368.1	174.2,106.1	40	21,39
4	林可霉素	lincomycin	6.23	407.3	126.2,359.3	100	39,27
5	头孢唑肟	ceftizoxime	6.57	383.9	227.0,126.0	100	27,46
6	氨苄西林	ampicillin	7.00	350.1	106.2,192.0	60	36,24
7	头孢氨苄	cephalexin	7.18	348.2	174.0,158.0	50	23,14
8	头孢噻肟	claforan	7.29	456.1	396.1,324.0	60	18,20
9	头孢拉定	cefradine	7.52	350.2	176.1,158.2	50	20,16
10	头孢唑啉	cefazolin	8.03	455.1	323.2,156.2	50	17,24
11	头孢哌酮	cefoperazone	9.15	647.1	143.1,530.0	55	63,16
12	克林霉素	clindamycin	9.73	425.1	126.2,377.2	85	45,29
13	阿奇霉素	azithromycin	10.04	749.8	591.6,158.2	100	42,57
14	哌拉西林	piperacillin	10.8	518.5	143.2,160.2	55	38,17
15	青霉素 G	penicillin G	11.62	335.2	160.4,176.6	105	23,26
16	青霉素 V	penicillin V	12.29	351.1	257.0,160.1	105	20,22
17	美洛西林	mezlocillin	12.41	540	333.0,258.9	105	18,37

五、鉴定要点

抗生素药物使用不当或质量问题造成患者过敏或死亡的医疗纠纷事件中，机体往往不会呈现明显的损伤，亦无特征性的尸检所见，故毒物分析结果是法医鉴定结论的主要参考指标。怀疑过敏性死亡的，毒物分析时要注意筛选多种易致过敏的药物，如人们对青霉素类的过敏反应已经有足够认识，而易忽视头孢类偶尔出现的过敏现象等。死亡案件中涉及抗生素药物的鉴定委托时，应同时进行常见毒药物的筛查，在本书作者实验室曾受理过往输液瓶中注入敌敌畏等中毒死亡刑事案件。

抗生素易受 pH 和温度变化影响。青霉素类与头孢菌素类抗生素的 β－内酰胺环是分子结构中最不稳定的部分，其水溶液在室温下易降解、不稳定。因此毒物分析时应及早采样，检材在采集后应尽快冷冻保存。

六、案例评析

[案例一]　某5岁男孩，因腹泻去某诊所（非法诊所）输液，予先锋必2 g，地塞米松2 mg，病毒唑0.2 g，5%葡萄糖250 mL，15～20滴/min输液。2 min后，患儿突然烦躁不安、神志不清、颜面青紫、呼吸急促、脉搏细速、血压测不到。急送患儿至医院，后抢救无效死亡[2]。

毒物分析及评析：毒化检验未检出毒鼠强、氰化物、砷。患儿输液针眼处皮肤和血液均检出先锋必（头孢哌酮钠）成分。尸检全身无损伤，体内未检出急性致死性毒物，病理检验各组织器官淤血、水肿，符合过敏性休克死亡特征。先锋必是第三代头孢菌素，毒副作用小，临床应用广泛，引起过敏反应者极少见。对过敏性死亡的判定需要结合病理分析及毒物分析结果综合判定。

[案例二]　某42岁男性，既往无头孢类过敏、青霉素类过敏史。某晚自觉感冒，先用餐饮酒，后服用头孢拉定胶囊2粒、双黄片2片、维生素片2片，0.5 h后出现呕吐、胸闷、气促。家人即将其送往医院，途中出现烦躁不安、冒冷汗、呼吸困难、口唇紫绀、咽喉闷塞感、不能讲话，送到医院已死亡[2]。

毒物分析及评析：胃内容物中未检出毒鼠强、甲胺磷、乐果、敌敌畏、马拉硫磷、丁草胺、地西泮；心血检出酒精浓度为1.85 mg/100 mL；血液药物分析检出头孢拉定代谢产物。头孢拉定不良较少出现过敏症状，偶可出现过敏性休克。本例死者因咽喉不适，吃饭饮酒后服用头孢拉定胶囊，0.5 h后出现胸闷、气促、呼吸困难等反应。虽有冠心病、高血压心脏病，但尸检未见其致死的病理学改变，仅见各组织器官淤血、水肿。结合毒物分析结果，其饮酒行为也会加重喉头水肿等过敏反应。故认为其服用头孢拉定胶囊后发生过敏性休克而死亡。

[案例三]　某37岁男性因感冒去某诊所治疗。医生给予头孢哌酮500 mg，舒巴坦500 mg（溶于200 mL电解液中）静滴。几分钟后，该患者出现呼吸窘迫现象并快速失去知觉。送往医院急救，给予甲氢泼尼松琥珀酸钠、肾上腺素静脉注射以恢复自主呼吸，但终抢救无效死亡。死后解剖取心血进行毒物分析[2]。

毒物分析及评析：送检血液经LC－MS定性、定量分析，检出头孢哌酮和舒巴坦成分，定量结果血中头孢哌酮和舒巴坦的浓度分别为0.368 μg/mL和0.143 μg/mL。根据血液毒物分析结果，两种药物浓度均低于正常治疗药物浓度，故可排除药物过量所引起急性中毒的可能。但在血中检出头孢哌酮和舒巴坦，再结合死者生前过敏史、病理解剖发现、血清中IgE水平，法医综合分析后可给出过敏性猝死的鉴定结论。

参考文献

[1] 沈敏，向平.滥用物质分析与应用.北京：科学出版社，2016.

[2] 沈敏.法医毒物司法鉴定实务.北京：法律出版社,2011.
[3] 沈敏.体内滥用药物分析.北京：法律出版社,2003.
[4] Baselt RC. Disposition of toxic drugs and chemicals in man. Biomedical Publications, 2011.
[5] 沈敏,向平.法医毒物学手册.北京：科学出版社,2012.
[6] 王朝虹,张琳,赵蒙,等.超高效液相色谱-质谱定量测定全血中的 13 种苯二氮卓类安眠镇静药物.刑事技术,2016,41(1)：46－49.
[7] 胡骏杰,刘飞,马文俊,等.高效液相色谱-三重四极杆复合线性离子阱质谱法检测血液中 8 种苯二氮卓类药物.分析测试学报,2021,40(4)：577－582.
[8] Jiang W, Wang Z, Zhao M, et al. Ultrasensitive Analysis of 11 Benzodiazepines in Hair Samples Using Microfluidic Technology plus LC－MS/MS. 刑事技术,2020, 45(4)：358－364.
[9] 叶海英,梁晨,汪蓉,等.LC－MS/MS 同时分析尿液中 15 种安眠镇静药物及其代谢物.中国司法鉴定,2009：23－27.
[10] Kintz P, Alvarez J-C, Deveaux M, et al. Conflicting hair testing results can have an impact in courts: interpretation of single exposure to zolpidem. J Anal Tox, 2014：bku014.
[11] Kintz P, Salomone A, Vincenti M, Hair analysis in clinical and forensic toxicology. London：Academic Press, 2015.
[12] 陈航,向平,沈敏.头发中氯硝西泮的分段分析在药物辅助犯罪案件中的作用.法医学杂志,2017,33(3)：252－257.
[13] 张炳谦,王国强,孙桂进,等,2013.GPC－GC－MS 法分析血中 20 种安眠镇静药物.中国法医学杂志,28(4)：327－330.
[14] Wen Di, Shi Yan, Zhang Xiaoguang, et al. Determination of barbiturates in hair samples by using a validated UHPLC－HRMS method：application in investigation of drug-facilitated sexual assault, Forensic Sciences Research, 2019, DOI：10.1080/20961790.2019.1659474.
[15] Johnson R D, Lewis R J, Angier M K. The distribution of fluoxetine in human fluids and tissues. J Anal Toxicol, 2007, 31(7)：409－414.
[16] Saar E, Gerostamoulos D, Drummer OH, et al. Comparison of extraction efficiencies and LC－MS－MS matrix effects using LLE and SPE methods for 19 antipsychotics in human blood. Analytical & Bioanalytical Chemistry, 2009, 393：727－734.
[17] Kronstrand R, Roman M, Hedman M, et al. Dose-hair concentration relationship and pigmentation effects in patients on low-dose clozapine. Forensic Science Medicine & Pathology, 2007, 3：107－114.
[18] 沈敏,向平.毛发分析基础及应用.2 版.北京：科学出版社,2020.
[19] 黄朝辉,蔡丹丹,陈仲益,等.UPLC－MS/MS 测定延时类保健品中 3 种局麻药的含量.中国现代应用药学,2014,31(1)：99－102.
[20] Hammel YA, Mohamed R, Gremaud E, et al. Multi-screening approach to monitor and quantify 42 antibiotic residues in honey by liquid chromatography-tandem mass spectrometry. J Chromatogr A, 2008, 1177：58－76.
[21] 陈聪,严慧,沈保华,等.超高速液相色谱-串联质谱法同时测定尿液中 16 种抗生素.法医学杂志,2011,27(1)：67－71.

第九章 杀虫剂鉴定

杀虫剂(insecticides)是指用于防治农、林、畜牧及贮粮上的虫害和消灭生活环境中蚊蝇等害虫的药剂。杀虫剂是一类种类多、应用广的化合物,根据化学结构则可将其分为有机磷类、有机氯类、有机氮类、有机硫类、砷(胂)制剂类、氨基甲酸酯类、拟除虫菊酯类、酰胺类等;根据作用方式可分为胃毒剂、触杀剂、熏蒸剂和内吸剂;根据毒理作用可分为神经毒剂、呼吸毒剂、物理性毒剂。杀虫剂中毒鉴定已成为我国法医毒物鉴定实践中常见的鉴定项目之一。本章主要讨论我国常见的有机磷类、氨基甲酸酯类、拟除虫菊酯类和沙蚕毒素类(有机硫类)杀虫剂中毒的鉴定。

第一节 有机磷类杀虫剂

一、概述

有机磷类杀虫剂(organophosphorus insecticides)是人工合成的有机磷酸酯或硫代磷酸酯为基本骨架的一系列有机化合物,化学结构通式如图 9-1 所示:

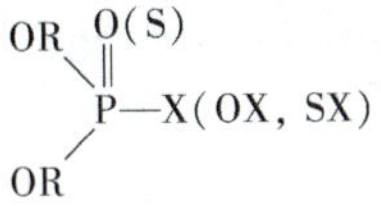

```
OR  O(S)
  \ ‖
   P—X(OX, SX)
  /
OR
```

R 一般为烷烃或烃基,X 中含有烷氧基、芳氧基、烃基、卤素、胺基、酰胺、硫醚或硝基等基团

图 9-1 有机磷酸酯类杀虫剂基本母体结构式

有机磷类杀虫剂按其结构可分为磷酸酯类(敌敌畏、久效磷和磷胺等)、硫代磷酸酯类(对硫磷、杀螟松、乐果和马拉硫磷等)、焦磷酸酯及硫代焦磷酸酯类(苏化二〇三)、磷酰胺及硫代磷酰胺类(甲胺磷和乙酰甲胺磷等)。按其毒性可分为:① 剧毒类。大鼠经口 $LD_{50}<10$ mg/kg,如甲拌磷(391 phorate)、内吸磷(1059, demeton)、对硫磷(1605, parathion)、硫特普、八甲磷、谷棉磷等。② 高毒类。LD_{50}: 10~100 mg/kg,如乙硫磷(蚜螨立死,1240)、久效磷、甲基对硫磷(甲基1605)、苯硫磷(伊皮恩,EPN)、甲胺磷、三硫磷、甲基内吸磷(甲基 1059)、敌敌畏等。③ 中毒

类。LD_{50}：100~1 000 mg/kg，如乐果、倍硫磷、稻瘟净（EBP）、杀螟松、稻丰散、敌百虫、辛硫磷等。④ 低毒类。LD_{50}>1 000 mg/kg，如家蝇磷、杀虫畏、马拉硫磷、溴硫磷等。常见有机磷杀虫剂见表 9－1[1]。

表 9－1　常见有机磷杀虫剂的结构和毒性

英文名	中文名	化学结构式	分子量	大鼠经口 LD_{50}(mg/kg)
dichlorovos	敌敌畏，DDVP	$(H_3CO)_2P(=O)-O-CH=CCl_2$	220.98	80（雄） 56（雌）
trichlorfor	敌百虫	$(H_3CO)_2P(=O)-CH(OH)-CCl_3$	257.44	560~630
monocrotophos	久效磷	$(H_3CO)_2P(=O)-O-C(CH_3)=CH-C(=O)-NH-CH_3$	223.16	8~23
phosphamidon	磷胺	$(H_3CO)_2P(=O)-O-C(CH_3)=CCl-C(=O)-N(C_2H_5)_2$	299.54	28.3
methamidophos	甲胺磷，多灭磷	$(H_3CO)(H_3CS)P(=O)-NH_2$	141.13	20~30
schradan	八甲磷	$[(CH_3)_2N]_2P(=O)-O-P(=O)[N(CH_3)_2]_2$	286.25	9.1~4.2
rogor/Dimethoate	乐果	$(H_3CO)_2P(=S)-S-CH_2-C(=O)-NH-CH_3$	229.26	320~380
omethoate	氧乐果	$(H_3CO)_2P(=O)-S-CH_2-C(=O)-NH-CH_3$	213.19	30~60
demeton	内吸磷，一〇五九	$(C_2H_5O)_2P(=S)-O-CH_2-CH_2-S-C_2H_5$	258.34	6~12

续　表

英文名	中文名	化学结构式	分子量	大鼠经口 LD_{50}(mg/kg)
methyldemeton	甲基内吸磷	$(H_3CO)_2P(=S)-O-CH_2-CH_2-S-C_2H_5$	230.29	57~106
phorate	甲拌磷,三九一一	$(C_2H_5O)_2P(=S)-S-CH_2-S-C_2H_5$	260.38	1.6~3.7
malathion	马拉硫磷,四〇四九	$(H_3CO)_2P(=S)-S-CH(COOCH_2CH_3)CH_2COOCH_2CH_3$	330.36	1 375~2 800
parathion	对硫磷,一六〇五	$(C_2H_5O)_2P(=S)-O-C_6H_4-NO_2$	291.26	6~15
methyl parathion	甲基对硫磷,甲基一六〇五	$(H_3CO)_2P(=S)-O-C_6H_4-NO_2$	263.21	14~24
fenthion	倍硫磷,百治屠	$(H_3CO)_2P(=S)-O-C_6H_3(CH_3)-SCH_3$	278.33	190(雄) 310(雌)
fenitrothion	杀螟硫磷,杀螟松	$(H_3CO)_2P(=S)-O-C_6H_3(CH_3)-NO_2$	277.24	250~500
trithion	三硫磷	$(C_2H_5O)_2P(=S)-S-CH_2-S-C_6H_4-Cl$	342.76	30~90
phoxim	辛硫磷	$(C_2H_5O)_2P(=S)-O-N=C(CN)-C_6H_5$	298.30	2 170(雄) 1 976(雌)
phosazetim	毒鼠磷	$(Cl-C_6H_4-O)_2P(=S)-NH-C(=NH)-CH_3$	375.21	3.5~7.5

续 表

英文名	中文名	化学结构式	分子量	大鼠经口 LD_{50}(mg/kg)
phosmet	亚胺硫磷	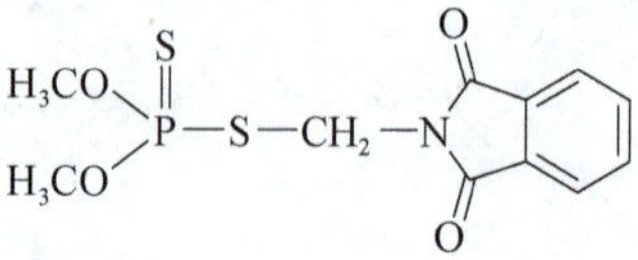 $(H_3CO)_2P(=S)-S-CH_2-N$(O, O)	317.32	230(雄) 299(雌)
temephos	双硫磷	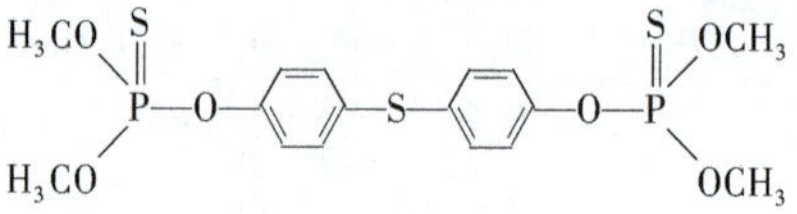 $(H_3CO)_2P(=S)-O-C_6H_4-S-C_6H_4-O-P(=S)(OCH_3)_2$	466.47	2 030~2 330
sulfotep	治螟磷，苏化二〇三	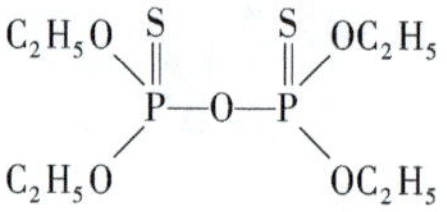 $(C_2H_5O)_2P(=S)-O-P(=S)(OC_2H_5)_2$	322.32	5~10
ethion	乙硫磷，一二四〇	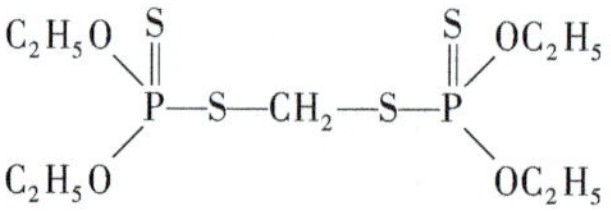 $(C_2H_5O)_2P(=S)-S-CH_2-S-P(=S)(OC_2H_5)_2$	384.48	47~208
isocarbophos	水胺硫磷	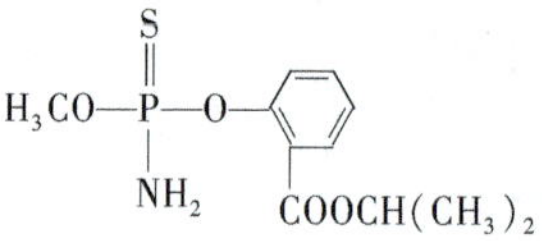 $H_3CO-P(=S)(NH_2)-O-C_6H_4-COOCH(CH_3)_2$	289.29	28.5

有机磷杀虫剂除少数为固体（如敌百虫）外，大多为淡黄色或棕色油状液体，具有类似大蒜样的特殊臭味，一般不溶于水，溶于有机溶剂及动、植物油中，少数如乐果、敌百虫、甲胺磷等在水中溶解度较高。有机磷杀虫剂无论是液体或固体，在任何湿度下均有蒸气逸出。虽在常温下其蒸气压很低，但仍有明显的毒性作用。如甲拌磷在20℃时蒸气压仅0.000 84 mmHg（1 mmHg = 133.32 Pa），但在密闭的空间中，其挥发度可达124 mg/m^3，易造成吸入性中毒。大部分有机磷杀虫剂为磷酸酯或磷酰胺类，该类化合物易与水发生反应而分解为无毒的化合物。有机磷酸酯类化合物一般在酸性介质中水解速度较慢，在碱性介质中水解速度较快，磷酸酯较磷酰胺易于水解。多数有机磷杀虫剂在氧化剂或生物酶催化作用下容易被氧化，如硫代磷酸酯被氧化为磷酸酯。

有机磷杀虫剂属胆碱能神经性毒剂，其毒理作用是抑制乙酸胆碱酯酶的活性，致使胆碱酯酶不能水解乙酰胆碱，造成体内乙酰胆碱大量蓄积，引起神经系统功能紊乱的中毒表现。其中毒潜伏期因中毒途径及中毒量不同而有所差异，一般口服者为5~20 min，呼吸道者为30 min，皮肤吸收者2~6 h。中毒症状按毒理作用可分为：① 毒蕈碱样症状：恶心呕吐、腹痛腹泻、瞳孔缩小、多汗流涎、呼吸困难等；

② 烟碱性症状：肌肉震颤、抽搐、呼吸肌麻痹、呼吸停止；③ 中枢神经系统症状：头痛头晕、烦躁不安、昏睡或昏迷。

有机磷杀虫剂中毒死亡尸体特征：尸斑显著，呈暗紫红色。尸僵早而强，有的可见腓肠肌和肱二头肌显著挛缩，口唇及指甲明显青紫，口鼻周围有白色泡沫，切开胃后可闻到有机磷的特殊气味，胃及十二指肠黏膜充血并有点状出血，气管及支气管腔内有多量白色泡沫状液体，肺水肿明显，右心房及右心室轻度扩张，右心及大静脉内充满暗红色流动性血液，软脑膜淤血水肿。

二、体内过程

有机磷杀虫剂主要经消化道、皮肤黏膜和呼吸道进入体内，迅速分布到全身各组织器官并与组织蛋白牢固结合。有机磷化合物的分布特性在很大程度上取决于进入途径。

有机磷杀虫剂在体内代谢主要有两种类型，即氧化反应和水解反应。氧化反应有以下三种类型：① 氧化脱硫反应；② 硫醚键氧化变为砜或亚砜；③ O -脱烷基反应，氧化产物较原型的毒性增强。水解反应包括以下三类：① 磷酸酯和硫代磷酸酯类水解；② 有机磷化合物的酯键水解；③ 有机磷化合物的酰胺键水解，水解产物较原型的毒性减弱。大多数有机磷杀虫剂可在体内代谢为一种或一种以上的二烷基磷酸酯化合物（diakyl phosphate，DAP）并在中毒后 14~48 h 在尿中排出，如磷酸二甲酯（dimethyl phosphrate，DMP）、磷酸二乙酯（diethyl phosphrate，DEP）、二甲基硫代磷酸酯（dimethyl thiophosphrate，DMTP）、二乙基硫代磷酸酯（diethyl thiophosphrate，DETP）、二甲基二硫代磷酸酯（dimethyl dithiophosphrate，DMDTP）、二乙基二硫代磷酸酯（diethyl dithiophosphrate，DEDTP）。表 9-2 列出了部分有机磷杀虫剂的二烷基磷酸酯类代谢产物。除上述二烷基磷酸酯类普通代谢产物外，部分有机磷杀虫剂尚存在特定代谢产物，即每一种代谢产物来自一种或少数几种有机磷化合物。如对硫磷类的特征代谢产物为对-硝基酚，马拉硫磷代谢为马拉硫磷二羟基酸，二嗪磷的特征代谢产物为 2 -异丙基- 4 -甲基- 6 -羟基嘧啶，毒死蜱、甲基毒死蜱的特征代谢产物为 3,5,6 -三氯- 2 -吡啶等。

表 9-2　部分有机磷杀虫剂的代谢产物

名　称	代 谢 产 物	名　称	代 谢 产 物
敌敌畏	DMP	乙拌磷	DEDTP
乐果	DMP、DMTP、DMDTP	马拉硫磷	DMP、DMTP、DMDTP
敌百虫	DMP	对硫磷	DEP、DETP
二嗪磷	DEP、DETP	甲基对硫磷	DMP
保棉磷	DMP、DMTP、DMDTP	甲拌磷	DEDTP
毒死蜱	DEP、DETP	内吸磷	DEP、DETP

续 表

名 称	代 谢 产 物	名 称	代 谢 产 物
谷硫磷	DMP、DMTP、DMDTP	亚胺硫磷	DMP、DMTP、DMDTP
百治磷	DMP	倍硫磷	DMP、DMTP
乙硫磷	DEP、DETP、DEDTP	蝇毒磷	DEP、DETP
杀螟硫磷	DMP、DMTP	治螟磷	DEP、DETP

有机磷杀虫剂脂溶性强，进入体内后迅速分布全身，尤其是血液、肝、肾、肺等组织中含量较高。脑内含量则取决于其穿透血脑屏障的能力。Heyndrickx 等[2]报道了19例对硫磷中毒死亡者体内对硫磷含量(表9－3)。Jadhav 等[3]报道了6例口服马拉硫磷中毒死亡者体内马拉硫磷含量(表9－4)。3例敌敌畏中毒死亡者体内敌敌畏含量分布见表9－5[1]，口服敌敌畏中毒死亡者，由于存在死后再分布，心血中敌敌畏浓度可能升高，应同时采集外周血以进行结果解释。Tomonori 等[4]报道了敌百虫中毒死亡者体内敌百虫含量(表9－6)。

表9－3 对硫磷中毒死亡者体内对硫磷含量(μg/mL 或 μg/g)

	血 液	脑组织	肝组织	肾组织	尿 液
平均含量 (范围)	9.0 (0.5~34)	4.9 (0.9~13)	11 (0.1~120)	3.3 (0.2~12)	10 (0.4~78)

表9－4 口服马拉硫磷中毒死亡者体内马拉硫磷含量(μg/mL 或 μg/g)

	血 液	脑组织	肝组织	肾组织	尿 液
平均含量 (范围)	281 (175~517)	178 (84~387)	274 (198~303)	377 (280~616)	96 (33~189)

表9－5 敌敌畏中毒死亡者体内敌敌畏含量(μg/mL 或 μg/g)

案例	心血	外周血	脑组织	脑脊液	玻璃体液	心脏组织	肺组织	肝组织	胆汁	肾组织	脾组织	尿液
1	29	—	9.7	—	—	815	81	20	—	80	3 340	4.5
2	0.043	ND	ND	0.027	0.067	—	ND	ND	8.99	ND	0.542	ND
3	4.4	1.3	—	—	—	1 400	2.1	ND	—	1.0	—	1.3

ND：未检出。

表9－6 敌百虫中毒死亡者体内敌敌畏含量(μg/mL 或 μg/g)

案例	心血	外周血	脑组织	脑干	右肺尖	左肺下叶	肝组织	右肾组织	左肾组织	脾组织	腿肌肉	尿液
1	409	281	430	385	256	449	856	460	390	524	152	207

此外，Lewin 等[5]报道了 1 例口服甲胺磷 11 h 后死亡者血和肝中甲胺磷含量分别为 130 mg/L 和 240 mg/kg。Garcia - Repetto 等[6]报道了 6 例甲胺磷中毒死亡者血中甲胺磷含量为 6.2～161 mg/L。Tanaka 等[7]报道了 1 例服用乙酰甲胺磷中毒死亡者血中检出乙酰甲胺磷 149 μg/mL 及其代谢产物甲胺磷 3.0 μg/mL，另 1 例血中仅检出乙酰甲胺磷 46 μg/mL，而未检出甲胺磷。Tarbah 等[8]报道了 1 例乐果中毒死亡者体内乐果含量为血 38 μg/mL，心肌 7.6 μg/g，骨骼肌 21 μg/g，脑 2.2 μg/g，肺 7.6 μg/g，肾 55 μg/g，肝 4.6 μg/g，尿 0.47 μg/mL，胆囊 31 μg/g。Pavlic 等[9]报道了 1 例氧乐果中毒死亡者体内氧乐果含量为心血 208 μg/mL，肾 505 μg/g，肝 341 μg/g，尿 225 μg/mL，胃内容 48 223 μg/mL，胆汁 524 μg/mL。

三、检材处理

当怀疑有机磷杀虫剂中毒时，应注意收集剩余食物、饮料、现场药瓶和呕吐物等体外检材以及血液、尿液和洗胃液等体内检材；中毒死亡者则可取胃内容物、血液、尿液、玻璃体液、胆汁及肝、肾等。血液检材应同时取心血和外周血（股静脉血或锁骨下静脉血）。

有机磷杀虫剂的检材提取方法包括直接提取法、液液提取法和固相萃取法。由于大多数有机磷杀虫剂具有易挥发、遇碱易分解的特点，故在检材提取处理过程中应注意采用沸点较低的提取溶剂，并在中性或弱酸性条件下进行。

1. *直接提取法*

对现场提取的固体检材用少量有机溶剂直接浸洗，浸洗液直接用于检测。如固体检材（如面粉、粮食、固态食物等）用适量的苯、乙酸乙酯或氯仿振摇提取或在超声波中浸提、过滤、浓缩；固形物较多的检材如蔬菜、剩余的饭菜、胃肠内容物、血液和尸体脏器等，可将检材磨碎后，加适量无水硫酸钠研磨至干沙状，用相应极性的疏水性有机溶剂提取、净化、浓缩。

2. *液液提取法*

血液、尿液、洗胃液等液体检材可直接用不相混溶的有机溶剂提取，常用的有机溶剂为二氯甲烷、三氯甲烷、乙酸乙酯或乙醚等。胃内容物、呕吐物、肝、肾等组织的提取，应先剪碎或匀浆。

参考方法（GA/T 1612－2019）：取血液等液体检材样品 1.0～2.0 mL，或称取绞碎（或匀浆）的肝脏等固体检材样品 1.0～2.0 g 于具盖离心管中，加入乙酸乙酯或二氯甲烷 3.0～6.0 mL，振荡 5 min，8 000 r/min 离心 10 min，分离有机相；重复提取一次，合并两次提取的有机相，置于浓缩器上 45℃浓缩至干，残留物用甲醇 100 μL 溶解，供仪器分析。如需要，可用凝胶渗透色谱仪净化。

取等量相似基质的空白样品两份于具盖离心管中，一份作为空白样品，一份添加有机磷类标准物质，作为添加样品（添加样品的浓度为 1.0 μg/mL，g），与检材样品平行操作,得到空白样品提取液和添加样品提取液供仪器分析。

3. 固相萃取法

固相萃取法适用于生物检材中微量有机磷杀虫剂及其代谢物的分离净化,可避免液液提取法的乳化问题和长时间加热蒸发溶剂引起杀虫剂的分解。适用的固相吸附柱有 C_{18} 和 GDX-403 柱。固相柱使用前应先活化。用固相萃取分离生物检材中的杀虫剂,首先要对生物组织等固体样品或体液进行预处理。

参考方法[10]:分别用甲醇、甲醇∶水(1∶1)和水活化固相柱。取 1 mL 体液(尿液或血浆),加 10 mL 甲醇-水(1∶1)稀释,离心后取上清液,过 C_{18} 柱或 GDX-403 柱,流速控制在 1~2 mL/min。然后用 3 mL 甲醇-水(1∶1)淋洗,再用 2 mL 乙酸乙酯洗脱,收集洗脱液在氮气流下挥至近干,供仪器分析。

4. 有机磷杀虫剂代谢物的提取

血液、尿液中有机磷游离型代谢产物可直接提取后经 LC-MS/MS 分析,结合型代谢产物可用葡萄糖醛酸酶水解后进样分析。

参考方法[11]:取 2.0 mL 尿样,加入 1.5 mL β-葡萄糖苷酸酶酶解液,37℃水浴 4 h;用 5 mL 甲醇、5 mL 水和 1 mL 1%乙酸溶液分别活化 HLB 固相萃取小柱;将水解后的样品溶液注入固相萃取柱中萃取,用 2.0 mL 水清洗,流干后真空吹干,1.5 mL 甲醇洗脱至玻璃管中,离心浓缩,用 50 μL 乙腈定容,供仪器分析。

四、分析方法

有机磷杀虫剂的分析方法有胆碱酯酶(ChE)活性的测定方法、化学显色法、气相色谱法、高效液相色谱法、气相色谱/质谱联用法和高效液相色谱/质谱联用法。毒物鉴定实践中主要采用气相色谱法、气相色谱/质谱联用法和高效液相色谱/质谱联用法。

1. 气相色谱法

GC 法主要用于有机磷杀虫剂的筛选和定量分析。检测器主要采用对氮、磷敏感的火焰光度检测器(FPD)和氮磷检测器(NPD)。色谱柱多采用弱极性或中等极性的固定相如 OV-17、OV-101、HP-5、SE-54、等毛细管柱。气相色谱法筛选阳性时必须用气相色谱/质谱联用法或高效液相色谱/质谱联用法确证。

(1) 分析参考条件[12]:色谱柱:OV-101 弹性石英毛细管柱(15 m×0.32 mm),氮磷检测器,检测器和进样口温度为 240℃。柱温:初温 140℃,以 5℃/min 速率升温至 175℃,以 2℃/min 速率升温至 180℃,保持 2 min,再以 10℃/min 速率升温至 230℃,保持 4 min。载气(N_2),流速 50 mL/min,尾吹气(N_2)流速 45 mL/min,氢气为 5×10^4 Pa,空气 3×10^4 Pa,分流比 1∶50。此条件下可将 20

种有机磷杀虫剂和6种氨基甲酸酯杀虫剂(甲胺磷,敌敌畏,乙酰甲胺磷,速灭磷,敌百虫,涕灭威,叶蝉散,仲丁威,久效磷,乐果,克百威,巴胺磷,二嗪磷,抗蚜威,甲萘威,甲基对硫磷,杀螟松,虫螨磷,马拉硫磷,倍硫磷,对硫磷,甲噻硫磷,克线磷,乙硫磷,亚胺硫磷,伏杀磷)相互分离。

(2) 分析参考条件(GA/T 1612－2019):色谱柱:DB－5柱(30 m×0.25 mm×0.25 μm)或等效色谱柱;柱温:120℃保持1 min,以8℃/min速率升温至260℃,再以30℃/min速率升温至280℃,保持3 min;检测器:FPD;进样口温度:260℃;检测器温度:300℃。此条件适用于乐果、氧乐果、马拉硫磷、对硫磷、甲基对硫磷、甲拌磷、倍硫磷和乙拌磷的定量分析。

2. 气相色谱-质谱联用法

GC－MS法可用于有机磷杀虫剂的定性分析和定量分析。常用色谱柱为SE－32MS、SE－54MS、HP－1701MS、DB－5MS等。通常用全扫描方式检测,也可采用选择离子(SIM)方式进行,或用甲烷作反应气,以CI源方式进行质谱分析。

(1) 分析参考条件(GA/T 1612－2019)

色谱条件:色谱柱:DB－5MS柱(30 m×0.25 mm×0.25 μm)或等效色谱柱;柱温:100℃保持2 min,以30℃/min速率升温至280℃,保持17 min;进样口温度:280℃;载气:氦气;柱流量:1 mL/min。

质谱条件:EI源,70 eV,离子源温度250℃;传输线温度:260℃;质量扫描范围:40～450 amu。质谱特征离子:甲拌磷 *m/z* 75*、*m/z* 121、*m/z* 231、*m/z* 260;乙拌磷 *m/z* 88*、*m/z* 97、*m/z* 186、*m/z* 274;马拉硫磷 *m/z* 125*、*m/z* 93、*m/z* 158、*m/z* 173;乙基对硫磷 *m/z* 97*、*m/z* 109、*m/z* 139、*m/z* 291;乐果 *m/z* 87*、*m/z* 93、*m/z* 125、*m/z* 229;氧乐果 *m/z* 156*、*m/z* 110、*m/z* 213;甲基对硫磷 *m/z* 109*、*m/z* 125、*m/z* 263;倍硫磷 *m/z* 278*、*m/z* 109、*m/z* 125、*m/z* 169。*为定量离子。

(2) 分析参考条件[13]

色谱条件:DB－5MS柱(30 m×0.25 mm×0.25 μm);柱温:60℃保持2 min,以20℃/min升温至120℃,以10℃/min升温至180℃,再以2℃/min升温至195℃,保持2 min,以5℃/min升温至205℃,最后以10℃/min升温至300,保持3 min。载气:氦气;流速:1.0 mL/min;进样口温度260℃;不分流进样。

质谱条件:接口温度:280℃,离子源温度:230℃,四极杆温度:150℃;离子化方式:EI,电子能量:70 eV。

该条件下可分离鉴定63种有机磷杀虫剂。依据各化合物的保留时间进行分组选择扫描监测可实现146种常见农药的分离鉴定,可同时进行定性和定量分析。其保留时间、定性离子、定量离子见表9－7。

表 9-7　146 种常见农药的保留时间、定性离子、定量离子

序号	保留时间(min)	农药	定量离子(m/z)	定性离子(m/z)
1	8.276	甲胺磷(methamidophos)	94	95、141
2	8.482	敌敌畏(dichlorvos)	185	109、220
3	10.620	速灭磷Ⅰ(mevinphos Ⅰ)	192	127、164
	10.660	速灭磷Ⅱ(mevinphos Ⅱ)	192	127、164
4	11.159	苯胺灵(propham)	120	137、179
5	11.198	速灭威(metolcarb)	108	107、165
6	12.309	异丙威(isoprocarb)	121	136、193
7	12.862	庚烯磷(hep tenophos)	250	124、215
8	13.210	氧化乐果(folimat)	156	110、141
9	13.501	仲丁威(baycarb)	121	150、107
10	13.534	残杀威(propoxur)	110	152、111
11	13.600	内吸磷(demeton)	88	89、171
12	13.928	二苯胺(diphenylamine)	169	167、168
13	14.074	灭线磷(ethoprophos)	158	200、242
14	14.509	杀虫脒(chlordimeform)	196	198、181
15	14.773	蔬果磷(salithion)	216	183、201
16	14.784	恶虫威(bendiocarb)	151	166、126
17	14.946	久效磷(monocrotophos)	192	127、223
18	15.119	硫线磷(cadusafos)	270	159、213
19	15.203	猛杀威(promecarb)	135	150、136
20	15.281	甲拌磷(phorate)	260	121、231
21	15.442	α-六六六(α-BHC)	219	181、183
22	15.554	六氯苯(hexachlorobenzene)	284	286、282
23	15.782	甲基乙拌磷(thiometon)	88	89、246
24	15.983	乐果(dimethoate)	87	143、229
25	16.296	克百威(carbofuran)	164	149、221
26	16.353	西玛津(simazine)	201	173、186
27	16.538	β-六六六(β-BHC)	219	181、183
28	16.577	莠去津(atrazine)	200	173、215
29	16.500	五氯硝基苯(PCNB)	295	249、237
30	16.925	γ-六六六(γ-BHC)	219	181、183
31	17.201	杀螟腈(cyanophos)	243	180、212
32	17.223	特丁硫磷(terbufos)	231	153、288
33	17.619	二嗪磷(diazinon)	304	137、179
34	17.745	嘧霉胺(pyrimethanil)	198	199、200
35	18.095	乙拌磷(disulfoton)	274	88、186
36	18.365	δ-六六六(δ-BHC)	219	181、183
37	18.425	七氟菊酯(tefluthrin)	177	197、161
38	18.455	乙嘧硫磷(etrimphos)	292	181、277
39	18.867	抗蚜威(pirimicarb)	166	238、138
40	18.900	异稻瘟净(iprobenfos)	204	246、288
41	19.625	磷胺(phosphamidon)	264	138、227
42	19.730	除线磷(dichlofenthion)	279	223、251
43	19.990	乙草胺(acetochior)	223	162、146
44	20.018	甲基毒死蜱(chlorpyrifos-methyl)	286	288、125
45	20.299	乙烯菌核利(vinclozolin)	285	198、212
46	20.398	甲基对硫磷(parathion-methyl)	263	109、125
47	20.426	3-羟基克百威(carbofuran-3-hydroxy)	180	147、137
48	20.447	甲基立枯磷(tolclofos-methyl)	265	267、250
49	20.714	甲萘威(carbaryl)	144	115、116
50	20.749	七氯(heptachlor)	272	237、337
51	20.973	甲霜灵(metalaxyl)	206	234、249
52	21.254	扑草净(prometryn)	241	184、226
53	21.444	八氯二丙醚(S421)	130	181、132
54	21.938	甲基嘧啶磷(pirimiphos-methyl)	290	276、305
55	21.967	杀螟硫磷(fenitrothion)	260	277、109
56	22.058	灭虫威(methiocarb)	168	153、225
57	22.730	马拉硫磷(malathion)	173	158、143
58	22.886	艾氏剂(aldrin)	263	265、293
59	22.995	毒死蜱(chlorpyrifos)	314	199、258
60	23.058	禾草丹(thiobencarb)	100	125、257
61	23.122	甲基毒虫畏(dimethylvinphos)	295	297、299
62	23.289	倍硫磷(fenthion)	278	153、169
63	23.519	对硫磷(parathion)	291	186、235
64	23.738	三唑酮(trazodone)	208	181、210
65	23.801	水胺硫磷(isocarbophos)	289	230、136
66	23.888	三氯杀螨醇(dicofol)	250	139、252
67	24.496	噻唑磷Ⅰ(fosthiazate Ⅰ)	195	126、283
	24.675	噻唑磷Ⅱ(fosthiazate Ⅱ)	195	126、283

续 表

序号	保留时间 (min)	农 药	定量离子 (m/z)	定性离子 (m/z)	序号	保留时间 (min)	农 药	定量离子 (m/z)	定性离子 (m/z)
68	24.708	嘧啶磷(pirimiphos-ethyl)	333	318、304	103	32.682	吡氟禾草灵(fluazifop-butyl)	383	282、254
69	25.195	二甲戊乐灵(pendimethalin)	252	162、281	104	32.859	丰索磷(fensulfothion)	293	308、141
70	25.757	氟虫腈(fipronil)	367	351、369	105	33.107	恶霜灵(oxadixyl)	163	132、278
71	25.984	乙基异柳磷(isofenphos)	213	185、255	106	33.199	op′滴滴滴(op′-DDD)	235	165、237
72	26.053	毒虫畏(chlorfenvinphos)	323	267、269	107	33.220	op′滴滴涕(op′-DDT)	235	165、237
73	26.243	克菌丹(captan)	149	264、236	108	33.510	乙硫磷(ethion)	231	153、384
74	26.385	稻丰散(phenthoate)	274	246、320	109	34.473	硫丙磷(sulprofos)	322	156、140
75	26.385	喹硫磷(quinalphos)	146	157、298	110	34.527	三唑磷(triazophos)	161	172、257
76	26.533	腐霉利(procymidone)	283	255、285	111	35.081	敌瘟磷(edifenphos)	310	173、201
77	26.659	三唑醇Ⅰ(triadimenol Ⅰ)	168	112、128	112	35.166	苯腈磷(cyanofenphos)	303	169、157
	27.238	三唑醇Ⅱ(triadimenol Ⅱ)	168	112、128	113	35.223	氟酮唑草(carfentrazone-ethyl)	312	340、376
78	27.167	γ-氯丹(γ-chlordane)	373	272、375	114	35.342	丙环唑Ⅰ(propiconazole Ⅰ)	259	173、261
79	27.238	杀扑磷(methidathion)	145	85、302		35.694	丙环唑Ⅱ(propiconazole Ⅱ)	259	173、261
80	27.355	乙基溴硫磷(bromophos-ethyl)	359	303、357	115	35.615	pp′滴滴涕(pp′-DDT)	235	165、237
81	27.851	多效唑(paclobutrazol)	236	167、238	116	36.802	克螨特Ⅰ(propargite Ⅰ)	135	173、350
82	27.851	丙虫磷(propaphos)	304	220、262		36.881	克螨特Ⅱ(propargite Ⅱ)	135	173、350
83	27.863	蚜灭磷(vamidothion)	145	87、287	117	37.469	异狄氏剂酮(endrin ketone)	317	281、345
84	27.887	杀虫畏(tetrachlorvinphos)	331	329、333	118	37.603	啶虫脒(acetamiprid)	152	221、166
85	28.037	α-硫丹(α-endosulfan)	241	265、339	119	37.769	哒嗪硫磷(pyridaphenthione)	340	188、199
86	28.085	α-氯丹(α-chlordane)	373	272、375	120	37.864	亚胺硫磷(phosmet)	160	161、317
87	28.726	丁胺磷(butamifos)	286	200、232	121	37.870	异菌脲(iprodione)	314	187、316
88	28.875	氟啶脲(chlorfluazuron)	321	323、356	122	38.092	苯硫磷(EPN)	323	169、157
89	29.209	克线磷(fenamiphos)	303	154、288	123	38.350	联苯菊酯(bifenthrin)	181	165、166
90	29.484	丙硫磷(prothiofos)	309	162、267	124	38.659	甲氰菊酯(fenpropathrin)	349	265、181
91	29.736	稻瘟灵(isop rothiolane)	290	231、189	125	39.073	三氯杀螨砜(tetradifon)	356	227、229
92	29.868	丙溴磷(profenofos)	339	297、374	126	39.164	呋线威(furathiocarb)	382	163、194
93	30.032	狄氏剂(dieldrin)	380	263、277	127	39.175	苯醚菊酯Ⅰ(phenothrin Ⅰ)	183	123、350
94	30.054	*pp*′滴滴伊(*pp*′-DDE)	318	248、246		39.391	苯醚菊酯Ⅱ(phenothrin Ⅱ)	183	123、350
95	30.518	腈菌唑(myclobutanil)	179	288、150	128	39.302	伏杀硫磷(phosalone)	367	154、182
96	30.746	氟硅唑(flusilazole)	233	206、315	129	39.363	保棉磷(azinphos-methyl)	160	104、132
97	30.801	噻嗪酮(buprofezin)	305	172、105					
98	31.204	亚胺菌(kresoxim-methyl)	206	131、116					
99	31.525	异狄氏剂(endrin)	263	317、345					
100	31.619	溴虫腈(chlorfenapyr)	408	247、328					
101	31.807	噁唑磷(isoxathion)	313	105、177					
102	32.440	β-硫丹(β-endosulfan)	241	265、339					

续　表

序号	保留时间(min)	农　药	定量离子(m/z)	定性离子(m/z)
130	40.148	氯氟氰菊酯(cyhalothrin)	181	197、208
131	40.335	定菌磷(pyrazophos)	221	232、373
132	40.424	益棉磷(azinphos-ethyl)	160	104、132
133	40.755	吡唑硫磷(pyraclofos)	360	194、362
134	41.270	氯菊酯Ⅰ(permethrin Ⅰ)	183	163、184
	41.455	氯菊酯Ⅱ(permethrin Ⅱ)	183	163、184
135	41.357	蝇毒磷(coumaphos)	362	226、364
136	42.241	氟氯氰菊酯Ⅰ(cyfluthrin Ⅰ)	206	199、226
	42.303	氟氯氰菊酯Ⅱ(cyfluthrin Ⅱ)	206	199、226
137	42.445	氯氰菊酯Ⅰ(cypermethrin Ⅰ)	163	152、181
	42.583	氯氰菊酯Ⅱ(cypermethrin Ⅱ)	163	152、181
	42.644	氯氰菊酯Ⅲ(cypermethrin Ⅲ)	163	152、181
	42.702	氯氰菊酯Ⅳ(cypermethrin Ⅳ)	163	152、181
138	42.670	氟氰戊菊酯Ⅰ(flucythrinate Ⅰ)	451	157、199
	42.920	氟氰戊菊酯Ⅱ(flucythrinate Ⅱ)	451	157、199
139	43.062	氟啶草酮(fluridone)	328	329、330
140	43.496	丙炔氟草胺(flumioxazin)	354	287、259
141	43.551	氰戊菊酯Ⅰ(fenvalerateⅠ)	419	225、167
	43.829	氰戊菊酯Ⅱ(fenvalerate Ⅱ)	419	225、167
142	43.829	高氰戊菊酯(esfenvalerare)	419	225、167 初筛 117
143	43.714	氟胺氰菊酯Ⅰ(tau-fluvalinate Ⅰ)	250	181、252
	43.812	氟胺氰菊酯Ⅱ(tau-fluvalinate Ⅱ)	250	181、252
144	44.135	苯醚甲环唑Ⅰ(difenoconazole Ⅰ)	323	265、325
	44.223	苯醚甲环唑Ⅱ(difenoconazole Ⅱ)	323	265、325
145	44.587	溴氰菊酯(deltamethrin)	253	172、181
146	45.002	烯酰吗啉Ⅰ(dimethomorph Ⅰ)	301	165、387
	45.500	烯酰吗啉Ⅱ(dimethomorph Ⅱ)	301	165、387

(3) 分析参考条件(有机磷代谢物分析)[14]

色谱条件：色谱柱 J&W DB－5MS(30 m×0.25 mm×0.25 μm)，前接去活化的熔融石英保护柱；进样口和接口温度为 250℃；升温程序：初温 80℃，保持 2 min，以 17℃/min 升温至 250℃，保持 2 min。

质谱条件：化学电离正离子模式(CI+)，多反应监测(MRM)；反应气：甲烷，压力 1 500 mT；碰撞气：氩气，压力 2 mT。离子源温度 150℃，电离能量 200 eV。有机磷杀虫剂代谢物的 GC－MS/MS 参数见表 9－8。

表 9－8　有机磷杀虫剂代谢物的 MRM 参数

代　谢　物	碰撞补偿(eV)	^{35}Cl 定量离子		^{37}Cl 定性离子		定量离子碎片结构 $(MH—R)^+$
		母离子	子离子	母离子	子离子	
DMP(磷酸二甲酯)	－12	203	127	205	127	$(MH—C_3H_5Cl)^+$
DMP(二甲基－d_6)	－12	209	133	211	133	$(MH—C_3H_5Cl)^+$
DEP(磷酸二乙酯)	－13	231	127	233	127	$(MH—C_5H_9Cl)^+$
DEP(二乙基－d_{10})	－13	241	133	243	133	$(MH—C_5H_9D_4Cl)^+$
DMTP(二甲基硫代磷酸酯)	－13	219	143	221	143	$(MH—C_3H_5Cl)^+$

续　表

代　谢　物	碰撞补偿(eV)	^{35}Cl 定量离子		^{37}Cl 定性离子		定量离子碎片结构 $(MH—R)^+$
		母离子	子离子	母离子	子离子	
DMTP(二甲基- d_6)	-13	225	149	227	149	$(MH—C_3H_5Cl)^+$
DMDTP(二甲基二硫代磷酸酯)	-10	235	125	237	125	$(MH—C_3H_7ClS)^+$
DMDTP(二甲基- d_6)	-10	241	131	243	131	$(MH—C_3H_7ClS)^+$
DETP(二乙基硫代磷酸酯)	-12	247	191	249	193	$(MH—C_4H_8)^+$
DETP(二乙基- d_{10})	-12	257	193	259	195	$(MH—C_4H_8)^+$
二乙基二硫代磷酸酯(DEDTP)	-12	263	153	265	153	$(MH—C_3H_7ClS)^+$
DEDTP(二乙基-$^{13}C_4$)	-12	267	157	269	157	$(MH—^{12}C_3H_7ClS)^+$

3. 液相色谱-质谱联用法

液相色谱-质谱联用法有利于易挥发、热不稳定的有机磷杀虫剂的分析，样品前处理简便、灵敏度高。此外，采用 LC－MS/MS 法可同时分析强极性的代谢产物和分解产物。主要用于有机磷杀虫剂及其代谢物定性和定量分析。

(1) 分析参考条件

色谱条件：色谱柱：Restek Allure PFP 丙基柱(100 mm×2.1 mm×5 μm)，前接 Phenomenex 保护柱(12.5 mm×2.1 mm×5 μm)；流动相：A 为乙腈，B 为 20 mmol/L 乙酸胺和 0.1% 甲酸缓冲液；恒流 200 μL/min，进样量 5 μL。梯度洗脱程序见表 9－9。

表 9－9　液相色谱梯度洗脱程序

时间(min)	流动相 A(%)	流动相 B(%)
0	10	90
1	10	90
3	70	30
5	70	30
8	90	10
9	90	10
9.5	10	90
15	10	90

质谱条件：电喷雾电离采用负离子(ESI-)和正离子(ESI+)切换模式，切换时间在进样后 2 min。扫描模式：多反应监测(MRM)。离子喷雾电压(IS)：5 500 V；碰撞气(CAD)48 kPa，气帘气(CUR)172 kPa，雾化气(GS1)276 kPa，辅助气(GS2)345 kPa；离子源温度：550℃。56 种有机磷杀虫剂及其代谢物的色谱、质谱信息见表 9－10。

表 9-10　56 种有机磷杀虫剂及其代谢物的色谱和质谱信息

中文名	保留时间 (min)	DP(V)	离子对(m/z)*	CE(eV)	离子对(m/z)	CE(eV)
二嗪磷	6.22	80	305.4/169.1	31	305.4/153.1	28
乙酰甲胺磷	2.18	53	184.3/143.0	11	184.3/125.0	23
莎稗磷	6.03	64	368.2/199.0	20	368.2/171.0	30
甲基吡啶磷	4.86	68	325.2/183.0	22	325.2/139.0	33
谷硫磷	5.52	60	318.3/132.0	20	318.3/77	52
乙基谷硫磷	5.87	64	346.2/132.0	21	346.2/160.0	12
硫线磷	6.01	59	271.1/159.0	18	271.1/215.0	13
三硫磷	7.14	60	343.2/157.0	16	343.2/199.0	11
敌百虫	4.31	68	257.1/127.0	24	257.1/221.0	15
毒死蜱	6.95	70	350.0/197.9	26	350.0/321.9	17
甲基毒死蜱	6.35	66	322.1/125.0	28	322.1/290.0	22
速灭磷	4.64	62	225.4/127	19	225.4/193	9
毒虫畏	5.78	69	359.1/155.0	17	359.1/99.0	46
蝇毒磷	6.37	91	362.9/227.0	36	362.9/307.0	24
内吸磷	5.05	46	259.1/89.0	13		
砜吸磷	4.29	67	263.3/169	22	263.3/121	21.5
敌敌畏	4.95	67	221.2/126.9	24	221.2/109.0	26.52
百治磷	4.31	62	238.2/112	17	238.2/193	12.97
乐果	4.60	57	230.2/199.0	13	230.2/125.0	28.65
乙拌磷	6.53	47	275.1/89.0	12		
灭菌磷	5.08	40	300.2/130.1	47	300.2/148.0	27
敌瘟磷	5.85	64	311.2/283.0	19	311.2/111.0	30
乙硫磷	6.88	66	385.1/199.0	13	385.1/143.0	33
乙嘧硫磷	6.13	79	293.3/265.0	23	293.3/125.0	33
苯线磷	5.39	80	304.4/217.0	34	304.4/234.0	23
苯线磷砜	4.71	82	336.1/266	27	336.1/308	21
杀螟松	6.04	78	278.1/125	27	278.1/246	23
丰索磷	5.16	80	309.3/281.0	20	309.3/253.0	25
倍硫磷	6.14	77	279.3/169.0	23	279.3/247.0	18
倍硫磷砜	5.29	82	311.2/125	26	311.2/79	51
倍硫磷亚砜	4.95	88	295.3/280	24	295.3/127	40
地虫硫磷	6.35	54	247.3/137.0	15	247.3/109.0	26.22
噻唑膦	4.93	63	284.4/228	13	284.4/104	30.29
异稻瘟净	5.66	50	289.2/91.1	43	289.2/205.2	15.1
异柳磷	6.37	35	346.4/245.0	18	346.4/287.0	18
甲基异柳磷	6.16	43	332.3/231	18	332.3/273	18
马拉硫磷	5.85	70	331.3/127.0	17	331.3/285.0	11
杀扑磷	5.52	66	303.1/145	12	303.1/85	27
灭克磷	5.45	62	243.2/131	26	243.2/173	20

续 表

中文名	保留时间(min)	DP(V)	离子对(m/z)*	CE(eV)	离子对(m/z)	CE(eV)
久效磷	4.40	60	224.1/193.0	12	224.1/127.0	21
氧化乐果	4.41	52	214.3/183	15	214.3/125	30
对硫磷	6.16	72	292.3/236	22	292.3/264	14
甲基对硫磷	4.32	79	264.3/125	23	264.3/232	23
稻丰散	6.24	70	321.3/247.1	15	321.3/163.0	16
甲拌磷	6.36	50	261.3/75	20	261.3/199	10
甲拌磷砜	5.36	62	293.3/171	15	293.3/115	34
伏杀磷	6.39	79	368.1/182.1	20	368.1/322.1	13
辛硫磷	6.39	60	299.3/77	46	299.3/129.0	16
丙溴磷	6.37	85	373.2/303	24	373.2/345	17
喹硫磷	6.12	57	299.4/243.0	23	299.4/163.0	33
治螟磷	6.27	60	323.1/115.0	40	323.1/171.0	21
双硫磷	6.82	87	467.1/419.0	26	467.1/405.0	20
特丁硫磷	6.87	56	289.3/103.0	12	289.3/233.0	8
杀虫畏	5.66	74	365.2/127	19	365.2/239	29
甲基立枯磷	6.39	81	301.1/125.1	25	301.1/269.0	23
三唑磷	5.76	66	314.4/162.0	30	314.4/286.0	18
DEP	1.65	-50	152.9/78.9	-25	152.9/124.9	-16
DETP	1.43	-50	168.9/140.8	-17	168.9/94.8	-29
DEDTP	1.41	-50	184.9/156.9	-29	184.9/110.8	-17
DMP	1.32	-50	124.8/78.9	-35	124.8/63	-24
DMDTP	1.38	-50	156.9/111.8	-29	156.9/141.8	-22

* 表示为定量离子对。

(2) 有机磷代谢物分析参考条件[15]

色谱条件：① 检测 4 -硝基苯酚(PNP)采用 LC - LC 串联方式，第一根柱为 Discovery C_{18}液相柱(50 mm×2.1 mm×5 μm)为，流动相为乙腈：0.01%甲酸水溶液(25∶75，V/V)，流速 200 μL/min。第二根柱为 ABZ+(50 mm×2.1 mm×5 μm)，流动相为乙腈∶水溶液(65∶35，V/V)，流速 200 μL/min。② 检测结合型和烃基磷酸酶时，采用 Kromasil C_{18}柱(100 mm×2.1 mm)，流动相为 0.01%甲酸甲醇-水溶液，流速 300 μL/min。

质谱条件：Quattro LC(四极-六极-四极)质谱，电喷雾离子源；负离子电离模式，MRM 扫描方式。干燥气和雾化气均采用氮气，雾化气流速 80 L/h，去溶剂气流速 800~900 L/h；碰撞氧气的压力为 1×10^{-3}mbar，接口温度 350℃，源温度 120℃；离子驻留时间为 0.2 s/scan。有机磷杀虫剂的代谢物质谱参数见表 9 - 11。

表 9-11 有机磷杀虫剂的代谢物质谱参数

化合物	英文缩写	母离子(m/z)	锥电压(V)	碰撞能量(eV)	子离子(m/z)
4-硝基苯酚	PNP	138	35	17	108
		138	35	20	92
4-硝基苯酚-d_4	PNP-d_4	142	35	17	112
(内标)		142	35	20	96
3-甲基-4-硝基苯酚	3-Me-PNP	152	35	17	122
		152	35	20	107
4-硝基苯酚葡萄糖苷	PNP-glucuronide	314	20	15	138
		314	20	15	113
4-硝基苯酚硫酸酯	PNP-sulphate	218	20	15	138
		218	20	35	108
二甲磷酸酯	DMP	125	30	25	79
		125	30	20	63
二甲基硫代磷酸酯	DMTP	141	25	17	126
		141	25	17	96

五、鉴定要点

1. 中毒症状和尸体检验所见的价值。有机磷杀虫剂进入机体后主要抑制胆碱酯酶(ChE)的活性,致乙酰胆碱在体内蓄积,其特有的中毒症状和尸检所见可为毒物分析鉴定提供方向。如中毒者大汗、肌束颤动、瞳孔缩小、口吐白沫、衣着和呼吸气体有特殊气味、死亡较快,尸检时见上消化道有糜烂、胃内容物表面有油状液存在,并散发出芳香味或大蒜味,四肢肌群挛缩,显著肺水肿等,应怀疑有机磷杀虫剂中毒的可能。

2. 毒物分析结果阴性时应关注的问题。① 检材采取、处置是否正确。若生前救治时已经洗胃,或病程较长延缓死亡的,则胃内容物检测可能呈阴性结果。② 尸体处置或检材保存是否适宜。有机磷类性质不稳定,在生物检材中易发生分解变化,尸体延缓解剖、检材保存时间较长或环境温度较高的,有机磷原体检验可能呈现阴性结果。③ 选用的分析方法是否灵敏、可靠,是否覆盖其代谢物。通常采用 GC-MS^n或 LC-MS^n法进行大范围的筛选分析,或针对代谢物的特定目标物分析,必要时也可辅以 GC/FPD 或 GC/NPD 法进一步确认。总之,毒物分析结果阴性时,应根据案情、现场勘验、临床表现,结合法医学尸体解剖发现,进行综合评定,作出结论。

3. 代谢物和分解物的价值。有机磷杀虫剂在体内代谢较快,且在保存检材和尸体中均可发生分解。因此,怀疑有机磷杀虫剂中毒死亡而未检出有机磷杀虫剂原体,应注意其代谢产物和分解产物的检测。有机磷杀虫剂在体内的代谢物分为两大类：一类是非特征代谢物，即二烷基磷酸酯类，不能根据此类代谢物准确定性进入体内的原体种类，仅能确定是二甲基或二乙基类有机磷杀虫剂。另一类是特征代谢物，特征代谢产物来自一种或少数几种有机磷化合物，如对-硝基酚为对硫磷或甲基对硫磷的代谢产物，马拉硫磷二羟基酸为马拉硫磷代谢产物，3-氯-4-甲基-7-羟基香豆素是蝇毒磷的代谢产物，3,5,6-三氯-2-吡啶是毒死蜱或甲基毒死蜱的代谢产物等。因此，根据代谢物性质推测进入机体的有机磷杀虫剂时应予以慎重。

4. 定量分析的意义。长期以来鉴定实践中一般仅对有机磷杀虫剂进行定性分析而不进一步定量。但近年来研究显示，有机磷杀虫剂在人体内可发生死后再分布和死后弥散[16]。因此，有机磷杀虫剂中毒死亡鉴定中进行定量分析具有一定判断价值。若有死后灌胃可能时应采取所有胃内容物和血、尿、玻璃体液、胆汁等体液及心、肝、脾、肺、肾、脑等组织检材进行全面定量分析。血液应同时取心血和外周血(股静脉血或锁骨下静脉血)。

5. 有机磷杀虫剂的稳定性问题。有机磷杀虫剂性质不稳定，如敌敌畏的饱和水溶液在室温下，以每天约3%的速度水解，在碱性条件下水解更快。30℃时，敌敌畏18天水解50%。有研究报道，血液中的敌敌畏在37℃ 1 h可完全分解，室温下2 h完全分解，4℃下12 h可完全分解。也有研究结果为血清中的敌敌畏浓度室温下24 h损失65%；4℃下1周后浓度损失22%；-30℃下可稳定一个月。鉴定实践中经常遇及许多死亡案件，即使有明确的线索、案情，但血液中仍无法检出敌敌畏成分。必要时可进一步检测其代谢物和分解产物DMP，但检出DMP无法指证敌敌畏中毒，许多有机磷类杀虫剂均可代谢生成DMP。又如敌百虫在弱碱性条件下，可形成毒性更大的敌敌畏，当pH为8~10时，敌百虫转变成敌敌畏仅需半小时。故在鉴定实践中采用GC-MS/MS时，经常出现同时检出敌百虫和敌敌畏的情况。由于敌百虫极性大、水溶性强、热稳定性较差，在气相色谱进样口易发生分解，致无法检出敌百虫原体，仅呈敌敌畏阳性。采用LC-MS/MS，通过液相色谱可将两者加以区分。

六、案例评析

[案例一] 某日，一对青年男女住店5 h后，女青年先行离店后服务员发现男青年死于房内，现场有较浓烈大蒜臭味。垃圾桶内有残留乳白色液体的饮料瓶，有大蒜臭味。解剖发现胃内容有浓烈大蒜臭味，尸表和病理解剖均符合有机磷杀虫剂中毒死亡特征。公安机关提取饮料瓶、胃内容物、肝组织和血液送检，委托查明是否有机磷杀虫剂中毒死亡。

毒物分析及评析：① 用直接提取法处理饮料瓶中乳白色残液，经GC-MS法分析检出甲拌磷；② 用液液提取法提取胃内容、肝组织和血液，经GC-MS法分析,其中均检出甲拌磷和地西泮。毒物分析结果提示有他杀可能。侦破显示,女青年因不满婚事,住店时让男青年先服用掺有地西泮的饮料,待其熟睡后再给其服下掺有甲拌磷的饮料,并伪装服用甲拌磷自杀。有机磷杀虫剂中毒死亡以自杀最为常见,但应注意排除他杀可能。若现场或胃内容大蒜臭味较浓时,有机磷杀虫剂定性比较容易,但应同时进行常规精神类药(毒)物的分析,以排除先使用精神类药(毒)物使受害者失去知觉或辨别能力,然后灌服有机磷杀虫剂造成其自杀的假象。

[案例二] 某老妇误将含有乙拌磷和二嗪磷的农药当食盐拌莴苣食用,三人中毒,送医院抢救。老妇食用后 22 h 死亡。

毒物分析及评析:采用 GC - MS 检测,吃剩莴苣中检出乙拌磷和二嗪磷,而血液中未检出相应杀虫剂原体,仅检出乙拌磷代谢物(phosphorothiolate sulfone)。可综合判断为乙拌磷和二嗪磷中毒死亡[17]。有机磷杀虫剂中毒后较长时间死亡者,若体内仅检出其代谢物,结合病程和体外检材检出情况也可判断其中毒死亡。

[案例三] 一吞服大剂量马拉硫磷死亡者,其解剖所取 8 种检材中,除肝脏外,均检出马拉硫磷、马拉硫磷二羟基酸[18]。另一吞服马拉硫磷死亡者,GC - MS 检测,其血液和胃内容物中马拉硫磷含量分别为 1.8 和 978 μg/mL,但肝组织中未检出马拉硫磷[19]。另有 DDVP 中毒死亡者,经 GC - MS 分析,心血、外周血、心脏组织、肺组织、肾组织、尿液、胃内容物中均检出 DDVP,但肝组织中未检出。另一例心血、脑脊液、玻璃体液、胆汁、脾、胃内容物中均检出 DDVP,但肝组织中未检出。

评析:敌敌畏随血液循环到达肝脏后,易与肝脏组织蛋白结合,敌敌畏被肝脏中丰富的羧酸酯酶吸附、代谢而不易检出。马拉硫磷也表现出类似特点。因此,仅依据肝脏未检出敌敌畏或马拉硫磷不能排除其中毒死亡。

[案例四] 某 13 岁男孩的父母在田地里喷洒倍硫磷,该男孩则在附近玩耍。第 7 天时该男孩出现疲倦、头晕等,而后又出现恶心、呕吐、腹痛、抽搐、呼吸抑制等症状,急送医院抢救。

毒物分析及评析:血液、尿液中均检出倍硫磷成分,血液中倍硫磷浓度为 0.95 μg/mL,但洗胃液中未检出倍硫磷,符合该男孩吸入性中毒的特征。该男孩经治疗 4 天后出院[20]。

第二节 氨基甲酸酯类杀虫剂

一、概述

氨基甲酸酯杀虫剂(carbamate pesticides)是一类含氮杀虫剂,是继有机氯和有机磷之后发展的第三代杀虫剂。其基本母体结构式为:

$$R_1—O—\overset{O}{\overset{\|}{C}}—N\begin{matrix}R_2\\ R_3\end{matrix}$$

R_1 多为酚类、芳环或肟类，也有少数是其他基团，R_2 和 R_3 多为甲基和氢

图 9-2　氨基甲酸酯类杀虫剂基本母体结构式

根据取代基 R_1 的不同大致可分为：萘基氨基甲酸酯类（甲萘威等）、苯基氨基甲酸酯类（叶蝉散等）、杂环二甲基氨基甲酸酯类（抗蚜威等）、杂环甲基氨基甲酸酯类（克百威等）、肟类（涕灭威等）。表 9-12 列出 R_2 为 CH_3 和 R_3 为 H，而 R_1 为不同取代基的 8 种氨基甲酸酯类杀虫剂。

表 9-12　八种氨基甲酸酯类杀虫剂的结构和毒性

英文名	中文名/别名	R_1 取代基	分子量	大鼠经口 LD_{50}（mg/kg）
tsumacide	速灭威/MTMC	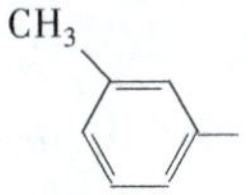 CH_3（间甲基苯基）	165.19	498～585
carbaryl	甲萘威/西维因	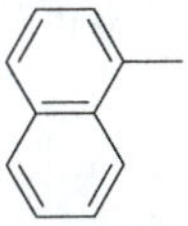 （萘基）	201.08	850（雄） 500（雌）
carbofuran	克百威/呋喃丹	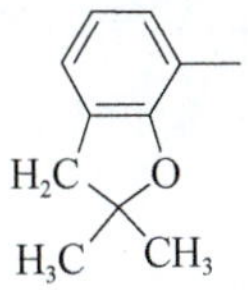 H_2C, O, H_3C, CH_3（2,2-二甲基-2,3-二氢苯并呋喃基）	221.11	8～14
isoprocarb	异丙威/叶蝉散	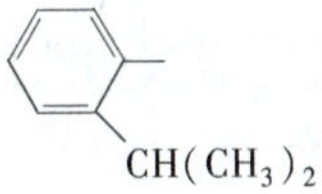 $CH(CH_3)_2$（邻位苯基）	193.11	403～485
bassa，BPMC	仲丁威/巴沙	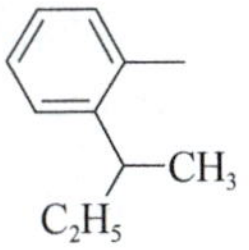 CH_3, C_2H_5（邻仲丁基苯基）	207.13	410～635
dimethacarb	混灭威/灭杀威、灭除威	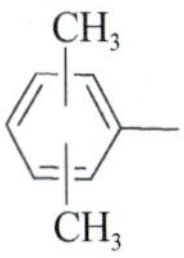 CH_3, CH_3（二甲基苯基）	179.12	441～1 050（雄） 295～626（雌）
methomyl	灭多威/灭多虫	$CH_3—\underset{SCH_3}{\underset{\vert}{C}}=N—$	162.12	17～24
aldicarb	涕灭威/铁灭克	$CH_3—\underset{SCH_3}{\overset{CH_3}{C}}—CH=N—$	190.15	0.826（雄） 0.603 4（雌）

氨基甲酸酯类杀虫剂的纯品均为固体,多为白色或无色结晶,市售乳油则多为浅黄色或黄褐色透明液体。氨基甲酸酯类杀虫剂大多为极性化合物,在水中有一定的溶解度,能溶或易溶于氯仿、醇、苯、丙酮、乙酸乙酯、二甲基甲酰胺等极性较强的有机溶剂中。氨基甲酸酯类杀虫剂一般对光和酸性环境较稳定,个别种类如仲丁威、丁硫克百威、硫双灭多威在强酸介质中易分解。灭多威、混灭威等存在同分异构体。

氨基甲酸酯类杀虫剂的中毒机制与有机磷农药相似,主要是抑制胆碱酯酶活性,使胆碱酯酶活性中心丝氨酸的羟基被氨基甲酰化,因而失去对乙酰胆碱的水解能力。由于氨基甲酸酯类与胆碱酯酶结合是可逆的,在机体内很快被水解,胆碱酯酶活性较易恢复,故其毒性较有机磷农药中毒为轻。不同品种的氨基甲酸酯杀虫剂的毒性差别较大。

氨基甲酸酯类杀虫剂中毒后发病快,皮肤接触后 30 min,口服后 10 min 即可出现症状,临床症状与有机磷中毒相似。其中毒症状的出现较有机磷杀虫剂急而严重,但若未死则可在短时间内恢复。重度中毒时,除可出现极度呼吸困难、昏迷、抽搐外,还有心肌损害和心律失常等,大多因呼吸衰竭在 24 h 内死亡。死亡病例多为经口中毒者。

氨基甲酸酯类杀虫剂中毒死者的尸表改变和组织形态学改变与有机磷杀虫剂近似,如尸僵出现早,器官淤血、水肿,并可见小灶性出血。但其程度较轻,尤其是胃内容物无特殊气味,瞳孔缩小不明显,可与有机磷杀虫剂中毒加以鉴别。

二、体内过程

氨基甲酸酯类杀虫剂主要通过呼吸道和消化道吸收,通过皮肤吸收缓慢,且吸收量低。吸收入血后,很快分布到肺、肾、肝、心、脑等器官。其在体内易代谢、排泄快,部分经水解、氧化或与葡萄糖醛酸结合而解毒,部分以原型或代谢物形式迅速经肾排出。动物经口给药后,脏器内含量在 15 min 左右达高峰,4 h 后几乎不再能检出,一般在 24 h 内有 80%~90%经代谢转化后以结合物形式经尿液排出。涕灭威在体内氧化代谢生成毒性更大的亚砜类和砜类化合物;甲萘威则代谢为 4-羟基甲萘威和 1-萘酚;残杀威入体后 1 h 即有代谢产物邻异丙氧基苯酚排出。克百威在体内主要代谢产物是呋喃酚。其中酚类化合物在体内形成结合物或缀合物。呋喃酚较稳定,在死亡时间较久的情况下,往往只能检出呋喃酚而不能检出克百威。

氨基甲酸酯类杀虫剂进入体内后主要分布在肝、肾、脂肪和肌肉组织中。3 例服用甲萘威自杀死者体内甲萘威浓度见表 9-13[21]。6 例残杀威中毒死亡者血液和组织中的残杀威浓度见表 9-14[21]。2 例克百威中毒死亡者血液和组织中的克百威浓度见表 9-15[21]。某 24 岁男性涕灭威中毒死亡者体内涕灭威分布见表 9-16[22]。

表 9-13 3 例甲萘威自杀死者体内甲萘威浓度(μg/mL 或 μg/g)

	血 液	脑组织	肝组织	肾组织	尿 液
平均值	16	4.6	21	13	31
范 围	6~27	4.6	12~29	1.9~25	31

表 9-14 6 例残杀威中毒死者体内残杀威浓度(μg/mL 或 μg/g)

	血 液	肝组织	肾组织	尿 液	胃内容物
平均值	11	13	11	8.1	1.9
范 围	0.3~41	0.8~37	0.3~25	8.1	0.08~6.6

表 9-15 2 例克百威中毒死者体内克百威浓度(μg/mL 或 μg/g)

案 例	心 血	外周血	脑组织	玻璃体液	肝组织	胃内容物
1	5.3	3.2	7.5	7.0	7.9	251 mg
2	8.2	5.1	5.4	1.4	15	88 mg

表 9-16 涕灭威中毒死者体内涕灭威浓度(μg/mL 或 μg/g)

血 液	心 脏	肝组织	肾组织	尿 液	胃内容物
6.2	6.7	0.8	8.1	18	49

向平等[23]报告 1 例灭多威中毒者血、尿中灭多威浓度分别为 3.8 μg/mL 和 4.3 μg/mL。Ameno 等[24]报告 4 例服用克百威自杀死亡者尸体血克百威浓度为 0.32~11.6 μg/mL。

三、检材处理

氨基甲酸酯类杀虫剂检验的检材主要包括呕吐物、洗胃液、胃内容物和血液(心血和外周血)、尿液、玻璃体液、胆汁等体液及心、肝、脾、肺、肾、脑等组织。氨基甲酸酯类杀虫剂在体内吸收、代谢、排泄较快,故应及时采集检材。

氨基甲酸酯类杀虫剂的提取方法有沉淀蛋白法、液液提取法、固相萃取法和酸水解法等。由于该类化合物极性较大、挥发性较强,故提取分离应选用极性较大、沸点较低的有机溶剂,如乙酸乙酯、氯仿、丙酮、乙腈等,溶剂浓缩时应避免挥发损失。

1. 沉淀蛋白法

参考方法(GA/T 1623-2019):移取血液等液体检材样品 1.0~2.0 mL 或称取绞碎的肝脏等固体检材样品 1.0~2.0 g 于具盖离心管中,加入乙腈 2.0~4.0 mL,振荡 10 min,8 000 r/min 离心 30 min,取上清液经 0.22 μm 的有机系微孔滤膜过滤,供

LC－MS 分析。

2. 液液提取法

参考方法(GA/T 1619－2019)：移取血液等液体检材样品 1.0~2.0 mL，或称取绞碎的肝脏等固体检材样品 1.0~2.0 g 于具盖离心管中，加入乙酸乙酯 4.0~8.0 mL，振荡 5 min，8 000 r/min 离心 10 min，分离有机相；重复提取一次，合并两次提取的有机相，用无水硫酸钠脱水后，置于浓缩器上 45℃浓缩至干，残留物用甲醇 200 μL 溶解，作为检材样品提取液供 GC－MS 分析或用 0.22 μm 的有机系微孔滤膜过滤，供 LC－MS 分析。

参考方法(GA/T 1623－2019)：移取血液等液体检材样品 1.0~2.0 mL 或称取绞碎的肝脏等固体检材样品 1.0~2.0 g 于具盖离心管中，加入无水乙醇 100 μL，乙酸乙酯/二氯甲烷(体积比 2∶1)混合溶剂 6 mL，振荡 10 min，8 000 r/min 离心 10 min，分离有机相，重复提取一次，合并两次提取的有机相，置于浓缩器上 40℃浓缩至干，残留物用甲醇 200 μL 溶解，作为检材样品提取液供 GC－MS 分析或用 0.22 μm 的有机系微孔滤膜过滤，供 LC－MS 分析。

3. 固相萃取法

参考方法(GA/T 1619－2019)：移取血液等液体检材样品 1.0~2.0 mL，或称取绞碎的肝脏等固体检材样品 1.0~2.0 g 于具盖离心管中，用 4 倍体积水稀释，振荡 10 min，8 000 r/min 离心 20 min，取上清液转移至已活化好的 C_{18} 固相萃取柱中，控制上清液过柱流速为 0.5 mL/min，依次用 1 mL 水、1 mL 甲醇/水(体积比 5∶95)淋洗，抽干弃去淋洗液，挤干水分或离心或真空抽固相萃取柱 2 min，用 2 mL 乙酸乙酯或乙酸乙酯/二氯甲烷(体积比 1∶1)洗脱，控制流速为 0.5 mL/min，收集洗脱液并置于浓缩器上 45℃浓缩至干，残留物用甲醇 200 μL 溶解，作为检材样品提取液供 GC－MS 分析或用 0.22 μm 的有机系微孔滤膜过滤，供 LC－MS 分析。

参考方法(GA/T 1623－2019)：移取血液等液体检材样品 1.0~2.0 mL，或称取绞碎的肝脏等固体检材样品 1.0~2.0 g 于具盖离心管中，用 4 倍体积 2%氨水溶液稀释，振荡 10 min，8 000 r/min 离心 20 min，取上清液转移至已活化好的固相萃取柱(Oasis® HLB 萃取柱或等效固相萃取柱)中，依次用水 3 mL、甲醇 3 mL 淋洗，弃去淋洗液，挤干水分或离心或真空抽固相萃取柱 2 min，用二氯甲烷 3 mL 洗脱，收集洗脱液并置于浓缩器上浓缩至干，残留物用甲醇 200 μL 溶解，作为检材样品提取液供 GC－MS 分析或用 0.22 μm 的有机系微孔滤膜过滤，供 LC－MS 分析。

4. 酸水解法

多数氨基甲酸酯类杀虫剂水解生成的酚类，在体内形成结合物。检测代谢物时须先经加酸加热水解。将检材置入装有冷凝管的容器中，加 3~4 倍量的 0.5 mol/L 盐酸，回流煮沸数十分钟，冷却后用二氯甲烷等溶剂萃取，萃取液经过无水硫酸钠脱水、蒸发浓缩后备检。根据需要可进一步净化。

5. 样品净化

参考方法(GA/T 1619－2019)：净化过程：① 装柱：少许脱脂棉，依次加入无水硫酸钠 1～2 g、中性氧化铝 2～5 g 或硅镁吸附剂、无水硫酸钠 2～3 g；② 净化：用与提取液相同的溶剂 6.0 mL 预淋洗装好的柱子，弃去预淋液，将检材样品提取液过柱，再用与提取液相同的溶剂 6.0 mL 洗脱。收集合并过柱液及洗脱液，置于浓缩器上 45℃浓缩至干，用 200 μL 甲醇溶解，供 GC－MS 分析或用0.22 μm 的有机系微孔滤膜过滤，供 LC－MS 分析。

四、分析方法

氨基甲酸酯类杀虫剂的检测方法有气相色谱法、气/质联用法、高效液相色谱法、液/质联用法和酶联免疫吸附分析法(ELISA)等。鉴定实践中应用最多的是气相色谱、气/质联用法、高效液相色谱法和液/质联用法。

1. 气相色谱法

GC 法主要用于氨基甲酸酯杀虫剂的筛选和定量分析。可选用极性较弱的固定液如 SE－30、SE－54、DB－5 或 1.5% OV－17+5% DC－200 的色谱柱；检测器 NPD。热稳定性较差的氨基甲酸酯杀虫剂如涕灭威，分析时应降低气化室温度和柱温。

分析参考条件[1]：色谱柱：BP－10 毛细管柱(12 m×0.27 mm)；柱温：初温 120℃，保持 2 min，以 5℃/min 程序升温至 140℃，再以 5℃/min 程序升温至 240℃，保留 2 min；进样口温度：250℃；检测器温度：300℃；检测器：NPD。该色谱条件下灭多威、敌草隆、速灭威、异丙威、仲丁威、残杀威、克百威、甲萘威可完全分离。

2. 气相色谱-质谱联用法

GC－MS 法主要用于氨基甲酸酯杀虫剂的定性确认和定量分析。部分氨基甲酸酯杀虫剂存在异构体，该法可同时检测其代谢产物和同分异构体。

分析参考条件[1]：

色谱条件：色谱柱：SE－54 毛细管柱(12 m×0.27 mm)；柱温：初温 120℃，以 10℃/min 程序升温至 150℃，再以 15℃/min 程序升温至 260℃，保留 15 min；进样口温度：250℃。

质谱条件：电子轰击源(EI)，电离电压：70 eV；四级杆温度：250℃；离子源温度：200℃。8 种氨基甲酸酯杀虫剂的主要离子碎片见表 9－17。

表 9－17　氨基甲酸酯类杀虫剂的主要质谱离子

杀虫剂名称	分子离子峰(*m/z*)	基　峰	主要碎片离子(*m/z*)
速灭威	165(小)	108	77,99,58,51
甲萘威	201	144	115,58,89,127

续 表

杀虫剂名称	分子离子峰(m/z)	基 峰	主要碎片离子(m/z)
克百威	221	164	149,122,131,91
异丙威	—	121	136,91,77,103
仲丁威	—	121	150,107,91,77
混灭威	270	229	189,255,202,226
灭多威	162(小)	105	58,88,59
涕灭威	—	41	58,86,76,55

3. 液相色谱-质谱联用法

LC-MS 和 LC-MS/MS 分析主要用于氨基甲酸酯杀虫剂及其代谢物的定性和定量分析。氨基甲酸酯为极性、不稳定的含杂原子化合物，LC-MS 分析时可选用电喷雾电离(ESI)接口或大气压化学电离(APCI)接口。分子中含有叔氨基，可优先考虑使用正离子模式。

(1) 分析参考条件(16 种氨基甲酸酯类杀虫剂和 6 种代谢产物)[25]

色谱条件：液相柱：Acquity BEH C_{18}柱(100 mm×2.1 mm×1.7 μm)；流动相：A 为 0.1%甲酸溶液，B 为乙腈，采用梯度洗脱：初始洗脱为 75% A，保持 1.5 min；7.5 min 减为 15% A，保持 1.5 min；9.1 min 升为 75% A，保持 1.0 min；柱温 35℃；进样量 10 μL。

质谱条件：电喷雾离子源，正离子模式；多反应检测(MRM)；毛细管电压：3.5 kV；萃取锥孔电压：30 V；RF 透镜电压：0.5 V；离子源温度：150℃；脱溶剂气温度：500℃；锥孔气流速：50 L/h；脱溶剂气流速：1 000 L/h；倍增器电压：650 V；二级碰撞气：氩气；其他质谱条件详见表 9-18。

(2) 分析参考条件(16 种氨基甲酸酯类杀虫剂和代谢产物)[26]

色谱条件：色谱柱：ZORBAX SB-C_{18}(2.1 mm×100 mm×1.8 μm)；流速 0.3 mL/min；柱温：40℃；进样量：5 μL；流动相：乙腈和含有体积分数 0.1%乙酸的 10 mmol/L 乙酸铵溶液；梯度洗脱。梯度洗脱程序见表 9-19。

质谱条件：电离源模式：ESI；电离源极性：正/负；雾化气：氮气；雾化气压力：40 psi；干燥气流量：10 L/min；干燥气温度：350℃；离子喷雾电压：3 000 V；检测模式：采用多反应监测(MRM)模式，其他质谱参数见表 9-20。

(3) 分析参考条件(克百威及其代谢物)[27]

色谱条件：液相柱：C_{18}柱(150 mm×3.9 mm×5 μm)；流动相：甲醇和水(0.1%甲酸)；梯度洗脱。

质谱条件：电喷雾离子源，正离子模式，多反应检测(MRM)；克百威检测离子(m/z)222.1>165.9，222.1>122.8(碰撞能力分别为 15 eV 和 25 eV)；呋喃酚检测离子(m/z)165.0>136.9，165.0>123.8。

表 9－18 22 种氨基甲酸酯类杀虫剂及代谢物的质谱参数

杀虫剂	定性离子对(m/z)	锥孔电压(V)	碰撞能量(eV)	杀虫剂	定性离子对(m/z)	锥孔电压(V)	碰撞能量(eV)
去甲基抗蚜威	225.0/72.0*,225.0>168.1	22	18,14	恶虫威	224.0>109.0,224.0>167.0*	18	16,8
涕灭威亚砜	207.0>88.9,207.0>131.9*	12	14,6	克百威	222.0>123.0,222.0>165.1*	18	20,10
涕灭威砜	223.0>85.9,223.0>148.0*	16	12,10	甲萘威	202.0>145.0*,202.0>127.0	12	26,8
抗蚜威	239.0>72.0*,239.0>182.0	22	20,16	灭除威	180.0>95.0,180.0>123.0*	12	20,10
灭多威	163.0>88.0*,163.0>105.9	10	8,8	乙硫苯威	226.0>107.0*,226.0>169.0	12	16,6
灭虫威亚砜	242.0>122.0,242.0>185.0*	18	28,12	异丙威	194.0>95.0*,194.0>152.0	14	14,7
3-羟基克百威	238.0>163.0*,238.0>181.0	16	14,12	混杀威	194.0>109.0,194.0>121.9*	14	20,26
灭虫威砜	258.0>122.0*,258.0>201.0	14	20,8	仲丁威	208.0>95.0*,208.0>151.9	14	14,8
涕灭威	208.2>88.9,208.2>116.0*	8	10,6	灭虫威	226.1>121.1,226.1>169.1*	14	18,10
速灭威	166.0>90.9,166.0>109.0*	26	20,10	苯氧威	302.1>88.0*,302.1>116.0	18	16,10
残杀威	210.0>92.9,210.0>111.0*	12	22,14	恶虫威	527.9>150.0,527.9>203.0*	20	20,4

* 为定量离子对。

表 9-19 液相色谱梯度洗脱程序

时间(min)	0.1%乙酸的 10 mmol/L 乙酸铵溶液(%)	乙腈(%)
0	90	10
4	75	25
8	60	40
12	20	80
16	20	80
16.1	90	10

表 9-20 16 种氨基甲酸酯类杀虫剂及代谢物的质谱参数

化 合 物	母离子(m/z)	子离子(m/z)	碰撞能量(eV)	保留时间(min)
涕灭威亚砜	207.1	89.1*/132	3/7	2.094
涕灭威砜	223.1	86.1*/148	8/8	3.199
灭多威 1	163	88.0*/106	5/15	3.322
久效威亚砜	235	103.8*/178.2	10/5	3.637
久效威砜	251	57.0*/76.1	15/10	4.052
久效威	251.1	76.2*/57.3	12/18	4.354
3-羟基克百威	238.1	163.0*/181.1	10/5	4.926
涕灭威	213.1	89.0*/116.1	13/6	5.545
克百威	222.1	165.0*/123	10/20	7.821
残杀威	209.8	110.8*/168.1	15/8	8.727
抗蚜威	239.2	71.9*/182.2	25/15	8.902
恶虫威	224.1	167.4*/109.2	7/20	9.726
甲萘威-D_7	209	152.1	10	10.228
甲萘威	202.1	145/127	5/25	10.643
异丙威	194.1	95.0*/137.4	15/5	12.716
仲丁威	208.1	94.9*/152.3	13/7	13.568
甲硫威	226.1	169.4*/121.1	8/20	14.623

*为定量离子。

五、鉴定要点

1. 阳性结果的确认。氨基甲酸酯类杀虫剂是我国常见混剂农药的主要成分之一，鉴定中应注意排除其他杀虫剂。此外，氨基甲酸酯类杀虫剂阳性结果必须经 GC-MS 或 LC-MS 确证。某些氨基甲酸酯杀虫剂热稳定性较差，如涕灭威在 90℃即可分解，故 GC-MS 分析时应尽量降低气化室温度和柱温。

2. 代谢物和分解物检测的价值。氨基甲酸酯类杀虫剂在生物体内代谢很快，在保存检材和尸体中均可发生分解，灭多威和克百威分解更快。因此，可疑氨基甲酸酯类杀虫剂中毒死亡鉴定中若未检出氨基甲酸酯类杀虫剂原体，应注意其代谢产物和分解产物的检测。如在检材中未检出克百威原体而检出呋喃酚，也可提供其曾摄取克百威的证据。

3. 鉴定结果的综合评判。氨基甲酸酯类杀虫剂的毒理作用、中毒表现和尸体解剖所见与有机磷相似，但无特殊气味。在使用氨基甲酸酯类杀虫剂的地区，若出现急性中毒、中毒症状类似有机磷类，而呕吐物等又无特殊气味时应怀疑氨基甲酸酯类杀虫剂中毒，再结合案情调查和毒物鉴定作出综合评判。当毒物分析结果为阴性时，应关注：① 取材是否及时。因毒物进入机体后，分解代谢和排泄速度快，24 h 后 80%~90%以结合物方式经尿排出体外，可能造成毒物分析结果阴性；② 分析方法是否正确，是否覆盖代谢物。根据鉴定实践经验积累，某些氨基甲酸酯类杀虫剂中毒时间较长或延缓死亡的，仅能在体内检出其代谢产物。

六、案例评析

［案例一］ 刘某被人发现在其住所内死亡。取现场纸杯和尸体肝组织、肾组织送检。基层在现场提取的纸杯内检出灭多威，但肝、肾中未检出灭多威，故送上一级鉴定机构重新鉴定。该机构加大检材量，用 GC/FPD 和 GC－MS 分析，肝组织、肾组织中均检出灭多威[1]。

评析：不同检测器对氨基甲酸酯类杀虫剂的检测灵敏度不同，鉴定实践中也可先用 GC/FPD 和 GC/NPD 等较灵敏检测器进行筛选分析，再用 GC－MS^n或 LC－MS^n确证。必要时可加大检材用量，并针对可疑目标物进行仪器条件优化后分析。

［案例二］ 某女，38 岁，某日中午与他人用餐后出现不适，送医院诊断为重度有机磷中毒，呼吸衰竭。经洗胃、阿托品、解磷定、呼吸兴奋剂抢救治疗，仍呈深度昏迷状态，最终经抢救无效死亡。尸体检验：于死后 30 d 进行尸体解剖。身长 163 cm，发育正常，营养良好。尸斑呈暗紫红色，分布于尸体背侧未受压部位，指压不褪色。口角见白色流注状痕迹；双侧胸腔少量淡红色清亮液体；心包腔内约50 mL 淡红色液体；胃内容物约 200 g，胃黏膜未见出血。取心血、胃内容物送毒物检验。

毒物分析及评析：经毒物分析，心血、胃内容物中均检出灭多威，浓度分别为 0.08 μg/mL 和 39 μg/g。由于本例死后 30 d 进行尸体解剖，灭多威经过长时间自然降解导致血液中浓度降低[28]。

［案例三］ 某 56 岁男性园丁，被发现时倒在汽车座位上，身上有呕吐物。1 h 后送当地医院抢救，到医院时人意识清醒，但不能说话。虽经抢救治疗，仍情况恶化，入院后 3 h 死亡。

毒物分析及评析：经毒物分析，血液和尿液中均检出乙醇、乙硫苯威成分，外周血液中乙醇浓度 1.2 mg/mL，乙硫苯威 26.4 μg/mL。该案在死者外周血液中检出乙硫苯威，可确认系乙硫苯威中毒死亡，而乙醇则促进了乙硫苯威的吸收和毒作用[29]。

第三节 拟除虫菊酯类杀虫剂

一、概述

拟除虫菊酯类杀虫剂(pyrethroid insecticides)是在模拟天然除虫菊酯化学结构的基础上由人工合成的一类仿生杀虫剂。其具有广谱、高效、对高等动物及鸟类毒性较低、光稳定性好且持效长、在自然界容易降解、较少污染等特点。拟除虫菊酯类杀虫剂按其化学结构可分为两类：一类不含α-氰基，如二氯苯醚菊酯、甲醚菊酯、丙烯菊酯等；一类含α-氰基，如氟氯氰菊酯、氯氰菊酯、溴氰菊酯、氰戊菊酯、氟氰戊菊酯等，此类杀虫剂活性极高，但毒性也较大。拟除虫菊酯类杀虫剂大多含有苯醚和环丙烷结构及卤素。其分子中含有不对称碳原子，故具有光学异构体，如氰戊菊酯和顺式氰戊菊酯、氯氰菊酯和顺式氯氰菊酯等。常见的七种拟除虫菊酯杀虫剂见表9-21。

表9-21 七种拟除虫菊酯杀虫剂的化学结构和毒性

英文名	中文名	化学结构式	分子量	大鼠经口 LD_{50}(mg/kg)
permethrin	二氯苯醚菊酯，氯菊酯	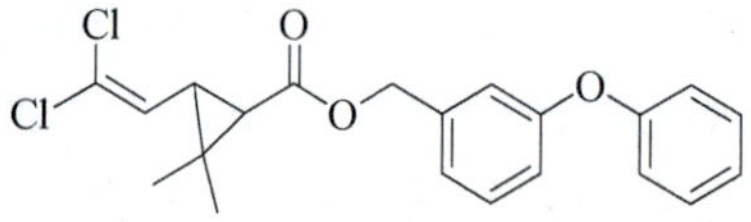 Cl, Cl, O, O	391.29	430(雄) 470(雌)
cypermethrin	氯氰菊酯，灭百可	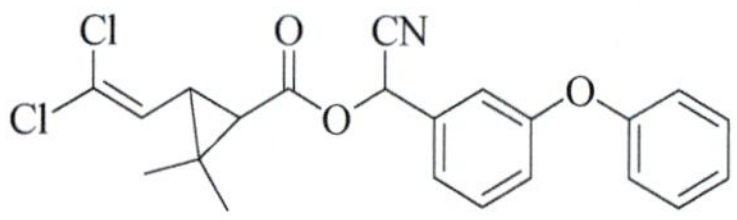 Cl, Cl, O, CN, O, O	416.30	200~800
cyfluthrin	氟氯氰菊酯，百树菊酯	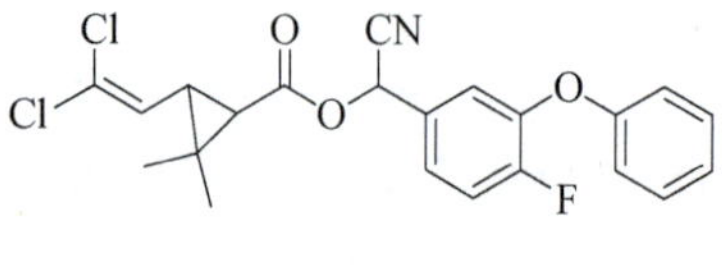 Cl, Cl, O, CN, O, O, F	434.29	550~750(雄) 1 200(雌)
cyhalothrin	三氟氯氰菊酯，功夫	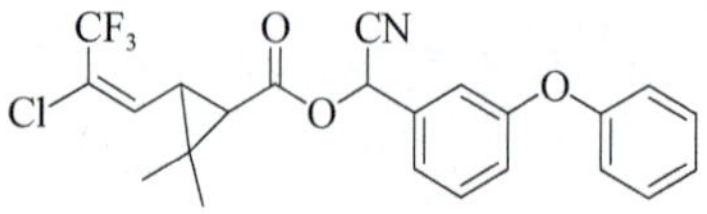 CF_3, Cl, O, CN, O, O	449.85	56~79
deltamethrin	溴氰菊酯，敌杀死	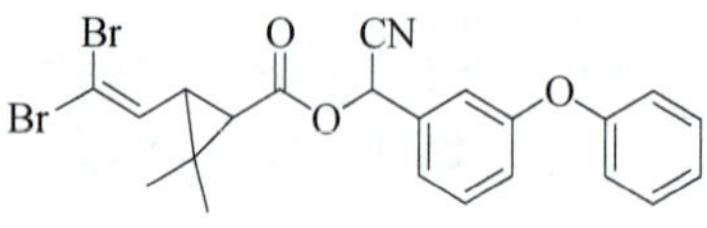 Br, Br, O, CN, O, O	505.20	128(雄) 138(雌)

续 表

英文名	中文名	化学结构式	分子量	大鼠经口 LD_{50}(mg/kg)
fenvalerate	氰戊菊酯,速灭杀丁	Cl, O, CN, O, O	419.90	300~630
flucythrinate	氟氰戊菊酯,氟氰菊酯	HCF_2O, O, CN, O, O	451.46	81(雄) 67(雌)

拟除虫菊酯类杀虫剂大多为黄色或棕色油状液体,稍有芳香气味,常温下挥发性较低。本类杀虫剂极性较小,微溶于或不溶于水,溶于乙醇、苯、丙酮、二氯甲烷、氯仿、乙酸乙酯等大多数有机溶剂,遇酸较稳定,在碱性条件下易分解。

拟除虫菊酯类属于中低等毒性杀虫剂。对水生动物、蜜蜂、家蚕高毒,对哺乳动物毒性较小。但不同入体途径或不同剂型可使毒性有显著差别,如大白鼠口服氰戊菊酯 LD_{50}为 451 mg/kg,经皮 LD_{50}大于 5 000 mg/kg,而吸入 LD_{50}则为 101 mg/m^3。单一拟除虫菊酯类杀虫剂中毒致死的案例少见,但这类杀虫剂常与其他种类的杀虫剂混合配制成混配杀虫剂,与有机磷农药混合使用则毒性增加,在毒物检验工作中因用混配杀虫剂引起中毒的事件较为多见。

拟除虫菊酯类杀虫剂的中毒机制,目前尚未完全阐明。神经膜离子通道闸门学说认为,拟除虫菊酯类能够选择性地减缓神经细胞膜钠离子的“M”通道闸门的关闭,使钠离子通道保持开放,去极化期延长,周围神经出现重复的动作电位,导致肌肉持续性收缩。由于细胞膜的通透性被扰乱,神经传导受到进一步抑制,也可引起神经系统以外的其他细胞、组织发生病变。另外,拟除虫菊酯类还可直接作用于神经末梢和肾上腺髓质,使血糖、乳酸、肾上腺素和去甲肾上腺素含量增高,导致血管收缩、心律失常等。

拟除虫菊酯类杀虫剂的中毒潜伏期与毒物进入机体的途径、摄入量、品种、剂型有关,一般在 20 min 至 3 h 之间。口服中毒者消化道症状较明显,轻度症状为头痛、头昏、恶心、呕吐、上腹部灼痛感、乏力、食欲不振、胸闷、流涎等。中度中毒症状出现意识朦胧,口、鼻、气管分泌物增多,双手颤抖,肌肉跳动,心律不齐,呼吸有些困难。重度症状为呼吸困难,紫绀,肺内水泡音,四肢阵发性抽搐或惊厥,意识丧失,严重者深度昏迷或休克,危重时会出现反复强直性抽搐引起喉部痉挛而窒息死亡。经呼吸道吸入中毒者,有流泪、结膜充血、流涕、鼻咽部充血、咳嗽等刺激症状。经皮肤中毒者常先出现面部、口唇及手部皮肤刺痛、发痒、烧灼或麻木感,重者出现过敏性皮炎,并伴有神经系统症状,可出现头晕、头痛、乏力失眠、恶心、食欲不振、胸闷、视物模糊、畏光等中毒表现。

目前的研究未发现中毒死亡者有特殊的病理改变。经口服中毒死亡者,可见瞳孔缩小,口鼻部分泌物增多,尸僵发生早、强。剪开胃可闻及特殊的芳香味。

二、体内过程

拟除虫菊酯类杀虫剂可通过皮肤、胃肠道进入机体,并迅速分布于全身各组织器官,其中中枢神经系统含量最高。进入机体后主要被肝脏的酯酶和微粒体混合功能氧化酶催化分解。顺式异构体的解毒主要为氧化反应,反式异构体的代谢主要靠水解反应,其代谢产物排出迅速,部分未代谢的原形从粪便中排出。含 α -氰基的拟除虫菊酯中的氰基在胃内停留较久,在胃中形成硫氰酸盐。溴氰菊酯由于代谢快,不易从脏器内检出原药。其他拟除虫菊酯杀虫剂中毒死亡者的脏器中,杀虫剂原形的含量也常甚微。

据研究报道[4]:拟除虫菊酯类杀虫剂在生物体内的代谢,主要是化合物酯键处断裂。在体内代谢为非特异代谢产物 3 -苯氧基苯甲酸(3 - PBA)和特征代谢产物。如甲氰菊酯为例,其在体内代谢为 3 - PBA 和四甲基环丙烷羧酸(甲氰菊酸)的葡萄糖醛酸。胺菊酯的体内生物转化包括酯键开裂、酰亚胺键开裂、环已烷的羟化和甲基丙烯基的氧化等,尿液中主要代谢物为 3 -羟基-环已烷- 1,2 -二甲酰亚胺。丙烯菊酯进入体内后进行氧化和水解等反应生成水溶性代谢产物菊二酸而排出体外。氟氯氰菊酯在人体尿液中的主要代谢物为 3 -(2,2 -二氯乙烯基)- 2,2 -二甲环丙烷- 1 -苯甲酸,其尿液的消除半衰期为 6.9 h。氯菊酯主要以 3 -(2,2 -二氯乙烯基)- 2,2 -二甲环丙烷- 1 -苯甲酸,3 -苯氧苯甲酸的代谢物形式经尿液排泄。此外,氯氰菊酯、溴氰菊酯、氰戊菊酯、三氟氯氰菊酯的主要代谢物均为 3 -苯氧基苯甲酸。

拟除虫菊酯类杀虫剂中毒死亡报道较少。两例氯氰菊酯中毒死亡案例,其血液中氯氰菊酯浓度分别为 27 μg/mL 和 32 μg/mL[4]。某氟氯氰菊酯服毒自杀者,死后血液和尿液中氟氯氰菊酯的浓度分别为 10 μg/mL 和 7 μg/mL,胃内容物中氟氯氰菊酯总量为 14 mg[4]。甲氰菊酯在急性中毒家兔体内的死后分布为:胃壁>肾>肝>大脑>心>脾>胆汁>肺>周围血、心血[30]。一男子喝下 600 mL 20%二氯苯醚菊酯的溶液,4 h 后顺式和反式二氯苯醚菊酯在血液中浓度分别为 615 μg/mL 和 253 μg/mL,虽昏迷 17 h 但经过抢救存活。

三、检材处理

依据检材性状和实验条件,检材中拟除虫菊酯类杀虫剂的提取方法有直接提取法、液-液萃取法和固相萃取法。

1. 直接提取法

拟除虫菊酯类杀虫剂在酸性介质中稳定，遇碱易分解，可采用有机溶剂在酸性或中性条件下直接提取法。检材绞碎（或匀浆）后，用无水硫酸钠研磨至干沙状，用丙酮或混合溶剂，如苯-二氯甲烷（8∶2）或苯-乙酸乙酯（1∶1）等浸提，溴氰菊酯、氯氰菊酯、氰戊菊酯用氯仿提取效果较好。粮食、面粉、谷类等体外检材可直接用丙酮浸泡0.5 h或超声浸提数分钟后，过滤出浸提液，于60℃水浴中挥至近干，残留物用甲醇溶解，待测。

2. 液液提取法

参考方法（GA/T 103－2019/GA/T 1611－2019）：移取血液等液体检材样品1.0~2.0 mL，或称取绞碎（或匀浆）的肝脏等固体检材样品1.0~2.0 g于具盖离心管中，加入乙酸乙酯或二氯甲烷5.0~10.0 mL，振荡5 min，8 000 r/min离心10 min，分离有机相；重复提取一次，合并两次提取的有机相于玻璃试管中，置于浓缩器上45℃浓缩至干，残留物用甲醇100 μL溶解，作为检材样品提取液供GC－MS分析。或残留物用甲醇/水（体积比4∶1）200 μL溶解，用0.22 μm有机系微孔滤膜过滤，作为检材样品提取液供LC－MS分析。

3. 固相萃取法

参考方法[31]：取全血样品1 mL于10 mL玻璃离心管中，加入SKF_{525A}甲醇液100 μL以及1 mL乙腈，涡旋震荡1 min，加入1 g缓冲盐，涡旋震荡1 min，4 000 r/min离心5 min，取上清液加至dSPE纯化管中，涡旋震荡1 min，15 000 r/min离心5 min，取上清液高纯氮气吹干后定容至100 μL正己烷中，取1 μL进样。

四、分析方法

拟除虫菊酯类杀虫剂的分析方法主要有气相色谱法、高效液相色谱法、气相色谱/质谱联用法和高效液相色谱/质谱联用法。鉴定实践中主要应用色谱/质谱联用法，其同时具有筛选和确认功能。

1. 气相色谱法

气相色谱法主要用于拟除虫菊酯类杀虫剂的筛选和定量分析。常用的检测器包括对卤素组分具高灵敏度的电子捕获检测器（ECD）和选择性检测含氮磷有机化合物的氮磷检测器（NPD）；色谱柱有AC－5、DB－5和HP－5毛细管柱，多采用程序升温和不分流进样。筛选时宜采用灵敏度较高的电子捕获检测器（ECD）。

（1）分析参考条件

色谱柱：HP－5（30 m×0.32 mm×0.25 μm）；检测器：ECD；程序升温：初始70℃，以30℃/min升至270℃，保持14 min；进样口温度：250℃，检测器温度：280℃；载气为氮气，流量为1 mL/min；尾吹为氮气，流量为40 mL/min；恒流模式，不分流进样，进样量1 μL。该法可同时分离6种拟除虫菊酯类杀虫剂（甲氰菊酯，联苯菊酯,三氟氯氰菊酯,高效氯氰菊酯,氰戊菊酯,溴氰菊酯)。

(2) 分析参考条件

色谱柱: Rtx-1(30 m×0.25 mm×0.25 μm);检测器: ECD;检测进样口温度: 280℃;检测器温度: 300℃;色谱柱程序升温: 以10℃/min 从120℃到180℃,保持1 min,再以1℃/min 从180℃到205℃,最后以10℃/min 从205℃到280℃,保持15 min;不分流进样,不分流时间: 2 min。该法可同时分离多种拟除虫菊酯类杀虫剂。

2. 气相色谱-质谱联用法

GC-MS 法主要用于拟除虫菊酯类杀虫剂的定性分析和定量分析。常用色谱柱为 HP-5MS、DB-5 MS,多采用程序升温,质谱可选择电子轰击源(EI)或化学源(CI)。

(1) 分析参考条件[31]

色谱条件: 色谱柱: TG-5MS(30 m×0.32 mm×0.25 μm);程序升温: 初始温度100℃(2 min),升温速率20℃/min,终温280℃(15 min);进样口温度: 260℃;载气: He;流速: 1.5 mL/min;分流进样,分流比为20:1;溶剂延迟: 3 min;进样量: 1 μL。

质谱条件: 电子轰击源(EI);接口温度: 280℃;离子源温度: 250℃;扫描时间: 0.2 s;质量范围: 40~550 amu;定性分析数据采集模式为全扫描方式,定量分析数据采集模式为选择离子扫描方式。其他色谱、质谱参数见表9-22。

表9-22 7种拟除虫菊酯的特征离子和保留时间

化合物	特征离子(*m/z*)	保留时间(min)
联苯菊酯	181,166	11.29
甲氰菊酯	97,181,55	11.37
高效氯氟氰菊酯	181,197,208	11.86
氟氯氰菊酯	163,206,226	12.74
氯氰菊酯	163,181,209	13.22
氰戊菊酯	125,225,419	14.14
溴氰菊酯	181,253,209	15.13
SKF525A(内标)	86,99	10.83

(2) 分析参考条件(GA/T 103-2019)

色谱条件: 色谱柱: BD-5MS柱(30 m×0.25 mm×0.25 μm)或等效柱;柱温: 80℃保持2 min,以30℃/min 程序升温至280℃,保持15 min。进样口温度: 280℃;传输线温度230℃。

质谱条件: 检测器: 电子轰击源(EI)或负化学源(NCI);质量范围: 40~450 amu。5种拟除虫菊酯杀虫剂的特征离子碎片见表9-23。

表 9-23 5 种拟除虫菊酯的特征离子

化合物	EI 源特征离子(m/z)	NCI 源特征离子(m/z)
甲氰菊酯	97*,181,265,349	141*
高效氯氟氰菊酯	181*,197,208,449	205*,241
氯氰菊酯	163*,181,209	207*,171
氰戊菊酯	125*,167,225,419	211*
溴氰菊酯	253*,181, 208	79*,137,297

(3) 分析参考条件[32]

色谱条件：色谱柱：SH-Rxi-5Sil MS 柱(30 m×0.25 mm×0.25 μm)；柱温：50℃保持 1 min，以 25℃/min 升温至 125℃，再以 10℃/min 升温至 300℃，保持 15 min；柱平衡时间 2 min。进样口温度：250℃，传输接口温度：250℃。

质谱条件：电子轰击源(EI)；离子源温度：230℃；碰撞气：氩气；多反应监测模式(MRM)；溶剂延迟时间：6 min。为提高检测灵敏度，采用时间分段监测各目标化合物，各化合物质谱参数见表 9-24。

表 9-24 12 种拟除虫菊酯的质谱参数和检测限、定量限

化合物	母离子(m/z)	子离子(m/z)	碰撞能量(V)	检测限(LOD)(ng/mL)	定量下限(LOQ)(ng/mL)
七氟菊酯	177.0	127.1	16	0.002	0.008
	177.0	137.1	16		
联苯菊酯	181.1	166.1	12	0.064	0.212
	181.1	179.1	12		
甲氰菊酯	181.1	152.1	22	0.984	3.281
	265.1	210.1	12		
苯醚菊酯	123.1	81.0	8	1.841	5.315
	183.1	153.1	14		
氯氟氰菊酯	208.0	181.0	8	0.027	0.089
	197.0	141.0	12		
氟丙菊酯	181.1	152.1	26	1.198	3.661
	289.1	93.0	14		
氯菊酯	183.1	153.1	14	0.492	1.640
	183.1	168.1	14		
氟氯氰菊酯	163.1	127.1	6	0.115	0.382
	163.1	91.0	14		
氯氰菊酯	163.1	127.1	6	0.041	0.138
	163.1	91.0	14		
氟氰戊菊酯	199.1	157.1	10	0.081	0.268
	157.1	107.1	12		
氰戊菊酯	225.1	119.1	20	0.035	0.117
	225.1	147.1	10		
溴氰菊酯	180.9	151.9	22	1.615	5.385
	252.9	93.0	20		

3. 液相色谱-质谱联用法

LC-MS 和 LC-MS/MS 可用于拟除虫菊酯类杀虫剂及其代谢物的定性和定量分析。其优势是可提供足够的化合物结构信息，准确可靠，抗干扰能力强，检测灵敏度高，适用于分析背景干扰严重、定性困难、被测化合物含量低的样品。质谱检测时选择正离子模式。

(1) 分析参考条件[33]

色谱条件：色谱柱：C_{18} ODS-3 柱(150 mm×2.1 mm×5 μm)，流动相：含 0.1% 乙酸铵的甲醇-水溶液(98∶2, V/V)，流速：0.2 mL/min，进样量：5 μL。以氘代反式-氯氰菊酯为内标。

质谱条件：电喷雾离子源(ESI)，电离电压 5.5 kV，正离子模式；雾化气：8 mL/min，气帘气：9 mL/min，辅助加热气：7 mL/min，碰撞气：8 mL/min，4 种气体均为氮气，辅助加热气温度为 425℃。表 9-25 为 5 种拟除虫菊酯类杀虫剂及内标物的质谱分析条件。

表 9-25 5 种拟除虫菊酯类杀虫剂的质谱参数

化合物	保留时间(min)	分子离子$[M+NH_4]^+$(m/z)	碎片离子(m/z)	去簇电压(V)	碰撞能量(eV)
氯氰菊酯	2.90	433.2	191.3	42	21
甲氰菊酯	2.87	367.3	124.8	35	24
溴氰菊酯	2.93	523.0	281.1	30	22
氯菊酯	3.67/4.09	408.3	183.1	34	11
氟胺氰菊酯	2.86	521.1	209.4	43	26
氘代反式-氯氰菊酯	2.91	439.2	197.2	41	22

(2) 分析参考条件[34]

色谱条件：色谱柱：ACQUITY HSS T3 柱(100 mm×2.1 mm×1.8 μm)；柱温：30℃；流速：0.25 mL/min；进样量：5.0 μL；流动相：A 为 0.1% 甲酸水溶液(含 5 mmol/L 乙酸铵)，B 为甲醇；梯度洗脱程序：0~2.0 min，70% B；2.0~6.3 min，70%~95% B；6.3~6.5 min，95%~70% B；6.5~10.0 min，70% B。

质谱条件：电喷雾离子源(ESI)；检测方式：正离子扫描，多反应监测(MRM)；喷雾电压：3.8 kV；雾化温度：210℃；离子传输温度：250℃；鞘气压力：7.0×103 Pa；辅助气压力：1.75×103 Pa；碰撞气压力：0.2 Pa。10 种拟除虫菊酯的质谱参数见表 9-26。

(3) 分析参考条件(拟除虫菊酯类杀虫剂及其代谢物)(GA/T 1611-2019)

色谱条件：色谱柱：Zorbax RRHD Elipse Plus 18 柱(2.1 mm×100 mm×1.8 μm)或等效色谱柱；流速：0.5 mL/min；流动相：A 为甲醇；B 为 5 mmol/L 乙酸铵水溶液；梯度洗脱程序见表 9-27。

表 9-26　10 种拟除虫菊酯类杀虫剂的色谱-质谱参数

化合物	分子量	保留时间(min)	定量离子对(m/z)	定性离子对(m/z)	碰撞能量(V)
氟氰戊菊酯	451.46	4.61	469.1/199.2	469.1/412.2	19,13
高效氯氟氰菊酯	449.86	4.81	467.1/141.4	467.1/225.1	36,17
甲氰菊酯	349.42	4.87	367.1/97.2	367.1/125.2	33,16
高效氯氰菊酯	416.30	4.98	433.1/127.1	433.1/191.1	29,15
溴氰菊酯	505.20	5.04	523.0/181.0	523.0/280.9	9,16
氰戊菊酯	419.90	5.13	437.1/181.0	437.1/167.3	27,16
氟胺氰菊酯	502.93	5.26	520.1/208.1	520.1/181.1	16,33
氯菊酯	391.29	5.50,5.82	408.0/153.2	408.0/183.1	45,22
联苯菊酯	422.87	5.98	440.1/166.2	440.1/181.1	38,13
醚菊酯	376.49	6.04	394.2/107.2	394.2/177.2	39,14

表 9-27　5 种拟除虫菊酯类杀虫剂的梯度洗脱程序

时间(min)	甲　醇	5 mmol/L 乙酸铵水溶液
0.1	80%	20%
1.0	80%	20%
2.0	20%	80%
5.0	20%	80%
5.1	80%	20%
8.0	80%	20%

质谱条件：离子源：电喷雾离子源(ESI)；扫描方式：正离子扫描；检测方式：多反应监测(MRM)；电喷雾电压：5 500 V；离子源温度：600℃；雾化气压力：50 psi；辅助加热气压力：50 psi；气帘气压力：30 psi。MS 参考条件见表 9-28。

表 9-28　5 种拟除虫菊酯类杀虫剂及内标的质谱参数

化合物	定性离子对	碰撞能量(V)	去簇电压(V)
甲氰菊酯	350.3>125.2 *	16	70
	350.3>97.2	44	
氯氰菊酯	433.1>191.1 *	20	35
	433.1>127	45	
溴氰菊酯	523.1>281 *	7	70
	523.1>199.2	17	
氰戊菊酯	437.2>167.1 *	21	52
	437.2>125	56	
氯菊酯	408.3>221.1 *	15	70
	408.3>250.1	15	
反式氯氰菊酯-d_6	439.3>197.1	51	23

* 为定量离子对。

(4) 分析参考条件(分析代谢物3-苯氧基苯甲酸,3-PBA)(GA/T 1611-2019)

色谱条件：色谱柱：Zorbax RRHD Elipse Elipse Plus C_{18}柱(2.1 mm×100 mm×1.8 μm),或等效色谱柱;流速：0.5 mL/min;流动相：A为乙腈;B为水;梯度洗脱程序见表9-29。

表9-29 3-PBA的梯度洗脱程序

时间(min)	乙腈	水
0.1	10%	10%
2.0	10%	10%
2.1	98%	2%
4.0	98%	2%
4.1	10%	90%
7.0	10%	90%

质谱条件：离子源：电喷雾离子源(ESI);扫描方式：负离子扫描;检测方式：多反应离子监测(MRM);电喷雾电压：-4 500 V;离子源温度：650℃;雾化气压力：60 psi;辅助加热气压力：50 psi;气帘气压力：20 psi。3-PBA的离子对(m/z)分别为：213.1>92.9,213.3>169;碰撞电压分别为-26.2 eV和-16 eV;去簇电压为70 V。

五、鉴定要点

1. 拟除虫菊酯类杀虫剂阳性结果的确认。拟除虫菊酯类杀虫剂阳性结果必须经质谱确认。由于GC/ECD的检测灵敏度明显高于GC/NPD和GC-MS,因此在可疑拟除虫菊酯类杀虫剂中毒而GC-MS筛选分析阴性时,应用GC/ECD进一步检测认定。必要时应加大检材用量。

2. 拟除虫菊酯类杀虫剂代谢物和分解物检测的价值。拟除虫菊酯类杀虫剂在生物体内代谢快,人尿中拟除虫菊酯的代谢物较原体多,故代谢物的分析十分必要。拟除虫菊酯类杀虫剂进入人体后,主要有五种代谢物：顺-3-(2,2-二氯乙烯基)2,2-二甲基环丙烷-1-羧酸(简称顺-Cl_2CA);反-3-(2,2-二氯乙烯基)2,2-二甲基环丙烷-1-羧酸(简称反-$C1_2CA$);顺-3-(2,2-二溴乙烯基)2,2-二甲基环丙烷-1-羧酸(简称顺-Br_2CA);氟-3-苯氧基苯甲酸(简称F-PBA);3-苯氧基苯甲酸(简称3-PBA)。尿中拟除虫菊酯的代谢物的检出对拟除虫菊酯类杀虫剂中毒判断有重要意义。

3. 拟除虫菊酯类杀虫剂鉴定中其他杀虫剂或毒物检测的重要性。实践中用单一拟除虫菊酯类杀虫剂中毒致死的案例少见,常见混配杀虫剂中毒致死。六种常见含有拟除虫菊酯的混配杀虫剂见表9-30。鉴定实践中除检测拟除虫菊酯类杀虫剂外,应注意同时检测其他种类的杀虫剂,同时也应注意检测其他毒物。

表 9-30 常见含有拟除虫菊酯的混配杀虫剂

名称	主要成分
20%氧乐氰菊乳油	18%氧乐果、2%氰戊菊酯
10%溴马乳油	0.25%溴氰菊酯、36%马拉硫磷
20%菊杀乳油	6%氰戊菊酯、14%杀螟硫磷
25%甲威氯乳油	甲基对硫磷、灭多威、氯氰菊酯
绿松磷	马拉硫磷、辛硫磷、高效顺反氯氰菊酯
30%胺西氯氰乳油	甲胺磷、甲萘威、氯氰菊酯

4. 拟除虫菊酯类杀虫剂的稳定性。拟除虫菊酯类杀虫剂在生物检材中易降解,血浆中二氯苯醚菊酯在 4℃下保存 8 天,可损失原浓度的 73%;-21℃保存 8 天,可损失原浓度的 75%;-80℃可稳定保存 1 年。而血浆中氯氰菊酯在 4℃、-21℃保存 8 天,均可损失原浓度的 75%。血液中氟氯氰菊酯在常温下保存 5 天,可损失原浓度的 40%~55%;-10℃可稳定保存 1 个月。同样,血液中溴氰菊酯、氰戊菊酯在常温下保存 5 天,可损失原浓度的 40%~55%;-10℃可稳定保存 1 个月。因此,鉴定需要时应尽快送检,分析后生物检材应冷冻保存。

六、案例评析

[案例一] 某日许某、李某被发现死亡。提取两死者心血、胃内容物送检。组织检材经处理后用 GC/ECD、GC/NPD 筛选,GC-MS 确证,心血、胃内容物均检出地西泮、甲拌磷、多塞平和氯氰菊酯。其中一名死者地西泮含量为 0.36 μg/mL,多塞平含量为 0.44 μg/mL。

评析:拟除虫菊酯类杀虫剂鉴定中应当注意其他杀虫剂或毒物的检测。

[案例二] 某凶杀案致两人死亡。取两死者的心血、肺组织、肝组织、胃组织及内容物送检,要求检验氯氰菊酯。取各检材 1 g(mL)处理后用 GC/ECD 检测,所有检材氯氰菊酯阳性;GC-MS 分析则肺组织、肝组织、胃组织及内容物阳性。进一步取心血 3 mL 按以上方法提取后,GC-MS 分析检出氯氰菊酯成分。

评析:ECD 对拟除虫菊酯类杀虫剂检测灵敏度高于 MSD,鉴定实践中可先用 GC/ECD 筛选分析,再用 GC-MS^n或 LC-MS^n确证。必要时可加大检材用量,并优化仪器参数后进行定性确认。

[案例三] 某院 2008~2010 年收治 17 例高效氯氟氰菊酯中毒病例,男 14 例、女 3 例;年龄 19~63 岁,平均 41 岁。服药量 50~280 mL。15 例为蓄意口服,中毒自杀;2 例为喷洒农药时皮肤接触中毒。经对症治疗,均痊愈出院[35]。某院 2001~2002 年收治 13 例甲氰菊酯急性中毒患者,其中女 10 例,男 3 例;年龄 18~45 岁;均为口服中毒,服药量 20~50 mL。患者服毒后即出现中毒症状,口吐白沫,

随后出现头痛、头晕、胸闷、乏力、神萎、烦躁不安。其中出现恶心、呕吐6例,上腹疼痛3例,汗多者2例。轻度昏迷3例,中-重度昏迷各1例。大小便失禁1例,低血压2例。经住院治疗,死亡1例,治愈12例[36]。某15岁女孩,因与家人赌气自服"溴氰菊酯"杀虫剂1瓶。服药后出现恶心、呕吐、乏力,急送医院抢救。至第二天中午,患者神志清楚,查体无异常,仍赌气不吃不喝;下午4时突发抽搐,2 min后口鼻溢出粉红色泡沫痰,意识丧失,随后心跳、呼吸停止。虽经抢救仍于第4天死亡[37]。

评析:拟除虫菊酯杀虫剂急性中毒预后比较好,治愈后一般无后遗损害,死亡率相对较低。

第四节　沙蚕毒素类杀虫剂

一、概述

沙蚕毒素(nereistox, NTX)类杀虫剂是从海生环节足动物异足索沙蚕体内分离出的一类有效成分,属于新型有机合成仿生杀虫剂。目前已商品化的沙蚕毒素类仿生杀虫剂主要有杀螟丹、杀虫双(杀虫单)、杀虫环和杀虫蟥。这些化合物在昆虫体内迅速转变为沙蚕毒素,从而起到杀虫效果。杀虫双(杀虫单)是我国自行开发的一个最为成功的杀虫剂目前全国每年的总产量达到数万吨。急性中毒也以杀虫双中毒为最多,大多为经口误服或服毒自杀所致。

该类化合物纯品为白色结晶或微黄色固体,有特殊臭味。其易溶于水,可溶于乙醇、甲醇、二甲基甲酰胺、二甲基亚砜,微溶于丙酮,不溶于乙酸乙酯和乙醚。常温下稳定,易吸潮,在强酸、强碱条件下能水解为沙蚕毒素。

沙蚕毒素杀虫剂与有机磷、氨基甲酸酯、拟除虫菊酯等杀虫剂虽同属神经毒剂,但作用机制不同。其主要作用于神经传导的突触部位,阻断突触传导。小剂量以周围性神经-肌肉阻滞为主,大剂量可直接作用于中枢神经。此外,其也有轻度的抗ChE活性,可兴奋M胆碱受体。体内很多具有重要功能的巯基酶,也可通过二硫键的形式而受到损害。无论对受体的占据还是对巯基酶的损害,其毒作用都是可逆的。

沙蚕毒素类杀虫剂急性中毒临床表现主要有三个方面:神经系统损害、膀胱损害和高铁血红蛋白血症。绝大部分中毒由经口服所致,其中毒潜伏期短,约30 min,短者10~15 min,长者也只在2 h左右。轻度中毒者多有头晕、乏力、恶心、呕吐、腹痛、腹泻、出汗,部分患者尚有发热;中度中毒者除上述症状外,尚有瞳孔缩小、肌束震颤、间歇性四肢抽搐、流涎、意识轻度障碍、胸前区紧缩感;重度中毒者几乎均是口服所致，发病急而病情重，主要表现为频繁抽搐、昏迷或严重呼吸困难、急性呼吸衰竭，并有面色苍白、口唇青紫、皮肤湿冷、血压下降等休克表现，可因呼吸骤停而引起死亡。

二、体内过程

沙蚕毒素类杀虫剂口服后可从胃肠道迅速吸收，进入机体后几乎可以分布于所有组织，分布和排泄快速，不易蓄积。经肝转化为毒性更强的代谢物沙蚕毒素，继而进一步甲基化、硫氧化和水解。

三、检材处理

1. *液液提取法*

参考方法(GA/T 1622－2019 适用于生物检材中沙蚕毒素检验)：移取血液等液体检材样品 1.0~2.0 mL，或称取绞碎(或匀浆)的肝脏等固体检材样品 1.0~2.0 g 于具盖离心管中，加入 pH 为 10.0 缓冲液 0.5 mL，混匀后加入乙酸乙酯 3.0~6.0 mL，振荡提取 10 min，8 000 r/min 离心 10 min，分离有机相；重复提取一次，合并两次提取的有机相，置于浓缩器上 40℃下浓缩至干，残留物用甲醇 200 μL 溶解，作为检材样品提取液，供仪器分析。

2. *固相萃取法*

(1) 参考方法(GA/T 1622－2019 适用于血液、尿液样品中沙蚕毒素检验)：移取血液或尿液检材样品 1.0~2.0 mL，于具盖离心管中，加入 pH 为 10.0 缓冲液 6 mL，8 000 r/min 离心 10 min，取上清液转移至已活化好的 C_{18} 固相萃取柱中，控制上清液过柱流速为 0.5 mL/min，用去离子水 3 mL 淋洗，抽干弃去淋洗液，挤干水分或离心或真空抽固相萃取柱 2 min，用氯仿/异丙醇(体积比 9∶1)混合溶剂 5 mL 洗脱，收集洗脱液并置于浓缩器上 40℃下浓缩至干，残留物用甲醇 200 μL 溶解，作为检材样品提取液，供仪器分析。或移取血液或尿液检材样品 1.0~2.0 mL，于具盖离心管中，加入 pH 为 10.0 缓冲液 0.5 mL，混匀后加入 SLE 萃取柱中，适当施加正压使样品完全吸附到萃取柱填料中，静置 5 min，加入乙酸乙酯 3 mL，在自然重力作用下通过萃取柱，收集流出液，加入 3 mL 乙酸乙酯进行再次洗脱，合并两次流出液并置于浓缩器上 40℃下浓缩至干，残留物用甲醇 200 μL 溶解，作为检材样品提取液，供仪器分析。

(2) 参考方法(GA/T 1622－2019 适用于生物检材中杀虫双、杀虫环和杀螟丹检验)：移取血液等液体检材样品 1.0~2.0 mL，或称取绞碎(或匀浆)的肝脏等固体检材样品 1.0~20 g 于具盖离心管中加入 pH 为 6.0 缓冲液 1 mL，振荡提取 10 min，8 000 r/min 离心 10 min，取上清液经有机系微孔滤膜过滤后转移至活化后的固相萃取柱中(杀虫双使用混合型弱阴离子交换固相萃取柱，杀虫环和杀螟丹使用 C_{18}

固相萃取柱),控制流速为 1.0 mL/min,用 2 mL 去离子水淋洗,抽干弃去淋洗液,挤干水分或离心或真空抽固相萃取柱 2 min,用洗脱液 2 mL 进行洗脱[杀虫双洗脱液为甲醇/氨水(体积比 95∶5)];杀虫环和杀螟丹洗脱剂为甲醇/10%甲酸水溶液(体积比 9∶1),收集洗脱液经有机系微孔滤膜过滤后,作为检材样品提取液,供 LC-MS/MS 分析。

四、分析方法

1. 气相色谱-质谱法

(1) 分析参考条件(GA/T 1622-2019)

色谱条件:色谱柱:VF5MS 弹性石英毛细管柱(30 m×0.25 mm×0.25 μm)或其他等效色谱柱;柱温:80℃保持 1 min,以 10 ℃/min 速率升至 180℃,再以40℃/min 速率升至 280℃保持 12 min;进样口温度:260℃;传输线温度:260℃。

质谱条件:四极杆温度:150℃;扫描范围:50~450 amu;沙蚕毒素的特征碎片离子:$m/z=70$,$m/z=71$,$m/z=103$,$m/z=149$(定量离子)。

(2) 分析参考条件(GA/T 1622-2019)

色谱条件:色谱柱:VF-5MS 弹性石英毛细管柱(30 m×0.25 mm×0.25 μm)或其他等效色谱柱;柱温:80℃保持 1 min,以 10℃/min 速率升至 180℃,再以 40℃/min 速率升至 280℃保持 12 min;进样口温度:260℃;质谱传输线温度:280℃。

质谱条件:离子源温度:230℃;EDR 电压:1 300 V;碰撞气:高纯氩气,压力为 2.0 mtorr;扫描方式:正离子扫描;检测方式:多反应监测(MRM)。沙蚕毒素的离子对(m/z)为 149>70*、149>102;碰撞能量(V)为 10 和 5。

2. 液相色谱-质谱法

(1) 分析参考条件(GA/T 1622-2019)

色谱条件:色谱柱:Atlantis HILIC Silica 柱(150 mm×2.1 mm×5 μm)或其他等效色谱柱;流动相:30% 0.1%甲酸水溶液:70%甲醇;流速:0.2 mL/min。

质谱条件:喷雾针电压:5 000 V;检测器电压:1 200 V;碰撞气压力:1.8 mtorr;干燥气温度:350℃;雾化气压力:55 psi;干燥器压力:21 psi。其他质谱参数见表 9-31。

表 9-31 沙蚕毒素类杀虫剂分析的质谱参数

化合物	定性离子对(m/z)	定量离子对(m/z)	扫描方式	锥孔电压(V)	碰撞能量(V)
杀虫双	310.3>229.8 310.3>184.7	310.3>229.8	负离子扫描 (ESI^-)	-45	15.5 22.0
杀虫环	182.0>136.9 182.0>72.9	182.0>136.9	正离子扫描 (ESI^+)	35	14.5 24.0
杀螟丹	237.8>73.0 237.8>115.8	237.8>73.0	正离子扫描 (ESI^+)	45	25.5 16.0

(2) 分析参考条件[38]

色谱条件：色谱柱：HC C_{18}(4.6 mm×250 mm×5 μm)；流动相：甲醇-水(体积比 2∶1)；流速：300 μL/min。

质谱条件：电喷雾电离源(ESI)；全扫描检测负离子检测模式；杀虫双采集 m/z 310>265、245、230 离子对，碰撞能量：18 mV；喷雾电压：4 kV；毛细管电压：-24 V；毛细管温度：275℃；氮气为雾化气和辅助气，氦气为碰撞气。

杀虫双在质谱检测中适合采用负离子检测模式，其一级质谱信号主要为 m/z 310([M-2Na+H]-)及少量 m/z 332([M-Na]-)。杀虫双是一种受酸碱度影响较大的化合物，其在不同 pH 时呈不同的形态，杀虫双溶于水后其溶液的 pH 为 5，此时，其质谱信号主要为 m/z 310 及 m/z 332，为其准分子离子峰；当溶液的 pH 降至 3 时，杀虫双发生水解，形成 5 种主要水解产物，其质谱信号分别为 m/z 105、113、117、119、177；当溶液的 pH 升至 9 时，杀虫双亦会发生水解，主要形成 1 种水解产物，其质谱信号为 m/z 155。了解 pH 对杀虫双形态的影响，对杀虫双残留的提取和测定以及其环境影响和归宿都将有帮助。

五、鉴定要点

目前中毒案件中出现较多的杀虫双(杀虫单)，在进行色谱-质谱分析时难以区分。杀虫双和杀虫单均为 2-二甲氨基-1,3-双硫代磺酸基丙烷的钠盐，见图 9-3。因此，在检测报告中仅表述为检出 2-二甲氨基-1,3-双硫代磺酸基丙烷。

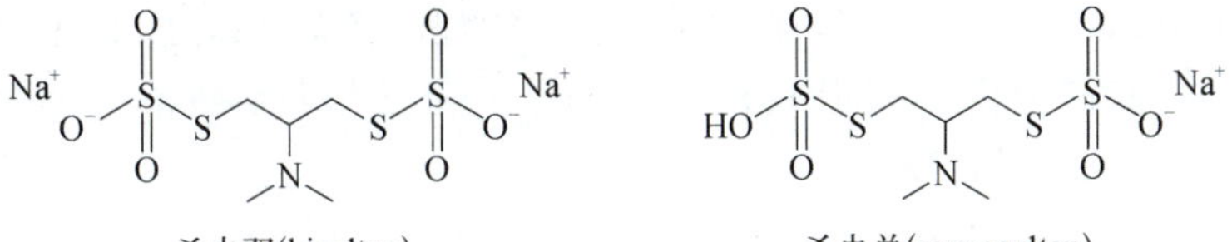

图 9-3 杀虫双和杀虫单的结构

六、典型案例

[案例一] 某 28 岁女性，某日早餐 2 h 后，被发现趴在客厅地面上呕吐、肢体抽搐、头部反复撞击地面，送医院抢救途中死亡。现场客厅地面及死者卧室过道均可见呕吐物，卧室床沿下方可见一蓝色“杀虫双”农药瓶(净重 750 g，浓度 18%)，瓶盖开口痕迹新鲜，瓶内残留有茶褐色清亮液体，约 500 g，有奇异臭味[39]。

毒物分析及评析：提取农药瓶内液体、呕吐物、胃内容物、肝组织及心血进行毒物分析，均检出 2-二甲氨基-1,3-双硫代磺酸基丙烷。死者生前有呕吐、肢体抽搐的临床表现，心血、肝、胃内容物、呕吐物及农药瓶内液体的毒化分析均检出

2-二甲氨基-1,3-双硫代磺酸基丙烷,结合死者颜面部紫绀、眼睑结膜充血出血及内脏器官淤血等一般窒息征象特征,尸体解剖未见重要脏器疾病性改变,排除自身疾病致死。经综合分析,本例死者符合杀虫双中毒致呼吸肌麻痹后呼吸功能衰竭死亡。

[案例二] 某36岁男性,某晚22时喝下约13 g标有"Padan"(杀螟丹)的农药自杀,并发送email给其姐姐。22时34分,自己打电话叫救护车。22时39分救护车赶到,在送医院途中,意识逐渐不清,23时30分开始抽搐。经洗胃后,抽搐逐渐减少。入院12 h后出现脑水肿,昏迷,入院的第5天死亡。

毒物分析:入院时采集其体液样品经毒物分析,血液、尿液和洗胃液中沙蚕毒素浓度分别为10.6 μg/mL、18.2 μg/mL和2.6 mg/mL[40]。目前尚无可供参考的血液浓度报道。

[案例三] 某日下午4时许,李某(女,50岁)在自己承包土地中喷施农药(18%杀虫双水剂)后,于当晚12时许出现呕吐、头昏等症状,经当地赤脚医生抢救无效死亡[41]。

毒物分析:取心脏血液供检验。血液中检出2-二甲氨基-1,3-双硫代磺酸基丙烷成分。杀虫双具中等毒性,对害虫有较强的触杀和胃毒作用,并兼有一定的熏蒸作用。杀虫双在案发地是一种较普遍使用的杀虫剂,但通过皮肤吸收中毒死亡的尚不多见。

[案例四] 某出生4天幼儿,亲属误把农药当消化药给幼儿服用,误服农药30 min后患儿出现呕吐,呕吐物为内容物,量不多,非喷射状,于去院途中发生抽搐,表现为四肢强直、头后仰、流涎、口鼻腔分泌物多、状态极差,四肢躁动,面色发灰、呼吸促迫、双侧瞳孔等大同圆,直径3 mm。经有效抢救后痊愈,一岁时电话随诊,智力发育落后,肢体活动正常[42]。

毒物分析:误服农药为30%杀虫单可湿性粉剂。

附录:杀虫剂的筛选分析参考方法

1. 气相色谱-串联质谱法分析144种主要杀虫剂[43]

色谱条件:色谱柱:DB-5MS柱(30 m×0.25 mm×0.25 μm);程序升温:初始温度:80℃,保持0.5 min后以18℃/min速率升至150℃,保持0.5 min;再以4.0℃/min速率升至260℃,最后以15.0℃/min速率升至300℃保持5 min。载气:氦气;恒流模式:1.2 mL/min。

质谱条件:电离模式:电子轰击源(EI);轰击能量:70 eV;灯丝电流:60 μA;离子源温度:250℃;传输线温度:300℃;碰撞气:氩气;溶剂延迟时间:4.5 min;扫描方式:选择反应监测(SRM)。144种杀虫剂保留时间及质谱参数见表9-32。

表 9-32　144 种杀虫剂的 GC-MS/MS 参数

窗口	序号	化　合　物	保留时间(min)	母离子/子离子(m/z)	CE(eV)
1	1	dichlorvos(DDVP)	4.93	184.95/93.08*	17
		(敌敌畏)		219.95/184.95	10
	2	dillubenzuron	5.66	140.86/113.28*	15
		(除虫脲)		156.86/104.08	15
	3	mevinphos	6.77	127.03/109.02*	10
		(速灭磷)		192.04/127.03	12
	4	monocrotophos	6.77	127.03/95.03*	20
		(久效磷)		192.05/127.03	10
	5	acephate	6.86	136.01/94.01*	50
		(乙酰甲胺磷)		136.01/42	15
	6	metolcarb	7.35	108.05/107.05*	10
		(速灭威)		108.05/79.04	10
	7	methacrilos	7.75	208.02/180.02*	10
		(虫螨畏)		240.02/180.02	5
	8	carbaryl	8.05	144.06/115.05*	20
		(甲萘威)		144.06/116.05	20
	9	Molinete(ordram)	8.53	126.07/55.03*	10
		(环草丹)		187.1/126.07	10
	10	methiocarb	8.78	168.06/109.04*	15
		(灭虫威)		168.06/153.06	15
	11	omethoate	9.42	156.02/110.01*	15
		(氧化乐果)		110.01/79.01	10
	12	tecnazene	9.42	260.88/202.9*	15
		(四氯硝基苯)		258.88/200.9	15
	13	propoxur	9.63	152.08/110.06*	10
		(残杀威)		110.06/64.03	10
2	14	ethoprophos	10.09	157.81/96.94*	15
		(丙线磷)		199.82/113.95	15
	15	dicrotophos	10.68	127.04/109.04*	10
		(百治磷)		193.06/127.04	10
	16	bendiocarb	10.81	166.06/151.06*	15
		(恶虫威)		223.08/166.06	15
	17	phorate	11.16	120.8/65.18*	15
		(甲拌磷)		230.79/174.9	15
	18	α-HCH	11.35	216.89/180.91*	15
		(α-六六六)		218.89/182.91	15
	19	hexachlorobenzene(HCB)	11.39	283.6/249*	20
		(六氯苯)		285.6/250.83	20

续 表

窗口	序号	化 合 物	保留时间(min)	母离子/子离子(m/z)	CE(eV)
	20	dimethoate	11.95	228.9/86.8 *	15
		(乐果)		124.9/79.2	5
	21	simazine	12.28	201.08/173.07 *	10
		(西玛津)		203.08/175.07	10
	22	quintozene(PCNB)	12.40	248.86/213.88 *	12
		(五氯硝基苯)		213.88/178.9	10
	23	atrazine	12.46	215.09/200.09 *	20
		(莠去津)		200.09/104.05	10
	24	pentachlorophenol	12.55	265.85/166.9 *	20
		(五氯苯酚)		265.85/201.88	10
	25	γ-HCH	12.69	216.89/180.91 *	15
		(γ-六六六)		218.89/182.91	15
	26	β-HCH	12.74	218.89/182.91 *	15
		(β-六六六)		216.89/180.91	15
	27	terbulos	12.82	231.04/175.03 *	15
		(特丁硫磷)		231.04/203.03	10
	28	fonofos	12.95	137.02/109.01 *	10
		(地虫硫磷)		246.03/137.02	10
	29	diazinon	13.15	137.05/84.03 *	10
		(二嗪磷)		151.9/124.44	15
	30	chlorothalonil	13.25	265.6/169.92 *	15
		(百菌清)		263.64/229.12	15
	31	pyrimethanil	13.37	199.11/198.11 *	15
		(施佳乐)		198.11/183.1	10
	32	disulfoton	13.53	153.02/125.0 *	5
		(乙拌磷)		274.03/88.01	10
	33	tefluthrin	13.78	177.02/127.02 *	20
		(七氟菊酯)		197.03/141.02	15
	34	δ-HCH	14.12	216.89/180.91 *	15
		(δ-六六六)		218.89/182.91	15
	35	pirimicarb	14.13	238.14/166.1 *	10
		(抗蚜威)		166.1/96.06	15
	36	iprobenphos	14.15	203.84/90.98 *	15
		(异稻瘟净)		145.88/91.03	15
3	37	phosphamidon	14.74	264.06/127.03 *	15
		(磷胺)		227.05/127.03	15
	38	chlorfenvinphos	14.75	278.77/222.95 *	15
		(毒虫畏)		250.75/223	15

续　表

窗口	序号	化　合　物	保留时间(min)	母离子/子离子(m/z)	CE(eV)
	39	dichlofenthion	14.75	222.98/204.98*	10
		(除线磷)		278.97/222.98	15
	40	acetochlor	14.95	223.1/146.06*	20
		(乙草胺)		146.06/117.05	20
	41	chlorpyrifos-methyl	14.98	285.91/92.97*	10
		(甲基毒死蜱)		124.96/78.97	20
	42	metribuzin	15.16	198.08/82.03*	20
		(嗪草酮)		198.08/89.04	16
	43	quinalphos	15.3	146.03/118.02*	15
		(喹硫磷)		146.03/91.02	15
	44	alachlor	15.30	188.08/160.07*	12
		(甲草胺)		161.07/146.06	10
	45	parathion-methyl	15.37	263.00/109.00*	15
		(甲基对硫磷)		263.00/127.00	15
	46	heptachlor	15.44	271.87/236.89*	15
		(七氯)		273.87/238.88	15
	47	metalaxyl	15.67	249.13/190.10*	10
		(甲霜灵)		234.12/174.09	10
	48	fenchlorfos	15.71	284.91/239.92*	20
		(皮蝇磷)		286.91/271.91	20
	49	dithiopyr	15.91	354.05/286.04*	15
		(氟硫草啶)		354.05/306.04	15
	50	octachlorodipropylether	15.99	129.93/94.95*	22
		(八氯二丙醚)		131.72/97.22	15
	51	pirimiphos-methyl	16.30	290.09/125.04*	15
		(甲基嘧啶磷)		290.09/233.07	10
	52	fenitrothion	16.42	276.82/108.95*	15
		(杀螟硫磷)		259.84/124.83	15
4	53	malathion	16.86	173.02/99.01*	10
		(马拉硫磷)		127.01/99.01	10
	54	metolachlor	16.91	162.08/133.06*	15
		(异丙甲草胺)		238.11/162.08	15
	55	aldrin	16.92	292.9/222.92*	32
		(艾氏剂)		262.91/192.93	20
	56	chlorpyrifos-ethyl	17.06	313.93/257.95*	15
		(乙基毒死蜱)		196.96/168.96	15
	57	thiobencarb	17.14	257.06/100.03*	12
		(禾草丹)		100.03/72.02	10

续 表

窗口	序号	化 合 物	保留时间(min)	母离子/子离子(m/z)	CE(eV)
	58	chlorthal-dimethyl (DCPA)	17.22	331.9/300.91 *	25
		(氯酞酸二甲酯)		300.91/222.93	15
	59	fenthion	17.28	278.02/109.01 *	18
		(倍硫磷)		278.02/169.01	20
	60	parathion - ethyl	17.45	291.03/109.01 *	15
		(对硫磷)		291.03/137.02	10
	61	isobenzan	17.54	310.83/274.85 *	10
		(碳氯灵)		312.83/276.85	10
	62	triadimefon	17.60	208.07/181.06 *	25
		(三唑酮)		208.07/111.04	10
	63	isocarbofos	17.69	135.85/108.00 *	15
		(水胺硫磷)		120.88/65.07	15
	64	trichloronat	17.72	296.94/268.95 *	15
		(毒壤磷)		299.94/271.95	15
	65	fenarimol	17.78	139.01/111.01 *	15
		(氯苯嘧啶醇)		251.02/139.01	15
	66	dicofol	17.80	138.97/110.97 *	15
		(三氯杀螨醇)		250.94/138.97	15
	67	fenson	17.97	268.00/77.00 *	20
		(除螨酯)		268.00/141.00	10
	68	bromophos-methyl	17.97	330.86/315.87 *	20
		(溴硫磷)		328.86/313.87	20
	69	pirimiphos-ethyl	18.11	304.12/168.06 *	15
		(嘧啶磷)		333.13/168.06	20
	70	isodrin	18.18	262.91/190.93 *	30
		(异艾氏剂)		262.91/192.93	30
	71	isofenphos-methyl	18.33	199.06/121.04 *	15
		(甲基异柳磷)		241.07/199.06	10
	72	pendimethalin	18.50	252.12/162.08 *	12
		(胺消草)		252.12/191.09	12
	73	thiamethoxam	18.53	211.93/139.11 *	15
		(噻虫嗪)		246.87/182.25	15
	74	cis - heptachlor epoxide	18.69	352.83/262.87 *	15
		(*cis* -环氧七氯)		354.83/264.87	15
	75	*trans* - heptachlor epoxide	18.69	352.83/281.86 *	15
		(*trans* -环氧七氯)		288.86/218.89	16
	76	isofenphos	18.96	213.07/121.04 *	17
		(异柳磷)		255.09/185.06	10

续　表

窗口	序号	化　合　物	保留时间(min)	母离子/子离子(m/z)	CE(eV)
	77	phenthoate	19.21	274.03/121.01*	10
		(稻丰散)		246.02/121.01	7
	78	captan	19.28	148.97/69.98*	8
		(克菌丹)		148.97/104.98	8
	79	alethrin	19.31	123.08/81.05*	10
		(烯丙菊酯)		136.08/93.06	10
	80	ethychlozate	19.35	164.84/138.02*	15
		(吲熟酯)		273.89/165.00	15
	81	procymidone	19.44	283.02/96.01*	15
		(腐霉利)		285.02/257.02	10
	82	folpet	19.56	259.91/129.96*	10
		(灭菌丹)		146.95/102.97	16
	83	thiabendazole	19.61	200.94/174.03*	15
		(噻菌灵)		173.78/103.02	15
5	84	methidathion	19.83	144.98/84.99*	15
		(杀扑磷)		144.98/57.99	10
	85	methoprene	19.85	235.19/147.12*	10
		(烯虫酯)		278.23/191.15	10
	86	o, p′-DDE	19.96	245.95/175.97*	25
		(o, p′-滴滴伊)		317.94/245.95	20
	87	tetrachlorvinphos	20.18	328.91/108.97*	22
		(杀虫威)		330.91/108.97	22
	88	paclobutrazol	20.29	236.1/125.06*	15
		(多效唑)		238.11/127.06	15
	89	ditalimfos	20.62	271.03/243.03*	5
		(灭菌磷)		299.04/243.03	10
	90	fenamiphos	21.03	154.05/139.05*	10
		(苯线磷)		303.11/260.09	15
	91	isoprothiolane	21.29	290.06/118.03*	15
		(稻瘟灵)		290.06/240.02	15
	92	profenofos	21.36	336.94/266.95*	20
		(丙溴磷)		338.94/268.95	20
	93	p, p′-DDE	21.47	245.95/175.97*	25
		(p, p′-滴滴伊)		317.94/247.95	20
	94	dieldrin	21.47	276.91/240.92*	10
		(狄氏剂)		278.9/242.92	15
	95	o, p′-DDD	21.77	234.97/164.98*	20
		(o, p′-滴滴滴)		236.97/164.98	20

续 表

窗口	序号	化 合 物	保留时间(min)	母离子/子离子(m/z)	CE(eV)
	96	myclobutanil	21.86	179.07/125.05*	15
		(腈菌唑)		288.11/179.07	10
	97	flusilazole	21.91	233.07/165.05*	20
		(氟喹唑)		233.07/152.05	20
	98	carboxin	22.01	235.07/143.04*	15
		(萎锈灵)		143.04/87.02	15
	99	kresoxim-methyl	22.05	206.09/131.06*	20
		(亚胺菌)		131.06/116.05	15
	100	endosulfan	22.3	194.81/159.1*	15
		(硫丹)	23.01	206.8/127.01	20
	101	endrin	22.38	280.90/244.92*	12
		(异狄氏剂)		344.88/280.90	8
	102	chlorfenapyr	22.4	246.98/226.98*	20
		(除尽)		248.98/228.98	20
	103	isoxathion	22.5	177.03/130.02*	15
		(恶唑磷)		313.05/177.03	15
	104	fenoxanil	22.71	293.07/155.04*	20
		(稻瘟酰胺)		189.04/125.03	20
	105	oxadxyl	23.37	163.07/132.06*	10
		(恶霜灵)		233.11/146.07	10
	106	*n*,*p*′-DDT	23.38	234.94/164.96*	15
		(*n*,*p*′-滴滴涕)		236.94/164.96	20
	107	*p*,*p*′-DDD	23.42	234.97/164.98*	20
		(*p*,*p*′-滴滴滴)		236.97/164.98	20
	108	ethion	23.45	230.99/129.00*	20
		(乙硫磷)		230.99/74.99	15
6	109	iprodione	23.78	243.80/187.00*	15
		(异菌脲)		245.80/189.20	15
	110	tetrasul	23.96	251.92/216.93*	20
		(杀螨好)		253.92/218.93	20
	111	triazophos	24.28	257.05/162.03*	10
		(三唑磷)		161.03/134.03	10
	112	edifenphos	24.68	173.01/109.01*	15
		(敌瘟磷)		310.03/173.01	10
	113	endosulfansulfate	24.76	271.88/236.89*	15
		(硫丹硫酸盐)		273.88/238.89	15
	114	*p*, *p*′-DDT	25.02	234.94/164.96*	20
		(*p*, *p*′-滴滴涕)		236.94/164.96	20

续　表

窗口	序号	化　合　物	保留时间(min)	母离子/子离子(m/z)	CE(eV)
	115	tebuconazole	25.8	250.12/125.06 *	20
		(戊唑醇)		252.12/127.06	20
	116	diflufenican	26.06	394.07/266.05 *	10
		(吡氟酰草胺)		266.05/246.05	10
	117	resmethrin	26.07	171.11/128.08 *	9
		(苄氟菊酯)	26.38	171.11/143.09	9
	118	EPN	27.34	169.02/141.02 *	15
		(苯硫磷)		157.02/110.01	10
	119	bifenthrin	27.42	181.05/166.05 *	25
		(联苯菊酯)		165.05/139.04	15
	120	fenpropathrin	27.84	181.09/152.07 *	23
		(甲氰菊酯)		265.13/210.10	15
	121	tebufenpyrad	28.09	276.13/171.08 *	15
		(吡螨胺)		333.16/171.08	20
	122	bifenox	28.27	340.99/309.99 *	15
		(甲羧除草醚)		310.99/278.99	12
	123	phenothrin	28.48	123.07/81.04 *	12
		(苯醚菊酯)	28.79	183.1/165.09	10
	124	leptophos	28.76	376.88/361.89 *	26
		(溴苯磷)		374.88/359.89	26
	125	phosalone	28.84	181.99/111.00 *	15
		(伏杀硫磷)		366.99/181.99	10
	126	azinphos-methyl	29.00	160.00/132.00 *	15
		(甲基谷硫磷)		132.00/77.00	5
	127	amitraz	29.72	293.19/162.10 *	15
		(双甲脒)		293.19/147.10	10
	128	cyhalothrin	29.92	181.04/152.03 *	23
		(三氟氯氰菊酯)	28.8	197.04/141.03	15
			27.85		
			27.43		
7	129	acrinathrin	30.51	208.05/181.04 *	25
		(氟丙菊酯)		181.04/152.04	8
	130	permethrin	31.73	183.04/153.03 *	15
		(氯菊酯)	32.07	183.04/168.03	15
	131	coumaphos	32.04	226.01/163.01 *	20
		(蝇毒磷)		362.01/334.01	19
	132	prochloraz	32.16	180.01/138.01 *	15
		(咪酰胺)		308.03/70.01	10

续 表

窗口	序号	化 合 物	保留时间(min)	母离子/子离子(m/z)	CE(eV)
	133	cyfluthrin	33.07	226.03/206.03*	5
		(氟氯氰菊酯)	33.35	163.02/127.02	10
			33.47		
			33.89		
	134	fenvalerate	33.93	225.07/147.14*	10
		(氰戊菊酯)	34.25	167.05/125.14	10
	135	flucythrinate	33.94	199.07/157.06*	22
		(氟氰戊菊酯)	34.26	199.07/107.04	10
	136	cypermethrin	33.96	181.03/152.03*	10
		(氯氰菊酯)	34.92	163.03/127.02	25
			35.2		
			35.94		
	137	flumioxazin	34.94	354.1/326.09*	15
		(丙炔氟草胺)		287.08/259.07	10
	138	esfenvalerate	34.95	167.05/125.04*	15
		(高氰戊菊酯)	35.19	167.05/139.04	15
	139	fluvalinate	35.1	250.06/200.05*	20
		(氟胺氰菊酯)	35.2	181.05/152.04	20
	140	difenoconazole	35.6	323.05/265.04*	5
		(苯醚甲环唑)		265.04/202.03	15
	141	indoxacarb	35.77	203.03/106.01*	20
		(茚虫威)		203.03/134.02	20
	142	deltamethrin	35.93	180.99/152.30*	20
		(溴氰菊酯)		252.85/92.70	18
	143	tralomethrin	35.94	252.93/171.95*	10
		(四溴菊酯)		252.93/173.95	10
	144	azoxystrobin	36.2	387.80/300.10*	15
		(嘧菌酯)		343.80/272.80	15

2. 液相色谱-串联质谱法分析 135 种杀虫剂及其代谢物[44]

色谱条件：色谱柱：HSS T3 柱（100 mm×2.1 mm×1.8 μm）；流动相：0.1%（V/V）甲酸水溶液（A）和乙腈（B）；流速：0.3 mL/min；梯度洗脱程序：0~1.0 min，95% A；1.0~4.0 min，95% A~40% A；4.0~14.0 min，40% A~0% A；14.0~15.0 min，0% A；15.0~18.0 min，95% A。

质谱条件：离子源：电喷雾离子（ESI）；扫描模式：正离子扫描；检测方式：依赖保留时间的多反应监测模式；离子化电压（IS）：5 500 V；雾化温度（TEM）：550℃；气帘气压力（CUR）：241.3 kPa（35 psi）；喷雾气压力（Gas1）：379.3 kPa

(55 psi);辅助加热气压力(Gas2): kPa(55 psi);碰撞气压力(CAD): 中等。135种杀虫剂保留时间及质谱参数见表9-33。

表9-33　135种杀虫剂及其代谢物的保留时间及质谱分析参数

序号	化　合　物	定量离子对 (m/z)	定性离子对 (m/z)	去簇电压 (V)	碰撞能量 (eV)	保留时间 (min)
1	fenthion(倍硫磷)	279.0/247.0	279.0/169.0	150	18*/24	7.93
	fenthion-sulfon(倍硫磷砜)	311.0/125.0	311.0/279.0	150	28*/25	5.74
	fenthion-sulfoxide(倍硫磷亚砜)	295.0/280.0	295.0/109.0	150	26*/40	5.18
	fenthion-oxon(氧倍硫磷)	263.1/231.0	263.1/216.0	117	20*/31	5.6
	fenthion-oxon-sulfone(氧倍硫磷砜)	295.0/104.1	295.0/217.1	120	47*/47	4.56
	fenthion-oxon-sulfoxide(氧倍硫磷亚砜)	279.1/264.0	279.1/247.0	130	26*/36	4.16
2	maloxon(马拉氧磷)	315.1/127.0	315.1/269.0	100	11*/17	5.18
3	bitertanol(联苯三唑醇)	338.2/269.2	338.2/99.1	70	11*/20	6.95
4	thiamethoxam(噻虫嗪)	292.0/211.1	292.0/181.1	90	17*/31	4.08
5	Thiabendazole(噻菌灵)	202.0/175.0	202.0/131.1	160	37*/46	3.87
6	imidacloprid(吡虫啉)	256.0/209.1	256.0/175.1	110	21*/30	4.41
7	fenamiphos(苯线磷)	304.1/111.3	304.1/199.3	55	20*/12	10.85
	fenamiphos sulfone(苯线磷砜)	336.1/266.0	336.1/308.1	160	28*/21	5.06
	fenamiphos sulfoxide(苯线磷亚砜)	320.1/233.0	320.1/292.1	140	34*/21	4.68
8	acephate(乙酰甲胺磷)	184.0/143.0	184.0/125.0	100	13*/24	2.9
9	iprodione(异菌脲)	330.0/244.8	332.0/246.9	66	21*/21	7
10	etrimfos(乙嘧硫磷)	293.1/265.0	293.1/125.0	110	24/*42	8.17
11	phosmet(亚胺硫磷)	318.0/160.0	318.0/133.0	130	24*/51	6.39
12	ametryn(莠灭净)	228.1/186.1	228.1/96.1	160	26*/34	5.77
13	disulfoton(乙拌磷)	275.0/89.0	275.0/61.0	80	20*/46	8.8
	disulfoton-sulfone(乙拌磷砜)	307.0/153.0	307.0/261.0	120	17*/14	5.99
	disulfoton sulfoxide(乙拌磷亚砜)	291.0/185.0	291.0/213.0	80	22*/11	5.3
14	diflubenzuron(除虫脲)	311.0/158.0	311.0/141.0	100	21*/45	6.84
15	trichlorfon(敌百虫)	256.9/109.0	256.9/221.0	110	25*/15	4.18
16	pirimicarb(抗蚜威)	239.1/182.1	239.1/137.1	130	22*/32	4.97
17	cyprodinil(嘧菌环胺)	226.1/93.1	226.1/108.1	160	44*/35	7.26
18	pyriproxyfen(吡丙醚)	322.1/227.1	322.1/185.1	90	21*/32	9.9
19	pretilachlor(丙草胺)	312.0/252.1	312.0/132.1	46	23*/63	9.07
20	fenchlorphos-oxon(氧皮蝇磷)	304.9/109.0	304.9/272.9	180	31*/30	6.51
21	ethion(乙硫磷)	385.0/199.0	385.0/142.9	110	14*/36	10.35
22	monocrotophos(久效磷)	224.1/127.0	224.1/193.0	120	11*/22	3.79
23	hexazinone(环嗪酮)	253.0/171.1	253.0/71.1	40	22*/51	4.85
24	propanol(敌稗)	218.1/162.1	218.1/127.1	100	21*/33	6.03

续 表

序号	化合物	定量离子对 (m/z)	定性离子对 (m/z)	去簇电压 (V)	碰撞能量 (eV)	保留时间 (min)
25	fensulfothion(丰索磷)	309.0/281.0	309.0/253.0	120	18 * /23	5.54
	fensulfothion-oxon(氧丰索磷)	293.1/237.0	293.1/265.0	140	21 * /20	4.44
	fensulfothion sulfone(丰索磷砜)	325.0/269.0	325.0/297.0	140	23 * /16	6.22
	fensulfothion-oxon-sulfone (氧丰索磷砜)	309.1/253.0	309.1/281.0	130	23 * /15	4.84
26	methiocarb(灭虫威)	226.1/169.1	226.1/121.1	130	14 * /26	6.18
27	chinomethionat(灭螨猛)	235.0/207.0	235.0/163.0	60	25 * /38	8.48
28	dimethenamid(甲酚噻草胺)	276.1/244.1	276.1/168.1	80	20 * /33	6.49
29	chloantraniliprole(氯虫酰胺)	481.9/283.9	481.9/450.9	90	20 * /23	5.91
30	imazalil(烯菌灵)	297.1/159.0	297.1/255.0	150	30 * /25	4.98
31	ethiofencarb(乙硫苯威)	226.1/106.9	226.1/164.1	65	21 * /11	5.54
32	promecarb(猛杀威)	208.1/151.0	208.1/109.0	56	23 * /13	6.35
33	phorate(甲拌磷)	261.0/75.0	261.0/47.0	60	19 * /49	8.58
	phorate sulfone(甲拌磷砜)	293.0/171.0	293.0/247.0	130	16 * /9	6.06
	phorate-oxon(氧甲拌磷)	245.0/75.0	245.0/245.0	100	10 * /5	5.7
	phorate-oxon-sulfone (氧甲拌磷砜)	277.0/183.0	277.0/249.0	120	16 * /14	4.65
34	tolylfluanid(甲苯氟磺胺)	364.0/238.0	364.0/137.0	60	21 * /38	8.36
35	oxadiazon(恶草酮)	345.1/303.0	345.1/220.0	160	19 * /28	10.12
36	trifloxystrobin(肟菌酯)	409.1/186.1	409.1/206.1	160	25 * /20	8.92
37	mepronil(灭锈胺)	270.1/119.0	270.1/228.1	130	32 * /20	6.94
38	tau-fluvalinate(氟胺氰菊酯)	520.1/208.1	520.1/181.1	71	23 * /35	12.41
39	malathion(马拉硫磷)	331.0/127.0	331.0/285.0	110	17 * /10	7.02
40	phosphamidon(磷胺)	300.1/174.1	300.1/227.0	150	19 * /19	4.79
41	diazinon(二嗪磷)	305.1/169.1	305.1/277.1	160	29 * /19	8.34
42	methamidophos(甲胺磷)	142.0/94.0	142.0/125.0	100	21 * /19	1.06
43	prochloraz(咪酰胺)	376.0/308.0	376.0/70.0	66	17 * /45	7.17
44	mecarbam(灭蚜磷)	330.1/227.0	330.1/199.0	110	12 * /21	7.49
45	chlorfenvinfos(毒虫畏)	359.0/155.0	359.0/127.0	110	18 * /24	7.53
46	paraoxon-ethyl(乙基对氧磷)	276.0/220.0	276.0/248.0	120	20 * /14	5.59
47	prothiofos(丙硫磷)	344.8/241.0	344.8/132.9	36	27 * /69	11.98
48	pirimiphos-methyl(甲基虫螨磷)	306.1/164.1	306.1/108.1	140	30 * /39	8.85
49	metalaxyl(甲霜灵)	280.2/220.1	280.2/248.1	100	19 * /14	5.56
50	triazophos(三唑磷)	314.1/162.1	314.1/178.0	80	25 * /29	7.03
51	indoxacarb(茚虫威)	528.1/249.0	528.1/293.0	160	19 * /23	8.71
52	isofenphos(异硫磷)	346.1/245.0	346.1/287.1	60	8 * /19	9.02
53	coumaphos(蝇毒磷)	363.0/227.0	363.0/307.0	180	47 * /47	8.29
54	methidathion(杀扑磷)	303.0/145.0	303.0/85.0	120	13 * /30	6.28

续 表

序号	化 合 物	定量离子对 (m/z)	定性离子对 (m/z)	去簇电压 (V)	碰撞能量 (eV)	保留时间 (min)
55	metolcarb(速灭威)	166.0/109.1	166.0/94.0	46	17*/43	5.07
56	dicrotophos(百治磷)	238.1/112.1	238.1/193.0	86	19*/15	3.93
57	methomyl(灭多威)	163.1/88.0	163.1/106.0	80	12*/13	3.94
58	etofenprox(醚菊酯)	394.2/177.1	394.2/359.2	100	21*/15	12.74
59	benalaxyl(苯霜灵)	326.2/294.2	326.2/208.1	90	14*/21	7.81
60	haloxyfop-methyl(吡氟氯禾灵)	376.1/316.0	376.1/288.0	160	25*/35	8.63
61	tebuconazole(戊唑醇)	308.1/70.0	308.1/125.0	150	27*/55	6.74
62	ethoprophos(丙线磷)	243.1/130.9	243.1/215.0	120	29*/17	6.75
63	napropamide(敌草胺)	272.2/171.1	272.2/199.1	140	26*/26	6.84
64	diclofenthion(除线磷)	314.9/258.9	314.9/286.9	43	23*/17	10.11
65	fonofos(地虫硫磷)	247.0/109.0	247.0/137.0	60	25*/15	8.43
66	tetramethrin(胺菊酯)	332.0/286.0	332.0/314.0	100	13*/12	9.64
67	azinphos-ethyl(益棉磷)	346.0/289.0	346.0/261.0	100	8*/11	7.31
68	quinalphos(喹硫磷)	299.1/163.0	299.1/271.0	110	33*/19	7.76
69	isoprocarb(异丙威)	194.0/137.0	194.0/152.0	100	13*/11	5.71
70	clethodim(烯草酮)	360.1/164.1	360.1/268.1	100	23*/14	9.39
71	omethoate(氧化乐果)	214.0/183.0	214.0/155.0	90	15*/21	3.2
72	phoxim(辛硫磷)	299.1/129.0	299.1/153.1	100	16*/11	8.51
73	Rh 5849(抑食肼)	297.0/105.0	297.0/241.0	60	25*/8	5.63
74	tolclofos-methyl(甲基立枯磷)	301.0/269.0	301.0/175.0	110	23*/35	8.54
75	alachlor(甲草胺)	270.1/238.1	270.1/162.1	90	15*/26	7.29
76	azinphos-methyl(保棉磷)	318.0/160.1	318.0/132.0	110	9*/20	6.23
77	propetamphos(胺丙畏)	282.0/138.0	282.0/156.0	46	25*/19	7.23
78	profenofos(丙溴磷)	372.9/302.9	372.9/344.9	140	26*/18	8.94
79	EPN(苯硫膦)	324.1/296.0	324.1/157.0	100	18*/30	8.88
80	methoxyfenozide(甲氧虫酰肼)	369.2/149.1	369.2/313.2	70	24*/10	6.87
81	fluazifop－ρ－butyl(精吡氟禾草灵)	384.1/282.1	384.1/328.1	160	30*/23	9.89
82	propoxur(残杀威)	210.1/111.0	210.1/168.1	110	19*/11	5.27
83	carbaryl(甲萘威)	202.1/145.1	202.1/127.1	110	19*/43	5.42
84	tebufenozide(抑虫肼)	353.2/133.1	353.2/297.2	70	25*/11	7.42
85	phosalone(伏杀硫磷)	368.0/182.0	368.0/322.0	140	20*/13	8.58
86	butachlor(丁草胺)	312.0/238.1	312.0/162.2	41	17*/33	10.06
87	methacrifos(虫螨畏)	241.0/209.0	241.0/125.0	100	11*/26	6.26
88	isoprothiolane(稻瘟灵)	290.9/231.0	290.9/188.9	50	15*/28	7.11
89	fenarimol(氯苯嘧啶醇)	331.0/268.1	331.0/139.0	160	31*/48	6.34
90	boscalid(啶酰菌胺)	343.0/307.1	343.0/140.0	170	27*/26	6.63
91	flusilazole(氟硅唑)	316.1/247.1	316.1/165.1	80	25*/36	6.74

续 表

序号	化合物	定量离子对（m/z）	定性离子对（m/z）	去簇电压（V）	碰撞能量（eV）	保留时间（min）
92	acetamiprid(啶虫脒)	223.5/126.0	223.5/90.0	100	30*/47	4.51
93	atrazine(莠去津)	216.1/174.1	216.1/104.0	130	23*/38	5.54
94	myclobutanil(腈菌唑)	289.1/70.0	289.1/125.0	130	24*/48	6.39
95	flutolanil(氟酰胺)	324.1/262.1	324.1/242.1	150	25*/36	7.02
96	pyridaben(哒螨灵)	365.0/309.0	365.0/147.0	66	17*/35	11.52
97	propiconazole(丙环唑)	342.1/159.0	342.1/205.0	150	44*/24	7.28
98	difenoconazole(苯醚甲环唑)	406.1/251.0	406.1/337.0	130	38*/23	7.67
99	edifenphos(克瘟散)	311.0/282.9	311.0/172.9	180	18*/25	7.51
100	pyraclostrobine(百克敏)	388.1/194.1	388.1/296.1	80	17*/18	8.2
101	phenthoate(稻丰散)	321.0/247.0	321.0/275.0	80	14*/9	8.02
102	buprofezin(噻嗪酮)	306.2/201.1	306.2/116.1	100	15*/20	10.32
103	paclobutrazol(多效唑)	294.1/125.0	294.1/165.0	100	50*/30	6.02
104	tricyclazole(三环唑)	190.0/163.0	190.0/136.0	180	29*/39	4.51
105	fosthiazate(噻唑膦)	284.1/104.0	284.1/228.0	100	28*/12	5.46
106	demeton(0+S)(内吸磷)	259.0/88.9	259.0/60.9	60	16*/43	5.8
107	dimethoatc(乐果)	230.0/199.0	230.0/125.0	90	12*/28	4.49
108	fenpyroximate(唑螨酯)	422.2/366.1	422.2/215.1	100	23*/35	10.56
109	oxadixyl(恶霜灵)	279.1/219.1	279.1/132.1	100	12*/43	4.98
110	piperonyl butoxide(胡椒基丁醚)	356.2/177.1	356.2/119.1	180	11*/45	9.64
111	sulfotep(治螟磷)	323.0/170.9	323.0/295.0	100	19*/13	8.45
112	allethrin(丙烯菊酯)	303.2/135.0	303.2/169.0	80	12*/12	9.87
113	hexaconazole(已唑醇)	314.1/159.0	314.1/185.0	110	45*/30	6.96
114	bifenazate(联苯肼酯)	301.1/198.1	301.1/170.1	81	12*/28	6.78
115	azoxystrobin(腈嘧菌酯)	404.1/372.1	404.1/344.1	110	18*/32	6.41
116	thiacloprid(噻虫啉)	253.0/126.0	253.0/186.0	120	28*/19	4.77
117	pirimiphos-ethyl(嘧啶磷)	334.1/198.1	334.1/306.1	160	28*/22	10.48
118	N－desethyl-pirimiphos-methyl(N－去乙基甲基嘧啶磷)	278.0/249.8	278.0/245.8	100	25*/26	5.88
119	oxamyl(杀线威)	237.1/90.1	237.1/220.1	70	11*/7	3.79
120	carbofuran(克百威)	222.1/165.1	222.1/123.0	110	16*/27	5.3
	carbofuran－3－hydroxy(3－羟基克百威)	238.1/181.1	238.1/163.1	100	14*/23	4.34
121	cyhalofop-butyl(氰氟草酯)	375.2/256.1	375.2/120.2	50	21*/40	9.18
122	diniconazole(烯唑醇)	326.1/70.0	326.1/159.0	100	53*/42	7.21
123	fenbuconazole(腈苯唑)	337.1/125.0	337.1/70.0	120	38*/24	6.8
124	isofenphos-methyl(甲基异柳磷)	332.0/231.0	332.0/273.0	100	30*/10	8.27
125	aldicarb(涕灭威)	208.1/116.1	208.1/89.0	60	10*/22	4.88
	aldicard-sulfone(涕灭威砜)	223.1/148.	223.1/166.1	120	11*/8	3.78

续　表

序号	化　合　物	定量离子对（m/z）	定性离子对（m/z）	去簇电压（V）	碰撞能量（eV）	保留时间（min）
	aldicard-sulfoxide(涕灭威亚砜)	207.1/132.0	207.1/89.0	110	9*/20	3.4
126	cadusafos(硫线磷)	271.0/159.0	271 .0/97.0	83	21*/51	8.27
127	propargite(炔螨特)	368.2/231.2	368.2/175.1	60	14*/23	10.76
128	molinate(草达灭)	188.1/126.1	188.1/55.1	100	19*/34	6.76
129	paraoxon-methyl(甲基对氧磷)	248.0/202.0	248.0/231.0	140	27*/24	4.98
130	furathiocarb(呋线威)	383.2/195.0	383.2/252.1	110	25*/17	9.72
131	mevinphos(速灭磷)	225.1/127.0	225.1/193.0	100	22*/11	4.59
132	carbendazim(多菌灵)	192.1/160.1	192.1/132.1	110	21*/40	3.73
133	metolachlor(异丙甲草胺)	284.2/252.0	284.2/176.2	70	22*/33	7.3
134	metribuzin(草克净)	215.1/187.1	215.1/84.1	110	25*/28	5.21
135	isazophos(氯唑磷)	316.0/288.2	316.0/164.2	67	22*/33	7.55
136	(atrazine－d_5 ethyl－d_5)(ethyl－d_5－莠去津)**	221.0/101.1	—	120	47	5.54

*定量离子对；**内标。

参考文献

[1] 沈敏.法医毒物司法鉴定实务.北京：法律出版社,2011.

[2] Heyndrickx A, De Clerck F. Toxicological results and criteria of death. J Pharm Belg, 1977, 32: 149－161.

[3] Jadhav R K, Sharma V K, Rao G J, et al. Distribution of malathion in body tissues and fluids. Forensic Sci Int, 1992, 52(2): 223－229.

[4] 沈敏,向平.法医毒物学手册.北京：科学出版社,2012.

[5] Lewin J F, Hansson R C, McGuire J. Fatal ingestion of methamidophos. Bull Int Asso For Tox, 1993, 23: 8－9.

[6] Garcia-Repetto R, Giménez M P, Repetto M. New method for determination of ten pesticides in human blood. Vet Hum Tox, 1998, 40: 166－168.

[7] Tanaka T, Tanaka N, Kita T, et al. Acephate in Biological Fluids of Two Autopsy Cases after Ingestion of the Chemical. J Forensic Sci, 2005, 50(4): 933－936.

[8] Tarbah F A, Shaheen A M, Benomran F A, et al. Distribution of dimethoate in the body after a fatal organphosphate intoxication. Forensic Sci Int, 2007, 170(2－3): 129－132.

[9] Pavlic M, Haidekker A, Grubwieser P, et al. Fatal accident caused by isoflurane abuse. Int J Leg Med, 2002, 116: 357－360.

[10] 罗国安.药物与毒物分析技术.4版.北京：化学工业出版社,2007.

[11] 周志荣,张森,林少彬.液相色谱串联质谱法定量检测尿中有机磷农药代谢物.卫生研究,2013,42(1): 122－126.

[12] 廖林川.法医毒物分析.5版.北京：人民卫生出版社,2009.

[13] 苏建峰,林立峰,钟茂生,等.山药中146种农药残留的气相色谱-质谱分析方法快速研究.药物分析杂志,2010,30(2): 339－345.

[14] Bravo R, Caltabiano LM, Weerasekera G, et al. Measurement of dialkyl phosphate metabolites of organophosphorus pesticides in human urine using lyophilization with gas chromatography-tandem mass spectrometry and isotope dilution quantification. J Expo Anal Environ Epidemiol, 2004, 14: 249-259.

[15] Hernandez F, Sancho JV, Pozo OJ. Direct determination of alkyl phosphates in human urine by liquid chromatography/electrospray tandem mass spectrometry. Rapid Commun Mass Spectrom, 2002, 16(18): 1766-1773.

[16] 贠克明.法医毒物动力学.北京：人民卫生出版社,2015.

[17] 张云,李耀平,李敏新,等.液相色谱-串联质谱法测定水产品中7种有机磷类农药残留物.分析试验室,2009,28: 191-194.

[18] Morgade C J, Barquet A. Body distribution of malathion and its metabolites in a fatal poisoning by ingestion. Toxicol Environ Health, 1982, 10(2): 321-325.

[19] Thompson T S, Treble R G, Magliocco A, et al. Case study: fatal poisoning by malathion. Forensic Sci Int, 1998, 95(2): 89-98.

[20] Tsatsakis A M, Bertsias G K, Liakou V, et al. Severe fenthion intoxications due to ingestion and inhalation with survival outcome. Hum Exp Toxicol, 2002, 21: 49-54.

[21] Baselt RC. Disposition of Toxic Drugs and Chemicals in Man, 9th ed, 2011.

[22] Proenca P, Teixeira H, de Mendonça M C. Aldicarb poisoning: one case report. For Sci Int, 2004, 146 Suppl: S79-81.

[23] 向平,沈保华,卜俊,等.血、尿中灭多威的分析.法医学杂志,2001,17: 227-228.

[24] Ameno K, Lee S K, In S W, et al. Blood carbofuran concentrations in suicidal ingestion cases. Foren Sci Int, 2001, 116: 59-61.

[25] 张艳,陈国,吴银良.固相萃取-液相色谱串联质谱法测定鸡蛋中16种氨基甲酸酯类杀虫剂残留量.食品安全质量检测学报,2020,11(6): 1728-1735.

[26] 邓龙,郭新东,何强,等.高效液相色谱-串联质谱法测定动物肌肉组织中氨基甲酸酯类杀虫剂及其代谢物残留.食品科学,2012,33(4): 209-213.

[27] 廖林川.法医毒物分析.5版.北京：人民卫生出版社,2016.

[28] 马文翔.灭多威中毒死亡1例.法医学杂志,2010,26(3): 227-228.

[29] Al-Samarraie M S, Karinen R, Rognum T, et al. Lethal poisoning with ethiofencarb and ethanol. J Anal Toxicol, 2009, 33(7): 389-392.

[30] 张凯,关培英,贠克明,等.甲氰菊酯在家兔体内的死后分布研究.中国法医学杂志,2010,25(2): 87-90.

[31] 刘缙,毛海峰,蔡红新,等.基质分散固相萃取-气质联用法分析人血中拟除虫菊酯类农药.刑事技术,2020,45(2): 169-172.

[32] 谭鹏,张海珠,张定堃,等.中药材农药残留快速分析新策略：基于保留指数的八角茴香中12个菊酯类农药GC-QQQ-MS/MS测定方法的建立.药物分析杂志,2019,39(7): 1256-1266.

[33] 穆小丽,蒋腊梅,杜文.高效液相色谱-串联质谱法分析烟草中拟除虫菊酯农药残留.农药,2009,48(5): 365-367.

[34] 张聪,周常义,江锋.超高效液相色谱-串联质谱法测定动物性食品中10种拟除虫菊酯类农药残留.分析测试学报,2018,37(8): 887-893.

[35] 潘前英.急性高效氯氟氰菊酯农药中毒的诊治体会.现代医药卫生,2011,27(8): 1137.

[36] 梁平.甲氰菊酯急性中毒13例分析.临床荟萃,2002,17(22): 1346-1347.

[37] 肖青荣.口服菊酯类农药引起严重电解质紊乱1例.中国现代医生,2010,48(5): 105.

[38] 杨成对,张经华,宋莉晖,等.杀虫双的液相色谱-质谱分析.农药,2009,48(5):348-349.
[39] 张植弘,李晓平,王烨琼.杀虫双中毒死亡的法医学鉴定1例.中国法医学杂志,2016,31(5):529.
[40] Kurisaki E, Kato N, Ishida T, et al. Fatal human poisoning with PadanTM: a cartap-containing pesticide. Clinical Toxicology, 2010, 48(2): 153-155.
[41] 万小兵,姜新军.GC-MS法检验经皮肤吸收入血的微量杀虫双.刑事技术,2005,4: 44-45.
[42] 王丽雪.新生儿30%阿维可湿性粉剂杀虫单农药中毒1例.中国实用医药,2010,5(26):183.
[43] 程志,张蓉,刘韦华,等.气相色谱-串联质谱法快速筛查测定中药材中144种农药残留.色谱,2014,23(1):5-68.
[44] 刘洁,佟玲,孟文婷,等.固相萃取-超快速液相色谱-串联质谱法测定当归中135种农药及其代谢物残留.色谱,2015,33(12):1257-1268.

第十章 除草剂鉴定

除草剂(herbicides)是指可使杂草彻底地或选择地发生枯死的药剂。目前世界范围内应用的已有100多种。根据其结构特点可分为：① 酰胺类除草剂，如乙草胺、甲草胺、丁草胺、异丙甲草胺、敌蝉等；② 均三氮苯类除草剂，如莠去津、氰草津、西玛津、扑草净；③ 脲类除草剂，如利谷隆、敌草隆、异丙隆、伏草隆、绿麦隆等；④ 芳氧苯氧丙酸类，如喹禾灵、精喹禾灵、吡氟氯草灵、高效吡氟氯草灵、精噁唑禾草灵、禾草灵、吡氟禾草灵、精吡氟禾草灵；⑤ 苯氧羧酸类除草剂，如2,4－二氯苯氧乙酸等；⑥ 醚类和酚类，如除草醚、草枯醚、氯硝醚和五氯酚钠等；⑦ 氨基甲酸酯类，如禾草特、禾草丹、灭草猛、燕麦灵等；⑧ 有机磷类，如草甘膦等；⑨ 吡啶类，如百草枯、敌草快、吡氯灵等；⑩ 二硝基苯胺类，如氟乐灵等。在发达国家除草剂的用量占农药的第一位，且有继续增加的趋势。我国使用除草剂的数量和品种亦逐渐增加。

除草剂中毒鉴定主要是通过人体血液和尿液中除草剂的定性、定量分析以确定毒物种类、吸收剂量以及对机体的毒害程度，其不仅在法医学鉴定实践中有助于确定死亡原因，而且对临床诊断以及评估患者的生存率和预后也有重要价值。本章主要介绍实践中最为常见的除草剂，如百草枯、敌草快、2,4－D等苯氧羧酸类除草剂、磺酰脲类除草剂和草甘膦等的中毒鉴定。

第一节 百草枯、敌草快

一、概述

百草枯(paraquat)和敌草快(diquat)均属联吡啶类除草剂，具有非选择性和触杀特性。百草枯又名对草快、可芜踪等，是一种快速灭生性除草剂，具有触杀作用和一定的内吸作用。百草枯的化学名称是1－1－二甲基－4－4－联吡啶阳离子盐，其分子式为$C_{12}H_{14}N_2^+$。敌草快又名杀草快等，是一种传导性触杀型灭生性除草剂，可迅速被绿色植物组织吸收，与土壤接触后很快失去活性。敌草快的化学名称是1,1′-亚乙基-2,2′-联吡啶二溴盐，其分子式$C_{12}H_{12}Br_2N_2^+$。百草枯和敌草快同属于季铵盐类化合物，都具有强极性、易溶于水、以阳离子形式存在、微溶于有机溶剂、难挥发等特性。在酸性或中性的溶液中稳定，在碱性条件（pH>12）下则很快水解。

百草枯对人和动物的毒性远远大于其他除草剂，且无特效解毒药，口服中毒死亡率可达90%以上，是人类急性中毒死亡率最高的除草剂，国内外均有大量的中毒死亡案例报道。我国自2014年7月1日起，撤销百草枯水剂登记和生产许可、停止生产，2016年7月1日停止水剂在国内销售和使用。尽管其受到严格限制，但目前仍存在一些残留制品以及贴标其他除草剂名称的百草枯水剂，百草枯中毒仍是急性中毒患者死亡的主要原因之一。

百草枯中毒大多来自口服，摄入20%百草枯水溶液5~15 mL即会致人死亡，而儿童为4~5 mL。摄入百草枯24 h内出现呼吸道症状，表现为咳嗽、咳痰、呼吸困难，少数患者出现肺水肿，严重者可因成人呼吸窘迫综合征死亡。百草枯接触皮肤、眼睛和黏膜具有腐蚀性，损伤类似于碱性腐蚀，皮肤接触后可引起皮肤干裂，接触眼睛后可引起结膜炎和角膜炎，呼吸道吸入者有鼻、喉部刺激症状，经消化道吸收可有剧烈呕吐，口腔、咽部及食管、胃有烧灼感。随之黏膜红肿、疼痛、形成溃烂并出现腹泻、便血等，并可出现血尿、蛋白尿及脓尿、尿素氮升高，并逐渐发生肾衰竭，重者出现少尿、肝功能异常，迁延中毒可引起咳嗽、气急、呼吸窘迫、紫绀，严重呼吸困难，肺水肿，直至呼吸衰竭而死亡。一般中毒后5天左右，即可出现口腔和食道溃疡。中毒后5~8天，可出现发热、心率加快、呼吸急促或呼吸衰竭。百草枯中毒以肺损伤最为明显，重症患者多死于呼吸衰竭或多器官功能障碍综合征。

百草枯主要毒理机制是富积于肺泡的Ⅰ型细胞、Ⅱ型细胞以及肾脏，影响其氧化还原反应的进程，产生大量对组织有害的氧自由基，可破坏细胞的防御机制，引起肿胀、变性和坏死，抑制肺表面活性物质的产生，导致肺损伤（急性或亚急性）和肾小管坏死。由于肺泡细胞具有主动摄取和蓄积百草枯的特性，肺对百草枯极其敏感，即使不是直接接触，百草枯中毒后的幸存者其肺部也将在5~10天内快速纤维化（不可逆）。

百草枯中毒的特征性病变是肺损伤，如称为百草枯肺。尸检时可见双肺有较特征性的改变，如肺泡上皮细胞变性、脱落、坏死，肺泡腔内出血，可见以中性粒细胞为主的炎细胞浸润，纤维素渗出，肺泡透明膜形成。如存活稍长者，肺泡腔内渗出物开始机化，纤维细胞肥大，分泌胶原纤维，形成稀疏的纤维组织，可见masson体样纤维化结节形成。胃肠道有腐蚀征象，肾小管坏死，出现管型，心肌纤维灶性坏死、心肌炎，肝细胞脂肪变性、坏死、淤胆，肺动脉中层增厚，肾上腺皮质坏死，明显脑水肿等改变。

敌草快系中等毒类，人口服3 mL即出现中毒症状，有口服剂量不到30 mg/kg导致死亡的报道。敌草快对皮肤的损伤小于百草枯，但接触大量敌草快时，可经擦伤或溃疡和溃烂的皮肤吸入体内。其对肺的损伤弱于百草枯,但对中枢神经系统有严重的毒害作用,对肾脏的损伤与百草枯相同。口服急性中毒者的早期表现与百草枯相似,除有胃肠道的刺激症状外,还有表现兴奋、烦躁不安、定向困难和精神病表现的病例。此外,敌草快中毒还有脱水、低血压、心动过速症状,休克是引起死亡的常见原因。肝脏受损表现出黄疸,心肌受损出现循环功能衰竭。

二、体内过程

百草枯可通过皮肤黏膜、胃肠道和呼吸道吸收。百草枯在胃肠道的吸收快速但不完全,主要吸收部位在小肠,1~6 h 内吸收率大约为 1%~5%。百草枯吸收后几乎不与血浆蛋白结合,主要蓄积在肺和肌肉中,肺泡细胞对其有主动摄取和蓄积作用,故肺中浓度较血液高 10~90 倍。血液中检不出百草枯后,仍可由组织向血液转移。百草枯可通过胎盘屏障,并在胎盘蓄积,胎盘内浓度可高于母体血液含量。血浆中消除半衰期为 56 h,吸收后 48 h 内,有 90%以原体形式随粪、尿排出,长达 3 周后仍能检出。百草枯在体内的代谢产物有 monoquat、Paraquat - monopyridone(MP)、4 - Carboxy - 1 - methylpyridinium(MINA)和 paraquat-dipyridone(DP)[1]。

敌草快在胃肠道受细菌作用而降解,故仅有 10%经胃肠道吸收。吸收后随血流分布至全身组织,其中以肝、肾浓度较高,血液中浓度下降快。与百草枯不同,敌草快主要蓄积于肾脏而非肝脏。敌草快在体内的主要代谢物为敌草快-单吡啶酮和敌草快-双吡啶酮,其毒性较其原形低。主要通过肾脏排泄,亦有相当量通过胆汁排泄。

死亡时间不同中毒者体内百草枯的浓度也不同。中毒死者生前血液浓度可高达 63 μg/mL,尿浓度达 1.21 mg/mL,而当死亡延缓至 18 天后,血液、尿液中浓度均很低,死后样本百草枯检测可呈阴性。32 例口服百草枯死亡者体内毒物浓度分布按存活时间列于表 10 - 1[2]。

表 10 - 1 32 例口服中毒死亡者组织和体液中百草枯浓度(μg/g 或 μg/mL)

存活时间(天)	例数	血 液	脑组织	肺组织	肝组织	肾组织	尿 液
0~1	9	15 (0~63)	7.0 (1.5~18)	58 (2.6~185)	73 (8.8~386)	100 (12~311)	462 (20~1 210)
1~7	13	0.8 (0~4.4)		5.2 (0~21)	6.8 (0.2~58)	14 (1.0~74)	4.5 (0~16)
8~21	8	0.5 (0~4.0)		1.8 (0~4.7)	1.7 (0~4.4)	1.6 (0.6~3.5)	0.6 (0~2.2)
22	1	0.10	0.09	0.02	0.05	0.08	
23	1	0		0	0	0	

另有5例百草枯急性中毒死亡者体内百草枯的平均浓度为肾组织807 μg/g、肺组织479 μg/g、肝组织206 μg/g、甲状腺64 μg/g、睾丸21 μg/g、玻璃状液45 μg/mL、脑脊髓液7.4 μg/mL。中毒病人服毒后2~41 h内血浆和尿中百草枯浓度分别为0.4~6.0 μg/mL和0.5~12.8 μg/mL[3]。1例百草枯急性中毒死亡者体内百草枯的浓度为：血液5.05 μg/mL、尿液6.00 μg/mL、胃内容物17.2 mg/mL、肝组织4.86 μg/g、肾组织80.6 μg/g[4]。

口服敌草快中毒者一般在2~7天后死亡。某女性口服敌草快16 h后死亡，肝脏和肾脏中敌草快浓度分别为5.2 μg/g和10 μg/g。某男性服用含有20%敌草快的农药溶液300 mL，4 h后血液中敌草快浓度为65 μg/mL，24 h后降至0.5 μg/mL，26 h后死亡，尸检后肝脏和肾脏中敌草快浓度分别为2.3 ng/g和4.5 ng/g[5]。某25岁男性服毒后7天死亡，敌草快的体内分布见表10－2[5]。某42岁男性口服百草枯、敌草快混合制剂自杀，其体内百草枯、敌草快及其代谢物的分布见表10－3[5]。

表10－2 敌草快中毒7天后死亡者血液和组织中敌草快的浓度(μg/mL或μg/g)

检 材	血 液	肺组织	肝组织	肾组织
浓度	0.60	0.56	0.33	1.19

表10－3 服毒自杀者百草枯、敌草快及其代谢物的体内分布(μg/mL或μg/g)

检 材	百草枯	敌草快	敌草快-单吡啶酮	敌草快-双吡啶酮
左心室血	0.8	0.6	0.07	0.13
右心室血	1.0	0.5	0.10	0.12
外周血	0.6	0.6	0.05	0.11
玻璃体液	0.4	0.6	0.02	0.08
尿液	10.1	11.2	0.82	0.12
胃内容物	3.9	2.6	0.15	0.12
小肠内容物	4.1	1.3	0.19	0.13
肝	3.9	2.0	0.51	0.25
脑	0.5	0.5	0.03	0.10

三、检材处理

百草枯中毒致死者除采集常规的血液、尿液、组织外，要特别注意粪便、肺、肾组织的提取。中毒延缓死亡的仍可能从组织器官中检出百草枯。皮肤接触中毒者提取局部皮肤。

百草枯、敌草快为阳离子化合物，易溶于水，难溶于有机溶剂，在酸性和中性溶液中稳定，具有强离子特性。可采用离子对试剂的液液萃取法或者离子交换型的固相萃取法提取、浓缩和纯化。约70%的文献均采用乙腈蛋白沉淀法。沉淀剂使用量的研究结果表明，三倍量乙腈沉淀蛋白效果更好，血浆萃取回收率为79.90%，尿液萃取回收率为90.22%。该法操作简单、快速,适合于脂溶性小、极性大的化合物从蛋白结合状态中释放出来。但此法沉淀蛋白的效果较差,通常需要1~3倍体积的乙腈才能使90%以上的蛋白质沉淀,如此稀释了样品,降低了灵敏度。由于乙腈与水相溶,故不能解决样品的分离净化问题,干扰成分相对较多。采用乙腈-无水硫酸钠、乙腈-0.1%甲酸、三氯乙酸-甲醇等混合溶剂沉淀蛋白,选择将有机溶剂和盐、酸溶液等并用进行萃取,使蛋白质脱水、形成不溶性盐而沉淀,提高化合物的回收率,是较为理想的一种前处理方法。

新型干血斑微样检材可用于百草枯中毒分析,用流动相超声10 min提取百草枯效率最高。干血斑干燥度越高,百草枯回收率也越高,选择微波辐射加快干燥过程,可将干血斑的制备时间缩短至5 min(微波照射不会引起百草枯的降解),检出限可达到0.5 ng/mL。干血斑法相对于液-液萃取法、固相萃取法或直接沉淀蛋白法而言,其主要优点在于样品前处理非常简单,样品取样量更少,溶剂用量小,百草枯贮藏在干血斑中稳定性好,室温下未见明显降解,检出限更低,分析时间更短等。

生物检材的处理方式还与所用分析方法有关。当采用GC-MS法分析百草枯时,通常需要衍生化。

1. 沉淀蛋白法

参考方法一(GA/T 1629-2019):① 取血样或尿液检材1.0 mL于具盖离心管中(若采用内标法,则加入内标乙基百草枯溶液,使内标浓度为0.5 μg/mL,混匀),加入6%高氯酸溶液1.0 mL(若为尿液样品,不添加6%高氯酸溶液),振荡30 s,以8 000 r/min离心3 min,分离上清液,按需进行衍生化。② 衍生化:取上述上清液,加入饱和氢氧化钠溶液0.1 mL,调节至pH≥12,再加入20%硼氢化钠溶液0.5 mL,于室温反应30 min,加入环己烷0.5 mL,振荡30 s,以8 000 r/min离心3 min,取上清液,作为检材样品衍生液(百草枯结构中4个双键氢化,为百草枯八氢衍生化物),供GC-MS分析。③ 质控样品制备:取等量相似基质的空白样品两份于具盖离心管中,一份作为空白样品,另一份添加百草枯标准物质,作为添加样品(血液添加样品的浓度为0.5 μg/mL,尿液添加样品的浓度为0.2 μg/mL),与检材样品平行操作,得到空白样品衍生液和添加样品衍生液,供GC-MS分析。

参考方法二[6]:① 取1.0 mL尿液于25 mL玻璃烧杯内,加入2 μg内标乙基百草枯,1.0 mL含10%高氯酸的乙醇溶液,待衍生化。或取1.0 mL血液于15 mL具塞塑料离心管内,加入2 μg内标,3.0 mL纯水,1.0 mL含10%高氯酸的乙醇溶液,旋涡震荡3 min、超声2 min,高速离心(8 000 r/min,2 min),取全部上清液于25 mL玻璃烧杯内,待衍生化。② 在上述经处理的样品中加入1.0 mL的0.01 g/mL氯化镍,缓慢加入0.3 mL的0.3 g/mL硼氢化钠溶液,在60℃反应40 min,取出冷却至室温,将反应液转移至15 mL具塞塑料离心管内,加入1.0 mL乙酸乙酯,旋涡震荡3 min,高速离心(8 000 r/min,2 min),上清液(百草枯、敌草快和乙基百草枯结构中的6个双键全部氢化,为其十二氢衍生化物)供GC－MS分析。

参考方法三[1]:① 百草枯和代谢物monoquat处理方法:取待测样品200 mg或200 μL,组织匀浆,等体积高纯水稀释后,加入1.2 mL乙腈涡旋震荡30 s,4 500 r/min离心8 min,取上清液氮气流吹干,200 μL甲醇定容,涡旋,12 000 r/min离心3 min,取上清液过0.22 μm有机膜。② 代谢物MP前处理方法:取待测样品200 mg或200 μL,组织匀浆,等体积高纯水稀释后,加入2 mL甲醇,涡旋30 s;4 500 r/min离心8 min,取上清液加入2 mL的环已烷洗涤,后取下层转移到玻璃试管中,氮气流吹干,200 μL甲醇定容,取上清液过0.22 μm有机膜。供LC－MS分析。

2. 固相萃取法

固相萃取法是生物检材中微量或痕量百草枯预处理的优选方法。常用固相萃取柱为XAD－2、XAD－4及Sep－PakC_{18}柱,采用碱性十六烷基三甲基溴化铵、碱性十二烷基三甲基溴化铵、碱性十二烷基硫酸钠、碱性庚烷磺酸钠等离子对试剂处理固相柱,以提高萃取效率。也可选用阳离子交换固相柱,如Dowex AG5 W、Oasis® MCX固相萃取小柱等。洗脱液一般用酸性甲醇。

参考方法[7]:1 mL尿液加入4 mL水,1 mL血液加入9 mL水,加入0.5 mol/L NaOH调pH至11。Sep－PakC_{18}固相萃取柱依次用10 mL甲醇、10 mL 0.1 mol/L HCl和20 mL水活化,将稀释后的血液、尿液上柱。依次用10 mL水、10 mL甲醇和10 mL水淋洗,最后用4 mL 0.2 mol/L HCl∶甲醇(1∶1, V/V)洗脱。洗脱液吹干,加入0.5 mL初始流动相溶液,供LC－MS/MS分析。

3. 液液提取法

液液提取法通常选用离子对试剂进行提取,则效果显著,回收率均在80%以上,适用检材范围广泛。

四、分析方法

百草枯不适合直接用GC进行分析,通常需要衍生化处理。衍生化虽能提高检测的灵敏度,但衍生化处理过程复杂、分析时间长、方法重现性差。LC－MS和LC－MS/MS是目前最常用的检测方法,通过离子对流动相可完成各组分的色谱分离,检材处理简便、灵敏度高。

1. 气相色谱法

分析参考条件(GA/T 1629－2019):

色谱柱1:DB－5柱(30 m×0.32 mm×0.25 μm)或其他等效色谱柱;色谱柱2:HP－50+柱(30 m×0.32 mm×0.25 μm)或其他等效色谱柱;柱温:100℃保持1 min,以20℃/min的速率升温至280℃,保持5 min;检测器:NPD;检测器温度:290℃;进样口温度:260℃;载气:高纯氮;流速:2.0 mL/min:进样方式:开始不分流,1 min后分流,分流比5∶1。

2. 气相色谱-质谱法

(1) 分析参考条件(GA/T 1629－2019)

色谱条件：色谱柱：RTX－5MS毛细色谱柱(30 m×0.32 mm×0.25 μm)或其他等效色谱柱；柱温：100℃保持1 min，以20℃/min的速率升温至280℃ C，保持5 min；进样口温度：260℃；传输线温度：260℃；载气：高纯氮；流速1.0 mL/min；进样方式：开始不分流，1 min后分流，分流比5∶1。

质谱条件：EI离子源；70 eV；扫描范围：50～200 amu；离子源温度：200℃。百草枯八氢衍生物的特征离子 m/z 96,192,194,148,150；内标乙基百草枯八氢衍生物的特征离子 m/z 110,162,164,220,222。百草枯衍生物和乙基百草枯衍生物的定量离子碎片均为 m/z 96。

(2) 分析参考条件[6]

色谱条件：DB－5MS毛细管柱(30 m×0.25 mm×0.1 μm)；柱温：80℃保持1 min，以15℃/min程序升温至280℃，保持5 min；进样口温度：280℃；载气：氦气；柱流速：0.6 mL/min；进样方式：不分流进样。

质谱条件：EI离子源；离子源温度：230℃；扫描方式：(1) 全扫描(SCAN)，质量范围：40～450 amu；(2) 选择离子监测(SIM)，百草枯全氢衍生物 m/z 196、181、96，敌草快全氢衍生物 m/z 194、111、83，内标乙基百草枯全氢衍生物 m/z 224、209、110。

相似条件下，百草枯 m/z 134,148,192；敌草快 m/z 108,135,190；乙基百草枯 m/z 148,162,220。三者的定量离子(m/z)分别为190,192,162[8]。

3. 液相色谱-质谱法

(1) 分析参考条件[1]

色谱条件：色谱柱：Agilent HILIC Plus(4.6 mm×100 mm×3.5 μm)；流动相：水(含0.1%甲酸，V/V)-乙腈(含0.1%甲酸，V/V)；柱温：25℃；百草枯和代谢物monoquat为梯度洗脱：有机相的初始比例为70%，9 min时达到90%，然后10 min时恢复为70%，保留时间至15 min，流速为0.25 mL/min；代谢物MP流动相：v/v＝50∶50，流速为0.4 mL/min；进样5 μL。

质谱条件：电喷雾离子源(ESI+)，多反应监测(MRM)；雾化干燥气温度：300℃，气流速(Gas Flow)：11 L/min。其他质谱参数见表10－4。

表10－4 百草枯及其代谢物的质谱参数

化合物	离子对		质谱参数	
	前体离子(m/z)	子离子(m/z)	Fragmentor(V)	CE(V)
百草枯	186	171.1	20	20
		77.1	57	57

续 表

化合物	离子对		质谱参数	
	前体离子(m/z)	子离子(m/z)	Fragmentor(V)	CE(V)
monoquat	171.1	155.1	35	35
		77.1	46	46
MP	202	174.1	25	25
		94.1	34	34

(2) 分析参考条件[7]

色谱条件：液相柱：Suplex pkb－100 柱(250 mm×2.1 mm×5 μm)。流动相 A 为 20 mmol/L 乙酸胺和 15 mmol/L HFBA 的水溶液(pH 3.3)，流动相 B 为乙腈，洗脱程序为 20 min 内流动相 B 从 0 到 30%。恒流 200 μL/min。

质谱条件：三重四极串联质谱(API2000)，电喷雾电离-负离子模式(ESI-)，质谱参数为：气帘气(CUR)，30 psi；离子喷雾电压(IS voltage)，5 000 V；温度，400℃；雾化气(GS1)，30 psi。敌草快的孔电压和环电压分别为 106 V 和 80 V；百草枯的分别为 86 V 和 130 V，内标(乙基百草枯)的分别为 101 V 和 360 V。MRM 离子对如表 10－5 所示。

表 10－5 百草枯和敌草快的质谱碎片离子

化合物	英文名	前体离子(m/z)	子离子(m/z)(相对丰度%)
百草枯	paraquat	185	185(14)；170(75)；169(100)；158(60)；143(28)
敌草快	diquat	183	183(21)；157(100)；130(10)
乙基百草枯	ethyl paraquat	213	198(19)；185(100)；184(55)；172(24)；157(40)

五、鉴定要点

1. 百草枯等吡啶类除草剂鉴定结果的确认。百草枯等因其水溶性而对检材处理和分析方法有特殊的要求，尤其应关注采用通常的毒物筛选方法无法检出。百草枯阳性结果必须经质谱确认，如 GC－MS 法和 LC－MS/MS 法，后者效果更好。采用 GC－MS 法时，必须进行衍生化。目前的衍生化方法所得产物有两种：一种方法是百草枯结构中部分双键的氢化，即六个双键中的四个双键氢化，形成百草枯的八氢衍生化物；另一种衍生化方法是百草枯结构中六个双键全部氢化，形成百草枯的十二氢衍生化物。应关注不同衍生化物结构不同，质谱分析的特征离子不同。

2. 体内百草枯鉴定的检材选择。百草枯在胃肠道吸收较快，但吸收率低(1%～5%)，粪便中原药含量较高，较易检出。故在百草枯中毒鉴定中，对于百草枯中毒快速死亡案例，粪便中百草枯检测有较高价值。而对于怀疑百草枯中毒迟发性死亡的案例,毒物检验时应采集肺、肝和肾等组织器官。另有研究显示,在埋葬家兔尸体中百草枯降解较慢,埋藏后 6 个月内尸体骨骼肌中百草枯含量变化很小,埋藏后 12 个月尸体骨髓中百草枯含量轻度下降,埋藏后 24 个月仍可检出。因此,骨骼肌和骨髓中百草枯检测对埋藏较长时间尸体的百草枯中毒鉴定具有判断价值。

3. 百草枯鉴定中其他毒物筛选分析的重要性。百草枯中毒死亡以自杀最常见,但应注意他杀可能,必须排除其他毒物中毒。故怀疑百草枯中毒鉴定时,除检测百草枯等除草剂外,还应进行大范围的筛选分析,尤其是其他杀虫剂等。

六、案例评析

[案例一] 大剂量吞服百草枯死亡一例[4]。

毒物分析及评析:首先采用酶联免疫法筛查死者血液和尿液,三环抗抑郁剂、苯二氮卓类药物、可替宁、咖啡因呈阴性;然后用薄层色谱法、气相色谱法、HPLC 法等对血液、尿液和胃内容物进行分析,除确证上述筛查结果外,在血液、尿液和胃内容物中均检出百草枯,在尿液和胃内容物中检出二乙基对硫磷,血液和胃内容物中检出速灭磷;最后用 HPLC - DAD 法定量分析,百草枯含量分别为:血 5.05 μg/mL、尿 6.00 μg/mL、胃内容物 17.2 mg/mL、肝 4.86 μg/g、肾 80.6 μg/g。对于除草剂中毒鉴定,除检测百草枯等除草剂外,还应进行大范围的筛选分析,尤其是其他杀虫剂等。

[案例二] 某男,48 岁,被他人用注射器于右臀部注射不明液体约 2 mL,随即出现右侧臀部疼痛,后出现恶心、呕吐 3~4 次,以“农药中毒”住院治疗。入院第 5 天胸部 CT 显示双侧肺纹理增粗,结构紊乱,双肺多发片状高密度影,呈毛玻璃样改变;第 6 天出现胸闷、呼吸困难;第 32 天呼吸、心搏骤停,经抢救无效死亡。法医病理学诊断:脑水肿;冠状动脉轻度粥样硬化;双肺广泛纤维化;肝水肿,轻度脂肪变性;脾淤血;肾小管上皮细胞坏死。毒物检验:死者肝、肾及肺组织内均检出百草枯成分;死者心血、右臀部注射针眼周围肌组织内未检出百草枯成分[9]。

评析:百草枯中毒多见于通过消化道、呼吸道或皮肤黏膜接触中毒,通过肌肉注射中毒案例较少见。对于百草枯除草剂中毒,尤其是病程较长、中毒方式较隐匿的案例,法医在检验时应注意以下问题:① 与肺炎相鉴别。百草枯中毒主要表现为肺损伤,临床表现为进行性呼吸功能衰竭,容易误诊为肺炎。② 对于怀疑百草枯中毒迟发性死亡的案例,毒物检验时应采集肺、肝和肾等组织器官。本例死亡距中毒相距 1 月余,在血液及百草枯注射的局部肌肉内已不能检出百草枯成分,而在肺、肝及肾组织内仍能检出蓄积的百草枯成分。

[案例三] 百草枯中毒死亡 2 例。① 陈某(男,41 岁)口服百草枯原液 3 h 后入院。见面色发青,双瞳孔不等大,口唇紫绀。1 h 后口吐白沫,呼吸困难,肢体抽

搐，心搏骤停、抢救无效于服毒后约7 h死亡。尸检见气管内有少量淡绿色液体，肺局部萎陷，胃和小肠内见绿色液态物，胃黏膜广泛点状出血，尿液呈淡绿色。② 冼某(男，22岁)某日被歹徒抢劫后强灌不明液体(1口)，3 d后因口腔溃烂入院。入院后逐渐出现进行性呼吸困难，心、肝、肾、脑等功能下降，于7 d后昏迷死亡。

毒物分析及评析：例1服百草枯后7 h死亡，属早期死亡。毒物鉴定：血液、肠内容、尿液中均检出百草枯成分。早期死亡尸体因尿液中百草枯原体含量高而呈淡绿色。例2摄毒后7 d死亡，属晚期死亡。毒物鉴定：胃、肝、血液中均检出百草枯成分。尸体双肺弥漫性损伤新老病变并存及纤维素渗出，肝肾实质细胞变性坏死，急性重症胃肠炎、心肌损伤等病理变化，应系百草枯毒性持续作用致多器官衰竭，肺部新旧病变交织所致[10]。

[案例四]　某男性，27岁。某日17时许口服“敌百草”(商品名，主要成分为百草枯)，于10日后救治无效死亡。5天后进行尸体解剖，取血液、胃内容物、肺、肝送检。

毒物分析及评析：祁某血液、胃内容物、肺和肝中均检出百草枯及其代谢物monoquat和MP，定量结果见表10－6[1]。本案例中毒者历经10天抢救，血液和脏器中百草枯浓度仍较高，血液浓度为3.03 μg/mL，肝组织浓度为0.56 μg/mL，说明其在体内较难清除。本案例首次从中毒死亡人体血液和脏器中检出代谢物monoquat和MP。

表10－6　中毒者体内百草枯及其代谢物的含量(ng/mL或ng/mg)

检　材	百草枯	monoquat	MP
血液	3 034.09	20.88	38.13
胃内容物	1 733.20	5.88	0
肝	563.82	0.52	0.53
肺	3 606.15	1.02	2.53

[案例五]　刘某，女，36岁。某年2月9日，被迫讨债务过程中喝下农药(敌草快18%，草甘膦12%)200 mL，2小时后被送至医院抢救。入院时患者出现头晕、恶心、呕吐，无昏迷，无大汗，无抽搐肌颤。后患者病情进一步加重，持续无尿，出现多脏器功能衰竭。于2月12日15时死亡[11]。

尸检所见及毒物分析：死者咽部黏膜及食管上段黏膜散在灶状出血。气管黏膜表面黏稠淡紫红色液体附着，气管下段黏膜下散在点、灶状出血。右肺表面附有散在纤维素样物。双侧胸腔可见较多积液，胃浆膜及小肠浆膜表面散在片状出血。采用高效液相色谱-质谱法进行毒物筛查，心血和胃内容物中均检出敌草快，含量为1.5 ng/ml和2.1 ng/g。

评析：敌草快中毒导致肝、肾损害，一般中毒后7天内肝、肾功能逐渐恶化至最重。敌草快中毒会引起肺部的渗出性病变及少量胸腔积液,本例临床检验有关肝、肾功能损害的指标,以及解剖所见与文献报道相符。此外,本例死者服药后经历了洗胃等临床处置,并经历了 4 天的生存时间,待毒物检测时死者的心血和胃内容物中仍检出敌草快成分,提示敌草快在人体内的半衰期长、代谢较慢。而草甘膦不易被胃肠道吸收,一般不经代谢便很快经肾和胃肠道排出,在体内不积蓄。本例死者心血及胃内容中未检出草甘膦,其原因与草甘膦在体内排泄快且本例服药后经过洗胃等临床处置以及服药后生存时间较长(约 3 天)有关。对于敌草快和草甘膦中毒引起死亡的法医学鉴定,应通过系统尸体解剖和病理组织学检查,确认肝、肾、肺、心等多器官损害的形态学表现,排除自身疾病、暴力性损伤,结合毒物检测结果等进行综合判定。

第二节　2,4-D 等苯氧羧酸类除草剂

一、概述

苯氧羧酸类除草剂具有良好的除草活性,主要用于除去阔叶杂草,在全球范围应用广泛。苯氧羧酸类除草剂约有 20 余种,常用的主要有 2,4-二氯苯氧乙酸(2,4-滴,2,4-D)、2-(2,4-二氯苯氧)-丙酸(2,4-滴丙酸,2,4-DP)、4-氯-2-甲基-苯氧乙酸(2-甲-4-氯,MCPA)、2(4-氯-2-甲基-苯氧)丙酸(2-甲-4-氯苯氧丙酸,MCPP)等。2,4-D 为无色油状液体,挥发性强,难溶于水,可溶于多种有机溶剂,遇强碱分解。

2,4-D 为低毒类除草剂。大鼠经口 LD_{50} 为 500~1 500 mg/kg。人中毒剂量为 3~4 g,口服 6.5 g 可致死。2,4-D 对机体接触部位有直接腐蚀作用,机体吸收后,在体内基本上不发生转化,以分子形态对机体发生作用。其主要毒理作用为刺激胆碱能神经系统,抑制胰岛素及肾上腺分泌,主要损害中枢神经,以及肝、肾、脑、心脏等组织。经消化道中毒者,其舌、喉有灼伤,大汗淋漓,反复呕吐,肌肉疼痛、肌颤、痉挛,呼吸困难,紫绀,严重者出现抽搐、昏迷、大小便失禁和呼吸衰竭。

五氯苯酚为中等毒性的物质,大鼠经口 LD_{50} 为 146 mg/kg。其易在环境和人体内积累,对人体疑似致癌,在动植物体内的富集率高,能抑制生物代谢过程中氧化磷酸化作用,可导致动物肺、肝、肾脏以及神经系统的损伤。过量可出现谵妄、虚弱、潮红、高热、心动过速、呼吸过速、昏迷,甚至死亡。

该类除草剂中毒死者可见皮肤黏膜紫绀,上消化道有明显灼伤,脑水肿,神经细胞变性坏死,肺水肿,急性肾小管坏死、管型。胃内容物有特殊酚味,上消化道有灼伤是其特点。

二、体内过程

2,4-D 的半衰期在 4~140 h,77%以上的剂量在 4 天内经尿液以原形消除。口服 5 mg/kg 后,血浆中 2,4-D 峰浓度约为 35 μg/mL。1 例服用 2,4-D 中毒但经抢救存活者,第一天血浆中浓度达 1 031 μg/mL,第三天尿液中浓度为 1 900 μg/mL。5 例口服 2,4-D 自杀者分别在 1~6 天内死亡,体内分布见表 10-7[2]。

表 10-7　中毒 1~6 天后死亡者血液和组织中 2,4-D 的浓度(μg/mL 或 μg/g)

浓　度	血　液	脑组织	肝组织	肾组织	尿　液
均　值 范　围	464 (58~826)	103 (13~299)	237 (21~540)	143 (62~315)	314 (111~670)

五氯苯酚进入体内后可经氧化代谢为四氯氢醌,然后以游离型和结合型的原形和代谢物经尿液排泄。未接触者体内五氯苯酚浓度在 0.002~0.200 μg/mL。口服 0.1 mg/kg 的五氯苯酚,血浆中峰浓度约为 0.2 μg/mL。1 名成人口服 11 g 五氯苯酚,4 h 后死亡,血液中浓度为 39 μg/mL。7 例口服五氯苯酚中毒死亡者体内分布见表 10-8。

表 10-8　7 例中毒死亡者血液和组织中五氯苯酚的浓度(μg/mL 或 μg/g)

检　材	血　液	脑组织	肝组织	肾组织	尿　液
浓度 (均值)	107 (46~173)	22 (14~35)	98 (52~225)	164 (41~639)	153 (28~520)

三、检材处理

1. *液液提取法*

参考方法(GA/T 1627-2019):移取血液等液体检材样品 1.0~2.0 mL,或称取绞碎的肝脏等固体检材样品 1.0~2.0 g 于具盖离心管中(若采用内标法,则加入内标 2,4 二氯苯乙酸溶液,使内标浓度为 0.5 μg/mL,混匀),用 4 mol/L 盐酸调 pH 至 2 以下,加入氯化钠至饱和,再加入乙醚 5 mL,振荡 2 min,8 000 r/min 离心 3 min,分离有机相;重复提取一次,合并两次提取的有机相,按需进行衍生化操作。

衍生化方法(正丁基或二氯丙基,GA/T 1627-2019):根据需要,将提取样品在 40℃下氮气流吹干,加入正丁醇(二氯丙醇)40 μL 和硫酸 10 μL,密封,于室温反应 30 min(二氯丙基衍生化于 80℃水浴中反应 90 min),再加入环己烷 0.3 mL 和水 0.5 mL,振荡 2 min,8 000 r/min 离心 3 min,分离有机相,在有机相中加入 1 mol/L 碳酸氢钠溶液 0.5 mL,振荡 2 min,8 000 r/min 离心 3 min,分离有机相,得到检材样品衍生化物,供 GC - MS 分析。

衍生化方法(三甲基硅烷化)[12]:在提取样品中加入 100 μL 三甲基硅烷化重氮甲烷衍生剂,盖塞混匀后,于 40℃下水浴 10 min,再用平缓氮气流吹至近干,用丙酮溶解并定容至 1 mL,过 0.2 μm 有机滤膜后供 GC - MS/MS 分析。

2. 浸泡提取法

参考方法(GA/T 1627 - 2019):移取血液等液体检材样品 5.0~10.0 mL,或称取绞碎的固体检材样品 5.0~10.0 g,(若采用内标法,则加入内标 2,4 二氯苯乙酸溶液,使内标浓度为 0.5 μg/mL,混匀),用丙酮/水混合溶剂(体积比 4 : 1)50~100 mL 浸泡 3 h 以上(或超声 1 h 以上),以 8 000 r/min 离心 3 min,分离上清液,置于水浴锅上 50℃浓缩至 2 mL 左右,离心,取上清液移至离心管中,用 4 mol/L 盐酸调至 pH<2,加入氯化钠至饱和,再加入乙醚 5 mL,振荡 2 min,以 8 000/min 离心 3 min,分离有机相;重复提取一次,合并两次提取的有机相,按需同上衍生化。

3. 固相萃取法

参考方法(GA/T 1627 - 2019):取 GDX401 大孔树脂 0.3 cm^3放入下端放有脱脂棉的注射器管(或小层析柱)中,加入 0.5 mL 甲醇活化树脂,然后用水洗去甲醇,作为固相萃取柱备用。

移取血液等液体检材样品 1.0~2.0 mL,或称取绞碎的肝脏等固体检材样品 1.0~2.0 g 于具盖离心管中(若采用内标法,则加入内标 2,4 -二氯苯乙酸溶液,使内标浓度为 0.5 μg/mL,混匀),用 0.1 mol/L 盐酸 5 mL 稀释,振荡 2 min,8 000/min 离心 3 min,取上清液转移至已活化好的固相萃取柱中,控制上清液过柱流速为 0.5 mL/min,用 0.1 mol/L 盐酸 5 mL 淋洗,抽干弃去淋洗液,挤干水分或离心或真空抽固相萃取柱 2 min,用 5 mL 乙醚洗脱,控制流速为 1 mL/min,收集洗脱液,按需同上衍生化。

质控样品制备(GA/T 1627 - 2019):取等量相似基质的空白样品(若无相似基质空白样品可用血液替代)两份于具盖离心管中,一份作为空白样品,另一份添加 2,4 - D、2,4 - DP、MCPP、MCPA 标准物质,作为添加样品[添加样品的浓度为 0.5 μg/mL(μg/g)],与检材样品平行操作,得到空白样品衍生物和添加样品衍生物,同时对标准物质衍生,得到标准物质衍生物,供 GC - MS 分析。若采用内标法,则无须添加样品。

四、分析方法

苯氧羧酸类除草剂中毒鉴定可采用气相色谱法、气相色谱-质谱法、液相色谱-质谱法等。

1. 气相色谱法

分析参考条件(GA/T 1627 - 2019):色谱柱:HP - 5 柱(30 m×0.32 mm×

0.25 μm)或其他等效色谱柱；柱温：120℃保持1 min，以10℃/min速率升至180℃，再以20℃/min速率升至280℃，保持8 min；进样口温度：250℃；检测器温度：300℃；载气：高纯氮。

2. 气相色谱-质谱法

(1) 分析参考条件(GA/T 1627－2019)

色谱条件：色谱柱：Rtx－5MS柱(30 m×0.25 mm×0.25 μm)或其他等效色谱柱；柱温：120℃保持1 min，以10℃/min速率升至280℃，保持5 min；进样口温度：260℃；传输线温度：260℃；载气：高纯氦，流速1.0 mL/min。

质谱条件：电子轰击源，70 eV；离子源温度：200℃；扫描方式：SCAN，质量范围40~450 amu。2,4－D正丁基衍生物特征碎片离子 *m/z* 为185*、162、111、276；2,4－DP正丁基衍生物特征碎片离子 *m/z* 为162*、164、189、290；MCPP正丁基衍生物特征碎片离子 *m/z* 为169*、142、107、270；MCPA正丁基衍生物特征碎片离子 *m/z* 为141*、155、200、256；内标DCPA正丁基衍生物特征碎片离子 *m/z* 为159*、123、89、225。

*为定量离子。

(2) 分析参考条件[12]

色谱条件：色谱柱：DB－5 MS柱(30 m×0.25 mm×0.25 μm)；升温程序：起始温度70℃，保持2 min；以10℃/min升至290℃，保持10 min；进样口温度：250℃；载气：高纯氦，流速1 mL/min。

质谱条件：电子轰击离子源(EI)，70 eV；离子源温度：230℃；接口温度：280℃；溶剂延迟时间：5 min；检测器电压：1.0 kV；碰撞气：氦气，流速1.5 mL/min；扫描方式：正离子；测定方式：选择反应监测方式(MRM)。15种苯氧羧酸类除草剂三甲基硅烷化衍生物的色谱保留时间及质谱参数见表10－9。

表10－9 15种苯氧羧酸类除草剂的色谱保留时间及质谱参数

除草剂	保留时间(min)	定量离子对(*m/z*)	碰撞能量(eV)	定性离子对(*m/z*)	碰撞能量(eV)
3,5－Dichlorobenzoic acid(3,5－二氯苯甲酸)	7.92	173>145	17	204>173	15
Dicamba(麦草畏)	9.65	203>188	15	203>175	14
MCPP(二甲四氯丙酸)	10.03	169>125	15	169>141	12
CPA(二甲四氯苯氧乙酸)	10.22	214>155	16	214>141	13
Dichlorprop(2,4－滴丙酸)	10.85	162>98	22	162>63	25
2,4－D(2,4－滴)	11.11	199>156	12	199>125	15
Pentachlorophenol(5－氯苯酚)	12.25	265>237	8	280>237	17
2,4,5－TP(2,4,5－涕丙酸)	12.57	196>97	25	196>132	18

续 表

除 草 剂	保留时间 (min)	定量离子对 (m/z)	碰撞能量 (eV)	定性离子对 (m/z)	碰撞能量 (eV)
Chloramben(草灭平)	12.67	188>124	15	188>156	17
2,4,5-T(2,4,5-涕)	12.90	233>190	25	233>159	18
2,4-DB(2,4-滴丁酸)	13.64	101>59	15	162>63	23
Dinoseb(地乐酚)	13.70	225>195	12	225>107	14
Bentazone(苯达松)	14.08	212>104	14	212>147	13
Picloram(毒秀定)	14.60	196>161	16	196>134	23
fluoren(三氟羧草醚)	17.43	375>344	13	375>223	24

3. 液相色谱-质谱法

(1) 分析参考条件[13]

色谱条件: BEH C_{18}色谱柱(100 mm×2.1 mm×1.7 μm);流动相为 2 mmol/L 乙酸铵水溶液(A)和甲醇(B),采用梯度洗脱模式: 0 min,80% A,并保持 1 min;3 min 时,60% A;5 min 时,20% A;6 min 时,80% A。流速 0.3 mL/min,进样量 10 μL,色谱柱温为 40℃。内标法定量。

质谱条件: 电喷雾离子源(ESI),负离子扫描方式,多反应监测。毛细管电压: 2.8 kV,离子源温度: 120℃,雾化温度: 350℃,雾化气流速: 800 L/h,反吹气流速: 10 L/h,碰撞气流速: 0.10 mL/min,监测驻留时间: 0.02 s。其他质谱参数见表 10-10。

表 10-10 9 种苯氧羧酸类除草剂的质谱参数

除 草 剂	前体离子(m/z)	子离子(m/z)	锥孔电压(V)	碰撞能量(eV)
MCPA	199*,201	141,143	20,20	15,15
MCPP	213*,215	141,143	20,20	15,15
2,4-D	219*,221	161,163	16,16	12,12
2,4,5-TP	267*,269	195,197	16,16	10, 10
MCPB	227*,229	141,143	15,12	12,10
2,4-DP	233*,235	161,163	16,16	12,12
2,4-DB	247*,249	161,163	10,10	10,25
2,4,5-T	253*,255	195,197	16,16	12,12
2,4-D-$^{13}C_6$	225*,227	167,169	15,12	12,10

(2) 分析参考条件[14]

色谱条件: 色谱柱: SunShell C_{18}(100 mm×2.1 mm×2.6 μm);流动相: 含 0.15% 甲酸的水(A)和含 0.15%甲酸的甲醇(B);梯度洗脱程序: 0~2 min: 90% A;2~3 min,90%~70% A;3~8 min,70%~55% A;8~23 min,55%~20% A;23~24 min: 20% A;24~25 min,20%~90% A。分析时间为 25 min,柱子平衡时间为 9 min。流

速为 0.30 mL/min，进样量为 5 μL，柱温 40℃。

质谱条件：离子源为电喷雾(ESI)，采用负离子模式采集数据。以全扫描、子离子扫描等方式寻找每种除草剂的前体离子和子离子。优化的质谱分析条件为干燥气温度：275℃，流速 7 L/min；雾化器压力 13.7 kPa；鞘气温度 330℃；流速 9 L/min。电子倍增器电压增量值 400 V。离子对(MRM)、裂解电压、碰撞能量、毛细管电压、喷嘴电压等参数见表 10－11。

表 10－11　9 种苯氧羧酸类除草剂的质谱参数

除草剂	离子对(*m/z*)	碰撞能量(eV)	裂解电压(V)	喷嘴电压(V)	毛细管电压(V)
麦草畏	219.0→174.9	1	55	0	4 000
	219.0→144.8	1	55		
2,4－二氯苯氧乙酸(2,4－D)	218.9→160.9	5	70	300	3 500
	218.9→124.8	22	70		
2－甲基－4－氯苯氧乙酸(MCPA)	199.0→141.0	10	80	300	3 500
	199.0→104.6	25	80		
2,4－二氯苯氧丙酸	233.0→160.8	5	72	600	3 500
	233.0→124.8	25	72		
2－(4 氯苯氧基－2－甲基)丙酸(MCPP)	213.0→140.9	5	76	600	3 500
	213.0→104.7	25	76		
2,4,5－三氯苯氧乙酸(2,4,5－T)	252.9→194.8	5	70	600	3 500
	252.9→158.8	25	70		
2,4－二氯苯氧丁酸(2,4－DB)	247.0→160.9	1	66	600	3 500
	247.0→124.9	22	66		
2－甲基－4－氯苯氧丁酸(MCPB)	227.1→140.9	1	62	600	3 500
	227.1→104.8	25	62		
2,4,5－三氯苯氧丙酸(2,4,5－TP)	266.9→194.8	2	90	600	3 500
	266.9→158.9	22	90		

五、案例评析

[案例一]　① 某 37 岁女性，自服 2,4－滴丁酯 80 mL 自杀。出现头晕、乏力、恶心、呕吐等症状，送医院抢救。入院时患者逐渐出现谵妄、抽搐、大汗、流涎、肌束震颤、大小便失禁等，随后出现中毒性脑水肿、肺部感染等症状，给予镇静、补液、利尿、促排、防治感染、支持对症治疗。2 天后患者意识逐渐转清，问话可答，未再出现谵妄及躁动。4 天后患者意识完全转清，自诉头晕、乏力、全身酸痛。10 天后痊愈出院。② 某 33 岁女性，因与丈夫吵架自服 72% 2,4－滴丁酯乳油 300 mL。由于服药者拒绝抢救，催吐未成，半小时后陷入昏迷，呼吸急促，躁动，后虽经抢救但终死于呼吸衰竭[5]。

评析：2,4－滴丁酯类除草剂属低毒类，罕见中毒死亡的报道。但当服用量较大时,中毒早期的及时洗胃,对症治疗,减少毒物在体内存留时间,对其转归、预后极其重要。

[**案例二**] 某年4月至8月期间,某医院的20名婴儿出现了不寻常的疾病,中毒症状包括全身出汗、发烧、心动过速、呼吸急促、肝肿大和酸中毒。其中9名婴儿病情严重,2名死亡。经流行病学调查,仅有在住院5天或更久之后,才出现中毒症状。后经调查发现,该医院洗衣店误用一种含有五氯苯酚的洗衣产品,高浓度的五氯苯酚在衣物中经皮吸收,导致新生儿中毒。

毒物分析:6名健康存活的婴儿血清中五氯苯酚浓度在11~26 μg/mL,尿液中浓度在0.02~0.70 μg/mL;1名中毒死亡婴儿的肾脏中五氯苯酚浓度为28 μg/g,脂肪组织中浓度为34 μg/g。

第三节 磺酰脲类除草剂

一、概述

磺酰脲类除草剂具有高效、广谱、低毒、高选择性等优点,常用的有苯磺隆、苄嘧磺隆、玉嘧磺隆、胺苯磺隆、吡嘧磺隆和氯嘧磺隆等。磺酰脲类除草剂对于防除大多数阔叶杂草和禾本科杂草有特效,具有强大且广泛的除草能力。

磺胺脲类除草剂为非挥发性弱酸,磺酰基中氮上H^+的电离使得磺胺脲类除草剂产生弱酸性,p*K*a在3~5之间。故磺胺脲类除草剂在酸性条件下主要以分子形式存在,在碱性条件下为离子状态,且在碱性条件下的溶解度更大。磺胺脲类除草剂很容易水解,在酸性条件和碱性条件下的分解机制及产物不同。在酸性条件下,磺酰脲桥水解形成氨基杂环和磺酰胺;在碱性条件下,其水解反应是杂环上烷氧基的亲核取代形成羟基化的杂环及芳环部分酯键。

二、检材处理

液液提取法

参考方法(GA/T 1637－2019):移取血液样品1.0~2.0 mL,加入乙酸乙酯4.0~8.0 mL,超声振荡10 min,高速离心5 min,分离有机相;重复提取一次,合并两次提取的有机相,用无水硫酸钠脱水后,常温空气流下浓缩至干,残留物用乙腈200 μL溶解,用有机系微孔滤膜过滤,作为检材样品提取液,供仪器分析。按需进行净化操作。

样品净化(中性氧化铝柱净化法):① 装柱:少许脱脂棉,依次加入无水硫酸钠1~2 g、中性氧化铝或硅镁吸附剂2~5 g、无水硫酸钠2~3 g。② 净化:用与提取液相同的溶剂 60 mL 预淋洗装好的柱子，弃去预淋液，将检材样品提取液过柱，再用与提取液相同的溶剂 6.0 mL 洗脱收集合并过柱液及洗脱液，常温空气流下浓缩至干，残留物用乙腈 200 μL 溶解，用 0.22 μm 的有机系微孔滤膜过滤，作为检材样品提取液，供仪器分析。

质控样品制备：取等量空白血液样品两份于具盖离心管中，一份作为空白样品，另一份添加苯磺隆、甲磺隆、噻磺隆、玉嘧磺隆标准物质，作为加样品[添加样品的浓度为 50 ng/mL(ng/g)]，与检材样品平行操作，得到空白样品提取液和添加样品提取液供仪器分析。

三、分析方法

磺酰脲类除草剂鉴定的常用分析方法为高效液相色谱法和液相色谱串联质谱法，其优点是可以同时检测磺酰脲类除草剂及其降解物。尤其是液相色谱串联质谱法具有抗干扰能力强、灵敏度高、稳定性好等优势。

1. 液相色谱法

(1) 分析参考条件(GA/T 1637－2019)

色谱柱：ZORBAX Eclipse Plus C_{18}柱(2.1 mm×100 mm×3.5 μm)或其他等效色谱柱；流动相：A：乙腈，B：0.1%甲酸水溶液；梯度洗脱程序：0~2 min：20%~50% A；2~4 min，50%~90% A；4~8 min，90%~20% A。流速：0.3 mL/min；检测器：DAD 检测器或 UV 检测器；检测波长：250 nm；柱温：30℃；进样量：10 μL。

本色谱条件下噻磺隆、甲磺隆、玉嘧磺隆、苯磺隆的保留时间为：4.50 min、4.65 min、4.89 min 和 5.41 min。

(2) 分析参考条件(GA/T 1637－2019)

色谱柱：ZORBAX Eclipse Plus C_{18}柱(21 mm×100 mm×3.5 μm)或其他等效色谱柱；流动相：A：甲醇，B：0.1%甲酸水溶液；梯度洗脱程序：0~2 min：20%~50% A；2~4 min，50%~90% A；4~12 min，90%~20% A。流速：0.3 mL/min；柱温：常温；检测器：DAD 检测器或 UV 检测器；检测波长：250 m；进样量：10 μL。

本色谱条件下噻磺隆、甲磺隆、玉嘧磺隆、苯磺隆的保留时间为：5.85 min、6.06 min、6.63 min 和 6.93 min。

2. 液相色谱-质谱法

(1) 分析参考条件(GA/T 1637－2019)

色谱条件：同液相色谱法。

质谱条件：离子源：电喷雾离子源(ESI)；扫描方式：正离子；检测方式：多反应离子监测(MRM)；电喷雾电压：4 936 V；离子传输管温度：350℃；辅助器加热温度：350℃；雾化气：43 psi；辅助气：5arb；鞘气：10 arb；反吹气：8 arb。其他 MS 参数见表 10－12。

表 10-12 4 种苯氧羧酸类除草剂的质谱参数

除 草 剂	定性离子对(m/z)	定量离子对(m/z)	射频电压(RF/V)	碰撞能量(eV)
苯磺隆	396.3>155.2	396.3>155.2	108.9	10
	396.3>364.0			10
	396.3>181.0			23
甲磺隆	382.1>167.0	382.1>167.0	116.2	10
	382.1>141.0			21
	382.1>199.2			16
噻磺隆	388.3>167.0	388.3>167.0	122.5	16
	388.3>141.0			23
	388.3>204.8			27
玉嘧磺隆	432.1>182.1	432.1>182.1	174.1	15
	432.1>325.1			10
	432.1>251.0			40

LC-MS 分析,苯磺隆、甲磺隆、噻磺隆、玉嘧磺隆的检出限分别为: 5 ng/mL、2 ng/mL、3 ng/mL 和 2 ng/mL。

(2) 分析参考条件[15]

色谱条件: Eclipse AAA 氨基酸分析柱(150 mm×4.6 mm×5 μm);流动相为甲醇(A)和 0.1%乙酸溶液(B);梯度洗脱程序: 0~10.0 min,50%~80% A;10.0~14.0 min,80% A;14.0~20.0 min, 50% A。流速: 0.5 mL/min;柱温: 40℃;进样量: 10 μL。

质谱条件: 电喷雾离子源(ESI),正离子检测模式;离子源温度: 350℃;喷雾电压(IS): 5 500 V;碰撞气(CAD): 41.37 kPa;雾化气(Gas1): 408 kPa;辅助气(Gas2): 340 kPa;气帘气(CUR): 74.8 kPa;检测方式为多离子反应监测模式(MRM)。定量离子对、定性离子对、去簇电压、碰撞能量等质谱参数和各化合物的保留时间见表 10-13。

表 10-13 20 种苯氧羧酸类除草剂的质谱参数

除 草 剂	保留时间(min)	前体离子(m/z)	子离子(m/z)	去簇电压(V)	碰撞能量(eV)
醚磺隆 cinosulfuron	6.63	414.4	183.3	69	25
			157.3	66	30
甲基噻吩磺隆 thifensulfuron-methy	7.13	388.2	167.2	58	22
			141.2	44	30
丙苯磺隆 propoxycarbazone sodium	7.53	421.1	180.3	65	24
			138.3	65	36
甲磺隆 metsulfuron-methyl	7.50	382.1	167.3	58	24
			141.3	58	20
氯磺隆 chlorsulfuron	8.41	358.1	141.2	62	25
			167.2	66	28

续 表

除草剂	保留时间(min)	前体离子(m/z)	子离子(m/z)	去簇电压(V)	碰撞能量(eV)
砜嘧磺隆	8.50	432.4	182.2	66	32
rimsulfuron			325.4	66	21
胺苯磺隆	8.64	411.2	196.3	69	25
ethametsulfuronmethyl			170.0	72	21
酰嘧磺隆	8.87	370.1	261.1	62	23
amidosulfuron			279.2	64	18
甲磺胺磺隆	9.28	504.5	182.5	60	29
mesosulfuronmethyl			306.4	60	28
四唑嘧磺隆	9.97	425.5	182.3	68	21
azimsulfuron			156.4	54	36
嘧啶磺隆	10.74	408.3	182.2	81	24
flazasulfuron			301.4	60	16
碘甲磺隆钠盐	10.75	508.1	167.1	65	28
iodosulfuronmethyl-sodium			141.0	80	53
苄嘧磺隆	10.98	411.5	149.4	69	30
bensulfuron-methyl			182.4	66	30
烟嘧磺隆	11.00	411.4	182.3	86	25
nicosulfuron			213.3	86	23
氟磺隆	11.74	420.4	141.4	80	30
prosulfuron			167.4	80	16
氟胺磺隆	11.97	493.5	264.4	57	27
triflusulfuron-methyl			238.1	44	28
咪唑磺隆	12.36	413.4	156.3	60	28
imazosulfuron			139.4	60	56
氯嘧磺隆	12.32	415.2	186.3	60	24
chlorimuron-ethyl			213.4	63	22
甲基氟嘧磺隆	12.49	469.4	254.4	72	32
primisulfuronmethyl			199.3	72	28
环丙嘧磺隆	13.09	422.4	261.4	65	23
cyclosulfamuron			218.3	56	38

注：该方法 20 种磺酰脲类除草剂在 6 种动物源性食品中的检出限为 0.5~2.5 ng/g。

第四节 草 甘 膦

一、概述

草甘膦(glyphosate)为有机磷类化合物，草甘膦除草剂有草甘膦铵盐和草甘膦异丙铵盐，市售草甘膦多为草甘膦异丙铵盐，因其具有广谱、高效、低毒等优点而被广泛应用。草甘膦作为百草枯的替代品，尽管被认为是一种低毒除草剂，但发生中毒后，致死率也可达 20%~30%。草甘膦化学名为 N-膦酸甲基甘氨酸，分子式 $C_3H_8NO_5P$，相对分子质量 169。纯品为非挥发性白色固体。稳定性好，主要存在形态为酸和盐类，可溶于水，难溶于有机溶剂，其异丙胺盐完全溶解于水。

草甘膦属低毒除草剂，大鼠急性口服 LD_{50} 为 4 320 mg/kg，小鼠口服 LD_{50} 为 4 640 mg/kg。其中毒机制不明，多数学者认为草甘膦中毒机制是使细胞线粒体氧化磷酸化作用受阻，二磷酸腺苷不能转化为能量三磷酸腺苷，细胞缺少能量发生坏死从而引起组织损害及功能衰竭。体外和体内试验都已证明，肝脏（肝细胞）是草甘膦主要的靶器官之一。草甘膦急性中毒大多由口服所致，生产和使用中引起全身急性中毒罕见。急性草甘膦中毒的常见临床表现有恶心、呕吐、头昏、腹痛、面色苍白，有的病例还可见血压降低、昏迷和呼吸心脏骤停。草甘膦制剂对皮肤、黏膜有酸蚀刺激作用，甚至可引起轻度灼伤；小剂量草甘膦的摄入可刺激口腔黏膜、咽喉，可出现轻微、短暂的胃肠功能损伤，经口大量摄入可致胃肠道发生化学腐蚀性炎症。草甘膦暴露的职业人群可出现眼部和皮肤刺激症状，还有诸如心动过速、血压升高、恶心和呕吐等症状。

二、体内过程

草甘膦经口吸收率为 30%~36%，进入人体后维持时间较短，在 2~6 h 达最高浓度，消除半衰期为 3.1 h，1~3 天后则浓度降低至难以检出。放射性核素提示草甘膦进入机体内主要分布在小肠、结肠、肾脏、骨骼，其中小肠内的浓度最高。经口摄入后 62%~69%随粪便排出，14%~29%随尿排出。草甘膦在体内的代谢产物有氨甲基膦酸和 N-乙酰氨甲基膦酸。

10 例服毒自杀案件中，死后血液中浓度在 118~1 526 μg/mL 范围。2 名妇女服毒后 24 h 内死亡，死后体内草甘膦分布见表 10-14[2]。

表 10-14　中毒者体内草甘膦浓度分布（μg/mL 或 μg/g）

案例	血　液	脑组织	肝组织	肾组织	尿　液
1	550	100	600	3 650	
2	400		300		11 200

三、检材处理

1. 沉淀蛋白法

参考方法（GA/T 1628－2019）：移取血液等液体检材样品 1.0~2.0 mL，或称取绞碎的肝脏等固体检材样品 1.0~2.0 g 于具盖离心管中，加入乙腈 2.0~4.0 mL，振荡 10 min，8 000/min 离心 20 min，分离上清液，用去离子水稀释 5 倍，稀释液过离子色谱样品前处理净化柱（Dionex OnGuard II RP 柱或其等效柱）净化，将最先流出的 3 mL 液体弃去后，收集剩余的流出液，经水系微孔滤膜过滤，作为检材样品提取液供仪器分析。

质控样品制备：取等量相似基质的空白样品（若无相似基质空白样品可用血液替代）两份于具盖离心管中，一份作为空白样品，另一份添加草甘膦标准物质，作为添加样品（添加样品的浓度为 1.0 μg/mL）与检材样品平行操作，得到空白样品提取液和添加样品提取液供仪器分析。

2. 固相萃取法

参考方法[16]：① 固相萃取柱活化。RP 柱用 10 mL 甲醇和 10 mL 水活化，Ag 柱和 Na 柱用 10 mL 水活化，流量均为 1 mL/min，活化时间均为 30 min。② 用移液器移取 1 mL 血液检材样品，置于 15 mL 塑料离心管中，加入 2 mL 乙腈，用于沉淀蛋白质，最后加入水 6.9 mL，振荡 5 min，高速离心 10 min，取上清液分别过经活化的 RP 柱、Ag 柱、Na 柱及有机相针式滤器，去除血液中的有机相及离子，弃去前面 3 mL 流出液后开始收集滤液，供离子色谱法分析。

四、分析方法

1. 离子色谱法

分析参考条件[16]：采用 Dionex Ion Pac AS－19 阴离子分析柱（250 mm×4 mm）及 Ion Pac AG－19 保护柱（50 mm×4 mm）；抑制电流 165 mA，流量 1 mL/min；定量环 25 μL；柱箱温度 30℃，电导检测池温度 35℃；采用不同浓度的氢氧化钾溶液进行淋洗，梯度淋洗程序：0～5 min 时，氢氧化钾浓度为 10 mmol/L；5～13 min 时，氢氧化钾浓度为 10～65 mmol/L；13～29 min 时，氢氧化钾浓度为 65 mmol/L；20～25 min 时，氢氧化钾浓度为 10 mmol/L。

本方法可实现血样中草甘膦及其代谢物氨甲基膦酸与无机离子等干扰组分的良好分离，草甘膦和氨甲基膦酸的保留时间分别为 17.25 min 和 18.38 min。

2. 离子色谱－质谱法

分析参考条件（GA/T 1628－2019）

色谱条件：色谱柱：Dionex Ion Pac AS11HC 型阴离子分析柱（250 mm×2 mm）及 Dionex Ion Pac AG11－HC 型阴离子保护柱（50 mm×2 mm）或其他等效色谱柱；淋洗液：80 mmol/L 氢氧化钾；柱温：30℃；流速：0.3 mL/min。

质谱条件：离子源：电喷雾电离（ESI）；检测方式：负离子；毛细管电压：−4.5 kV；雾化气温度：550℃；雾化气：60 psi；扫描模式：多反应离子监测（MRM）；草甘膦的定性、定量离子对 m/z 为 168.0>63.0、168.0>150.0、168.0>78.9；碰撞能量分别为−35.0、−17.0 和−55.0；去簇电压为 30.0。

本 IC-MS 方法草甘膦检出限为 0.5 μg/mL(μg/g)。

3. 液相色谱-质谱法

分析参考条件[17]

色谱条件：色谱柱：SIELC Obelisc N 柱(50 mm×2 mm×5 μm)；流动相：0.1%甲酸水溶液+乙腈=99+1，等度洗脱。流速：0.6 mL/min；进样体积：20 μL；柱温：40℃；样品室温度：25℃。

质谱条件：电喷雾电离源，负离子(ESI-)扫描；采集模式：多反应监测(MRM)模式；碰撞气压力：4 Pa；气帘气压力：30 Pa；雾化气压力：65 Pa；辅助气压力：65 Pa；入口电压：10 V；碰撞室出口电压：15 V；喷雾电压：4 000 V；气化温度：350℃。草甘膦的定性、定量离子对 m/z 为 168.0>63.0、168.0>150.0，碰撞能量分别为-30 和-20；代谢产物氨甲基膦酸的定性、定量离子对 m/z 为 110.0>81.0、110.0>63.0，碰撞能量分别为-17 和-23；代谢产物 N-乙酰氨甲基膦酸的定性、定量离子对 m/z 为 152.0>110.0、152.0>134.0，碰撞能量均为-17。

五、案例评析

［**案例一**］ 某 48 岁男性，某日中午在单位就餐饮酒后突发呕吐、呼吸困难，送卫生院救治。初时考虑为“酒精中毒”，经抢救无效死亡。公安勘查发现死者的员工柜内有容积为 250 mL 的“泰草达”塑料空瓶 1 只。尸体解剖见死者咽喉及食管上中段黏膜呈黑褐色改变，胃内约有 5 mL 黑褐色黏稠液体，可嗅及芳香性气味。余器官组织淤血状，未见特殊[18]。

毒物分析及评析：经检验在死者心血中检出草甘膦和乙醇，其质量浓度分别为 15 μg/mL 和 1.282 mg/mL，胃内容物中检出草甘膦，质量浓度为 3 mg/g。乙醇在肝脏通过乙醇脱氢酶和 P-450 微粒体乙醇氧化酶系统进行代谢，而草甘膦被证实可以降低肝脏中参与催化生物转化及代谢解毒功能的细胞色素 P-450 活性，因此两者共同存在时，易产生协同作用，致使代谢紊乱、解毒能力下降，更易导致死亡。死者的死亡原因符合口服草甘膦除草剂合并乙醇中毒死亡。结合调查判定死者系自杀。

附录：除草剂的筛选分析参考方法

1. 超高效液相色谱-高分辨质谱法分析常见除草剂[19]

色谱条件：色谱柱：Hypersil GOLDTM C_{18}(100 mm×2.1 mm×1.9 μm)，HyperREZ XP 保护柱(3.0 mm×5.0 mm×1.9 μm)；柱温：室温；流动相 A：0.1%甲酸溶液；流动相 B：甲醇。梯度洗脱条件：0~6.5 min，95% A；6.5~10.5 min，5% A；10.5~12 min，95% A。流速为 0.3 mL/min，进样量为 1 μL。

质谱条件：电喷雾离子源(ESI)；电喷雾电压：3 200 V；毛细管温度：320℃；辅助加热器温度：300℃；鞘气和辅助气为氮气(流速分别为 30 L/min、15 L/min)；数据扫描方式为正负切换的全扫描/实时二级质谱扫描(Full MS/dd－MS2)模式,一级全扫描(m/z 50~750)分辨率为 70 000,二级扫描(dd－MS2)分辨率为 17 500。相关 UPLC－HRMS 参数及检出限见表 10－15。

表 10－15 10 种除草剂的 UPLC－HRMS 参数和检出限

类 别	化合物	化 学 式	保留时间(min)	一级定量离子(m/z)	二级定性离子(m/z)	检出限(ng/mL)
联吡啶类	百草枯	$C_{12}H_{14}N_2$	1.84	186.115 15	171.091 53	5.0
	敌草快	$C_{12}H_{12}N_2$	2.35	184.099 50	104.963 21,90.947 53	10.0
有机磷类	草甘膦	$C_3H_8NO_5P$	2.25	168.006 73	124.016 96,149.996 48	20.0
	草铵膦	$C_5H_{12}NO_4P$	2.31	180.043 12	94.990 49,136.053 48	20.0
三氮苯类	氰草津	$C_9H_{13}ClN_6$	5.65	241.096 30	214.085 19,96.055 47	0.2
	莠去津	$C_8H_{14}ClN_5$	6.16	216.101 05	174.054 02,96.055 47	0.2
酰胺类	吡草胺	$C_{14}H_{16}ClN_3O$	6.46	278.105 47	134.096 28,210.067 70	0.2
	乙草胺	$C_{14}H_{20}ClNO_2$	7.37	270.125 53	148.111 95,224.083 39	0.5
磺酰脲类	氯磺隆	$C_{12}H_{12}ClN_5O_4S$	5.17	358.037 13	141.076 93,167.056 17	0.2
	甲磺隆	$C_{14}H_{15}N_5O_6S$	5.07	382.081 58	233.419 20,167.056 17	0.5

2. 气相色谱–串联质谱法分析 11 种除草剂[20]

色谱条件:色谱柱:VF－5 MS(30 m×0.25 mm×0.25 μm);升温程序:50℃保持 3 min,以 25℃/min 升至 150℃,再以 10℃/min 升温至 280℃,保持 10 min;载气(He)流速:1.2 mL/min,进样方式:大体积进样(PTV);进样量 5 μL。进样口升温程序:60℃保持 1 min,以 200℃/min 升至 250℃,保持 10 min,再降至 60℃。

质谱条件:电子轰击(EI)离子源;电子能量 70 eV;传输线温度 280℃;离子源温度 230℃;溶剂延迟 6 min。其他质谱参数见表 10－16。

表 10－16 11 种除草剂的质谱参数和检出限

除 草 剂	保留时间(min)	定量离子对(m/z)	碰撞能量(V)	定性离子对(m/z)	碰撞能量(V)
西玛津	12.14	201>172	22	201>138	22
莠去津	12.21	200>132	12	200>104	12
草达津	12.43	229>200	10	224>186	10
特丁津	12.46	173>138	7	214>104	15
敌草净	13.39	213>171	7	213>198	7
敌稗	13.46	219>163	10	217>161	12
乙草胺	13.46	269>174	8	269>223	8
甲草胺	13.63	188>160	10	160>132	10
扑草净	13.82	226>184	10	241>199	10
双苯酰草胺	14.83	167>152	15	239>167	5
除草醚	16.80	283>162	23	283>202	10

3. 参考资料：生物检材中检出除草剂的种类、含量及检测方法(表 10 - 17)[21]

表 10 - 17 生物样本中检出除草剂的种类、质量浓度及检测方法

除草剂	检材	样品前处理	检测方法	质量浓度
百草枯	尿液	固相萃取法	LC - MS	102.0~230.0 ng/mL
百草枯	血浆	蛋白沉淀法	UPLC - HRMS/MS	1 133.48~38 590.07 ng/mL
百草枯	全血	干血斑提取	UPLC - HRMS	3.19~857.09 ng/mL
百草枯、草甘膦、莠去津、乙草胺	全血	蛋白沉淀法	UPLC - HRMS	百草枯：0.09~78.48 μg/mL 草甘膦：0.79 μg/mL 莠去津：4.73 ng/mL 乙草胺：10.57 ng/mL
草甘膦、草铵膦	血清	—	PESI - MS/MS	草甘膦：5.89~2 530 μg/mL 草铵膦：14.3~2 046 μg/mL
百草枯	血清	蛋白沉淀法	UPLC - MS	2 244~41 055 ng/mL 343~137 788 ng/mL <200 ng/mL
百草枯	血清	蛋白沉淀法	UPLC/TOF/MS	<50 ng/mL 175~410 055 ng/mL
百草枯	胎粪	液液萃取法	GC/MS	0.046~0.106 μg/g
草甘膦	血清 尿液	固相萃取法	GC - MS	4 h 后血清：127.2 μg/mL 4 h 后尿液：342.8 μg/mL
TCDD	全血	固相萃取法	HRGC - MS	46~390 pg/g
百草枯	血浆 尿液	蛋白沉淀法	LC/MS, GC/MS	0.3~4.5 μg/mL(血浆) 1.0~20.4 μg/mL(尿液)
乙草胺、莠去津	血浆	蛋白沉淀法	GC/MS	乙草胺：0.153 μg/mL 莠去津：0.070~0.240 μg/mL
MCPA、溴草腈	血清	—	LC/MS	MCPA：161 μg/mL、259 μg/mL 溴草腈：119 μg/mL、155 μg/mL
百草枯	血浆	固相萃取法	LC - MS/MS	2.17 μg/mL
百草枯、草甘膦	全血、胃内容物、玻璃体液	沉淀蛋白法、液液萃取法	LC - MS/MS	百草枯：2.9~1 108.8 μg/mL(血样)、3.0~21 617.2 μg/mL(胃内容物)、200 μg/mL(玻璃体液) 草甘膦：3.4~3 564.2 μg/mL(血样)、5 204.3~20 492.9(胃内容物)
草甘膦、AMPA	全血	固相萃取法	LC - MS/MS	草甘膦：1.53~3.46 μg/mL AMPA：0.42~0.51 μg/mL
MCPA、溴草腈	血清	沉淀蛋白法	LC - MS/MS	2 h 后 MCPA：83.9 μg/mL、溴草腈：137 μg/mL 19 h 后 MCPA：100 μg/mL、溴草腈：78.8 μg/mL
灭草松、6 -羟基灭草松、8 -羟基灭草松	全血	固相萃取法	LC - MS/MS	灭草松：46.0~91.8 μg/mL 6 -羟基灭草松：4.2~6.2 μg/mL 8 -羟基灭草松：0.2~0.6 μg/mL
草甘膦、AMPA	全血	固相萃取法	LC - MS/MS	草甘膦：1.0~171.1 μg/mL AMPA：0.2~2.6 μg/mL

续 表

除 草 剂	检 材	样品前处理	检测方法	质 量 浓 度
百草枯、草甘膦	血清	固相萃取法	LC－MS/MS	百草枯：2.5 μg/mL、2.8 μg/mL 草甘膦：52～320 μg/mL
百草枯	胃组织、肝、肾、心血、尿液	固相萃取法	LC－MS/MS	6.64 μg/g(胃)、17.75 μg/g(肝)、21.28 μg/g(肾) 17.16 μg/mL(心血)、5.93 μg/mL(尿液)
百草枯	腹腔组织	固相萃取法	LC－MS/MS	64.21 ng/g

注：AMPA 为氨甲基膦酸(aminomethyl phosphonic acid)；TCDD 为 2,3,7,8－四氯二苯并二噁英(2,3,7,8－tetrachlorodibenzo－p－dioxin)；MCPA 为 2－甲基－4 氯苯氧乙酸(2－methyl－4－chlorophenoxyacetic acid)。

参 考 文 献

[1] 马红娟，曹洁，王颖，等. 液相色谱-串联质谱法检测生物样品中百草枯及其代谢物. 中国法医学杂志，2018，33(6)：586－588.

[2] Baselt RC. Disposition of Toxic Drugs and Chemicals in Man, 9th ed, 2011：1281.

[3] Tsatsakis AM, Perakis K, Koumantakis E, Experience with acute paraquat poisoning in crete. Vet Hum Toxicol, 1996，38(2)：113－117.

[4] Arys K, Van Bocxlaer J, Clauwaert K, et al. Quantitative determination of paraquat in a fatal intoxication by HPLC－DAD following chemical reduction with sodium borohydride. J Anal Toxicol, 2000, 24(2)：116－121.

[5] 沈敏，向平. 法医毒物学手册. 北京：科学出版社，2012.

[6] 何宗剑，朱定姬，朱杰，等. 气相色谱-质谱法快速检测全血和尿液中百草枯、敌草快. 职业卫生与应急救援，2020，38(4)：419－423.

[7] Lee XP, Kumazawa T, Fujishiro M, et al. Determination of paraquat and diquat in human body fluids by high-performance liquid chromatography/tandem mass spectrometry. J Mass Spectrom, 2004, 39(10)：1147－1152.

[8] De Almeida RM, Yonamine M. Gas chromatographic-mass spectrometric method for the determination of the herbicides paraquat and diquat in plasma and urine samples. J Chromatogr B, 2007, 853：260－264.

[9] 吉子炎.百草枯肌肉注射后迟发性死亡 1 例.法医学杂志，2017，33(5)：552－553.

[10] 黄细平，廖信彪，姚青松，等.百草枯中毒死亡 2 例.中国法医学杂志，2013，28(1)：82.

[11] 郭相伸，李炳最，张国华，等.敌草快、草甘膦联合中毒致多器官功能衰竭死亡 1 例.中国法医学杂志，2019，34(4)：411－412.

[12] 曹桂红，王兴宁.气相色谱-串联质谱检测烟草中 15 种苯氧羧酸类除草剂残留.分析测试学报，2017，36(7)：911－915.

[13] 张蓓蓓，章勇，赵永刚.水中苯氧羧酸类除草剂的液相色谱-串联质谱测定方法研究.分析测试学报，2013，32(1)：89－93.

[14] 于彦彬，张嵘，李莉，等.固相萃取液相色谱-串联质谱法测定土壤中 9 种苯氧羧酸类除草剂残留量.分析化学，2014，42(9)：1354－1358.

[15] 刘锦霞，张莹，丁利.高效液相色谱-串联质谱法测定动物源性食品中 20 种磺酰脲类除草剂残留.分析化学，2011，39(5)：664－669.

[16] 赵志东，孟娇，张显强，等.固相萃取-离子色谱法测定血液中草甘膦及其代谢物氨甲基膦酸.理化检验化

学分册,2020,56(3):349-351.

[17] 杨华梅,杭莉,刁春霞.超高效液相色谱-串联质谱法同时直接测定草甘膦和草铵膦及其代谢物.分析科学学报,2020,36(4):606-610.

[18] 严赫,王雪尔,张奎.口服草甘膦除草剂合并乙醇中毒死亡1例.法医学杂志,2019,35(5)5:629-631.

[19] 杨杨,张晓光,于峰,等.血液中常见除草剂的UPLC-HRMS分析.法医学杂志,2018,34(6):590-594.

[20] 侯雪,易盛国,韩梅,等.气相色谱-串联质谱法分析茶叶中11种除草剂.分析实验室,2013,32(2):89-92.

[21] 岳琳娜,向平,宋粉云,等.生物检材中常见除草剂的分析方法及研究进展.法医学杂志,2021,37(2):248-255.

第十一章　杀鼠剂鉴定

杀鼠剂(rodenticides)是用于控制鼠害的一类农药。狭义的杀鼠剂仅指具有毒杀作用的化学药剂,广义的杀鼠剂还包括能熏杀鼠类的熏蒸剂、防止鼠类损坏物品的驱鼠剂、使鼠类失去繁殖能力的不育剂、能提高其他化学药剂灭鼠效率的增效剂等。早期使用的杀鼠剂主要是无机化合物如黄磷、亚砷酸、碳酸钡等,以及天然植物类如红海葱、马钱子等,后来又陆续出现多种有机合成类杀鼠剂。20 世纪 40 年代末出现的抗凝血类杀鼠剂,提高了大规模灭鼠的效果,并减少了对其他动物的危害,也不易引起人畜中毒。氟属灵、敌鼠钠盐、杀鼠灵、杀鼠醚、溴敌隆、溴鼠灵等现有登记的抗凝血类杀鼠剂都已列入农业农村部 2017 年出台的《限制使用农药名录》。近年又推出了新型绿色环保维生素类杀鼠剂胆钙化醇。

杀鼠剂按作用方式可分为胃毒剂、熏蒸剂、驱避剂、引诱剂和不育剂等;按作用速度可分为速效型和缓效型;按剂型可分为溶液剂、粉剂、油剂和熏蒸剂等类型。市售的杀鼠药常配制成各种制剂,如谷粒、麦粒、玉米粒、玉米粉等与鼠药混配成的红、黄、蓝等各种色泽的毒饵。很多剧毒杀鼠剂作用快,鼠类取食后即可致死,但对人和其他哺乳类动物也具有相同的毒性,对人畜不安全,可产生二次中毒,投放毒饵的同时,也易引起人或其他动物接触或误食而造成意外中毒事件的发生。另外,尽管国家明令禁止非法生产鼠药,但由于不少鼠药的制作工艺简单,仍有不法商贩非法生产和贩卖。由于购买相对容易,鼠药也成为不法分子故意犯罪的工具。

常用杀鼠剂根据化学结构和性质可分为以下三类:

第一类:有机合成杀鼠剂。此类杀鼠剂种类多样,应用广泛,作用机制复杂,包括:① 有机氮化合物,如毒鼠强(已禁用)、毒鼠硅(已禁用)等;② 有机氟类,如氟乙酰胺(已禁用)、氟乙酸钠(已禁用)、甘氟(已禁用)等;③ 香豆素类,如华法林、溴敌隆、溴鼠灵等;④ 茚满二酮类,如敌鼠、鼠完、氯鼠酮等;⑤ 有机磷类,如毒鼠磷、溴代毒鼠磷等;⑥ 氨基甲酸酯类,如灭鼠安、灭鼠腈、鼠特灵等;⑦ 硫脲类,如安妥、抗鼠灵等;⑧ 其他,如灭鼠优、鼠立死等。

第二类:无机杀鼠剂。多属于急性杀鼠剂,对人、畜毒性较大,如磷化锌、磷化铝、碳酸钡、三氧化二砷、硫酸铊等。

第三类:天然植物型杀鼠剂。如马钱子、曼陀罗、乌头等。

杀鼠剂的化学性质特殊,大部分需要采用针对性的样品处理和分析方法,无法归入常见毒药物筛选范围,故通过现场勘察、案情调查以及临床症状等线索提供的毒物分析方向尤为重要。本章主要介绍目前中毒发生率较高的无机磷化物和有机合成杀鼠剂。

第一节 无机磷化物杀鼠剂

一、概述

无机磷化物杀鼠剂主要包括磷化锌、磷化铝和磷化氢等。

磷化锌(Zn_3P_2)为黑色或灰黑色粉末,有光泽,相对分子量为258.6,比重4.55,不溶于水及乙醇,微溶于二硫化碳和油类。磷化锌在干燥避光的条件下比较稳定,在潮湿环境中能缓慢分解,遇酸则快速分解,产生剧毒的磷化氢气体。大鼠口服磷化锌LD_{50}为46 mg/kg。

磷化铝(AlP)纯品为白色结晶,工业品为灰绿色或灰褐色粉末。相对分子质量为58.0,磷化铝遇水或酸,易分解成剧毒的磷化氢气体,速度比磷化锌更快。常加赋形剂制成重约3 g、含量约52%的灰绿色圆凸形片,用于仓库熏蒸灭鼠。

磷化氢(PH_3)常温下为无色气体,具有特殊的烂鱼样气味,相对分子质量为34.0,比重1.1,沸点-87.4℃,微溶于水,溶于乙醇、乙醚。在空气中可燃烧;浓度达26 g/m^3时,可引起爆炸;浓度达409~846 mg/m^3时,人体接触30~60 min便可中毒致死。

使用磷化氢熏蒸粮仓、货仓灭鼠时,若密闭措施不好,则可因吸入磷化氢而发生人畜意外中毒或者死亡事件。在某些不规范熏蒸操作后,磷化氢也可能通过管道、裂缝进入室内,毒源可能距离毒物暴露点较远,较为隐蔽,如果未能及时察觉毒源,受害人很可能在相对封闭的磷化氢环境(夜间卧室)中反复暴露,如受害人有腹痛、呕吐症状,误疑为食物中毒,白天外出活动后,临床症状有所缓解甚至消失,第2天晚上在卧室再次暴露,尤其是夜间有雨时,空气湿度较大,促进磷化物与水反应产生大量磷化氢,后果更为严重。儿童对磷化氢中毒更为敏感,多名受害人暴露于相同的磷化氢环境中,年龄较小的人往往中毒后果更为严重,在有些案例中儿童已造成死亡后果,而同住的成年人仅为轻微的呕吐症状,甚至无临床症状。

进入体内的磷化氢会引起以神经系统、呼吸系统损害为主的全身性疾病。磷化氢能直接刺激呼吸道,致黏膜及肺泡充血、水肿,经肺泡吸收而至全身,影响中枢神经系统、心、肝、肾等器官。其毒性机制主要是磷化氢进入细胞内,亲电子的磷与细胞内酶某些共价键结合,破坏细胞内酶的活性,使细胞代谢发生障碍,引起细胞的变性和坏死。急性磷化氢中毒起病较快,数分钟即可出现严重中毒症状,但个别病人潜伏期可达 48 h。主要表现头晕、头痛、乏力、恶心、呕吐、食欲减退、咳嗽、胸闷等症状，并伴有咽干、腹痛及腹泻等情况。

磷化锌中毒死者皮肤干燥，呈程度不等的脱水现象，尸斑呈暗紫红色，口唇及指甲紫绀。中毒 2~3 天以上死亡者可见皮肤及巩膜黄染。中毒后急性死亡者，有时打开腹腔即可嗅到磷化氢特殊的电石气臭味。由于死者生前因口渴而大量饮水，胃充盈并有大量液体。胃及十二指肠黏膜充血、肿胀，有散在点状出血。由于磷化锌比重大，往往沉于胃底部，胃黏膜皱襞间可见灰黑色磷化锌粉末黏附。肺淤血、水肿及灶性出血。

口服磷化物致死率很高，且受害者体内磷化氢浓度比吸入中毒者高，磷化铝在胃内与酸反应生成大量磷化氢，可能会产生自燃现象，造成医务人员或者法医的二次伤害。

二、体内过程

口服磷化锌或磷化铝等磷化物后，在胃酸作用下产生的磷化氢气体，或者直接从呼吸道吸入的磷化氢气体，可以在体内迅速逐级氧化成次磷酸（H_3PO_2）、亚磷酸（H_3PO_3）、磷酸（H_3PO_4）等各种代谢物。其中五价磷化物为人体内正常成分，检出磷酸等五价磷化物不能作为判定磷化氢中毒的依据。若体液、组织中未能检出磷化氢原体，则需检测其代谢产物次磷酸和亚磷酸。

陆惠民等[1]曾报道，家兔灌胃死亡后，立即检测（二号兔）以及半年后（一号兔）检测各组织中亚磷酸的含量，其分布情况于表 11－1。

表 11－1　磷化锌中毒兔组织中磷化氢及其代谢物的含量（μg/g）

目标物		血	肝	肾	心	肺	肠
一号兔	磷化氢总量（加锌）	0.35	0.222 5	0.217 8	0.125 1	0.152 8	0
	磷化氢量（不加锌）	0	0	0	0	0	0
	亚磷酸还原为磷化氢量	0.35	0.222 5	0.217 8	0.125 1	0.152 8	0
	亚磷酸量	0.844 0	0.536 5	0.525 2	0.301 7	0.368 4	0
二号兔	磷化氢总量（加锌）	3.100 5	5.481 6	1.946 7	0.982 5	0.941 6	1.15
	磷化氢量（不加锌）	0.768 5	0	0	0	0	0
	亚磷酸还原为磷化氢量	3.100 5	4.713 1	1.946 7	0.982 5	0.941 6	1.15
	亚磷酸量	7.476 2	11.364 7	4.694 1	2.369 1	2.270 5	2.770 3

严慧等报道动物实验结果[2]：2 只兔（1#和 2#）置于带孔的透明塑料箱中，5 片潮湿的磷化铝片置于箱子顶端，2 只兔子很快死亡。另外 2 只兔（3#和 4#）所在箱内，投放干燥磷化铝片，4.5 h 后往药片上洒水，10 min 后 2 只兔子抽搐、死亡。4 只吸入磷化氢兔、5#对照兔体内总磷化氢分布情况于表 11－2。磷化氢气体暴露

后，只有4#兔的肺中直接检出磷化氢原形，采用锌粉和硫酸对检材前处理后，兔组织和体液中总磷化氢检出率明显提高。

表11-2 磷化锌中毒兔组织和体液中总磷化氢含量（μg/mL或μg/g）

兔	心	尿	肝	肺	脑	血	肾	脾
1#	0.4	—	1.6	0.3	0.152 8	—	1.2	0.2
2#	未检出	—	未检出	0.2	未检出	未检出	0.8	—
3#	0.2	0.3	0.5	0.7	未检出	0.7	0.8	0.2
4#	0.6	—	0.1	1.1	0.2	0.4	0.2	—
5#	未检出	未检出	未检出	未检出	未检出	未检出	未检出	未检出

三、检材处理

对于疑为口服磷化物中毒者，一般取其呕吐物、洗胃液等进行检测。对于中毒死亡者可取其胃及胃内容物、血、尿、肺及肝等组织进行检测。多数磷化物急性中毒者，常有磷化氢或磷化物残留于胃、肺等脏器中，可直接或加入酸后检测磷化氢含量。获取检材后，应立即将其密闭冷藏送检，以防止磷化物分解或磷化氢逸失。对于疑为磷化氢吸入中毒者，一般取其血液、尿液等进行检测。对于中毒死亡者可取其血、尿、肺及肝等组织进行检测。多数磷化氢吸入中毒后采集的生物检材中，难以直接检出磷化氢原形，但可将磷化氢代谢物还原后，检测总磷化氢含量。获取检材后，应立即将其密闭冷藏送检，以防止磷化物分解或磷化氢逸失。

1. 血液

取血直接或加酸后待检。也可采用锌粉和磷酸将血中磷化氢代谢物还原为磷化氢，检测其总磷化氢。

参考方法（GA/T 208－2019）：① 检材样品。在顶空瓶中加入锌粉40 mg，使锌粉均匀分布在顶空瓶底部，加入血液等液体检材样品1.0~2.0 mL或绞碎的肝脏等固体检材样品1.0~2.0 g，依次加水2.0 mL，20%硫酸溶液0.5 mL，立即封盖。若采用顶空自动进样器，封盖后直接供仪器分析；若手动进样，则封盖后室温下静置20 min后，将顶空瓶置于恒温电加热器中35~40℃下加热10 min，抽取液上气体100~500 μL，供仪器分析。② 质控样品。取等量相似基质的空白样品（若无相似基质空白样品可用血液替代）两份于顶空瓶中，一份作为空白样品，另一份添加相当于含磷化氢1.0 μg/mL的次亚磷酸钠溶液，作为添加样品，与检材样品平行操作，供仪器分析。同时取水1.0~2.0 mL，添加相当于含磷化氢2.0 μg/mL的次亚磷酸钠标准溶液，与检材样品平行操作，作为标准工作液，供仪器分析。

参考方法（SF/Z JD0107020－2018）：① 检材样品。将40 mg锌粉均匀铺放在10 mL顶空进样瓶底部，依次加入血液1 mL、水2 mL、20%硫酸0.5 mL，然后立即密封。室温下放置 30 min 后，40℃水浴中加热 60 min，然后吸取 0.5 mL 液上气体，进样分析。② 质控样品。取空白血液 1 mL 两份，一份作为空白样品，一份添加对照品配制成含磷化氢 0.5 μg/mL 的添加样品，与案件样品平行操作。

2. 肝等组织

将组织匀浆后，同血液样品处理方法操作。

3. 胃内容物

直接或加酸后待检。

四、分析方法

1. 磷化氢的检测

(1) 化学显色法　利用磷化物在酸性条件下可生成磷化氢的性质进行检测。此法灵敏度较低，仅适用于鼠饵、胃内容物等毒物含量较高的检材分析，且需同时做空白对照和阳性对照。

参考方法：取适量检材于检砷瓶中，用水调成稀粥状，加入 10%盐酸使呈明显酸性，立即安装充填醋酸铅棉花和装有溴化汞试纸的检砷管，50℃水浴加热 30 min，如含磷化物试纸变黄或者变黑。

(2) 顶空气相色谱法　磷化物在胃酸作用下，逐渐释放出磷化氢气体，在体内迅速氧化成亚磷酸，因此在血液和内脏中不易检出磷化氢，而可检出其代谢产物亚磷酸、次磷酸。顶空气相色谱法可用于各种生物检材中磷化氢及其代谢产物的定性定量分析，并可排除由腐败检材产生的硫化氢气体的干扰。

分析参考条件（GA/T 208－2019）：色谱柱：HP－PLOT－Q 柱（30 m×0.32 mm×0.25 μm）；柱温：初温 50℃（5 min），以 40℃/min 升温至 260℃，保持 5 min；进样口温度：250℃；检测器温度：270℃；载气：氮气；分流进样；分流比：5∶1～10∶1；流速 1～2 mL/min。检测器：火焰光度-磷型检测器（FPD－P）或氮磷检测器（NPD）。

(3) 顶空气相色谱-质谱法　质谱法与气相色谱法联用可以直接对磷化氢进行定性确认，采用全扫描模式对磷化氢进行检测时，m/z 32 容易受到空气中氧气的干扰，故可采用 SIM 模式，提高灵敏度的同时，最低限度降低干扰物对检测的影响。

分析参考条件（SF/Z JD0107020－2018）：色谱柱：GS－GASPRO（30 m×0.32 mm）石英毛细管柱或相当者；柱温：初温 30℃（2 min），以 20℃/min 程序升温至 110℃，保持 0.5 min；载气：氦气，纯度≥99.999%，流速 3.5 mL/min；离子源温度：230℃；四极杆温度：150℃；进样口温度：180℃；传输线温度：230℃；检测方式：选择离子监测扫描（SIM），定性离子：m/z 31、33、34，定量离子：m/z 34。本法血液中磷化氢的检出限和定量下限为 0.2 μg/mL。

2. 锌的检测

疑为口服磷化锌的中毒者也可根据需要检测锌离子。参见金属毒物鉴定。

五、鉴定要点

1. 体内的磷化氢气体的检测是磷化物中毒鉴定的关键。磷化氢检测易受硫化氢的干扰而产生假阳性结果,需用顶空气相色谱-质谱法进行确证。磷化物中毒者特别是磷化氢气体中毒,体内磷化氢易转化为次磷酸、亚磷酸,含量极微,需要将检材中的次磷酸和亚磷酸还原成磷化氢后,再选用灵敏度高的分析方法对总磷化氢进行检测。

2. 检材的采取和处理尤为重要。磷化氢代谢物次磷酸和亚磷酸最终从尿中排出,尿液中代谢物浓度高,是磷化氢代谢物检测的首选检材,但磷化氢中毒很可能引起少尿甚至无尿,因此可以选取肝组织、肺组织等磷化氢代谢物浓度较高的组织作为磷化氢中毒检材。死后立即取材,则肝内含量相对较高,而死后几个月甚至半年后取材,血中含量相对较高。

六、案例评析

[**案例一**] 2010 年 10 月 16 日,成都市新都区大丰镇一家三口吃过晚饭后,出现恶心、呕吐、四肢无力、头昏眼花、口干、浑身抽搐等症状,被邻居送往医院抢救,其中两岁半的儿子黄某经抢救无效死亡。

毒物分析及评析:根据案情,怀疑为磷化氢中毒,首先采用化学检测法对所送检材心血、肝、肺进行检测,未检出磷化氢,判断检材中可能无磷化氢,或者磷化氢已在体内代谢为次磷酸。然后采用顶空气相色谱法进行进一步分析,取检材按照前述方法处理后检测,也未检出有磷化氢气体。在此情况下根据案情综合分析,采用加大检材取材量进行检测,结果显示肝中含有微量的磷化氢,而血和肺中无磷化氢。磷化氢中毒时,往往由于体内含量极少而未能检出,需结合案情对检测过程进行改进。应根据死亡时间,选择毒物含量较高的组织作为检材进行检测。

[**案例二**] 某日 20:00 许,某 26 岁母亲与其 5 岁儿子出现上吐下泻症状,其女儿(6 月龄,仍在母乳喂养阶段)也出现不适症状,约 20:40 三人同在房间睡觉。第 2 日凌晨 03:00 两名儿童发烧、呕吐,母亲恶心、呕吐。09:00 时 3 人自行服用中药(具体不详);12:00 许 2 名儿童嘴唇发青;14:00 时救护车到达确认女儿已无生命体征,对儿子进行救治;21:00 左右,儿子抢救无效死亡。

毒物分析及评析:采集母亲的血液以及 2 名死者的血液、肝组织、胃内容物,运用顶空气相色谱-质谱法进行磷化氢及代谢物的检测。2 名死者的血液和肝组织中均检出磷化氢代谢物成分,胃内容物中均未检出磷化物成分,死者母亲血液中未检出磷化氢及代谢物成分(见表 11-3)。经过调查发现第 1 日早晨,该名女性及其家人给今年新收小麦拌了粮虫净(马拉硫磷)和磷化铝片剂 8 包,拌好的粮食装袋后堆放在卧室,从麦粒上方空气中检出磷化氢。

表 11-3 3 名磷化氢中毒者体内总磷化氢浓度(μg/mL 或 μg/g)

编号	性 别	年 龄	血 液	肝组织
1	女	26 岁	未检出	—
2	女	6 个月	1.1	3.1
3	男	5 岁	1.0	1.1

死者居住房间门窗关闭,封闭性强,空气不易流通,并且当日白天及夜晚都下过大雨,空气潮湿,磷化铝与空气中水分反应产生大量磷化氢,导致两名死者中毒死亡。母亲体内未检出磷化氢,可能由于检材的采集时间距离暴露时间较久,磷化氢已经消除出体外。

[案例三] 某日 07:00 许,某女性(42 岁)被其丈夫发现在租住房卧室内呕吐,自述服用磷化铝 2 颗,08:50 送至医院洗胃,10:35 抢救无效死亡。

毒物分析及评析:采集死者血液、肺组织及肝组织采用顶空气相色谱-质谱进行分析,均检出总磷化氢代谢物成分,血液、肺组织、肝组中总磷化氢浓度分别为 34.0 μg/mL、22.4 μg/g、71.0 μg/g。现场提取的药瓶内残余物和呕吐物中均检出磷化物成分。磷化铝进入体内抑制细胞色素氧化酶和氧化磷酸化,并缺少特效解毒剂,中毒致死率很高,即便经过高水平的医疗救治,致死率仍然高达 60%~90%。口服磷化铝至死亡时间的间隔平均为 3 h(1~48 h),95%的病人在 24 h 内死亡,且死亡原因主要是心律失常。

[案例四] 某日凌晨 3 时李某(男,5 岁)和李某某(女,2 岁)兄妹俩同时出现呕吐伴腹痛,医院按照"急性胃肠炎"输液治疗后好转;次日早晨,病情加重,两人出现急性心力衰竭、休克,后经医院抢救无效死亡[3]。

尸检所见及毒物分析:死者口唇黏膜、双手指甲床重度紫绀,双手掌皮肤紫绀。死者体表及体内器官均未检见致命性机械性损伤的痕迹;未检见扼、勒颈部等所致机械性窒息的尸体征象。毒物分析结果:在死者肝组织和肾组织中均检出磷化氢代谢物成分,未检出氰化物成分,未检出其他常见毒物成分。

评析:此案现场勘查情况为:死者住处为一幢两层楼房,楼房东侧是一间堆放杂粮的仓库,北侧紧邻铁路,南侧是一条市场内的过道,西侧是住宅楼。2 名死者居住在楼房二楼东侧一间出租房。出租房和杂粮仓库共用一堵墙壁。在双人床的床头处,距地面约 20 cm、距北墙约 30 cm 处的东墙墙面上有一个贯穿墙面的墙洞,该洞口大小约为 14 cm×7 cm,洞口处塞有一块红砖,红砖和墙面间留有缝隙。杂粮仓库一侧的墙面上距地面约 190 cm 处有多处破损。在案发现场或附近发现有粮仓,则需特别注意是否存在磷化铝或磷化锌,即使现场没有发现磷化铝或磷化锌,也需高度怀疑磷化氢中毒的可能。本案例中毒者由于经过十多小时抢救,体内毒物非常痕量。根据尸体检验及组织病理学检查结果,2名死者体表及体内器官均未检见致命性机械性损伤的痕迹,未检见扼、勒颈部等所致机械性窒息的尸体征象,未检见电击的尸体征象,亦未检见先天发育畸形及严重自身疾病的病理学改变,据此可排除因上述因素导致死亡。经毒物检验,死者肝组织和肾组织中均检出磷化氢代谢物成分,未检出其他常见毒(药)物成分。综合分析认为,2名死者因磷化氢中毒死亡。

第二节　抗凝血类杀鼠剂

一、概述

抗凝血类杀鼠剂(anticoagulant rodenticides)是目前应用最广、使用最安全的一类慢性杀鼠剂。按照化学结构,可分为香豆素类和茚满二酮类杀鼠剂。由于这类杀鼠剂具有鼠类中毒慢、不拒食,可连续摄食造成累计中毒死亡,对其他非毒杀目标安全的特点,因此被世界各国广泛推荐使用,但易产生抗药性。

1. 香豆素类杀鼠剂

香豆素类杀鼠剂(coumarinic rodenticides)是以4-羟基香豆素为母体结构的一类抗凝血有机合成杀鼠剂,在3位碳上连接不同的基团。4-羟基香豆素化学结构如图11-1所示。第一代香豆素类杀鼠剂主要包括华法林、杀鼠迷等,第二代包括溴敌隆、溴鼠灵和氟鼠灵等。溴鼠灵等的毒性为华法林的100倍,又被称为“超级华法林”。我国引起动物或人中毒最常遇到的抗凝血类杀鼠药是溴敌隆和溴鼠灵。

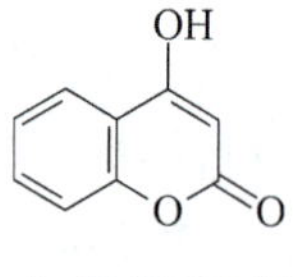

OH

O　O

图11-1　4-羟基香豆素化学结构

香豆素类杀鼠剂纯品为白色或黄色的结晶性粉末,有蓝紫色荧光,碱性条件下荧光加强。室温下放置比较稳定。分子中含有呈弱酸性的烯醇结构,可与强碱成盐,小分子盐可溶于水。游离化合物难溶或不溶于水,溶于甲醇、乙醇、氯仿、二氯甲烷、丙酮和乙酸乙酯等有机溶剂。常见香豆素类杀鼠剂的理化性质及毒性见表11-4。

表 11-4 常见香豆素类杀鼠剂理化性质及毒性

名称	别名	分子式/分子量	性状	熔点(℃)	稳定性	大鼠口服 LD_{50}(mg/kg)
华法林 warfarin	杀鼠灵 灭鼠灵 克鼠甲	$C_{19}H_{16}O_4$ 308.3	无色结晶粉末	159~162	高温易分解	3.0
杀鼠醚 coumatetralyl	立克命 克鼠立 杀鼠萘	$C_{19}H_{16}O_3$ 292.3	灰白色结晶粉末	172~176	阳光下可分解	16.5
溴敌隆 bromadiolone	乐万通	$C_{30}H_{23}O_4Br$ 527.4	黄色粉末	200~210	低于200℃稳定	1.1
溴鼠灵 brodifacoum	大隆 溴鼠隆 杀鼠隆	$C_{31}H_{23}O_3Br$ 523.4	黄白色或灰白色粉末	228~232	潮湿条件下和pH 5.5~8中易潮解	0.26
氟鼠灵 flocoumafen	杀它仗 氟鼠酮 氟灭鼠	$C_{33}H_{25}F_3O_4$ 542.6	灰白色固体	161~162	高温易分解	0.25
克灭鼠 coumafuryl	克鼠灵	$C_{17}H_{14}O_5$ 298.3	白色粉末	121~123	可燃,加热分解刺激烟雾	25
氯杀鼠灵 coumachlor	氯法华灵 比猫灵 氯灭鼠灵	$C_{19}H_{15}ClO_4$ 342.8	白色结晶、黄色结晶粉末	169~171	遇明火、高热可燃,受高热分解	187
敌害鼠 dicumarol	双香豆素 双杀鼠灵	$C_{19}H_{12}O_6$	白色或乳白色结晶性粉末	290~292	遇明火、高热可燃,受高热分解	250
鼠得克 difenacoum	敌拿鼠 联苯杀鼠萘	$C_{31}H_{24}O_3$ 444.5	白色粉末	215~217	≤100℃下、日光下稳定	1.8
噻鼠灵 difethialone	噻鼠酮	$C_{31}H_{23}BrO_2S$ 539.5	白色粉末,略带浅黄色粉末	233~236	高热分解	0.56

香豆素类杀鼠剂属于慢性杀鼠药。主要通过拮抗体内维生素 K_1,阻碍肝内凝血酶原和依赖维生素 K 的凝血因子的合成,使机体凝血功能发生障碍,同时损害毛细血管,使血管抗张能力减弱,渗透性增强。其代谢物 3,4-环氧化香豆素以及羟苯乙醛也能对小鼠产生毒性作用,3,4-环氧化香豆素能够损伤小鼠的肺组织,并诱导小鼠肺癌的形成;羟苯乙醛中的醛基能与小鼠体内的化合物结合成活性物质而对小鼠产生毒性作用。第一代香豆素类杀鼠剂毒性较小,需多次投药。第二代香豆素类杀鼠剂毒性强,中毒表现为广泛性多脏器出血,症状为腹痛、恶心、呕吐、鼻出血、齿龈出血、皮下出血、关节周围出血、尿血、便血、精神不振、低热等,严重者发生休克、昏迷甚至死亡。

近年还出现溴鼠灵等香豆素类杀鼠剂与合成大麻素合用后引发杀鼠剂中毒的

现象[4]。Kelkar 等[5]报道了 34 例合成大麻素相关凝血功能障碍的病例，其中 15 例确证为香豆素类杀鼠剂阳性，包括溴鼠灵（$n=15$，100%）、鼠得克（$n=5$，33%）、溴敌隆（$n=2$，13%）、华法林（$n=1$，7%）。主要临床症状包括肉眼血尿（$n=19$，56%）、腹痛（$n=16$，47%）。其中 1 例患者死于自发性颅内出血并发症。过去合成大麻素的制造者往毒品中添加物质来竞争性抑制细胞色素 P－450 酶活性，从而增加毒品活性成分在体内的存留时间。香豆素类衍生物也可作为 CB1 和 CB2 受体的配体，从而发挥药理作用。

香豆素类杀鼠剂中毒死者尸体检验可见体表和内脏器官均有不同程度出血，符合抗凝血类化学毒物中毒病理学特点。

2. 茚满二酮类杀鼠剂

茚满二酮类杀鼠剂（indandione rodenticides）以 1，3－茚满二酮为母体结构，区别在于 2 位碳上连接不同的基团。茚满二酮化学结构如图 11－2 所示。常见的茚满二酮类杀鼠剂主要包括敌鼠、氯鼠酮、杀鼠酮和异杀鼠酮等，其中敌鼠最有代表性，国内常用其钠盐，称敌鼠钠。

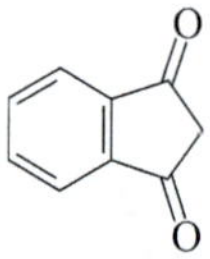

图 11－2　1，3－茚满二酮化学结构

茚满二酮类杀鼠剂纯品为黄色至绿色结晶或粉末，无臭无味，不溶于水，易溶于乙醇、丙酮、乙酸乙酯等有机溶剂，不溶于苯、甲苯，稍溶于热水，可溶于碱液。常见四种茚满二酮类杀鼠剂的理化性质及毒性见表 11－5。

表 11－5　四种茚满二酮类杀鼠剂的理化性质和毒性

名称	别名	分子式/分子量	性状	熔点（℃）	稳定性	大鼠口服 LD_{50}（mg/kg）
敌鼠 diphacinone	野鼠净 双苯杀鼠酮	$C_{23}H_{16}O_3$/340.4	黄色针状晶体或粉末	145～147	在日光下水中迅速分解	3
氯鼠酮 chlorophacinone	氯敌鼠 氯苯敌鼠	$C_{23}H_{15}O_3Cl$/374.9	黄色晶体	140～144	同上	20.5
杀鼠酮 pindone	特戊酰茚二酮 鼠完	$C_{14}H_{14}O_3$/230.4	无色或浅黄色结晶	108.5～110.5	同上	50
异杀鼠酮 valone	灭鼠酮	$C_{14}H_{14}O_3$/230.4	黄色结晶固体	68～69	同上	50

茚满二酮类杀鼠剂具有广谱、高效、对人畜毒性较低、使用安全等特点，至今仍被广泛用于杀鼠。但若保管和使用不当，仍可造成人畜中毒。茚满二酮类杀鼠剂

的毒理作用与香豆素类杀鼠剂基本相同。中毒症状表现为持续性腹痛、呕吐、头晕、消化道出血、全身皮肤及黏膜出现紫癜等。尸检见皮肤青紫、瘀点样出血，内脏器官水肿淤血、出血，心包、胸腔等体腔内可有不凝积血。敌鼠中毒以肺出血最为明显。灭鼠有效剂量也与摄食方式有相关，连续多次摄食有累积效应。

二、体内过程

香豆素类杀鼠剂主要经口由胃肠道吸收，也可经呼吸道、破损的皮肤吸收进入机体。在体内潜伏期较长，一般口服 3~5 天出现中毒症状，死亡多发生在 4~6 天，基本无二次中毒的危险。大部分香豆素类在人体内由肝微粒体酶 CYP2A6 代谢为 7-羟基香豆素(无毒性作用)，后者以葡萄糖醛酸和硫酸盐结合的形式存在于血液中，40%~97%以 7-羟基香豆素游离形式从尿中排出。在小鼠体内则首先代谢为 3,4-环氧化香豆素，后者再重排为羟苯乙醛，并进一步氧化为羟苯乙酸从尿中排出。

华法林口服后经胃肠道吸收迅速而完全。吸收后迅速与血浆蛋白高度结合，结合率为 98.11%~99.56%，血浆与全血分布比值约为 1.8。服药后 4 h 内达到血药峰浓度，12~18 h 起效，36~48 h 达抗凝高峰，作用持续 3~5 天，半衰期为 44~60 h。华法林几乎完全通过肝脏代谢清除，由肝微粒体细胞色素 P-450 同工酶立体选择性代谢为无活性或弱活性的羟基代谢物，主要通过肾脏排泄，很少进入胆汁，只有少于 1%华法林以原形从尿排出。华法林在体内的主要代谢物为 2′-羟基华法林、6-羟基华法林、7-羟基华法林。溴鼠灵可从消化道吸收，肝脏内很快可检出并保持 96 h(肝脏/血浆浓度比为 20)。血浆消失很慢，半衰期大约为 20~60 天。经口接触溴鼠灵，粪便排出占 36%，肝脏组织残留占 42%，胆汁占 6%，胆汁内的主要代谢物为葡萄糖醛酸结合物。溴鼠灵在体内排泄缓慢。

曾有报道称香豆素在人体血液、肝、肾以及血管丰富的组织中含量较高，而在肌肉、大脑和脊髓中的含量较低。某 15 岁女孩服毒自杀，死后溴鼠灵的体内分布见表 11-6[6]。香豆素类杀鼠剂在体内消除时间很长，溴鼠灵的消除半衰期为 16~62 天[7]。

表 11-6 中毒死亡者体液和组织中溴鼠灵浓度(ng/mL 或 ng/g)

心 血	外周血	肝	脾	肺	脑	玻璃体液	胆 汁
2 240	3 919	50	34	31	未检出	未检出	4 276

茚满二酮类杀鼠剂可经胃肠道、呼吸道和皮肤吸收进入体内，入体后主要通过肝微粒体酶进行羟基化，在人体内半衰期 15~20 天，蓄积性强，排泄慢，60%以上经大便和尿液排出体外。一般口服 3~5 天出现中毒症状，死亡多发生在 4~6 天。对雌雄小鼠进行实验发现敌鼠在肝中的含量最高，其次为输卵管、血液、心、肺，脂肪

组织中的含量最低[8]。

三、检材处理

抗凝血杀鼠剂在生物检材中的含量与摄入的方式和病程长短有关。体内杀鼠剂含量达峰时间往往与中毒症状出现时间不同步。一次服入大剂量抗凝血类杀鼠剂引起急性中毒者，可选择胃内容物、血液及组织进行检测；病程迁延者，应选取肝、肾组织及体液作为检材。血液样品可经过液液提取或固相萃取提取和纯化。对肝、肾等组织检材，须先剪碎或匀浆后再用有机溶剂提取。抗凝血类杀鼠剂是一类弱酸性化学物，需在酸性环境下提取。常用氯仿、乙酸乙酯等有机溶剂或混合溶剂进行提取。

1. 血液

参考方法（SF/Z JD0107018－2018）：① 案件样品。取血液 1 mL，加入乙酸乙酯 3 mL，涡旋混合，以 2 500 r/min 离心 3 min，将上清液转移至另一离心管中，再加入 3 mL 乙酸乙酯，重复提取一次，合并有机相，于 60℃ 水浴空气流下吹干，残留物用 100 μL 甲醇复溶，供仪器分析。② 控制样品。取空白血液 1 mL 两份，一份作为空白样品，一份添加溴敌隆或其他可疑鼠药标准工作溶液 2 ng/mL 作为添加样品，与案件样品平行操作。

参考方法（GA/T 932－2011）：血液样品混匀，加入 15%甲醇乙腈溶剂 2 mL，旋涡震荡 3～5 min，离心，取出上清液，残渣用 15%甲醇乙腈溶剂 4 mL 分 2 次提取，离心，合并上清液。过已活化好的固相小柱，流速 1.0 mL/min，收集滤液，置于 80℃ 水浴锅上浓缩至干，残渣用甲醇定容至 0.1 mL，离心，供分析。

参考方法[9]：准确吸取 0.5 mL 全血到 2 mL 具塞聚丙烯离心管中，加入甲醇-乙腈（50：50，V/V）混合沉淀剂 1 mL，旋涡提取 10 min，10 000 r/min 离心 5 min，取上清液，下层用混合沉淀剂 1 mL 重复沉淀 1 次，合并上清液。所得溶液于 40℃ 水浴氮气流下浓缩至干，残渣用甲醇-水（70：30，V/V）溶液 1 mL 溶解并旋涡混合 2 min，并注入 Oasis HLB 固相萃取小柱（以 2 mL 甲醇和 2 mL 水活化）；依次用 2%乙酸-甲醇（55：45，V/V）溶液 1 mL 和 2%氨水-甲醇（55：45，V/V）溶液 1 mL 淋洗，最后用甲醇-水（90：10，V/V）溶液 2 mL 洗脱，收集洗脱液，于 40℃ 水浴氮气流下浓缩至干。残渣用甲醇 1 mL 溶解并旋涡混合 2 min，然后过 0.45 μm 滤膜，待测。

2. 尿液、胃内容物

参考方法（GA/T 932－2011）：尿液、胃内容物样品混匀，用离子对 A 磷酸盐缓冲液[取 30 mL 2.0%离子对色谱试剂 IPR－A 水溶液与 10 mL 0.025 mol/L 磷酸盐缓冲液（pH＝3）混合]稀释至 6 mL，过已活化好的 CN 小柱 2 次，流速 1.0 mL/min，之后用 5 mL 离子对磷酸缓冲液洗柱，挤干水分，用 2.0%二甲基甲酰胺/离子对 A 甲醇混合溶剂 6 mL 洗脱，洗脱液浓缩，定容至 0.5 mL，离心，供分析。

3. 肝、肾等组织

参考方法(GA/T 932－2011)：取肝、肾、肺等组织样品，加 pH＝3 的磷酸盐缓冲液 0.5 mL，混匀，加入 2 mL 15%甲醇乙腈(氟鼠灵、溴鼠灵样品用甲醇：乙醚：乙腈混合溶剂提取，溶剂比例为 1：1：8)，旋涡震荡 3～5 min，离心，取出上清液于 10 mL 玻璃试管中，残渣再用 4 mL 同样的溶剂分 2 次提取，离心并合并上清液于 10 mL 玻璃试管中，过已活化好的 SiLica GeL 硅胶小柱，流速 1.0 mL/min，挤出小柱内溶液浓缩，定容至 0.5 mL，离心，供分析。

四、分析方法

抗凝血类杀鼠剂为大分子化合物，常压下难以气化，且高于 200℃ 会分解，因此不宜用气相色谱直接分析。目前对其检测多采用高效液相色谱法、液-质联用法等进行检测，也可采用 GC 法检测其分解产物或衍生化物。

1. 高效液相色谱法

高效液相色谱法能够快速地对检材中的抗凝血类杀鼠剂进行定性和定量分析，是测定此类杀鼠剂最常用的方法。因抗凝血类杀鼠剂为弱酸性化合物，可采用离子抑制反相高效液相色谱，即在流动相中添加一定量的乙酸或甲酸，抑制被测物的电离，以达到更好的分离效果。若需同时检测几种极性差异较大的杀鼠剂，可通过改变流动相比例进行梯度洗脱来实现。检测器可选择紫外检测器、二极管阵列检测器和荧光检测器。

分析参考条件(GA/T932－2011)：色谱条件：色谱柱为 HypersiL ODS C_{18} (150 mm×4.6 mm×5 μm)；或 Luna－C_{18}(150 mm×4.6 mm×5 μm)；保护柱为 C_{18}(4 mm×3.0 mm×5 μm)。① 条件一：流动相：A 为 0.5%离子对 A 水溶液(取离子对色谱试剂 IPR－A 用水稀释 200 倍)；B 为 0.5%离子对 A 甲醇液(取离子对色谱试剂 IPR－A 用甲醇稀释 200 倍)。梯度洗脱程序：起始 30% B；2 min，50% B；7 min，70% B；9 min，100% B，保持 4 min，返回至起始条件；流速：1.0 mL/min。DAD 检测波长为 311 nm，带宽 16 nm；参考波长 360 nm，带宽 100 nm，柱温 35℃。② 条件二：流动相：A 为 0.06%三氟乙胺+0.06%三乙胺+0.25%乙腈水溶液；B 为乙腈。梯度洗脱程序：起始 5% B；15 min，100% B；18 min 为 5% B，流速 1.0 mL/min。DAD 检测波长为 230 nm，带宽 16 nm；参考波长 360 nm，带宽 100 nm，柱温 35℃。

分析参考条件[10]：色谱条件：色谱柱：ODS－3 色谱柱(250 mm×4.6 mm×5 μm)；流动相：甲醇-0.8%乙酸铵水溶液(82：18，V/V)；流速：1.0 mL/min；检测器：DAD；检测波长：310 nm；柱温：35℃。

2. 液相色谱-串联质谱法

抗凝血类杀鼠剂为大分子量化合物，选用高效液相色谱-电喷雾串联质谱法进行检测，样品处理简便、灵敏度高，可用于生物检材中抗凝血类杀鼠剂的定性定量分析。抗凝血类杀鼠剂中毒潜伏期长,中毒者体内目标物含量往往不高,采用液-质联用法分析可提高检测的准确度和灵敏度,串联质谱技术还可对生物检材进行筛选分析,因此 LC-MS/MS 技术是目前生物检材中抗凝血类杀鼠剂分析较为理想的选择。

(1) 分析参考条件(SF/Z JD0107018-2018)

色谱条件:色谱柱:Agilent Eclipse C_{18}柱(150 mm×2.1 mm×3.5 μm);流动相:A 相为 10 mmol/L 乙酸铵水溶液,B 相为甲醇;梯度洗脱程序:0~1.5 min, 80% A;1.5~3 min, 80% A~40% A;3~5 min ,40% A;5~5.5 min ,40% A~15% A;5.5~7.5 min,15% A;7.5~10 min,15% A~80% A;流速:0.2 mL/min;柱温:室温。

质谱条件:采用电喷雾电离-负离子模式(ESI-),碰撞气、气帘气、雾化气、辅助气、离子喷雾电压和离子源温度优化至最佳灵敏度。各目标物的定性和定量离子对见表 11-7。

表 11-7 13 种抗凝血类杀鼠药的 MRM 离子对

目 标 物	定性离子对(m/z)	定量离子对(m/z)
克灭鼠	297.1/161.1、297.1/210.7	297.1/161.1
华法林	307.2/160.8、307.2/250.0	307.2/160.8
杀鼠醚	291.1/140.9、291.1/247.0	291.1/140.9
氯杀鼠灵	341.0/161.0、341.0/283.8	341.0/161.0
敌害鼠	335.1/160.8	335.1/160.8
溴敌隆	525.1/250.1、525.1/272.9	525.1/250.1
鼠得克	443.3/135.0、443.3/293.2	443.3/135.0
氟鼠灵	541.3/382.3、541.3/161.1	541.3/382.3
溴鼠灵	521.1/134.9、521.1/187.0	521.1/134.9
异杀鼠酮	229.0/144.7、229.0/116.0	229.0/144.7
杀鼠酮	229.1/116.0、229.1/172.0	229.1/116.0
敌鼠	339.1/167.1、339.1/145.2	339.1/167.1
氯鼠酮	373.0/200.9、373.0/145.2	373.0/200.9

(2) 分析参考条件[11]

色谱条件:色谱柱:Dionex Ionpac AS11 柱(250 mm×4 mm, i.d.),前接 Dionex Ionpac AG11 保护柱(50 mm×4 mm, i.d.);流动相:甲醇/30.0 mmol/L KOH(10:90,V/V);流速:1.0 mL/min;柱温:35℃;抑制电流:60 mA;分流比 1:3。

质谱条件:电喷雾电离源,负电离源;毛细管电压:3.0 kV;毛细管出口电压:-135 V;干燥温度:325℃;高纯氮气(99.99%)流速:8.0 L/min;雾化氮气压力:35 psi;驻留时间:200 ms。氩气作为碰撞气,压力 $1.22×10^{-5}$ mbar;碰撞能量调节到最优。异杀鼠酮准分子离子 m/z 229 作为母离子,子离子 m/z 为 145、172、187、214。

3. 气相色谱法

抗凝血类杀鼠剂难以用气相色谱法直接检出，多通过检测其衍生化物进行分析。可选用N-三甲基硅氧烷基重氮甲烷(TMS-DAM)或N,O-双(三甲基硅氧烷基)三氟乙酰胺(BSTFA)等衍生化试剂对其进行甲基化或硅氧烷化。一些抗凝血类杀鼠剂如溴敌隆、氯鼠酮分子中因分子结构中含有电负性强的溴原子、氯原子，可选用ECD检测器检测，灵敏度较高，检测限为0.5 ng/mL。

分析参考条件[12]：色谱柱：DB-1MS毛细管柱(30 m×0.25 mm×0.25 μm)；柱温：150℃(1 min)→10℃/min→230℃(3 min)→20℃/min→310℃(5 min)；进样口：320℃；ECD检测器：350℃；柱流速：2 mL/min；不分流；载气：氮气。

4. 气相色谱-质谱法

抗凝血类杀鼠剂也可用GC-MS分析，但其极性较大，灵敏度不是很高。此外，溴敌隆在气相进样口会发生分解，可以通过检测裂解后的挥发物而对其进行检测。采用裂解气相色谱-离子阱串联质谱检测血浆中溴敌隆，灵敏度可达到26 ng/mL。

(1) 分析参考条件[13]

色谱条件：色谱柱：HP-5MS毛细管柱(30 m×0.25 mm×0.25 μm)；程序升温：40℃(2 min)→10℃/min→180℃(2 min)→10℃/min→230℃(3 min)→20℃/min→280℃(2 min)。

质谱条件：电子轰击源：EI；EI电压：70 eV；温度：230℃。全扫描方式，扫描范围：m/z 50~500。

(2) 分析参考条件[14]

色谱条件：色谱柱：VF-5 MS毛细管柱(30 m×0.25 mm)；进样口温度：390℃；升温程序：初温50℃(1 min)；以30℃/min升温至130℃；以10℃/min升温至230℃；以60℃/min升温至280℃，保持1 min；以10℃/min升温至230℃；以60℃/min升温至280℃，保持1 min；以50℃/min升温至300℃，保持1 min。总运行时间16.9 min。

质谱条件：传输线温度：280℃；离子阱温度：200℃；发射电流：50 μA。丰度最大的离子 m/z 258作为溴敌隆母离子，子离子 m/z 为178。

五、鉴定要点

1. 香豆素类药物半衰期很长，推荐血液作为香豆素类杀鼠药鉴定的首选检材，且在鉴定过程中要关注当事人在相当长一段时间的用药史。

2. 香豆素类杀鼠剂在农村、城市、草原、农田、林区、仓库等被广泛使用。临床上香豆素类药物经常被用于治疗血栓、抗肿瘤、抗氧化等。最近还有香豆素类杀鼠剂与合成大麻素类毒品合用的新的滥用趋势。

3. 用液相色谱分析香豆素类杀鼠剂时,因溴敌隆和溴鼠灵具有两个不对称碳原子,形成一对对映体,色谱峰为双峰形式,可作为特征色谱峰来判定。

4. 茚满二酮类与香豆素类均属于抗凝血杀鼠剂,其毒理作用机制以及中毒表现都与香豆素类杀鼠剂相似,因而在初筛时需要辨别。但也存在两类杀鼠剂共同使用的情况,应注意避免漏检。

六、案例评析

[**案例一**] 朱某,女,24 岁,妊娠 6 个月时去外地养胎 2 个月,回家 2 d 后出现牙龈、鼻腔出血。妊娠 8 个月产检时发现凝血功能差,无既往血液系统疾病史,故未做任何处理。回家后牙龈、鼻腔仍不时出血,10 d 后出血量增多,并出现血尿,立即送院,诊断为凝血功能障碍。当晚转院,输注血浆治疗,于次日行剖宫产术,产一男婴(孕 36 周)。新生儿出生 4 d 后,脐带部位伤口仍出血,静滴针眼处不凝血。产妇与新生儿再次转院进行治疗。产妇凝血功能检验结果如下:活化部分凝血活酶时间(activated partial thromboplastin time, APTT)69.3 s(参考值 28~40 s),血浆凝血酶原时间(prothrombin time, PT)82.9 s(参考值 11~14.5 s),凝血酶原时间–国际标准化比值(PT – international normalized ratio, PT – INR)10.40,血浆凝血时间(thrombin time, TT)20.9 s(参考值 14~21 s),血浆纤维蛋白原(fibrinogen, Fg)3.60 g/L(参考值 2~5 g/L),抗凝血酶Ⅲ(ATⅢ)104%(参考值 70%~130%),血浆凝血因子Ⅱ 34%(参考值 50%~150%),血浆凝血因子Ⅶ 2%(参考值 60%~150%),血浆凝血因子Ⅸ 2%(参考值 50%~150%),血浆凝血因子Ⅹ 5%(参考值 50%~150%)[15]。

毒物分析及评析:采集产妇血液、乳汁及新生儿血液进行抗凝血类杀鼠剂检验。血液及乳汁用乙酸乙酯进行提取,且经过两次液–液提取步骤以提高提取效率。有机相经氮气吹干浓缩后用甲醇定容,运用液相色谱–串联质谱(LC – MS/MS)法分析。产妇血液、乳汁及新生儿血液中均检出溴敌隆成分,质量浓度分别为 310 ng/mL、17 ng/mL、266 ng/mL。产后 1 周剪取产妇头发,从其贴根 0~1 cm、1~2 cm、2~3 cm 段头发中检出溴敌隆成分,3~4 cm、4~5 cm、5~6 cm 段头发中未检出溴敌隆成分。2 个月后再次采集产妇及新生儿血液进行抗凝血类杀鼠剂检验,仍检出溴敌隆成分,质量浓度分别为 8.5 ng/mL 和 3.7 ng/mL。产妇 0~1 cm、1~2 cm 及 2~3 cm 段头发均呈现溴敌隆阳性检验结果,且 1~2 cm 段头发中溴敌隆含量最高。由于夏季汗液、油脂分泌旺盛,且药物经过体液扩散,如汗腺、皮脂腺等分泌渗透入头发,为头发中药物结合的三大主要因素之一,故认为 0~1 cm 及 2~3 cm 段头发溴敌隆阳性结果可能为中间 1~2 cm 段头发的被动扩散所致。由于孕期母体用药几乎都能通过不同方式进入胎儿体内,如经胎膜运转至羊水,被胎儿吞饮吸收或经由胎盘转入,绝大多数的毒药物在血药浓度升高时可通过胎盘进入胎儿体内。

溴敌隆进入孕妇体内后，通过胎盘，转入新生儿体内，并在产后通过母体血液循环分泌于乳汁中。新生儿血液中溴敌隆浓度高于产妇乳汁，表明溴敌隆主要由胎盘循环进入其体内。新生儿于出生当日又喂食过乳汁一次（约 30 mL），溴敌隆或因此再次被新生儿摄取，双重作用致其溴敌隆中毒，而使凝血功能表现异常。病例以维生素 K_1 及血浆输注治疗，产妇与新生儿出血等临床症状均逐渐消失。

［案例二］ 李某，男，41 岁。2015 年 8 月 28 日因“咯血、尿血、便血、呕血、右侧腰部疼痛 6 天”就诊，入院诊断为凝血功能异常。病情有所恢复于 9 月 7 日出院。9 月 15 日、10 月 11 日又因呕血、鼻出血胸闷、腹痛等症状分别就诊，均出现凝血功能异常。10 月 15 日突发昏迷、呼之不应、口吐白沫，经抢救无效死亡。尸检发现颈部和腹壁肌肉，胃黏膜，肠管，胰腺、大脑等多部位广泛性出血。李某生前怀疑是其妻子投毒，于 9 月 20 日报案，公安机关提取了李某的静脉血并送往检验[16]。

毒物分析及评析：采用 UPLC－MS/MS 方法对提取的静脉血进行检测，检出溴鼠灵成分。综合李某的临床症状、法医病理学特征及毒药物检测结果，综合分析认为李某系溴鼠灵中毒。据死者妻子交代其共投毒 3 次，分别在 8 月 20 日、9 月 12 日和 10 月 6 日在牛奶中向其丈夫投毒。法医工作者在实践中怀疑是中毒案件时，应及时提取检材并及时送检，确保毒药物的检出率，毒药物的检出可为案件性质的判断和侦查提供方向，同时解剖发现死者全身多器官组织广泛性出血时，应考虑抗凝血杀鼠剂中毒的可能。

［案例三］ 一名 46 岁的妇女由于胃出血和严重的凝血功能障碍被送进急救室。入院胸片显示大量肺出血。她因为严重的呼吸困难接受了机械呼吸辅助治疗。最初的凝血和生化检查显示凝血酶原时间（PT）显著延长，激活部分凝血酶活时间（APTT）大于 110 s。给予 5 单位新鲜冷冻血浆和 PT 值下降到 35 s[17]。

毒物分析及评析：收集第 5、25、69、110、133、209 天血清样本，送到实验室检测长效抗凝剂杀鼠剂。血清中检出溴鼠灵，质量浓度见表 11－8。

表 11－8　血清中溴鼠灵浓度和凝血酶原时间

时间（天）	溴鼠灵浓度（ng/mL）	凝血酶原时间（s）
5	1 302	87
25	966	60
69	309	—
110	—	17
133	291	15
209	未检出	14

患者首先否认摄入任何毒物，但最终承认在入院前一周持续 2 天摄入了数量不详的杀鼠剂。血清中溴鼠灵按一级动力学消除，半衰期大约为 56 天。血清中溴

鼠灵浓度在第69天至第133天仅仅是轻微下降,可能因为溴鼠灵从肝中重新释放到血液中,肝是抗凝血鼠药在体内的主要积蓄器官,也可能因为患者在无日常监护期间重新摄入了杀鼠剂,但其否认重新摄入史。

[**案例四**] 3名出血患者怀疑偶然摄入了鼠药,采集他们的血液样品进行检测[11]。

毒物分析及评析:取0.5 mL血清样品经提取处理后用离子色谱-离子阱质谱分析。血清样品中杀鼠酮浓度见表11-9。

表11-9 3名患者血清中杀鼠酮浓度

患者编号	性别	年龄	凝血时间(min)	浓度(ng/mL)
A	男	13	8.3	14.7
B	女	27	13.8	401.3
C	女	49	6.4	<0.5

血清中杀鼠酮含量与凝血时间呈正相关。血清中低浓度的杀鼠酮不会明显延长凝血时间。即使凝血时间在正常值(4~12 min)之间,人体内仍有可能存在毒物。因此,为了达到最佳的治疗效果和对人体最小的毒性损害,有必要进行对杀鼠剂的体内残留进行监测。

[**案例五**] 某34岁妇女,农民,除口服避孕药外没有特殊医疗史或用药史。入院前3天就开始出现血尿、右侧腹痛、无发热,也没有发现暴力引起的外伤。腹部超声检查显示肾盂肾盏高回声、无扩张。此外,右肾观察到少量液体,在膀胱里也发现了可移动的回声残体。第4天,患者突然抽搐、失去意识,昏迷状态下被转到重症监护室。CT扫描显示左脑大面积出血性脑梗死,伴弥漫性水肿及中线结构右移。生物筛检示轻度贫血(10.3 g/dL),高白细胞增多(19 490/3 mm)和血小板计数正常。凝血试验结果显示非常低的凝血酶原时间(10%),特别是维生素K依赖因子水平低(Ⅱ、Ⅶ、Ⅸ和X)。凝血因子Ⅲ和V正常。尽管静脉注射维生素K、进行复苏,病人仍死于不可逆转的昏迷状态。死后4天进行尸检,发现轻微指甲和嘴唇紫绀,肺窒息病变,还有气管水肿。此外,尸检显示弥漫性出血体征(即多发性瘀斑、内脏出血、胸膜和腹腔出血、弥漫性蛛网膜下腔出血、肾腔内出血)。宏观和组织学检查发现双侧弥漫性肺泡水肿,多脏器充血,向心性心肌肥大。神经病理学检查证实SLS血栓形成。它还显示左额叶区出血性梗死病变,弥漫性水肿和第五颞旋疝[18]。

毒物分析及评析:入院后第4天提取血清样品,尸检时提取外周血、尿液(总量15 mL)、胃内容物(总量40 mL)样品。采用HPLC-DAD对提取的样品进行毒物分析。生前和死后的血液中都检出了氯鼠酮,各样品中氯鼠酮浓度见表11-10。

表 11-10 中毒者体内氯鼠酮浓度(μg/mL)

	血 液	尿 液	尿液(mg)	胃内容物	胃内容物(mg)
生 前	25.9	—	—	—	—
死 后	9.4	6.8	0.102	4.8	0.192

本案并未找到毒物的来源,而且可能永远也无法阐明原因。医生或者法医应清醒地认识到,任何出现长时间和/或原因不明的低凝状态的患者都可能摄入了抗凝血类杀鼠药,无论患者是否清楚摄药史。罕见情况下,血栓形成与抗凝血类杀鼠剂中毒同时存在。

第三节 毒 鼠 强

一、概述

毒鼠强(tetramine, TETs)化学名为2,6-二硫-1,3,5,7-四氮三环-3,3,1,1,5,7-癸烷-2,2,6,6-四氧化物,又名“四次亚甲基二砜四胺”“四二四”“424”“鼠没命”“三步倒”“特效灭鼠灵”等,属于环状含有机氮的磺胺衍生化物,分子式为$C_4H_8N_4O_4S_2$,分子量为240.3。

毒鼠强纯品为白色粉末状,无臭无味,熔点250~254℃,在255~260℃分解,沸点高于270℃,在弱酸和弱碱中性质稳定,不溶于水,微溶于丙酮,难溶于甲醇、乙醇,可溶于氯仿、二氯甲烷、苯、乙酸乙酯和二甲亚砜等有机溶剂。常用毒鼠强鼠药多为白色粉剂或颗粒状毒饵。

毒鼠强于1949年由一家德国公司合成,具有神经毒性,对人畜均有剧毒,化学性质极为稳定,在生物体内代谢缓慢,自然界中难以降解,因此极易引起二次中毒。目前又尚无特效的解毒药,故是最危险的杀鼠剂之一。哺乳动物口服的LD_{50}(半数致死剂量)约为0.1 mg/kg,大鼠经口LD_{50}为0.1~0.3 mg/kg。小鼠经口LD_{50}为0.2 mg/kg,经皮下的LD_{50}为0.1 mg/kg,人的致死量约为12 mg。我国明文禁止毒鼠强的生产、销售及使用已经三十余年,但因其生产成本低廉、毒性大,不法商贩为牟取暴利而使毒鼠强在市场上的销售屡禁不止,因而意外中毒、投毒杀人和服毒自杀的事件时有发生。

毒鼠强的毒理作用主要是兴奋中枢神经系统,作用机制为抑制γ-氨基丁酸(GABA受体),阻断抑制性神经递质对神经元的作用,产生强烈的致惊厥作用,加重脑水肿及各组织脏器的缺血、缺氧,进而诱发多器官功能障碍。轻度中毒者有头痛、头晕、腹痛、乏力、恶心、呕吐、口唇麻木、虚汗、四肢麻木等症状;重度中毒者可发生突然晕倒、面色青紫、四肢阵发性、强直抽搐、口吐白沫、深度昏迷等情况。阵发性、强直性抽搐是毒鼠强中毒的典型症状。

毒鼠强中毒快速死亡者尸斑、尸僵显著,窒息征象较明显,各器官多有淤血水肿等急性死亡的病理变化,尤以脑出血水肿为甚,还可见睑、球结膜点状出血,脑蛛网膜下腔漏出性出血,肺淤血水肿,胰间质出血,胃黏膜斑点状出血。有时因抽搐咬伤舌,可在舌尖发现牙印痕或咬伤出血。

二、体内过程

毒鼠强可经消化道和呼吸道黏膜快速吸收入血,但不易经完整的皮肤吸收,很快在组织和体液中均匀分布,以原形形式存在于全身各组织器官,经缓慢的代谢过程,最终以原形形式从尿液和粪便中排出。口服毒鼠强中毒者,中毒症状一般出现在进食数分钟至 30 min 后,也有长达 13 h 者。症状出现的快慢及严重程度与胃的充盈状态和毒鼠强的服入量密切相关,死亡多发生在服药后 0.5~3 h。血液、尿液、肝脏、肾脏都是毒鼠强中毒的首选检材。沈敏等[19]报道,从女婴毒鼠强中毒后 40 天血中和 80 天尿中仍可检出毒鼠强。

向平等[20]研究毒鼠强在家兔体内的代谢和分布,给药 2 h 后家兔体内毒鼠强含量从高到低依次为:胃、肝、肠、肺、脾、脑、肌肉、肾、尿液、血液、胆、玻璃体液。中毒死亡者体内的毒鼠强含量见表 11 - 11。

表 11 - 11 中毒死亡人体内毒鼠强的分布(μg/g 或 μg/mL)

案例	血液	脑组织	肺组织	肾组织	肝组织	心脏	睾丸	小脑	胃内容物	参考文献
1#			0.2	0.5	0.5	0.3				[20]
2#		2.8	5.2	106.6	1.2		5.2	3.3	1 300.7	[21]
3#	1.0				3.7				78.7	[22]

三、检材处理

毒鼠强中毒案件的检材中,以各种毒药和毒饵含量最高,剩余食物、呕吐物、胃内容物中含量也较高,血、尿、肝等体液和组织是可选的生物检材。一般来说,体外检材(如剩余食物、呕吐物等)容易获得,可以直接在案发现场收集。若是中毒死亡案例或死者已经埋葬的情况,可以取死者的肝、胃等体内检材进行检测。

检材的处理需根据具体情况选择适当的方法。如鼠药和毒饵等含高浓度毒鼠强的非生物检材,直接用少许甲醇溶解,离心取上清液供分析检测即可。其他检材需根据检材性状和分析方法进行前处理。一般用单一有机溶剂,如苯、氯仿、丙酮、乙酸乙酯、乙醚、环己烷或苯-乙酸乙酯混合液(4∶1 或 1∶1)液液提取,或采用固相萃取及微萃取法提取。其中固相微萃取法集采样、萃取、浓缩、进样为一体,具有省时、操作简便、检材用量少、干扰少、无溶剂等优点，适用于血液、尿液等生物检材中毒鼠强的快速分析。胃组织含油脂较多，首先需要采用冷冻方法去除油脂，常用中性氧化铝、硅藻土、活性炭等吸附剂做进一步净化后再进行处理。

参考方法（SF/Z JD0107003－2010）：取血液或尿液 2 mL 置于 10 mL 具塞离心管中，加 10 μL 内标物工作溶液，加入乙醚 3 mL，涡旋混合，离心，转移有机层至另一离心管中，约 60℃水浴中空气流下吹干，残留物用 50 μL 甲醇溶解，取 1 μL 进样分析。

参考方法（固相萃取法）[23]：取体液、组织匀浆加水稀释，离心，上清液过活化好的 GDX－403、C_{18}或硅藻土固相柱，用蒸馏水洗涤，抽真空除去柱内残留水分，然后用乙酸乙酯或丙酮洗脱，洗脱液经无水硫酸钠脱水后，60℃下空气吹干，定容后检测。

参考方法（固相微萃取法，SPME）[23]：取尿液 1 mL 于 1.5 mL 样品瓶内，加入 200 ng 内标对硫磷，旋紧垫有橡皮垫的瓶盖，将 SPME 针插入样品瓶，按下柱栓，使萃取纤维浸入尿样，吸附 20 min，取出 SPME 针，插入气相进样口，在进样口 250℃解吸 3 min 即可进行分析。

四、分析方法

毒鼠强的检测方法主要为气相色谱法和气相色谱-质谱联用法，气相色谱法主要用于筛查和定量，气相色谱-质谱联用法可用于毒鼠强的定性和定量分析。

1. 气相色谱法

检材经提取后可直接分析，无需衍生化。毒鼠强分子中含有氮和硫原子，因此可选择 NPD、FPD 或 FID 检测器进行检测。其中 NPD 检测器灵敏度高于 FID 检测器，但 FPD 检测器具有更高的选择性，可以消除生物样品中大量含氮杂质的干扰，也适用于毒鼠强检测。

分析参考条件（SF/Z JD0107003－2010）：色谱柱：DB－608 毛细管柱（30 m×0.53 mm×0.50 μm）；柱温：150℃（1 min）→20℃/min→230℃（10 min）；进样口温度：250℃；检测器：NPD；检测器温度：250℃；火焰光度检测器（FPD）或氮磷检测器（NPD）。

2. 气相色谱-质谱法

GC－MS 法是常用的毒鼠强检测方法。因生物基质中干扰物质种类繁多，不仅干扰毒鼠强的定性，也可能影响其定量结果的准确性。而 GC－MS 法通过同时比对保留时间和质谱图，使其定性、定量更为可靠、准确。

分析参考条件（SF/Z JD0107014－2015）：色谱条件：色谱柱：DB－5MS 毛细管柱（30 m×0.25 mm×0.25 μm）或等效色谱柱；柱温：初温 100℃保持 1.5 min，以 25℃/min 程序升温至 280℃保持 15 min；载气：氦气，纯度≥99.999%；流速：

1 mL/min;进样口温度：250℃。质谱条件：EI 源;电压：70 eV;离子源温度：230℃;四极杆温度：150℃;接口温度：280℃;进样量：1 μL;采用全扫描模式,质量范围 *m/z* 50~500。

体外检材或含量较高的体内检材,用全谱扫描方式(full scan)即可检出毒鼠强。而体内检材中毒鼠强含量很低,干扰成分多,需采用选择离子监测(SIM)的方式进行检测,可选择 *m/z* 240 的分子离子,*m/z* 212 的基峰以及 *m/z* 132、121 和 92 的碎片离子等作为毒鼠强的定性特征离子。

五、鉴定要点

1. 毒鼠强中毒的初步判断。在有机合成杀鼠剂中,毒鼠强和有机氟类剧毒杀鼠剂经常被混合使用,虽然两者的理化性质不同,中毒性状却极为相似,均表现为阵发性、强直性抽搐。因此在检出一种杀鼠剂后很容易漏检另一种杀鼠剂,在作杀鼠剂中毒初步判断时必须谨慎。

2. 毒鼠强中毒阳性结果的判断。在毒鼠强中毒案件当中,特别是对于体内检材而言,由于毒鼠强的中毒剂量很低,也容易受生物样品存在的各种含氮化合物的干扰,体内毒鼠强分析的阳性结果必须通过质谱进行确认。

3. 腐败尸体中毒鼠强分析的价值。毒鼠强在体内可以存在较长的时间,很难排出体外。毒鼠强中毒者死后埋葬或解剖被固定后,在无其他检材供检测的情况下,可以直接对腐败尸体或用 40%甲醛水溶液固定后的内脏器官进行毒鼠强检测。腐败检材及固定后检材的分析,拓宽了司法鉴定工作中对检材的选择范围。

六、案例评析

[案例一] 2016 年 1 月 4 日,汪某报警称其和其儿子(7 岁)已经服毒,其家人随后将汪某母子二人送往医院抢救。男童抱入病房时神志浅昏睡,左、右瞳孔 5 mm,对光反射迟钝,口吐白沫样黏液,面色及口唇稍紫绀,四肢抽搐[24]。

毒物分析及评析：采用 GC－MS 从汪某及其儿子血液中检出毒鼠强成分,质量浓度分别为 4 ng/mL 和 33 ng/mL。另外从大衣柜内碗中米粒及液体、“海珍威杀鼠剂(溴鼠灵)”袋内米粒(含谷壳)也检出毒鼠强成分,质量分数分别为 74 μg/g、392 μg/g。首先要明确为毒鼠强中毒,即在中毒者的进食、呕吐物或血液中检出毒鼠强成分;其次根据中毒者的病史、临床表现、化验、治疗经过等病历材料,结合临床分级标准,确定中毒的严重程度。

[案例二] 乙、丙两儿童因误抢食洒有鼠药的方便面而中毒。乙童半小时后呕吐、抽搐数次,并伴有双眼上翻。丙童抢食更多,中毒症状表现为呼之不应、口吐白沫、牙关紧闭、四肢强直抽动持续不止。两儿童立刻被送至儿科医院洗胃、苯巴比妥止惊。但丙童仍抽搐不止、神志不清,次日进行了血浆交换术[20]。

毒物分析及评析：定时采集乙童和丙童的血液和尿液，直至中毒后 35 天。35 天内采集的血液和尿液样品经 GC/NPD 法分析，均检出毒鼠强成分。丙童的血液初始浓度达 1.4 μg/mL，经血浆交换后血中毒鼠强浓度明显降低，此后经体内再分布又稍升高，然后慢慢下降，至中毒后 35 天，仍维持在 0.2 μg/mL 左右。此结果表明，毒鼠强在体内不易代谢，难以排泄。乙童因为食用量较少，尔后又呕吐出大部分，症状较丙童轻，血中浓度维持在 0.05 μg/mL 左右，呈缓慢下降趋势。两名儿童的跟踪监测说明毒鼠强中毒程度跟血中浓度有相关性。

［案例三］ 2018 年 8 月 21 日至 12 月 13 日某服装工厂同一整烫车间工人 6 人陆续出现临床症状，其中昏迷伴抽搐 2 人，头晕、呕吐伴抽搐 2 人，头晕伴呕吐 2 人，无规律、不间断发病。2021 年 8 月 21 日，第一名受害者（男，43 岁）于就餐后突发意识不清，昏厥倒地，呼之不应，牙关紧闭，两眼上视，四肢抽搐 0.5 h，伴剧烈呕吐，呕吐物为胃内容物，非喷射状，无大小便失禁，无发热。既往体健，无头部外伤及癫痫病史，无持续高温作业史，共餐的工友无类似症状。初步诊断为症状性癫痫、脑炎、中暑，急性肾功能衰竭对症处理，病因不明确，经诊治后痊愈出院。2018 年 9 月 30 日第 2 名受害者因头晕 4 h 加重伴意识不清、抽搐 3 h，呼叫 120 送至急诊，途中抽搐发作 2 次，间隔约 15 min，持续 2～3 min。县疾病预防控制中心介入调查，对饮食、饮用水、空气、工作环境等检查，未见异常，暂不考虑职业中毒或群体中毒事件。此后相继发生此类疑似中毒事件，根据患者流行病学特征，考虑毒鼠强中毒。公安部门立案，采集患者血清、呕吐物、尿液送检[25]。

毒物分析及评析：市公安局毒物检测中心从第 3 名受害者血清、呕吐物、尿液中检出毒鼠强，浓度分别为 392 nmol/L、70 μg/g 和 3.5 μg/mL，另 5 名受害者体内也查出毒鼠强成分。确认受害者系毒鼠强中毒后，公安搜查并侦破系人为投毒所致，6 名受害人经治疗后均痊愈。本次报道的毒鼠强中毒事件与其他群体中毒事件一致，具有流行病学特征：同一相对的区域内；3 例以上症状、体征相似；一定时间内同时出现或相继出现。此案件系他人间断投毒所致，且患者发病时间间隔长，不规律出现，易被忽视，遇到不明原因昏迷伴抽搐须排除中毒可能。

［案例四］ 2016 年 7 月 14 日，某村 1 家 6 人（父母、儿女、外孙、外孙女）在家食用水饺后，均出现不同程度不同频率的双上肢抽搐，并伴有腹痛、腹泻、恶心等症状，其中儿子抽搐最严重，先后就诊于当地多家医院，治疗后症状未减轻[26]。

毒物分析及评析：2016 年 7 月 25 日采集血液进行毒物分析，在 6 名患者的血液样本中均检测出毒鼠强。公安人员立即赶往患者家中，发现房屋一角有一开启的面粉袋，而其旁边就有散开的鼠药。面粉样品检测结果为毒鼠强阳性。6 例患者确定为食用毒鼠强污染面粉包的水饺后，导致毒鼠强中毒。儿子食用的量最多，中毒程度最为严重，血液灌流前后血药浓度分别为 640 ng/mL 和 406 ng/mL。其余 5 例患者中毒症状较轻，血液中毒鼠强浓度分别为 530 ng/mL、160 ng/mL、

167 ng/mL、103 ng/mL、17 ng/mL。这 6 例毒鼠强中毒患者均出现了双上肢抽搐的神经系统损害的表现，并伴有心脏损害、肝脏损害，经过救治，6 例患者均治愈出院。目前毒鼠强中毒尚无特效解毒剂，中毒死亡率极高，已被我国禁止生产和使用，但仍有很多小作坊非法制造买卖毒鼠强。毒鼠强投毒、自杀、误食而引起中毒仍时有发生。

第四节　氟乙酰胺及氟乙酸钠

一、概述

氟乙酰胺(fluoroacetamide)又称“敌蚜胺”“氟索儿”“1081”等，为人工合成的有机氟类杀鼠剂代表性品种。分子式为 FCH_2CONH_2，分子量为 77.1。氟乙酰胺纯品为白色针状结晶或白色粉末，无臭无味，受热、在甲醇及乙醇中易升华，熔点为 107~108℃。温度高于 170℃易分解；在干燥条件下比较稳定，易吸收空气中的水分而潮解；在中性、酸性水溶液中可水解为氟乙酸，在碱性水溶液中可水解为氟乙酸钠，并释放出氨。易溶于水、醇及丙酮，可溶于乙酸乙酯、乙醚，微溶于氯仿，不溶于石油醚。市售氟乙酰胺鼠药多为白色粉剂、有色液体(多为红色)或颗粒状毒饵。

氟乙酸钠(sodium fluoroacetate)又称“1080”“氟醋酸钠”等，是应用较早的人工合成有机氟类杀鼠剂。分子式为 FCH_2COONa，分子量为 100.0。氟乙酸钠纯品为白色结晶，几乎无味，工业品有微弱醋酸酯味，易溶于水，微溶于乙醇、丙酮及石油，不溶于苯、甲苯。温度高于 100℃不稳定，200℃时分解；在空气中极易吸湿成为黏稠状。毒饵使用浓度一般为 1%~3%。

氟乙酰胺和氟乙酸钠均属于急性剧毒杀鼠剂，具有触杀、熏蒸和内吸作用，对人、畜均有毒性。氟乙酰胺大鼠口服急性 LD_{50}为 15 mg/kg；0.2~0.5 mg/kg 可使狗中毒死亡；人口服 0.1~0.5 g 可中毒死亡。氟乙酸钠毒性强于氟乙酰胺，作用速度更快，对大多数哺乳动物和鸟类的致死剂量通常都在 10 mg/kg 以下，大鼠急性口服 LD_{50}为 0.22 mg/kg；小鼠 8.0 mg/kg；小鸡约 5 mg/kg；蜘蛛猿 15 mg/kg；人口服氟乙酸钠的致死量为 0.7~5 mg/kg。

由于氟乙酰胺及氟乙酸钠化学性质稳定，分子结构中的氟碳键结合牢固，在体内或自然界中都很难断裂，易发生二次中毒。2002 年农业农村部第 199 号公告中已经全面禁止销售和使用氟乙酰胺及氟乙酸钠，但因其价格便宜、合成简单、无色无味等特点，仍存在非法制造、贩卖和使用氟乙酰胺和氟乙酸钠的情况，意外、自杀、投毒引发中毒案事件时有发生。

氟乙酰胺及氟乙酸钠中毒症状一般在口服后 20~120 min 内出现，部分中毒潜伏期可达 10~15 h。主要表现为中枢神经系统的过度兴奋,烦躁不安,肌肉震颤,反复发作的全身阵发性和强直性抽搐,为反复发作和进行性加重,与毒鼠强有相似之处。急性中毒死亡多发生于口服后 2~4 小时内。

氟乙酰胺及氟乙酸钠中毒死者尸僵出现早,腐败慢,紫绀显著。胃肠道有出血性炎症表现,以胃和十二指肠最为明显,尤其是口服中毒死亡者胃黏膜有广泛出血,可与机械性窒息造成的内脏出血相区别。在检验不明原因中毒死亡的案例中,如尸检时发现类似出血情况并同时追踪到伴有阵发性,强直性痉挛症状者,应高度注意氟乙酰胺中毒的可能性。

二、体内过程

氟乙酰胺及氟乙酸钠主要通过口服方式吸收,也可经皮肤黏膜或伤口吸收。氟乙酸钠进入机体后快速生成氟乙酸,氟乙酰胺也易被水解脱氨生成氟乙酸,因此氟乙酸钠作用速度快于氟乙酰胺。氟乙酸在细胞线粒体辅酶 A 等的作用下,代谢为高毒的氟柠檬酸,此过程被称为"致死合成"。氟柠檬酸可抑制乌头酸酶的活性,阻断柠檬酸的氧化,从而干扰三羧酸循环,引起机体的代谢障碍。此外,氟柠檬酸还能直接刺激中枢神经系统,引起痉挛发作。

进入血液的氟乙酸约有 50%从尿中排出,排泄可持续 20 多天,也有少量氟乙酰胺以原体形式留存在血液和尿液中。

通过动物实验,研究了氟乙酰胺的代谢产物氟柠檬酸和氟乙酸在家兔体内的分布情况[27](表 11-12)。

表 11-12 氟乙酸和氟柠檬酸在家兔体内分布(μg/g 或 μg/mL)($n=6$)

	血	心	肾	肝	胃内容物	尿
氟乙酸浓度平均值	3.76	2.02	4.71	4.42	12.90	—
氟乙酸标准差	0.06	0.2	0.07	0.1	0.8	—
氟柠檬酸浓度平均值	362.43	67.92	147.97	227.70	0	—
氟柠檬酸标准差	3.3	1.1	1.2	2.6	0	—

氟乙酰胺中毒死亡尸体中氟含量较非中毒死亡尸体中氟含量高很多。曾有一案例报道,受害人先后 5 次遭氟乙酰胺投毒,五个月后死亡。其肝、肾、脑中氟含量分别为 365 μg/mL、344 μg/mL 和 180 μg/mL,较正常值高 2~3 倍;骨及骨灰中氟的含量为正常值的 3~6 倍,这是由于氟能与机体骨中钙结合成氟化钙而蓄积于骨中;尿中的氟含量最高,为正常尿的 5~30 倍[28]。

三、检材处理

氟乙酰胺中毒者,检材中一般同时存在氟乙酰胺和氟乙酸,也可能只含有氟乙酸。若单独检验氟乙酰胺时，在分离提取时应注意防止其发生水解。而氟乙酸钠中毒者，检材中一般以氟乙酸钠或氟乙酸的形式存在。通常在氟乙酰胺及氟乙酸钠的中毒案件中，毒饵、呕吐物、现场可疑物等体外检材中毒物含量较高，可检出原药。血、内脏组织等体内检材中毒物含量较低，往往仅能检测出代谢产物。

因氟乙酰胺及氟乙酸钠均为强极性，水溶性物质，一般选择不同比例的水和极性有机溶剂配成混合溶剂进行提取、净化。提取方法可采用大量溶剂如甲醇、丙酮、乙腈、乙酸乙酯浸泡过夜提取，也可采用少量溶剂经混旋或超声多次提取以及透析法提取等。

参考方法（液液提取法）：取适量检材，用蛋白质沉淀剂去除蛋白质后，加甲醇-水、丙酮-水或乙腈-水（8：2 或 7：3）混合溶剂，浸泡过夜或超声振荡 30 min，离心取上清液，残渣再加上述混合溶剂提取一次，合并提取液，用 10%氢氧化钠或氨水调至 pH 8，90℃水浴下空气流或氮气挥去有机溶剂，剩余的水溶液可直接用于化学方法检测，也可用盐酸调至 pH 2 后用乙酸乙酯提取氟乙酸，离心分离出乙酸乙酯层并加入碱性丙酮液混匀后挥干用于检测。

参考方法（液液提取法）[29]：取血样 0.5 mL，加入 0.2 mol/L 氢氧化钠溶液 0.05 mL、乙腈溶液 0.5 mL；涡旋混合 2 min，5 000 r/min 离心 5 min；取上清液 50 μL，加入 10%催化剂四丁基溴化铵（TBABr）溶液 50 μL、0.01 mol/L 衍生化试剂 4-溴甲基-7-甲氧基香豆素（BrMMC）溶液 150 μL，涡旋混合 5 min；80℃水浴 120 min，取适量过 0.45 μm 有机系滤膜，滤液供测定。

参考方法（固相萃取法）[23]：取血、尿等生物体液适量，用氨水调至 pH 8，加入蛋白质沉淀剂沉淀蛋白，离心取上清液。用甲醇、去离子水和 pH 8 缓冲液活化好的 C_{18}柱过滤，控制流速为 1 mL/min，检液全部流出后，再用 5 mL pH 8 缓冲液淋洗固相柱，然后真空抽干，用 5 mL 甲醇洗脱，收集洗脱液，于 60℃水浴下浓缩，定容后检测。若使用硅胶柱，检材中加入甲醇-乙腈（1：1 或 3：13）混合溶剂，混匀、离心，取上清液用以甲醇活化过的硅胶柱过滤，收集流出的液体于 60℃水浴浓缩。

参考方法（顶空-固相微萃取法）[30]：取血清 0.2 mL、尿液和匀浆过的胃内容 20 μL 置于 10 mL 顶空瓶，加入内标乙酸-d_3 200 ng、1 M H_2SO_4 1.2 mL 和 Na_2SO_4 0.7 g，迅速密封。取肾等组织 1 g，加入 0.9% NaCl 水溶液 1 mL、内标乙酸-d_3 1 μg，然后匀浆，加 2 mL 蒸馏水，超声 15 min。取 0.2 mL 混合物，与血清样品同样操作。样品在 90℃加热 15 min 后，将 SPME 针插入 2.5 mg/mL 1-芘基二氮杂甲烷己烷溶液 15 min，然后顶空吸附，取出 SPME 针，插入气相进样口，在进样口 250℃解吸 10 min 即可进行分析。

四、分析方法

氟乙酰胺及氟乙酸钠检测方法包括化学显色法、气相色谱法、高效液相色谱法、气相色谱-质谱法及氟离子选择电极法等。一般体外检材或初步筛选可采用化学显色法,体内检材定性确证和定量分析多应用气相色谱-质法等检测方法。

1. 化学显色法

可用于氟乙酰胺或氟乙酸钠检测的化学显色反应包括硫靛反应、纳氏(Nessler)反应等,其中硫靛反应最为常用。

(1) 硫靛反应。硫靛反应的原理为含氟乙酰基的化合物在强碱性条件下能与硫代水杨酸钠作用,再经铁氰化钾氧化,生成红色的硫靛化合物。该反应检出限为10 μg。但应注意硫靛反应不能区分氟乙酰胺和氟乙酸钠,而且其他含卤代酰基的化合物也有相同反应。为消除检材基质效应和反应条件差别,须同时做空白试验。当反应结果为阳性时,应进一步用色谱-质谱法进行检验确证。此方法操作简单,适用于体外检材和新鲜生物检材的检测。

(2) 纳氏试剂反应。氟乙酰胺遇到强碱性的纳氏试剂会逐渐水解释放出氨,氨与纳氏试剂作用,经过一系列颜色变化,最后生成橘红色沉淀。该反应灵敏度为1∶20 000。但铵盐或能分解产生氨的化合物皆有此反应。此方法可用于区分氟乙酰胺和氟乙酸钠,适用于体外检材的检测。

方法:取前处理水溶液1~2 mL于试管中,加纳氏试剂数滴,若含氟乙酰胺,会在滴加试剂后30 s出现下列显色过程:淡黄→亮黄→深黄→橘红色沉淀。若含量较高,可立即变成黄色,短时间内出现橘红色沉淀。[纳氏试剂的配制:称取碘化汞(HgI_2)100 g及碘化钾(KI)70 g,溶于少量纯水中,缓缓倾入已冷却的500 mL浓度为320 g/L的氢氧化钠溶液中,并不停搅拌,然后再用纯水稀释至1 000 mL,贮于棕色瓶中,用橡皮塞塞紧,避光保存。本试剂有毒,应谨慎使用。]

2. 高效液相色谱法

用高效液相色谱法分析氟乙酰胺及氟乙酸钠时,经前处理后的水溶液可直接用于分析,也可将其衍生化后再进样。因氟乙酰胺本身对紫外没有吸收,所以先要通过衍生化使其转变成含有紫外基团的衍生物才能进行检测。4-溴甲基-7-甲氧基香豆素(BrMMC)是HPLC理想衍生化试剂,其具有荧光活性。

分析参考条件[29]:色谱柱:Diamonsil ODS(150 mm×4.6 mm×5 μm);柱温:30℃;流动相:乙腈∶水(45∶55,V/V),流速:1.0 mL/min,进样体积:10 μL;紫外检测器:检测波长319 nm;荧光检测器:激发波长319 nm,发射波长390 nm(BrMMC衍生化)。

分析参考条件[31]:色谱柱:Hypersil ODS(250 mm×4.6 mm×5 μm);流动相:乙腈-水(85∶15, V/V);流速:0.5 mL/min;检测器:FLD(氟乙酸-9-亚甲基蒽酯);激发波长256 nm,发射波长412 nm。

3. 液相色谱-质谱法

采用LC-MS法检测,将大大提高分析的准确性和灵敏度,电喷雾离子化

(ESI)是 LC－MS 法检测氟乙酰胺常用的离子化方式。因 ESI 效率较 APCI 低,且氟乙酸类热稳定性较好,所以通常采用 APCI。若选择 ESI,需结合已经使用的衍生化方式先进行柱前衍生化,则可以提高 LC－MS 离子化效率。色谱-质谱联用方法可用作氟乙酰胺和氟乙酸钠的确证分析。

(1) 分析参考条件[32]

色谱条件: Sunfire™ C_8(150 mm×4.6 mm×5 μm)色谱柱;柱温: 37℃;流动相: A 为 0.005% 乙酸水溶液, B 为 0.005% 乙酸乙腈溶液;梯度洗脱: 95% A 保持 1 min;1~11 min,95% A~60% A;11~14 min,60% A~0% A;14~19 min,0% A;19~20 min,0% A~95% A。起始条件平衡 2.5 min。流速: 0.5 mL/min;进样器温度: 10℃;进样体积: 20 μL。

质谱条件: 电喷雾离子化源(ESI),负离子方式检测;氮气(99.5%纯度)作为鞘气、离子吹扫气、辅助气;超纯氩气作为碰撞气;毛细管温度: 250℃;鞘气压力: 50(0~100 ABV);离子吹扫和辅助气优化至最佳参数;套管补偿,−90;碰撞气压力 0.7(0~5 ABV);多反应监测扫描模式;氟乙酰胺扫描离子对: *m/z* 77.1>*m/z* 57.3, *m/z* 77.1>*m/z* 33.0。驻留时间 100 ms。

(2) 分析参考条件[33]

色谱条件: 色谱柱: Acquity UPLC BEH C_{18}(100 mm×2.1 mm×1.7 μm)和 Zorbax Eclipse Plus Phenyl-hexyl Rapid Resolution HD(100 mm×2.1 mm×1.8 μm);柱温: 45℃;流动相: A 为 5 mM 甲酸铵水溶液, B 为 5 mM 甲酸铵乙腈溶液;梯度洗脱: 90% A 保持 1 min;1~6 min,90% A~10% A;6~9 min,10% A;9~9.1 min,10% A~90% A;9.1~12 min,90% A。流速: 0.35 mL/min;进样体积: 10 μL。

质谱条件: 电喷雾离子化源(ESI),负离子方式检测;气帘气(CUR): 40 psi;碰撞气: 12 psi;离子源温度: 550℃;GS1: 70 psi;GS2: 50 psi;离子喷雾电压: −3 500 V;入口电压(EP): −10 V;出口电压(CXP): −13 V;多反应监测扫描模式;定量离子对: *m/z* 197>*m/z* 118(氟乙酸−3NA),*m/z* 201>*m/z* 119($^{13}C_2D_2$－氟乙酸−3NA)。

4. 气相色谱法

气相色谱法是检测氟乙酰胺、氟乙酸钠及氟乙酸最常用的方法。检测器可选择 FID、ECD 和 NPD 三种。

分析参考条件[34]: 色谱柱: SE－54 弹性石英毛细管柱(30 m×0.24 mm×0.35 μm);柱温: 160℃(1 min)→10℃/min→250℃(5 min);检测器: FID;检测器温度: 250℃。

5. 气相色谱-质谱法

由于氟乙酰胺和氟乙酸钠极性较大,而且对组织中的样品进行提取存在一定困难,不容易用常规色谱进行准确分析检测,因此可使用柱前衍生 GC－MS 法,即采用衍生化技术对氟乙酰胺进行处理后,再利用定性准确的 GC－MS 手段进行检测。

分析参考条件[35]：

色谱条件：色谱柱 HP－PLOTQ(25.0 m×0.32 mm×0.25 μm)毛细管柱；进样口温度：200℃；程序升温：初温 100℃（1 min），以 10℃/min 升温至 200℃，保持 14.0 min；载气：H_2，流速：0.8 mL/min。

质谱条件：EI 源，70 eV；检测器温度：200℃。氟乙酰胺、氟乙酸与内标（乙酰胺）的分子离子 m/z 分别为 77、78 和 59，氟乙酰胺的碎片离子 m/z 为 44、33。保留时间分别为 14.09 min、16.68 min 和 15.89 min。

6. 离子色谱法

因氟乙酰胺和氟乙酸钠极性大，极易溶于水，用一般有机溶剂难于直接提取。氟乙酰胺或氟乙酸钠中毒者体内检材中常以氟乙酸或者氟乙酸根的形式存在，因此色谱分离效果差，可选用抑制型离子交换色谱法对氟离子和氟乙酸根进行分离检测。该检测方法提取净化过程简单、干扰少、灵敏度高，对检材条件要求不高。

分析参考条件[36]：色谱柱：ALLTHCH ALLSEP 7 μm 阴离子柱（150 m×4.6 mm）；柱温：35℃；流动相：0.17 mmol $NaHCO_3$/0.18 mmol Na_2CO_3 去离子水溶液；流速：1.0 mL/min；电导检测温度：35℃。

7. 离子色谱–质谱法

离子色谱–质谱法结合了离子色谱分离效能高、质谱定性确证的优势，适于极性大、水溶性强的氟乙酰胺和氟乙酸钠的分离和检测。

分析参考条件[37]：

色谱条件：色谱柱：Ionpac AS 19 型柱（250 mm×2 mm×7.5 μm）；保护柱：AG19（50 mm×2 mm）；ASRS 500 阴离子抑制器（2 mm，外接水模式）；氢氧化钾淋洗液由 RFC－30 在线自动产生；梯度淋洗：0～7.0 min，5 mmol/L KOH；7.0～8.0 min，5 mmol/L KOH～70 mmol/L KOH；8.0～14.0 min，70 mmol/L KOH；14.0～14.1 min，70 mmol/L KOH～5 mmol/L KOH；14.1～20.0 min，5 mmol/L KOH；淋洗液流速：0.30 mL/min；柱温：30℃；进样体积为 10 μL。

质谱条件：离子源为电喷雾电离源，负离子模式；扫描模式：多反应监测（MRM）；离子源温度：650℃；离子化电压（IS）：－4 500 V；气帘气（CUR）压力：277 kPa；喷雾气（GS1）压力：345 kPa；辅助加热气（GS2）压力：345 kPa；碰撞气（CAD）强度：中等。氟乙酸定量离子对为 m/z 77.0>57.0，去簇电压（DP）为－40 V，碰撞能量（CE）为－15 eV；$^{13}C_2$－氟乙酸的定量离子对为 m/z 79.0>59.0；去簇电压（DP）为－40 V，碰撞能量（CE）为－15 eV。质谱峰驻留时间均为 1 000 ms。

8. 飞行时间质谱法

由于氟乙酰胺水溶性较好，没有特征检测官能团，给检测造成了一定的困难，目前较常使用的 GC、GC－MS 等方法干扰多，存在检测灵敏度低、费时等问题。利用其水溶性强的特点,可使用电喷雾-飞行时间质谱法检测氟乙酰胺。

分析参考条件[38]:将检材水提取液以 4 000 r/min 离心 5 min,取 100 μL 上清液,加入 2.5 μL 1.0 μg/mL p -甲基苯胺溶液,用水稀释至 0.5 mL,用进样阀进样,氟乙酰胺正离子的精确质量为 78.034 8 u。采用流动注射-电喷雾电离-飞行时间质谱。仪器参数:正离子电喷雾电离电压:4 000 V;流动相:乙腈-水-甲酸(70∶30∶0.5, V/V);流速:60 μL/min;进样阀定量环:2 μL;脱溶剂氮气流量:400 L/h;脱溶剂温度:350℃;微通道板检测器(MCP)电压:2 700 V;仪器分辨率:>5 000(在 m/z 约 500 处);数据采集为连续方式。

9. 氟离子选择电极法

氟离子选择电极法是通过电位法测定样品中氟离子的含量来判断检材中是否含有氟化物的方法。当氟离子选择电极浸入含氟离子溶液中时,溶液中氟离子与电极中氟化镧单晶表面的氟离子进行交换,使两相的电荷分布发生变化,在单晶表面产生膜电势,以甘汞电极为参比电极,则可测得电势差。电势差的变化值与检材中氟离子浓度的对数呈线性关系。

分析参考条件[39]:检测时可取适量检材经干法有机质破坏后,加 20 mL 热蒸馏水溶解,搅匀后过滤,取滤液 15 mL 于 50 mL 容量瓶中,加入 25 mL 0.2 mol/L 柠檬酸钠-0.2 mol/L 硝酸钾缓冲液,用 6 mol/L 盐酸调节 pH 6.5 并加水稀释至 50 mL。将此溶液转移入聚乙烯烧杯中,并置于控温磁力搅拌器上,浸入氟电极与甘汞电极,搅拌 15 min,读取毫伏数。用氟化钠标准品配制成系列标准溶液,与检材、空白对照样品在相同条件下测定,绘制工作曲线,计算检材中氟离子的含量。

五、鉴定要点

1. 有机氟类阳性结果的确认。有机氟类杀鼠剂中毒症状与毒鼠强相似,因此,即使在确定毒鼠强中毒后,也不可漏检。在有机氟类杀鼠剂中,氟乙酰胺及氟乙酸钠在酸性水溶液中以及体内易水解为氟乙酸,而氟乙酸因其分子量小、极性大,采用 GC-MS 或 LC-MS 法检测时,色谱行为不佳,检测灵敏度较低,并且其 EI 和 ESI 质谱的主要碎片 m/z 均小于 100,特征性较差。因此常采用衍生化法,如用硫代水杨酸衍生化后,能提高检测的灵敏度及准确性,适用于内源性干扰较大的体内检材。

2. 氟离子分析的价值。有机氟类杀鼠剂氟碳键结合牢固,对氟离子的检测能够辅助此类杀鼠剂阳性结果的确证,但需要注意排除其他阳性干扰。在尸体火化而无法取得常规体内检材的情况下,骨灰中氟离子的检测显得尤其重要。对氟离子的分析增加了取材的范围,同时也扩宽了检测时间窗,但需要结合案情和其他证据一起对氟离子的分析结果进行解释。

六、案例评析

［案例一］　1997 年 11 月余某被其妻投毒致死，当时以为余某是生病死亡。2000 年 11 月，该县公安局因其他案件的审理怀疑余某的死亡可能与其妻有关，遂对死者开棺，提取死者肝胃区腐质，进行毒物检验[36]。

毒物分析及评析：采用 GC－MS 法排除了毒鼠强等毒物后，怀疑死者可能是氟乙酰胺类鼠药中毒。用去离子水浸泡检材，碱化，将浸泡液过水系滤膜，取滤液进入离子色谱分析，检验出氟乙酸根，为案件的定性和侦破提供了直接证据。该案系对死亡三年的腐败尸体开棺检验，仍能检验出氟乙酸根，证明氟乙酸化学性质稳定，离子色谱对检材要求不是很苛刻。

［案例二］　某日一村民王某与妻子张某到朋友家吃饭，饭后约 1 h，先后出现恶心、抽搐、昏迷等症状，急送医院抢救。张某当天下午死亡，王某抢救 3 天后死亡。解剖取二人肝、肾、胃及内容物、呕吐物及食物送检。

毒物分析及评析：肝组织、胃及内容物等用液液提取法，血液、剩余食物用浸泡提取法，提取液吹干后衍生化，经 GC/ECD 分析，生物检材和食物中均检出氟乙酰胺成分。以 GC 外标法定量，其结果见表 11－13。氟乙酰胺中毒时，发病急，常出现恶心、呕吐、抽搐等症状，与毒鼠强中毒有相似处，需注意区分。此案采用 GC 法检验氟乙酰胺，检测灵敏度较高，检材用量较少，可用于体内检材的定量分析。

表 11－13　组织检材中氟乙酰胺浓度（μg/g）

	胃及内容物	肝
王　某	0.25	0.74
张　某	0.55	3.26

［案例三］　2016 年 5 月，同一街区养在后院的 13 只狗突然抽搐并在 24 h 内死亡。现场调查执法人员提交了八只狗进行尸检[40]。

毒物分析及评析：结合气相色谱-质谱法与薄层色谱法，未能从狗的胃内容物或肝组织中检出常用的致惊厥药物，咨询兽医毒理学家后，将调查方向调整为氟乙酸钠中毒。采用气相色谱-质谱法选择离子模式检测氟乙酸，碳 14 同位素标记物用以定量，从胃内容物样本中检测到氟乙酸钠 0.379 μg/mL。该鼠药尽管被禁用多年，氟乙酸钠仍然是偶见的对家犬恶意投毒的原因。由于氟乙酸钠毒性很强，很少量摄入就会引起狗、人及其他哺乳动物和昆虫的死亡后果。尽管在地理上或时间上不一定相近，仍要在狗出现类似临床症状时考虑氟乙酸钠中毒，此外，肺出血是氟乙酸钠中毒死亡常见的尸体现象。

参考文献

[1] 陆惠民.磷化锌中毒动物体内磷化氢及其代谢物的测定.中国法医学杂志,1987,2: 106-108.

[2] Yan H, Chen H, Li Z, et al. Phosphine Analysis in Postmortem Specimens Following Inhalation of Phosphine: Fatal Aluminum Phosphide Poisoning in Children. Journal of Analytical Toxicology, 2018, 42: 330-336.

[3] 杜猛,王翔.1 例磷化氢中毒死亡的法医学检验.复旦学报(医学版),2017,44(z1): 83-84.

[4] Nosal DG, van Breemen RB, Haffner JW, et al. Brodifacoum pharmacokinetics in acute human poisoning: implications for estimating duration of vitamin K therapy. Toxicology Communications, 2021, 5(1): 69-72.

[5] Kelkar AH, Smith NA, Martial A, et al. An outbreak of synthetic cannabinoid-associated coagulopathy in Illinois. N Engl J Med, 2018, 379(13): 1216-1223.

[6] Plamer RB, Alakija P, de Baca JE, et al. Fatal brodifacoum rodenticide poisoning: autopsy and toxicologic findings. J Forensic Sci, 1999, 44(4): 851-855.

[7] Yip L, Stanton NV, Middleberg RA. Vitamin K_1 Treatment Duration in Patients with Brodifacoum Poisoning. The new England journal of medicine, 2020, 382: 1764-1765.

[8] William P, Crowder LA. Tissue distribution and excretion of diphacinone in the mouse. Pesticide Biochemistry and Physiology, 1979, 10(3): 259-267.

[9] 金米聪,陈晓红.高效液相色谱-离子阱质谱法测定生物体液中的痕量敌鼠和氯敌鼠.色谱,2010,28(2): 197-203.

[10] 陈海燕,陈晓红,金米聪,等.2007.高效液相色谱法同时测定谷类食物中杀鼠酮和异杀鼠酮研究.中国卫生检验杂志,17(9): 1629-1631.

[11] Cai M-Q, Dong X-Y, Chen X-H, et al. An assay for identification and determination of toxic rodenticide valone in serum by ion chromatography-electrospray ionization tandem mass spectrometry with ion trap detector. Talanta, 2009, 78: 242-247.

[12] 王洪宗,冯辉,胡开发,等.GC/ECD 法测定生物检材中溴敌隆和溴鼠灵.中国法医学杂志,2008,23(6): 405-406.

[13] 陈坚,李勇勤,麦剑平,等.气相色谱-质谱联用法快速检测血清中敌鼠.中国职业医学,2007,34(6): 491-492.

[14] Doubková V, Maršálek P, Večerek V. The rapid determination of bromadiolone in liver and blood plasma by in-injector pyrolysis gas chromatography-ion trap tandem mass spectrometry. Journal of Chromatography B, doi.org/10.1016/j.jchromb, 2017.10.027.

[15] 乔正,严慧.孕产妇及新生儿溴敌隆中毒 2 例.法医学杂志,2017,33(4): 452-454.

[16] 雷强,杨根梦,曾发明,等.溴鼠灵少量多次投毒致死 1 例.中国法医学杂志,2017,32(3): 335-336.

[17] Biochem VO, López CM. Brodifacoum poisoning with toxicokinetic data. Clinical Toxicology, 2007, 45: 487-489.

[18] Papin F, Clarot F, Vicomte C, et al. Lethal paradoxical cerebral vein thrombosis due to suspicious anticoagulant rodenticide intoxication with chlorophacinone. Forensic Science International, 2007, 166: 85-90.

[19] 沈敏,向平.毒鼠强中毒的固相微萃取和 GC/NPD 快速测定.中国药学杂志,2000,35: 341-343.

[20] 向平,沈敏,卜俊,等.毒鼠强中毒的研究.法医学杂志,2000(2): 88-90.

[21] 苏健柏.毒鼠强在中毒死亡犬体内死后再分布的研究.太原: 山西医科大学,2006.

[22] Jing S, Yu Z, Zhao J, et al. Determination of Tetramine in Postmortem Specimens by GC-NPD. Journal of Analytical Toxicology, 1994, 18: 275-277.

[23] 廖林川主编.法医毒物分析.5 版.人民卫生出版社,2016：277 - 281.

[24] 王兴,陈晓锋,陈国华.儿童毒鼠强中毒的法医学鉴定分析.广东公安科技,2019,4：74 - 75.

[25] 范兴恳,陈尊将,项廷选,等.一起毒鼠强中毒事件的调查分析.中华劳动卫生职业病杂志,2020,38(7)：542 - 544.

[26] 王文君,訾向东,吴煜峥,等.一起家庭毒鼠强中毒事件的调查.中华劳动卫生职业病杂志,2017,35(11)：861 - 862.

[27] 常红发.氟乙酰胺代谢产物检测新方法及家兔体内分布研究.太原：山西医科大学,2010.

[28] 郭鼎,寿祝民,李珊.氟乙酰胺中毒死亡尸体中氟的分布.白求恩医科大学学报,1993(6)：545 - 547.

[29] 陈学国,朱昱,姚伟宣,等.HPLC - UVD/FLD 法测定血中氟乙酸类杀鼠剂.中国法医学杂志,2012,27(3)：230 - 232.

[30] Sporkert F, Pragst F, Hübne S, et al. Headspace solid-phase microextraction with 1 - pyrenyldiazomethane on-fibre derivatisation for analysis of fluoroacetic acid in biological Samples. Journal of Chromatography B, 2002, 772：45 - 51.

[31] Xie Z, Shi W, Liu L, et al. Quantitative analysis of monofluoroacetate in biological samples by high-performance liquid chromatography using fluorescence labeling with 9 - chloromethylanthracene. Journal of Chromatography B, 2007, 857：53 - 58.

[32] Parry E, Willison SA. Direct aqueous injection of the fluoroacetate anion in potable water for analysis by liquid chromatography tandem mass-spectrometry. Anal Methods, 2018, 10：5524 - 5531.

[33] Wong Y, Law W, Lai SS, et al. Ultra-trace determination of sodium fluoroacetate (1080) as monofluoroacetate in milk and milk powder by GC - MS/MS and LC - MS/MS. Analytical Methods, DOI：10. 1039/C8AY00767E,2018.

[34] 陈礼明,杜书明,陈娜,等.生物样品中氟乙酸钠的气相色谱分析法.中华劳动卫生职业病杂志,2006,24(5)：302 - 303.

[35] 蔡锡兰,刘宪平,张大明,等.体液中氟乙酰胺 SPE - GC/MS 检测.中国法医学杂志,2004,19(4)：201 - 204.

[36] 王燕军,杨胜军,谢敬兰,等.离子色谱法检验生物检材中的氟乙酰胺(氟乙酸钠).刑事技术,2003(6)：16 - 18.

[37] 张晓艺,张秀尧,蔡欣欣,等.稳定同位素稀释离子色谱-三重四极杆质谱法测定血浆和尿液中的氟乙酸.色谱,2018,36(10)：979 - 984.

[38] 顾明松,胡绪英,刘勤,等.流动注射-高分辨飞行时间质谱检测毒饵大米中的氟乙酰胺.质谱学报,2002,23(4)：214 - 219.

[39] Tecle B, Casida JE. Enzymatic defluorination and metabolism of fluoroacetate, fluoroacetamide, fluoroethanol, and (-) - erythro - fluorocitrate in rats and mice examined by 19F and 13C NMR. Chem Res and Toxicol, 1989, 2(6)：429.

[40] Brower A, Struthers J, Schmidt J. Sodium fluoroacetate toxicity：a case report of malicious poisoning in dogs across a Phoenix, Arizona neighborhood. Forensic Sci Med Pathol, 2017, 13：450 - 453.

[41] Wen W, Gao H, Kang N, et al. Treatment of severe fluoroacetamide poisoning in patient with combined multiple organ dysfunction syndrome by evidence-based integrated Chinese and Western medicines. Medicine, 2017, 96(27)：e7256.

第十二章　有毒动植物成分鉴定

有毒动植物是指能引起接触或食用者中毒甚至死亡的动物、植物，可导致机体功能性、器质性损害。除涉有毒动植物投毒、自杀案件外，据卫生部全国食物中毒事件情况通报，2017 年全国有毒动植物食物中毒的人数占总中毒人数的 9.52%，死亡人数占食物中毒总死亡人数的 12.85%。对所涉各类案(事)件中体内外有毒动植物成分进行定性、定量分析是法医毒物鉴定的重要组成部分。

有毒动植物中毒可分为有毒动物中毒，如河豚鱼、斑蝥、毒蛇等中毒和有毒植物中毒，如乌头、马钱子、颠茄、毒蘑菇、夹竹桃、土豆芽中毒等。

有毒动植物中毒的原因：① 医源性或非法行医引起的药用过量，此类中毒最常见。因有毒动植物成分既有毒性，又具治疗性，使用不当即可发生毒副反应甚至中毒死亡。② 误食。有毒动植物形态与无毒品种类似，易混淆而误食。③ 食物污染或处理不当。在加工、烹调时，有毒动植物的毒素未被清除或破坏，进食后引发中毒。④ 自杀。如服用斑蝥酊、注射蛇毒、吞服乌头散等。⑤ 他杀。诱使他人服用含有动植物的药酒，利用毒蛇咬伤他人等。⑥ 意外。在野外活动被毒蛇、毒蝎咬伤、蜇伤等。

有毒动植物中毒的主要特征：① 季节性和地区性较明显。这与有毒动物和植物的产地分布、生长成熟、采摘捕捉、饮食习惯等有关。② 散在性发生，偶然性大。③ 潜伏期较短。大多在数 10 min 至 10 h，少数也有超过 24 h 的。④ 发病率和病死率较高，但因有毒动物和植物种类的不同而有所差异。

有毒动植物毒性成分及化学性质分类。有毒动植物种类繁多，所含的毒性成分十分复杂，有些有毒动植物毒性成分较为单一，有些则含多种毒性成分，还有许多有毒动植物所含毒性成分目前尚不明确。

根据已知有毒植物的毒性成分及其化学性质可将有毒植物大致分类为：① 含生物碱类。是一类含氮的有机化合物，多见于毛茛科、罂粟科、防己科、芸香科、马钱科、茄科、麻黄科等植物，其中常见的有乌头属、马钱子、钩吻、颠茄、罂粟、曼陀罗等。② 含苷类。多见于玄参科、夹竹桃科、萝藦科、卫矛科、百合科、蔷薇科和豆科植物中，主要有夹竹桃、洋地黄、苦杏仁、木通等。③ 含毒蛋白、多肽、氨基酸类。主要存在于种子中，如巴豆、蓖麻子、苍耳子、天花粉、毒伞、白毒伞、褐鳞小伞等。

④ 含萜与内酯类。如雷公藤、马桑、莽草果实、红茴香果实、黄药子等。⑤ 其他。如豆薯子、白果、鱼藤等。

有毒动物主要包括三大类：即以鱼、贝类为代表的水生动物类、以蛇为代表的爬行陆生动物类和其他动物类。根据已知有毒动物所含毒性成分可分为：① 含生物碱类。如蟾蜍、海狸等。② 含苷类。如海参等。③ 含毒蛋白和酶类。如蜂毒、蛇毒、某些卵毒鱼类。④ 含有机胺类。如河豚、某些胆毒鱼类、变质的鱼。⑤ 含酚或有机酸类。如斑蝥、河豚、蜂类等。

本章仅介绍司法鉴定实践中经常涉及的乌头生物碱、士的宁及马钱子碱、莨菪烷类生物碱、钩吻生物碱、雷公藤、烟碱、河豚毒素的中毒鉴定。

第一节　乌头生物碱

一、概述

乌头(*Aconitum*)属毛茛科多年生草本植物。在我国乌头属植物有近 200 种，分布于全国各地，因其茎块或子根具有祛风胜寒、散寒止痛、化痰、消肿的功效，许多品种如草乌、川乌、附子、雪上一枝蒿、铁棒锤和关白附等在中医临床应用领域有着悠久的历史。由于乌头类中药的毒性大、治疗量与中毒量接近，容易超量摄入导致中毒甚至死亡，有关乌头生物碱中毒的案例屡见报道。乌头类中药中毒多因剂量不当、未依法炮制、品种不清等原因所致。

乌头属植物块根中含有多种生物碱，主要毒性成分为二萜类双酯型生物碱，如乌头碱(aconitine)、新乌头碱(mesaconitine)、次乌头碱(hypaconitine)、杰斯乌头碱(jasaconitine)、异乌头碱(isoaconitine)、川乌碱甲(carmichaeline A)、川乌碱乙(carmichaeline B)等，乌头碱、新乌头碱和次乌头碱的结构式见图 12－1。乌头生物碱成分因品种、采收期、炮制与否及炮制方法等的不同而差异较大。经过盐溶液浸泡、水煮、硫磺熏等方法炮制后，双酯类乌头生物碱可转化成单酯型生物碱和醇胺类生物碱，其毒性会大大降低，仅为原生物碱的 1/4 000～1/2 000。

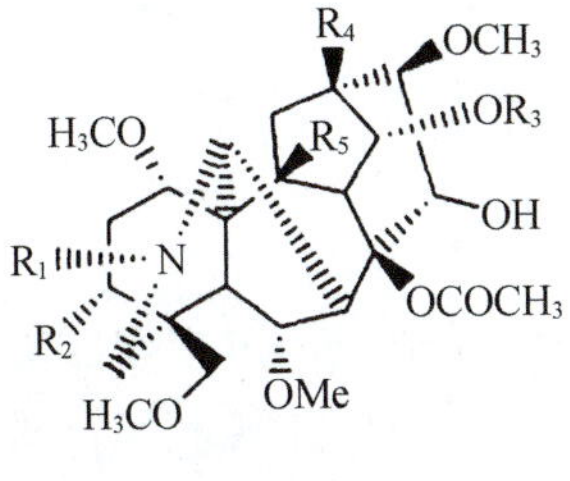

化合物	R_1	R_2	R_3	R_4	R_5
乌头碱	C_2H_5	OH	COC_6H_5	OH	H
新乌头碱	CH_3	OH	COC_6H_5	OH	H
次乌头碱	CH_3	H	COC_6H_5	OH	H

图 12－1 乌头碱、新乌头碱和次乌头碱的结构式

乌头生物碱易与酸结合成盐，其盐类易溶于水和多种极性有机溶剂。乌头碱、新乌头碱、次乌头碱在碱性溶液中迅速水解，半衰期小于1天；在甲醇和乙醇中不稳定，半衰期小于1个月；在乙腈、四氢呋喃和稀盐酸中稳定，半衰期大于5个月。

乌头碱分子式为 $C_{34}H_{47}NO_{11}$，分子量645.37，具有一定的晶形、熔点及旋光度。乌头碱易溶于氯仿（1∶2）、苯（1∶7）、无水乙醇（1∶28）及乙醚（1∶50），难溶于水（1∶3 300），其水溶液呈碱性。乌头碱易水解，遇水或与稀酸、稀碱共煮后水解成毒性较弱的乌头次碱（picraconitine）及乌头原碱（aconine）。

乌头中的二萜类双酯型生物碱含量一般均在总量的1%以下，但毒性均较高，其中以乌头碱含量最高，毒性最大。乌头碱经皮下、腹腔、静脉注射及灌胃方式给药，小鼠的 LD_{50} 分别为0.27 mg/kg、0.38 mg/kg、0.12 mg/kg 和1.8 mg/kg，新乌头碱、次乌头碱的小鼠经口 LD_{50} 分别为1.9 mg/kg 和5.8 mg/kg。乌头碱中毒量为0.2 mg，最小致死量为2 mg，成人经口致死量为3～5 mg。乌头类中药的中毒剂量与品种有关：川乌3～9 g，草乌3～4.5 g，附子30～60 g，落地金钱0.3～1.8 g，搜山虎3 g，雪上一支蒿25～50 mg（研末）或1.5～3 g（煎服）。

乌头生物碱主要作用于神经系统、呼吸系统、心脏系统和消化系统。其主要中毒症状表现为口唇、舌、咽喉及口腔麻木，胃有强烈烧灼感，干渴、呕吐、腹痛、腹泻、流涎，继而全身发麻、手足刺痛、面部肌肉和四肢痉挛，言语困难、视听减退、呼吸抑制、血压下降、心律不齐，严重者可有阵发性抽搐、呼吸浅慢、昏迷，最后出现急性心源性脑缺血综合征而突然死亡。乌头类中毒死亡的快慢与中毒症状出现的早迟相一致。服毒后平均死亡时间为4～6 h。文献报道最快的8 min，慢者8～11 h，少数经过1～2 d[1]。

乌头类中毒死者尸体检验：有时口角可见流涎痕迹。尸表窒息征象多较明显，尸斑呈暗紫红色，口唇和指甲青紫，血液呈暗红色，流动性。可有胃及十二指肠壁充血水肿。

二、体内过程

乌头生物碱中毒大多通过消化道或经破损皮肤吸收，其吸收、分布、代谢、排泄均非常迅速，以尿液排泄为主，少量经口腔液和胆汁排出。

乌头生物碱主要通过肝脏代谢，方式主要有两种：一是C16位上的甲氧基在细胞色素氧化酶作用下，氧化脱去甲基，生成极性更大的16-O-去甲基乌头碱；二是在水解酶的作用下，C8位酯键水解，生成乌头次碱，进一步C14位酯键水解，生成水溶性更大的乌头原碱。乌头次碱也可进一步氧化去甲基生成16-O-去甲基乌头次碱。新乌头碱、次乌头碱等其他双酯型二萜类乌头生物碱，通常以与乌头碱相同的方式进行代谢。其体内代谢过程，也是体内对乌头碱解毒的过程。

乌头生物碱口服由消化道吸收后，经血液循环分布于各组织中，在心、肝、脾、肺、肾、胰、胃等组织中均有不同程度的分布。解文凯等[2]研究乌头生物碱及6种代谢物在中毒家兔死后体内的分布规律。乌头生物碱及6种代谢物在各脏器及体液中的死后分布情况为：① 乌头碱：尿液>外周血、心血、胃、肺、肾、心、肝、肌、脾；② 新乌头碱：尿液>外周血、心血、肺、胃、肾、肝、肌、脾、心；③ 次乌头碱：尿液>外周血、心血、胃、肺、肝、脾、肾、肌、心；④ 苯甲酰乌头原碱：尿液>外周血>心血>胃、脾、肾、肺、肌、心、肝；⑤ 苯甲酰新乌头原碱：尿液>外周血>心血>胃、脾、肾、肺、肌、肝、心；⑥ 苯甲酰次乌头原碱：尿液>外周血>心血、胃、肾、脾、肺、肌、肝、心；⑦ 乌头原碱：尿液>外周血、心血、肾、胃、心、脾、肝、肌、肺；⑧ 新乌头原碱：尿液>外周血、心血、肾、胃、肝、心、肺、脾、肌；⑨ 次乌头原碱：尿液>外周血、心血、肝、肾、脾、胃、心、肺、肌。乌头生物碱及6种代谢物分布以血液和尿液为主，脏器则以胃、肺、肾和肝等含量较高。

表12-1列出了1例服用乌头药酒致死者体内乌头碱、新乌头碱和次乌头碱浓度分布[3]。4例乌头生物碱中毒致死案例的血液中乌头生物碱的浓度见表12-2[4]。

表12-1 死者各检材中乌头碱、新乌头碱和次乌头碱的浓度(ng/mL或ng/g)

	乌头碱	新乌头碱	次乌头碱
心血	49.0	0.70	2.11
尿液	763.0	19.5	34.1
胆汁	231.0	25.0	4.34
心	25.8	0.12	0.54
肺	9.2	0.14	0.27
肝	17.8	0.18	0.38
胆囊	7.5	0.20	0.23
脾	4.7	0.03	0.16
肾	17.8	0.17	0.65
胰	27.0	0.24	0.63
胃组织	14.6	0.28	0.44
肠	19.4	0.36	0.32
脑	ND	ND	0.23
胃内容物	199.0	4.49	8.70
药酒	594 000	11 600	19 000

注："ND"为未检出。

表 12-2　乌头碱中毒死者血液中乌头碱、次乌头碱和新乌头碱的浓度(ng/mL)

案例	乌头碱	次乌头碱	新乌头碱
1	25.9	56.8	34.3
2	37.6	22.97	17.16
3	10.0	NA	NA
4	12.1	NA	NA

注:“NA”为未检测。

另有文献报道:① 服用含有生川乌、生草乌等中药炮制的药酒约 1 两(50 mL)后中毒死亡,死者心血、尿液、胃内容物和死者生前所服药酒中乌头碱浓度分别为 26.2 ng/mL、1 021.5 ng/mL、825.3 ng/mL 和 50 930 ng/mL[5]。② 2 例乌头中毒患者血液、尿液中均检出苯甲酰乌头原碱、滇乌头碱和草乌甲素。其中 1 例血液中苯甲酰乌头原碱、滇乌头碱和草乌甲素的浓度分别为<0.5 ng/mL、180 ng/mL 和 250 ng/mL,尿液中浓度分别为 63 ng/mL、1 660 ng/mL 和 2 310 ng/mL。另 1 例中毒患者血液中苯甲酰乌头原碱、滇乌头碱和草乌甲素的浓度分别为<0.5 ng/mL、270 ng/mL 和 620 ng/mL,尿液中浓度分别为 55 ng/mL、3 790 ng/mL 和 4 890 ng/mL[6]。

三、检材处理

对于疑似乌头中毒者,可收集现场剩余的药汤、药酒、药渣等,中毒或死亡者的呕吐物、胃内容物、洗胃液亦佳。尿液是测定生物检材中乌头生物碱的首选检材,其次可选择胆汁、血液、肝、肾等组织进行检测。如果胃内有存留的乌头块根碎屑,还可根据其植物组织学特征进行生药学鉴定。

检材处理方式应根据检材的性状以及后续仪器分析方法而定。一般可经浸取、过滤或碱性条件下用乙醚、氯仿等有机溶剂提取,也可沉淀蛋白后用固相小柱萃取,以及采用快速、简便、有效的分散固相萃取(QuEChERS)提取。由于乌头生物碱极易水解,因此在样品处理和检验过程中应特别注意防止水解,不宜使用强碱或调节碱性过强,避免长时间与水和酸碱接触,并及时检验。

参考方法(SF/Z JD0107009-2010):取血液或尿液 0.5 mL 置于 10 mL 具塞离心试管中,加 1.0 mL 硼砂缓冲液后,用乙醚 3 mL 提取,涡旋混合、离心,将有机层转移至另一离心管中,置 60℃ 水浴中挥干,残留物用 200 μL 乙腈:流动相缓冲液(70:30)溶解,供 LC-MS/MS 分析。或取组织剪碎或匀浆,称取 0.5 g 置于 10 mL 具塞离心试管中,加 1.0 mL 硼砂缓冲液浸泡 0.5 h 后,用乙醚 3 mL 提取,以下同上操作。

参考方法(SF/Z JD0107015-2015):① 检材样品。取待测血液 1 mL,加 5 μg/mL SKF_{525A} 内标工作液 10 μL,加 1 mL pH 9.2 硼砂缓冲液后,用乙醚 3 mL 提取,涡旋混合,离心,将乙醚层转移至另一试管中,同法提取两次,合并乙醚液,置

60℃水浴中挥干，残留物用 100 μL 流动相（乙腈：流动相缓冲液 = 70：30）定容，供LC - MS/MS 分析。② 质控样品。取空白血液 1 mL 两份，其中一份作为空白对照，一份添加可疑乌头生物碱对照品，作为阳性对照，同检材样品操作。

参考方法[7]：取血液 10 mL（或胃内容物 10 mL、肝组织 10 g）用 1 mol/L 盐酸调至 pH 3.0 以下，加 4 倍水稀释，超声，离心，上清液上样至 Oasis MCX 固相萃取小柱，依次用 0.1 mol/L 盐酸和 20%甲醇洗去杂质，以含 5%氨水的甲醇液洗脱，洗脱液于 40℃下减压蒸干。加 BSTFA 和吡啶进行衍生化，供 GC - MS/SIM 分析。

参考方法[8]：移取 1.0 mL 血液样品，加入 2 mL 乙腈和 50 mg 氯化钠，振荡 10 min 后在-4℃下以 8 000 r/min 转速离心 10 min。取上清液，加入 15 mg PSA 和 25 mg C_{18}，振荡 5 min，重复上述离心操作取上清液，过 0.22 μm 有机微孔膜后，供 LC - MS/MS 测定次乌头碱、新乌头碱、乌头碱和滇乌头碱 4 种乌头生物碱的含量。

四、分析方法

由于乌头生物碱分子量较大、结构复杂、稳定性差、难以气化等特点给分析鉴定带来一定难度。生物检材中乌头生物碱的检测方法曾有很多文献报道，包括显微结晶反应、薄层色谱法、高效液相色谱法、气-质联用法、液-质联用法等。近年来，随着液相色谱-串联质谱技术的发展，液相色谱的高分离效能与质谱的高灵敏度、高选择性使之在生物检材中乌头生物碱的鉴定中发挥着重要的作用。

1. 气相色谱-质谱法

分析参考条件[7]

色谱条件：色谱柱：DB - 5 柱（15 m×0.25 mm×0.25 μm）；程序升温：初温 250℃，保持 1 min，以 16℃/min 升温至 320℃，保持 10 min；氦气流速：1 mL/min；分流比：10：1；进样口温度：300℃。

质谱条件：离子源：EI，70 eV；源温度：250℃；传输线温度：320℃；扫描范围：m/z 100～800；扫描方式：SIM，乌头碱- BSTFA 衍生化物 m/z 714，698，608。

2. 液相色谱-质谱法

LC - MS/MS 是目前生物检材中乌头生物碱检测最灵敏、最适用的方法之一。其兼具有液相色谱高效的在线分离能力和质谱的高选择性、高灵敏度的检测能力，可以同时得到化合物的保留时间、相对分子质量以及特征结构碎片等丰富的信息，尤其是串联质谱可从复杂基质中确认目标物，解决复杂生物体系中痕量乌头生物碱成分的检测。

（1）分析参考条件（SF/Z JD0107009 - 2010）

色谱条件：色谱柱：Capcell Pak C_{18}柱（250 mm×2.0 mm×5 μm）或相当者，前接保护柱；柱温：室温；流动相：乙腈：20 mmol/L 乙酸铵和 0.1%甲酸缓冲溶液

(70∶30);流速: 200 μL/min;进样量 5 μL。

质谱条件: 扫描方式: ESI+;检测方式: MRM;离子喷雾电压: 5 500 V;离子源温度: 500℃;每个化合物分别选择 2 对母离子/子离子对作为定性离子对,以第一对离子对作为定量离子对。其定性离子对、定量离子对、去簇电压(DP)、碰撞能量(CE)和保留时间见表 12-3。

表 12-3 乌头生物碱的 LC-MS/MS 参数

名 称	定性离子对(*m/z*)	定量离子对(*m/z*)	DP(V)	CE(eV)	保留时间(min)
乌头碱	646.4/586.1	646.4/586.1	100	46	3.03
	646.4/526.2			51	
新乌头碱	632.3/572.2	632.3/572.2	100	46	2.82
	632.3/354.2			58	
次乌头碱	616.4/556.2	616.4/556.2	100	45	3.13
	616.4/524.0			48	

本法生物检材中乌头碱、新乌头碱和次乌头碱的检出限均为 0.1 ng/mL(g),定量限均为 0.5 ng/mL(g)。

(2) 分析参考条件[8]

色谱条件: 色谱柱: ZORBAX Eclipse Plus C_{18}柱(2.1 mm×100 mm×1.8 μm);流速: 0.4 mL/min;流动相: A 为 0.1%氨水,B 为甲醇;梯度洗脱程序: 0~0.2 min,30% B;0.2~3.5 min,30%~90% B;保持 2.0 min;5.5~6.5 min,90%~30% B。

质谱条件: 离子源: ESI+;扫描方式: MRM;离子源电压: 5 500 V;离子源温度: 500℃。其他质谱参数见表 12-4。

表 12-4 乌头生物碱的质谱参数

化 合 物	质 荷 比		DP(V)	CE(eV)
	母离子(*m/z*)	子离子(*m/z*)		
次乌头碱	616.5	556.3*,524.1	60	44,46
新乌头碱	632.4	354.2*,512.1	60	54,52
乌头碱	646.5	526.2*,368.2	60	50,55
滇乌头碱	660.4	600.5*,550.2	60	45,50

*为定量离子。

本法的血液中乌头生物碱的检出限为 0.01~0.035 ng/mL。

(3) 分析参考条件[6]

色谱条件: 色谱柱: SB-C_{18}(2.1 mm×50 mm×2.7 μm);进样量: 2 μL;柱温: 55℃;流速: 0.3 mL/min;流动相: A 为 5 mmol/L 乙酸铵+0.1%甲酸水,B 为乙腈;梯度洗脱程序: 0~1 min,10% B;1~8 min,10%~95% B;8~10 min,95% B;10~

10.1 min,95%~10% B。

质谱条件：串联四极杆飞行时间质谱仪；电喷雾电离正离子(ESI+)模式；毛细管电流：4.352 μA；毛细管电压：4.0 kV；雾化器温度：250℃；雾化器压：35 psi；干燥气流速：13.0 L/min；鞘流气流速：12.0 L/min；鞘流气温度：350℃；参比离子为 *m/z* 121.050 873、*m/z* 922.009 798，扫描范围为 *m/z* 70~1 400。14 种乌头生物碱及其代谢物的质谱参数见表 12-5。

表 12-5 乌头生物碱及代谢物的质谱参数

化合物	分子式	保留时间(min)	相对分子质量	碰撞能量(V)	碎片离子(*m/z*)
乌头碱	$C_{34}H_{47}NO_{11}$	4.737	645.314 9	40	586.301 4,105.034 2
新乌头碱	$C_{33}H_{45}NO_{11}$	4.420	631.299 3	40	572.285 8,105.033 7
次乌头碱	$C_{33}H_{45}NO_{10}$	4.574	615.304 3	40	556.289 9,105.034 4
苯甲酰乌头原碱	$C_{32}H_{45}NO_{10}$	3.888	603.304 3	60	544.275 7,105.033 5
苯甲酰新乌头原碱	$C_{31}H_{43}NO_{10}$	3.661	589.288 7	60	540.259 5,105.033 5
苯甲酰次乌头原碱	$C_{31}H_{43}NO_{9}$	4.034	573.293 8	60	542.274 7,105.033 5
乌头原碱	$C_{25}H_{41}NO_{9}$	1.731	499.278 1	40	450.249 0,58.065 2
新乌头原碱	$C_{24}H_{39}NO_{9}$	1.130	485.262 5	40	436.232 1,75.044 2
次乌头原碱	$C_{24}H_{39}NO_{8}$	2.181	469.267 6	40	438.248 8,94.065 0
宋果灵	$C_{22}H_{31}NO_{3}$	1.666	357.230 4	40	340.227 4,58.065 3
滇乌头碱	$C_{35}H_{49}NO_{11}$	4.548	659.330 6	40	600.316 4,135.044 5
印乌头碱	$C_{34}H_{47}NO_{10}$	4.481	629.320 0	40	570.306 3,105.033 3
草乌甲素	$C_{35}H_{49}NO_{9}$	5.149	627.340 7	40	568.327 3,135.043 8
10-羟基乌头碱	$C_{34}H_{47}NO_{12}$	4.454	661.309 8	40	602.295 4,105.033 2

本法血液、尿液中 14 种乌头生物碱及其代谢物的检出限为 0.1~5.0 ng/mL。

五、鉴定要点

1. 毒性成分检测。乌头碱、新乌头碱与次乌头碱为乌头生物碱含量测定的三个主要化合物，由于乌头的品种、产地、来源、炮制方法等不同，各组分及含量相差甚远。如以北草乌为基源植物的草乌[9]，其主要毒性成分为乌头碱、次乌头碱、新乌头碱等，而以黄草乌或滇南草乌为基源的云南乌头属植物中主要的毒性成分为滇乌碱和草乌甲素等[10]。在进行体内外乌头生物碱的毒物分析时，应尽量同时收集中毒者服用的同种药物进行比对。

2. 生物检材的选择与保存。乌头碱易因组织腐败及碱性作用而被破坏，故当怀疑乌头中毒时，应及时采取检材并送检，若短时间内不能检验应及时冷冻保存，以减少乌头生物碱的降解。有文献报道乌头生物碱短时间内血药浓度迅速下降，中毒 1 天后就难以检出，而尿液中的检测时限可至中毒后第 7 天[11]，故尿液是乌头生物碱中毒检验的适宜检材。由于乌头生物碱在体内代谢迅速,其代谢物可作为检测目标物和中毒指示物,作为乌头生物碱进入体内的有效证据。此外,有报道乌头碱在烹煮加热的过程中大部分水解为苯甲酰乌头原碱,故在检测烹饪食物中乌头类生物碱时可增加对苯甲酰乌头原碱的检测[6]。

3. 死后再分布。乌头碱在尸体内存在死后再分布现象,其原因主要为胃肠内未被完全吸收的毒物顺浓度梯度向周围扩散进入其他器官的结果。此外,温度、pH 变化、因腐败气体所致尸血流动及自溶腐败引起的细胞内毒物释放等均是参与死后药(毒)物再分布的因素。所以取材的时间、部位在评定毒物检测结果时均应纳入综合分析。

4. 法医学鉴定。乌头属植物中毒具有较明显的地区性,多发生在盛产该植物的地区,特别是四川西部、陕西南部、云南、贵州、湖北和湖南西部山区,并以意外中毒较为多见。乌头碱中毒有典型的口舌、四肢持续发麻症状。流涎、胃烧灼感有一定的法医学意义。心慌、心律失常、脉弱等心脏症状也较突出。由于常规尸检常无特殊发现,同时乌头碱易因腐败或在碱性条件下而分解,若毒物分析结果阴性时,不应轻易否定乌头属中毒,需综合分析判断。

六、案例评析

[案例一] 某日下午 3 时许,某身患坐骨神经痛和腰椎间盘突出的 56 岁男子在某市场购买了自称是老中医自制的药酒,并于当晚 17:45 喝约 7 mL 药酒,不久即出现手脚麻木、呕吐、腹泻、全身麻木等症状,1 h 后送至医院抢救,不治而亡。该男子从服药至死亡历时约 2 h[3]。

尸检所见及毒物分析:尸检发现,死者唇黏膜高度紫绀,双耳廓紫绀,双手指甲床高度紫绀,脑、肺均有淤血和水肿,肝、脾、肾等多器官淤血,胰腺小灶性出血,未见致命性机械性损伤及机械性窒息的尸体征象。采取心血、尿液、胃内容物和其他生物检材以及所喝剩余药酒进行毒物分析,经液相色谱-串联质谱法分析,以上检材除脑组织外均检出乌头生物碱成分,测得死者各生物检材及药酒中乌头生物碱的含量见表 12-1。本案例尸检所见符合乌头生物碱急性中毒的一般病理改变。根据毒物分析结果,死者所服用的药酒中乌头碱的量达 4.1 mg(以 7 mL 计),已超过最小致死量 2 mg。综合尸检所见、毒物检验结果并结合案情分析,死者的死亡原因系乌头碱中毒。

评析:本案例除药酒外尿液中乌头碱的含量最高,提示乌头碱中毒的首选检验材料为尿液。针对生物检材中乌头生物碱含量较高的检材如尿液、胆汁等,可以采用乙腈沉淀蛋白、离心后直接取上清液进行测定的简化样品处理步骤,既能满足仪器灵敏度的要求,也能达到有效检出目标物的目的。此外,在法医学鉴定中应充分了解案情,并注意收集现场遗留的药汤、药渣、药酒等进行鉴定。

[案例二]　某男子患胸、背部皮疹，且医治久未见效，于是在当地民间中医处就诊配了外用药(处方中含有生草乌约 8 g、生川乌约 8 g)，用水调成糊状，外敷于患处，用药 3 天后该男子突然死亡[10]。

尸检所见及毒物分析：尸检见死者胸壁、肩胛部均有大块皮肤剥脱，表面溃烂、局部结痂，未见致死性疾病的病理改变，未见机械性损伤的痕迹及机械性窒息的尸体征象。取死者血液、胃内容、肝组织以及剩余外敷药粉进行毒物分析，经液相色谱-串联质谱法分析，结果在死者的血液、肝组织、胃内容物和药粉中均检出乌头碱、新乌头碱和次乌头碱成分，均未检见其他常见毒、药物成分，其含量见表 12-6。

表 12-6　中毒死者体内乌头生物碱的含量

检　材	乌头碱	新乌头碱	次乌头碱
血液(ng/mL)	28.9	1.08	1.86
胃内容物(ng/mL)	22.7	0.86	1.29
肝组织(ng/g)	37.8	0.707	1.45
药粉(mg/g)	2.1	0.091	0.13

评析：本案例死者因胸壁皮肤带状疱疹，前期未经正确治疗以致皮肤较大面积破溃，后外敷含有生川乌、生草乌的土制方剂，药粉中乌头碱的含量高达 2.1 mg/g。死者生前虽仅以外敷用药，血液中乌头碱的浓度也达 28.9 ng/mL。结合案情，本案例死者系外敷乌头类中药通过溃烂的皮肤吸收入血，导致乌头生物碱中毒死亡。文献报道的乌头中毒案例大多为口服中毒，外用中毒较为少见。乌头碱除消化道吸收外，在皮肤破损处亦易于吸收。由于乌头生品乌头碱的含量很高，又没有标准化的炮制方法，使得服(敷)用者难以控制乌头碱的摄入量，极易超量使用导致中毒死亡。因此，在评价体内乌头碱含量时，还应充分考虑服药剂型、服药方式、服药量、抢救过程、死亡时间等因素。

第二节　士的宁和马钱子碱

一、概述

马钱子又名番木鳖，为马钱科植物马钱(*Strychnos nux-vomica* L)、长籽马钱(*S wallichiana* Steud Ex DC)的干燥成熟种子，主要分布在印度、越南，我国的福建、广东、海南、广西、云南、台湾等地，长籽马钱仅分布于我国云南。马钱子作为中药，具有通络止痛、散结消肿的功效，临床上用于治疗风湿痹痛、麻木瘫痪、跌打损伤、痈疽肿痛、小儿麻痹后遗症、类风湿性关节炎等疾病。因马钱子有剧毒，治疗量与中毒量非常接近，过量使用易出现中毒。中毒多因误服、剂量和剂型不当、配伍不当、炮制不规范、自杀或他杀等所致。

马钱子含有多种生物碱，占生药总量的2%～5%，其中主要成分为士的宁(strychnine，又名番木鳖碱)，占1.2%～2.2%，马钱子碱(Brucine)次之，占0.8%，它们既是有效成分也为毒性成分。士的宁分子式 $C_{21}H_{22}N_2O_2$，分子量334，白色结晶性粉末，无臭、味极苦；溶于水(1∶7 000)、乙醇(1∶250)、乙醚(1∶5 500)和氯仿(1∶6)；马钱子碱分子式为 $C_{23}H_{26}N_2O_4$，分子量为394，白色结晶性粉末，味极苦，微溶于水，可溶于乙醚、氯仿、乙醇、甲醇等有机溶剂。结构式见图12－2。

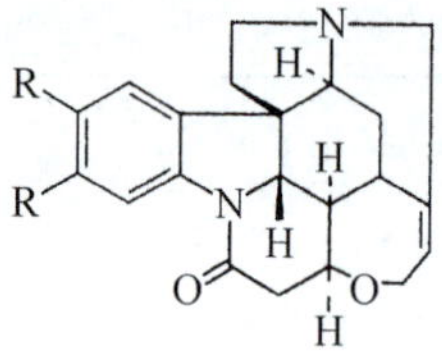

R═H 士的宁(strychnine)
R═OCH_3 马钱子碱(brucine)

图12－2 士的宁和马钱子碱的结构式

生马钱子有剧毒，口服马钱子生药7 g可致死。其中士的宁的毒性最强，其口服中毒剂量成人为5～10 mg，口服致死量为30 mg，口服5 mg可致幼儿死亡。马钱子碱的毒性只是士的宁的1/40～1/20，安全范围也较士的宁大。士的宁经腹腔注射、灌胃小鼠的急性 LD_{50} 分别为1.53 mg/kg、3.27 mg/kg；马钱子碱经腹腔注射、灌胃小鼠的急性 LD_{50} 分别为53.67 mg/kg、233 mg/kg，马钱子碱给犬静脉注射 LD_{50} 为8 mg/kg。士的宁中毒血液浓度为2 μg/mL，致死血液浓度为2.8～12.0 μg/mL[3]。马钱子中毒的严重程度与服药剂量、药物炮制的优劣、服药至就诊的时间、个体差异等因素有关，中毒潜伏期30～180 min[3]。

马钱子主要作用于神经系统、呼吸系统、消化系统、心血管系统、泌尿系统和造血系统。其中士的宁是极强的中枢兴奋剂，尤其对脊髓有高度的兴奋作用，大剂量可反射性引起强烈的脊髓冲动，造成全身骨骼肌收缩、剧烈痉挛。其中毒症状早期表现为恶心、呕吐、腹痛、头痛、头晕、焦虑、烦躁不安、轻度抽搐、呼吸急促等，继之呈现典型的中毒症状：颈项僵直、牙关紧闭、瞳孔散大、全身强直性痉挛、角弓反张等，对声、光、风等因素极为敏感，最后呼吸肌痉挛、呼吸骤停、窒息死亡。

马钱子中毒尸僵发生早而强，持续时间长，常出现四肢痉挛性屈曲，足趾明显内翻伸展，手臂位于胸前呈握拳状等较特殊的尸体征象。

二、体内过程

士的宁和马钱子碱均为吲哚类生物碱，口服有较迅速的胃肠道吸收，经血液循环分布在各组织器官中。动物实验表明：经静脉注射和灌胃士的宁后，士的宁在小鼠各组织器官中的分布，心脏药物浓度为最高，之后依次为肾、肺、脑（肝）、肌肉、脾[12]。经静脉注射和腹腔注射马钱子碱后，马钱子碱在小鼠体内分布较广且不均匀，在组织中以肝脏和肾脏分布量最高，然后依次是脾、心、肺、脑（胃），脂肪和骨骼肌含量最低。脑组织可测到原体药物，可能与马钱子碱较高的脂溶性有关，使其能穿透血脑屏障，进入中枢神经系统发挥兴奋作用。

士的宁在体内迅速代谢，在尿液中主要有 2 个代谢产物即 2－甲氧基－3－羟基士的宁和 2－羟基－3－甲氧基士的宁，以前者为主。马钱子碱的代谢途径为去甲基化。士的宁和马钱子碱在体内不易蓄积，消除迅速，主要在尿中排泄。士的宁主要以原体和葡萄糖醛酸苷的形式排出体外，马钱子碱主要以原体从体内排出。中毒剂量下士的宁在尿中消除半衰期为 10～16 h。

士的宁在各脏器组织和体液中均有分布，以肝、肾组织中分布较多。表 12－7[11]和表 12－8[12]列出了文献报道的致死案例中士的宁的体内分布。尿液中主要以原体和葡萄糖醛酸结合物形式存在。马钱子生物碱在活体内可逐渐氧化分解消除，但在尸体中性质稳定，埋葬数年的尸体中仍有检出的可能。

表 12－7　中毒死者体内士的宁的分布（μg/mL 或 μg/g）

序号	血　液	肝	肾	肺	尿　液	小　肠	胃内容物
1	0～61	0～209	0.07～90	NA	1.0～7.7	NA	1～480
2	0.5～61	5～257	0.07～106	NA	1～3	NA	7.5～100
3	2.3～9.7	18.5～80.4	12.9～32.0	NA	2.0	39.0～109.0	160.0～1 030.0
4	3.3	6.2	3.2	NA	1.4	4.1	213.5
5	10.0～20.3	1	NA	6.9	1.0～3.2	NA	NA
6	NA	NA	6 016	NA	NA	NA	NA
7	7.7	1	46	NA	3.2	NA	3 000.0

注：“NA”为未检测。

表 12－8　中毒死者体内士的宁的分布（μg/mL 或 μg/g）

心　血	外周血	玻璃体液	胆　汁	尿　液	肝	脑
0.96	0.31	0.36	1.17	2.92	4.59	0.86

三、检材处理

疑似马钱子中毒的，应注意收集中毒现场药瓶、药材等，收集中毒或死亡者的呕吐物、胃内容物、洗胃液，并尽快采取中毒者血液、尿液等送检。尿液是测定马钱子生物碱的首选检材，特别是对已有相对较长治疗时间的中毒者。中毒死亡者还可选择肝、肾组织和血液等检材进行检测。

参考方法(GA/T 1617－2019)：① 检材样品。移取血液等液体检材样品1.0~2.0 mL,或称取绞碎的肝脏等固体检材样品1.0~2.0 g于具盖离心管中,加入0.1 mol/L盐酸溶液5 mL,混匀,8 000 r/min以上离心20 min,取上清液转移至已活化好的固相萃取柱中(Oasis® MCX固相萃取柱或等效固相萃取柱,使用前依次用甲醇、水活化),控制流速为1 mL/min,依次用0.1 mol/L HCl溶液1 mL和甲醇1 mL淋洗,挤干水分或离心或真空抽固相萃取柱2 min,用氨水/甲醇/水(体积比5∶80∶15)混合溶液1 mL洗脱,收集洗脱液并置于浓缩器上于40℃下浓缩至干,残留物用0.1 mol/L甲酸溶液1.0 mL溶解,用有机系微孔滤膜过滤,作为检材样品提取液,供仪器分析。② 质控样品。取等量相似基质的空白样品(若无相似基质空白样品可用血液替代)两份于具盖离心管中,一份作为空白样品,一份添加马钱子碱或士的宁标准物质,作为添加样品(添加样品浓度为10 ng/mL或10 ng/g),与检材样品平行操作,得到空白样品提取液和添加样品提取液,供仪器分析。

参考方法[15]：取尿液2 mL于50 mL离心管中,准确加入4 mL乙腈,涡流混合1 min后,向离心管中加入1.5 g无水硫酸镁,迅速振摇1 min,离心5 min。取上清液2 mL在45℃水浴中氮吹浓缩至1 mL,过0.45 μm滤膜,供GC－MS/MS分析。

参考方法[16]：取尿液1 mL于15 mL离心管中,加入2 mL硼砂- NaOH缓冲液(pH 9.6),充分混匀,加入5 mL乙酸乙酯,振摇10 min,以4 000 r/min离心5 min,取有机层;重复提取一次,合并有机层,在45℃水浴中以氮气吹至干,加入1 mL甲醇溶解,过0.22 μm微孔滤膜,供LC－MS/MS分析。

参考方法[13]：取肝组织2 g,剪碎后加饱和Na_2CO_3溶液在4℃条件下匀浆10 min,用8 mL苯-正庚烷-异戊醇(67∶20∶4)混合溶剂对组织或体液(2 mL)进行提取,涡旋混合、离心,取出有机层,用4 mol/L的HCl溶液清洗两遍,将酸性溶液碱化后再用上述混合溶剂提取,有机层40℃条件下氮气流吹干,残留物用甲醇溶解,供GC－MS分析。

参考方法[17]：取血液200 μL,加300 μL的1%三氟乙酸-乙腈溶液,混合后超声2 min、离心10 min,取出上清液待上样;尿液500 μL加0.05 mol/L HCl溶液500 μL,混合,待上样。上样前固相萃取柱Oasis® MCX已依次用水、甲醇、水活化,上样后用2 mL氨水-甲醇(20∶80)洗脱,洗脱液用氮气流吹干,残留物用1 mL甲醇溶解,供LC－MS/MS分析。

四、分析方法

生物检材中士的宁、马钱子碱的检测方法大多采用高效液相色谱法、气相色谱-质谱法和液相色谱-质谱法等,高效液相色谱法主要用于定量分析。

1. 高效液相色谱法

分析参考条件(GA/T 1617－2019)：色谱柱：XTerra® RP18色谱柱(4.6 mm×

250 mm×5 μm)或其他等效柱;保护柱: XTerra® RP_{18}色谱柱(3.0 mm×20 mm×5 μm)或其他等效柱;流动相: A 为 30%乙腈,B 为 70% 10 mmol/L 碳酸氢铵溶液(用氨水调 pH 至 9.5);洗脱方式: 等度洗脱;色谱柱温度: 30℃;检测波长: 254 nm;流速: 1.0 mL/min。

2. 气相色谱-质谱法

(1) 分析参考条件[13]

色谱条件: 色谱柱: HP-1 柱(12.5 m×0.20 mm×0.33 μm);升温程序: 初温 170℃,保持 1 min,以 20℃/min 升温至 270℃,保持 7 min;氦气流速: 1 mL/min;进样口温度: 250℃。

质谱条件: 离子源: EI,70 eV;扫描方式: SIM;源温度: 250℃;传输线温度: 280℃。士的宁 *m/z* 334,162,保留时间 10.88 min。

(2) 分析参考条件[15]

色谱条件: 色谱柱: HP-5 MS 柱(30 m×0.25 mm×0.25 μm);进样口温度: 270℃;升温程序: 初温: 150℃,以 20℃/min 升温至 290℃,保持 9 min;载气: 高纯 He;流速: 1 mL/min。

质谱条件: 离子源: EI,60 eV;扫描方式: MRM;四极杆温度: 150℃;离子源温度: 230℃;接口温度: 280℃;碰撞气: 高纯氮气。

本法可分析 15 种生物碱,其中士的宁和马钱子碱的保留时间分别为 13.03 min 和 21.19 min;监测离子对分别为 *m/z* 334/120*(定量离子对)、*m/z* 334/162 和 *m/z* 394/379*(定量离子对)、*m/z* 394/120。尿液中生物碱的检出限为 4~20 ng/mL,定量下限为 10~40 ng/mL。

3. 液相色谱-质谱法

LC-MS^n是目前生物检材中士的宁和马钱子碱检测最灵敏、最有效的方法之一,特别是采用多反应监测(MRM)方式在未知物筛选中可以同时得到化合物的保留时间、相对分子质量以及特征结构碎片等丰富的信息,可简便、灵敏、准确地筛选、确证复杂生物体系中痕量马钱子生物碱成分。

(1) 分析参考条件(GA/T 1617-2019)

色谱条件: 色谱柱: ACQUITY UPLC BEH Shield RP_{18}柱(2.1 mm×50 mm×1.7 μm)或等效柱;流动相: A 为 70%乙腈,B 为 30% 10 mmol/L 乙酸铵溶液(用氨水调 pH 至 9.5);洗脱方式: 等度洗脱;流速: 0.4 mL/min;色谱柱温度: 30℃。

质谱条件: 离子源: ESI+;检测方式: MRM;毛细管电压: 3.0 kV;离子源温度: 150℃;雾化气流速: 1 000 L/h;锥孔气流速: 20 L/h;雾化气温度: 450℃。其他质谱参考条件见表 12-9。本法马钱子碱和士的宁的最低检出限均为 0.5 ng/mL(g)。

表 12-9 质谱参考条件

名 称	定性离子对(m/z)	定量离子对(m/z)	DP(V)	CE(eV)
马钱子碱	395.20>324.10	395.20>324.10	40	30
	395.20>224.20		40	30
士的宁	335.20>264.10	335.20>264.10	40	35
	335.20>184.10		40	35

(2) 分析参考条件[18]

色谱条件：色谱柱：ZORBAX E - clipse XDB - C_{18} 柱(2.1 mm×150 mm×3.5 μm)；流动相：A 为 10 mmol/L 乙酸铵(用甲酸调 pH 4.0)，B 为甲醇，梯度洗脱：0~1 min，5% B；1~6.5 min，5%~70% B；6.5~7.5 min，70% B；7.5~7.6 min，70%~5% B；7.6~11 min，5% B；流速：0.2 mL/min；柱温：30℃，进样量：5 μL。

质谱条件：离子源：ESI；检测方式：MRM；喷雾电压：5 500 V；雾化温度：350℃。其他质谱参数设置分别为：碰撞气(CAD)12 psi；雾化气(GAS1)20 psi；帘气(CUR)40 psi；用于定量分析的离子对分别为 m/z 335.3→184.1(士的宁)，395.3→324.3(马钱子碱)，351.4→334.1(士的宁氮氧化物)，411.2→394.2(马钱子碱氮氧化物)，166.2→148.3(内标麻黄碱)。

用本法考察在正常和中毒剂量下单次给药马钱子总碱后大鼠体内的组织分布，士的宁、马钱子碱、士的宁氮氧化物在组织中均有分布，其中肾、肝的分布量最多，士的宁、马钱子碱在脑中有少量分布。

(3) 分析参考条件[17]

色谱条件：色谱柱：XBridge Shield RP_{18} 柱(250 mm×3 mm×5 μm)，柱温：35℃；流动相：A 为乙腈，B 为 10 mmol/L 碳酸铵溶液(用氨水调 pH 至 10.5)；梯度洗脱：0~3.5 min，100%~40% A；3.5~7.5 min，40%~80% A；流速：0.5 mL/min。保留时间：士的宁 4.41 min，马钱子碱 3.47 min。

质谱条件：离子源：ESI+；检测方式：MRM；离子源电压：1 900 V；离子源温度：350℃。士的宁(m/z)：335→264，184，234；马钱子碱(m/z)：395→324，367，282。

五、鉴定要点

马钱子中毒大多为口服途径，应注意收集中毒现场遗留的剩余物、呕吐物、洗胃液。尸体解剖在采集常规检材的同时应提取胃内容物，这些检材中往往马钱子生物碱含量较高，可提供检测目标物的方向，以防漏检。此外，士的宁中毒时往往呈现强直性惊厥的典型症状，充分了解中毒者的临床症状，根据其典型特征可判断可能的检测方向，为中毒者的临床救治和法医学鉴定提供方向。根据毒物分析结果进行解释、评判时，应充分考虑各种因素，综合其中毒症状、尸检所见和毒物分析，得出可靠结论。

六、案例评析

2 例士的宁中毒案例，一例中毒死亡，另一例临床获救[13]。

［案例一］ 某 47 岁女子死于家中，床旁有一小瓶，内有少量液体。死者家人称死者患有抑郁症，有自杀倾向。事发 12.5 h 后行尸体解剖，尸体剖验未见异常，病理学检查其内脏器官有充血和水肿。

［案例二］ 某 45 岁男子因有剧烈的强直性惊厥症状送至医院急救中心，在转至该中心急救前，已在当地医院洗过胃。医生立即插管给予肌松剂解痉，以防呼吸及心脏骤停。根据患者的临床症状，医生高度怀疑患者为士的宁中毒，于是立即留取生物体液送检分析。

毒物分析及评析：上述 2 例送检生物检材经 GC－MS 检测，结果见表 12－10。在死亡案例中，用 GC－MS 方法确证死者体内含有士的宁成分，其中胃内容物中士的宁含量为 281.5 μg/g，高于致死量。在组织样品中，肝组织中含量最高，为血液的 2 倍多。在该案例中由于缺乏死者临床症状，尸体解剖结果也无特异性，尽管病理学发现符合急性中毒特性，也难以判断具体死因，因此在很大程度上需要依赖毒物鉴定结果来判断死因。本案例根据毒物分析结果，结合病理学发现，判断该名死者系士的宁中毒死亡。在临床救治案例中，病人表现出典型的士的宁中毒症状，该临床表现易与癫痫、破伤风、歇斯底里等症混淆，需要具有丰富临床经验的医生进行判断。本例中医生高度怀疑士的宁中毒，并及时留取生物检材进行毒物分析。毒物分析结果显示，胃内容物中士的宁含量较低，与病人到该中心就诊前已洗胃有关，血中浓度较低可能是留样距服药时间较长所致，尿中浓度高可以进一步解释这一现象。因此在怀疑中毒时，要及时留取血液和尿液以备检测，防止因毒物代谢、排泄迅速而致分析结果呈阴性。

表 12－10　2 例生物检材中士的宁的含量(μg/mL 或 μg/g)

	血　液	肝	肾	心	肺	尿　液	小肠	胃内容物
案例一	21.2	49.8	15.6	16.1	31.9	NA	3.3	281.5
案例二	0.35	NA	NA	NA	NA	15.3	NA	0.1

注：“NA”为未检测。

［案例三］ 某年 10 月，有人报警称在某出租屋中有一名男子赵某(28 岁)死亡。现场勘查发现出租屋客厅、卧室内未见血迹及可疑痕迹，尸体位于厨房的过道，斜靠于墙壁呈半直立状态，左前胸、腹部紧贴墙壁，双下肢伸直至灶台下方，头部极度后仰，嘴部露齿张开。厨房煤气灶上有一空的不锈钢盆，灶旁有一瓶剩余

1/3 水量的怡宝矿泉水瓶[19]。

尸检所见及毒物分析：排除其因机械性暴力损伤致死；排除其因突发疾病导致死亡。胃内见固体和液体混合内容物，固体内容物 100 g，为直径 2 cm 左右的类圆形物体，液体内容物 110 mL，呈红褐色浑浊状，胃黏膜未见损伤。送检死者的肝脏、尿液、胸腔积液、胃内容物中均检出马钱子碱、士的宁成分；胸腔积液中马钱子碱的浓度为 0.82 μg/mL，士的宁的浓度为 6.07 μg/mL。送检现场厨房煤气灶上不锈钢盆冲洗液中检出马钱子碱、士的宁成分。胃内圆饼状物体为马钱子植物种子。

评析：死者张嘴、露齿出现"痉笑"，双手、双足呈现痉挛状态，符合士的宁中毒的典型表现。解剖检验见肺气肿、肺淤血和肾淤血等明显窒息征象，属于中毒后强直性痉挛造成的表现。死者胃内含有马钱子湿重达 100 g，液体内容物 110 mL，远远超过安全剂量。毒化结果显示，肝脏、肾脏、胸腔积液、尿液检出马钱子碱、士的宁成分，胸腔积液中士的宁的浓度高达 6.07 μg/mL，符合马钱子碱、士的宁中毒死亡。

第三节 莨菪烷类生物碱

一、概述

莨菪烷类生物碱（tropane alkaloids）存在于许多茄科植物中，主要包括：曼陀罗（*Datura stramonium* L）、白曼陀罗（*Datura metel* L）、毛曼陀罗（*Datura innoxia* Mill）、莨菪（*Hyoscyamus niger* L）、颠茄（*Atropa belladonna* L）、华山参（*Physochlaina infundibularis* Kuang）、唐古特山莨菪［*Anisodus tangguticus*（Maxim）Pascher］等。这些植物的根、茎、叶、花和种子中均含有不同种类和不同含量的莨菪烷类生物碱，其中主要成分有莨菪碱（hyoscyamine）、阿托品（atropine）、东莨菪碱（scopolamine）、山莨菪碱（anisodamine）、樟柳碱（anisodine）等，其分子式和分子量见表 12-11。其中莨菪碱是具有左旋旋光性的化合物，在提取过程中部分转化为右旋化合物，形成无旋光性的外消旋混合物，即为阿托品。莨菪烷类生物碱应用于临床治疗有着悠久的历史，它们具有平喘止咳、解痉止痛等功效，临床上常用作抗胆碱药物和散瞳药。各种生物碱药效有差异，毒性也有差别，本类生物碱中毒多因误食、误用或用药过量所致，偶见自杀或他杀，也有此类生物碱滥用的报道。

表 12-11 4 种莨菪烷类生物碱的分子式和分子量

	阿托品	东莨菪碱	山莨菪碱	樟柳碱
分子式	$C_{17}H_{23}NO_3$	$C_{17}H_{21}NO_4$	$C_{17}H_{23}NO_4$	$C_{17}H_{21}NO_5$
分子量	289.37	303.36	305.37	319.36

阿托品为白色结晶性粉末，无臭、无味，难溶于水（1：455）、易溶于乙醇（1：2）、氯仿（1：1）、乙醚（1：25），也溶于苯和稀酸，饱和水溶液呈碱性。硫酸阿托品易溶于水，溶于乙醇、甘油，不溶于氯仿和乙醚，应密闭避光保存。东莨菪碱为黏稠液体，其水合物为结晶体，溶于水（1：10），易溶于热水、乙醇、丙酮、乙醚和氯仿，难溶于苯、石油醚。山莨菪碱为白色结晶或结晶性粉末，无臭、味苦，有吸湿性，易溶于水、乙醇和氯仿，溶于热苯或热丙酮，易被酸或碱水解。

各种莨菪烷类生物碱的毒性各异，其中阿托品和东莨菪碱的毒性较大，报道的治疗量为0.1~1 mg。阿托品对人的中毒量为5~10 mg，致死量为80~130 mg，小鼠经口LD_{50}为750 mg/kg，治疗量血药浓度范围为0.035~0.2 μg/mL，致死量血药浓度为0.2 μg/mL。东莨菪碱致死量则低于10 mg，治疗量血药浓度范围为0.000 3~0.019 μg/mL，致死量血药浓度为1.89 μg/mL。山莨菪碱和樟柳碱的毒性相对较低。

莨菪烷类生物碱有抗胆碱能神经传导或副交感神经阻滞作用，表现为抑制腺体分泌、松弛平滑肌、解除迷走神经对心脏的抑制、加速心率、散瞳等。莨菪烷类生物碱中毒症状以阿托品为例，主要表现为口咽干燥、脸色潮红、体温升高、呼吸深而快、心率加速、瞳孔扩大、尿潴留、兴奋不安、幻视、幻听、精神错乱，随后出现谵妄、躁狂、惊厥、昏迷、呼吸麻痹等，最后死于窒息和心力衰竭。东莨菪碱的毒性不同于阿托品，其心率增强作用很小，中枢兴奋时间很短，中毒症状在服药10 min后出现，死亡通常发生在服药3~4 h内，未致死的病例1~2日即可恢复。

莨菪烷类生物碱中毒死者可见瞳孔散大、皮肤红斑，有时见咽黏膜变成暗紫红色，有时胃内容物中可发现曼陀罗植物残渣。各内脏淤血，肺及脑高度水肿。

二、体内过程

阿托品可通过口服、注射、黏膜等多种途径进入体内。中毒症状的出现和死亡的快慢与摄入物质的形态、性状及途径有关。阿托品在体内的吸收、分布和排泄较快，消除半衰期一般为2~3 h；儿童和老人的平均$t_{1/2}$可延长，分别为48 h和10 h，多次给药后较普通成年人更易中毒。阿托品的主要代谢方式为氧化和水解，在细胞色素氧化酶的作用下，脱去N上甲基生成N-去甲基阿托品（noratropine）或苯环氧化生成羟基阿托品（hydroxyl atropine）；在酯酶作用下，酯键可水解生成托品（tropine）和托品酸（tropic acid）；结构中的羟基还可与邻位氢脱去一分子水生成脱水阿托品（apoatropine）；未见有二相代谢产物报道。莨菪烷类生物碱及其代谢产物主要通过尿液中排泄，12 h内排出量约占药物总量的80%，其中大部分为药物原体。其他生物碱的体内过程与阿托品相似，目前仅见大鼠实验结果，如山莨菪碱在大鼠血样中存在6种代谢物，分别为6β-羟基托品、N-去甲基6β-羟基托品、脱水山莨菪碱、苯氧化山莨菪碱、N-氧化山莨菪碱以及托品酸；大鼠尿液中检出樟柳碱的代谢产物脱水去甲基樟柳碱和 N-氧化樟柳碱等[20]。

莨菪烷类生物碱在体内分布报道较少。1 例食用成熟的茄科植物浆果致 8 人群体性中毒，其中 3 人在食用 10 h 后血浆中阿托品浓度分别为 24 ng/mL、31 ng/mL、217 ng/mL[4]。1 例滥用阿托品致死者，死者血液、尿液中阿托品的浓度分别为 0.4 μg/mL 和 11 μg/mL，肝为 0.7 μg/g[4]。某例利用曼陀罗属植物投毒案，投毒后纵火致患精神障碍的孪生姐妹(7 岁)死亡，体内毒物分析结果见表 12-12[20]。

表 12-12 死者血液和胃内容物定性、定量分析结果

化合物	死者 1		死者 2	
	血液	胃内容物	血液	胃内容物
阿托品(ng/mL)	32.5	22.0	7.5	0.8
东莨菪碱(ng/mL)	4.4	2.1	18.3	1.1
HbCO(%)	11.3		11.9	
丙戊酸(μg/mL)	14.4		8.3	
氯硝西泮(ng/mL)	0.9			
卡马西平(μg/mL)			1.9	
氰化物(μg/mL)	1.2		0.7	

三、检材处理

疑似莨菪烷类生物碱中毒的，可收集现场吃剩的药物、可疑的药片、药液或植物，中毒者的呕吐物、胃内容物等，其次为尿液、肝、肾等组织。莨菪烷类生物碱属于酯类生物碱，易水解，因此生物检材应及时采集、检测，若暂时不能检测，需将检材冷冻保存。

生物检材中莨菪烷类生物碱的提取可采用液液提取法和固相萃取法。莨菪烷类生物碱在强碱性条件下易分解，因此提取时要避免使用强碱或调节碱性过强。

参考方法[21]：取血液样品 1.0 mL，用 4 mL 0.1 moL/L 的盐酸溶液稀释，振荡、离心(8 000 r/min，20 min)，上清液经 3 mL 甲醇活化，3 mL 水、0.1 moL/L 的盐酸润洗过的 Oasis MCX 固相萃取柱，经 3 mL 0.1 moL/L 的盐酸、3 mL 甲醇淋洗，弃去淋洗液，离心甩干萃取柱，用 3 mL 2%氨水甲醇洗脱，收集洗脱液，50℃空气流下挥干。用 500 μL 流动相定容，过 0.22 μm 有机相微孔滤膜，供 LC-MS/MS 分析。

参考方法[22]：取血液或尿液 1 mL，加入内标后马托品，50 μL pH 8 的氨水溶液，用 3 mL 乙酸乙酯提取，涡旋混合、离心。将有机层转移至另一试管中，氮吹仪 50℃吹干。残留物用 150 μL 流动相复溶，供 LC-MS/MS 分析。

参考方法[23]：平行取胃内容物两份各 2 克(2 mL)，分别加入无水硫酸钠适量研磨使其呈干沙状，然后加入三氯甲烷 5 mL，置超声波振荡器(功率 1 000 W，频率 20 kHz)超声波搅拌 20 min，滤出提取液，重复操作 1 次，合并两次提取液，在 10 000 r/min 高

速离心条件下离心 10 min，合并有机相在 35℃水浴锅上浓缩挥至近干，用 100 μL 三氯甲烷定容，供 GC－MS 检验。

参考方法[24]：取血液或尿液 0.5 mL 加入内标阿托品-d_3(0.1 mg/mL×5 μL)，再加入 1 mL 100 mmol/L 硼酸盐缓冲液(pH 9.0)，上样至 Extrelut®固相萃取小柱，用 10 mL 二氯甲烷洗脱，洗脱液 40℃减压蒸干，残留物中加入 20 μL 的 BSTFA－TMCS(99∶1)，80℃条件下衍生化 15 min。然后加入 100 μL 二氯甲烷，供 GC－MS 分析。

参考方法[25]：毛发样品用二氯甲烷清洗 2 次，晾干后剪成约 1 mm 长的小段。称取 50 mg 剪碎的毛发，加内标阿托品-d_3 和 1 mL pH 8.4 的磷酸缓冲液水解过夜，用 5 mL 二氯甲烷-异丙醇-正庚烷(50∶17∶33)混合溶剂提取，提取液蒸发至干，残留物用流动相溶解，供 LC－MS/MS 分析。

四、分析方法

生物检材中莨菪烷类生物碱的定性分析主要为气-质联用法和液-质联用法。除了专用分析方法外，某些通用性技术标准如 SF/Z JD0107015－2015《血液中 45 种有毒生物碱成分的液相色谱-串联质谱检验方法》也适用于莨菪烷类生物碱的分析。

1. 气相色谱-质谱法

莨菪烷类生物碱高温条件下不稳定，可在 GC 进样口处分解为托品，因此需要衍生化。衍生化试剂可选用 BSTFA、BSTFA－TMCS、BSA、MBTFA 以及 HFBA，其中 BSTFA－TMCS 衍生化后呈现出较好的色谱行为。非衍生化选用弱极性柱或者中性柱分离比较好，有报道考察 DB－1MS、HP－5MS、HP－INNOWAX 和 XO－17MS 四种色谱柱，结果显示 HP－5MS 和 HP－INNOWAX 柱莨菪碱的色谱峰形较好，分离效果较好。

(1) 分析参考条件[24]

色谱条件：色谱柱：HP－5MS 柱(30 m×0.25 mm×0.25 μm)；柱温：初温 50℃，保持 1 min，以 20℃/min 升温至 300℃，保持 5 min；氦气流速：1 mL/min；进样口温度：250℃。

质谱条件：检测器：MSD；电离电压：70 eV；扫描范围：m/z 50～550。检测器温度：280℃；传输线温度：320℃；氦气流速：0.8 mL/min。莨菪烷类生物碱衍生化物的碎片离子和保留时间见表 12－13。

本法血清和尿液中检出限均为 5.0 ng/mL。

(2) 分析参考条件[23]

色谱条件：色谱柱：HP－5MS 柱(30 m×0.32 mm×0.25 μm)；柱温：200℃保持 1 min，以 10℃/min 升温至 280℃，保持 2 min；进样口温度：280℃；接口温度：250℃；载气：高纯氦；流速：1 mL/min；分流比 10∶1。

表 12-13 几种莨菪烷类生物碱衍生化物的碎片离子和保留时间

	莨菪碱-TMS	东莨菪碱-TMS	阿托品-d_3(内标)-TMS
碎片离子(*m/z*)	124,140,361	138,154,375	127
保留时间(min)	13.138	13.712	13.138

质谱条件：离子源：EI,70 eV;传输线温度：250℃;离子源温度：230℃;四极杆温度：200℃;莨菪碱的特征离子：*m/z* 124、82、103、289。

2. *液相色谱-质谱法*

液相色谱与质谱联用技术具有液相色谱高效的在线分离能力和质谱的高选择性、高灵敏度的检测能力,适用于生物检材中多种生物碱的同时分析。

(1) 分析参考条件[25]

色谱条件：色谱柱：XTerra MS C_{18}柱(100 mm×2.1 mm×3.5 μm);流动相：A 为乙腈,B 为1%甲酸溶液,梯度洗脱程序：0~3 min,5%~60% A;3~7 min,60%~80% A;7~10 min,80% A;10~10.5 min,80%~5% A;保持 10 min;流速：0.2 mL/min;进样量：5 μL。

质谱条件：离子源：ESI+,扫描方式：MRM;毛细管电压：1.0 kV;离子源温度：120℃;脱溶剂气温度：350℃,流速：550 L/h,碰撞气(氩气)电压：3.0 mBar。其他质谱参数见表 12-14。

表 12-14 阿托品和东莨菪碱及内标的 LC-MS/MS 参数

名 称	前体离子(*m/z*)	碎片离子(*m/z*)	DP(V)	CE(eV)	保留时间(min)
阿托品	290.2	124.0	60	25	7.59
		92.9		30	
东莨菪碱	304.1	138.0	50	25	6.63
		156.0		18	
阿托品-d_3(内标)	293.1	127.0	60	30	7.59
		92.9		25	

(2) 分析参考条件[22]

色谱条件：色谱柱：Allure PFP Propyl 柱(50 mm×2.1 mm×5 μm),前接 Phenomenex 保护柱;流动相：乙腈-20 mmol 乙酸铵和 0.1%甲酸缓冲溶液(70∶30);流速：0.2 mL/min;柱温：25℃;进样量 5 μL。

质谱条件：离子源：ESI+;扫描方式：MRM;毛细管电压：5 500 V;离子源温度：550℃;气帘气：68.95 kPa;雾化气：275.79 kPa;辅助气：275.79 kPa。其他质谱参数见表 12-15。

本法血液中莨菪生物碱检出限和定量限分别为 0.02 ng/mL、0.05 ng/mL;尿液检出限和定量限分别为 0.05 ng/mL、0.2 ng/mL。

表 12-15　东莨菪碱、阿托品、山莨菪碱和内标后马托品的 MS/MS 参数

化合物	定性离子对(m/z)	定量离子对(m/z)	DP(V)	CE(eV)	保留时间(min)
东莨菪碱	304.4/138.1 304.4/155.9	304.4/138.1	45	29 24	2.70
阿托品	290.3/124.0 290.3/93.1	290.3/124.0	35	35 50	3.01
山莨菪碱	306.3/140.1 306.3/91.1	306.3/140.1	70	35 59	2.28
内标后马托品	276.3/124.3 276.3/142.1	276.3/124.3	55	34 44	2.98

(3) 分析参考条件[26]

色谱条件：色谱柱：Agilent Eclipse Plus C_{18}(2.1 mm×100 mm×1.8 μm)；柱温：40℃；流动相：A 为0.1%甲酸溶液，B 为乙腈；梯度洗脱程序：0.1～0.8 min，10%～90% B；0.8～2.5 min，90% B；2.5～2.6 min，90% B；进样量：2 μL；流速：0.4 mL/min。

质谱条件：离子源：ESI+；扫描模式：MRM；离子源电压(IS)：5 500 V；源温度(TEM)：500℃；气帘气(CUR)：30 psi；喷雾气(GS1)：50 psi；辅助气(GS2)：50 psi；碰撞气(CAD)：50 psi。东莨菪碱的特征离子对为 m/z 304.4/138.1、304.4/155.9；阿托品的特征离子对为 m/z 290.3/124.0、290.3/93.1。

本法血液中东莨菪碱、阿托品的检出限均为0.2 ng/mL 和定量限均为1 ng/mL。

五、鉴定要点

莨菪烷类生物碱在体内排泄较快，体外易于水解，故应及早取材、检测。若不能及时检测，则需将检材冷冻保存，以最大限度防止目标物降解。莨菪烷类中毒以采集血液、尿液为佳，中毒死亡者还可取肝、肾等组织作为检材。体内莨菪烷类生物碱的检测应选择灵敏度高、特异性强的分析方法。由于莨菪烷类生物碱在强碱条件下易分解，故在检材提取时应确保其处于弱碱状态。

阿托品有较为典型的中毒症状，如突发咽干、面色潮红、狂躁、瞳孔散大等。对于此类中毒案件要充分了解中毒者的临床表现，所吃食物或药物情况，对没有特殊表象的尸体检材，进行毒物分析时要注意不能仅限于常规毒药物分析，需扩大目标物的筛选范围，防止漏检。

六、案例评析

[案例一]　某日，项某家共四人在晚饭后发生了程度不同的中毒症状，主要表现为头晕、眼花、烦躁不安、幻觉和谵语等，即送往医院抢救。由于该家庭已系第5次出现该现象，故怀疑有人投毒，于第二天向警方报案。侦查人员在现场提取了

项家吃剩的饭菜,即送检验部门鉴定是否存在毒物,检验的结果直接影响着侦查工作的进展[27]。

毒物分析及评析:在现场提取的吃剩米饭中检出东莨菪碱成分。后经侦查发现,本案的犯罪嫌疑人是项某的独生子,因其染上绝症,谋划先将家人杀后再自行了断。为使家人"舒服地死去",他通过 QQ 聊天从网上购得"迷魂水",想对家人实施"无痛"死法。前四次下手未获成功,第五次他加大了剂量,致使家人发生严重中毒。东莨菪碱麻醉投毒杀人案件比较罕见,因市场上仅有常规剂量及剂型的制剂,超大剂量的毒物难以通过正常途径获得。但随着网络世界的日益发展,迅速拉近了毒物与普通人的距离。因此对完全未知的毒物筛选要扩大检测目标物范围,以免造成漏检。就此案检验方法而言,样品前处理中先酸化再碱化提取的方法,杂质峰干扰小,回收率大,较直接碱化提取和碱化-酸化-碱化提取法更佳。

[**案例二**] 某日,在欧洲某国,30 多人在参加集会期间喝了宣称能醒脑的药用植物茶 100~200 mL,其后不久大多出现感知异常、幻觉、易怒、激动不安、失忆、瞳孔散大、心动过速、体温升高、皮肤干渴、血压过低、衰竭、昏迷、呼吸抑制等症状。随后送往医院救治,经洗胃和支持疗法治疗后,所有患者包括重度中毒者均恢复正常。留取剩下的茶水以及中毒者血清、尿液、洗胃液送检。留样时间约为饮茶后 6 h[28]。

毒物分析及评析:在茶水中检出阿托品和东莨菪碱成分,浓度分别为 27 μg/mL和 515 μg/mL,以一杯茶水 150 mL 计,每杯茶中莨菪碱和东莨菪碱的质量为 4 mg 和 78 mg,此外茶中还检出其他生物碱。在总共 21 人的血清中,均检出阿托品成分,平均浓度为 5 ng/mL,最高为 13 ng/mL,在近一半人的血清中检出东莨菪碱成分,平均浓度为 8 ng/mL,最高为 25 ng/mL。尿液筛选苯丙胺类兴奋剂、大麻均为阴性。本案例中毒者饮茶后 6 h 血清中阿托品平均浓度为 5 ng/mL,后中毒人群很快恢复正常,与莨菪烷类生物碱体内无残留、不易蓄积的性质有关。莨菪烷类生物碱存在范围较广,在药品、食物、饮料、植物中均可存在,既可作药用,也可被滥用。对检测结果进行评价时,要考虑个体差异。阿托品、东莨菪碱中毒量的个体差异均较大,特别对儿童而言,低于 10 mg 的量也可能致命。

第四节 钩吻生物碱

一、概述

钩吻,又名胡蔓藤、大茶药、断肠草、毒根、野葛等,为马钱科(Loganiaceae)胡蔓藤属植物胡蔓藤的全株。根据产地不同可分为中国钩吻和北美钩吻两大类,中国钩吻主要分布于云南、贵州、福建、广东、广西、浙江、湖南等地。钩吻所含化学成分复杂,不同产地及根、茎、叶等不同器官所含化学成分的组成和含量不尽相同,如福建产钩吻中含有钩吻素甲、钩吻素子、钩吻素卯、钩吻素丁、钩吻素戊等,广东产钩吻中则不含钩吻素甲。闽产钩吻中生物碱含量以根部最高,叶部最低。在民间钩吻以外用为主,能够杀虫止痒、祛风、消肿拔毒,可治疗湿疹、风湿痹痛、跌打损伤等症[4]。近些年来,随着钩吻化学成分、药理作用、临床应用等研究的不断深入,发现钩吻呈现出免疫调节、抗焦虑、抗肿瘤、消炎止痛、散瞳、治疗银屑病、促进造血功能等功效。但钩吻的治疗量和中毒量相近,治疗过程中发生中毒导致呼吸停止的案例已有报道,在民间因使用不当、自杀或者恶意投毒等原因造成钩吻中毒的事件也时有发生。

钩吻中发挥药理作用和产生毒性的主要来源为吲哚类或氧化吲哚类生物碱,目前从钩吻类植物的钩吻总碱中分离出来的生物碱共有 44 种,包括钩吻素甲、钩吻素丙、钩吻素丁、钩吻素戊、钩吻素子、钩吻素寅、钩吻素卯、钩吻素辰、钩吻素己、钩吻素庚、钩吻定、钩吻绿碱、胡藤曼碱等[29]。中国钩吻中,含量最高的成分为钩吻素子,研究表明钩吻素子具有广泛的药理作用,包括抗肿瘤、抗应激、免疫调节、镇痛、治疗银屑病等。其小鼠腹腔注射 LD_{50} 为 99 mg/kg,毒性相对温和。钩吻素甲为含量次高的成分,除了具有抗肿瘤、镇痛作用外,还具有抗抑郁、抗焦虑和神经保护的作用,其 LD_{50} 为 56 mg/kg,毒性较高。而钩吻素己的 LD_{50} 为 0.165 mg/kg,表明有剧毒,为钩吻中毒性最高的成分。该三种主要毒性成分的结构式见图 12－3。钩吻生物碱具有较强的碱性,游离态一般难溶于水,溶于乙醇、丙酮、氯仿、苯、乙醚等有机溶剂,与酸成盐后可溶于水。化学性质较为稳定。

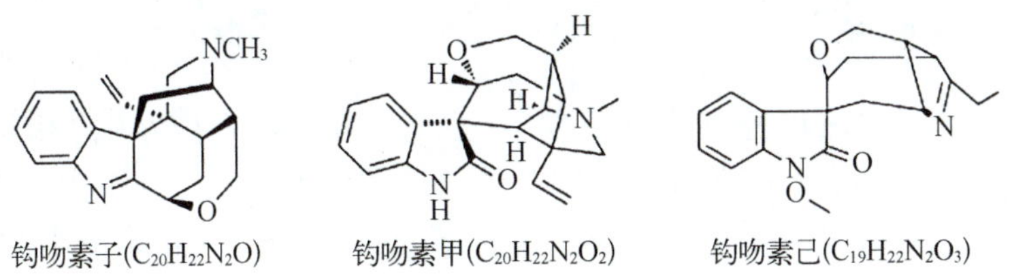

钩吻素子($C_{20}H_{22}N_2O$)　钩吻素甲($C_{20}H_{22}N_2O_2$)　钩吻素己($C_{19}H_{22}N_2O_3$)

图 12－3　钩吻素子、钩吻素甲和钩吻素己的化学结构

钩吻植物全株有毒,尤以嫩芽和嫩叶的毒性为大。2~3 g 钩吻根或 7 个新鲜嫩芽即可导致中毒死亡。钩吻中毒常因名称混乱或外观形态相似,误作大血藤、鸡血藤、椿根藤、金锁匙等中草药而被用来泡药酒或煲汤。也有将钩吻叶混入凉茶、中药中投毒的。钩吻中毒以农村为多。钩吻中毒的潜伏期短,发病快,一般在 10~30 min 出现中毒症状,病情发展迅猛,死亡多发生在摄入后 4~7 h,摄入量大时,1 h 内可死亡。由于不同结构钩吻生物碱的毒理作用不尽相同,中毒症状比较复杂。

钩吻为极强的神经毒,但对中枢神经的作用更为强烈,可抑制延髓呼吸中枢,并抑制脑和脊髓的运动中枢,使呼吸肌麻痹,出现呼吸衰竭,还可作用于迷走神经,直接刺激心肌引起心律失常和心律改变。主要中毒症状有口腔咽喉灼痛、恶心、呕吐、腹痛、腹泻、腹胀等消化道症状;眩晕、语言含糊、吞咽困难、四肢无力以及复视、眼睑下垂、视力减退、瞳孔散大等类似阿托品中毒的神经症状;心率先慢后快,血压下降;呼吸先快后慢,呼吸困难、有类似破伤风样痉挛;最后因呼吸中枢麻痹窒息而死,死时大部分意识清醒,呼吸停止后,心跳仍存。尸检可见各脏器充血,心肌断裂,心室血深红流动等。

二、体内过程

钩吻生物碱易被人体吸收,其进入人体后广泛且快速地分布于各组织器官,其中肝、肠、胃、体脂等组织器官中分布较多。由于其可穿过血脑屏障并作用于神经中枢,中毒者的脑部往往会有一定含量的钩吻生物碱。

有关钩吻单体化合物药物动力学和组织分布的研究较少。已有的大鼠动物实验结果表明:钩吻素子给药剂量为 15 mg/kg 时,约 20 min 后血药浓度达到峰值,随即迅速下降,至给药后 1 h 时下降开始变得缓慢。数据分析处理的结果表明该代谢动力学符合二室模型,消除半衰期($t_{1/2}$)为(234.11±17.37)min。钩吻素子在大鼠体内广泛分布于各个生物组织中,且分布速度很快,除了小肠和肝脏中的浓度在给药后 15 min 达到峰值以外,其他组织在给药后 5 min 即可达到峰浓度。钩吻素甲和钩吻素子在大鼠体内分布迅速而广泛,钩吻素甲在组织中的含量由高到低为:胃、脾、肾、心、肺、脑、肝,而钩吻素子在组织中分布则为:胃、肠、肝、体脂、肾、脾[30]。

三、检材处理

体内钩吻生物碱检验常用的检材处理方法有液液提取法、固相萃取法和 QuEChERS 法等,用有机溶剂液液提取是当前最常用的方法。钩吻中的毒性成分为氧化吲哚型生物碱,具有能溶于苯、氯仿、乙醚、乙醇和丙酮,难溶于水,遇酸成盐、可溶于水的特点,利用此特性可在碱性条件下提取、酸化反提净化。由固相萃取法发展而来的 QuEChERS 样品处理方法是新发展的一种快速样品处理技术,具有简便、快速、高效、安全等特点,在腐败检材处理中更具优势。

参考方法(SF/Z JD0107021－2018):① 血液、尿液检材。移取血液或尿液 0.5 mL,加入 2 μg/mL 士的宁内标工作溶液 10 μL、1% NaOH 溶液 50 μL,涡旋混合 1 min,再加入乙酸乙酯 3 mL 提取,涡旋 2 min 后,以 3 000 r/min 离心 3 min。取上清液在 55℃水浴空气流下吹干,残留物用混合溶液{甲醇:[20 mmol/L 乙酸铵溶液(含 0.1%甲酸和 5%乙腈)(体积比 7:3)]}100 μL 复溶,混匀后,供 LC－MS/MS 分析。② 组织检材。称取剪碎组织 0.5 g,加入 1% NaOH 溶液 800 μL,涡旋混合

1 min，再加入乙酸乙酯 3 mL 萃取，涡旋 3 min 后，以 3 000 r/min 离心 3 min。取上清液在 55℃水浴空气流下吹干，残留物用混合溶液{甲醇：[20 mmol/L 乙酸铵溶液(含 0.1%甲酸和 5%乙腈)(体积比 7：3)]}200 μL 复溶，涡旋均匀后转移至 1.5 mL 离心管中，于-20℃冰箱中放置 30 min，以 13 000 r/min 离心 2 min，取上清液，供 LC-MS/MS 分析。③ 控制样品。取等量相同基质空白样品两份，一份作为空白样品，一份添加 50 ng/mL 的钩吻素子、钩吻素甲和 5 ng/mL 钩吻素已标准工作溶液 10 μL，作为添加样品，与检材样品平行操作。

参考方法(QuEChERS 法)[31]：移取血液 1 mL，加入 2 mL 乙腈和 50 mg NaCl，涡旋振荡 20 s，然后以 1 800 r/min 转速振荡 10 min，于-4℃条件下以 8 000 r/min 转速离心 10 min，取上层清液，加入 20 mg 十八烷基硅烷(C_{18})，按照上述相同条件振荡、离心，取上层清液，供分析。

参考方法[32]：移取血液 1 mL，加入 2 mL 乙腈充分混旋，超声 10 min，8 000 r/min 离心 5 min，过 0.22 μm 有机过滤膜过滤后供仪器分析。

参考方法[15]：取尿液 2 mL 于 50 mL 离心管中，准确加入 4 mL 乙腈，涡流混合 1 min 后，向离心管中加入 1.5 g 无水硫酸镁，迅速振摇 1 min，离心 5 min。取上清液 2 mL 在 45℃水浴中氮吹浓缩至 1 mL，过 0.45 μm 滤膜，供 GC-MS/MS 分析。

四、分析方法

1. 气相色谱-质谱法

(1) 分析参考条件[15]

色谱条件：色谱柱：HP-5 MS 柱(30 m×0.25 mm×0.25 μm)；进样口温度：270℃；升温程序：初温：150℃，以 20℃/min 升温至 290℃，保持 9 min；载气：高纯 He；流速：1 mL/min。

质谱条件：离子源：EI，60 eV；扫描方式：MRM；四极杆温度：150℃；离子源温度：230℃；接口温度：280℃；碰撞气：高纯氮气。

本法可分析 15 种生物碱，其中钩吻素子和钩吻素甲的保留时间分别为 7.86 min和 8.87 min；监测离子对分别为 m/z 306/263*(定量离子对)、m/z 306/278 和 m/z 322/93*(定量离子对)、m/z 322/279。尿液中目标物的检出限为 4 ng/mL。

(2) 分析参考条件[15]

色谱条件：色谱柱：DB-5MS 柱(30 m×0.25 mm×0.25 μm)；进样口温度：250℃；升温程序：初温：150℃，以 20℃/min 升温到 280℃，保持 10 min；载气流量：1 mL/min。

质谱条件：离子源：EI，70 eV；检测方式：SIM；接口温度：280℃；离子源温度：230℃。钩吻素甲的特征离子为 m/z 322，279，251，108；钩吻素子的特征离子为 m/z 306，223，120，70。

本色谱条件下钩吻素甲和钩吻素子的保留时间分别为 9.78 min 和 8.43 min。

2. 液相色谱-质谱法

(1) 分析参考条件(SF/Z JD0107021－2018)

色谱条件：色谱柱：ZORBAX SB－C_{18}柱(150 mm×2.1 mm×5 μm)；流动相：A 为 20 mmol/L 乙酸铵溶液(含 0.1%甲酸和 5%乙腈)，B 为甲醇；梯度洗脱程序见表 12－16；流速：200 μL/min；柱温：室温；进样量：10 μL。

表 12－16 流动相梯度洗脱程序

时间(min)	流动相 A(%)	流动相 B(%)
0	90	10
0.5	90	10
0.6	60	40
1.5	60	40
1.6	30	70
5.5	30	70
5.6	90	10
8.0	90	10

质谱条件：离子源：电喷雾电离-正离子扫描(ESI+)；检测方式：多反应监测(MRM)；离子源电压(IS)：5 500 V；碰撞气(CAD)、气帘气(CUR)、雾化气(GS1)、辅助气(GS2)均为高纯氮气，使用前调节各气流流量以使质谱灵敏度达到检测要求；去簇电压(DP)、碰撞能量(CE)等电压值应优化至最佳灵敏度。在以上色谱、质谱条件下，钩吻素子、钩吻素甲和钩吻素己与内标士的宁的定性离子对、定量离子对和保留时间见表 12－17。

表 12－17 钩吻素子、钩吻素甲、钩吻素己和内标士的宁的定性离子对、定量离子对和保留时间

化 合 物	定性离子对(m/z)	定量离子对(m/z)	保留时间(min)
钩吻素子	307.3/180.2 307.3/70.1	307.3/180.2	3.76
钩吻素甲	323.4/70.1 323.4/236.1	323.4/70.1	3.58
钩吻素己	327.3/296.2 327.3/265.1	327.3/296.2	3.89
士的宁(内标)	335.0/184.0 335.0/156.3	335.0/184.0	3.70

本法血液、尿液、肝组织中的检出限：钩吻素子和钩吻素甲为 0.2 ng/mL(g)；钩吻素己为 0.02 ng/mL(g)。

（2）分析参考条件[31]

色谱条件：色谱柱：ZORBAX Eclipse Plus C_{18}柱（2.1 mm×100 mm×1.7 μm）；流动相：A 为含 0.1%（体积分数）甲酸的 5 mmol/L 甲酸铵溶液的混合溶液，B 为乙腈；梯度洗脱程序：0～0.2 min，5% B；0.2～4.5 min，5%～85% B，保持 0.5 mn；5.0～5.5 min，85%～5% B，保持 0.5 min；流量：0.4 mL/min；进样量：1 μL。

质谱条件：离子源：ESI+；扫描方式：MRM；离子源电压：5 500 V；离子源温度：500℃；雾化气（氮气）压力：50 MPa；干燥气（氮气）压力：50 MPa。钩吻素子的特征离子对为 *m/z* 307.4/180.2 和 307.4/167.1，钩吻素甲的特征离子对为 *m/z* 323.5/69.8和 323.5/195.2，钩吻素己的特征离子对为 *m/z* 327.3/296.2 和 327.3/265.1。

本色谱–质谱条件下钩吻素子、钩吻素甲和钩吻素己的保留时间为 2.66 min、2.50 min和 2.8 min；血液中钩吻素子、钩吻素甲和钩吻素己的检出限分别为 0.05 ng/mL、0.1 ng/mL 和 0.005 ng/mL。

（3）分析参考条件[32]

色谱条件：色谱柱：Eclipse Plus C_{18}柱（4.6 mm×50 mm×5 μm）；流动相：A 为甲醇，B 为 0.1%甲酸+10 mmol/L 甲酸铵溶液；梯度洗脱程序：0～0.5 min，5% A；0.5～4.0 min，5%～95% A；4.0～7.0 min，95% A；7.0～9.0 min，95%～5% A；9.0～10.0 min，5% A；流速：0.8 mL/min；柱温：40℃；进样量：2 μL。

质谱条件：离子源：ESI+；扫描方式：MRM；电离电压：5.5 kV；离子源温度：550℃；雾化气压力：55 psi。钩吻素甲的特征离子对为 *m/z* 323.2/236.1 和 323.2/195.2，钩吻素子的特征离子对为 *m/z* 307.2/180.1 和 307.2/167.1。

本色谱条件下钩吻素甲和钩吻素子的保留时间分别为 3.24 min、3.45 min。血液中检出限为 0.5 ng/mL。

五、鉴定要点

有服钩吻根、茎、叶病史或案情；中毒者发病迅速，瞳孔散大、复视、视力减退等眼部症状是钩吻中毒较突出的表现；如能在胃内容物中检见其茎叶碎片，有重要的鉴定价值，但不很常见；而检出钩吻素甲是法医学鉴定的主要依据。钩吻素甲在尸体中较稳定，有报道从死后 5 年的腐败器官、肉泥中检出钩吻素甲的案例。

六、典型案例

［案例一］　2013 年某日 23 时，张某到派出所投案称：当晚与其妻（朱某）在家发生争吵，拿水果刀吓唬朱某时，伤及颈部，致其死亡。现场女尸仰卧于双人床上，颈部位置床单、被褥大片血迹浸染。厨房杂物橱中的纸箱内塑料袋装有多块棕色根状物（称重 322 g），及写有“断肠草 1 斤，有毒，此品禁止内服”字样的纸条。尸体检验发现死者眼睑结膜见点状出血；气管黏膜和心脏外膜见粟粒大小出血点；胃

内容物呈食糜状,量约 300 mL[33]。

毒物分析及评析:现场提取的根状物、玻璃杯以及死者心血、胃内容及肝组织中均检出钩吻素甲、钩吻素子成分,其中心血中钩吻素甲、钩吻素子含量分别为 31.4 ng/mL、17.91 ng/mL。张某体液中未检出钩吻素甲、钩吻素子成分。综合法医学检验结果,可以确认朱某左颈总动脉前壁遭到锐器损伤致破裂、大出血为其主要、直接死因。而死者的睑结膜、气管黏膜和心外膜点状出血,不能简单用颈部创进行解释。依据尸检和毒物检验结果,朱某心血、肝脏组织中虽检出钩吻素甲,但检出量与致死数据尚有较大差距,不足以单独构成死因,应为辅助死因。后张某供述,因怀疑妻子婚后出轨,从网上购买断肠草,事发当天水煎后盛放于暖水瓶中。晚间,张某诱骗妻子服下。其妻出现眩晕、腹痛、视物模糊等症状后呼救,情急之下,张某用刀将其刺死。经司法精神病学鉴定,张某患有抑郁症,作案时为限定刑事责任能力。

[案例二] 2014 年某日 14 时许,在某商务酒店客房内,陈某(男,45 岁)被发现死亡。尸体位于酒店客房的床上,房门反锁,周围未见明显搏斗痕迹。桌面上见有两个白色瓷杯,杯内见有少量液体及已浸泡过的植物叶片若干。尸体检验:体表未见明显机械性损伤。两侧瞳孔对称性散大,双侧眼睑有点片状出血;口唇及十指甲床紫绀;胃内容物为咖啡色样少量液体,约 50 mL,胃内壁见有广泛出血;余脏器未检见明显异常[34]。

毒物分析及评析:死者的胃内容物及胃组织约 100 g、现场瓷杯里提取的可疑植物叶片约 100 g 送检做常见毒物成分的定性分析,结果检材中均检出钩吻素甲成分。本案通过瓷杯内植物形态辨认排除普通茶叶,后经查找资料辨认为钩吻叶子,最后经毒物化验得到进一步印证。许多服毒现场往往存在毒物的来源及包装物,故现场勘查是关键要素。此外,本案例的临床表现及病理特征较为典型,两侧瞳孔对称性散大,双侧眼睑有点片状出血;口唇及十指甲床紫绀;心外膜见散在片状出血,胃内壁见有广泛出血,提示可能系毒物中毒。由于钩吻中毒死亡后尸体征象不易与排除外力打击的自身性疾病致死或不明原因猝死等相鉴别,故应在现场勘查基础上,结合尸体检验,综合多方调查情况分析,作出科学、合理推断。

第五节　雷　公　藤

一、概述

雷公藤(*Triptreygium wilfordii* Hook. f.)为卫矛科(Celastraocse)雷公藤属植物,又名黄藤、黄藤木、黄腊藤、断肠草等。雷公藤共有三种,分别为昆明山海棠、东北雷公藤和苍山雷公藤，在全国均有分布，主产于浙江、安徽、湖南、云南、贵州、福建等地。雷公藤毒性在传统中草药中排名第三，全株各部位均有不同程度的毒性。其治疗剂量与中毒剂量非常接近，疗效与剂量呈明显的量效关系。有研究表明，雷公藤的毒副作用发生率为58%，主要为生殖、内分泌系统和消化系统损害，因此雷公藤中毒及其检测在临床医学与法医学领域均具有意义。

雷公藤的化学成分较为复杂，迄今从雷公藤中可提取到300多种化合物，主要为倍半萜类、二萜类、三萜类及生物碱类化合物，其中有100多种被证实具有生物活性[35]。目前研究比较多的有雷公藤红素、雷公藤甲素、雷公藤内酯甲、雷公藤内酯酮、雷公藤生物碱等，其中雷公藤红素、雷公藤甲素、雷公藤生物碱是主要有毒成分。雷公藤红素是在1936年首次从卫矛科植物雷公藤的根部提取的三萜类化合物，红色晶体粉末，具有多种生物活性。雷公藤甲素，又称为雷公藤内酯醇、雷公藤内酯，是从雷公藤属植物中分离出来的具有松香烷结构的二萜类三环氧内酯化合物。雷公藤甲素为无色晶体，性质稳定，不溶于水，溶于甲醇、乙醇、丙酮等有机溶剂，并能稳定的存在于这些溶剂中。

雷公藤的药理毒理作用主要为：① 免疫系统作用：能作用于淋巴细胞而对免疫系统起抑制作用，其中以对体液的免疫抑制作用较为显著。② 抗排异作用。③ 抗肿瘤作用。④ 抗生育作用：其抗生物活性对雄性生殖系统和雌性生殖系统均有影响。⑤ 抗炎作用。雷公藤使用不当或者加工方法不当会导致中毒。胃肠道中毒症状表现为：口干、恶心、呕吐、乏力、食欲不振、腹痛、腹泻等，严重者出现消化道出血、结肠炎等。雷公藤可引起肝毒性，临床表现为黄疸、转氨酶升高、肝脏肿大等，严重者可致肝功能衰竭。雷公藤的有效治疗量与最小中毒量接近，过量服用可引起肾毒性，临床表现为少尿、血尿、蛋白尿、浮肿、急性肾功能衰竭等，肾损害一般在服药2~5天出现，且肾损害死亡率较高。皮肤过敏反应是雷公藤引起的常见的一类不良反应，主要表现为皮疹、瘙痒、多形性红斑、黏膜疱疹、面部色素沉着等。心血管系统中毒症状表现为心悸、胸闷、血压升高或下降、心律失常等，严重者可能出现心供血不足、血压骤降、休克或心衰。神经系统中毒症状表现为头晕、头昏、嗜睡、失眠、神经炎、听力减退、复视等[36]。

雷公藤嫩叶7个尖（约12 g）即可致死，其叶2~3片可中毒，根的韧皮部30~60 g可致死。雷公藤生药的极量为每日40 g，雷公藤服用时间过长则可引起积蓄中毒。雷公藤甲素 LD_{50}：0.725 mg/kg（小鼠腹注）；0.788 mg/kg（小鼠经口）。

雷公藤中毒死者可见心、肝、肾实质细胞损害，以中毒性肾病较突出，可见肾小管上皮脂肪变性，水样变性和点灶状坏死，以近曲小管较明显；有的以集合管上皮损害较显著，甚至引起多发性肾乳头坏死；肝细胞浊肿、脂肪变性，有的见小灶状坏死；心肌浊肿，淤血；胃肠黏膜斑点状出血；肺、脑等淤血、水肿。

二、体内过程

目前关于雷公藤药代动力学研究的少量报道仅涉及以兔、犬等动物模型作为研究对象研究低剂量条件下雷公藤甲素在动物体内的吸收、分布、代谢、排泄的药代动力学过程。而在法医毒物学领域,毒代动力学特征是法医毒物鉴定的理论依据,在药物的毒性剂量下药物在体内的吸收、消除过程可能会有所改变。有研究报道[37]建立了雷公藤主要有效及毒性成分-雷公藤甲素的大鼠中毒实验模型,考察灌胃给予大鼠毒性剂量的雷公藤甲素后,雷公藤甲素在大鼠体内的药时曲线、组织分布及排泄特征。结果表明在该研究的给药剂量下,雷公藤甲素在大鼠血液中的浓度随时间的变化趋势符合一级动力学消除的二室模型,三个毒性剂量内仍呈现出线性动力学性质,血药浓度随着给药剂量的增加而增加;各组织浓度在不同时间点的变化规律均为: 5 min>15 min>60 min,其中肝、肾组织中浓度较高,可作为采集检材的参考;雷公藤甲素吸收迅速而消除缓慢,在睾丸中有蓄积作用。药物在粪便中排出量较大,推测雷公藤甲素大部分以原体形式排出体外。大鼠对雷公藤甲素的吸收存在一定的个体差异,但无显著的性别差异。研究结果可对雷公藤中毒相关案例的鉴定及评价提供信息和参考依据。

我国有雷公藤中毒死亡案例报道,但体内数据甚少。某长期服用雷公藤多苷片治疗红斑狼疮患者(女,20 岁)血浆中雷公藤甲素浓度为 57.99 ng/mL[38]。

三、检材处理

雷公藤草药中主要有毒成分的提取主要采用氯仿、乙醚、乙酸乙酯进行提取的方法。生物样品中雷公藤有毒成分的提取有沉淀蛋白法、液液提取法和固相萃取法。

参考方法(SF/Z JD0107023－2018):① 体液样品。移取血液或尿液 0.4 mL,加入 2 μg/mL 纳洛酮内标工作液 10 μL,再加入乙酸乙酯 3 mL,涡旋混合,以 2 500 r/min 离心 3 min,将上清液转移至另一试管中,在 60℃水浴空气流下吹干,残留物用流动相[甲醇:20 mmol/L 乙酸铵溶液(体积比 33:67)]100 μL 复溶,供 LC－MS/MS 分析。② 组织样品。称取剪碎组织 0.4 g,加入乙酸乙酯 3 mL,涡旋混合,以 2 500 r/min 离心 5 min,将上清液转移至另一试管中,在 60℃水浴空气流下吹干,残留物用流动相[甲醇:20 mmol/L 乙酸铵溶液(体积比 33:67)]100 μL 复溶,复溶液置于 1.5 mL 离心管中,-20℃冷冻过夜,次日以 13 000 r/min 离心 3 min,取上清液于进样小瓶中,供 LC－MS/MS 分析分析。③ 控制样品。取等量相同基质空白样品两份,一份作为空白样品,一份添加 0.2 μg/mL 的雷公藤甲素和雷公藤酯甲标准工作溶液 10 μL,作为添加样品,与案件样品平行操作。

参考方法[39]:称取粉碎的雷公藤植株样品 1 g,用 9 mL 乙醇超声提取 3 次。合并提取液,旋转蒸发至近干。加入 3 mL V(二氯甲烷):V(甲醇)= 49:1 溶液超声提取10 min，过分别用3 mL甲醇及3 mL水预洗的OASIS HLB(60 mg/3 mL)固相萃取柱，用10 mL V(二氯甲烷)∶V(甲醇)= 49∶1溶液洗脱，洗脱液经氮气吹干后用甲醇定容至1 mL，过0.22 μm滤膜，待分析。

四、分析方法

由于雷公藤的分子结构中没有活泼氢原子且分子量较大，故对其主要有毒成分的检验多采用高效液相色谱串联质谱的方法。

(1) 参考分析条件(SF/Z JD0107023－2018)

色谱条件：色谱柱：Restek Allure PFP Propyl五氟苯基柱(100 mm×2.1 mm×5 μm)；流动相：A为甲醇，B为20 mmol/L乙酸铵溶液；梯度洗脱程序见表12－18；流速：300 μL/min；柱温：室温；进样量：10 μL。

表12－18　流动相梯度洗脱程序

时间(min)	流动相A(%)	流动相B(%)
0	33	67
3	33	67
7	5	95
10	33	67

质谱条件：离子源：电喷雾电离-正离子扫描(ESI+)；检测方式：多反应监测(MRM)；离子源电压(IS)：5 500 V；碰撞气(CAD)、气帘气(CUR)、雾化气(GS1)、辅助气(GS2)均为高纯氮气，使用前调节各气流流量以使质谱灵敏度达到检测要求；去簇电压(DP)、碰撞能量(CE)等电压值应优化至最佳灵敏度。在以上色谱、质谱条件下，雷公藤甲素和雷公藤酯甲与内标纳洛酮的定性离子对、定量离子对和保留时间见表12－19。

表12－19　雷公藤甲素、雷公藤酯甲和内标纳洛酮的定性离子对、定量离子对和保留时间

化合物	定性离子对(m/z)	定量离子对(m/z)	保留时间(min)
雷公藤甲素	378.4/361.2 378.4/145.2	378.4/361.2	2.99
雷公藤酯甲	472.5/437.2 472.5/191.4	472.5/437.2	6.68
纳洛酮(内标)	328.3/310.1 328.3/253.2	328.3/310.1	4.75

本法血液、尿液、肝组织中雷公藤甲素和雷公藤酯甲的检出限均为2 ng/mL或2 ng/g。

(2) 参考分析条件[39]

色谱条件：色谱柱：ZORBAX SB－C_{18}柱(250 mm×4.6 mm×5 μm)。流动相：A为水，B为乙腈；梯度洗脱程序：0～20 min，5%～75% B；20～30 min，75%～75% B；30～35 min，75%～5% B；35～45 min，5%～5% B；柱温：25℃，流速：1 mL/min，进样体积 20 μL。

质谱条件：离子源：电喷雾电离-正离子扫描(ESI+)；扫描方式：一级质谱全扫描加数据依赖的二级质谱扫描；扫描范围，m/z 100～1 000；离子传输管温度：300℃；离子传输管电压：7 V；电离电压 4.5 kV；干燥气(N_2)流速：25 L/min；辅助气(N_2)流速：0.75 L/min；雷公藤甲素、雷公藤吉碱和雷公藤次碱的质谱参数见表12－20。

表 12－20　雷公藤甲素、雷公藤吉碱和次碱的质谱参数

化合物	定性离子(m/z)	定量离子(m/z)	碰撞能量(eV)
雷公藤甲素	325.83，343.88	325.83	30
雷公藤吉碱	206.29，840.27	840.27	30
雷公藤次碱	808.34，850.35	850.35	30

五、鉴定要点

雷公藤中毒以误服意外中毒多见，中毒死亡者以自杀中毒最常见，偶见他杀投毒案例。在有雷公藤分布的地区，如见原因不明的恶心、呕吐、剧烈腹痛和腹泻、顽固性血压降低、炎细胞减少者，应考虑其中毒的可能性。尸检如见中毒性肾病变，免疫器官内淋巴细胞变性坏死和数目显著减少，也应予以关注。

毒物分析的主要成分是检验雷公藤中萜类化合物。检材以呕吐物、胃肠及其内容物、肝和剩余的药物、食物为好。雷公藤生物碱一般不易被分解破坏，有从死后 3 年的腐败器官肉泥中检出雷公藤成分的报道。

六、案例评析

[案例]　死者刘某，男，52 岁，农民。某日晚 11 时，其情妇李某以解酒为名，以雷公藤干根约 50 g 在瓦罐内煎煮成浓缩液约 250 mL 让刘某服下，约 20 分钟后出现呕吐、腹泻等症状，经抢救无效于 4 日后晨 5 时 30 分死亡。法医尸检及病理学检查见：心肌间质淤血；肺淤血水肿；肝细胞灶性脂肪变性；脾小结生发中心淋巴细胞轻度坏死(见核浓缩及碎裂)；肾近曲小管上皮细胞重度水变性；脑出血水肿。

毒物分析及评析：胃及胃内容物、肝组织的提取液经薄层层析法均检出雷公藤的成分。由罪犯从山区现场指认的植物标本，经鉴定为雷公藤。本例从投毒发

病到死亡发生仅约 6 h，尸检见心肌轻度水变性肾小管上皮细胞重度水变性，各脏器重度淤血，可认为本例死因符合心肌受损所致急性循环衰竭。

第六节　烟　　碱

一、概述

烟碱（nicotine）译名为尼古丁，来源于茄科植物烟草（*Nicotian tabacum* L）。烟草中含有多种生物碱，约占生药总量的 1%～8%，其中尼古丁含量最高，约为烟草总碱的 93%，其含量因品种及产地的不同而有差别。尼古丁为无色或淡黄色油状液体，易挥发、易引湿，暴露在空气或光线下渐渐变成棕色。尼古丁分子式为 $C_{10}H_{14}N_2$，分子量 162，沸点 246℃。易溶于水、乙醇、乙醚、氯仿等溶剂中。尼古丁为弱碱，p*K*a 为 7.84，易与酸结合成盐。

尼古丁无明显的医疗价值，临床上仅作为替代制剂用于戒烟，农业上作为杀虫剂防治果蔬等作物上的害虫。尼古丁是最具成瘾性的毒性物质之一，全球共有吸烟人口 13 亿之多，而在我国占 3.5 亿，遭受被动吸烟危害的人数高达 5.4 亿，吸烟成瘾已成为一个严重的公共卫生问题。尽管尼古丁是毒性较大的滥用物质，但在我国尼古丁中毒致死的报道较为少见。国外仅有过量摄入烟草或浓尼古丁液体中毒或死亡的报道。尼古丁中毒多见于自杀、他杀或意外案件。

尼古丁为高毒性的生物碱类化合物。主要作用于中枢神经系统和植物神经，小剂量具有兴奋作用，大剂量则具有双向作用。直接或通过颈动脉体间接兴奋中枢神经系统；直接作用于植物神经节和神经肌肉连接点，进而使该部位麻痹；兴奋血管运动中枢、交感神经节、肾上腺髓质及颈动脉化学感受器引起心动加速和血压升高；使血中脂肪酸浓度增高，血小板黏性增强，易形成血栓。尼古丁中毒症状表现为：① 口服轻度中毒者食管、胃区烧灼性疼痛，呼吸加快，呼气有烟草气味，恶心、呕吐、腹泻、流涎、出汗、头痛、眩晕、面色苍白、心跳加快、血压升高、瞳孔开始缩小后散大、视听觉障碍。② 口服严重中毒者口腔、咽部及胃有烧灼感，进而呼吸困难，口鼻可见棕色泡沫，紫绀、昏迷、抽搐，进而呼吸困难加重、缓慢或浅表、心律不齐、心功能衰竭、多因呼吸麻痹而死亡。大剂量时发作极快，可在 5～30 min 死亡，一般在服用 3 h 内死亡。

尼古丁成人口服致死量为 40～60 mg，无吸烟习惯者 1 mg 即可引起明显中毒，小儿 10 mg 即可致死。尼古丁的治疗血浓度为 0.001～0.035 μg/mL，中毒血浓度为 1 μg/mL，致死血浓度为 1～52 μg/mL（肝为 10～40 μg/g）。大鼠经口 LD_{50} 为 55 mg/kg。

尼古丁中毒死者口鼻腔可见棕色泡沫,有烟草气味,胃黏膜见急性炎症改变。

二、体内过程

尼古丁可通过黏膜和皮肤快速吸收,也可经呼吸道和消化道吸收。吸收后进入血液循环很快分布至全身各组织,可透过血脑屏障。尼古丁代谢较快,半衰期约2~3 h,绝大部分(80%~90%)在肝内代谢为无活性的产物,其中最主要的代谢物为可铁宁(cotinine),其半衰期约为尼古丁的10倍即20 h。因其半衰期长,且受其他因素影响较小,因此可铁宁可作为比尼古丁更好的评价烟草烟雾摄入的生物标志物。尼古丁的代谢物还包括羟化可铁宁(hydroxycotinine)、尼古丁-N-氧化物(nicotine-1′-N-oxide)、去甲尼古丁(nornicotine)、可铁宁-N-氧化物(cotinine-N-oxide)和去甲可铁宁(norcotinine),及其与葡萄糖醛酸结合物。尼古丁代谢物和原形(仅约10%)一般通过尿液排出体外,酸性尿中尼古丁的排泄速度是碱性尿中的4倍;尼古丁也可通过呼气、口腔液和汗液排出小部分,还可极少量地通过乳汁排出。

尼古丁吸收后在肝、肾、脾和肺中分布较高,与脑有较高的亲和力,不易与脂肪组织亲和。肝中可铁宁浓度最高,骨骼肌中浓度与血液中浓度接近。尼古丁过量死亡案例中,脑和肾中尼古丁浓度约为肝的75%~80%。据报道某女性将22个烟碱透皮剂粘于身上自杀,导致尼古丁过量死亡,尿液和肝中尼古丁和代谢物可铁宁浓度明显高于其他组织,体内分布见表12-21[40]。5例吞服20~25 g尼古丁硫酸盐1 h内死亡者血液中尼古丁浓度11~63 μg/mL。

表12-21 尼古丁及其代谢物在体液和组织中的含量(μg/mL或μg/g)

	血 液	脑	肝	尿 液	胃内容物
尼古丁	1.4	0.8	2.0	2.9	0.08
可铁宁	1.3	0.9	3.8	7.6	0.02

由于尼古丁在头发中有蓄积作用,测定头发样品中尼古丁和可铁宁的含量水平可以反映较长期烟草烟雾的暴露情况。608份头发样品按问卷调查分为非吸烟组、被动吸烟组和吸烟组,其尼古丁和可铁宁的测定结果见表12-22[41]。

表12-22 608份头发中尼古丁和可铁宁的含量(ng/mg)

头发来源	尼古丁		可铁宁	
	含量范围	平均值	含量范围	平均值
非吸烟者	0.013~21.24	1.04	0.03~6.62	0.14
被动吸烟者	0.013~38.04	1.71	0.03~18.88	0.64
吸烟者	2.15~200.7	20.93	0.16~44.76	3.84

三、检材处理

怀疑尼古丁中毒者,可采集中毒或死亡者的呕吐物、胃内容物、洗胃液、血液、尿液等,还应注意采集中毒现场可疑的药瓶等;尼古丁中毒死亡者还应采集肝、肾等组织。对于招聘、保险等特殊目的需要的,可采集头发、指甲等进行检测。

检材处理方式应根据检材的性状以及选用的仪器分析方法而定。一般可采取直接沉淀蛋白法、液液提取法和固相萃取法。尿液也可直接沉淀蛋白、离心后用液-质法分析。毛发可用碱消化法、超声浸提法等提取处理。由于吸烟是摄取尼古丁的主要方式,故头发表面易于受到外部环境污染,必须对头发先行脱污染处理。

参考方法[42]: 血液或尿液样品 1 mL(或绞碎的组织 1 g)中加入 D_3 -可铁宁(内标)500 ng,用 1 mol/L NaOH 溶液 0.1 mL 调碱性,加入乙醚 3 mL 提取。提取液于氮气流下吹干,甲醇溶解供检。

参考方法[40]: 血液或尿液 1 mL,加入内标 20 μg 和 0.5 mol/L 磷酸缓冲液(pH 5.5)5 mL,上 10 mL ChemElut 柱,用氯仿 12 mL 洗脱两次。收集洗脱液,氮气流下吹干。残余物加入乙腈 200 μL 定容。

参考方法(毛发)[40]: ① 脱污染。常用的脱污染方式包括: 用二氯甲烷(或正己烷)3 mL 振荡混合 15 min,重复洗三次;或依次用异丙醇 2 mL、0.01 mol/L 磷酸缓冲液(pH 6,重复三次)2 mL、异丙醇 2 mL 洗 15 min。头发清洗后室温下晾干,剪成 1~2 mm 小段,或用球磨粉碎机粉碎。② 提取。丙酮超声法: 称取头发 20 mg,加丙酮 10 mL 于室温下超声 30 min 后,移取丙酮,于 60℃ 氮气流下挥干;或碱消化法: 称取头发 20 mg,加入 1 mol/L NaOH 溶液 1 mL,于 100℃ 水解 10 min,冷却后用二氯甲烷 3 mL 提取。有机相于 60℃ 氮气流下挥干。用适宜的溶剂复溶,供分析。

四、分析方法

1. 气相色谱-质谱法

GC－MS 分析尼古丁及可铁宁色谱行为好、灵敏度高,可用于体内痕量尼古丁及可铁宁的定性定量分析。

(1) 分析参考条件[43]

色谱条件: 色谱柱: HP－1 柱(30 m×0.20 mm×0.33 μm);升温程序: 初温 80℃,以 20℃/min 升温至 300℃,保持 5 min;氦气流速: 1 mL/min;进样口温度: 280℃。

质谱条件: 离子源: EI,70 eV;离子源温度: 230℃;传输线温度: 300℃;扫描范围: m/z 40~800;尼古丁 m/z 84,133,161,保留时间 4.21 min;可铁宁 m/z 98,176,保留时间 6.47 min;二苯胺(内标)m/z 168,169,保留时间 5.97 min。尿液中尼古丁和可铁宁的 LOD 均为 0.2 ng/mL,血浆和口腔液中 LOD 均为 1 ng/mL。

(2) 分析参考条件[40]

色谱条件：色谱柱：HP－5柱(30 m×0.25 mm×0.25 μm)；升温程序：初温70℃，以25℃/min升温至230℃，保持3 min；进样口温度：250℃；接口温度：280℃。

质谱条件：离子源：EI，70 eV；扫描模式：SIM；尼古丁的特征离子 *m/z* 84，133，162；可铁宁的特征离子 *m/z* 98，176。

2. 液相色谱－质谱法

LC－MS/MS是生物检材中尼古丁及其代谢物检测最灵敏、最准确的方法之一，具有高选择性、高灵敏度的特点，可以同时分析多种目标化合物。

(1) 分析参考条件[44]

色谱条件：色谱柱：Acquity BEH C_{18}(100 mm×2.1 mm×1.7 μm)，前接Oasis HLB保护柱(10 mm×2.1 mm×5 μm)；流动相：A为含0.1%氨水的溶液，B为含0.1%氨水的乙腈溶液。

质谱条件：Waters Xevo TQ质谱。扫描方式：MRM；去溶剂化温度：600℃，毛细管电压：3.5 kV，去溶剂和锥孔流速分别为1 100 L/h和80 L/h。其他质谱参数见表12－23。

表12－23 质谱参数

目 标 物	离子对1	离子对2	锥孔电压(V)	碰撞能量(eV)
尼古丁	163→130	163→117	26	20
尼古丁－d_3	166→130	166→117	26	20
可铁宁	177→80	177→98	34	22
可铁宁－d_3	180→80	180→101	34	22
3－羟基可铁宁	193→80	193→134	34	24
3－羟基可铁宁－d_3	196→80	196→134	34	24

(2) 分析参考条件[45]

色谱条件：A.Q.柱(4.6 mm×50 mm×5 μm)，柱温：为35℃；流速：0.5 mL/min；流动相：A为10 mmol/L乙酸铵水溶液(pH 6.8)，B为10 mmol/L乙酸铵的甲醇溶液；梯度洗脱：初始85% A，保持至0.2 min；0.2～0.5 min，85%～5% A，保持至0.8 min；0.8～0.85 min，5%～85% A，保持至7 min。

质谱条件：离子源：APCI；气帘气：25 psi；雾化气：80 psi；碰撞气：6 psi；离子源温度：550℃，离子化电流：3 μA。

在APCI源下对尼古丁葡萄糖醛酸酐、可铁宁葡萄糖醛酸酐、3－OH－可铁宁葡萄糖醛酸酐及其各自氘代内标化合物进行母离子全扫描。即使在非常温和的离子化条件下，各葡萄糖醛酸酐都很不稳定，会中性丢失 *m/z* 176，形成各自的配基加氢离子(3－OH－可铁宁)，166(d_3－尼古丁)，180(d_3－可铁宁)，96(d_3－3－OH－可铁宁)[M-Glu+H]+m/z 163(尼古丁),177(可铁宁),193,故目标物及其结合物的确认需借助液相色谱的保留时间。尼古丁及 9 种代谢物的 MRM 参数及保留时间见表 12-24。

表 12-24　尼古丁及其代谢物的 LC-MS/MS 参数

化　合　物	离子对(m/z)	解簇电压(V)	碰撞电压(V)	碰撞池出口电压(V)	保留时间(min)
尼古丁/尼古丁葡糖醛酸酐	163.20→129.90	51	26	7	1.38/0.42
d_3-尼古丁/d_3-尼古丁葡糖醛酸酐	166.20→129.90	45	29	7	1.25/0.41
降尼古丁	149.04→79.90	68	29	14	1.67/0.27
可铁宁/可的宁葡糖醛酸酐	177.10→79.90	45	32	3	1.66/0.27
d_3-可铁宁/d_3-可的宁葡糖醛酸酐	180.20→79.90	56	33	3	0.83/0.41
d_3-3-羟基可铁宁/d_3-3-羟基可铁宁葡糖醛酸酐	196.20→79.90	66	40	3	0.82/0.24
3-羟基可铁宁/3-羟基可铁宁葡糖醛酸酐	193.20→79.90	65	40	10	0.48
可铁宁氮氧化物	193.13→95.90	51	30	4	1.17
尼古丁氮氧化物	179.13→132.00	46	27	5	0.4
降可铁宁	163.05→79.93	74	33	14	0.51

(3) 分析参考条件[46]

色谱条件：色谱柱：HILIC 柱；流动相：A 为 0.1% 甲酸 10 mmol/L 乙酸铵溶液，B 为乙腈，A∶B(20∶80)等度洗脱；流速：0.3 mL/min；进样量：2 μL。

质谱条件：离子源：ESI，正离子模式；扫描模式：MRM；气帘气流速：20 L/h；雾化气流速：55 L/h；辅助气流速：55 L/h；辅助加热气温度：650℃；喷雾电压：5 500 V；去簇电压：80 V。其他质谱信息见表 12-25。

表 12-25　MRM 质谱信息

化 合 物	母离子(m/z)	子离子(m/z)	碰撞能量(eV)	保留时间(min)
可铁宁	177	80*,98	60	1.37
降烟碱	149	130*,117	60	2.07
新烟碱	163	118*,106	70	1.90
二烯烟碱	159	114*,117	90	1.03
去氢烟碱	161	104*,133	90	1.75
2,3-联吡啶	157	130*,96	100	1.17
麦斯明	147	105*,96	110	1.35
尼古丁	163	132*,146	53	2.19

* 定量离子。

五、鉴定要点

1. 检材的采集和保存。烟碱易于挥发，取材后应将检材置于密闭容器中保存并及时送检，若短时间内不能检验应及时冷冻保存，以减少烟碱的损失。检材以呕吐物、胃内容物、血液、尿液为佳，中毒死亡者还可取肝、肾作为分析检材。

2. 烟碱中毒的评判。口服中毒者有胃部烧灼性疼痛、焦虑、激动、痉挛、呼吸衰竭等症状及呼气、胃内容物、呕吐物中有烟草气味，对于急性烟碱中毒判断具有一定的指向性。由于烟碱代谢物可铁宁在体内有更长的检出时限，故可将可铁宁作为生物标志物纳入毒物检测的范围。因吸烟和被动吸烟的普遍性，死亡案件的生物检材中往往可检出尼古丁，但对于快速死亡、不明原因死亡案件，需要定量分析血液中尼古丁。此外，在评价尿液中烟碱浓度时，应关注尿液的酸碱性(酸性尿中烟碱排泄速度加快)。

3. 主动吸烟与被动吸烟的判断。区分主动吸烟与被动吸烟有一定的难度，而同时分析尿液尼古丁和可铁宁浓度可帮助排除非吸烟者。我国人群非吸烟者尿液中尼古丁和可铁宁浓度范围分别为<2~13 ng/mL 和<2~20 ng/mL；吸烟者尿液中尼古丁和可铁宁浓度范围分别为 64~1 436 ng/mL 和 73~1 215 ng/mL[47]。很多研究者期望通过分析毛发中尼古丁来区分吸烟者和非吸烟者，但由于外污染和被动吸烟的存在，以及实验室所采用的脱污染方式、水解条件和分析灵敏度差异，即使检测出代谢物可铁宁，仍无公认的指标来解决判断问题。

六、案例评析

[案例一] 某 31 岁女子，被其丈夫发现死于家中。其口、鼻用塑料封箱带封住，尸体旁有呕吐物、丙氧芬的小瓶和“自杀指南”小册子。胸前和腹部贴有 18 片戒烟贴片(规格为尼古丁 7 mg/片)。经尸体解剖，提取各种生物体液和组织进行毒物分析[48]。

尸检所见及毒物分析：尸体解剖、病理学检验见脑部有积水，其他无异常。毒物分析检出尼古丁、可铁宁和少量咖啡因成分，结果见表 12-26。

表 12-26 死者体液和组织中尼古丁和可铁宁的含量(μg/mL 或 μg/g)

检 材	尼古丁	可铁宁
心血	1.4	1.3
外周血	0.46	NA
尿液	2.9	7.6
玻璃体液	0.27	ND
脑	0.8	0.9
肝	2.0	3.8
胃内容物	0.08	0.02

注：“NA”为未检测，“ND”为未检出。

评析：本案例死因是典型的窒息，方式为自杀。从分析结果中可以看出：心血中尼古丁浓度是外周血的近 3 倍，可能因为贴片位置在前胸区，尼古丁可直接吸收入心脏，也可能是死后再分布所致；尼古丁易透过血脑屏障，致肝脏和脑组织中尼古丁和可铁宁浓度较高。比较研究结果表明，正常使用戒烟皮贴者（7 mg/片）的血清浓度平均 C_{MAX} 为 8.0 ng/mL。大部分尼古丁中毒案件为服用含尼古丁的溶液，通过消化道吸收，经皮肤吸收中毒的案件少见。尽管本例死因为典型的由于塑料封箱带绑住口鼻导致窒息，但胸前和腹部贴上 18 片尼古丁（共 126 mg）贴片，可使体内尼古丁含量显著升高，由于皮肤吸收生物利用度个体差异较大，尚无法精确计算尼古丁摄入量。

［案例二］ 某 42 岁男子死于家中，其妻子发现后报警。现场散落许多标示多种物质的小瓶，如马钱子碱、尼古丁、锌粉、铟、砷、特氟龙粉、磷酸等，其中标有“尼古丁”的瓶中尚有半瓶透明棕色液体，有强烈的刺激性气味。取外周血、尿液、胃内容以及瓶中化学品送检分析[49]。

尸检所见及毒物分析：该男性体长 184 cm，体重 84 kg，体表检查未见明显外伤及受暴特征。尸体剖验检见有明显水肿和轻微血管栓塞，肺有严重水肿和血管栓塞，心脏无明显动脉硬化；胃内有约 110 g 棕黄色液体，带有强烈刺激性气味；腹腔内各器官均有充血。所取检材经毒物分析，结果见表 12－27。

表 12－27　死者体内检材毒物分析结果

检出物	外周血	胃内容物	尿　液
尼古丁	2.2 μg/mL	1 000 mg	检出
可铁宁	2.2 μg/mL	NA	NA
乙醇	2.1 mg/mL	NA	2.4 mg/mL
马钱子碱	ND	70 mg	检出

注：“NA”为未检测，“ND”为未检出。

评析：本案例外周血中尼古丁和可铁宁浓度均为 2.2 μg/mL，未检出其他致命性的化合物。胃中尼古丁高达 1 000 mg，足以致人死亡。同时在胃内容物中检出马钱子碱 70 mg，而外周血中未检出，提示马钱子碱是在服用致死量的尼古丁和乙醇后才服用的。尸体病理学发现肺、脑充血水肿和心脏肥大，与由药物中毒所致的心、肺损伤相吻合。本案例外周血中尼古丁浓度达 2.2 μg/mL，已达致死浓度，结合案情及尸体剖验结果，判断为尼古丁中毒致死。

［案例三］ 某 67 岁男子，按照互联网上“自杀指南”上教授的方法，用 300 g 烟草浸泡在水中 3 天，然后喝下浸泡液实施自杀。该男子随后即出现胃肠不适、呕吐、腹泻，将大部分所喝液体吐出，2 h 后被送往医院抢救，其时病人出现呼吸困难、体温下降、多涎、心动过缓、肌肉痉挛等症状。由于无特异性症状及相关线索，医生

初期怀疑病人患癫痫、化脓性脑炎等疾病，后经反复询问病人及其家属，该病人自述服用了烟草浸液欲自杀。医院随即对病人进行洗胃、对症治疗，第 2 天该病人心脏即恢复正常，4 天后出院[50]。

毒物分析及评析：该病人服用烟草浸液后 3 h、7.7 h 和 22.5 h 的血清中尼古丁浓度分别为 322 ng/mL、386 ng/mL 和 18 ng/mL，可铁宁的浓度分别为 9 093 ng/mL、9 955 ng/mL和 5 914 ng/mL。尿中常规未知药物筛选检出尼古丁和可铁宁，未检出其他药物。该文作者用同牌号香烟、同法制作的香烟浸泡液中测得尼古丁含量为 22.60 mg/g，折合成病人喝下的尼古丁量为 6 780 mg。

尼古丁系毒性较大、易成瘾的生物碱，存在于日常生活中最为常见的香烟中。香烟中尼古丁的含量因不同国家、不同品牌甚至不同时间烟叶而有所差别，一般为 10~20 mg/g。由于香烟容易获得、常见、价格相对便宜，为达到某种目的，易于用其自杀或他杀。正常吸烟时香烟中尼古丁的绝大部分被燃烧，仅有约 10%到达肺中，尼古丁摄入量较低。而本案例中尼古丁系经消化道进入，病人几分钟内即出现恶心、呕吐、腹泻的症状，这种自主性呕吐排出了大部分未经吸收的尼古丁，大大降低了尼古丁的吸收。同时由于肝脏的首过效应，尼古丁从消化道进入的生物利用度低于经口腔黏膜和皮肤吸收的，导致血清中尼古丁仅比已报道的严重中毒的结果稍高，而可铁宁则明显高于已有的案例报道值，这可能是与代谢、饮食、生理机能状态、遗传等因素有关。利用身边许多触手可及的物质如烟草、乙醚等，采用新的手段达到自杀或他杀的目的，该方式较为隐蔽，容易让人忽视。因此对于此类案例的毒物鉴定，应充分了解中毒者的临床表现和相关信息，以免产生因案情信息不确切造成的漏检。

第七节　河 豚 毒 素

一、概述

河豚毒素(tetrodotoxin，TTX)主要来源于河豚，河豚中毒是由误食河豚引起的河豚毒素中毒。河豚属河豚科，体表光滑无鳞，有的体表有很细的小棘，体呈粗短椭圆纺锤形，前部钝圆，后部渐狭小，无腹鳍，臀脊两鳍位于近尾部，头扁、口小，上下颌各有两齿，鳃孔狭小。河豚分布于世界各地，有上百个品种。我国沿海地区河豚资源非常丰富，每年春夏之交，大批河豚由外海进入内海，溯游至江河产卵，因此我国沿海、长江中下游等地区均可见到河豚。我国沿海的河豚主要是指东方鲀属的各类，东方鲀属种类较多，种群组成较多，产卵分布较广，因受地理和温度的制约，各鱼种的分布都有一定的局限性。

河豚体内含有剧毒成分TTX,不同的河豚品种TTX在内脏、肌肉、血液、皮肤等部位的含量也会有所差异。河豚中TTX含量从大到小顺序一般依次为：卵巢、肝、脾、血、眼球、鳃、皮、精巢、肌肉。新鲜和洗净的河豚肌肉中大多不含毒素,但若死亡时间较久,内脏毒素也可侵入肌肉。冬春季节是河豚的繁殖季节,此时河豚各组织的毒性也最高。河豚鱼味道鲜美、营养丰富,但由于其体内剧毒成分TTX,由此导致食用后中毒甚至死亡事件屡有发生。中毒的原因多因误食,或食用加工、烹调不得法的河豚鱼所致。

TTX是一种氨基全氢化喹唑啉化合物,分子式为$C_{11}H_{17}N_3O_8$,分子量为319.27,结构式见图12－4。TTX粗制品为棕黄色粉末,纯品为无色晶体,呈针状或菱形,无臭、无味、易吸湿潮解,微溶于水、乙醇溶液,极易溶于稀酸水溶液,不溶于无水乙醇、乙醚、氯仿、苯等有机溶剂。TTX理化性质比较稳定,在中性和酸性条件下对热稳定,在日光下暴晒20天或在盐水中盐腌30天,其毒性仍不能被全部破坏。如遇碱和强酸时易脱水、分解成无毒的产物。

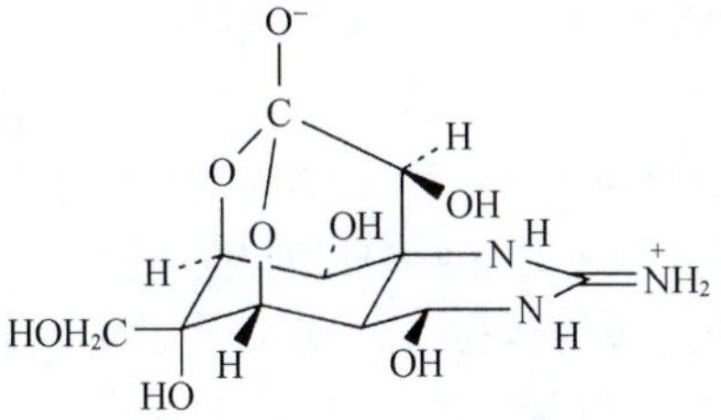

图12－4　TTX的结构式

河豚毒素进入体内产生类似箭毒样作用,是细胞膜钠离子通道选择性阻断剂。细胞膜钠离子通道的阻断,导致细胞膜去极化,从而特异性地干扰了神经-肌肉的传导过程,主要表现为神经中枢和神经末梢的麻痹。一般先是感觉神经麻痹,继而运动神经麻痹,使肢体无力甚至不能运动。血管中枢麻痹引起血压下降、脉搏迟缓。呼吸中枢麻痹导致呼吸停止而死亡。中毒的症状表现为：舌尖及嘴唇发麻,进一步经上肢到足尖以致全身麻痹,并感到身体疲倦、眼睑沉重、视觉模糊、听力减退、恶心、呕吐、腹痛、头痛、面色苍白、瞳孔对光线无反应,周身麻木、四肢冰冷、语言不清、血压下降、脉搏微弱,最后呼吸麻痹死亡。TTX中毒的潜伏期与进食量、胃的充盈度及机体状态有关,一般麻痹症状出现在食用河豚后20 min~3 h,死亡时间为1.5~8 h。

TTX是目前已知自然界中毒性最高的非蛋白性神经毒素,对人的致死量为6~7 μg/kg。最小急性中毒量和最小致死量分别为0.2 mg和2 mg[51]。

河豚中毒死者尸表呈窒息征象,颜面、口唇紫绀,眼结膜点状出血,口鼻腔有白色泡沫。心腔内血液呈暗红色流动性,肺及脑出血水肿,各器官显著淤血。胃黏膜充血及点状出血，胃明显扩张，充满气体，胃壁变薄。

二、体内过程

TTX 经消化道吸收入血后，经血液循环分布于各组织中，其分布取决于 TTX 本身的化学性质、各个器官的血流分布以及机体状态等条件。动物实验结果表明，小鼠静脉注射^{125}I - TTX 后，由于肺中血流丰富，因此 TTX 在血液和肺中含量最高，其次为小肠、胃、肝、大肠、肾，在心、脾、脑中含量低且稳定，表明心肌和脾中的受体对 TTX 亲和力较差或心肌和脾中的受体量较少，TTX 不能通过血脑屏障自由进出脑组织，肝脏是 TTX 主要的解毒器官，其中 TTX 含量较高。

目前对于 TTX 在体内的代谢过程尚不明确。一般认为，TTX 在 4 位和 9 位可脱去 1 个 H_2O 分子，形成脱水河豚毒素(4,9 - anhydro - TTX)，而脱水河豚毒素对小鼠 LD_{50}为 1 862 μg/kg，其毒性要远小于 TTX。对 TTX 中毒病人体内 TTX 毒代动力学研究表明：TTX 在血清中的清除较快，而体内 TTX 的清除较慢可长达 5 天，因此 TTX 中毒后恢复正常的时间相应较长[3]。

在一例 TTX 中毒案例中，从 12 名 TTX 中毒者的尿液中检出 TTX 成分，浓度范围为 6~100 ng/mL。在食用疑似河豚鱼的案例报道中，测得 6 名渔民食用 10 h 后血液和尿液中 TTX 浓度分别为 1.4~13.0 ng/mL 和 15.0~109.9 ng/mL，尿中 TTX 浓度明显高于血中 TTX，表明 TTX 易在尿中代谢与消除[3]。

某男性食用 3 条河豚鱼做的鱼汤后，出现口唇脸部发麻、四肢无力等 TTX 中毒的典型症状，随即被送往医院抢救。食用后约 2 h 死亡。对死者进行尸体解剖并提取多种生物检材，毒物分析结果见表 12 - 28。

表 12 - 28 TTX 中毒死亡者各检材中 TTX 浓度(ng/mL 或 ng/g)

检　材	浓　度
血液	34.3
尿液	592.0
肺	61.5
肝	38.8
脾	86.4
肾	ND
胰	ND
胃	41.1
脑	6.1
胃内容物	434.5

三、检材处理

对于疑似河豚中毒者，可收集现场吃剩的鱼汤、鱼肉、鱼片干等，还有中毒或死亡者的呕吐物、洗胃液等也是分析 TTX 的较佳检材。而体内检材在中毒早期(短于 12 h)可收集血液样品,治疗时间较长者,可选择留取 24 h 的尿液进行分析。尿液是检测 TTX 中毒或死亡的首选检材,其次可选择肺、肝、肾等组织进行检测。

检材样品的前处理应根据检材本身的性状和后续所选用仪器分析方法而定。由于 TTX 具有较强的极性,不溶于大多数有机溶剂,并且在强酸、强碱条件下不稳定,易溶于稀酸溶液,因此对生物检材中 TTX 分析时,样品预处理大多采用固相萃取法。

参考方法(SF/Z JD0107011－2011):① 体液。取 0.5 mL 血液或尿液,加入 1%乙酸甲醇溶液 1.5 mL,涡旋混合,13 000 r/min 离心 10 min,取上层清液用于固相萃取小柱[Oasis MCX(30 mg 1 cc)固相萃取小柱或相当者,使用前依次用 1 mL 甲醇、1 mL 水处理,保持柱体湿润]上样,然后依次用 1 mL 乙腈、1 mL 甲醇、1 mL 水淋洗,抽干小柱 6 min,用混合溶液(0.2 mol/L HCl 溶液∶甲醇=4∶1)1 mL 洗脱,洗脱液在氮吹仪上 60℃吹干,残留物用 200 μL 流动相溶解、供检。② 组织。取 0.5 g 研碎组织,用 1%乙酸甲醇溶液 1.5 mL 浸泡 2 h 后,涡旋混合,13 000 r/min 离心 10 min,取上层清液用于固相萃取小柱上样,余下同体液操作。③ 鱼干。取 5 g 研碎鱼干,加 1%乙酸甲醇溶液 20 mL 超声 3 min 后,以 3 000 r/min 离心 3 min,取上层清液 1 mL 用于固相萃取小柱上样,余下同体液操作。

参考方法[52]:取血液或尿液 0.5 mL,滴加至 0.5 mL 乙腈中,涡旋混合,12 000 r/min 离心 10 min,取上清液,过 0.2 μm 水相滤膜,滤液供 LC－MS/MS 分析。

参考方法[53]:取血液样品 0.10 mL 于 1.5 ml 离心管中,加入 0.4 mL 3%乙酸甲醇溶液,充分振荡混匀 30 s,离心后取上清液约 0.5 mL 置于 50 mL 氮吹管中,50℃氮吹近干,然后用 0.1%乙酸溶液定容至 1 mL,溶解残渣并充分振荡,将上清转移至 1.5 mL 离心管中离心,取上清用 0.2 μm 滤膜过滤,然后再加入 1 mL 无水乙醚进行液液萃取,离心,重复萃取 3 次,取下层水相进行测定。

参考方法[54]:取过滤后的血清或尿液 100 μL 溶解在 3 mol/L NaOH 溶液中,沸水浴中加热 45 min 以获得 TTX 的 C_9 碱水解产物,调节 pH 为 4,用正丁醇提取 3 次后,合并提取液,用 N,O－二乙酰胺－三甲基氯硅烷－吡啶(2∶1∶1)进行三甲基硅烷化(TMS 化),供 GC－MS 分析。

参考方法[55]:准确称取 2 g 经粉碎的样品于 50 mL 具塞聚丙烯塑料离心管中,加入 10 mL 甲醇－1%乙酸水溶液(90∶10,V/V),涡旋振荡 2 min,于 40℃水浴超声提取 15 min,冷却至室温后,以 6 500 r/min 4℃离心 8 min。取 1 mL 上清液至 15 mL 具塞聚丙烯塑料离心管中,加入 9 mL 磷酸盐缓冲溶液稀释,用玻璃微纤维滤纸过滤,用 1 mol/L NaOH 溶液调至 pH 为 7～8,取 5 mL 作为上样液待净化。将免疫亲和柱中封存的保存液以自然流速放出,加入样品溶液,保持样品溶液以每滴 2～3 s 的速度流出,待液体排干,用 6 mL 纯水淋洗 1 次,流速 1～2 滴/秒,待液体排干后,用 4 mL 2%乙酸-甲醇溶液洗脱于玻璃离心管中,洗脱液于 40℃下氮气吹干,加入 1 mL 0.1%甲酸-乙腈溶液溶解残渣,超声 1 min,过 0.22 μm 滤膜后,供 LC-MS/MS 分析。

四、分析方法

传统的检测 TTX 的方法有小鼠单位法、酶联免疫吸附法、生物传感器法、离体组织培养法等。这些方法虽操作简单,可满足现场检测的要求,但方法的灵敏度、准确度较低,易出现假阳性。鉴于 TTX 的强极性,用气-质联用法分析需要进行衍生化,操作较为烦琐。而液相色谱-质谱联用技术对于生物检材中 TTX 成分的检测凸显出其高灵敏度、高特异性的优势,成为生物检材中痕量 TTX 成分检测的首选方法。

1. 气相色谱-质谱法

TTX 分子量较小,极性强难气化,需衍生化后才可用 GC-MS 分析。

分析参考条件[56]:

色谱条件:色谱柱:HP-5MS 柱(30 m×0.25 mm×0.25 μm),初温 100℃,以 25℃/min 升温至 280℃,保持 1 min;进样口温度:250℃;接口温度:280℃。

质谱条件:离子源:EI,70 eV;离子源温度:200℃;传输线温度:320℃;扫描方式:SIM;TTX-TMS *m/z* 392,407,376。

2. 液相色谱-质谱法

LC-MS/MS 是生物检材中 TTX 检测最灵敏、最准确的方法,也是应用最为广泛的方法,可以满足司法鉴定实践中生物检材中痕量 TTX 检测的要求。

(1) 分析参考条件(SF/Z JD0107011-2011)

色谱条件:色谱柱:PC HILIC 柱(100 mm×2.0 mm×5 μm)或相当者,前接保护柱;流动相:A 为乙腈,B 为 0.1%甲酸溶液;洗脱程序:0~0.8 min,90% A;0.8~1.2 min,90%~20% A;1.2~2.5 min,20%~80% A;2.5~4.0 min,20%~90% A;4.0~10.0 min,90% A;流速:200 μL/min;柱温:室温;进样量:5 μL。

质谱条件:离子源:电喷雾电离-正离子模式(ESI+);检测方式:多反应监测(MRM);离子源电压(IS):5 500 V;碰撞气(CAD)、气帘气(CUR)、雾化气(GS1)、辅助气 2(GS2)均为高纯氮气,使用前调节各气流流量以使质谱灵敏度达到检测要求;喷雾电压(IS)、去簇电压(DP)、碰撞能量(CE)等电压值应优化至最佳灵敏度。在以上色谱、质谱条件下,河豚毒素的定性离子对、定量离子对和保留时间见表 12-29。

本规范血液、尿液中河豚毒素的检出限均为 2 ng/mL,肝组织中河豚毒素的检出限为 4 ng/g;血液、尿液和肝组织中河豚毒素的定量下限为 5 ng/mL 或 5 ng/g。

表 12－29　河豚毒素的定性离子对、定量离子对和保留时间

名　称	定性离子对(*m/z*)	定量离子对(*m/z*)	保留时间(min)
TTX	320.1/302.2 320.1/284.2	320.1/302.2	6.76

(2) 分析参考条件[57]

色谱条件：色谱柱：ACQUITY UPLC BEH Amide 柱(2.1 mm×100 mm×1.7 μm)；流动相：A 为 0.1%甲酸溶液，B 为 0.1%甲酸乙腈溶液；洗脱程序：0～3 min，90%～60% B；3～9 min，60% B；9～12 min，60%～90% B；12～16 min，90% B；柱温：25℃；进样量：10 μL。

质谱条件：离子源：离子源为电喷雾，正离子模式；电离电压：5 500 V；离子源温度：400℃；碰撞气：纯氮气；气帘气流速：10 L/min。TTX 的定量离子参数为 *m/z* 320.1>302.2，DP 51，CE33；定性离子参数为 *m/z* 320.1>162.1，DP 51，CE 45。

本法 TTX 在基质中的最低检出限为 5 ng/g。

五、鉴定要点

河豚中毒一般多见于误食，有地区性和季节性特点，案件调查多能发现进食河豚或其脏器的情况。舌尖、口唇及肢端发麻、肢体无力甚至软瘫是较特殊的中毒症状。疑似 TTX 中毒的，应注意收集现场剩余的鱼肉、鱼汤等以及中毒者的呕吐物、洗胃液等进行检验，应及时留取疑似中毒者的血液和尿液进行 TTX 检测，若为临床已经救治多日的病人，则留取尿液检测 TTX 更有意义。对于 TTX 中毒死亡者，可解剖取尿液和肺组织、肝脏、肾脏、血液作为检材进行 TTX 检测。由于 TTX 中毒者体内含量低，应考虑选择灵敏度高、特异性强的 LC－MS/MS 法进行检测。

六、案例评析

[案例一]　某年 9 月的一天，一私营饭店老板从朋友处得到 6 条河豚鱼，为了品鲜，饭店老板与饭店厨师将其中 3 条河豚鱼烹饪成鱼汤，两人食用后不久，相继出现了口唇脸部发麻、四肢无力等 TTX 中毒的典型症状，随即被送往医院抢救。饭店老板因食用河豚鱼肝较多，症状较为严重，食用后约 2 h 死亡，厨师因食用量较少，经抢救后成活[4]。

毒物分析及评析：对死者进行尸体解剖并采取多种生物检材，经 LC－MS/MS 分析，结果在死者的多种组织和体液中均检出 TTX 成分(表 12－28)，在胃内容物和血液中均未检见常见毒、药物成分。本案具有较为明确的 TTX 中毒的案情和典型的 TTX 中毒症状，为毒物分析提供了方向。因此对无明确检测方向的案件，充分了解案情、中毒症状以及死亡时间等非常必要。在 TTX 中毒案例中，尿液中 TTX

的含量往往较高，故可以对尿液或胃内容物采用乙腈沉淀蛋白、离心后取上清液进行 LC－MS/MS 系统分析的方法，以简化样品处理步骤，为中毒者的救治提供明确的方向。此外，本案例中血液中 TTX 浓度达 34.3 ng/mL，与死者从食用到死亡时间较短(仅 2 h)相吻合。

［**案例二**］ 某 6 岁男童，早饭食用小米粥、年糕及某品牌鱼片干后，感觉口唇麻木，随即出现呕吐、神志障碍等症状，继而心跳呼吸骤停，经 CPR 抢救后，心跳恢复，但无自主呼吸，为确定其中毒原因，医院送检食用鱼片干 30 h 后的血液、尿液以及剩余鱼片干进行 TTX 检验[4]。

毒物分析及评析：经 LC－MS/MS 分析，送检尿液和剩余鱼片干中均检出 TTX 成分，送检血液中未检出 TTX 成分。其中剩余鱼片干中 TTX 的含量为 38.1 μg/g。根据患者家属描述，估计患者食用 20 g 左右的鱼片干，折合 TTX 的量约为 762 μg，但该患者经呕吐排出了大部分未经吸收的 TTX，从而减少了 TTX 的摄入量。本案例患者发病迅速，就医时心跳呼吸均已骤停，没有明确的检测方向，也没有留取发病当时的血液和尿液，后经辗转就医，才考虑 TTX 中毒可能。发病 30 h 后留样待检，结果虽未在血液中检出 TTX 成分，但也不能排除 TTX 中毒的可能。因此在评价血液中 TTX 检测结果时，应详细了解患者病程、送检样品采集时间、抢救过程等因素。本案例为典型的误食 TTX 中毒的案例。

［**案例三**］ 聂某，男，29 岁。2016 年 9 月，其被两男性控制并注射药物，后聂某自行拨打 120，急救中心电话录音显示：聂某告知自己被人注射麻醉药物，并在说完住址后，呼吸频率加快加深，声音逐渐减弱，进而再无应答。医生到达现场后，确定聂某已死亡。尸体头北脚东左侧卧位蜷缩状位于地面[58]。

尸检所见及毒物分析：死者左臀中部见一处“针眼”，“针眼”周围 2.0 mm 范围皮下出血。余体表未见损伤。心外膜血管扩张淤血，心腔内血液呈暗红色流动性。双肺淤血水肿。胰腺表面呈暗红色，切面淤血。组织学检查未见明显异常。毒物分析：从聂某心血、肝组织、左臀部组织及臀部组织内针梗中均检出河豚毒素，其中心血、肝组织中河豚毒素含量分别为 1.26 ng/mL、12.1 ng/g。

评析：根据本例尸体检验，全身未发现严重机械性暴力损伤，可排除机械性窒息及机械性暴力致死；尸体解剖及组织病理学检验未发现重要脏器有致死疾病，排除自身疾病致死；从死者聂某心血、肝组织、臀部组织及臀部组织内针梗中均检出河豚毒素，其中心血、肝组织内河豚毒素含量分别为 1.26 ng/mL、12.1 ng/g，结合死者双侧球睑结膜充血、口唇、指、趾指甲紫绀及内脏器官淤血等一般窒息征象特征，综合分析本例受害人聂某符合河豚毒素中毒致呼吸肌麻痹后呼吸衰竭死亡。本例受害人聂某被注射 3 瓶 1 mg/瓶(纯度≥ 99%)河豚毒素中毒死亡具有以下特点：① 死亡迅速，被注射到确认死亡仅十余分钟；② 濒死期有呼吸频率快，呼吸深的表现；③ 尸检所见以窒息征象为主，亦无特异性；④ 注射部位左臀部组织、心血、肝组织内均检出河豚毒素，肝脏河豚毒素检出含量高于心血检出含量。河豚毒素中毒多因误食或食用不当河豚鱼引起，本例通过雇凶对受害人注射河豚毒素杀人实属罕见。河豚毒素因中毒致死量极小，发现及检测难度大，尸体所见以窒息征象为主，亦无特异性，具有一定的隐蔽性，故实践中一定要结合尸检、案情、现场勘查及毒物分析等情况，综合分析得出可靠结论。

参考文献

[1] 刘良.法医毒理学.5版.北京：人民卫生出版社，2016.

[2] 解文凯，管青林，路晓君，等.乌头生物碱及其代谢物在家兔死后体内分布研究.中国法医学杂志，2021，36(3)：269－273.

[3] 刘伟，沈敏，秦志强.乌头急性中毒死亡者乌头生物碱的体内分布.法医学杂志，2009，25(3)：176－178.

[4] 沈敏.法医毒物司法鉴定实务.北京：法律出版社，2011.

[5] 徐恩宇，袁慧雅，高利娜，等.生物检材中乌头碱的LC－MS/MS快速分析.中国法医学杂志，2017，32(4)：393－396.

[6] 张志清，伍福仙，林佶.超高效液相色谱－四级杆－飞行时间质谱法测定珠芽瓜叶乌头中毒患者血液、尿液中乌头生物碱及其代谢产物.食品安全质量检测学报，2020，11(12)：4000－4010.

[7] 王朝虹，何毅，张继宗，等.生物检材中乌头碱的GC/MS分析.中国法医学杂志，2003，18(3)：145－146.

[8] 钟世豪，任昕昕，于忠山，等.QuEChERS－超高效液相色谱－串联质谱法测定血液中4种乌头类生物碱.理化检验－化学分册，2019，55(5)：591－596.

[9] 李继印，张瑞林，方平，等.液相色谱－质谱法测定云南草乌中双酯型生物碱的含量.昆明医科大学学报，2015，36(10)：5－8.

[10] 海青山，马晓霞，杨榆青，等.滇西乌头中三种二萜生物碱相关药效和毒性的对比.昆明医科大学学报，2017，38(1)：18－22.

[11] 陶长戈，李文军，彭成.乌头碱在大鼠体内的毒代动力学研究.湖北中医药大学学报，2011，13(3)：21－23.

[12] 颜峰平，何珏，杨庆春，等.皮肤吸收乌头碱中毒死亡1例.中国司法鉴定，2009(6)：S7－S8.

[13] Marques EP，Gil F，Proença P，et al. Analytical method for the determination of strychnine in tissues by gas chromatography/mass spectrometry：two case reports. Forensic Sci Int，2000，110(2)：145－152.

[14] Lindsey T，OHara J，Irvine R，et al. Strychnine Over-dose Following Ingestion of Gopher Bait. J Anal Toxicol，2004，28(2)：135－137.

[15] 吴惠勤，张春华，黄晓兰，等.气相色谱－串联质谱法同时检测尿液中15种有毒生物碱.分析测试学报，2013，32(9)：1031－1037.

[16] 张春华，吴惠勤，黄晓兰，等.液相色谱－电喷雾串联质谱同时检测尿液和胃液中12种有毒生物碱.分析化学，2012，40(6)：862－869.

[17] Qiu PH，Chen XH，Chen X，et al. Simultaneous determination of five toxic alkaloids in body fluids by high-performance liquid chromatography coupled with electrospray ionization tandem mass spectrometry. J Chromatogr B，2008，875：471－477.

[18] 李嘉华，苏晓纯，刘奕明，等.LC－MS/MS法同时测定大鼠组织中士的宁、马钱子碱及其代谢物.中国药理学通报，2019，35(6)：883－888.

[19] 巫坚，张磊，冯小兵.服用马钱子自杀中毒死亡法医学分析1例.广东公安科技，2020，4：74－76.

[20] 沈敏,向平.法医毒物学手册.北京：科学出版社,2012.
[21] 王瑞花,栾玉静,董颖,等.UPLC－MS/MS 检测血液中的东莨菪碱和右美托咪定.刑事技术,2018,43(4)：301－305.
[22] Xiaoru Dong, Wei Liu, Min Shen. Development and Valldation of a Sensitive LC－MS/MS Method for the Slmultaneous Analysis of There-Tropane Alkaloids in Blood and Urine. Analytical Letters, 2013, 46: 18－28.
[23] 蔡玉刚,王文,杨剑峰.颠茄中毒生物检材中莨菪碱微波提取-气质联用检验.四川警察学院学报,2018,30(6)：58－61.
[24] Namera A, Yashiki M, Hirose Y, et al. Quantitative analysis of tropane alkaloids in biological materials by gas chromatography-mass spectrometry. Forensic Sci Int, 2002, 130: 34－43.
[25] Kintz P, Villain M, Barguil Y, et al. Testing for Atropine and Scopolamine in Hair by LC－MS－MS After Datura Inoxia Abuse. J Anal Toxicol, 2006, 30: 454－457.
[26] 佘彩蒙,杜鸿雁,王芳琳,等.超高效液相色谱-串联质谱法检测全血中的东莨菪碱和阿托品.刑事技术,2017,42(2)：133－136.
[27] 褚建新,谢瑜,卓晓聪.东莨菪碱的 GC/MS 检验.法医学杂志,2006,22(4)：285－287.
[28] Balikova M. Collective poisoning with hallucinogenous herbal tea. Forensic Sci Int, 2002, 128: 50－52.
[29] 张昊培,陈学国,姜利民,等.钩吻毒性与成分检验研究进展.福建分析测试,2020,29(6)：16－20.
[30] 姬圣洁,刘伟.钩吻毒理学与检测方法的研究进展.中国司法鉴定,2017,92(3)：24－30.
[31] 钟世豪,任昕昕,王鑫宇,等.QuEChERS 提取-超高效液相色谱-串联质谱法测定腐败人血中 3 种钩吻生物碱.理化检验,2019,55(7)：755－761.
[32] 宋蕊,武继锋,刘海燕,等.HPLC－MS/MS 法快速检测人血中钩吻毒素.中国刑警学院学报,2017,136(2)：103－106.
[33] 杨洪尚,刘杰.骗服钩吻后刺伤颈总动脉致死亡 1 例.中国法医学杂志,2016,31(1)：93.
[34] 李磊,曾洋.利用钩吻自杀的法医学分析 1 例.广东公安科技,2015,2：74－75.
[35] 陈滋浚,王芳琳,栾玉静,等.雷公藤中主要有毒成分的检测.中国法医学杂志,2015,30(2)：156－159.
[36] 高原,陈学国,滕姣,等.雷公藤中毒与毒性成分检验研究进展.福建分析测试,2019,28(6)：13－16.
[37] 霍金晓.雷公藤、夹竹桃及常见有毒生物碱的中毒、检测及评价研究.苏州：苏州大学,2015.
[38] 王朝虹,张吉林,何毅,等.高效液相色谱法测定血浆中雷公藤甲素和雷公藤酮.中国法医学杂志,2004,19(5)：268－270.
[39] 张璟,陈蒙蒙,蒲时,等.雷公藤中雷公藤甲素、雷公藤吉碱和次碱的高效液相色谱-电喷雾串联质谱分析方法.农药学学报,2018,20(2)：197－203.
[40] 沈敏,向平.滥用物质分析与应用.北京：科学出版社,2016.
[41] 谷素英,黎源倩,刘驰青,等.毛细管气相色谱法测定头发中尼古丁及其代谢产物可的宁.四川大学学报(医学版),2008,39(1)：133－136.
[42] Hafezi M, Bohnert M, Weinmann W, et al. Prevalence of nicotine consumption in drug deaths. Forensic Science International, 2001, 119: 284－289.
[43] Shin HS, Kim JG, Shin YJ, et al. Sensitive and simple method for the determination of nicotine and cotinine in human urine, plasma and saliva by gas chromatography-mass spectrometry. J Chromatogr B, 2002, 769: 177－183.
[44] Cremer KD, Overmeire Ⅳ, Loco JV. On-line solid-phase extraction with ultra performance liquid chromatography and tandem mass spectrometry for the detection of nicotine, cotinine and trans－3′－hydroxycotinine in urine to strengthen human biomonitoring and smoking cessation studies. Journal of

Pharmaceutical & Biomedical Analysis, 2012, 76C: 126－133.

[45] 周宛虹，邵晓霞，郭占云.吸烟者血清中尼古丁及其多种代谢物的测定与代谢分析.现代科学仪器，2013.

[46] 陈荣锋，陈凤明，潘裕添，等.基于 QuEChERS－液相色谱－质谱联用技术检测食用菌中 8 种烟碱类化合物.食品科学，https://kns.cnki.net/kcms/detail/11.2206.ts.20210406.1824.060.html，2021.

[47] Wang X, Wang Y, Zou X, et al. Improved dispersive liquid-liquid microextraction based on the solidification of floating organic droplet method with a binary mixed solvent applied for determination of nicotine and cotinine in urine. Analytical Methods, 2014, 6: 2384－2389.

[48] Kemp PM, Sneed GS, George CE. Postmortem distribution of nicotine and cotinine from a case involving the simultaneous administration of multiple nicotine transdermal systems. J Anal Toxicol, 1997, 21: 310－313.

[49] Solarino B, Rießelmann B, Buschmann CT, et al. Death due to ingestion of nicotine-containing solution: Case report and review of the literature. Forensic Sci Int, 2010, 195: 19－22.

[50] Schneider S, Diederich N, Appenzeller B, et al. Internet Suicide Guidelines: Report of a Life-Threatening Poisoning Using Tobacco Extract. J Emerg Med, 2010, 38(5): 610－613.

[51] Noguchi T, Inagi M, Nakagawa H, et al. Snake venom immunology: historical and practical considerations: Russell, J Toxicol Toxin Rev, 2001, 1: 1－10.

[52] 达情，刘伟，沈保华，等.液相色谱－串联质谱法分析生物检材中的河豚毒素.法医学杂志，2010，26(6)：423－435.

[53] 岳亚军，张律，赖少阳，等.LC－MS/MS 法测定中毒患者血液中的河豚毒素.中国卫生检验杂志，2013，23(13)：2844－2846.

[54] Tsai YH, Hwang DF, Cheng CA, et al. Determination of Tetrodotoxin in human urine and blood using C18 cartridge column, ultrailtration and LC－MS. J Chromatogr B, 2006, 832(1): 75－80.

[55] 崔悦，曹冬.免疫亲和柱净化－超高效液相色谱－串联质谱法测定烤鱼片中河豚毒素.中国卫生检验杂志，2017，27(18)：2606－2608.

[56] Man CN, Noor NM, Harn GL, et al. Screening of tetrodotoxin in puffers using gas chromatography-mass spectrometry. J chromatogr B, 2010, 1217: 7455－7459.

[57] 吴佳俊，黄文雯，肖陈贵，等.高效液相色谱－串联质谱法检测河豚毒素的方法研究.食品安全质量检测学报，2014，5(11)：3529－3536.

[58] 李学闻，张翔宇.河豚毒素中毒死亡法医学鉴定 1 例.中国法医学杂志，2018，33(1)：106－107.

第十三章　金属毒物鉴定

金属毒物是指能够引起急、慢性中毒的金属单质及化合物。常见的有毒金属元素包括砷(As)、汞(Hg)、铅(Pb)、钡(Ba)、铬(Cr)、镉(Cd)、镍(Ni)、锑(Ti)、硒(Se)、铍(Be)、铊(Tl)等。含有毒金属元素的化合物,其中大部分为水溶性的无机化合物,少数为有机化合物。金属及其化合物的毒性与其理化特性、溶解度、化学价、溶液或环境中 pH 等因素有关。首要取决于所含金属元素的毒性,金属元素的毒性越大,其化合物的毒性也越大;含同种金属元素的化合物,毒性的大小则与其化学状态、溶解度等有关。通常无机物的毒性大于有机物,如三氧化二砷、亚砷酸钠>甲基硫砷、福美胂;氯化汞、氯化亚汞>甲基汞、雷汞;水溶性大的金属毒物较难溶性金属毒物的毒性大,而溶解度很小的金属化合物基本上可视作无毒或低毒,如雄黄(As_2S_2)、雌黄(As_2S_3)、朱砂(HgS)、硫酸钡($BaSO_4$)等。气态金属毒物较液态和固态金属毒物的毒性大,如砷化氢气体和三氧化二砷的毒性大于其他含砷化合物。

金属及其化合物进入人体后并非均匀分布,而对某些器官组织呈现特殊的亲和力。如砷、汞、有机汞、铅、四乙基铅、铊、锰、碲的主要靶器官是神经系统;铬、镉、铂、无机汞化合物以肾为主要靶器官,可引起以肾损害为主的中毒。呼吸系统则是职业性金属中毒的主要靶器官。了解金属毒物的毒性作用以及体内分布对于毒物鉴定检材的选择和结果判定尤为重要。

金属毒物中毒鉴定是实践中经常涉及的事项。由于不同金属毒物的检材处理、分析方法和结果评价具有共性,故第一节概述了金属元素分析的检材处理、分析方法和结果评价等共性内容,后续分节阐述主要金属毒物的特异性。

第一节　概　　述

一、检材处理

金属毒物的分析,通常采用测定其金属元素的含量来实现。对于体外检材或基质比较简单的生物检材,如尿液、血液等,可以使用水溶液、稀酸溶液或表面活性剂溶液等进行均匀稀释的方法来处理。而对于基质比较复杂的生物检材，常用的检材处理方法为分解法，又称有机质破坏。分解法分为全部分解法和部分分解法。全部分解法是将样品中的所有有机物分解破坏成无机成分，故又称为无机化处理，适用于测定样品中的无机成分，如金属元素总量。全部分解法主要有干灰化法、湿消化法、微波消解法等[1]。

1. 干灰化法

干灰化法包括高温灰化法和低温灰化法。高温灰化法利用高温（450～550℃）破坏样品中的有机物，使之分解成气体逸出。具体方法是将样品置于坩埚中，先低温碳化，然后转移至高温炉（马弗炉）中进一步灰化，直到剩下白色或灰白色无机残渣，取出冷却后用水或酸溶解残渣。该方法易于造成易挥发元素（如 Hg、As 等）的流失，不适用于易挥发元素的分析。低温灰化法是利用高频等离子体技术，以纯氧气为氧化剂，在灰化过程中不断产生氧等离子体（由激发态氧分子、氧离子、氧原子、电子等混合组成），产生的氧等离子体在低温下破坏样品中的有机物。该方法所需灰化温度低，可大大降低待测组分的挥发损失；有机物分解速度快，样品处理效率高；由于不需要外加试剂，因而空白值低。

2. 湿消化法

湿消化法是指在加热条件下，利用氧化性的强酸或氧化剂来分解样品。湿消化法使用的试剂称为消化剂，常用的消化剂有硝酸、硫酸、高氯酸、高锰酸钾和过氧化氢等。该方法的优点是消化速度快、分解效果好、消化温度低、被测组分挥发损失少。但该方法在消化过程中使用大量强酸，产生大量酸雾、氮和硫的氧化物等强腐蚀性有害气体，必须有良好的通风设备，同时要求试剂的纯度较高，否则空白值较大。具体方法是将样品加入三角烧瓶或比色管等玻璃容器中，加入适当的消化剂，在电热板或电炉上加热，消化至溶液无色透明为止。为降低消化液对测定的影响，应将消化后的残渣消化剂尽量除尽。

为提高样品消化效果，大多采用混合消化剂。常用的消化试剂有：① 硝酸-硫酸。硝酸的氧化能力强、沸点低，硫酸的沸点高且有氧化性和脱水性，二者混合后具有较强的消化能力，常用于生物样品和浑浊污水的消化。该方法消化时间较长，为 3～5 h，不适宜于能形成硫酸盐沉淀的样品。② 硝酸-高氯酸或硝酸-过氧化氢（双氧水）。高氯酸和过氧化氢的氧化能力均较强，加之高氯酸沸点较高且有脱水能力，故这两种消化液能有效地破坏有机物，消化时间短，为 1～3 h，适用于多种元素的测定，应用广泛。但高氯酸与羟基化合物可生成不稳定的高氯酸酯而发生爆炸。为避免危险，消化时应先加入硝酸将羟基化合物氧化，冷却后再加入高氯酸继续消化。③ 硝酸-硫酸-高氯酸。通常在样品中先加入硝酸和硫酸消化，待冷却后滴加高氯酸进一步消化，或将 3 种酸按一定比例配成混合酸加入样品中进行消化。消化时样品中的大部分有机物被硝酸分解除去，剩下的难分解有机物被高氯酸破坏。由于硫酸沸点高，消化过程中可保持反应瓶内不被蒸干，可有效地防止爆炸。此法特别适用于有机物含量较高且难以消化的样品，但对碱土金属、铅及部分稀土元素的样品不适用。

3. 微波消解法

微波消解法是将湿消化、微波快速加热和密闭加压消化相结合的一种新型而有效的分解样品技术。微波溶样设备主要由微波炉、密封聚四氟乙烯罐组成。样品中的极性分子和可极化分子在微波电磁场(一般为 2 450 MHz)中快速转向和定向排列，产生剧烈的振动、撕裂和相互摩擦，使样品分解。微波消解法快速高效，一般 3~5 min 可将样品彻底分解，试剂用量少、空白值低、挥发性元素不易损失，可同步消化多个样品。

湿消化法、微波消解法在金属毒物鉴定中应用广泛，生物检材中大部分金属毒物的检测都可采用此法处理。

二、分析方法

检测有毒金属含量是金属毒物鉴定的主要手段，所有涉及元素总量分析的方法均可应用于金属毒物鉴定，如分光光度法、原子吸收光谱法、原子发射光谱法(包括电感耦合等离子体发射光谱法)、电感耦合等离子体质谱法等等。不同的分析方法具有不同的检测能力。

原子吸收光谱分析法(AAS)具有测定灵敏度高、选择性好、抗干扰性能强、稳定性好、适用范围广等特点，能用该法直接测定的元素已达 70 多种，已广泛应用于矿物、金属、陶瓷、水泥、化工产品、土壤、食品、血液、生物体、环境污染物等试样中的金属元素的测定。但由于在测定不同元素时需用不同的光源(空心阴极灯或无极放电灯)，因此，目前商用仪器仅能一次测定一个元素，不能实现多元素同时分析。

原子荧光光谱法(AFS)具有谱线简单、灵敏度高、检出限低、线性范围宽、能进行多元素同时测定等优点，已广泛应用于冶金、地质、石油、农业、生物医学、地球化学、材料科学、环境科学等领域。但在测定复杂基质的样品及高含量样品时，由于存在荧光猝灭及散射光等干扰而给分析测定带来一定困难。因此，原子荧光光谱法不及 AAS 和原子发射光谱分析法应用广泛。

电感耦合等离子体发射光谱法(ICP－AES)的特点为：① 分析精度高。ICP－AES 可准确分析含量达到 10^{-9}级的元素，且很多常见元素的检出限达到 μg/L 级。当要求同时测定高低含量的元素时，尤其对低含量元素要求精度高的项目，使用 ICP－AES 方便可行。② 样品范围广。ICP－AES 可对固态、液态及气态样品直接进行分析。但因固态样品存在不稳定、需要特殊的附件且有局限性，气态样品一般与质谱、氢化物发生装置联用效果较好，因此应用最广泛也优先采用的是溶液雾化法(即液态进样)。从实践来看,溶液雾化法通常能取得很好的稳定性和准确性。采取各种化学预处理手段,通常都能将不同状态的样品转化为液体状态,采用溶液雾化法完成测定。③ 动态线性范围宽。ICP－AES 的动态线性范围大于 10^6,即在一次测定中,既可测定百分含量级的元素浓度,也可同时测定 10^{-9} 级浓度的元素,此可避免高浓度元素要稀释、微量元素需富集的操作步骤,既提高了检测速度,又减少了由于烦琐的处理过程所产生的误差。④ 多种元素同时测定。多种元素同时测定是 ICP－AES 最显著的特点。用化学分析、原子吸收光谱法等仅能单个元素逐一测定,而 ICP－AES 可在适当的条件下同时测定,不但可测定金属元素,而且对样品中必测的非金属元素硫、磷、氯等也可一次完成。⑤ 定性及半定量分析。对于未知的样品,ICP－AES 可利用丰富的标准谱线库进行元素的谱线比对,形成样品中所有谱线的"指纹照片",通过计算机自动检索快速得到定性分析结果,再进一步可得到半定量的分析结果。此优势特点对于事故的快速初步判断、金属毒物中毒的初步判断等无需准确的定量结果的情形较为实用。

电感耦合等离子体质谱法(ICP－MS)的特点是:① 多元素快速分析能力。可在数十秒内定量分析几乎所有金属元素及一些非金属元素。② 灵敏度高。ICP－MS 被公认为目前检出限最低的多元素分析技术。一般可达 10×10^{-15}(1 ppq = 10^{-15} g/g = fg/g),使用更有效的进样系统和优化条件,可以得到低于 1×10^{-15} 的检出限。③ 极宽的线性动态范围。线性动态范围可达 $10^8\sim10^9$。即可在一份溶液中实现 ppt(ng/L)至数百 ppm 含量元素的同时测定。在稀释倍数为 1 000 时,对应原固体样品中 ng/g 至百分之几十的含量。④ 干扰较少。等离子体质谱的谱图比较简单,每个元素只产生一个或几个同位素的单电荷离子峰,总数为 210 条单电荷离子谱线,还有少量双电荷离子和简单的多原子组合离子峰。⑤ 样品引入方式多样。样品的引入和更换方便,且便于与其他进样或在线分离技术联用,如流动注射(FI)、超声雾化(USN)、激光烧蚀(LA)、电热蒸发(ETV)、气相色谱(GC)、液相色谱(LC)等。⑥ 分析精密度高。四极杆 ICP－MS 的日内精密度 RSD 为 1%~2%,日间精密度 RSD 小于 5%,同位素测定精密度可达 0.1%。⑦ 可提供同位素信息。既可进行同位素比值测定又可进行同位素稀释分析。⑧ 灵活的测定方式。可提供扫描、跳峰、扫描跳峰结合和单离子测定等方式。

通过以上方法比较可见,ICP－AES 和 ICP－MS 可满足毒物鉴定需求和结果可靠性要求,同时也是金属毒物鉴定实践中应用最为广泛的技术方法。

1. 电感耦合等离子体发射光谱法

(1) 基本原理。ICP－AES 是以等离子体为激发光源的原子发射光谱分析方法,可进行多元素的同时测定。原子发射光谱法是根据待测物质的气态原子或离子受激发后所发射的特征光谱的波长及其强度来测定物质中元素组成和含量的分析方法。在 ICP－AES 中,样品由载气(氩气)引入雾化系统进行雾化后,以气溶胶形式进入等离子体的轴向通道，在高温和惰性气氛中被充分蒸发、原子化、电离和激发，发射出所含元素的特征谱线。根据特征谱线的存在与否，鉴别样品中是否含有某种元素（定性分析）；根据特征谱线强度确定样品中相应元素的含量（定量分析）。

（2）条件优化。① 分析线的选择。同一元素具有不同的原子发射线，分析谱线的选择原则一般是选择干扰少，灵敏度高的谱线；同时应考虑分析对象，对于微量元素的分析，采用较强的谱线，而对于高含量元素的分析，可采用较弱的谱线。② 高频功率的设定。分析线与背景线强度均随功率的增大而增强。增大功率有利于降低化学干扰的影响，但当功率增大到某一数值后，背景增长的速度超过谱线增强的速度。因此要选择合适的高频功率，使分析线强度最大、背景低、干扰少。③ 内标元素及参比线的选择。内标元素的选择：一是外加内标元素在分析试样中应不存在或含量极微可忽略，如样品基体元素的含量较稳时亦可用该基体元素作内标；二是内标元素与待测元素应有相近的特性；三是应为同族元素，具有相近的电离能。参比线的选择：一是激发能应尽量相近；二是分析线与参比线的波长及强度接近；三是无自吸现象且不受其他元素干扰；四是背景应尽量小。④ 载气流量优化。在一定范围内增大载气流量可以使进入等离子体的样品量增大，谱线强度随之增强。但载气流量增大，会造成炬管内温度降低以及待测元素在等离子体内停留时间缩短，使谱线强度减弱。故载气流量应通过实验进行选择，以寻找最佳值。⑤ 观测高度的优化（仅对侧向观测而非轴向观测的等离子体）。等离子体的温度在轴向上呈梯度变化，即等离子体炬尖端处温度低，越靠近等离子体炬根部温度越高。不同元素测定时要考虑加热时间与一个恰当的区域（或称最佳测定高度）。难原子化、难电离的元素可采用较低的观测高度；易电离、易激发的元素采用较高的测定高度。当同时分析多元素时，应选取适中的测定高度，具体位置需要分析者根据实际情况调节。

（3）参考方法：尿液、骨骼中多种金属毒物的测定[2,3]。

样品处理：① 尿液。准确取 1.0 mL 尿液于聚四氟乙烯消解管中，加入 3 mL 浓硝酸和 0.5 mL 双氧水，适度旋紧管盖，按以下程序进行消解：最大功率 1 200 W，50%功率利用率，以 5 min 升至 120℃（保持 5 min）/5 min 升至 140℃（保持 5 min）/5 min 升至 160℃（保持 5 min）/5 min 升至 200℃（保持 10 min）。待消解结束后，放进内温 150℃的加热器中挥酸至 0.5 mL。取出消解管，待自然冷却后，用 2%硝酸定容至 10.0 mL，然后用 0.45 μm 亲水性滤头过滤，待检。② 骨骼。准确取 0.2 g 骨粉末于聚四氟乙烯消解管中，加入 3.0 mL 浓硝酸和 0.5 mL 双氧水，适度的旋紧管盖，按以下程序进行消解：最大功率 1 200 W，50%功率利用率，以 5 min 升至 120℃（保持 10 min）/5 min 升至 140℃（保持 10 min）/5 min 升至 160℃（保持 10 min）/5 min 升至 200℃（保持 30 min）。待消解结束后，冷却 1.5 h，打开消解管，放进内温 150℃加热器中挥酸至 0.5 mL。以下同尿液操作。

分析条件：ICP－AES。功率 1.1 kW，载气压力 0.28 MPa，冷却气流量 19 L/min，辅助气流量 0.8 L/min，泵速 1.7 mL/min，雾化气压力 344.5 kPa，实测流速 2.6 mL/min，观测位置自动优化。元素波长(nm) As：193.70；Ba：455.40；Pb：220.35；Zn：213.86；Cd：226.50；Cr：267.72；Sb：206.83。

分析结果：见表 13－1。

表 13－1 尿液、骨骼中金属元素的检出限和回收率

元 素	尿 液		骨 骼	
	检出限(ng/mL)	回收率±RSD(%)	检出限(ng/mL)	回收率±RSD(%)
砷	5.1	98.6±3.9	5.5	96.5±3.4
钡	2.0	102.0±2.7	2.5	103.4±3.3
铅	2.2	99.2±3.0	4.8	96.6±2.6
锌	2.3	101.9±2.8	4.0	99.5±3.4
铬	2.1	99.0±3.1	3.5	97.5±2.7
镉	2.7	104.0±2.6	4.4	103.5±3.3
锑	2.2	99.0±3.0	3.8	98.5±2.7

2. 电感耦合等离子体质谱法

(1) 基本原理。ICP－MS 是以电感耦合等离子体作为离子源的质谱分析方法。试样溶液经过雾化由载气送入电感耦合等离子体(ICP)炬焰中，经过蒸发、解离、原子化、电离等过程，转化为带正电荷的正离子，经离子采集系统进入质谱仪质量分析器，质量分析器根据质荷比进行分离、检测。通过控制离子化条件，可以使大部分待测元素带一个正电荷，故其不同元素的质荷比只与其同位素相关，这是电感耦合等离子体定性的基础；而对于一定的质荷比的离子，其质谱峰高或积分面积与进入质谱仪质量分析器中的离子数成正比。即样品的浓度与质谱的峰高或积分面积成正比，通过测量质谱的峰高或峰面积来测定样品中元素的浓度，这是 ICP－MS 的定量基础。

(2) 条件优化。① 仪器校准。仪器配有自动校准程序，包括：质量校准。通常在整个质量范围内进行，一般选择几个有代表性的轻、中、重质量范围的元素(比如 Li、In、U 元素，浓度范围一般为 10～50 ng/mL)作为校准点进行自动校准；检测器校准。一般选择几个轻、中、重质量范围的元素(比如 Li、In、U 元素，浓度范围一般为 10～50 ng/mL)进行校准。② 仪器调谐。多元素分析一般选择折中条件。调谐的主要指标是灵敏度、稳定性、氧化物等干扰水平。通常采用含有轻、中、重质量范围的元素的混合溶液(比如 Li、Be、Co、In、Rh、Ge、Y、Bi、U 等元素，浓度范围一般为 1～10 ng/mL)进行最佳化调谐实验。调谐的仪器参数包括透镜组电压，等离子体采样位置，等离子体发生器的入射功率和反射功率，载气流速，检测器电压(必要时)等。③ 数据采集。通常采用两种信号测量方式：一种是扫描方式。对每个峰在数个通道(通常为 20 个通道)内的整个质量连续扫描。多点扫描的优点是可以

获得完整的谱图形状,信息量多,有利于了解相邻背景以及干扰情况,对质量校准、检查分辨率以及定性分析或干扰研究方法建立等研究工作很有价值,尤其适用于金属毒物的定性。但扫描较为费时,对于快速定量分析并不是最佳选择。另一种是跳峰方式。此操作方式中峰的中心位置的定位十分重要,因其被用来确定每个峰的测量起点。若每峰采用三点,则测量时除了取中心点外,还需在其两侧各取一点。而在每个单点测量中测量的是峰高。跳峰方式的优点是数据采集效率高,即没有把时间花在不需要的同位素上,而且在每个同位素上的停留时间是可改变的。也就是说,可以通过延长采集时间来改善那些强度较低的同位素的计数统计误差。跳峰选择点数也很重要,一般在给定的积分时间内,单点跳峰方式的检出限最佳,当然前提是仪器的质量稳定性足够好。通常,在相同的积分时间内,随着每个峰选择的测量点的增加,其相应的信噪比以及检出限都将变差,实践中选择哪种方式,应根据工作需求来定。如测定的是连续信号还是瞬时信号,测定的元素数目,需要的检出限和精密度水平等。跳峰方式的缺点是若事后需要其他同位素信息时,该种方式无法提供这些信息。更重要的是,由于无法记录和检查整个谱图因而也就无法观察和校正存在的干扰和基体影响程度。

(3) 参考方法:生物检材中32种元素的测定-ICP-MS法(SF/Z JD0107017-2015)。

样品处理:① 血液。准确吸取两份250 μL血液样本于样品管中,分别加入65%的浓硝酸800 μL和30%的过氧化氢200 μL,密闭静置10 min后,将样品管置于干式恒温器升温至90℃加热消解3 h。消解完成后将消解溶液降至室温,在通风橱内旋开瓶盖,转移消解溶液于容量瓶中,用少许水连续冲洗样品管三次,合并倒入10 mL容量瓶,继续加入水定容至刻度。② 尿液。准确吸取两份250 μL尿液样本于10 mL容量瓶中,加入5%的硝酸定容至刻度。③ 头发。头发样品经清洗、晾干后剪成约1 mm每段。称取20 mg头发两份于样品管中,分别加入65%的浓硝酸800 μL和30%的过氧化氢200 μL,密闭静置10 min后,将样品管置于干式恒温器升温至90℃加热消解3 h。后续处理同血液。

分析条件:ICP-MS。载气流速:0.86 L/min;辅助气流速:0.22 L/min;等离子气流速:15 L/min;射频功率:1 500 W;采样深度:8 mm;蠕动泵流速:0.1 rps;采样模式:Peaking hopping;积分时间:0.1 s;重复测定次数:3次。

分析结果:见表13-2、表13-3。

表13-2 血液和尿液中元素检测方法学指标

元素(符号)	质量数	内标	检出限(ng/mL)		定量限(ng/mL)	线性范围(ng/mL)	线性回归方程	相关系数
			血液	尿液				
锂(Li)	7	^{6}Li	0.001	0.003	0.01	0.01~10	$y=1.281\,0x+0.062\,4$	0.999 6
铍(Be)	9	^{6}Li	0.000 4	0.002	0.01	0.01~50	$y=0.284\,7x+0.002\,7$	1.000 0

续　表

元素（符号）	质量数	内标	检出限(ng/mL)		定量限(ng/mL)	线性范围(ng/mL)	线性回归方程	相关系数
			血　液	尿　液				
硼(B)	11	^{6}Li	0.026	0.12	0.04	0.5～500	y=0.336 1x+0.193 2	0.999 9
镁(Mg)	24	^{72}Ge	1	0.059	5	5～10 000	y=0.873 8x+0.553 0	1.000
铝(Al)	27	^{72}Ge	0.2	0.19	1	1～200	y=0.881 4x+0.940 4	1.000
钙(Ca)	43	^{72}Ge	21.8	4.64	50	50～20 000	y=0.001 3x+0.013 7	0.999 6
钛(Ti)	47	^{72}Ge	0.01	0.017	0.05	0.05～100	y=0.066 7x+0.014 9	0.999 9
钒(V)	51	^{72}Ge	0.001	0.000 7	0.01	0.01～100	y=1.521 0x+0.007 4	0.999 6
铬(Cr)	53	^{72}Ge	0.02	0.008	0.05	0.05～100	y=0.160 3x+0.013 0	0.999 8
锰(Mn)	55	^{72}Ge	0.01	0.016	0.05	0.05～50	y=0.896 7x+0.048 9	0.999 9
铁(Fe)	57	^{72}Ge	0.4	0.49	1	1～50 000	y=0.029 4x+0.326 9	0.999 7
钴(Co)	59	^{72}Ge	0.002	0.000 4	0.005	0.005～10	y=0.988 3x+0.001 7	0.999 8
镍(Ni)	60	^{72}Ge	0.008	0.003	0.01	0.01～50	y=0.317 5x+0.007 1	0.999 9
铜(Cu)	63	^{72}Ge	0.1	0.011	0.5	0.5～100	y=0.487 2x+0.070 4	1.000 0
锌(Zn)	66	^{72}Ge	0.28	0.15	1	1～2 000	y=0.893 3x+3.244 0	0.999 4
镓(Ga)	69	^{72}Ge	0.001	0.000 5	0.005	0.005～10	y=0.563 2x+0.001 2	1.000 0
砷(As)	75	^{72}Ge	0.001 6	0.011	0.01	0.01～100	y=0.120 4x+0.001 2	1.000 0
硒(Se)	82	^{89}y	0.016	0.085	0.1	0.1～500	y=0.059 9x+0.006 8	1.000
铷(Rb)	85	^{89}y	0.000 8	0.000 9	0.005	0.005～200	y=0.976 5x−0.002 3	0.999 9
锶(Sr)	88	^{89}y	0.017	0.004	0.05	0.05～50	y=1.356 0x+0.030 2	0.999 7
锆(Zr)	90	^{89}y	0.002	0.001	0.01	0.01～10	y=0.856 0x+0.004 4	0.999 9
钼(Mo)	95	^{89}y	0.000 4	0.000 8	0.001	0.001～50	y=0.270 0x+0.000 6	1.000 0
银(Ag)	107	^{115}In	0.001 4	0.002	0.005	0.005～10	y=0.585 2x+0.000 9	0.999 8
镉(Cd)	111	^{115}In	0.000 6	0.000 5	0.005	0.005～10	y=0.149 6x+0.000 2	1.000 0
锡(Sn)	118	^{115}In	0.01	0.02	0.05	0.05～100	y=0.321 2x+0.066 8	1.000 0
锑(Sb)	121	^{115}In	0.005	0.001	0.01	0.01～10	y=0.466 8x+0.002 8	0.999 8
铯(Cs)	133	^{159}Tb	0.000 2	0.000 1	0.001	0.001～5	y=1.563 0x+0.000 5	0.999 9
钡(Ba)	137	^{159}Tb	0.005	0.006	0.01	0.01～50	y=0.168 9x+0.005 2	1.000 0
铊(Tl)	205	^{159}Tb	0.000 4	0.000 2	0.001	0.001～10	y=1.335 0x+0.002 4	0.999 6
铅(Pb)	208	^{159}Tb	0.011	0.008	0.05	0.05～100	y=0.602 0x+0.003 8	0.999 8
钍(Th)	232	^{159}Tb	0.000 2	0.001	0.001	0.001～10	y=1.760 0x+0.001 1	1.000 0
铀(U)	238	^{159}Tb	0.000 4	0.000 3	0.001	0.001～100	y=0.633 4x+0.000 1	0.999 9

表 13－3　头发中元素检测方法学指标

元素（符号）	质量数	内标	检出限（μg/g）	定量限（μg/g）	线性范围（μg/g）	线性回归方程	相关系数
锂(Li)	7	^{6}Li	0.000 5	0.005	0.01～5	y=0.406 4x+0.068 5	0.999 7
铍(Be)	9	^{6}Li	0.000 2	0.005	0.01～50	y=1.144 0x+0.001 0	0.999 7

续 表

元素（符号）	质量数	内标	检出限（μg/g）	定量限（μg/g）	线性范围（μg/g）	线性回归方程	相关系数
硼(B)	11	^{6}Li	0.013	0.02	0.5~50	y=0.078 4x+0.034 5	0.999 8
镁(Mg)	24	^{72}Ge	0.5	2.5	5~20 000	y=0.868 2x+1.045 0	0.999 9
铝(Al)	27	^{72}Ge	0.1	0.5	1~200	y=1.045 0x+3.088 0	0.999 4
钙(Ca)	43	^{72}Ge	10.9	25.0	50~20 000	y=0.002 2x+0.061 5	1.000 0
钛(Ti)	47	^{72}Ge	0.005	0.025	0.05~50	y=0.113 4x+0.012 0	1.000 0
钒(V)	51	^{72}Ge	0.000 5	0.005	0.01~200	y=1.340 0x~0.053 2	1.000 0
铬(Cr)	53	^{72}Ge	0.056	0.25	0.5~200	y=0.145 9x+0.023 4	1.000 0
锰(Mn)	55	^{72}Ge	0.005	0.025	0.05~200	y=1.708 0x+0.159 3	1.000 0
铁(Fe)	57	^{72}Ge	0.2	2.5	5~2 000	y=0.036 3x+0.431 8	0.999 9
钴(Co)	59	^{72}Ge	0.002 3	0.005	0.01~200	y=1.389 0x+0.003 8	0.999 9
镍(Ni)	60	^{72}Ge	0.004 4	0.025	0.05~200	y=0.189 2x+0.010 5	0.999 6
铜(Cu)	63	^{72}Ge	0.05	0.25	0.5~200	y=0.426 7x+0.191 4	0.999 8
锌(Zn)	66	^{72}Ge	0.14	0.5	1~2 000	y=0.102 9x+0.258 6	0.999 7
镓(Ga)	69	^{72}Ge	0.001 2	0.002 5	0.005~200	y=0.750 4x+0.002 7	0.999 6
砷(As)	75	^{72}Ge	0.000 8	0.005	0.01~200	y=0.668 7x+0.014 9	1.000 0
硒(Se)	82	^{89}y	0.007 8	0.05	0.1~2 000	y=0.007 2x+0.001 6	0.999 9
铷(Rb)	85	^{89}y	0.000 4	0.002 5	0.005~200	y=0.904 9x+0.003 4	0.999 8
锶(Sr)	88	^{89}y	0.008 7	0.025	0.05~200	y=1.292 0x+0.051 8	0.999 7
锆(Zr)	90	^{89}y	0.001	0.005	0.01~50	y=0.947 5x+0.004 1	0.999 9
钼(Mo)	95	^{89}y	0.000 2	0.000 5	0.001~200	y=0.242 4x~0.000 5	0.999 9
银(Ag)	107	^{115}In	0.000 7	0.005	0.001~200	y=0.617 1x+0.000 6	0.999 7
镉(Cd)	111	^{115}In	0.000 3	0.002 5	0.005~200	y=0.128 1x~0.000 002	0.999 5
锡(Sn)	118	^{115}In	0.005	0.025	0.05~50	y=0.314 9x+0.043 7	1.000 0
锑(Sb)	121	^{115}In	0.005	0.025	0.05~50	y=0.443 9x+0.003 1	1.000 0
铯(Cs)	133	^{159}Tb	0.000 1	0.025	0.001~50	y=1.463x+0.000 9	1.000 0
钡(Ba)	137	^{159}Tb	0.002 6	0.025	0.05~200	y=0.185 4x+0.001 0	0.999 8
铊(Tl)	205	^{159}Tb	0.000 2	0.000 5	0.001~200	y=0.887 7x+0.000 6	0.999 9
铅(Pb)	208	^{159}Tb	0.005 7	0.025	0.05~200	y=0.655 8x+0.150 7	0.999 7
钍(Th)	232	^{159}Tb	0.000 1	0.000 5	0.001~200	y=1.376 0x+0.000 8	0.999 9
铀(U)	238	^{159}Tb	0.000 2	0.000 5	0.001~200	y=1.528 0x+0.000 5	0.999 9

现代分析仪器提供了相对丰富的信息，在运用这些分析手段的时候，应综合多种信息进行定性定量分析。如在采用 ICP－AES 测定金属含量的时候，可以选择多条谱线进行检测，当多条谱线所获结果一致时，可进一步确证定性定量的结果。在采用 ICP－MS 分析时，可以选择同一元素不受干扰的多个同位素进行定性定量分析，同时选择相应的内标元素以确保分析的准确度。

三、结果评价

对于金属毒物鉴定结果的评判，应关注以下方面：

（1）生物检材需经有机质破坏处理。金属元素一般都能与蛋白质形成牢固的结合物，通常需要采取氧化、分解等方法将有机质破坏并去除，才可用于检测。未与蛋白质牢固结合的金属毒物，如体外检材、胃内容物和呕吐物等，可用水或酸溶液浸提等简单方法进行提取分离；某些在体内代谢缓慢的金属有机毒物，若尚有未代谢的原药或小分子代谢物，可用直接提取法分离后检测。

（2）中毒源的判断需严谨慎重。金属毒物经历体内过程和检材处理中的有机质破坏，最终检测的目标物只是毒物中所含的金属元素，不能鉴别中毒源原有的化合状态。此外，还应该注意到一些本不属于剧毒的金属化合物，如雄黄、朱砂等，也可在有机质破坏过程中被氧化成水溶性物质而在检验中得到阳性结果。因此，对于金属中毒和中毒源的判断应结合案情综合分析。

（3）金属中毒与人体正常水平的区分。涉及毒物的金属元素普遍存在于自然界，正常人体可检测到20余种金属元素，包括通常认为对人体有益的钙、镁、铁、锌、铜、硒等元素和对人体有害的汞、铊、锑、碲、铍、镍、砷、铅、镉等元素均痕量存在于人体。因此，在生物检材中检出金属元素，应注意区别属正常水平还是达到中毒程度。

（4）金属元素检测应进行空白对照。由于金属元素在自然界的普遍存在，当鉴定对象涉及泥土、棺木、衣物、饮食物等物品时，应采取与案件有关的空白对照物作为参比；在检材的采取、包装、保存、运送及检验过程中所使用的器皿、材料、药品、试剂以至水中均可能含有的金属元素，应通过空白对照排除干扰。

（5）金属元素毒性的大小与其价态和化合形式有关。故必要时采用能够区分金属元素价态的方法非常重要，不能简单以总金属元素量来推测中毒。如砷元素，无机 As^{3+} 毒性最强，而海产品中以有机砷为主，若近期食用较多海产品，则可能使体内检材中 As^{5+} 浓度升高，此时若仅测定总砷浓度，则会导致错误的结论。

（6）金属元素中毒及中毒史的判断。主动或被动接触金属元素均可造成急性或慢性中毒，如环境污染、职业性、自杀、误服等。多种金属毒物在人体内有蓄积，血液、尿液、组织器官、头发、指甲等都是金属毒物鉴定的适用检材，选择合适的生物检材对金属毒物鉴定结果评价有重要意义。如血液、肝、肾等是急性中毒的适宜检材，可判断中毒程度；头发、骨骼、指甲等检材可用于慢性中毒监测，头发中浓度变化可以反映某一时间段内被检对象接触金属元素的状况。

第二节　砷及其化合物

一、概述

砷(arsenic, As)为灰色斜方形菱晶,在自然界广泛存在。相对原子质量74.9,密度5.73 g/cm^3,熔点817℃(28 MPa),高温升华(613℃),气体剧毒。砷是一种类金属,游离的砷非常活泼,能与大多数金属生成合金或化合物,也能与氧、硫、卤素等非金属元素形成化合物。自然界中砷主要以4种化合物的形态存在:As^{V}、As^{III}、As^{0}、As^{-III}。砷化合物可分为无机砷和有机砷,常见砷化物见表13-4。砷化合物的毒性,因其存在形态不同而各有差异。元素态砷由于溶解度甚低,毒性不大。但当砷元素被氧化成氧化砷,特别是As_2O_3则成剧毒。由于砷的价态变化复杂,砷的化合物种类繁多,其毒性差异也很大。一般而言,无机砷的毒性大于有机砷,三价砷的毒性大于五价砷。有关砷化合物的毒性顺序依次为:砷化氢(AsH_3)>As(三价)>As(五价)>甲基砷酸(MMA, monomethylarsonic acid)>二甲基砷酸(DMA, dimethylarsonic acid)>砷胆碱(AsC, arsenocholine)>砷甜菜碱(AsB, arsenobetaine)。砷化物中毒性较大、发生中毒较多的是三氧化二砷(俗称砒霜),其较易获得,且无臭、无味,易用其投毒。

表13-4　常见砷化合物

名　称	缩写	结构式
无机化合物		
三氧化二砷(arsenic trioxide)	As(Ⅲ)	As_2O_3
亚砷酸盐(arsenous acid)	As(Ⅲ)	$As(OH)_3$
砷酸盐(arsenic acid)	As(Ⅴ)	$AsO(OH)_3$
有机化合物		
甲基亚砷酸(monomethylarsonous acid)	MMA(Ⅲ)	$CH_3As(OH)_2$
甲基砷酸(monomethylarsonic acid)	MMA(Ⅴ)	$CH_3AsO(OH)_2$
二甲基亚砷酸(dimethylarsinous acid)	DMA(Ⅲ)	$(CH_3)_2AsOH$
二甲基砷酸(dimethylarsinic acid)	DMA(Ⅴ)	$(CH_3)_2AsO(OH)$
砷甜菜碱(arsenobetaine)	AsB	$(CH_3)_3As^+CH_2COO^-$
砷胆碱(arsenocholine)	AsC	$(CH_3)_3As^+CH_2COO^-$
三甲基砷氧化物(trimethylarsine oxide)	TMAO	$(CH_3)_3AsO$
四甲基砷氧化物离子(tetramethylarsonium ion)	Me_4As^+	$(CH_3)_4As^+$
含砷核糖甙(arsenic-containing ribosides)	砷糖	各种糖结构

砷和砷化合物广泛用于工业、农业、医药等各个方面,如用于除草剂、杀鼠药、半导体加工、合金生产等。如雄黄酒是将雄黄浸泡于酒水中制成,具有杀菌、驱虫

的功效，三氧化二砷用于急性粒细胞白血病患者治疗，具有较好的效果。在自然环境和日常生活中几乎到处都有微量砷的存在，因地质环境不同和生物习性差异，不同地区的生物和不同种类的生物，其体内含砷量有较大差别。正常人体内也含有微量砷，含量也因地区和生活习性而有差别。砷化物进入体内后排泄较慢，有蓄积作用。慢性中毒者的某些组织中可有砷积聚，以毛发较为显著。

砷化合物的毒性是由于砷对体内酶蛋白的巯基具有特殊的亲和力，可和许多含巯基酶，尤其是丙酮酸氧化酶结合，使其失去活力而影响细胞的正常代谢，导致细胞的死亡。进入血循环后，还能直接损害毛细血管，同时麻痹血管运动中枢，使毛细血管扩张，管壁滑肌麻痹造成渗透性变化，可使腹腔脏器严重充血，血液滞留于腹腔毛细血管中，且管壁透性增加，因而体液渗出进入肠内，引起剧烈腹泻。砷化物对胃黏膜有直接刺激作用，口服引起剧烈呕吐。砷化氢为溶血毒。经呼吸道吸入后，95%~99%与血红蛋白结合，使红细胞内的还原谷胱甘肽氧化成氧化型谷胱甘肽，继之红细胞膜破裂引起溶血。急性中毒患者出现重度胃肠道损伤和心脏功能失常，慢性中毒作用主要累及呼吸系统、消化系统、心血管系统、神经系统、免疫系统和造血系统。

主要砷化物的半致死量 LD_{50}(mg/kg)分别为：As(Ⅲ) 14，As(Ⅴ) 20，As_2O_3 34.5，MMA 700~1 800，DMA 700~2 600，AsC 6 500，AsB>10 000，因而 AsB 和 AsC 常被认为是无毒的，在海产品中砷主要以 AsB 和 AsC 形式存在。砷化合物的毒性取决于两个方面：一是砷的化学形态，As(Ⅲ)毒性很强，缘于 As(Ⅲ)能与含巯基化合物如辅酶 A、半胱氨酸及各种带有巯基的蛋白质、酶等结合成稳定的螯合物，抑制其活性而出现中毒。二是 As(Ⅲ)的毒性也与其化合物的溶解度有关。砒霜毒性大于雌黄，因其在水中溶解度较大，易被血液吸收而积蓄于人体组织中且排泄也较慢之故。人口服三氧化二砷中毒量为 0.001 5~0.05 g，致死量为 0.1~0.2 g。人吸入含砷化氢 30~50 mg/m^3 空气 1 h，可引起严中毒或致死。血液砷治疗浓度：0.002~0.07 μg/mL；中毒浓度：0.05~1 μg/mL；致死浓度：9~15 μg/mL。

急性中毒者出现重度胃肠道损伤和心脏功能失常，如口及咽喉部有干、痛、烧灼、紧缩感、声嘶、恶心、呕吐、咽下困难、腹痛和腹泻等。重症极似霍乱，开始排大量水样粪便，以后变为血性，或为米泔水样混有血丝，很快发生脱水、酸中毒以至休克。并伴有神经系统症状，同时可有头痛、眩晕、烦躁、谵妄、中毒性心肌炎、多发性神经炎等。且砷元素蓄积量与神经症状呈正相关。严重者会昏迷、紫绀、休克，甚至死亡，少数有鼻衄及皮肤出血。亚急性中毒作用主要累及呼吸系统、消化系统、心血管系统、神经系统、免疫系统和造血系统。慢性砷中毒累及全身各器官及系统。砷具有神经毒性，长期暴露会产生一系列神经系统症状，如头痛、嗜睡、烦躁、记忆力减退、惊厥甚至昏迷、外周神经炎伴随的肌无力、疼痛等。

吸入砷化氢急性中毒一般经数小时至 2 日的潜伏期，即开始出现溶血等症状和体征,患者头痛、头晕、无力、呕吐、低热、黄疸,尿呈深褐色至酱油色,尿少、贫血。重度中毒者,迅速出现冷战、高热、昏迷,有急性肾功能衰竭的各种症状,最后可因急性心衰竭和毒症而死亡。

砷中毒死者的尸体特征因临床表现不同而各异。① 急性麻痹型:由于中毒时间短促,常不能见特殊病变。镜下可见神经细胞变性,全身各器脏淤血。② 急性胃肠型:主要为消化系统的病变。口腔及食管黏膜充血,胃黏膜充血水肿,皱襞嵴部由于毒物腐蚀作用可出现暗褐色条纹状糜烂或坏死。③ 亚急性和慢性型:消化管黏膜呈炎症改变,皮肤可见色素沉着,可见周围神经炎,心血管系统可见心肌肥大或梗死。

二、体内过程

生物体内几乎都含有砷,人也不例外。砷在人体内的含量居微量元素含量的第12位,总量约14~21 mg,见表13-5。砷及其化合物主要经呼吸道、消化道,少量也可经皮肤和黏膜进入体内。无机砷主要通过吸入粉尘、饮用受污染的水或食物进入体内,有机胂主要通过食物链,如海产品进入人体内,一般认为正常人群每天从食物中摄入砷约7~330 μg。砷进入人体后95%~97%与红细胞的血红蛋白结合,由于砷与含巯基(-SH)的蛋白质具有极高的亲和力,故迅速分布到全身各组织器官。约有4/5存于肝、肾、胃肠、肺、肌肉、皮肤、毛发、指(趾)甲和骨骼。急性中毒肝、肾组织砷含量较高;慢性中毒则在毛发和指(趾)甲中砷分布较多,见表13-6。

表13-5 成年人体内砷的正常参考浓度[4](μg/kg)

	脑组织	肺组织	肝组织	肾组织	头 发	指 甲
均 值	9	7	33	11	307	252
范 围	0~25	0~85	0~92	0~68	0~1 920	0~1 700

表13-6 49例中毒死亡者血液和组织中砷浓度[5](μg/mL或μg/g)

	血 液	脑组织	肝组织	脾组织	肾组织
均 值	3.3	1.7	29	8.8	15
范 围	0.6~9.3	0.2~4.0	2.0~120	0.5~62	0.2~70

As在体内的代谢过程简要为:As(Ⅴ)→As(Ⅲ)→MMA(Ⅴ)→MMA(Ⅲ)→DMA(Ⅲ)→DMA(Ⅴ)。无机砷经甲基化代谢过程可转化为易溶于水的甲基砷酸和二甲基砷酸,大部分迅速随尿排出,少部分则在毛发、指甲中蓄积。砷的甲基化代谢水平与体内各形态砷的相对比例、砷排泄效率及其蓄积程度直接相关。人体在摄入砷后,80%~100%通过胃肠进入血液,然后血液中砷浓度水平会在很短时间

内降低，其中 50%～70%砷于 3～4 天内通过尿液排出体外。人体排泄砷有以下几种途径：粪便排泄、尿液排泄、皮肤排泄（主要以汗、毛发、指甲、污垢、乳汁的形式排出）、呼吸道排泄（主要以挥发性三甲胂的形态排出）。

三、检材处理

怀疑砷中毒应采集现场的可疑粉末、食物、溶液等样品；中毒者的呕吐物、尿液、血液、毛发、指甲等，尸体取材还包括肝、肾、骨骼等，便于鉴定结果的相互验证。检材应保存于玻璃或塑料容器，避免使用陶土、瓷制、彩绘容器。根据所用技术方法，进行相应的检材处理[1,5]。

1. 直接稀释。现场可疑粉末、溶液，可直接用稀碱水稀释溶解。对于怀疑混有砒霜的粮食、米饭等，可利用砒霜密度较大的性质，在检材中加入适量水，振摇后放置，待砒霜沉于底部后取出检测。尿液用 0.1% Triton X－100（1+2）稀释，血液和血清可用 0.05% Triton X－100（1+4）稀释后，剧烈振荡，超声 5 min 后用于检测。

2. 湿法消解。① 血液：用移液管准确量取 0.5 mL 血液于 50 mL 高脚烧杯，用少许 5% HNO_3 冲洗移液管内壁，冲洗液一并移入烧杯中。加入 2 mL 浓 HNO_3 和 1 mL 30% H_2O_2，盖上表面皿，放置于控温电热板上，逐渐升温至 120℃。消解至消解液澄清、透明且无悬浮物，剩余溶液体积≤0.5 mL，取下冷却至室温，用 5% HNO_3 定容到 15 mL 的比色管中，待测。同法处理空白样品。② 毛发：准确称取 20 mg 头发置于 15 mL 试管中，用 0.8 mL 65% HNO_3 溶液和 0.2 mL 29%～32%过氧化氢作为消解酸体系，加盖密闭后于电热板上加热消解。加热温度为 90℃，加热时间 3 h。消解完成后取出试管冷却至室温，用超纯水定容至 10 mL。

3. 微波消解。① 体液、组织：称取 0.5 g 样品于清洗好的聚四氟乙烯溶样杯内，依次加入 2.0～3.0 mL 浓硝酸，1.0 mL 30%过氧化氢，盖上聚四氟乙烯内盖，旋紧，将溶样杯晃动几次，放入微波消解系统进行消化。选择溶样压力 1.0～2.0 MPa，时间 5～10 min 内消解完全，样品溶液无色透明，取出放冷，移入 25 mL 容量瓶中，用纯水洗涤溶样杯数次，合并洗涤液，加入 0.5 mL 100 g/L 硝酸镍溶液（基体改进剂），用纯水定容至 25 mL 备用。② 毛发：准确称取 50 mg 空白头发置于 Teflon 消解罐中，用 3 mL 65% HNO_3 作为酸消解体系，加盖密封后于微波消解仪中消解。微波消解程序见表 13－7。

表 13－7　微波消解程序

程序	目标温度（℃）	压力（kPa）	升温时间（min）	保持时间（min）	能量（%）
1	160	2 500	3	3	50
2	160	2 500	3	3	70
3	180	3 000	3	7	80
4	100	2 500	3	7	50
5	100	1 000	1	1	5

四、分析方法

砷的检测,除可用化学反应法、ICP - AES 法、ICP - MS 法外,还可用 HPLC - ICP - MS 对砷的形态进行分析[6]。

1. 化学反应法

根据砷化合物与硝酸银能生成带特征颜色化合物的特点,可采用化学反应法对含砷的可疑物进行初步检验。用少量 1 mol/L 的碳酸钠溶液溶解可疑物,取清液,滴加稀硫酸中和至中性,加入数滴硝酸银溶液,如果含有三价砷,可生成黄色的亚砷酸银(Ag_3AsO_3)沉淀;若含有五价砷,则生成棕色砷酸银(Ag_3AsO_4)沉淀,该沉淀能被硝酸或氨水溶解。

2. ICP - AES 法

分析参考条件: ICP - AES。高频发射功率: 1 000 W;等离子气流量: 19 L/min;辅助气流量: 0.8 L/min;积分时间: 5 s;观测高度 15 mm;进样速度: 1.7 L/min;砷分析线: 193.695 nm。

3. ICP - MS 法

分析参考条件: ICP - MS。高频发射功率: 1 350 W;采样深度: 7 mm;载气流量: 1.12 L/min;等离子气流量: 15 L/min;辅助气流量: 1.0 L/min;溶液提升量: 0.5 mL/min。内标: Ge、In、Y、Bi。

4. HPLC - ICP - MS 法

分析参考条件[6]: ① HPLC 条件: PRP - X100(4.1×250 mm)阴离子分析柱以及 PRP - X100 预柱;流动相: 100 mmol/L $(NH_4)_2CO_3$(pH=9.5)水溶液、超纯水;流动相梯度见表 13 - 8。流速: 1.0 mL/min;柱温为 25℃;进样体积: 10 μL。② ICP - MS 条件: RF 入射功率 1 500 W;载气为高纯氩气,载气流速 0.88 L/min;辅助气流速 0.1 L/min;射频电压 1.71 V;采样深度 7.0 mm;泵速 0.3 rps;检测时间 0.08 s,分析时间为 1 220 s。

表 13 - 8 流动相梯度

时间(min)	100 mmol/L $(NH_4)_2CO_3$(pH=9.5)水溶液(%)	超纯水(%)
0	0	100
15	100	0
20	0	100
25	0	100

分析结果: 6 种砷形态化合物[AsC、AsB、DMA、As(Ⅲ)、MMA、As(Ⅴ)]分析色谱图见图 13 - 1。血液和尿液中砷形态化合物的检测限和定量限见表 13 - 9[6]。

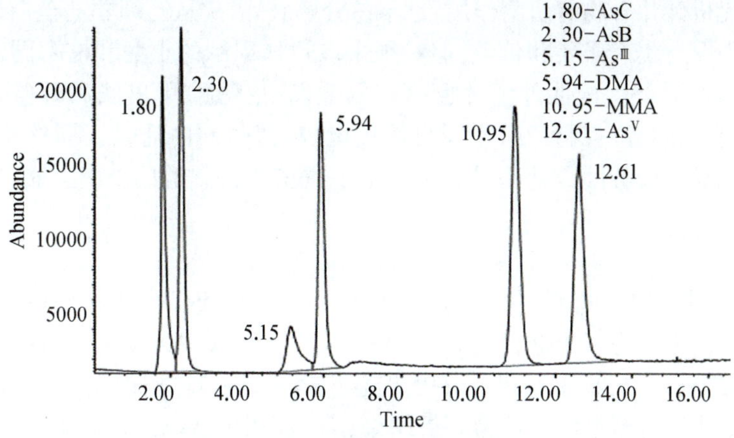

图 13-1 砷形态分析色谱图

表 13-9 血液、尿液中砷形态化合物的检测限和定量限(ng/mL)

砷形态化合物	血液		尿液	
	检测限	定量限	检测限	定量限
AsC	1.66	5	0.5	5
AsB	1.66	5	0.6	5
As(Ⅲ)	5	15	5	15
DMA	1.66	5	1	5
MMA	5	15	3	15
As(Ⅴ)	10	30	10	30

五、鉴定要点

自然界中砷以不同的化合价态存在,不同形态的砷化物具有不同的生物毒性。因此,传统的总砷量检测已不能完全满足评估砷毒性作用的要求,而砷的形态分析具有重要的证据意义。目前较为适用的是 HPLC-ICP-MS 分析法,该技术结合 HPLC 对复杂样品高效的分离特点,以及 ICP-MS 动态线性范围宽、检测灵敏度高等优点,可同时分析 6 种极性不同的砷形态化合物,以客观评估各砷形态化合物对人体的毒性,为中毒或死因的判断提供可靠、科学、有效的证据。

砷元素各形态之间会随样品基质和周围环境条件的改变而发生转化。3℃时,尿液中 As(Ⅲ)、As(Ⅴ)可稳定存在 5 天;室温时,尿液中 MMA(Ⅲ)可在一周内完全转化为 MMA(Ⅴ)。Todor[8] 等对血液中 2 μg/L 的五种砷形态物质(As(Ⅲ)、As(Ⅴ)、AsB、MMA、DMA)进行稳定性研究,24 小时后 AsB 含量上升,As(Ⅴ)、MMA(Ⅴ)和 DMA(Ⅴ)含量下降。因此,砷形态分析对样品贮存提出更为苛刻的要求,确保其砷元素形态间不会发生转化。

由于无机砷化合物有防腐作用，且不易分解破坏，故从已埋葬甚至高度腐败骨化的尸体中取材仍有必要和价值，但必须采取尸体周围的土壤和棺木同时做砷的含量测定以作对照。慢性砷中毒也可采取毛发、指(趾)甲皮肤和骨骼化验。此外，由于砷在自然界广泛存在，不同自然环境(如海边和内陆)、不同饮食习惯、不同人群可能有不同的砷含量基础值水平，应注意在对照试验的基础上加以判断。

六、案例评析

［**案例一**］ 17 名患者(男 9 例，女 8 例，年龄 15~59 岁)均在同一食堂就餐，进食同一锅面粥。患者于进食后 20~120 min 相继出现中毒反应，表现为恶心、呕吐、头晕、腹痛、无力、心悸等，严重者出现意识障碍、昏迷。取面粥、患者 24 h 尿液及一个月后头发进行检测。毒物分析结果：① 面粥中 As_2O_3 含量达 5 g/L。根据进食粥量测算患者服砷量，均达中毒量。② 尿砷测定：取患者中毒第 2 天 24 h 尿液，以银盐法测定砷含量。③ 发砷测定：中毒 1 个月后，取其枕部贴跟 2 cm 头发 15 mg，采用 ICP－MS 测得发砷含量。17 名患者中毒第 2 天尿砷含量及 1 个月后发砷含量见表 13－10[1]。

表 13－10 17 例患者服砷量及尿砷、发砷含量

性 别	年 龄	As_2O_3 口服量(mg)	尿砷含量(mg/L)	发砷含量(ng/g)
女	19	100	0.3	410
女	18	150	6.4	840
女	24	150	6.8	1 300
女	26	150	0.6	1 700
女	17	150	5.8	2 300
女	18	500	17.3	2 300
女	21	150	3.1	2 600
女	15	150	5.4	3 100
男	17	150	6.2	1 000
男	17	200	8.2	1 500
男	21	250	8.8	2 100
男	59	200	3.3	2 200
男	18	400	9.4	2 400
男	17	150	5.3	3 700
男	15	750	14.3	4 400
男	18	150	6.2	6 000
男	18	500	15.2	11 000

评析：As_2O_3 口服后吸收迅速，成人中毒量为 5~50 mg，致死量为 100~300 mg。本案例 17 名患者经食用量测算均达到或超过致死量。由于砷在血浆中无蓄积，主要通过尿液排泄，故在尿液中呈现高的砷含量水平。现 17 名患者 24 h 尿砷含量均

明显高于我国正常人群尿砷平均值0.13 mg/L,可确认为急性砷中毒。砷在人体内与含巯基的蛋白结合,易在头发中沉积,通常认为头发中的砷含量可作为慢性砷中毒的评价指标,但此案系砷急性中毒,17 名患者仍呈现远高于正常人群毛发砷参考值40~850 ng/g 的结果,表明头发砷对于评估砷急性或慢性中毒均有价值。但头发中砷的蓄积量与口服量之间并无相关性,此可归因于个体对砷代谢的差异性。

[案例二] 2005 年,某中学发生 1 起火药爆炸事故。该校教师在制礼花过程中,因违规使用雄黄和氯酸钾配伍,发生爆炸,致 3 人受伤。伤者主要临床表现为头晕、乏力、恶心、皮肤瘙痒、四肢麻木、肝脏肿大、肝功能异常,严重者昏迷不醒,伴有皮肤裂伤及皮下异物,被送往医院救治。留取中毒者尿液采用消化后二乙氨基二硫代甲酸银-三乙醇胺分光光度法(WS/T28 - 1996)检测砷,以患者家属 1 人和实验室工作人员 2 名为对照组,进行空白试验对照。本法检测尿砷最低检出限为0.025 mg/L(取 25 mL 尿液),3 名伤者尿砷测定值分别为 2.090 mg/L、0.498 mg/L 和 0.434 mg/L[1]。

评析:火药爆炸引起烧伤合并急性砷中毒并不多见,此起中毒事件是使用雄黄与氯酸钾配制礼花,火药爆炸后烟硝经过创面及呼吸道被患者吸收而引起中毒。雄黄主要成分是 As_2S_2,燃烧时生成剧毒的 As_2O_3 作用于机体。创面越大者,中毒程度越重,尿砷水平越高。尿砷是体内砷排泄的主要途径,尿砷值的大小在一定程度上可反映体内砷吸收的多少,即尿砷值大,体内吸收多;尿砷值小,体内吸收少。作为急性接触砷指标,尿砷比血砷更为灵敏,更能指明砷的接触程度,有十分重要的评估意义。此案 3 名伤者尿砷测定值均明显高于我国正常人群尿砷平均值 0.13 mg/L,其临床症状可判断为急性砷中毒表现。由于砷在自然界广泛存在,并因环境、饮食差异而呈现不同的基础值,此案砷检验选取患者家属和实验室工作人员为对照组,在患者砷测定值高于正常对照的基础上进行砷中毒作用和强度的判断,其思路和方法值得借鉴。

[案例三] 某男,31 岁,个体“洗铝”(提炼金属铝)作坊雇工。某日晚冒雨搬卸铝渣后突发头晕、乏力、呕吐、腰腹疼痛、尿少至无尿,继则出现双小腿疼痛、抽搐、面色及肢体肤色发红,并呈进行性加剧,皮肤出现散在性皮下瘀斑,肢端麻木,遂即入医院诊治。血液化验检出砷,浓度达 2 137.5 μg/L。临床检查后提示急性溶血性贫血和急性肾功能不全。于住院第 3 天呼吸、心跳停止死亡[8]。

评析:提取该作坊现场的铝渣化验,检出砷含量为 458.7 mg/kg。死者死后第 2 天尸检,尸表皮肤呈暗紫灰色(古铜色),以头面部、四肢尤为明显,结膜轻度黄染,口唇紫黯,体表无异常损伤痕迹。肝组织和肾组织中砷浓度分别为 14.5 mg/kg 和 6.6 mg/kg。根据尸体特征以及死者体内砷含量,可判断其系砷中毒死亡。

[案例四] 某男,37 岁,患银屑病(牛皮癣)多年,经多方求治疗效不明显。某日 6 时许,无证行医人刘某将自制含有雄黄的橘红色药膏(雄黄、灯芯草、细辛,按

一定比例粉碎,凡士林调和) 110 g 涂擦在阮某周身银屑病处并用塑料布包裹。晚 8 时许,阮某自觉周身疼痛。次日晚 8 时许,出现憋气,晚 10 时因呼吸困难住进医院,90 min 后抢救无效死亡。尸检于死后 26 h 进行[9]。

评析:提取心血、表皮和残存药膏经毒物分析,均检出砷元素,其浓度分别为 0.453 μg/g、9 735.3 μg/g 和 8.94%。经综合分析,判定死者系过量使用含有雄黄的药膏导致砷中毒死亡。

[案例五] 某女,因食海鲜不适送医救治,经救治无效死亡,就医期间曾注射维生素 C,家属认为维生素 C 与海鲜中含有的砷化合物形成砒霜(As(Ⅲ))因而致死,故采集血液样品送毒物鉴定。血液的砷形态检测结果为:检出 AsB、As(Ⅴ)两种砷化合物,其中 As(Ⅴ)含量为 34.75 ng/mL,未检出 As(Ⅲ)[6]。

评析:本案死者血液中未检出毒性强的 As(Ⅲ),其次检出的 AsB 及 As(Ⅴ)砷形态化合物并未达到致死量。此结果表明:患者并非因砷中毒而死亡,案件中海鲜与维生素 C 在体内也不会产生砒霜(As(Ⅲ))。血液样本进一步消解后检测总砷含量为 40.05 ng/mL,与砷形态化合物含量接近。本案例表明砷形态分析结合传统的总砷含量测定,可对案件进行更为有效、科学的法医学评价。

[案例六] 某男童因患白血病送医救治,停止服用砷剂治疗两天后采集其血液、尿液,其中总砷方法检测血液中总砷含量为 10.53 ng/mL,尿液中总砷含量为 75.07 ng/mL;形态分析方法检出血液中仅有 As(Ⅴ),但低于定量限,尿液中检出 AsB、DMA、MMA、As(Ⅴ),其中 AsB、MMA、As(Ⅴ)低于定量限,DMA 检出含量为 53.21 ng/mL[6]。

评析:患者血液、尿液检测结果表明,砷化合物在血液中代谢较为快速,几小时后即可消除,而尿液中砷化合物半衰期较长。其次,砷化合物形态分析方法可阐明注射砷剂(As(Ⅲ))进入人体后的代谢过程。As(Ⅲ)在人体内进行甲基化反应,代谢产物主要为 DMA,与 As(Ⅲ)代谢机理一致。合理剂量的砷剂可治疗白血病,但应结合砷形态分析对患者实时监测,以制定或调整砷剂的使用量。

第三节 汞及其化合物

一、概述

汞(mercury, Hg)又名水银,是常温下唯一以液态存在的金属,呈银白色,平均原子量为 200.59,比重 13.6。其熔点为-38.9℃,沸点 356.9℃。汞易挥发,其蒸气压虽很低,20℃时仅 0.16 Pa,50℃时约 1.7 Pa,但蒸气有毒。若有露置汞存在,空气中将含有汞蒸气;汞蒸气达饱和时,20℃ 的空气含汞量约 13 μg/L,50℃ 时达

126 μg/L。长期处于含汞环境可引起慢性中毒。

汞在天然矿物中,主要以硫化物存在。汞的硫化物、氧化物、碘化物等都有颜色。天然产的硫化汞多为红色,即辰砂,也称朱砂、银朱等;在溶液中与硫化物生成的硫化汞则多为黑色。硫化汞极难溶于水和一般酸碱,通常认为无毒;高温可使之分解,热硝酸或王水等可使之溶解而成可溶性盐。氧化汞呈红色或黄色,水中溶解度小,但因可溶于酸而有强毒性。汞的硫酸盐、硝酸盐、卤化物等所有可溶性化合物皆具高毒性,其中毒性最强的是氰化汞。汞有一价态和二价态的化合物,一价汞化物在某些条件下能生成金属汞与二价汞化物。一价汞化物因溶解度小而毒性较低,如氯化汞即升汞,有剧毒;而氯化亚汞则可用作止咳药的甘汞,毒性较小。汞的有机化合物也有毒性,含汞有机药物使用不当也可发生中毒。此外,雷汞[$Hg(OCN)_2$]是制造雷管的主要原料之一,非但本身有毒,其发生爆炸时的气体也因有汞尘而含有剧毒。

金属汞能与除铁以外的金属形成合金称为汞齐。金属汞不溶于盐酸,能溶于硝酸或热硫酸,也能溶于氢碘酸。汞因具高导电性且膨胀系数稳定,常用于灯管、电子、电池、温度计和血压计等。汞的用途广泛,在工业上可用于电镀、印刷、造纸、油漆和火药雷管等。在医疗上曾用作伤口消毒、除菌,如红药水;或治疗梅毒、肠阻塞和驱虫。现牙科之汞齐填充物即汞和银、锡、铜、锌之合金,皮肤药膏和眼药仍在使用。在农业上,因汞的化合物含有强烈的毒性,常用作杀虫剂、除霉剂。也可用于防止纸浆发霉,或制成油漆(氧化汞),涂于船体外壳,以防止海中生物附着破坏船体。汞在实验室中还可作为催化剂。常见汞化合物见表 13-11。

表 13-11　常见汞化合物

汞化合物	性状及用途等
氯化汞($HgCl_2$,升汞)	白色结晶性粉末,可升华;中药白降丹的主要成分,消毒
氯化亚汞(Hg_2Cl_2,甘汞)	白色粉末,小儿宝塔糖的主要成分
黄降汞(HgO)	黄色粉末,杀菌
醋酸苯汞(赛力散,$C_6H_5-Hg-O-CO-CH_3$)	外用避孕药
氯乙基汞(西力生,$CH_3CH_2-Hg-Cl$)	硫汞白癜风药水
其他含汞药物	氰化汞,硝酸汞,碘化汞,氯化氨基汞($HgNH_2Cl$)
雷汞 $Hg(O-N=C)_2$	炸药
甲基汞(CH_3Hg)	汞污染水中的鱼体中含量很高

目前不认为汞是人体必需的微量元素,但正常人体内一般都含有微量汞。WHO 1990 年出版的《环境卫生标准 101:甲基汞》介绍了有关人体汞的正常值。正常人全血总汞平均浓度为 5~10 μg/L,发汞为 1~2 μg/g,尿汞平均浓度为 4 μg/L,胎盘(湿重)大约含汞 10 mg/kg。各国对人体汞正常值的规定不一。日本

规定，一般人体血液汞的总含量在 50 μg/L 以下，尿汞为 25 μg/L 以下。我国规定，尿汞不超过 10 μg/L（蛋白沉淀法）或 50 μg/L（双硫腙法）；发汞则小于 4.0 μg/g。有汞接触史的人，体液或内脏的含汞量可高达 1 ppm 以上。可溶性汞化合物具有强烈毒性，使组织细胞产生蛋白质变性和坏死，对肾的伤害尤其突出。汞化物进入体内后排泄慢，在体内可长期积蓄。汞化物的防腐作用强，急性汞中毒死亡的体内检材常不易腐败。

汞及汞化合物对人体的损害与进入体内的汞的种类及汞含量有关。各种形态的汞化合物毒性由大到小分别为：有机汞>金属汞>无机汞。汞对人体的危害主要累及中枢神经系统、消化系统及肾脏，此外对呼吸系统、皮肤、血液及眼睛也有一定的影响。汞中毒的机制主要有以下三个方面。① 金属汞进入人体后，很快被氧化成汞离子，汞离子可与体内酶或蛋白质中许多带负电的基团如巯基等结合，使细胞内许多代谢途径，如能量的生成、蛋白质和核酸的合成受到影响，从而影响了细胞的功能和生长。② 汞通过核酸、核苷酸和核苷的作用，阻碍了细胞的分裂过程。③ 汞能与细胞膜上的巯基结合，引起细胞膜通透性的改变，导致细胞膜功能的严重障碍。

甲基汞致死量为 0.1 g；无机汞（如氯化汞）致死量为 1.5 g。血液汞治疗浓度：0~0.01 μg/mL（有机汞），0~0.08 μg/mL（无机汞）；中毒浓度：0.1~0.3 μg/mL（有机汞），0.2 μg/mL（无机汞）；致死浓度：0.4~22 μg/mL（有机汞），>0.6 μg/mL（无机汞）。

金属汞及汞蒸气急性中毒多为短期内吸入大量汞蒸气所致，主要表现为发热、咳嗽、呼吸困难、恶心、呕吐、嗜睡、胸闷、流涎或流泪等，进一步可出现腹泻及精神神经症状，精神障碍、语无伦次、清醒和昏迷交替等。重者可发生休克、晕厥、抽搐以至昏迷死亡。慢性中毒主要症状为嗜睡、乏力、头晕、头痛，记忆力减退、烦躁易怒；口中有金属味，在齿龈边缘能形成暗蓝色汞线；流涎，具有意向性的震颤等。急性汞蒸气中毒尸检可见肺表面有散在出血点，肺切面呈暗紫色，有大量液体流出，气管及支气管黏膜高度充血。如经数天以后死亡的，除有呼吸系统病变外，尚可见口腔炎、皮疹、肝坏死、中毒性肾病及中毒性脑水肿等。

无机汞化合物急性中毒在吞服汞盐后数分钟即可发生，慢的则在半小时至数小时后发生恶心、呕吐、流涎、口腔黏膜肿胀、糜烂，吐出物含有血液，剧烈腹痛、腹泻，大便带血或血黏液样便；少尿或尿闭、蛋白尿、血尿，呈急性肾功能衰竭；同时伴有呼吸困难、心力衰竭，严重的可发生惊厥、昏迷、休克而死亡。少量多次吞服低于中毒量汞盐可造成慢性中毒，中毒症状同金属汞及汞蒸气慢性中毒症状。急性中毒尸检可见口腔、咽喉、食道、胃皆有程度不同的炎症，黏膜发红、肿胀或灰白色坏死。死亡迅速者，肾改变不明显，如经数天以后死亡的，肾脏呈现典型汞毒性肾病，体积增大、皮质增厚。结肠有急性炎症，心肌、肝脏可见有浊肿，也可有急性肝中心坏死，脑出血、水肿。

有机汞化合物中毒除了一般胃肠症状外，主要表现为神经系统、心、肝、肾等脏器的损害，同时对皮肤有较强的刺激性。氯化乙基汞中毒，可引起中毒性脑病及心肌损害，主要表现为头晕、失眠、乏力不安、言语困难、肢体麻木、震颤、心悸、胸闷、心律不齐等。

二、体内过程

汞的吸收因汞的形态、接触途径以及年龄不同而不同，可通过消化道、呼吸道以及皮肤进入人体。人体对甲基汞的吸收，主要通过食用污染的鱼及贝类经消化道吸收，吸收率95%~100%。甲基汞进入人体后，一方面与血液和组织中的巯基蛋白如血浆蛋白、血红蛋白等结合形成结合型甲基汞，另一方面与含巯基的低分子化合物如半胱氨酸、还原型谷胱甘肽、辅酶A等结合形成可扩散甲基汞。两种形式的甲基汞通过血液循环分布于全身各脏器和组织。金属汞主要通过呼吸道吸收，吸收率大约为25%~50%，其中80%被氧化为汞离子后进入血液，在血液中与红细胞和血清蛋白结合。

汞的吸收受汞存在形态的影响，不同汞的化合物吸收不同。各种汞化合物的口服吸收率大小为：氯化甲基汞>醋酸苯汞>碘化甲基汞>醋酸高汞。汞的吸收与年龄有关。实验表明氯化汞在胃肠道中的吸收随年龄增加而减少，幼年大鼠的吸收是成年大鼠吸收的40倍。故可推测婴幼儿对汞的毒性更敏感。目前认为造成这种差异的原因与乳汁中的甘油三酯、乳食蛋白，以及幼年动物胃、肠道上皮细胞的胞液作用有关。甘油三酯在胃中可分解产生直链脂肪酸，后者可与汞结合促进汞的吸收，乳食蛋白也可与汞结合促进汞的吸收。

种类不同的汞及汞化物进入人体后，会蓄积在不同的部位。有机汞是亲脂性的，极易通过血脑屏障和胎盘屏障，进入中枢神经系统和胚胎。甲基汞在人体肠道内极易被吸收并分布到全身，大部分蓄积到肝组织和肾组织中，分布于脑组织中的甲基汞约占15%。金属汞中毒常以汞蒸气的形式引起，由于汞蒸气具有高度的扩散性和较大的脂溶性，通过呼吸道进入肺泡，经血液循环运至全身。汞在不同器官的滞留时间不同，消除半衰期从几天到几个月不等，其中以脑、肾、睾丸最长。不同汞的化合物，其消除半衰期也有很大差异。金属汞的消除半衰期为58天左右，甲基汞为70~74天，在脑中的消除半衰期则高达8个月。

汞蒸气与汞盐通过不同途径进入血液循环后，在血浆内迅速弥散至红细胞内氧化为一价汞离子，进而氧化为二价汞离子再产生毒作用。汞主要经过肾脏随尿排出和经肝脏由胆汁排出，也可通过呼吸、汗液、乳汁排出。其中部分以甲基汞形式排泄，另一部分则以无机汞形式排出。甲基汞比无机汞排泄要快很多。

8名受害者（包括儿童和成人）意外甲基汞中毒，死亡后其体液和组织中总汞浓度见表13-12[10]。3名成年人吞服氯化汞或溴化汞中毒，分别在2h至8天后死亡，总汞的体内分布见表13-13[4]。

表 13-12 8例甲基汞中毒死亡者体液和组织中总汞浓度(μg/mL 或 μg/g)

	血 液	脑组织	肝组织	肾组织	尿 液
均 值	2.6	27	30	22	0.8
范 围	0.6~6.0	18~35	4.2~78	2.4~41	0.8

表 13-13 3例无机汞中毒死亡者体液和组织中总汞浓度(μg/mL 或 μg/g)

存活时间	血 液	脑组织	肝组织	肾组织
2 h	22	3	56	136
7 天	3	0.2	47	78
8 天	0.8	1.1	33	47

三、检材处理

1. 直接处理。由于单质汞具有低熔沸点的性质,汞的检测常常采用冷原子吸收的方法,即使用还原剂(通常为氯化亚锡)将样品中的汞还原为单质汞,并用载气将单质汞带入测汞仪。因此,对于基体比较简单的检材(如尿液),可以直接加入还原剂进行处理。

2. 湿法消化。血液、尿液、组织等生物检材可加入硝酸-高氯酸或硫酸-高锰酸钾进行湿法消化。不同消化温度对检测结果的影响有显著性差异,一般热消化法由于容易引起汞蒸气挥发,造成结果偏低,且加热程度不易控制,稳定性差,故不建议采用热消化法。冷消化法消化不完全,有系统误差,也不建议使用。恒温消化法加热温度不高,汞不易气化而损失,时间容易控制,推荐使用恒温湿消化法处理检材。

3. 微波消解。将生物检材加入微波消化罐,加入浓 HNO_3,按表 13-14 程序进行微波消解。

表 13-14 不同样品的消化程序

检材	数量(mL)	浓 HNO_3(mL)	微波消解程序	
			气 压	温 度 程 序
尿液	1	0.5	大气压	10 min 加热到 60℃,在 60℃保持 30 min
血清	1	1	大气压	10 min 加热到 80℃,在 80℃保持 30 min
全血	1	2	15 bar	15 min 加热到 130℃,在 130℃保持 20 min

四、分析方法

1. 化学反应法

(1) 碘化亚铜反应。汞盐、金属汞和汞蒸气都能和碘化亚铜反应生成红色不溶性的复合物，反应灵敏，专属性强，可用于检测微量汞。复合物遇碘化钾溶液，转变为 Hg_4^{-2} 络离子而溶解。因此，碘化亚铜可用作汞的分离富集试剂使用。

(2) 碘化钾反应。含汞检液中滴加碘化钾溶液，可生成红色碘化汞沉淀，沉淀能溶于过量碘化钾溶液。

2. 电感耦合等离子体发射光谱法

分析参考条件：ICP - AES。波长：253.652 nm；RF 高频发生器及功率：40 MHz/1 300 W；观测模式：轴向；炬管内管直径：氧化铝，2.0 mm；等离子体气流量：15 L/min；辅助气流量：0.50 L/min；雾化气(载气)流量：0.50 L/min；空气流量(剪切气流)：18 L/min；积分时间：100 ms；分光器及分辨率：中阶梯光栅/分辨率，200 nm 处为 0.006 nm；检测器：分段阵列 CCD(SCD)：13×19 mm/235 阵列。

3. 电感耦合等离子体质谱法

分析参考条件：ICP - MS。高频发射功率：1 200 W；采样深度：7 mm；载气流量：0.85 L/min，等离子气流量：14.0 L/min，辅助气流量：0.9 L/min；溶液提升量：0.4~0.6 mL/min；质谱分辨率：低分辨率 $300m/\Delta m$；扫描次数：25；总分析时间 2 min；氧化物产率(BaO^+/Ba^+)：<0.001。

五、鉴定要点

汞及其化合物易挥发，因此在检材处理时应注意控制消化条件，避免汞的损失。如消化温度不能过高、消化时采取回流装置、采用密闭罐消化或微波消化方式等，其中微波消解法具有速度快、消解完全、避免挥发损失的优点，是汞等具有挥发性的元素的首选方法。ICP - MS 是进行痕量元素分析的重要手段，具有灵敏度高、抗干扰能力强、线性范围广、可同时检测多种元素的优点，在汞元素含量检测中有很大优势。由于汞元素对进样系统有很强的吸附性，为避免残留，进样前须稀释至合适浓度，或添加浓度为 1.0×10^{-2} μg/mL 的金元素，以消除检测中汞的记忆效应。

金属汞口服基本无毒性，中毒多为汞蒸气吸入所致意外中毒，急性升汞中毒较为多见。口服中毒以取胃内容物、尿液为佳，胃肠外途径中毒时则宜取血液，其他如肝、肺、肾等组织也是较好的检材。因汞不易分解，故死后较长时间取材仍可检出毒物。汞鉴定除定性外，尚需做定量分析。由于各地环境不同，健康人群体内汞元素含量也有所差异，在检验中应提取当地健康人群的血液、尿液或其他参照物为对照样品，在此基础上作出汞中毒与否的判断。

六、案例评析

[**案例一**] 某女，23 岁，自行在左臂注射 1~2 mL 未灭菌的水银。3 周后左臂开始肿胀、发红伴疼痛，并出现中枢神经损伤症状。X 线检查证实手臂中有水银，行左臂剖开术后移除约 0.5~0.75 mL 水银。之后中枢神经系统损伤加重，发热、心

率加快、肌肉痉挛、僵直。4 天后体温达 41.8℃。次日再行左臂剖开术，但没有发现水银。胸片显示水银已经浸润双肺，尿素氮量也逐步升高。最终于 31 天后死亡[1]。尸检后采集血液、尿液及组织检材。

评析：采用湿法消化，原子吸收光谱法测定死者体液和组织检材中汞浓度，结果见表 13－15。毒物分析结果验证死者系汞中毒死亡。虽然液态汞因其难溶性质而无显著毒性，但因其比重大，注射进入体内可造成机械性损害，并因此产生并发疾病甚至死亡。

表 13－15　死者体液、组织中汞的浓度（mg/100 g，mL）

检　材	浓　度	检　材	浓　度
血　液	1.22	脊髓	0.04
尿　液	0.25	脑（枕叶）	0.34
肾组织	6.07	丘脑	0.29
肝组织	1.66	小脑	0.08
肺组织	11.75	胆汁	0.21
脾组织	0.43	小肠	1.80
心　脏	0.79		

［案例二］　某男性，3 个月。其母在室内蒸汞金，约有 70 g 汞蒸发于室内，该婴儿由其母抱着在室内停留约 2 h 许。房子面积约 15 平方米，通风极差。6 h 后，其出现咳嗽，咽喉部痰鸣，呼吸急促。遂入当地医院住院诊治，症状不能缓解。体检：急性病容，口唇发紫，两肺底部可闻及湿鸣。2 日后，该婴儿呼吸急促，心率 160 次/min，两肺底部闻及密集中小湿鸣，经抢救无效，于次日凌晨死亡，从发病至死亡仅 50 h[1]。尸体解剖后采集其体液和组织检材。

评析：用原子吸收光谱法检测死者体液及组织汞浓度，结果为：尿液 0.098 mg/L；血液 0.044 mg/L；肺 12.025 μg/g；肾 40.83 μg/g。死者体液和组织汞浓度远超正常人群水平，可判定为急性汞中毒。金属汞空气中最高容许浓度为 0.01 mg/m^3，人吸入汞蒸气 1～3 mg/m^3 数小时即可发生急性汞中毒，且婴幼儿对汞的毒性更敏感。

［案例三］　① 在海边看护房内发现某男性疑似中毒，经送往医院救治无效于 3 天后死亡。其家属在其住处床下等多处发现大量水银，怀疑被人投毒。当地警方提取死者心血、尿液、肝脏、肾脏等检材送毒物鉴定。② 某女孩在接受乡村医生偏方“熏蒸法”治疗鼻炎一周后死亡，经尸检发现咽喉部、肝脏、肺部肿大，怀疑为汞中毒。警方提取死者心血、肺组织、肝脏、肾脏、脑组织等检材送汞毒物鉴定。同时采集两案发地健康人群血液。

评析：该男性和女性死者的生物检材经 ICP－MS 法检验，汞元素定量结果见

表 13 - 16[11]。

表 13 - 16　死者体内汞元素定量结果(μg/mL 或 μg/g)

检　材	① 男性死者	② 女性死者
心血	7.05	0.26
尿液	6.86	
肺		5.40
肝脏	21.93	6.49
肾脏	136.55	108.15
脑组织		1.71
案发地空白血	9.5×10^{-3}	6.2×10^{-3}

根据美国环境保护署(USEPA, 1996)推荐的血液总汞安全限值为 5.8×10^{-3} μg/mL,联合国工业发展组织(UNIDO, 2003)推荐正常人群的尿汞含量应低于 5.0×10^{-3} μg/mL。该两起案件死者心血内汞含量分别为 7.05 μg/mL、0.26 μg/mL,两案发地健康人群血液中汞含量分别为 9.5×10^{-3} μg/mL、6.2×10^{-3} μg/mL,两死者心血中汞含量分别是当地健康人群约 700 倍和 40 倍,该检验结果也高于 USEPA、UNIDO 推荐的血液、尿液汞含量值数十倍。死者各脏器中也均检出较高含量汞元素,该结果为法医确定死亡原因提供了重要的数据支撑。同时检验结果发现,案发地的数份健康人空白血液中汞元素含量差异较大,表明在同一地区不同个体中,汞元素含量仍有较大差异。

两起案例均系吸入汞蒸气引起中毒并在较短时间内致人死亡,其中案例一为亚急性中毒,案例二为急性中毒。案例二中受害者肺组织中汞元素含量较低,且肾脏含量最高,说明即使单次大量吸入汞蒸气,汞元素仍然可以通过呼吸系统快速分布于全身,最终积蓄于肾脏,这与文献报道的肾脏是汞离子最主要的靶器官一致。

第四节　铅及其化合物

一、概述

铅(lead, Pb)为银灰色重金属,相对原子质量 207.2,密度 11.34 g/cm^3,熔点 327.5℃,硬度 1.5,质地柔软,抗张强度小。其在 400～500℃受热产生大量蒸气。铅不溶于水,可溶于硝酸、醋酸,在空气中受氧、水和二氧化碳作用,表面很快氧化生成氧化铅,失去光泽,变灰暗。在加热下,铅能很快与氧、硫、卤素化合。常见铅化合物有氧化铅、硫酸铅、硝酸铅、醋酸铅、氯化铅、硫化铅、四乙基铅、砷酸铅等。

铅及其化合物广泛存在于人们的生活环境中,应用于蓄电池、油漆、塑料、合金、弹药和燃料抗爆剂等。由于工业污染控制措施及职业卫生标准执行不力,整个生物圈中铅的浓度已远远超出自然界应有的水平,对人类健康造成了严重威胁。铅对人体的影响是全身性的、多系统的,即使长期接触低浓度的铅亦会导致免疫、生殖、神经等系统的损害。铅的毒性及其危害已引起医学界的高度重视。

铅及其无机化合物可通过呼吸道与胃肠道吸收,一般不经皮肤吸收。有机铅如醋酸铅可有少量经皮肤吸收,四乙基铅易经皮肤吸收。无机铅在呼吸道内吸收率与铅烟或铅尘颗粒的大小及换气速度有密切关系。颗粒细小(0.1~1 μm)、换气速度减慢可增加粒子与肺泡壁碰撞的机会,增大铅的沉淀吸收率;颗粒增大时,沉淀吸收率减低。一般来说,铅在肺内沉淀吸收率为30%~50%。据估计,成人每天由空气中所吸收的铅量为总吸收量的31%~39%。职业性铅中毒多由呼吸道吸收所致。

铅中毒的诊断应依据确切的接触史,以神经、消化、血液系统损害为主的临床表现,有关的实验室检查,参考接触环境或接触材料的调查检测进行综合分析,作出诊断。现行国家标准GB11504-89《职业性慢性铅中毒诊断标准及处理原则》诊断分级为:① 铅吸收。有密切铅接触史,尚无铅中毒临床表现,尿铅≥0.39 μmol/L(0.08 mg/L)或0.48 μmol/24 h(0.1 mg/24 h);或血铅≥2.41 μmol/L(500 μg/L);或诊断性驱铅试验后尿铅≥1.45 μmol/L(0.3 mg/L)而<3.86 μmol/L(0.8 mg/L)者。② 轻度中毒。常有轻度神经衰弱综合征,可伴有腹胀、便秘、等症状,尿铅或血铅量增高。经诊断性驱铅试验,尿铅≥3.86 μmol/L(0.8 mg/L)或4.82 μmol/24 h(1 mg/24 h)者。③ 中度中毒。在轻度中毒的基础上,具有下列一项表现者,可诊断为中度中毒:腹绞痛;贫血;中毒性周围神经病。④ 重度中毒。具有下列表现之一者,可诊断为重度中毒:铅麻痹;铅脑病。

除有机化合物四乙基铅外,铅及其化合物的毒性大致相似。其毒性的强弱与铅化合物在体液中的溶解度(溶解度大者毒性大)、铅烟尘颗粒的大小(颗粒小容易吸收)、中毒途径及铅化合物的形态(干燥或潮湿,铅烟或铅尘)等有关。铅对人引起急性中毒的量,因铅化合物不同而有差别。一般口服中毒量为2~3 g,致死量为50 g。但口服铬酸铅1 g即可致死亡。亦有人报告一般铅化合物引起急性中毒的最小口服剂量为5 mg/kg。血液铅治疗浓度:<0.3 μg/mL;中毒浓度:急性为0.45~0.6 μg/mL,慢性为0.4 μg/mL;致死浓度:3 μg/mL。

血液系统是铅毒性作用的靶系统,铅主要通过影响血红素合成及红细胞功能、形态的改变而引起贫血。铅吸收后进入血循环,约有95%的铅以不溶性磷酸铅稳定地沉积于骨骼系统。骨铅可直接抑制成骨细胞的功能,影响骨的发育。肾脏也是铅的重要靶器官,急慢性铅中毒都可引起肾脏损害。急性铅中毒的临床表现为恶心、呕吐、口中金属味、腹绞痛、大便带血、剧烈头痛、极度疲乏、失眠、周围神经麻痹，严重者脑水肿而出现惊厥、昏迷、肝肿大，黄疸指数及转氨酶明显升高，慢性铅中毒的主要特征是神经肌肉综合征。

急性铅中毒死亡者可见口腔黏膜因铅的局部作用呈灰白色或黑灰色糜烂，即“铅线”。镜检见牙龈黏膜乳头中沉积有不规则或无定形的棕黑色颗粒。胃肠黏膜出血，黏膜表面覆以灰黑色假膜。肝肾等器官可见水变性、脂肪变性乃至坏死，较特殊的是肝细胞或肾小管上皮细胞内有嗜酸性包涵体形成，呈卵圆形。

二、体内过程

铅进入人体有三种途径：呼吸道、消化道和皮肤。① 呼吸道吸收：空气中的铅经呼吸道吸入肺内，再通过肺泡毛细血管单位吸收入血。② 肠道吸收：肠道是非职业性铅暴露时铅吸收的主要途径。铅通过主动转运和被动扩散两种方式由小肠吸收入血。铅和钙、铁、锌等在肠道吸收过程中享用同一部位的转运蛋白，提高膳食中钙、铁和锌的含量可有效降低铅在肠道的吸收。③ 经皮肤吸收：铅经皮肤吸收的量极少。

吸收入体内的铅约 50%在半衰期内排出体外，另外的 25%在以后排出，25%将潴留在体内。血液中铅的半衰期 25~35 天，肾脏中所含铅的半衰期是 10 天，肝脏中所含铅的半衰期是 23 天。铅通过以下途径排出体外：约 2/3 经肾脏随小便排出；约 1/3 通过胆汁分泌排入肠腔，然后随大便排出；少量可通过口腔液、奶汁、汗液、月经等排出；有极少量的铅通过头发及指甲脱落排出体外。另一部分在血液中以磷酸氢铅、甘油磷酸化合物、蛋白质化合物或 Pb^{2+} 态循环至全身，约有 95%的铅以不溶性的磷酸三铅形式存在于骨骼中，仅少量储存于肝、脾、脑等器官和细胞内。储存在骨骼中的铅不引起临床症状，储存于肌肉、肝、肾、脑等组织中的铅，随时与血液维持动态交换，也可被依地酸二钠钙螯合经尿排出。

成年人体内铅正常参考值见表 13－17[10]，铅中毒死者体内铅分布见表 13－18[10]。

表 13－17　成年人体内铅的正常参考值（μg/100 g 或 μg/100 mL）

	脑组织	肝组织	肾组织	头发	指甲	尿液
均值	10	100	78	660	470	4
范围	2~78	18~310	15~190	100~2 000	65~1 500	1~19

表 13－18　铅中毒死亡者的体内分布（μg/100 g）

脑组织	肝组织	肾组织	扁骨	长骨
580	4 000	880	26 800	13 200

三、检材处理

1. 直接稀释。尿液、饮食物、呕吐物及胃内容物等检材可用水或稀硝酸浸提稀释。血液可用0.1% Triton X－100的溶液，再加入0.2 mL 1.0%硝酸进行稀释。

2. 湿法消化。生物检材可用混酸消化，于200℃左右在消解仪上消化至白烟冒尽，冷却后用1%硝酸定容至10 mL，摇匀备用。

3. 微波消解。生物检材可加入硝酸-过氧化氢溶液，进行微波消解，冷却后用超纯水或稀硝酸定容。如取血液1.0 mL置于聚四氟乙烯内胆中，加入5 mL HNO_3，混匀，先置于电热预消解器上进行预消解，再加2 mL H_2O_2，混匀，盖上内盖进行微波消解1档(0.5 Mpa)3 min，2档(1.0 MPa)3 min。消解至无色，于预消解器上脱硝后自然冷却，用硝酸定容至10 mL。同时做空白试验。

四、分析方法

1. 化学分析法

(1) 玫瑰红酸钠反应。在中性或弱酸性溶液中，铅离子与玫瑰红酸钠反应，生成红棕色沉淀，加入盐酸至强酸性，沉淀变为紫色

(2) 碘化钾反应。含铅检液中滴加碘化钾溶液，可生成黄色丝状有亮色的碘化铅，沉淀能溶于过量碘化钾溶液。

2. 电感耦合等离子体发射光谱法

分析参考条件：ICP－AES。高频发射功率：1 150 W；辅助气：低；载气压力：25 psi；分析泵泵速：130 r/min；样品冲洗时间：15 s；积分时间：5 s；观测高度15 mm；分析线：220.353 nm。

3. 电感耦合等离子体质谱法

分析参考条件：ICP－MS。高频发射功率：1 200 W；采样深度6.5 mm；载气流量：1.10 L/min；等离子气流量：15 L/min；辅助气流量：1.0 L/min；氧化物：$CeO^+/Ce^+<0.5\%$；双电荷：$Ce^{2+}/Ce^+<3\%$；内标：^{209}Bi；内标加入方式：在线内标加入。

五、鉴定要点

铅中毒绝大多数为意外中毒，尤其是职业中毒，鉴定时应了解铅接触史，根据中毒症状及毒物分析结果进行判定。服用含铅药物或误食铅化合物污染的食品引起的急性或亚急性中毒，常易被误诊为其他疾病或食物中毒，应详细追询案情，及时化验可疑药物或食品、血液、尿液等加以鉴定。

血液中铅的半衰期约25~35天，软组织中铅的半衰期为30~40天左右，骨骼内的铅半衰期约为十年。因此，血铅水平仅能反映近1个月内的铅暴露状况，而头发和骨铅水平可反映较长时间的慢性中毒史。

六、案例评析

［案例一］　对某地区儿童的发铅水平进行调查分析，调查对象198例儿童，年龄在6个月~7岁之间，男115例，女83例，市区147例，农村（市郊）51例，自1992年8月至1998年6月在医院儿科，儿保门诊就诊及随访的儿童。发铅含量测定方法为原子吸收光谱法，检出限为0.02 mg/kg[1]。

评析：发铅水平判断标准为：发铅小于10 mg/kg为正常范围，10~30 mg/kg为轻度铅中毒，31~50 mg/kg为中度铅中毒，超过50 mg/kg为重度铅中毒。调查结果显示198例儿童群体涉铅中毒达65人，占比32.8%，见表13-19。分析表明：市区儿童头发的铅含量较农村儿童高；临床观察儿童含铅量的增高往往同时伴随缺锌，表现为：矮小、瘦弱、厌食、智力低下、营养不良、营养性缺铁性贫血、小儿佝偻病、肝大、反复上呼吸道感染等。进一步调查明确，铅元素污染来源及其进入机体的途径有三个方面：一是环境污染；二是学习用品和玩具；三是食品及用具。

表13-19　儿童铅中毒统计结果

	轻度例数	中度例数	重度例数
市区儿童发病情况	42	8	4
农村（市郊）儿童发病情况	9	2	0

［案例二］　某工厂应用模拟生产线生产危险化学品四乙基铅。某年9月生产7天，10月生产15天，11月生产4天，多数工人现场实际操作一周，个别工人达20天。从11月4~9日共有14名工人相继住院观察，最后确诊9例四乙基铅中毒（其中重度5人，轻度4人，后在治疗中有2名重度患者死亡）；患者临床表现为易兴奋、严重失眠、恶心、头痛、食欲不振、恐惧感、幻觉、肌肉强直、步态不稳、癔症型类神经症症状[12]。

评析：现场调查发现，该企业生产区大约90 m^2，主要工艺流程为：四氢呋喃+镁+溴乙烷-溴化镁+二氯化铝-四乙基铅。从现场情况看，设备简陋，上料多为手工操作。中毒事故发生后2天（已停产）后对现场四乙基铅进行检测，反应釜周围0.084 mg/m^3，平台区域0.14 mg/m^3，仍超过国家卫生标准（短时间接触允许浓度0.06 mg/m^3）。

第五节　铊及其化合物

一、概述

铊（thallium，Tl）是一种稍带蓝色的银白色稀有金属，四角形结晶。铊的相对原子质量为 204.4,比重为 11.85,熔点 303.5℃,沸点 1 457℃。其溶于硝酸,硫酸、微溶于盐酸,不溶于水,在空气中氧化形成黑色薄膜。其 174℃开始挥发,保存在水中或煤油中较空气中稳定。金属铊单体基本无毒,但铊盐有剧毒,且大多研究认为一价铊盐的毒性大于三价铊盐。常见的铊化合物有醋酸铊、硫酸亚铊、硝酸亚铊、氧化铊、碳酸亚铊、溴化亚铊和碘化铊等。

铊是用途广泛的工业原料。铊化合物还可以用来制备杀虫剂、脱发剂(醋酸铊)等。铊盐曾经作为杀鼠剂和治疗多汗症的药物被广泛使用,但不久即发现其毒副作用剧烈而停用。虽然许多国家对铊盐的使用采取了控制措施,但铊中毒病例仍时有报道。我国是铊盐生产国,劳动生产中铊中毒和铊隐匿性投毒案件时有发生,已引起职业病研究和法医毒物鉴定的高度重视。

铊化合物可以经由皮肤吸收,或通过遍布体表的毛囊、呼吸道黏膜等部位吸收。有病例显示,暴露于含铊粉尘中 2 h,便可能导致急性铊中毒。此外,由于矿山开采等原因造成的土壤和饮用水污染,也有可能导致居民通过饮食摄入含铊化合物,产生急性或慢性铊中毒。大多数铊盐无色无味、溶解性良好,因此误食以及投毒也是铊中毒者接触铊化合物的途径之一。

铊对哺乳动物的毒性高于铅、汞等金属元素,与砷相当。其对成人的最小致死剂量为 12 mg/kg 体重,对儿童为 8.8~15 mg/kg 体重。铊血液治疗浓度: <0.005 μg/mL;中毒浓度: 0.1~0.5 μg/mL;致死浓度: 0.5 μg/mL。

铊的毒理作用表现为: 通过干扰依赖钾的关键生理过程;影响 Na^+/K^+-ATP 酶的活性;特异性地与巯基结合而发挥其毒性作用。铊离子和钾离子在电荷量、离子半径两方面都很相似,因而大多数生物膜都不能区别铊离子和钾离子。在生物体内与钾离子发生竞争,影响有钾离子参与的生理活性,如神经冲动的传导等。铊可透过血脑屏障在脑内蓄积而产生明显的神经毒作用。

铊中毒症状主要表现为胃肠道刺激和神经系统症状。脱发是铊中毒的特异体征,严重者胡须、腋毛、阴毛等均脱落,常会出现双脚疼痛、双手发麻等症状。同时会出现恶心、呕吐、腹泻、腹痛、口内金属味等。铊中毒者的手甲上通常都留有米氏线。铊具有强蓄积性毒性,可以对患者造成永久性损害,包括肌肉萎缩、肝肾的永久性损伤等。根据接触史和病程发展,铊中毒可以分为急性铊中毒和慢性铊中毒。急性铊中毒是短时间内大量摄入铊所引起的中毒反应,接触途径多为口服,主要表现为神经系统和消化系统症状;慢性铊中毒一般由长期职业性接触导致,症状与急性铊中毒类似,但病程较长,临床表现较为缓和。铊盐口服死者由于局部刺激作用发生炎症。硫化铊口服者可见口腔黏膜呈红黑色,胃及小肠黏膜充血、水肿等。有神经症状者大脑淤血水肿、点状出血。

二、体内过程

铊可经消化道、呼吸道及皮肤黏膜等途径进入体内。可溶性的铊被胃肠道吸收后,以离子形式进入血液,存在于红细胞中并随血液到达全身的器官和组织。摄入铊后 2 h 血铊达峰值,24~48 h 血铊浓度明显降低。静脉注射铊化合物后,铊离子能迅速从血清中清除。有研究表明,静脉注射放射性铊离子,5 min 内其放射活性即消失 91.5%。这可能与铊离子较强的离子特性及铊离子早期药代动力学与钾离子相似等特点有关。通过细胞膜的钠-钾- ATP 酶的主动运转,铊离子可被机体各组织迅速吸收。组织对铊的吸收类似于钾离子,肾脏中铊含量最高,其次是睾丸,其他依次为肌肉、淋巴结、胃肠、心脏、脾脏、肝脏。口服可溶性铊盐,其生物利用度超过 90%。

尚无足够的数据说明铊在人体内的半衰期确切值,但可明确的是铊在体内排泄缓慢。一般认为,人体内铊的半衰期约为 10 天左右。但 1978 年美国报道了 1 名铊中毒者体内铊的半衰期长达 30 天。虽然铊在体内排泄缓慢,但在检测铊中毒者的生物样品时,还须注意铊的强离子特性。血液中的铊离子能迅速在不同组织中分布。因此,铊中毒 24~48 h 后,血铊检测结果不能代表患者铊摄入量和患者的中毒程度。铊排泄的多少与人体接触铊的剂量、接触持续时间、代谢器官和组织功能状况、钾离子摄入量等因素均密切相关。在给患者应用放射性铊诊疗过程中发现,静脉给予放射性同位素铊后,72 h 内尿中铊的排泄浓度为给予剂量的 11%,同期消化道排泄量仅占 0.5%。由此推断,在人体日常排泄水平下,铊经肾脏排泄约 73%,而经消化道排泄约 3.7%,故尿铊浓度是对疑似铊中毒者的重点检测指标。

吸收入血的铊离子可快速扩散到全身各器官,并迅速通过胎盘和血脑屏障。但不同组织器官对铊的亲和力不同。因此,摄入铊后各组织器官中的铊浓度具有明显差异(表 13－20)。研究已证实,铊主要蓄积部位有肾脏、肝脏和骨骼,肠及肌肉组织也有一定量的蓄积。

表 13－20 5 例中毒死亡者体液和组织中铊浓度(μg/mL 或 μg/g)

	血 液	脑组织	肝组织	肾组织	尿 液
平均值	4.0	7.8	15	11	5.2
范 围	0.5~11	3~15	5~29	6~20	1.7~11

三、检材处理

1. 直接稀释。尿液直接稀释后检测。

2. 湿法消化。① 取血液、头发 0.5 g 于三角锥瓶内,加入 10 mL 硝酸置于电热板上加热消解完全后,将样品转移至干净的 10 mL 试管中,用去离子水定容至刻度,摇匀待测。同时做空白试验。② 取尿液 1.0 mL 置于 100 mL 锥形瓶中,加硝酸-高氯酸混合液(4∶1)5 mL,置电热板上加热消化,至消化液淡黄色或白色透明冒白烟,冷却后将消化液转入比色管中,加水定容至 25 mL,同时做空白试验。

3. 微波消解。将样品加入微波消化罐,加入浓 HNO_3,进行微波消解。

四、分析方法

1. 化学反应法

铊离子与碘化钾作用,生成亮黄色的不溶于硫代硫酸钠的碘化铊沉淀。汞、银、铅与碘化钾有相同的反应,但所生成的沉淀可溶解于硫代硫酸钠,可用于区别。

2. 电感耦合等离子体发射光谱法

分析参考条件:ICP－AES。高频发射功率:1 300 W;载气流量:0.5 L/min;等离子气流量:15 L/min;辅助气流量:1.0 L/min;积分时间:5 s;观测高度:15 mm;进样速度:1.0 L/min;冲洗时间:1 s;冲洗速度:4.0 mL/min;采集延迟 60 s;铊分析线:190.800 nm。

3. 电感耦合等离子体质谱法

分析参考条件:ICP－MS。高频发射功率:1 280 W;采样深度:6.8 mm;载气流量:1.17 L/min;等离子气流量:15 L/min;辅助气流量:1.0 L/min;雾化室温度:2℃;溶液提升量:0.8 mL/min;扫描方式:跳峰;观测点/峰:3;每点积分时间:0.3 s;重复次数:3;内标:^{115}In。

五、鉴定要点

铊中毒应采集现场可疑物,患者的尿液和血液,中毒死者可取头发、指甲、血液、尿液、肾脏、肝组织、下肢肌肉、骨骼等检材。需注意血液中的铊离子能迅速分布于组织,因此血铊检测结果不能反映铊摄入量和中毒程度。铊经肾脏排泄约73%,故尿液铊浓度是对疑似铊中毒者的重点检测指标。铊在头发、骨骼等检材中稳定存在,故开棺提取生物检材用于毒物分析仍有必要和价值。

铊盐投毒中毒隐匿性较强,需根据中毒者与铊的接触史、典型的临床表现,如恶心、呕吐、失明、肢体麻木、震颤等中枢及周围神经系统症状及秃发等,结合毒物鉴定结果进行综合分析判定。

六、案例评析

[**案例一**] 某村庄 3 户住家,购买了一袋小麦。食用这袋小麦的 3 户家庭所有 26 个成员(男 12 人,女 14 人)食后第 3 天开始均出现了铊中毒的症状。同一地区的其他人未受到影响。其出现如下症状:头痛(92.3%)、脱发(84.6%)、腹痛(61.5%)、头晕(42.3%)、嗜睡(42.3%)、麻刺感和麻木(38.5%)、失眠(26.9%)、背痛(19.2%)、震颤(15.4%)、关节痛(15.4%)、频繁的无规律运动(15.4%)、便秘(11.5%)、对日光过敏(11.5%)和皮痒(7.7%)。其他明显的影响是身体的毛发容

易拔掉(7.7%)、指甲近端糜烂(73.1%)、指甲出现白色半月状横纹(11.5%)。其中一例中毒者的中毒进程为：某26岁的女性(身高154 cm,体重38 kg)食用小麦后第4天,出现头痛、失眠以及腹痛。3天后出现腿部肌肉痉挛、关节痛、背痛、手指麻刺感和麻木。5天后出现脱发。至第15天怀疑食用小麦引起中毒,即停用该小麦。头发持续脱落,第20天发现头顶的中心部位脱发,头顶其他部分的头发也变得稀疏[1]。

评析：21天后收集该女性中毒者的血液、头发和尿液,用ICP－AES分析铊的浓度。结果血液和头发中铊的浓度分别为120.6 μg/L和45.9 μg/kg,尿液铊的浓度为30 μg/L,高于以前所测定的血液、尿液和头发中铊的本底值,也高于所推荐的血液<2 μg/L、尿液<1 μg/L和头发5～10 μg/kg的正常浓度。该案例患者的症状和体征提示存在铊中毒,随后在血液、尿液和头发样品中发现有意义的铊浓度,铊中毒得到证实。虽然未能收集到供分析用的小麦样品,以进一步证实铊的存在,但通过流行病学调查获得的翔实证据,足以怀疑小麦的摄入是唯一可能导致三户家庭成员中毒的原因。而进一步调查证实贮藏小麦的仓库内使用铊的化合物作杀鼠剂,致铊化合物污染。

[案例二]　某女性,21岁,某大学化学系学生。1994年12月因食欲不振、腹痛、便秘等不适症状就诊中医,服药后不见好转,并日益加重而入北京某医院。入院后头发全部脱落,经有关专家会诊,患者否认曾接触过毒物,因服过中草药,故检查尿砷、尿汞,结果均正常。1995年3月8日又开始出现强烈的脚痛、小腿痛,痛得不能触及任何物品。病情发展很快,并累及腰部。去某医院神经科检查,入院时两手指甲有明显的米氏线,怀疑有铊中毒的可能[10]。

评析：该女学生的血液、尿液、脑脊液、皮肤和指甲样品经分析,均有很高的含铊量,见表13－21,高于健康者千百倍,证实其为重度铊中毒。得助于互联网国际远程医疗的确诊和救治,该女生昏迷半年后得以苏醒,然留下严重的后遗症,全身瘫痪、双目近乎失明、大脑萎缩、100公斤体重、基本语言能力丧失,生活不能自理。

表13－21　铊中毒患者不同时期各生物检材铊浓度(μg/L或μg/kg)

日　期	尿　液	血　液	脑脊液	毛　发	指　甲	粪　便
4.28	275	31		531	22 824	
4.29	96	33	42			
5.1	93		7			
5.3	93	33				
5.4	72		18		4 350	
5.8	20	1	12			
5.10	15	21	11	1 966	13 091	
5.12	62	1				

续 表

日 期	尿 液	血 液	脑脊液	毛 发	指 甲	粪 便
5.16	31	11	3			
5.18	6		1			
5.25	0.5	9				
5.31	1	1.5				1 600
6.9						582
6.20	1	3		50	1 367	
8.4	2	0.3				

［案例三］ 2007年12月末，张某(男，50岁)及施某(女，49岁)夫妇无明显诱因出现手足麻木、四肢疼痛，到医院就诊未能明确诊断，经入院治疗，症状缓解后出院。2008年4月27日，施某先突发双手指末端麻木，逐渐波及双手，并出现足底及跟部剧烈疼痛，呈持续性，触碰后疼痛加剧。次日入院时头发全部脱落，经两次测尿铊浓度分别为8.8 μg/mL和1.5 μg/mL。后治疗无效于同年5月21日死亡。2008年5月8日，张某也以"四肢麻木疼痛10余天"为主诉入院。表现为渐进性双手指末端麻木，渐感双下肢末端麻木、四肢末端疼痛不适，不敢活动，不能触碰，呈持续性。入院后尿铊浓度为4.3 μg/mL，经治疗无效于5月11日死亡。施某死后14 h尸检。头发脱落，仅顶部见少量短发，长1.0 cm。张某死后7天尸检，消瘦，头发部分脱落[10]。

评析：采集该两例死者的组织检材，毒物鉴定结果为均检出铊成分。施某铊浓度检测结果为：肝0.98 μg/g、肾0.98 μg/g、胃0.375 μg/g，血液未检出；张某铊浓度检测结果为：头发13.75 μg/g、肝5.08 μg/g、脑2.58 μg/g、肾2.21 μg/g、心肌1.83 μg/g、肺0.88 μg/g、血液0.15 μg/mL、尿液3.6 μg/mL。根据中毒症状、尸体解剖和毒物鉴定结果，可以判定两者均系慢性铊中毒引起的多器官功能衰竭而死亡。施某尸体血液未检出铊的结果表明随着时间推移铊会逐渐排出体外；而张某尸体头发的高铊浓度则显示头发是重金属中毒的有价值物证。该案后经警方侦破，系罪犯将硫酸铊先后两次投至被害人的食盐中，造成2人死亡及5人中毒。

参 考 文 献

［1］沈敏.法医毒物鉴定实务.北京：法律出版社，2011.

［2］吴玉红，王丹，魏春生，等.微波消解ICP/AES标准加入法测定尿液中金属毒物.中国法医学杂志，2012，27(1)：19－21

［3］吴玉红，张朋，王丹.微波消解ICP/AES标准加入法测定骨中金属毒物.中国刑警学院学报，2012，4：54－56.

［4］Baselt R C. Disposition of Toxic Drugs and Chemicals in Man, 9th edition. California, USA: Biomedical Publications, 2011.

[5] 沈敏,向平.毛发分析基础与应用.2版.北京：科学出版社,2020.
[6] 林琳,张素静,徐渭聪,等.血液和尿液中砷形态化合物的HPLC-ICP-MS分析.法医学杂志,2018,1：37-43.
[7] Todor I T, John W E, Florabel GM, Jose A C. Arsenic Speciation in Urine and Blood Reference Materials. Microchim. Acta, 2005, 151：263-268.
[8] 李江生.急性吸入性砷中毒死亡1例.中国法医学杂志,2004,19(增刊)：88.
[9] 王永成.皮肤外涂雄黄导致砷中毒死亡1例.中国法医学杂志,2007,22(2)：125.
[10] 沈敏,向平.法医毒物学手册.北京：科学出版社,2012.
[11] 黄健,王爱华,任昕昕,等.电感耦合等离子体质谱在吸入性汞中毒死亡案件中的应用.刑事技术,2020,45(1)：93-96.
[12] 李迅,贾小芳,刘笑天.对一起职业性四乙基铅中毒死亡事故处理的体会和思考.中国卫生监督杂志,2004,11(5)：304-305.

第十四章　水溶性无机毒物鉴定

水溶性无机毒物主要包括可溶于水的亚硝酸盐和强酸、强碱等，属毒物分类中一个传统类别。其中亚硝酸盐中毒常见于自杀、他杀、误服等，而强酸和强碱的毒性在于其极强的腐蚀性，导致接触部位的烧灼、腐蚀、溃烂及坏死，常见于蓄意伤害或职业意外。

水溶性无机毒物不同于其他类别的有机毒物，在样品处理和检测方法上都有其特殊性。用于该类毒物鉴定的检材主要有胃内容物、呕吐物、残留食物、被污染的衣物等。

第一节　亚硝酸盐

一、概述

亚硝酸盐（nitrites）俗称“硝盐”，是一类无机化合物的总称，主要指亚硝酸钠和亚硝酸钾。亚硝酸钠（sodium nitrite，$NaNO_2$）为白色或微带淡黄色斜方晶系结晶或粉末，熔点 271℃，沸点 320℃。其水溶液呈弱碱性，pH 约为 9。易潮解，易溶于水和液氨，微溶于乙醇、甲醇、乙醚等有机溶剂。亚硝酸钠暴露于空气中会与氧气反应生成硝酸钠，若加热到 320℃以上则分解，生成氧气、氧化氮和氧化钠。亚硝酸钠与肉制品中肌红蛋白、血红蛋白生成鲜艳、亮红色的亚硝基肌红蛋白或亚硝基血红蛋白，使肉制品肉色鲜红并防腐，是一种食品添加剂。亚硝酸钾（potassium nitrite，KNO_2）为白色至微黄色棱柱状或棒状物，易潮解结晶。易溶于水和液氨，微溶于乙醇，不溶于丙酮。水溶液呈碱性。常温下性质稳定，加热至 350℃以上时分解生成氧化钾并放出氧化氮气体。亚硝酸钾为还原剂，与有机物或其他可燃物接触可引起燃烧和爆炸，与铵盐或氰化物相混合时可能发生爆炸。遇酸放出剧毒的氧化氮气体。

人体每天饮食和饮水中会摄入一些亚硝酸盐，其是一种允许使用的食品添加剂，控制在安全范围内使用不会对人体造成危害。1994 年联合国粮农组织和世界卫生组织规定硝酸盐和亚硝酸盐的每日允许摄入量（ADI 值）分别为 5 mg/kg 和

0.2 mg/kg。人体摄入 0.3~0.5 g 亚硝酸盐即可引起中毒,3 g 可致死。我国亚硝酸盐中毒较多。工业盐(又称私盐)由化工原料加工制成,含有大量的亚硝酸盐。亚硝酸盐常因误作食盐或面碱食用而造成中毒,也有食用硝酸盐或亚硝酸盐含量较高的腌制肉制品引起中毒。蔬菜中常含有较多的硝酸盐及少量的亚硝酸盐,若蔬菜存放的温度较高,在细菌及酶的作用下,亚硝酸盐含量增加;蔬菜变质腐烂时,亚硝酸盐含量迅速增高。硝酸盐在体内可被还原成亚硝酸盐。亚硝酸盐也见于投毒或自杀案件。

亚硝酸盐是一种氧化剂,能使血液中正常携氧的亚铁血红蛋白氧化成高铁血红蛋白,因而失去携氧能力而引起组织缺氧,所以其中毒被称为肠原性紫绀症。人体在短时间内摄入较多的亚硝酸盐后,使血红蛋白丧失携氧功能,使人体神经缺氧中毒,中毒者皮肤黏膜出现青紫斑块,时间较长可导致呼吸困难、中枢神经受损等严重中毒状态,甚至导致死亡。亚硝酸盐还是心脏和平滑肌的抑制剂,能使小血管肌肉松弛,血管扩张,血压下降,从而引起血液循环障碍。亚硝酸盐中毒早期以胃肠刺激症状为主,如恶心、呕吐、腹痛、腹泻等。随后缺氧症状明显,口唇、指甲、全身皮肤紫绀,头晕、头痛、心率加快、烦躁不安等。重症者可出现昏迷、痉挛和惊厥,常死于呼吸衰竭。大量服用亚硝酸盐时,胃内可产生棕色二氧化氮气体,黏膜被染为棕红色,血液多呈酱红色。亚硝酸盐能够透过胎盘进入胎儿体内,六个月以内的婴儿对亚硝酸盐特别敏感。亚硝酸盐还可通过乳汁进入婴儿体内,造成婴儿机体组织缺氧,皮肤黏膜出现青紫斑。

亚硝酸盐中毒死亡者,早期尸检可见缺氧症状,口唇、指(趾)甲显著青紫,尸斑呈蓝褐色样青紫。血液不凝,呈流动性。当血液中存在大量亚硝酸盐时,血液也可能呈鲜红色,类似一氧化碳中毒。皮肤、眼结膜、心内膜及心外膜、胃底部、小肠上段、肾盂黏膜可见斑点状出血,各脏器中小血管显著扩张淤血。

二、体内过程

人体内存在内源性的亚硝酸盐和硝酸盐,亚硝酸盐在血液和组织内有维持一氧化氮(NO)生理平衡的作用。外源性的亚硝酸盐可以补充内源性亚硝酸盐,从而参与调节体内 NO 的平衡。通常摄入的亚硝酸盐进入体内后经胃肠道吸收,然后进一步氧化成硝酸盐,约摄入量的 60%~70%在 24 h 内排泄入尿,尿液中主要以硝酸盐为主。约 25%的亚硝酸盐经血液循环系统排泄至口腔液中,再次被吸收。硝酸盐的血浆消除半衰期 $t_{1/2}$ 小于 1 h。此外,亚硝酸盐在体内还可以与各种胺类反应形成小分子量的亚硝胺。

正常情况下,内源性亚硝酸盐在全血中的浓度为 486±280 nmol/L,尿液中亚硝酸盐浓度为 200~1 600 nmol/L,而硝酸盐浓度为 100~3 000 μmol/L,依采集时间和体内肌酸酐水平而不同。不同生理条件下,亚硝酸盐和硝酸盐在体内可进行转化。

亚硝酸盐中毒死亡案例的体内分布资料极少，一般认为血液中亚硝酸盐浓度>0.55 μg/mL 时即可致死。某成年人服用亚硝酸盐中毒死亡，其体内分布见表 14－1[1]。

表 14－1 中毒死亡者体液和组织中亚硝酸根浓度（μg/mL 或 μg/g）

血 液	肝组织	肾组织	尿 液	胃内容物
0.5	0	0.3	8.7	3.9

三、检材处理

亚硝酸盐中毒宜采取中毒者吃剩的可疑食物、饮料、呕吐物及血液作毒物分析检材，应低温保存并及时送检。

体外检材根据水溶性无机毒物易溶于水的特点，可用水浸法或透析法处理。血液等生物检材经稀释或沉淀蛋白、去除脂肪后，离心，取上清液检验，或者用透析法分离，取透析液检验。

1. 水浸法。直接用水浸法提取分离。将检材剪碎捣碎，加入蒸馏水浸泡，必要时可稍加热，促使待测毒物溶解于水中。离心，取上清液检验，或过滤后取水溶液检验，滤渣可多次重复用水浸提多次，合并滤液检验。

2. 透析法。利用溶液渗透现象进行分离。将捣碎的检材或组织匀浆液置于半透膜内，膜外用纯水浸泡，待渗透平衡后，可将膜外水溶液换成纯水后继续透析，以此实现对水溶性毒物的分离提取。常用的半透膜有火棉胶膜、动物半透膜、蛋白质（明胶）膜。

四、分析方法

亚硝酸盐的检测方法主要包括化学反应法、分光光度法、色谱法、色谱/质谱法等。其中格利斯（Griess）试剂反应灵敏、简便、快速，仍有一定的应用价值。

1. 格利斯试剂反应

亚硝酸盐在酸性条件下，与氨基苯磺酸作用生成重氮化合物，再与甲-萘胺偶合生成紫红色偶氮染料，在一定的浓度范围内产物颜色与亚硝酸盐浓度成正比。

参考方法[2]：① 格利斯试剂的配制：甲液：0.4 g 对氨基苯磺酸溶于 100 mL 20%盐酸，置棕色试剂瓶中保存；乙液：0.2 g 萘乙二胺溶于 100 mL 水中，置棕色试剂瓶中保存。临用时甲液、乙液等量混合。② 定性方法。取待测液 1 滴置于白瓷板，加格利斯试剂 1～2 滴，如有亚硝酸盐存在，溶液即显紫红色。该反应非常灵敏，需要同时做空白试验和对照试验。③ 定量方法。取血液 1 mL 置于离心管中，分别加入硫酸锌溶液和蒸馏水适量，混匀后加入 4% NaOH 溶液，再混匀后置冰箱中 30 min，取出离心 5 min。吸取上清液，加入格利斯试剂 2 滴，混匀后室温下放置 30 min，于 538 nm 波长处测其吸光度。取亚硝酸盐标准液系列，按上述方法操作，由测得的吸光度对亚硝酸盐浓度绘制标准曲线。计算血液中亚硝酸盐浓度。

2. 离子色谱法

离子色谱法是分析阴阳离子的一种液相色谱方法,可以同时定性定量分析亚硝酸和硝酸盐。通过不同离子对树脂固定相的亲和力不同以实现分离,采用离子色谱抑制型电导检测器进行检测。该法具有快速、准确、检出限低等优点,亚硝酸盐和硝酸盐的检出限分别为 0.2 μg/g 和 0.4 μg/g。

样品处理[3]：取 10 mL 尿液用纯净水稀释 100 倍,呕吐物稀释 10 倍,用超高速离心机离心 10 min。取上清液分别过 OnGuard Ⅱ Ag/H 和 OnGua rd Ⅱ RP 小柱,以除去样品中的 Cl^- 和有机杂质。将过柱后的收集液注入超滤管的内管,于 4 000 r/min下离心 15 min,经 0.45 μm 微孔滤膜后供色谱分析。

分析参考条件(GB5009.33－2016)：色谱柱：氢氧化物选择性,可兼容梯度洗脱的高容量阴离子交换柱,4 mm×250 mm(带 4 mm×50 mm 保护柱);流动相：氢氧化钾溶液,浓度为 6～70 mmoL;梯度为 6 mmoL 30 min,70 mmoL 5 min,6 mmoL 5 min;流速1.0 ml/min。电导检测器,检测温度 35℃。

3. 高效液相色谱法

高效液相色谱法采用离子对试剂为流动相,可将亚硝酸根离子、硝酸根离子和生物基质中的色素、蛋白质等很好分离,用紫外检测器进行检测。该法样品处理简便,亚硝酸根和硝酸根分离良好,线性范围 5～100 ng,检出限为 2 ng。适用于体液中微量亚硝酸盐和硝酸盐的定性定量测定。

样品处理[4]：血清加入氨-氯化铵缓冲液,加入丙酮沉淀蛋白,冷冻离心,上清液经过滤后冷藏备用;口腔液、尿液加入氨-氯化铵缓冲液,离心,上清液过滤后冷藏备用。

分析参考条件[4]：色谱柱：ODS 反相柱(250 mm×4.0 mm×5 μm);保护柱：ODS,(40 mm×4.0 mm×5 μm);流动相：0.03 mol 的 $KHPO_2$-H_3PO_4 缓冲液,pH 3.5;流速1 mL/min;柱温 30℃;紫外检测器 210 nm 检测。

4. 气相色谱-质谱法

水溶性的亚硝酸盐和硝酸盐可通过衍生化后,采用 GC－MS 直接分析。该法灵敏度高,特异性强。

样品处理：取血液、尿液或口腔液 100 μL,加入 900 μL 氯化铵缓冲液(1 mol/L,pH 8.8),镉粉 10 mg,室温下混旋 90 min。然后加入 10 μL PFB－Br 50℃衍生化 60 min。冷却至室温,氮气流下吹去有机层,水相中加入 1 mL 甲苯,混旋 1 min,离心后有机层供分析。

分析参考条件[2]：色谱条件：Optima 17 毛细管柱(12 m×0.2 mm×0.2 μm),程序升温：初温 70℃,保持 1 min,以 30℃/min 升温至 280℃,保持 8 min。质谱条件：EI 源,70 eV。离子源、接口和进样口温度分别为 180、280 和 200℃。亚硝酸盐

PFB－Br 衍生化物的特征碎片离子为 m/z：228,181,161 和 31；硝酸盐 PFB－Br 的特征碎片离子为 m/z：244,197,181,167,161 和 47。

五、鉴定要点

1. 中毒症状

亚硝酸盐中毒的特征性表现以缺氧症状为主，尤其是皮肤黏膜和尸斑呈蓝褐色、血液呈棕褐色似酱油状。部分中毒者由于血液中同时出现多量氧化氮血红蛋白或亚硝酸高铁血红蛋白，尸斑及血液也可呈淡红色，需与一氧化碳中毒相鉴别，但后者有吸入中毒史，前者则以口服为多见。血液中检出亚硝酸盐或高铁血红蛋白有助于诊断。急性亚硝酸盐中毒以意外事故多见，常为群体性，有典型中毒临床表现。如单例发生，则需与其他类似中毒相鉴别。

2. 检材采集和保存

对于亚硝酸盐中毒案件，现场发现的剩余食物、呕吐物及可疑粮食、调料、饮水等都是良好的检材。这些检材中亚硝酸盐浓度高、生物基质少，可以采用格利斯试剂反应快速筛查分析。当然也必须采集血液、胃内容物、洗胃液、尿液和口腔液等生物检材用于亚硝酸盐分析，或采集血液检验高铁血红蛋白的含量。亚硝酸盐和硝酸盐在一定条件下会氧化还原互相转变，通常血液样品在室温下放置 4 h，其中的亚硝酸盐即可部分氧化成硝酸盐。故检材应低温保存并及时送检。

3. 亚硝酸盐中毒判定

体内检材检出亚硝酸根离子，是亚硝酸盐中毒判定的重要指标。然而由于正常人体组织、空气、土壤和食品中均含有一定量的亚硝酸盐，故通常应进行亚硝酸盐的定量分析，并有质量控制措施。若尸体存放或检材保存时间过长，检验血液中高铁血红蛋白含量也可作为认定亚硝酸盐中毒的依据。自然界中导致高铁血红蛋白的物质主要有亚硝酸盐和苯胺，亚硝酸盐在日常生活中较为常见，而苯胺相对较难获取，检出高浓度的高铁血红蛋白，结合现场发现亚硝酸盐证据等情况，可以认定符合亚硝酸盐中毒死亡。

六、案例评析

［**案例一**］ 2009 年某日中午 13 时许，某村民一家 5 口在家吃韭菜鸡蛋馅饺子后约 30 min，相继出现头痛头晕、恶心呕吐、口唇发紫等症状，随即送卫生院诊治。事发后有关专业技术人员即赶赴现场，对家用厨具、生活饮用水、吃剩的食品和食品原料进行了全面的检查，并采集可疑样品送实验室检验[1]。

评析：经分析，可疑食品和食品原料中亚硝酸盐的含量分别为：生水饺 365 mg/kg；熟水饺 349 mg/kg；韭菜 438 mg/kg；小葱 386 mg/kg，均超过国家标准《食品中污染物限量》GB2762－2005（蔬菜类≤3 mg/kg）。患者呕吐物检验亚硝酸盐含量为 286 mg/kg，其余样品亚硝酸盐检测结果阴性。故该村民一家中毒主要系食用了变质的蔬菜所致。

［案例二］ 某大学肄业学生张某，男，23 岁，住于某小区的出租房。某年 9 月 25 日上午 7 时许，房主因数日未见其出入房间，打开房门后发现其死于卧室床上。经勘查门窗完好，地面未见外来足迹，室内物品摆放有序，无搏斗痕迹。死者平卧于床上，双手紧握拳于胸前，口鼻腔可见白色泡沫，尸斑呈绛紫色。室内地面有一标有"亚硝酸钠"的塑料袋，内有残留的白色粉末；有一快递包装袋，袋上收件人为张某某。床头柜上摆放用康师傅矿泉水瓶剪成的水杯，装有 100 mL 左右液体。现场环境为正常生活状态。经家属同意于 9 月 28 日进行尸体解剖，同日毒物分析结果：塑料袋内白色粉末、康师傅矿泉水瓶内液体中均检出亚硝酸盐成分；因血液颜色干扰不能检验亚硝酸盐成分。9 月 30 日将提取的胃内容及心血送公安部检验，10 月 28 日收到报告，未检出亚硝酸盐成分。此外，死者心血中未检出乙醇、常见安眠药、杀虫剂、毒鼠强成分。10 月 29 日，经某医院毒物检验科检验，心血中检出高铁血红蛋白，浓度为 52.8%（参考值<5%）[5]。

评析：根据现场勘查、尸体检验、毒物检验，张某某符合亚硝酸盐中毒死亡。亚硝酸盐中毒机制主要为亚硝酸离子将血红蛋白中的二价铁氧化为三价铁，形成高铁血红蛋白，高铁血红蛋白不能携带氧，且影响氧合血红蛋白释放氧，导致人体缺氧，严重者引起窒息死亡。本案死者的死亡过程和亚硝酸盐中毒的死亡机制基本相符，尸检时可见口唇、指甲及全身皮肤、黏膜紫绀，检验血液中高铁血红蛋白含量可作为判断依据。本案亚硝酸盐中毒的法医学鉴定主要依据死者心脏血液中含有 52.8%的高铁血红蛋白（参考值<5%），且现场物品中检出亚硝酸盐成分，符合亚硝酸盐中毒死亡。本案的经验教训为：检材在送检期间放置时间过长，导致亚硝酸氧化，是体内检材未检出亚硝酸盐成分的主要原因。

［案例三］ 某 29 岁女性，某日 2 时被发现死于自营的"鸭霸王"店内。现场勘查见门窗完好，未见撬门及翻窗痕迹，室内物品整齐且无翻动迹象，无人员打斗迹象及可疑物品，在其仓库发现一袋 1 公斤装食品添加剂亚硝酸钠。死者衣着整齐，口鼻腔和衣物上未见明显呕吐物及呕吐痕迹。现场发现有一矿泉水瓶，瓶内有透明液体约 20 mL；一白色瓷碗，内有透明液体约 5 mL。案发次日 16 时进行尸体剖验。病理诊断为：脑水肿；肺淤血、水肿，灶性肺气肿；广泛肝细胞浊肿变性；胃黏膜凝固性坏死；多器官血管淤血。提取胃内容物、心血、现场矿泉水瓶内透明液体和白色瓷碗内液体进行毒物化验[6]。

评析：参照中华人民共和国国家标准 GB5009.33－2016《食品安全国家标准食品中亚硝酸盐与硝酸盐的测定》方法，采用分光光度计、离子色谱仪进行检验，检验结果：胃内容物、心血均检出亚硝酸根离子，其含量分别为15.16 mg/g、1.76 μg/mL；现场提取的白色瓷碗内液体检出亚硝酸根离子；现场提取的矿泉水瓶内透明液体未检出亚硝酸根离子。本案例综合案情调查、现场勘查、尸体解验、病理学检验及法医毒物鉴定，综合分析认为死者系兑水服用大量亚硝酸盐急性中毒死亡，倾向于自杀服毒。依据为：① 调查走访案发时段未发现异常情况；② 中心现场房间门窗完好，未见异常痕迹；③ 提取死者手机信息发现其有轻生的想法；④ 尸体解剖未见机械性损伤致死征象，可排除疾病致死。死者尸斑呈灰褐色，肢端紫绀明显，口唇、指甲显著呈蓝灰色，符合亚硝酸盐中毒的特征，死者呕吐不明显可能与迅速死亡及个体差异有关；⑤ 死者胃内容物、心血均检出亚硝酸根离子，其含量分别为 15.16 mg/g、1.76 μg/mL，估计摄入总量约 3.4 g，超过了致死量；⑥ 现场提取的白色瓷碗内液体中检出亚硝酸根离子，其仓库发现存有食品添加剂亚硝酸钠，表明毒物来源于死者工作所需的食品添加剂亚硝酸盐。亚硝酸盐引起的中毒以误食、误用较为多见，服用亚硝酸盐自杀的案例不常见，检案中需要结合案情，尸体解剖及毒物分析结果综合分析，从而保障法医学鉴定的可靠、准确。

第二节　强　　酸

一、概述

具有腐蚀性的强酸主要有硫酸、硝酸、盐酸以及不同比例的混合酸如王水等，这些强酸具有强烈的刺激和腐蚀作用，能灼伤人体组织，引起局部组织器官损伤、全身反应甚至死亡。强酸主要用于化工、制药和化学试剂等。强酸中毒多为职业性或意外事故，也有蓄意伤害如毁容等。几种常见强酸的理化性质见表 14－2。

表 14－2　常见强酸理化性质

强　酸	质量分数	密度(g/cm^3)	浓度(mol/L)	性　　状
硫　酸	98%	1.84	18	强腐蚀高毒性液体，具强脱水性，遇有机物炭化，遇水放热
硝　酸	70%	1.5	~15	见光分解产生红棕色二氧化氮，具强烈刺激性和腐蚀性
盐　酸	36%	1.2	12	发烟、刺激性液体，酸雾吸入剧毒
王　水	盐酸：硝酸(3：1)			无色液体，腐蚀性极强，不稳定

强酸主要能使有机物脱水，蛋白质凝固，造成凝固性坏死，其接触部位充血、水肿、坏死及溃疡。严重时可引起受损器官穿孔、呼吸中枢受到抑制。吸入性中毒主要表现为呼吸道刺激症状，严重者发生喉痉挛窒息死亡。

硫酸和水混合能放出大量的热，能使机体碳水化合物中的氢和氧形成水结构而被吸收，使组织脱水，碳化。故对接触部位具有强烈的刺激、腐蚀、炭化作用，接触部位充血、水肿、灼伤和坏死。口服浓硫酸后，口腔、咽部、食道和胃部立即发生剧烈烧灼性疼痛，出现难以抑制的呕吐，呕吐物呈棕色或黑色，混有炭化的黏膜碎片。同时有喉头反射性痉挛、水肿、声音嘶哑、呼吸困难，严重者出现窒息症状；消化道广泛腐蚀坏死，极易发生穿孔，此时疼痛延至全腹，引起弥漫性化学性腹膜炎；重症患者有烦躁不安、运动性兴奋、反射性痉挛，甚至休克。患者一般知觉存在，甚至到死时意识仍清楚，死亡多发生在 24 h 内。皮肤接触浓硫酸后，局部有烧灼样剧烈刺痛，皮肤由潮红转为暗褐色，继而腐蚀呈溃疡，溃疡面可覆盖灰白色或棕黑色痂皮。大面积硫酸灼伤可立即引起休克。硫酸溅入眼中可致结膜和角膜水肿、坏死，甚至穿孔。

硝酸对接触部位具有强烈的刺激和腐蚀作用，因能与蛋白质产生硝化反应而使接触部位的组织变成黄色，为硝酸中毒的特征反应。硝酸使蛋白质凝固为不溶性酸性蛋白，使局部组织和器官形成烧伤和坏死。硝酸烟雾中的二氧化氮主要作用于呼吸道，在肺泡内逐步与水作用形成硝酸及亚硝酸，对肺组织产生剧烈刺激与腐蚀作用，破坏气血屏障结构，导致肺水肿。口服硝酸后，咽喉、胃有灼烧感，剧烈疼痛、口渴，并有强烈呕吐，呕吐物有酸味，呈黄色，可见腐蚀脱落的黏膜与食物组成的黄色碎块。腐蚀性急性肺水肿时，可咳出柠檬色、棕黄色或粉红色泡沫痰，并有呼吸浅而快、脉速、体温增高等症状。

盐酸对接触部位具有强烈的刺激和腐蚀作用，使局部组织和器官形成烧伤和坏死。盐酸进入体内解离释放出的氢离子与水形成水合氢离子而成为质子的供体，并具有催化作用，能与有机分子起反应，引起细胞损伤。可使蛋白质凝固为不溶性酸性蛋白，使血红蛋白变成暗褐色的酸性正铁血红素。盐酸急性中毒多见于意外事故中，主要表现为头痛、头昏、恶心、咽痛、眼痛、咳嗽、声音嘶哑、呼吸困难、胸痛、胸闷，有的有咯血。严重者可引起化学性肺炎、肺水肿、肺不张等病症。呕吐物有酸味，呈褐色。

浓硫酸成人致死量：3~6 mL。硫酸中毒尸体体表腐蚀征象明显，口服者口腔、咽、喉及食道黏膜呈凝固性坏死，黏膜呈棕黑色，质地较硬。胃黏膜腐蚀，严重者胃壁穿孔，脏器也被腐蚀、变硬、变色，血管中红细胞呈棕色；吸入者上呼吸道可见明显腐蚀现象，并有重度肺水肿、支气管炎和支气管肺炎。中毒迁延者，坏死组织脱落，形成大小不等的溃疡。肝、肾细胞变性坏死。吸入中毒者以呼吸道症状为主。上呼吸道损伤严重，可见明显肿胀、溃疡，有重度肺水肿，并可见支气管炎和支气管肺炎。

浓硝酸成人致死量：8~10 mL。尸体体表腐蚀征象明显，口服者口腔、咽、喉及食道黏膜均被腐蚀变黄，胃黏膜腐蚀，严重者胃壁穿孔，脏器也被腐蚀成黄色。中毒迁延数天后死亡，可见肺水肿及支气管肺炎，并有心、肝、肾等实质细胞变性。

盐酸成人致死量：10~20 mL。尸体体表腐蚀征象明显，接触部位的皮肤和黏膜可见颜色改变，初呈灰白色，继呈棕色，质地坚硬。胃黏膜水肿和出血，严重者胃壁穿孔。胃壁挛缩增厚，皱襞呈白色或棕色、变硬或呈虫咬样外观。胃内容物含强酸性棕色液体，吸入者上呼吸道可见明显腐蚀现象，并有重度肺水肿、支气管炎和支气管肺炎。

二、体内过程

强酸的毒性在很大程度上取决于酸的浓度、剂量和接触时间，游离氢离子浓度越大，毒性作用越强。硫酸、盐酸经皮肤和黏膜吸收入体，在多数脏器中达到峰浓度，并逐渐进入肌肉和皮肤中，大部分经尿和粪便排出体外。硝酸进入体内后对接触部位产生化学性损伤，吸收入血后可转变为硝酸盐和亚硝酸盐。

三、分析方法

通常情况下受损伤的局部体表在一定时间内可保留较大量的相关离子，可作为辨认强酸类别的依据。受损伤部位可有未作用完的游离酸存在而显强酸性，可用水清洗，取洗液检测。衣物等受侵蚀部位、残余饮食物、胃内容物、呕吐物等检材处理同亚硝酸盐，可用水浸出液或透析液检测酸根离子。

无机强酸的检验可依据其酸碱性以及酸根离子进行鉴别。而用于分析元素和离子的新型仪器如扫描电子显微镜/能谱仪、离子色谱仪、毛细管电泳仪等为无机毒物检测提供了新的技术手段。

1. 酸性检验

检液可直接供酸碱性检验。最简便的方法是用 pH 试纸测试，必要时可加水适当稀释后，用酸度计测试其 pH。

2. 化学鉴别试验

根据强酸的不同酸根离子，选用适当的阳离子沉淀反应进行鉴别。

(1) 硫酸根离子。① 检液加 10% 氯化钡溶液，即产生白色硫酸钡沉淀，沉淀不溶于硝酸，也不溶于盐酸。② 检液加 10% 乙酸铅溶液，即产生白色硫酸铅沉淀，沉淀既能溶于乙酸铵溶液，也能溶于氢氧化钠溶液。

(2) 硝酸根离子。① 取检液少量置于试管中，加稀硫酸使之成酸性，加入数粒硫酸亚铁并溶解，沿管壁小心加入浓硫酸使之沉积于底部，两液交界处出现棕色环。② 硝酸能将二苯胺氧化成醌式化合物而呈现蓝色。在检液中加入硫酸二苯胺并使之溶解，沿管壁小心加入浓硫酸使之沉积于底部，两液交界处显蓝色环。③ 硝酸能与马钱子碱反应生成红色产物。取检液于白瓷反应板上，加马钱子碱乙醇溶液 1 滴，阳性者呈现红色，渐变为橙红色。

(3) 氯离子。检液加稀硝酸成酸性，再加硝酸银溶液，即产生白色凝胶状沉淀；离心分离，沉淀加氨水即溶解，再加硝酸又析出沉淀。需注意的是：用生理盐水淋洗创面的洗液不适合做该项检查。氯离子自然界普遍存在，有时定性检出不足以作为鉴定依据。

3. 扫描电子显微镜/能谱仪法

扫描电镜可以非破坏性地分析样品的元素组成及分布情况，可通过对强酸腐蚀的检材表面进行测试，检测特征元素（如 S、Cl、N、O 等）组成来推断腐蚀物质的类型。

分析参考条件[7]：用手术刀片切取腐蚀后的皮肤表面（0.3 cm×0.3 cm×0.2 cm），外表面朝上置于贴有双面胶的样品台上，50℃烘箱烘烤 3 h，真空镀膜仪喷碳，用扫描电子显微镜/能谱仪定性检测元素。仪器条件：加速电压 25 kV；电流 200 μA；放大倍数 150，最大脉冲量 90 kcp，收集时间 100 s。检测时不同区域面扫描重复 3 次。

4. 离子色谱法

离子色谱法测定无机阴离子是利用离子交换原理进行分离，由抑制柱扣除淋洗液背景，然后利用电导检测器进行测定，是一种高效、快速的新型分离、检测离子的技术。

分析参考条件[7]：色谱条件：Ionpac AS19 分离柱和 Ionpac AG19 保护柱；流动相为 KOH 淋洗液 8.0～50.0 mmol/L；梯度洗脱，梯度速率 1.5 mmol/min，流速 1.0 mL/min。电导检测器，ASRS－300 型离子抑制器，抑制器电流 110 mA。

四、鉴定要点

强酸的腐蚀性非常强，接触强酸部位立刻被强烈腐蚀、溃烂，甚至穿孔。但三种强酸接触部位的颜色变化有所区别。硫酸接触皮肤后以脱水炭化变黑色、黑褐色为特征；硝酸接触皮肤后使皮肤变黄，形成特征性的蛋白黄色；盐酸是氯化氢气体的水溶液，浓盐酸伴有氯化氢烟雾。

从检材中检出强酸是案件定性的重要证据。强酸应在受腐蚀损伤后尽快检测，时间过长则因吸收而不易检出，皮肤等受损部位多次清洗后亦无法检出。

五、案例评析

［**案例一**］ 2010 年某日，王某（17 岁）身着校服（衬衫、裙子）下课回家途中，突然有人从楼上窗户扔下一 250 mL 玻璃瓶，瓶子破碎后瓶内的液体反溅到王某的后侧脚踝、小腿及大腿皮肤上，即送往医院救治。通过 pH 试纸快速判定液体为极强酸性，根据受伤皮肤略显黄色，判断硝酸的可能性较大[8]。

评析：后经现场液体采样、离子分析仪检测确认瓶内液体系硝酸。毒物检测常伴有突发现场的急救，特别是涉及强酸强碱检验的场合，常常需要用最简单实用的方法快速给出指向性意见。本案通过 pH 试纸和颜色观察初步判定液体极可能为硝酸,医生及时采用清水稀释和射线照射促进硝酸分解的救治方法。由于抢救及时,仅伤及王某的皮肤表面,而未留下瘢痕。快速检验在强酸鉴定中极为重要。

[**案例二**] 死者为40岁男性,工人。发现死亡后约10 h进行尸体检验。尸表主要特征:口唇外翻,黏膜呈白色,下唇皮肤有三条腐蚀性流柱状斑痕。口腔黏膜及舌表面均呈白色。腹部皮肤有一39.5 cm×26 cm的黑褐色渗透性斑痕。左大腿内侧皮肤有呈点片状的黑褐色或灰白色的腐蚀性斑痕,分布于25 cm×12 cm范围。背部:右腰段皮肤有一27 cm×18 cm的渗透性黑褐色腐蚀性斑痕。尸体解剖:食道内壁呈白色改变;胸腔、双肺、心包及心脏均呈黑褐色样改变;腹部皮下软组织呈浅黑褐色,腹腔各脏器形态结构模糊,胃、脾、肠肌完全性炭化呈黑色糊状,弥漫散在中上腹腔。肝脏及大小肠呈黑色改变。腹腔内散发浓烈的酸性气味[9]。

评析:经毒物鉴定在死者腹腔糊状物及现场土瓷碗内中均检出硫酸。硫酸具有极强的腐蚀作用,其毒理作用是以氢离子夺取组织中的水分,引起蛋白凝固和完全破坏,游离的氢离子越多,毒性作用越强,凝固的蛋白质又复溶解。大量的氢离子进入血液时,破坏红细胞而形成酸性高铁血红蛋白,引起物质代谢的高度障碍,导致休克、呼吸中枢麻痹而死亡。本例除了舌表面、食道内壁、口腔黏膜的病理改变与硫酸中毒的一般病理改变相同外,胃、肠、膈肌、肝肺等的病理改变极为严重,有的呈糊状,有的呈黑色样改变,腐蚀渗透到腹部及背部的皮肤表面。本例内脏器官腐蚀程度如此严重,与进入体内的硫酸量较大有关。

[**案例三**] 某开关电镀分公司酸洗车间由于违反操作要求,将过量电镀件加入含有硝酸的酸洗池中,产生大量黄色浓烟(主要为二氧化氮)。当时抽风排毒设备未打开,工人亦未佩戴防护用具,导致现场3名工人中毒。3例患者均为男性,年龄31~38岁。接触酸雾时间为10~20 min,脱离现场1 h后均出现咽痛、咳嗽、咳白痰、胸闷、头晕、乏力等症状,即送医院就诊[10]。

评析:根据《职业性急性氮氧化物中毒诊断标准》诊断为急性氮氧化物中度中毒1例、急性氮氧化物轻度中毒2例。经综合治疗,临床症状迅速好转,15天后痊愈出院。

第三节 强　　碱

一、概述

强碱主要包括氢氧化钠、氢氧化钾、次氯酸钠、氧化钠、氧化钾以及腐蚀作用较弱的碳酸钠、碳酸钾、氢氧化钙、氧化钙、氢氧化铵等,其中最为常见的强碱为氢氧化钠和氢氧化钾。强碱主要通过氢氧根离子对组织起作用,使蛋白质溶解、组织液化坏死。血液中过多的氢氧根离子可造成代谢障碍而严重中毒。强碱与人体接触后,可迅速吸收组织内的水分,并与组织内蛋白质结合为可溶性胶样碱化蛋白盐,破坏组织结构和功能,严重损伤可致死亡。强碱类化合物中毒多见于职业性伤害,偶见于自杀或误服。

强碱类中毒多为直接溅洒于皮肤、黏膜、眼所致的刺激、强腐蚀与灼伤。呼吸道吸入性中毒,可有呼吸道黏膜刺激症状,并发感染、肺水肿、纵隔炎等,严重者可因喉头水肿、呼吸困难而窒息。经口服中毒者,上消化道可严重灼伤。强碱在接触部位迅速吸收水分并穿透细胞膜与胞浆蛋白质结合,形成胶冻样可溶于水的碱性蛋白化合物,使组织发生液化性坏死。强碱还能吸收组织中的水分,使组织细胞坏死,并因此放热而使组织遭受热损害。

氢氧化钠(钾)的口服致死量为 10~15 g。口服中毒死亡者,尸检可见唇、口腔、咽喉和食管呈灰白色肿胀状,触之柔软,有肥皂样滑腻感;胃也变软,黏膜肿胀脱落,呈红褐或淡绿褐色。口服中毒者可见喉头水肿、呼吸道黏膜腐蚀坏死、支气管肺炎、肺水肿等病变。

二、体内过程

口服或吸入强碱,与组织接触后能迅速吸收组织中的水分,与组织蛋白质结合而成为冻胶样的碱性蛋白盐,与脂肪结合为肥皂,损伤黏膜的结构。强碱主要经肾脏随尿排出体外,强碱的离子均为食物及体内组织的正常成分,故其变化和排泄与体内成分相同。

三、分析方法

通常情况下受损伤的局部体表在一定时间内可保留较大量的相关离子,可作为鉴别的依据。强碱损伤处可用不含二氧化碳的水清洗,取洗液检测。衣物等接触部位、可疑粉末或固体可用适量水溶解或浸提后供检。由于体内存在很高的钠、钾水平,而且强碱进入体内后碱性被中和,故鉴定以体外检材为主,脏器及体液检验价值不大。

强碱分析可依据其强碱性和金属离子进行鉴别,随着样品前处理手段的不断改进,目前还可采用离子色谱法鉴别碱金属离子。

1. 碱性检验

与强酸检测相同。检液可直接用 pH 试纸测试,简便、快速。必要时可加水适当稀释后,用酸度计测试其 pH。

2. 焰色反应法

焰色反应是金属或金属离子的特性反应,金属单质或化合物均具有这一性质。

(1) 钠离子。铂丝用盐酸湿润,蘸取检液,在无色火焰中燃烧,火焰呈鲜黄色。

取检液于试管中加10%乙酸氧铀锌的稀乙酸溶液，用玻棒摩擦试管壁，产生黄色结晶性沉淀。

（2）钾离子。铂丝用盐酸湿润，蘸取检液，在无色火焰中燃烧，火焰呈紫色，透过蓝色滤光片观察更易鉴别（此时火焰呈粉红色）。取检液蒸干，再加热灼烧以去除铵盐，冷却后加水溶解，加0.1%四苯硼钠溶液和乙酸，产生白色沉淀。

3. 离子色谱法

离子色谱主要用于离子型化合物的分析，具有选择性好、灵敏度高的优点，可以分析样品中金属离子的种类及含量。

分析参考条件[11]：离子色谱仪，自身再生抑制器。色谱条件：Ionpace CS12A（4 mm×250 mm）阳离子分离柱和CG12A（4 mm×50 mm）阳离子保护柱，甲烷磺酸淋洗液浓度为20 mmol/L，流速为1.0 mL/min。

四、鉴定要点

强碱的检测以pH试纸和相关金属离子检测为主。由于钠、钾等金属离子普遍存在，应注意去除干扰。案情调查时需注意强碱的种类、浓度及来源，中毒原因及可能进入机体的途径。在检测前结合案情谨慎分析后确定分析目标物。应注意强碱与强酸中毒的鉴别。如呕吐物及胃内容物呈碱性、坏死组织触之柔软有皂样滑腻感、尿液混浊呈碱性、腐蚀组织呈液化性坏死则为强碱中毒，与强酸中毒的强酸性、组织脱水炭化腐蚀现象有区别。

五、案例评析

［**案例一**］ 某45岁男性，因运输车倾覆而受压于车底，皮肤大面积浸泡在运输车内的溶液中达45 min。4 h后用水清洗后送医院抢救，4天后死亡。尸检见头、背、臀部及双上臂烧伤创面约30%总体表面积，呈黑褐色，黏滑，部分皮肤溶解，广泛渗血，头部毛发脱落；其余15%总体表面积创面呈散在分布，见树枝状血管栓塞网。采集运输车内无色液体10 mL送检[1]。

评析：送检的无色液体经pH试纸测定，显示强碱性。采用酸碱滴定法分析，无色液体中氢氧化钠的质量分数为30%。死者由于事故被强碱氢氧化钠溶液浸泡达45 min，以致局部组织脂肪皂化，蛋白变性，受伤处皮肤组织呈黑褐色，黏滑，是典型的强碱腐蚀性中毒表现。

［**案例二**］ 某49岁女性，因怀疑自己患子宫肿瘤而产生自杀念头。某日女儿发现其仰卧于床上，口、鼻腔流出污黄色液体，即送医院时已死亡。尸表检查死者头发溶解脱落，呈滑腻黏团状。口周皮肤呈污黄褐色，面部有暗紫红色流注状腐蚀痕。现场用pH试纸测试局部灼伤区，为14。解剖检查左侧胸腔有约500 mL积血，其上漂浮脂滴，内混有食物残渣。左肺肺门附近及下叶隔面肺膜呈污黑色，双

肺切面淤血，小血管内有凝血块。左侧胸廓近脊柱处软组织坏死呈污红褐色，肋骨裸露，肋间神经游离。甲状腺呈黑褐色，出血。舌骨上、下肌群点状出血。食道几乎被溶解殆尽，仅余 5 cm 残段。气管膜部软组织溶解，管腔暴露。胃底部形成巨大缺损等[12]。

评析：采取呕吐物、胃内容物、衣服沾染及被腐蚀的组织作为检材，用适量水溶解或者浸提液，用 pH 试纸或者酸度计测量 pH，大于 7，说明含有氢氧根离子；检液加 10%乙酸氧铀锌的稀醋酸溶液，产生黄色的沉淀，说明存在钠离子。本例服毒后半小时内死亡，从死亡快速及广泛严重的腐蚀现象估计，吞服氢氧化钠液的浓度应在 30%以上且服用量较大。强碱作用于机体组织造成液化性坏死，其本质是氢氧离子和蛋白结合形成碱性蛋白，和脂肪结合形成皂等。由于这些物质溶于水，组织丧失防御能力而不断溶解，使坏死从表层向深层发展，即使强的角质蛋白亦不能幸免。死后这种作用仍继续进行。本例可见头发溶解，多脏器腐蚀、破坏，并穿透后腹膜，造成双肾周围脂肪组织及双侧腰大肌出血，呈现强碱典型的局部腐蚀作用。

参考文献

[1] 沈敏，向平.法医毒物学手册.北京：科学出版社，2012.

[2] 沈敏.法医毒物司法鉴定实务.北京：法律出版社，2011.

[3] 林玉娜.离子色谱法测定食物中毒样品中的亚硝酸盐.中国卫生检验杂志，2010，20(12)：3158－3159.

[4] 廖林川.法医毒物分析.5 版.北京：人民卫生出版社，2016.

[5] 王英杰，张广辉，杨振来.亚硝酸盐中毒死亡一例分析.中国法医学会第十八届法医临床学术研讨会论文集，2015：586－587.

[6] 叶可，李凤英，樊宇枫，等.亚硝酸盐中毒死亡的法医学鉴定及分析.中国法医学会第十八届法医临床学术研讨会论文集，2018：607－608.

[7] 楼寿松，傅得锋.应用 SEM/EDX 检测皮肤上腐蚀物质元素.中国法医学杂志，2007，22(1)：46－47.

[8] 成霈，顾慧莹，刘温喜.离子色谱法同时测定饮用水中 11 种阴离子含量.分析实验室，2009，28：127－129.

[9] 周光富.硫酸中毒尸检一例报告.第五次全国法医学术交流会论文集，1996：403－404.

[10] 刘瑞莹.急性氮氧化物中毒 3 例.中国冶金工业医学杂志，2007，24：161.

[11] 翟武，宣栋梁，蔡嵘.离子色谱法同时分析中药丹参中碱金属和碱土金属.理化检验化学分册，2002，38(2)：66－69.

[12] 张秦初，唐承汉，尚明琪.一例氢氧化钠中毒尸检报告.中国法医学杂志，1987，2(3)：170－171.

15 第十五章　毒品鉴定

按照我国法律规定，毒品是指鸦片、海洛因、甲基苯丙胺(冰毒)、吗啡、大麻、可卡因以及国家规定管制的其他能够使人形成瘾癖的麻醉药品和精神药品。毒品是国际禁毒公约和有关法律法规规定管制的能够使人形成瘾癖的麻醉药品和精神药品的统称，根据来源可分为天然毒品、半合成毒品和合成毒品；根据药理或毒理作用可分为中枢神经抑制剂、中枢神经兴奋剂和致幻剂。

根据毒品出现的时间和管理类别，目前有“三代毒品”。第一代毒品一般指被列入联合国《1961年麻醉品单一公约》管制的物质，主要包括阿片类、可卡因和大麻。从历史上看，这三类物质对人类危害最为久远、也是最早列入管制的，因此被认为是“传统毒品”。第二代毒品主要是列入《1971年精神药品公约》管制的物质，包括苯丙胺类中枢兴奋剂、镇静催眠药和致幻剂，列入该公约管制的物质绝大多数是化学合成的。新精神活性物质(new psychoactive substances，NPS)，又称新型毒品、新型策划药，是继传统麻醉品、精神药品之后，出现的“第三代毒品”。其主要是在第二代或某些第一代毒品的化学结构基础上，进行加工修饰，或在药品制造过程中产生的一些中间产物，由此产生“策划药”性质的一些毒品。除化学合成的外，NPS还包括一些植物来源的，具有成瘾潜力的物质。当前，NPS在许多国家和地区滥用，造成了严重的公共卫生问题和社会问题。

我国政府高度重视新精神活性物质管制工作，积极推动立法。2001年，氯胺酮被列入第二类精神药品进行管制，2005年调至第一类精神药品进行管制；2010年至2013年，4-甲基甲卡西酮等13种物质被列入精麻药品目录管制；2015年10月，实施《非药用类麻醉药品和精神药品列管办法》，一次性列管116种物质；2016年在《最高人民法院关于审理毒品犯罪案件适用法律若干问题的解释》中对非药用类麻醉药品和精神药品的定罪量刑标准作出明确规定。2017年，分两批次将卡芬太尼、U-47700等8种物质列入管制；2018年9月，4-氯乙卡西酮等32种物质被纳入管制；2019年5月，整类列管芬太尼类物质；2021年7月，整类列管合成大麻素类物质，新增列管氟胺酮等18种物质。至此，我国已列管188种NPS和整类芬太尼、整类合成大麻素物质。

本章所述“毒品鉴定”专指体外毒品鉴定，即通过定性定量分析以确定嫌疑物品是否为国家规定管制的毒品，以及种类、成分、含量及其来源等，为涉毒案件的侦破及审理提供科学证据。我国刑法规定，非法持有毒品达到一定数量才构成犯罪。即非法持有鸦片 200 克以上、海洛因或者甲基苯丙胺 10 克以上或者其他毒品数量较大的，处五年以下有期徒刑、拘役或者管制等。非法持有鸦片 1 000 克以上、海洛因或者甲基苯丙胺 50 克以上或者其他毒品数量大的，处七年以上有期或者无期徒刑。2008 年 12 月《全国法院审理毒品犯罪案件工作座谈会纪要》指出：对可能判处被告人死刑的毒品犯罪案件，涉案毒品可能大量掺假或者系成分复杂的新类型毒品的，应当作出毒品含量鉴定。对于毒品中含有海洛因、甲基苯丙胺的，应以海洛因、甲基苯丙胺分别确定其毒品种类。2016 年 5 月，最高人民法院、最高人民检察院、公安部发布《办理毒品犯罪案件毒品提取、扣押、称量、取样和送检程序若干问题的决定》（见本书附录二）。上述法律法规是毒品鉴定应遵循的基本依据和要求。

在鉴定质量控制方面，防止污染、科学取样、证据链完整、定性可靠、定量准确以及可能的毒品来源推断是毒品鉴定的基本内容和工作目标，以确保鉴定结果的科学性、可靠性以及鉴定过程的规范性。

第一节　外 观 检 查

接受毒品检材时，首先应进行外观检查，详细记录其包装及可视特征，如剂型、颜色、标记、图案、形态等。某些毒品如苯丙胺类兴奋剂种类繁多，可参照表 15 - 1 或类似记录表逐项检查、记录。

表 15 - 1　缴获毒品实验室内外观检查记录

物质种类：		送检日期：	
缴获地点：	缴获日期：	缴获数量：	
缴获药片详细描述			
平面形状	1　4　7 2　5　8 3　6　9 其他	包衣	39 未包衣 40 膜衣片 41 糖衣片 42 无法确定 43 其他

续 表

立面形状	10 13 16 11 14 17 12 15		标记	44 无标记 45 只有商标 46 字母数字 47 商标和字母 48 无法确定 49 其他(具体描述如希腊数字、阿拉伯数字等)	
颜色类型	18 纯色 19 杂色 20 无法确定 21 其他		压印	50 凸印 51 浮雕 52 压印	
颜色	22 白色 23 红色 24 橘红色 25 黄色 26 绿色 27 蓝色 28 紫色 29 灰色 30 棕色	31 粉红色 32 黑色 33 无色 34 银色 35 金色 36 双色 37 多色 38 无法确定	刻痕	53 无刻痕 54 ½刻痕,无标记 55 ½刻痕,同面标记 56 ½刻痕,另一面标记 57 ½刻痕,两面标记 58 ¼刻痕,无标记 59 ¼刻痕,同面标记 60 ¼刻痕,另一面标记 61 ¼刻痕,两面标记 62 无法确定	
药片尺寸	直径: 厚度:	重量	标记形状描述		

缴获毒品的外包装材料也是有价值的检材,除外观特征外,还可提供 DNA、指纹、塑料和包装袋的化学成分等证据。

第二节　检 材 取 样

检材抽样(sampling)是毒品鉴定的一个关键步骤,直接影响结果的科学性、准确性和代表性。抽样是一种统计方法,它是指从目标总体(population,或称为母体)中抽取一部分个体作为样本(sample),通过观察样本的某一或某些属性,依据所获得的数据对总体的数量特征得出具有一定可靠性的估计判断,从而达到对总体的认识。若抽取的样品不能代表毒品总体情况,那么检测数据再准确也没有价值。此外,也要考虑检测效率,科学、合理的检材抽样既能减少检材的用量和分析的工作量,又能准确反映毒品的总体特性。

毒品鉴定有其特殊性，每个案件的检材类型、物态、数量等均不相同，故有时难以按照统一的规范实施检材抽样，但是必须做到有详细的描述、完整的抽样记录。在某些情况下，委托方可能希望保持原检材状态，不允许粉碎等，这些委托要求在案件受理时应当确定并填写清楚。

检材抽样前首先必须将检材按照剂型、颜色、标记、图案、形态等可视特征分类。若剂型、颜色、标记、图案、形态、包装等外观不同，则必须作为不同的检材样品分别抽样分析。对于固体检材，有时需要捣碎、过细筛及均匀化处理。对于液体检材，视其是否有沉淀、悬浮物等而作搅匀处理。对于药片、胶囊状可疑毒品，则需用肉眼检验其外观及颜色，将其分类后再按取样规则抽取。《办理毒品犯罪案件毒品提取、扣押、称量、取样和送检程序若干问题的规定》对于毒品检材取样提出以下要求。

(1) 单个包装的毒品。应当按照下列方法选取或者随机抽取检材：① 粉状。将毒品混合均匀，并随机抽取约 1 g 作为检材；不足 1 g 的全部取作检材。② 颗粒状、块状。随机选择三个以上不同的部位，各抽取一部分混合作为检材，混合后的检材质量不少于 1 g；不足 1 g 的全部取作检材。③ 膏状、胶状。随机选择三个以上不同的部位，各抽取一部分混合作为检材，混合后的检材质量不少于 3 g；不足 3 g 的全部取作检材。④ 胶囊状、片剂状。先根据形状、颜色、大小、标识等外观特征进行分组；对于外观特征相似的一组，从中随机抽取三粒作为检材，不足三粒的全部取作检材。⑤ 液态。将毒品混合均匀，并随机抽取约 20 mL 作为检材；不足 20 mL 的全部取作检材。⑥ 固液混合状态。按照本款以上各项规定的方法，分别对固态毒品和液态毒品取样；能够混合均匀成溶液的，可以将其混合均匀后按照本款第五项规定的方法取样。

(2) 两个以上包装的毒品。应当按照下列标准确定选取或者随机抽取独立最小包装的数量，再根据上述规定的取样方法从单个包装中选取或者随机抽取检材：① 少于十个包装的，应当选取所有的包装；② 十个以上包装且少于一百个包装的，应当随机抽取其中的十个包装；③ 一百个以上包装的，应当随机抽取与包装总数的平方根数值最接近的整数个包装。对选取或者随机抽取的多份检材，应当逐一编号或者命名，且检材的编号、名称应当与其他笔录和扣押清单保持一致。从不同包装中选取或者随机抽取的检材应当分别独立封装，不得混合。

随着样品数的增加，需分析的样本量不断增大，如何在置信水平不降低或者降低很少的情况下减少需要分析的样本量是目前关注的热点问题，即统计抽样法。统计抽样法是应用概率论与数理统计理论的原理，遵循随机原则，从被查总体中抽出样本进行检查，并根据对样本的检查结果推断总体的一种抽样检查方法。代表性的频率学派和贝叶斯学派都在逐渐发展和应用。

第三节 常见毒品鉴定

毒品鉴定通常包括初步筛查和定性确认两个步骤，必要时还需要进行定量分析。初步筛查方法一般具有简便、快速、易于操作、经济等特点，目前采用较多的是颜色反应和商品化的试剂盒，也有运用拉曼光谱、实时直接分析等光谱法、质谱法的研究报道。初步筛查可对缴获的可疑物品快速认定、分类，但由于缴获毒品中存在杂质、掺假剂和稀释剂等成分，也可导致筛查的假阳性结果，故必须用质谱法进一步确认。此节概要介绍常见毒品的特征检验方法，以及国标、行标规定的定性、定量分析方法。

一、阿片生物碱

鸦片中含有吗啡、可待因、蒂巴因和罂粟碱等生物碱，统称阿片生物碱。鸦片中各生物碱的相对含量因产地和种植方式的不同而差别很大，其中吗啡是主要的生物碱，含量为4%~21%。

阿片生物碱的剂型很多。原鸦片（生鸦片）通常为具有黏性的棕黑色沥青状物，新鲜时较柔软，易变形，可被压模成各种形状。时间长后逐渐变硬，具有似甘草香味。原鸦片经熬煮等处理，即为熟鸦片。熟鸦片一般制成条状、块状物，表面光滑柔软，烧灼时有强烈香甜气味。药用鸦片是将鸦片在适当温度下烘干，并掺入添加剂将吗啡含量调节至10%左右，通常为浅棕色粉末。鸦片经过提取可制成粗制吗啡，一般为吗啡的硫酸盐、酒石酸盐或盐酸盐，呈浅棕色晶体状粉末。

阿片生物碱的分析方法有化学反应、气相色谱-质谱法、液相色谱-质谱法等。定量结果表述为：从样品中检出吗啡、可待因、蒂巴因、罂粟碱、那可汀成分，其中吗啡含量为××.×%。

1. 化学反应

颜色试验简便快速，可用于初筛。Marquis 试验是较常采用的化学反应，阿片生物碱毒品遇甲醛-硫酸能形成具有醌式结构的有色化合物。参考方法[1]：将8~10滴40%甲醛液加到10 mL浓硫酸中（Marquis 试剂）。将少量检材置于点滴板中，加3~4滴 Marquis 试剂。若样品中含有吗啡、海洛因、可待因、乙酰可待因、单乙酰吗啡等将呈紫红到紫色，若含有那可汀显鲜黄色，若含蒂巴因则显橙色，而罂粟碱不显色。本反应检出限约为0.05 μg。

2. 气相色谱-质谱法/气相色谱法

（1）定性分析参考方法（GA/T 1008.1－2013）

样品制备：称取约100 mg样品，加入5 mL 0.5%冰醋酸水溶液，密封并超声提取 30 min,离心后取出上清液 4 mL 置于另一试管中,加入 0.1 mol/L 的氢氧化钠水溶液,调节 pH 为 8.7±0.2,加入 2 mL 氯仿∶异丙醇(3∶1,V/V)提取溶剂,密封并振荡 10 min,离心后取下层有机相,用 GC-MS 分析。如果样品溶液中目标物浓度过低,可适当增加样品称量重量 2~5 倍,或浓缩后用 GC-MS 分析。同时用 GC-MS 分析浓度为 0.01 mg/mL 的吗啡标准溶液、可待因标准溶液、蒂巴因标准溶液、罂粟碱标准溶液和那可汀标准溶液进行质量控制。

参考条件: 离子源: EI;质量范围: 40~500 amu;采集方式: 全扫描(Scan);色谱柱: DB-5MS 柱(30 m×0.25 mm×0.25 μm)或其他等效柱;柱温程序: 初始温度 60℃,以 15℃/min 升温至 280℃保持 15 min;进样口温度: 80℃;传输线温度: 250℃;离子源温度: 230℃;分流比: 20∶1;载气: 高纯氦气(He);柱流量(恒流): 1.0 mL/min;溶剂切割: 3 min。吗啡的质谱特征碎片离子 m/z 285(100)、268、162;可待因的质谱特征碎片离子 m/z 299(100)、229、162;罂粟碱的质谱特征碎片离子 m/z 338(100)、339、324;蒂巴因的质谱特征碎片离子 m/z 311(100)、296、242;那可汀的质谱特征碎片离子 m/z 220(100)、412、205。

(2) 定量分析参考方法(GA/T 1008.1-2013)

样品制备: ① 外标法: 平行称取样品 6 份(各 100 mg),其余同定性分析样品制备,用 GC-FID 分析。② 内标法: 平行称取样品 2 份(各 100 mg),加入 5 mL 0.5%冰醋酸水溶液,密封并超声提取 30 mim,离心后取出上清液 4 mL 置于另一试管中,加入 0.1 mol/L 的氢氧化钠水溶液调节 pH 为 8.7±0.2,加入 1 mL 1.0 mg/mL 的 SKF_{525}内标溶液,用 2 mL 氯仿∶异丙醇(3∶1,V/V)提取溶剂振荡提取 10 min,离心后取下层有机相,用 GC-FID 分析。

参考条件: 检测器: FID;色谱柱: DB-5MS 柱(30 m×0.25 mm×0.25 μm)或其他等效柱;柱温程序: 初始温度 160℃保持 1 min,以 20℃/min 升温至 280℃,保持 18 min;进样口温度: 280℃;检测器温度: 300℃;载气: 高纯氮气(N_2)。

结果计算: 外标法以 6 份(或 5 份)样品含量测定的平均值作为含量结果,相对相差(RD)不超过 10%。内标法以 2 份样品含量测定的平均值作为含量结果,相对相差(RD)不超过 10%。

3. 液相色谱-质谱法/液相色谱法

(1) 定性分析参考方法(GA/T 1648-2019)

样品制备: 称取样品约 10 mg 于具盖离心管中,加入 10 mL 甲醇,密封并振荡 10 min,6 000 r/min 离心 5 min,离心后取出适量上清液稀释,用 0.22 μm 的有机系微孔滤膜过滤,用 LC-MS 分析。

参考条件: 色谱柱: poroshel 120 C_{18}(3.0 mm×50 mm×2.7 μm)或其他等效柱;流动相: A: 0.2%甲酸溶液,B: 甲醇;梯度程序: 0~3.5 min,75%~67% A;3.5~6 min,67%~65% A;6~6.1 min,65%~5% A;6.01~6.5 min,5% A;流速: 0.3 mL/min;

离子源：电喷雾离子源；扫描方式：正离子模式；毛细管电压：4 000 V；干燥气：10 L/min；干燥气温度：350℃；雾化气：25 psi；后处理时间(平衡时间)：3.5 min；后处理流速：0.4 mL/min。其余质谱参数见表 15－2。

表 15－2　鸦片分析的质谱参数

化合物	前体离子(m/z)	碎片离子(m/z)	Fragmentor 电压(V)	碰撞能量(eV)
吗啡	286.1	201.0	130	30
		165.0		42
可待因	300.2	165.0	120	42
		215.0		32
蒂巴因	312.2	58.1	85	18
		266.0		18
罂粟碱	340.1	202.1	130	29
		324.1		29
那可汀	414.1	220.1	120	25
		353.1		25

(2) 定量分析参考方法(GA/T 1648－2019)

样品制备：① 外标法：平行称取样品 2 份各约 10 mg 于具盖离心管中(如需提供定量结果的不确定度，则平行称取样品 6 份)，加入 10 mL 甲醇，密封并振荡 10 min，6 000 r/min 离心 5 min，离心后取出适量上清液稀释，用 0.22 μm 的有机系微孔滤膜过滤，供 LC－DAD 或 LC－UV 分析。可根据实验情况调整样品称量重量。② 内标法：平行称取样品 2 份各约 10 mg 于具盖离心管中(如需提供定量结果的不确定度，则平行称取样品 6 份)，加入 10 mL 甲醇，充分振荡，离心后移取上清液 200 μL 于 1 mL 容量瓶中，向容量瓶中加入 0.2 mg/mL 氨茶碱内标液 100 μL，用甲醇定容至刻度，振荡均匀后用 0.22 μm 的有机系微孔滤膜过滤，供 LC－DAD 或LC－UV 分析。

参考条件：检测器：二极管阵列或可变波长紫外检测器；色谱柱：ODS，(150 mm×4.6 mm×5 μm)；柱温：30℃；流动相：A：离子对试剂(称取 6.8 g 磷酸二氢钾和 0.51 g 庚烷磺酸钠，用水定容于 1 L 容量瓶中，配制成 0.05 M 磷酸二氢钾和 0.002 5 mol/L 庚烷磺酸钠离子对试剂)，B：乙腈；梯度程序：0～12 min，90%～70% A；12～15 min，70%～30% A；15～17 min，30% A；流速：1.0 mL/min；检测波长：220 nm，带宽：4 mm。

结果计算：以 2 份样品含量测定的平均值作为含量结果，相对相差(RD)不超过 10%。

二、海洛因

海洛因俗称白面、白粉，由吗啡经醋酸酐乙酰化制成，常以盐酸盐的形式存在。

因加工方法、加工工艺和掺杂剂不同，在外观形状、颜色和含量上有很大差别。纯度高的海洛因多为白色粉末，含量可达80%以上。纯度低的海洛因可因原料不纯或加工粗糙而含有大量杂质，通常还添加有咖啡因、对乙酰氨基酚、非那西丁等成分，颜色呈白色、灰色、黄色、棕色等。

疑似毒品海洛因的定性、定量分析主要采用气相色谱-质谱法和气相色谱法(GB/T 29635－2013)。定量结果表述为：从样品中检出海洛因成分，其中海洛因含量为××.×%。

1. *定性分析参考方法*(GB/T 29635－2013)

样品制备：样品充分研磨混匀，称取约10 mg，加入10 mL提取溶剂(氯仿、甲醇9∶1)，密封并振荡10 min，离心后取上清液，用GC－MS分析。如果样品溶液中目标物浓度过低，可适当增加样品量2~10倍。同时用GC－MS分析0.002 mg/mL的海洛因标准溶液进行质量控制。

参考条件：离子源：EI；质量范围：40~500 amu；采集方式：全扫描(Scan)；色谱柱：DB－5 MS柱(30 m×0.25 mm×0.25 μm)或其他等效柱；柱温程序：初始温度60℃，以15℃/min升温至280℃，保持15 min；进样口温度：280℃；传输线温度：250℃；离子源温度：230℃；分流比：20∶1；载气：高纯氦气(He)；柱流量(恒流)：1.0 mL/min；溶剂切割：3 min。海洛因的特征离子 m/z 为：327(100)、369、310、268。

2. *定量分析参考方法*(GB/T 29635－2013)

含量范围预分析：预分析的目的在于要对样品中的海洛因含量进行初测，以计算准确定量分析时所用样品的称量质量，从而保证准确定量时样品溶液中目标物的最终浓度尽可能接近所使用标准工作液的浓度。称取样品约10 mg置于带盖试管中，加入10 mL提取溶剂(氯仿和甲醇9∶1)振荡使其溶解，离心后取上清液用GC－FID分析，采用0.1 mg/mL的海洛因标准工作液作为定量参照。如果样品溶液中目标化合物的浓度过高，可适当减少样品称量质量，或将样品提取液用提取溶剂稀释后进行分析。如果样品溶液中目标化合物的浓度过低，可适当增加样品称量质量，或将样品提取液挥干、定容后进行分析。

样品制备：① 外标法：根据含量预分析结果，平行称取样品6份，加入10 mL提取溶剂，振荡使其溶解离心后取上清液用GC－FID分析。② 内标法：平行称取样品2份各约30 mg，加入0.1 mg/mL内标溶液(苯海拉明或 SKF_{525})30 mL，充分振荡离心后用GC－FID分析，用标准工作曲线进行定量计算。如样品溶液中目标物浓度低于0.01 mg/mL时，可适当增加样品称量质量2~10倍。

参考条件：检测器：FID；色谱柱：DB－5柱(30 m×0.25 mm×0.25 μm)或其他等效柱；柱温程序：初始温度180℃，以12℃/min升温至280℃，保持5 min；进样口温度：280℃；检测器温度：300℃；载气：高纯氮气(N_2)；分流比：20∶1；流速(恒流)：1 mL/min。

结果计算：外标法以6份(5份)样品含量测定的平均值作为含量结果。内标法以两个平行测定的平均值作为含量结果，相对相差RD不超过10%。

三、苯丙胺类

苯丙胺类毒品是一类较强的中枢神经系统兴奋剂，其化学结构与肾上腺素和去甲肾上腺素相似。苯丙胺类物质已逐步取代20世纪流行的鸦片、海洛因、可卡因等毒品，成为21世纪全世界范围内滥用最为广泛的毒品。苯丙胺类物质种类很多，除了常见的甲基苯丙胺、苯丙胺、MDMA和MDA等外，新设计、合成的品种不断涌现。

苯丙胺类毒品有不同剂型，有的为液体，有的为各种颜色的硫酸盐、盐酸盐等粉末。纯度高的甲基苯丙胺盐酸盐为白色粉末，如果纯度不高，外观呈大块结晶，与冰的形态相似，俗称"冰毒"。苯丙胺类毒品多制成各种颜色、形状的片剂，图案各异，并且有浓郁的香味。

苯丙胺类毒品的鉴定方法包括化学反应、气相色谱法、液相色谱法及其质谱联用法等。苯丙胺类毒品鉴定时应注意毒品掺杂物的干扰，麻黄碱、异丙基苄胺、环己胺等掺杂物与苯丙胺类毒品结构相似，在质谱上可能存在相同的碎片离子，定性确认时色谱保留时间、质谱碎片离子丰度比有重要的鉴别、区分作用。

1. 化学反应

苯丙胺类毒品可采用Marquis试验进行筛选。参考方法[1]：将8~10滴40%甲醛液加到10 mL浓硫酸中(Marquis试剂)。将少量检材置于点滴板中，加3~4滴Marquis试剂，观察颜色。甲基苯丙胺、苯丙胺呈橙色；MDMA、MDA呈蓝紫色。本反应检测限为1 mg。

2. 气相色谱-质谱法/气相色谱法

(1) 定性分析参考方法(GB/T 29636－2013)

样品制备：样品充分研磨混匀，称取约10 mg，加入10 mL甲醇，密封并振荡10 min，离心后取上清液，用GC－MS分析。如果样品溶液中目标物浓度过低，可适当增加样品称量量2~10倍。同时用GC－MS分析0.002 mg/mL的甲基苯丙胺标准溶液进行质量控制。

参考条件：离子源：EI；质量范围：40~500 amu；采集方式：全扫描(Scan)；色谱柱：DB－5MS柱(30 m×0.25 mm×0.25 μm)或其他等效柱；柱温程序：初始温度60℃，以15℃/min升温至280℃，保持15 min；进样口温度：280℃；传输线温度：250℃；离子源温度：230℃；分流比：20∶1；载气：高纯氦气(He)；柱流量(恒流)：1.0 mL/min；溶剂切割：3 min。甲基苯丙胺的特征离子 m/z 为：58(100)、134、91；苯丙胺的特征离子 m/z 为：91(100)、134、65；MDMA的特征离子 m/z 为：

58(100)、193、77;MDA 的特征离子 m/z 为: 136(100)、179、77;MDE 的特征离子 m/z 为: 72(100)、207、77;MBDB 的特征离子 m/z 为: 72(100)、207、135。

(2) 定量分析参考方法(GB/T 29636 - 2013)

含量范围预分析: 预分析的目的在于要对样品中的甲基苯丙胺含量进行初测,以计算准确定量分析时所用样品的称量质量,从而保证准确定量时样品溶液中目标物的最终浓度尽可能接近所使用标准工作液的浓度。称量约 10 mg 样品置于带盖试管中,加入 10 mL 甲醇振荡使其溶解,离心后取上清液,用 GC - FID 分析,采用 0.1 mg/mL 的甲基苯丙胺标准工作液作为定量参照。

样品制备: ① 外标法: 根据预分析含量范围,平行称取样品 6 份,加入 10 mL 甲醇振荡使其溶解,离心后取上清液,用 GC - FID 分析。② 内标法: 平行称取样品 2 份各约 30 mg,加入 0.1 mg/mL 内标溶液(正十烷)60 mL,充分振荡,离心后用 GC - FID 分析。采用标准工作曲线进行定量计算。如样品溶液中目标物浓度低于 0.01 mg/mL 时,可适当增加样品称量质量 2~10 倍。

参考条件: 检测器: FID;色谱柱: DB - 5 柱(30 m×0.25 mm×0.25 μm)或其他等效柱;柱温程序: 初始温度 80℃,以 10℃/min 升温至 200℃,以 40℃/min 升温至 280℃,保持 3 min;进样口温度: 280℃;检测器温度: 300℃;载气: 高纯氮气(N_2);分流比: 20 : 1;柱流速(恒流): 1 mL/min。

结果计算: 外标法以 6 份(5 份)样品含量测定的平均值作为含量结果。内标法以两个平行测定的平均值作为含量结果,相对相差 RD 不超过 10%。

3. 液相色谱法

参考方法[1]:

色谱条件: 色谱柱: Atlantis dC_{18} 柱(20 mm×2.1 mm×3 μm);流动相为乙腈和甲酸胺缓冲液(pH 3),梯度洗脱程序: 0~2 min,0%~10% A;2~3.5 min,10% A;3.5~4.5 min,10%~100% A;4.5~5 min,100%~0% A。流速: 500 μL/min。

质谱条件: 离子源: 电喷雾电离-正离子模式(ESI+);检测方式: 多反应监测(MRM);碰撞池为氩气,压力: 3×10^{-6}bar;毛细管电压: 3 kV;源温度: 130℃;解离温度 400℃。其他质谱参数见表 15 - 3。

表 15 - 3 苯丙胺类毒品分析的质谱参数

名 称	前体离子(m/z)	子离子(m/z)	锥孔电压(V)	碰撞能量(eV)
苯丙胺	135.9	90.6,118.9	15	15,10
甲基苯丙胺	150.1	90.6,119.1	20	15,10
MDMA	194.2	104.5,163	20	22,12
MDA	180.1	104.7,163.1	15	22,10
MBDB	208.2	134.8,176.9	20	20,10

四、可卡因

可卡因属中枢神经兴奋剂，可导致很强的精神依赖，西方国家流行较盛，但近年来，我国也出现可卡因毒品案件。

可卡因制剂的性状因产地、制备工艺、销售渠道等不同而有较大差异。常见的可卡因类毒品包括古柯叶、古柯茶、古柯膏以及可卡因。古柯膏为粗制可卡因，是古柯叶的提取物，外观呈奶白色或米白色粉末，有特殊气味。将古柯膏进一步处理并制成生物碱的盐，即为可卡因毒品，为白色粉末。在美国称为“crack”的可卡因为其游离碱，是由盐酸可卡因溶于水中，然后调碱性后生成的沉淀物。

可卡因类毒品的检测方法有化学反应、气相色谱/质谱联用法、液相色谱/质谱联用法等。

1. 化学反应

可卡因毒品可采用硫氰酸钴试验（cobalt thiocyanate test）进行筛选。参考方法：将1 g 硫氰酸钴溶于49 mL 蒸馏水和50 mL 甘油中配制成硫氰酸钴试剂。将少量检材置于点滴板中，加入 5 滴硫氰酸钴试剂，振摇。然后再加入 2 滴浓盐酸，振摇，出现亮蓝色沉淀或颗粒为可卡因、可卡因碱。

2. 气相色谱-质谱法/气相色谱法

（1）定性分析参考方法（GA/T 1008.4－2013）

样品制备：样品充分研磨混匀，称取约 10 mg，加入 10 mL 甲醇，密封并振荡10 min，离心后取上清液，用 GC－MS 分析。如果样品溶液中目标物浓度过低，可适当增加样品称量重量 2~10 倍。同时用 GC－MS 分析 0.01 mg/mL 的可卡因标准溶液进行质量控制。

参考条件：离子源：EI；质量范围：40~500 amu；采集方式：全扫描（Scan）；色谱柱：DB－5MS 柱（30 m×0.25 mm×0.25 μm）或其他等效柱；柱温程序：初始温度60℃，以 15℃/min 升温至 280℃，保持 15 min；进样口温度：280℃；传输线温度：250℃；离子源温度：230℃；分流比：20∶1；载气：高纯氦气；分流比：20∶1；柱流速（恒流）：1 mL/min。可卡因的特征离子 m/z 为：82（100）、303、182；苯甲酰爱康宁的特征离子 m/z 为：124（100）、289、168；甲基爱康宁的特征离子 m/z 为：82（100）、199、168。

（2）定量分析参考方法（GA/T 1008.4－2013）

含量范围预分析：预分析的目的在于计算准确定量分析时所用样品的称量质量，从而保证准确定量时样品溶液中目标物的最终浓度尽可能接近所使用标准工作液的浓度。称量约 10 mg 样品置于带盖试管中，加入 10 mL 甲醇振荡使其溶解，离心后取上清液，用 GC－FID 分析，采用 0.1 mg/mL 的可卡因标准工作液作为定量参照。

样品制备：① 外标法：根据预分析含量范围，平行称取样品 6 份，加入 10 mL 甲醇振荡使其溶解，离心后取上清液，用 GC－FID 分析。② 内标法：平行称取样品 2 份各约 30 mg，加入 0.1 mg/mL 内标溶液（苯海拉明）30 mL，充分振荡，离心后用 GC－FID 分析。采用标准工作曲线进行定量计算。如样品溶液中目标物浓度低于 0.01 mg/mL 时，可适当增加样品称量质量 2～10 倍。

参考条件：检测器：FID；色谱柱：DB－5 柱（30 m×0.25 mm×0.25 μm）或其他等效柱；柱温程序：初始温度 90℃，以 15℃/min 升温至 300℃，保持 15 min；进样口温度：280℃；检测器温度：300℃；载气：高纯氮气（N_2）；分流比：20∶1；柱流速（恒流）：1 mL/min。

结果计算：外标法以 6 份（5 份）样品含量测定的平均值作为含量结果。内标法以两个平行测定的平均值作为含量结果，相对相差 RD 不超过 10%。

3. 液相色谱-质谱法/液相色谱法

（1）定性分析参考方法（GA/T 1645－2019）

样品制备：称取样品约 10 mg 于具盖离心管中，加入 10 mL 甲醇，密封并振荡 10 min，6 000 r/min 离心 5 min，离心后取出适量上清液稀释，用 0.22 μm 的有机系微孔滤膜过滤，用 LC－MS 分析。

参考条件：色谱柱：poroshel 120 C_{18}（3.0 mm×50 mm×2.7 μm）或其他等效柱；流动相：A：0.2%甲酸溶液，B：甲醇；梯度程序：0～3 min，70%～40% A；3～3.01 min，40%～5% A；3.01～3.5 min，5% A；流速：0.3 mL/min；离子源：电喷雾离子源；扫描方式：正离子模式；毛细管电压：4 000 V；干燥气：10 L/min；干燥气温度：350℃；雾化气：25 psi；后处理时间（平衡时间）：3.5 min；后处理流速：0.4 mL/min。可卡因的离子对 m/z 为 304.2>182.0 和 304.2>150.0；Fragmentor 电压（V）为 115；碰撞能量（eV）分别为 19、26。

（2）定量分析参考方法（GA/T 1645－2019）

标准工作曲线：分别用外标法和内标法制成线性范围为 0.005～0.5 mg/mL 的可卡因标准工作曲线。以 0.01 mg/mL 和 0.5 mg/mL 为监测样品，每个监测样品分析 10 次，计算可卡因峰面积的平均值及标准偏差（SD）。监测样品的结果在平均值±3 SD 之间，标准工作曲线有效；监测样品的结果超出平均值±3 SD，应重新绘制标准工作曲线。

样品制备：① 外标法：平行称取样品 2 份各约 10 mg 于具盖离心管中（如需提供定量结果的不确定度，则平行称取样品 6 份），加入 10 mL 甲醇，密封并振荡 10 min，6 000 r/min 离心 5 min，离心后取出适量上清液稀释，用 0.22 μm 的有机系微孔滤膜过滤，供 LC－DAD 或 LC－UV 分析。用标准工作曲线计算含量，并计算双样相对相差 RD。② 内标法：平行称取样品 2 份各约 10 mg 于具盖离心管中，加入 10 mL 甲醇，充分振荡，离心后移取上清液 500 μL 于 1 mL 容量瓶中，向容量瓶中加入 0.5 mg/mL 二苄胺内标溶液 100 μL，用甲醇定容至刻度，振荡均匀后用 0.22 μm 有机系微孔滤膜过滤，供 LC－DAD 或 LC－UV 分析。

参考条件：检测器：二极管阵列或可变波长紫外检测器；色谱柱：ODS，(150 mm×4.6 mm×5 μm)；柱温：40℃；流动相：A：磷酸缓冲液(36 mmol/L，0.25%三乙胺 V/V)，B：乙腈；梯度程序：0～7 min，87%～83.5% A；7～20 min，83.5% A；流速：1.0 mL/min；检测波长：220 nm，带宽：4 mm。

结果计算：以 2 份样品含量测定的平均值作为含量结果，相对相差(RD)不超过 10%。

五、大麻毒品

大麻具有独特的精神活性作用，在欧美等国家滥用较为普遍，我国在娱乐场所等也有滥用大麻的现象。大麻为天然植物，其中起精神活性作用的为四氢大麻酚(THC)，其他主要成分还包括大麻二酚(CBD)和大麻酚(CBN)。工业大麻是指四氢大麻酚含量低于 0.3%(干物质重量百分比)的大麻属原植物及其提取产品。工业大麻花叶加工提取的四氢大麻酚含量高于 0.3%的产品，适用毒品管制的法律、法规。大麻类毒品包括大麻植物、大麻草、大麻脂和大麻油等形式。

大麻植物。对于植物类毒品大麻的检验，一般采用在大片的植物中随机选取 30 颗植物，剪取顶部约 20 cm、带有花和果实的部分，放入纸袋。若仅是鉴别，随机选取几棵植物即可。样品在送实验室前最好晾干以防止大麻酚类的降解。

大麻草。大麻草由大麻植株包括茎、花、叶子和种子等晾干后压制而成，THC 含量一般在 0.25%～8%范围。大麻草类毒品种类很多，如成捆的植物、干花、香袋、茶包等，如果外观一致，样品容量大时可抽取 30 个单位样品，少于 30 个则合在一起作为样本。大的枝干可弃去，植物顶端的花、种子等保留。潮湿的样本需要纸袋包装，干的样本可以塑料袋包装。潮湿的样本可自然晾干或者 70℃烘干，水分在植物中占 8%～13%。干的样本需切割、粉碎、过筛(筛孔直径 1 mm)。

大麻酯。大麻酯是用大麻的果实和花顶部经压搓后渗出的树脂制成，其 THC 含量一般在 4%～12%范围。大麻酯可整块作为样本，需要抽样时则在不同部位提取。由于大麻酯块的表层易于氧化，故通常需要提取较深层、新鲜的样本。大麻酯一般黏韧，可将其浸入液氮中冷冻碾磨。

大麻油。大麻油是大麻植物或大麻脂的有机溶剂提取浓缩物，THC 含量一般在 20%～60%范围。大麻油混匀后抽取分析所需样品。

大麻毒品的鉴定方法有化学反应、气相色谱/质谱联用法、液相色谱/质谱联用法等。鉴定结果应表述为：从样品中检出四氢大麻酚、大麻二酚、大麻酚成分，其中四氢大麻酚含量为××.×%。

1. 化学反应

大麻毒品可采用快蓝 B 盐试验(Duquenois - Levine)进行筛选。参考方法：取少量可疑样品置于试管中，加少量快蓝 B 盐试剂(快蓝 B 和无水硫酸钠 1∶100 固体混合)混匀后，加 1 mL 氯仿，振摇后观察颜色变化，再加 0.1 mol/L NaOH 溶液 1 mL 摇匀，下层(氯仿层)出现红紫色可能含有大麻类毒品。

大麻中各成分出现的颜色不同，四氢大麻酚为红色；大麻酚为紫色；大麻二酚为橘红色。通常大麻样品均为混合物，其综合色为红紫色，上层颜色变化可忽略。

2. 气相色谱-质谱法/气相色谱法

(1) 定性分析参考方法(GA/T 1008.3 - 2013)

样品制备：样品充分研磨混匀，称取约 10 mg，加入 10 mL 甲醇，密封并浸泡 30 min，离心后取上清液，用 GC - MS 分析。如果样品溶液中目标物浓度过低，可适当增加样品称量重量 2~10 倍。同时用 GC - MS 分析 0.005 mg/mL 的四氢大麻酚标准溶液、0.005 mg/mL 的大麻酚标准溶液、0.005 mg/mL 的大麻二酚标准溶液进行质量控制。

参考条件：离子源：EI；质量范围：40~500 amu；采集方式：全扫描(Scan)；色谱柱：DB - 5MS 柱(30 m×0.25 mm×0.25 μm)或其他等效柱；柱温程序：初始温度 60℃，以 15℃/min 升温至 280℃，保持 15 min；进样口温度：280℃；传输线温度：250℃；离子源温度：230℃；载气：高纯氦气；分流比：20∶1；柱流速(恒流)：1 mL/min。四氢大麻酚的特征离子 m/z 为：299(100)、314、271；大麻二酚特征离子 m/z 为：231(100)、314、246；大麻酚的特征离子 m/z 为：295(100)、310、238。

(2) 定量分析参考方法(GA/T 1008.3 - 2013)

含量范围预分析：预分析的目的在于要对样品中四氢大麻酚的含量进行初测，以计算准确定量分析时所用样品的称量重量，从而保证准确定量时样品溶液中目标物的最终浓度尽可能接近所使用标准工作液的浓度。称量约 10 mg 样品置于带盖试管中，加入 10 mL 甲醇，密封并浸泡 30 min，超声提取 10 min，离心后取上清液，用 GC - FID 分析，采用 0.05 mg/mL 的四氢大麻酚标准工作液作为定量参照。

样品制备：① 外标法：根据预分析含量范围，平行称取样品 6 份，加入 10 mL 甲醇，密封并浸泡 30 min，超声提取 10 min，离心后取上清液，用 GC - FID 分析。② 内标法：平行称取样品 2 份各约 30 mg，超声提取 10 min，离心后取上清液 100 μL于自动进样小瓶中，加入 0.5 mg/mL 内标溶液(三下胺)100 μL，甲醇 800 μL，振荡溶解后用 GC - FID 分析。采用线性范围为 0.005~0.08 mg/mL 的四氢大麻酚标准工作曲线计算。

参考条件：检测器：FID；色谱柱：DB - 5 柱(30 m×0.25 mm×0.25 μm)或其他等效柱；柱温程序：初始温度 200℃，保持 2 min；以 10℃/min 升温至 240℃，保持 18 min；以 20℃/min 升温至 280℃，保持 2 min；进样口温度：280℃；检测器温度：

300℃;载气:高纯氮气(N_2);分流比:20∶1;柱流速(恒流):1 mL/min。

结果计算:外标法以6份(5份)样品含量测定的平均值作为含量结果。内标法以两个平行测定的平均值作为含量结果,相对相差RD不超过10%。

3. 液相色谱-质谱联用法/液相色谱法

(1) 定性分析参考方法(GA/T 1642-2019)

样品制备:称取样品约10 mg于具盖离心管中,加入10 mL甲醇,密封并振荡10 min,6 000 r/min离心5 min,离心后取出适量上清液稀释,用0.22 μm的有机系微孔滤膜过滤,供LC-MS分析。

参考条件:色谱柱:poroshel 120 C_{18}(3.0 mm×50 mm×2.7 μm)或其他等效柱;流动相:A:(20 mmol/L甲酸铵-0.6%甲酸溶液),B:甲醇;梯度程序:0~5 min,30%~5% A;5~6.5 min,5% A;流速:0.3 mL/min;离子源:电喷雾离子源;扫描方式:正离子模式;毛细管电压:4 000 V;干燥气:10 L/min;干燥气温度:350℃;雾化气:25 psi;后处理时间(平衡时间):3.5 min;后处理流速:0.4 mL/min。其他质谱参数见表15-4。

表15-4 大麻分析的质谱参数

化合物	前体离子(m/z)	碎片离子(m/z)	Fragmentor电压(V)	碰撞能量(eV)
四氢大麻酚	315.2	193.1	125	23
		125		23
大麻酚	311.2	223.1	125	21
		293.1		21
大麻二酚	315.2	193.1	125	23
		135.0		23

(2) 定量分析参考方法(GA/T 1642-2019)

标准工作曲线:分别用外标法和内标法制成线性范围为0.001~0.05 mg/mL的四氢大麻酚标准工作曲线。以0.005 mg/mL和0.05 mg/mL为监测样品,每个监测样品分析10次,计算四氢大麻酚面积的平均值及标准偏差(SD)。监测样品的结果在平均值±3 SD之间,标准工作曲线有效;监测样品的结果超出平均值±3 SD,应重新绘制标准工作曲线。

样品制备:① 外标法:平行称取样品2份各约10 mg于具盖离心管中(如需提供定量结果的不确定度,则平行称取样品6份),加入10 mL甲醇,密封并振荡10 min,6 000 r/min离心5 min,离心后取出适量上清液稀释,用0.22 μm的有机系微孔滤膜过滤,供LC-DAD或LC-UV分析。用标准工作曲线计算含量,并计算双样相对相差RD。② 内标法:平行称取样品2份各约10 mg于具盖离心管中,加入10 mL甲醇,充分振荡,离心后移取上清液100 μL于1 mL容量瓶中,向容量瓶中加入 0.1 mg/mL 蒽内标溶液 100 μL,用甲醇定容至刻度,振荡均匀后用 0.22 μm 有机系微孔滤膜过滤,供 LC－DAD 或 LC－UV 分析。

参考条件:检测器:二极管阵列或可变波长紫外检测器;色谱柱:ODS,(150 mm×4.6 mm×5 μm);柱温:35℃;流动相:A:水,B:乙腈;梯度程序:0～13 min,30%～4% A;流速:1.0 mL/min;检测波长:210 nm,带宽:4 mm。

结果计算:以 2 份样品含量测定的平均值作为含量结果,相对相差(RD)不超过 10%。

六、易制毒化学品

易制毒化学品,是指国家规定管制的可用于制造麻醉药品和精神药品的化学原料及配剂。我国对于易制毒化学品管制也形成了基本的法律规范体系。1997 年《中华人民共和国刑法》分则针对易制毒化学品规定了“非法买卖制毒物品罪和走私制毒物品罪”两项罪名,为打击易制毒化学品犯罪提供了法律依据。2007 年全国人大常委会颁布的《中华人民共和国禁毒法》原则性地规定了易制毒化学品的管理制度。国务院于 2005 年出台了《易制毒化学品管理条例》,对易制毒化学品施行分级管理和许可证制度。其将易制毒化学品分为三类。第一类是可以用于制毒的主要原料,第二类和第三类是可以用于制毒的化学配剂。从易制毒化学品的基本概念和主要分类来看,能够纳入易制毒化学品管制范畴的物质,首要条件是化学品。由于这些化学品容易被制成毒品,为了打击毒品犯罪,遏制毒品对国家和人民的侵害,国家将其统称为易制毒化学品,并进行严格管理,我国目前的易制毒化学品分类和品种目录见表 15－5。

表 15－5 我国易制毒化学品的分类和品种目录

第一类
1－苯基－2－丙酮
3,4－亚甲基二氧苯基－2－丙酮
胡椒醛
黄樟素
黄樟油
异黄樟素
N－乙酰邻氨基苯酸
邻氨基苯甲酸
麦角酸*
麦角胺*
麦角新碱*
麻黄素、伪麻黄素、消旋麻黄素、去甲麻黄素、甲基麻黄素、麻黄浸膏、麻黄浸膏粉等麻黄素类物质*
羟亚胺
邻氯苯基环戊酮
1－苯基－2－溴－1－丙酮
3－氧－2－苯基丁腈
N－苯乙基－4－哌啶酮
4－苯胺基－N－苯乙基哌啶
N－甲基－1－苯基－1－氯－2－丙胺
第二类
苯乙酸
醋酸酐
三氯甲烷
乙醚
哌啶
溴素
1－苯基－1－丙酮

续 表

第 三 类	第 三 类
甲苯 丙酮 甲基乙基酮	高锰酸钾 硫酸 盐酸

① 第一类、第二类所列物质可能存在的盐类，也纳入管制。
② 带有 * 标记的品种为第一类中的药品类易制毒化学品，第一类中的药品类易制毒化学品包括原料药及其单方制剂。

由于易制毒化学品检测的特殊性，常常需要在现场得到检测结果，因此快速检测是易制毒化学品检测的基本原则。便携式激光拉曼光谱以其自身特点超越了其他一些便携式技术，其对样品的非接触性、非破坏性，大样本量测试，无需制备样品等为公安、司法部门鉴定工作提供了便利[2]。近年来，随着显微拉曼、共焦技术、表面拉曼增强等技术的发展和完善，拉曼技术已被广泛运用于易制毒化学品的检测。

此外，根据易制毒化学品的化学性质，可采用不同的化学反应进行快速筛查。联合国禁毒署、我国公安部禁毒局等都配置有易制毒化学品现场检验箱，提供给执法人员在现场进行快速检验。如根据易制毒化学品的物理及化学性质，利用显色反应，对联合国公约严格管制的易制毒化学品以及“金三角”地区制造毒品使用量较大的氯化铵、氯化亚砜、氯化钯、硫酸钡、醋酸钠及三氯甲烷等化学品进行快速定性预检测(表 15－6)，简便易行，具有可操作性[3]。现场快速筛查结果必须经实验室的色谱-质谱法等进一步确认。

表 15－6 28 种易制毒化学品的快速检测方法

检测样品	反应过程		结 果	说 明	基本原理
	试剂 1	试剂 2			
醋酸酐	盐酸羟胺-氢氧化钠水溶液	三氯化铁-盐酸水溶液	清澈深红色液		异羟肟酸铁显色反应
乙醚	水	浓硫酸	清澈透明液	加硫酸后振荡	水中不溶解分层，加酸后溶解不分层
三氯甲烷	水	碘-丙酮溶液	桃红色液	加碘-丙酮液后振荡	水中分层，氯仿作为丙酮的有机萃取剂和溶质发生特殊颜色反应
麻黄素和伪麻黄素	硫酸铜水溶液	氢氧化钠水溶液	蓝紫色液		生成蓝紫色络合物
丙酮和丁酮	水	2,4－二硝基苯肼-浓硫酸液	橘黄色沉淀	在水中溶解	与 2,4－二硝基苯肼等发生亲核反应，生成复合物
氯化铵	水	硝酸银-硝酸溶液	白色沉淀		氯离子沉淀反应

续 表

检测样品	反应过程		结 果	说 明	基本原理
	试剂1	试剂2			
盐酸	pH试纸	硝酸银-硝酸溶液	白色沉淀	pH试纸显红色	强酸性,氯离子沉淀反应
硫酸	pH试纸	氯化钡水溶液	白色沉淀	pH试纸显红色	强酸性,$BaSO_4$沉淀反应
氯化钯	水	水杨醛肟-乙醇溶液	黄色沉淀	加水后呈深棕色液	生成络合物显色
氯化亚砜	水	硝酸银-硝酸溶液	白色沉淀	加入水后产生气泡	遇水分解,生成SO_2气体和Cl^-,氯离子沉淀反应
硫酸钡	水	稀硫酸溶液	白色固体均不溶解	加水和硫酸后振荡	硫酸钡遇水和稀酸均不溶解
醋酸钠	盐酸羟胺-氢氧化钠水溶液	氯化铁-盐酸水溶液	深红色清澈溶液		异羟肟酸铁显色反应
甲苯	95%乙醇	甲醛-浓硫酸溶液	深色渣状物	先由浅黄色变成深红色(絮状)	硫酸甲醛溶液显色反应
高锰酸钾	水	苯酚-水溶液	固体渣状物	加苯酚-水溶液,振荡	发生氧化还原反应,生成二氧化锰固体
胡椒醛	95%乙醇	没食子酸-乙醇溶液	深翠绿色液		缩合反应显色
苯乙酸	95%乙醇	浓硫酸	白色沉淀		缩合反应
1-苯基-2-丙酮	碘-丙酮溶液	甲醛-浓硫酸溶液	黄色沉淀		碘仿反应及硫酸甲醛显色反应
黄樟脑和异黄樟脑	95%乙醇	溴水	无色液	加溴水后溴水褪色	不饱和双键和溴水发生加成反应
3,4-亚甲基二氧苯基-2-丙酮	水	2,4-二硝基苯肼-浓硫酸溶液	黄色沉淀	加2,4-二硝基苯肼-浓硫酸溶液后振荡	与2,4-二硝基苯肼等发生亲核反应,生成复合物
N-乙酰邻氨基苯甲酸和邻氨基苯甲酸	水	钒酸铵-浓硫酸溶液	深红橙色液		Mandelin试剂显色反应
麦角新碱	95%乙醇	对二甲氨基苯甲醛	深棕色液		缩合脱水反应显色
麦角胺	95%乙醇	对二甲氨基苯甲醛	淡棕色液		缩合脱水反应显色
麦角酸	稀盐酸溶液	对二甲氨基苯甲醛	深蓝色溶液		缩合脱水反应显色
哌啶及其盐	pH试纸	硫氰酸钴水溶液	鲜绿色液	pH试纸呈深蓝色	强碱性,生成络合物显色

易制毒化学品中除了无机物,有机化合物分析方法有液相色谱法、气/液质联用法、红外光谱法、质谱技术等,但目前尚无标准方法。实验室自建方法后应参照《法医毒物分析方法验证通则》(SF/T 0063－2020)进行方法验证,实际案件定性时参照《法医毒物有机质谱定性分析通则》(SF/Z JD0107019－2018)。这里仅介绍常见的几种鉴定方法。

1. 麻黄碱等13种易制毒化学品[4]

样品制备:取研磨均匀的固体或液体样品适量,均匀地铺展在ATR窗口的上表面,固体样品须压紧使紧密接触。

参考条件:采集全反射光谱。波数范围4 000~650 cm^{-1},分辨率4 cm^{-1},采样次数16次。麻黄碱等13种易制毒化学品特征吸收峰见表15－7。

表15－7 13种易制毒化学品的红外光谱特征吸收峰

化合物名称	英文名	特征吸收峰
麻黄碱	ephedrine	2 469,1 591,1 354,1 241,1 049,992,752,699
伪麻黄碱	pseudoephedrine	1 455,1 374,1 335,1 036,1 007,905,761,701
氯代麻黄碱	1－chloro－N－methyl－1－phenylpropan－2－amine	2 476,1 379,1 331,1 239,1 051,825,710,693
1－苯基－2－丙酮	1－phenylpropan－2－one	1 712,1 496,1 454,1 357,1 228,1 157,730(±5),696
3,4－亚甲基二氧苯基－2－丙酮	3,4－methylenedioxyphenylpropan－2－one	1 708,1 488,1 443,1 355,1 244(±5),1 158,1 035(±5),924
胡椒醛	piperonal	1 599,1 494,1 448,1 095,1 036,927,813,786
N－乙酰邻氨基苯酸	N－acetylanthranilic acid	1 607,1 583,1 452,1 297,1 163,964,788,698
邻氨基苯甲酸	anthranilic acid	1 583,1 485(±5),1 416(±5),1 298,1 162(±5),1 112(±5),701,660
3－氧－2－苯基丁腈	3－oxo－2－phenylbutanenitrile	2 214,1 496,1 388,1 361,1 335,1 304,1 280,686
1－苯基－2－溴－1－丙酮	2－bromo－1－phenylpropan－1－one	1 682(±5),1 448,1 344,1 235(±5),948,795,705,684
N－苯乙基－4－哌啶酮	N－phenethyl－4－piperidone	1 714,1 357,1 230,1 092,1 009,752,707,699
4－苯氨基－N－苯乙基哌啶	4－anilino－N－phenethylpiperidine	1 600,1 495,1 318,1 268,1 094,981,745,695
1－苯基－1－丙酮	1－phenylpropan－1－one	1 684(4－5),1 449,1 351,1 218,1 180,951,743,689

结果计算：以全部特征吸收峰均检出为阳性检出的依据，152 份麻黄碱样品的阳性检出率为 98.7%。

2. 麻黄碱、伪麻黄碱、(1R,2S)-β-氯代甲基苯丙胺碱型、(1S,2S)-β-氯代甲基苯丙胺[5]

样品制备：样品溶于甲醇，配制成所需浓度溶液，0.22 μm 滤膜过滤后供分析。标准溶液配制：精密称取麻黄碱、伪麻黄碱、(1R,2S)-β-氯代甲基苯丙胺碱型、(1S,2S)-β-氯代甲基苯丙胺盐酸盐对照品适量[含麻黄碱、伪麻黄碱、(1R,2S)-β-氯代甲基苯丙胺碱型、(1S,2S)-β-氯代甲基苯丙胺碱型 25 mg]，分别置于 10 mL 容量瓶中，加入甲醇溶解并稀释至刻度，成分混匀，配制成浓度为 2.5 mg/mL 的储备液。实验时按所需浓度稀释使用。

（1）气相色谱-质谱法

参考条件：离子源：EI；质量范围：m/z 35~500；采集方式：全扫描（Scan）；色谱柱：DB-35MS 柱（30 m×0.25 mm×0.25 μm）；柱温程序：初始温度 125℃，保持 15 min；以5℃/min 升温至 140℃，再以 40℃/min 升温至 300℃，保持 3 min；进样口温度：280℃；接口温度：250℃；离子源温度：230℃；分流比：20∶1；载气：高纯氦气；柱流速（恒流）：1 mL/min。

麻黄碱、伪麻黄碱可基线分离，麻黄碱的保留时间为 12.69 min，伪麻黄碱的保留时间为 13.07 min，最低检测限为 4.0 μg/mL。β-氯代甲基苯丙胺稳定性较低，在气相色谱-质谱法的进样口易因高温转化，因此，气相色谱-质谱法不适用于检测（1R,2S）-β-氯代甲基苯丙胺碱型、（1S,2S）-β-氯代甲基苯丙胺。

（2）液相色谱-质谱法

参考条件：色谱柱：ACQUITY UPLC CSH C_{18}（50 mm×2.1 mm×1.7 μm）；流动相：A 为 0.1%甲酸水溶液，B 为乙腈；流速：0.4 mL/min；梯度程序：0~1.5 min，98% A；1.5~6.5 min，10% A；6.5~9.4 min，10% A；9.4~9.5 min，98% A；9.5~12.0 min，98% A。离子源：DuoSpray 离子源；扫描方式：正离子模式；离子源温度：600℃；喷雾电压：5 500 V；雾化气：50 psi；辅助加热气：50 psi；气帘气：30 psi；去簇电压：80 V。TOF 全扫描模式，扫描范围：m/z 100~1 000；子离子扫描模式，前体离子质量 166.122 6 和 184.088 8，碰撞能量 35±15 V，扫描范围：m/z 50~800。麻黄碱、伪麻黄碱、(1R,2S)-β-氯代甲基苯丙胺碱型和(1S,2S)-β-氯代甲基苯丙胺的保留时间分别为1.54 min、1.71 min、2.82 min 和 2.95 min。麻黄碱、伪麻黄碱的检出限为 0.3 ng/mL；（1R,2S）-β-氯代甲基苯丙胺碱型和（1S,2S）-β-氯代甲基苯丙胺的检出限为 1.0 ng/mL。

3. 1-苯基-2-溴-1-丙酮（又名：α-溴代苯丙酮）[6]

样品制备：准确称取可疑样品 10 mg，加入 1 mL 甲醇定容，再用内标工作液

（正癸烷 20 μg/mL）稀释 100 倍后供 GC－MS 定性分析，确证为 1－苯基－2－溴－1－丙酮后再用 HPLC 方法进行定量分析。

（1）气相色谱－质谱法

参考条件：色谱柱：DB－5MS 柱（30 m×0.25 mm×0.25 μm）；载气：氦气；恒流：1 mL/min；进样口温度：250℃；传输线温度：280℃；升温程序：初温 60℃，保持1.5 min，再以 25℃/min 升温至 280℃，保持 10 min；进样量：1.0 μL；分流比为 20∶1。MS 条件：EI，70 eV；离子源温度：220℃；四极杆温度：150℃；扫描方式：SCAN。1－苯基－2－溴－1－丙酮的保留时间为 7.201 min，特征碎片离子 *m/z* 51，77，105；内标正癸烷的保留时间为 4.543 min，特征碎片离子 *m/z* 57，71，85。1－苯基－2－溴－1－丙酮检出限为 0.1 μg/mL。

（2）液相色谱法

参考条件：色谱柱：AcclaimTM 120 C_{18} 柱（4.6 mm×250 mm×5 μm），柱温：30℃；流动相：乙腈∶水（70∶30）；检测波长：210 nm；流速：1.0 mL/min；进样量：10 μL。1－苯基－2－溴－1－丙酮的保留时间为 6.113 min，定量限为 0.2 μg/mL。

4. 羟亚胺[7]

样品制备：精密称取盐酸羟亚胺对照品 5 mg 于 5 mL 容量瓶中，溶于少量甲醇并加甲醇稀释至刻度，得浓度为 1 mg/mL 的标准溶液。检材用少量甲醇溶解，振荡，离心，取上清液。

气相色谱－质谱法

参考条件：GC 条件：DB－5 MS 柱（30 m×0.25 mm×0.25 μm）；进样口温度：250℃；柱温：初温 160℃，以 10℃/min 升至 280℃，保持 3 min；载气：He；进样量：1.0 μL；分流比为 20∶1。

MS 条件：EI 源，70 eV；离子源温度：230℃；接口温度：280℃；四极杆温度：150℃；电子倍增器电压：1 106 V；质量扫描：*m/z* 50～550；扫描方式：SCAN。羟亚胺的保留时间为 5.370 min，分子离子峰 *m/z* 237，基峰 *m/z* 152，主要特征峰 *m/z* 为 152，138，180。应注意羟亚胺和氯胺酮分子离子峰相同，主要特征峰相似，但色谱保留时间不同，且基峰也不同。

5. N－苯乙基－4－哌啶酮（NPP）、4－苯胺基－N－苯乙基哌啶（4－ANPP）[8]

样品制备：分别称取 NPP 和 4－ANPP 对照品各适量，用甲醇溶解，摇匀，配制成 1 mg/mL 的溶液，再用 0.1%甲酸水溶液稀释至 1 μg/mL，离心，取上清液。

（1）气相色谱－质谱法

参考条件：GC 条件：色谱柱：DB－5MS 柱（30 m×0.25 mm×0.25 μm）；柱温：初温 60℃，以 20℃/min 升至 280℃，保持 20 min，再以 10℃/min 升至 300℃，保持 10 min；载气：He；流速：1 mL/min；分流比 20∶1；溶剂延迟 3 min；进样口温度：280℃。

MS条件：离子源：EI，70 eV；离子源温度：230℃；接口温度：250℃；扫描范围：*m/z* 35～500。NPP的保留时间为8.49 min，质谱碎片主要特征离子峰为：m/z 112（基峰）、84和42。4－ANPP的保留时间为12.70 min，质谱碎片主要特征离子峰为：*m/z* 146（基峰）、189、44、96、105。

（2）液相色谱-质谱法

参考条件：色谱条件：色谱柱：ACQUITY UPLC CSH C_{18}（100 mm×2.1 mm×1.7 μm），柱温：40℃；流动相：A为0.1%甲酸水溶液，B为乙腈；洗脱程序：0～1.5 min（2% B），1.5～6.5 min（2%～90% B），6.5～9.4 min（90% B），9.4～9.5 min（90%～2% B），9.5～12.0 min（2% B）；流速：0.4 mL/min，进样量：1 μL。

质谱条件：DuoSpray离子源，ESI＋模式；离子源温度：600℃；喷雾电压：5 500 V；雾化气：50 psi；辅助加热气：50 psi；气帘气：30 psi。TOF全扫描模式，去簇电压：80 V；碰撞能量：5 V；扫描范围：*m/z* 100～1 000；二级碰撞诱导解离（CID）模式，碰撞能量：35±15 V；扫描范围 *m/z* 50～1 000。NPP的保留时间1.633 min，一级质谱准分子离子峰$[M+H]^+$为 *m/z* 204.138 2，二级质谱图主要的碎片离子为 *m/z* 186.127 5、146.096 6、134.096 5、130.065 1、112.075 5、105.070 1、103.054 4、77.038 4。4－ANPP的保留时间3.702 min，一级质谱准分子离子峰$[M+H]^+$为 *m/z* 281.200 9，二级质谱主要碎片离子为 *m/z* 188.143 5、146.096 6、134.096 6、105.070 1。

第四节 毒品杂质分析

目前毒品鉴定报告的主要信息包括毒品的种类、数量和纯度的确定。毒品鉴定结果的侦查价值在2012年修订的《刑事诉讼法》中已有体现，不仅可以据此处置犯罪嫌疑人，也可进一步为侦查活动提供线索、明确方向。毒品鉴定通过挖掘、分析、研判等手段，可从毒品分析结果中"截获"众多技术情报信息，而毒品杂质分析具有此类特征，通过对毒品中的无机、有机成分的分析，并结合化学计量学等方法，能够有效挖掘毒品样品中所蕴含的多种信息，用于推断毒品的产地、包装、提纯方法甚至毒品合成所用的原料、合成路径等信息。

毒品杂质分析指的是除了对毒品主要成分的定性、定量分析外，还包括对其次要成分、痕量成分、残留溶剂、无机成分等进行分析。毒品样品多为含有多种化合物的复杂混合物，如海洛因中除含有海洛因成分外，还有在提纯、净化中引入的杂质、掺杂剂及稀释剂等，通过对这些成分的分析可对样品来源推断起到一定的辅助作用[9]。

一、海洛因毒品中杂质成分

海洛因是由吗啡衍生而来的半合成产物，而吗啡则由罂粟获得。因耕种地域和生产步骤的差异，罂粟中无机元素的组成和含量、鸦片碱的成分以及乙酰化后的相应衍生物有着显著的差别。此外，海洛因在贩运过程中还会添加稀释剂和掺假剂。这些信息组成的“化学指纹”数据库，可用于比对分析，推断海洛因或其前体物的来源地（即找出原植物种植地），或找出来源路线（即贩运链）。毒品海洛因中主要的来源推断信息（UNODC, 2009），见表 15－8～表 15－10[10]。

表 15－8　海洛因毒品中常见成分及来源

化合物	英文名称	来源类型
a. 主要和次要成分		
乙酰可待因	acetylcodeine	鸦片，可待因+乙酸酐
O^3－单乙酰吗啡	O^3－acetylmorphine	鸦片，吗啡+乙酸酐
O^6－单乙酰吗啡	O^6－acetylmorphine	海洛因水解（少量来自吗啡+乙酸酐）
可待因	codeine	鸦片
海洛因（二乙酰吗啡，双乙酰吗啡）	heroin（diacetylmorphine, diamorphine）	鸦片，吗啡+乙酸酐
吗啡	morphine	鸦片
那可汀	narcotine（noscapine）	鸦片
罂粟碱	papaverine	鸦片
蒂巴因	thebaine	鸦片
b. 痕量杂质		
（1R,9S）－1－乙酰氧基－N－乙酰－1,9－二羟－脱水去甲那碎因	（1R,9S）－1－acetoxy－N－acetyl－1,9－dihydro-anhydronornarceine	那可汀+乙酸酐
4－乙酰氧基－3,6－二甲氧－5－[2－（N－甲基－乙酰氨基）]乙基苯并菲	4－acetoxy－3,6－dimethoxy－5－[2－（N－methyl-acetamido）]ethylphenanthrene	蒂巴因+乙酸酐
4－乙酰氧基－3,6－二甲氧－8－[2－（N－甲基－乙酰氨基）]乙基苯并菲	4－acetoxy－3,6－dimethoxy－8－[2－（N－methyl-acetamido）]ethylphenanthrene	蒂巴因+乙酸酐
（E）－N－乙酰脱水去甲那碎因	（E）－N－acetylanhydronornarceine	那可汀+乙酸酐
（Z）－N－乙酰脱水去甲那碎因	（Z）－N－acetylanhydronornarceine	那可汀+乙酸酐
N－乙酰去甲劳丹素	N－acetylnorlaudanosine	去甲劳丹素+乙酸酐
N－乙酰去甲吗啡	N－acetylnormorphine	吗啡+O_2+乙酸酐+水解
N－乙酰去甲那可汀	N－acetylnornarcotine	那可汀+O_2+乙酸酐
4－O－乙酰蒂巴酚	4－O－acetylthebaol	蒂巴因+乙酸酐
去甲蒂巴因	desthebaine	蒂巴因+乙酸酐
4,6－二乙酰氧－3－甲氧－5－[2－（N－甲基－乙酰氨基）]乙基苯并菲	4,6－diacetoxy－3－methoxy－5－[2－（N－methyl-acetamido）]ethylphenanthrene	蒂巴因+乙酸酐

续 表

b. 痕量杂质		
4,6-二乙酰氧-3-甲氧-8-[2-(N-甲基-乙酰氨基)]乙基苯并菲	4,6-diacetoxy-3-methoxy-8-[2-(N-methyl-acetamido)]ethylphenanthrene	蒂巴因+乙酸酐
4,6-二乙酰氧-3-甲氧苯并菲	4,6-diacetoxy-3-methoxyphenanthrene	蒂巴因+乙酸酐
O^6-,N-二乙酰去甲可待因	O^6-,N-diacetylnorcodeine	可待因+O_2+乙酸酐
O^6-,N-二乙酰去甲吗啡	O^6-,N-diacetylnormorphine	吗啡+O_2+乙酸酐+水解
3,6-二甲氧-4,5-环氧苯并菲	3,6-dimethoxy-4,5-epoxyphenanthrene	蒂巴因+乙酸酐
氢化可塔宁	hydrocotarnine	那可汀+O_2
袂康宁	meconine	鸦片;有时为GC进样降解产物
(E)-3-[2-(N-甲乙酰氨基)乙基-4,5-亚甲二氧基-6-甲氧苯基]丙烯酸	(E)-3-[2-(N-methylacetamido)ethyl-4,5-methylendioxy-6-methoxyphenyl]acrilic acid	那可汀+乙酸酐
α-甲基次甲基吗啡	alpha-methylmorphimethine	吗啡+乙酸酐
鸦片黄碱	papaveraldine	罂粟碱+O_2
蒂巴酚	thebaol	蒂巴因+乙酸酐+水解
三乙酰去甲吗啡	triacetylnormorphine	吗啡+O_2+乙酸酐

表 15-9 海洛因毒品中常见掺假剂

掺假剂	英文名	掺假剂	英文名
乙酰水杨酸	acetylsalicylic acid	甲苯比妥	methylphenobarbitone
二烯丙巴比妥	allobarbital	烟酰胺	nicotinamide
氨基比林	aminophenazon	对乙酰氨基酚	paracetamol(acetaminophen)
安替比林	antipyrine	非那西丁	phenacetin
维生素C	ascorbic acid	苯巴比妥	phenobarbitone(phenobarbital)
巴比妥	barbital	酚酞	phenolphthalein
苯佐卡因	benzocaine	N-苯基-2-萘	N-Phenyl-2-Naphthalene
双酚A	bisphenol-A	N-苯基-2-萘胺	N-Phenyl-2-Naphthylamine
咖啡因	caffeine	普鲁卡因	procaine
氯喹	chloroquine	奎宁	quinine
可卡因	cocaine	水杨酰胺	salicylamide
地西泮	diazepam	水杨酸	salicylic acid
苯海拉明	diphenhydramine	马钱子碱	strychnine
格鲁米特	gluthetimide	茶碱	theophylline
灰黄霉素	griseofulvin	乙酰-对乙酰氨基酚	(+acetyl-paracetamol)
利多卡因	lidocaine	维生素B_1	thiamine
甲喹酮	methaqualone	甲苄噻嗪	xylazine

表 15－10 海洛因毒品中常见稀释剂

稀释剂	英文名	稀释剂	英文名
碳酸钙	calcium carbonate	苯二甲酸	phthalic acid
氯化钙	calcium chloride	氯化钾	potassium chloride
柠檬酸	citric acid	碳酸氢钠	sodium carbonate
果糖	fructose	氯化钠	sodium chloride
葡萄糖	glucose	淀粉	starch(usually corn)
甘氨酸	glycine	蔗糖	sucrose
L－艾杜糖六乙酸酯	iditol hexa-acetate	蔗糖八乙酸酯	sucrose octa-acetate
乳糖	lactose/saccharose	酒石酸	tartaric acid
甘露醇	mannitol/mannit/sorbit		

GC－MS 分析参考方法[11]：海洛因毒品中痕量酸性和碱性杂质成分一般极性较强，采用 GC－MS 分析时需要衍生化。

样品处理：30 mg 检材中加入 4 mL 石油醚/二氯甲烷(60/40)溶解，加入内标，加入 4 mL 硫酸(0.25 mol/L)，漩涡 10 min，转移上层有机相(3 mL)，氮气流下挥干。残余物中加入 250 μL BSTFA/正乙烷(50/50)，于 70℃衍生化 30 min。冷却后转移至进样小瓶。

色谱条件：DB－5MS 柱(30 m×0.25 mm×0.25 μm)，升温程序：初温 100℃(1 min)，以 6℃/min 升至 240℃，然后以 2℃/min 至 280℃，再以 6℃/min 至 320℃。进样口温度 280℃。

质谱条件：EI 源。目标物的质谱信息见表 15－11。本方法分析海洛因毒品中杂质浓度位于 10^{-7}%水平。

表 15－11 BSTFA 衍生化后海洛因毒品中痕量酸性和碱性杂质成分的质谱信息

目标物	英文名	碎片离子(丰度)
3,4－二甲氧－4,5－环氧菲	3,4－dimethoxy－4,5－epoxyphenanthrene	194(100),253(65)
蒂巴酚(O4－TMS)	thebaol(O4－TMS)	296(100),326(74)
乙酰蒂巴酚	acetylthebaol	254(100),239(73),296(35)
4－乙酰氧基－3,6－二甲氧－5－[2(NMA)]乙基菲	4－acetoxy－3,6－dimethoxy－5－[2(NMA)]ethylphenanthrene	265(100),252(75),395(40)
O^6,O^3,N－三乙酰去甲吗啡	O^6,O^3,N－triacetylnormorphine	209(100),87(95)
O^6,N－二乙酰去甲吗啡	O^6,N－diacetylnormorphine	266(100),281(61),87(54)
N－乙酰去甲老丹碱	N－acetylnorlaudanosine	234(100),192(82)
罂粟碱	papaverine	338(100),324(95),308(36)
那可汀	noscapine	220(100),205(12)
N－乙酰去甲那可汀	N－acetylnornoscapine	248(100),206(77),191(28)

续表

目标物	英文名	碎片离子(丰度)
O^6,N-二乙酰去甲可待因	O^6,N-diacetylnorcodeine	223(100),369(52),87(64)
4-乙酰氧基-3,6-二甲氧-8-[2(NMA)]乙基菲	4-acetoxy-3,6-dimethoxy-8-[2(NMA)]ethylphenanthrene	280(100),267(30),395(35)
(E)-N-乙酰酐去甲那碎因	(E)-N-acetylanhydronornarceine	382(100),193(98),455(16)
(Z)-N-乙酰酐去甲那碎因	(Z)-N-acetylanhydronornarceine	382(100),193(98),455(21)
(1R,9S)-1-乙酰氧基-N-乙酰-二氢酐去甲那碎因	(1R,9S)-1-acetoxy-N-acetyl-dihydroanhydronornarceine	280(100),252(42)

LC-MS 分析参考方法[12]：

色谱条件：Acquity UPLC BEH C_{18}柱(10 cm×2.1 mm)，初始流动相为5%乙腈，90%甲酸溶液(1%，pH 2.0)，32 min 内至流动相 21%乙腈，60%甲酸溶液(1%，pH 2.0)，恒流 0.3 mL/min。

质谱条件：ESI 正离子模式，源温度和去溶剂温度分别为 100℃和 300℃，锥孔气体流速 25 L/h，去溶剂气流速 467 L/h。碰撞气为氩气，压力 6.4×10^{-3} mbar。各目标物的质谱碎片离子信息见表 15-12。

表 15-12 海洛因毒品中杂质成分的质谱碎片离子信息

目标物	英文名	离子对(m/z)	锥孔电压	锥孔能量
吗啡	morphine	286.2>153.0	54	52
可待因	codeine	300.3>165.0	50	54
O^3-单乙酰吗啡	O^3-acetylmorphine	328.2>165.0	56	54
O^6-单乙酰吗啡	O^6-acetylmorphine	328.2>165.0	56	54
网叶番荔枝碱	reticuline	330.2>192.0	42	22
波尔定碱.	boldine	328.3>265.0	38	25
可达明	codamine	344.3>192.0	42	27
蒂巴因	thebaine	312.2>251.0	24	30
劳丹碱	laudanidine	344.3>206.0	40	22
海洛因	heroin	370.2>268.1	56	32
乙酰可待因	acetylcodeine	342.2>225.0	54	34
单乙酰网叶番荔枝碱	reticuline monoacetate	372.3>136.9	48	40
隐品碱	cryptopine	370.3>164.9	48	30
劳丹素	laudanosine	358.3>206.1	40	24
去甲劳丹碱	norlaudanosine	344.3>327.1	35	22
罂粟碱	papaverine	340.3>202.0	42	32
那可汀	noscapine	414.2>220.0	44	28
那碎因	narceine	446.3>428.2	48	25
二醋酸网叶番荔枝碱	reticuline diacetate	414.2>136.9	50	50

续 表

目标物	英文名	离子对(m/z)	锥孔电压	锥孔能量
N-3,6-三乙酰去甲吗啡	N-3,6-triacetylnormorphine	398.2>237.1	30	30
N-乙酰去甲可待因	N-acetylnorcodeine	370.2>191.1	35	40
N-乙酰去甲那可汀	N-acetylnornarcotine	442.2>382.2	25	25
3,6-二甲氧基-4-乙酰氧基-5-(N-甲乙酰氨基)-乙基菲	3,6-dimethoxy-4-acetyloxy-5-(N-methylacetamido)-ethylphenanthrene	396.2>354.2	37	15
cis-N-乙酰酐那碎因	cis-N-acetylanhydronornarceine	456.2>414.2	35	23

本方法可分析海洛因毒品中杂质浓度在 10^{-6}%水平。

从上述参考方法可见,不同样品处理过程,不同技术分析方法,检测的杂质目标物不同,故应根据各国、各地的毒品生产和流行性特点建立适用方法。

各国海洛因毒品因生成、贩运途径不同而呈现不同的特征性。如包括中国在内的东南亚地区生产的海洛因多为白色粉末,盐酸海洛因纯度在80%以上,杂质较少,几乎没有那可汀、罂粟碱成分。西南亚地区生产的海洛因则与东南亚地区明显不同,一般呈棕色粉末,海洛因碱基的纯度在40%~60%,其中含有10%~30%那可汀,2%~6%罂粟碱,5%~9%乙酰可待因。墨西哥的海洛因为黑棕至全黑色,有黏性,似沥青,海洛因的纯度为30%~60%,含有乙酰可待因1%~6%,罂粟碱0.5%~3%,那可汀1%~4%。南美的海洛因纯度极高,大于90%,为白色粉末,其中乙酰可待因约3.5%。

各国缴获的各批毒品中主成分、掺假剂、稀释剂等均可能存在差异。如公安部物证鉴定中心采用FTIR、GC-MS定性和GC-FID定量等方法对缴获的4份可疑海洛因样品进行分析。结果从1~3号可疑样品中均检出烟酰胺、对乙酰氨基酚、咖啡因、乙酰可待因、O^6-单乙酰吗啡、海洛因等成分,海洛因含量依次为48.4%、19.6%、13.40%,烟酰胺含量依次增加,但1号海洛因样品与2、3号海洛因样品的FTIR光谱图不完全一致,4号可疑样品中仅检出烟酰胺成分,可得出结论,1号样品与2、3号样品的海洛因来源不同,2、3号样品应属于同一海洛因来源,但批次不同,4号样品烟酰胺是此次缴获海洛因样品中的稀释剂[13]。

二、可卡因毒品中杂质成分

可卡因生产路线有直接提取和实验室合成两条路径。直接提取包括粗提、纯化及成盐,所涉纯化技术一是通过水解总的碱提取物后,再经甲醇酯化,后与苯甲酸反应来合成可卡因;二是通过酸提取,并经连续的重结晶。可卡因中的杂质可以从多种途径引入,如古柯植物中的共提取物,加工过程中的化学品、溶剂,包装材料等。毒品贩卖过程中,为谋取更大的利润而进行掺杂,不同国家掺杂物的种类有所不同,常见的掺杂物有左旋咪唑等。对于可卡因的来源推断,联合国禁毒署提供的信息见表15-13~表15-15(UNODC,2009)。

表15-13 可卡因毒品中常见成分及来源

化合物	英文名称	来源类型
a. 主要和次要成分		
脱水爱康宁	anhydroecgonine	GC 过程中转化
脱水爱康宁甲酯	anhydroecgonine methyl ester	GC 过程中转化
苯甲酸	benzoic acid	可卡因水解
苯甲酰爱康宁	benzoylecgonine	可卡因水解,也存在于古柯叶中
反-肉桂酸	trans-cinnamic acid	肉桂酰可卡因的水解
顺-肉桂酰爱康宁	cis-cinnamoylecgonine	肉桂酰可卡因的水解
反-肉桂酰爱康宁	trans-cinnamoylecgonine	肉桂酰可卡因的水解
肉桂酰可卡因	cinamoylcocaine	古柯叶
爱康宁	ecgonine	可卡因水解,也存在于古柯叶中
爱康宁甲酯	ecgonine methyl ester	存在于古柯叶中,也可由可卡因水解形成
N-甲酰基-可卡因	n-formyl-cocaine	氧化,不存在于古柯叶中
去甲可卡因	norcocaine	氧化,不存在于古柯叶中
b. 痕量杂质		
乙酰赖氨酸甲酯	acetoxyecgonine methyl ester	古柯叶中
N-苯甲酰去甲可卡因	N-benzoylnorcocaine	GC 上转化
苯甲酰托品碱	benzoyltropine	古柯叶中
肉桂托品可卡因	cinnamoyltropacocaine	古柯叶中
2′-呋喃甲酰基爱康宁甲酯	2′-furanoylecgonine methyl ester	古柯叶中
3′-呋喃甲酰基爱康宁甲酯	3′-furanoylecgonine methyl ester	古柯叶中
吡咯烷爱康宁甲酯	heptadienoylecgonine methyl ester	古柯叶中
己酰爱康宁甲酯	hexanoylecgonine methyl ester	古柯叶中
2′-羟基苯甲酰伪托品碱	2′-hydroxybenzoylpseudotropine	古柯叶中
1-羟基可卡因	1-hydroxycocaine	古柯叶中
3′-羟基可卡因	3′-hydroxycocaine	古柯叶中
4α-羟基可卡因	4α-hydroxycocaine	古柯叶中
4β-羟基可卡因	4β-Hydroxycocaine	古柯叶中
5-羟基可卡因	5-hydroxycocaine	古柯叶中
6-endo-羟基可卡因	6-endo-hydroxycocaine	古柯叶中
6-exo-羟基可卡因	6-exo-hydroxycocaine	古柯叶中
7-endo-羟基可卡因	7-endo-hydroxycocaine	古柯叶中
7-exo-羟基可卡因	7-exo-hydroxycocaine	古柯叶中
1-羟基托品可卡因	1-hydroxytropacocaine	古柯叶中
6-exo-羟基托品可卡因	6-exo-hydroxytropacocaine	古柯叶中
异丁酰爱康宁甲酯	isobutyroylecgonine methyl ester	古柯叶中
异戊酰爱康宁甲酯	isovaleroylecgonine methyl ester	古柯叶中

续 表

b. 痕量杂质		
烟酰爱康宁甲酯	nicotinoylecgonine methyl ester	古柯叶中
3α -苯基乙酰氧基托品烷	3α - phenylacetoxytropane	古柯叶中
伪可卡因	pseudococaine	古柯叶中
伪爱康宁	pseudoecgonine	伪可卡因水解
丙酰爱康宁甲酯	propionoylecgonine methyl ester	古柯叶中
2′-吡咯爱康宁甲酯	2′- pyrroloylecgonine methyl ester	古柯叶中
异戊烯酰基爱康宁甲酯	senecioylecgonine methyl ester	古柯叶中
巴豆酰爱康宁甲酯	tigloylecgonine methyl ester	古柯叶中
3′,4′,5′-三甲氧苯甲酰托品碱	3′,4′,5′- trimethoxybenzoyltropine	古柯叶中
3′,4′,5′-三甲氧可卡因	3′,4′,5′- trimethoxycocaine	古柯叶中
3′,4′,5′-三甲氧托品可卡因	3′,4′,5′- trimethoxytropacocaine	古柯叶中
托品可卡因	tropacocaine	古柯叶中

表 15 - 14 可卡因毒品中常见掺假剂

掺 假 剂	英 文 名	掺 假 剂	英 文 名
二烯丙巴比妥	allobarbital	MDEA	MDEA
苯丙胺	amphetamine	MDMA	MDMA
安替比林	antipyrine	美沙酮	methadone
乙酰水杨酸	aspirin	甲基苯丙胺	methamphetamine
阿托品	atropine	甲喹酮	methaqualone
苯佐卡因	benzocaine	烟酰胺	nicotinamide
苯甲酸	benzoic acid	硝西泮	nitrazepam
咖啡因	caffeine	对乙酰氨基酚	paracetamol(acetaminophen)
地西泮	diazepam	非那西丁	phenacetin
安乃近	dipyrone	苯巴比妥	phenobarbital
麻黄碱	ephedrine	吡拉西坦	piracetam
芬太尼	fentanyl	普鲁卡因	procaine
氟硝西泮	flunitrazepam	奎宁	quinine
氟西泮	flurazepam	丁卡因	tetracaine
利多卡因	lidocaine	茶碱	theophylline

表 15 - 15 可卡因毒品中常见稀释剂

稀 释 剂	英 文 名	稀 释 剂	英 文 名
维生素 C	ascorbic acid	赖氨酸	lysine
柠檬酸	citric acid	麦芽糖	maltose
果糖	fructose	甘露醇	mannitol
葡萄糖	glucose	甘露糖	mannose
肌醇	inositol	山梨糖醇	sorbitol
乳糖	lactose		

GC－MS 分析参考方法一[14]：

色谱条件：DB－1 毛细管柱（30 m×0.25 mm×0.25 μm），氦气为载气，流速 40 cm/s。柱温升温程序：初温 100℃，以 6℃/min 升温至 300℃，保持 6 min。进样口和连接线温度均为 280℃。

质谱条件：EI 源，目标物的质谱信息见表 15－16，具有爱康宁结构的同系物大多具有 *m/z* 82 的特征离子。

表 15－16　毒品可卡因中的部分杂质成分质谱信息

化合物	英文名	特征碎片离子(*m/z*)
己酰爱康宁乙酯	hexanoylecgonine ethyl ester	199*,311,82,266
3′,4′,5′-三甲氧苯甲酰爱康宁乙酯	3′,4′,5′-trimethoxybenzoylecgonine ethyl ester	196,407,82,212
古柯乙烯	cocaethylene	82,196,317,272
肉桂酰爱康宁乙酯	Cinnamoylecgonine ethyl ester	82,196,343,252
3′,4′,5′-三甲氧肉桂酰爱康宁乙酯	3′,4′,5′-trimethoxycinnamoylecgonine ethyl ester	82,196,433,252
3α－乙酰氧基托品碱	3α－acetoxytropane	124,82,183,94
N－去甲苯甲酰托品碱	N－norbenzoyltropine	110,231,80,68
去甲托品烷	nortropane	110,168,277,80
托品烷	tropane	124,291,82,140
丙酰爱康宁甲酯	propionoylecgonine methyl ester	82,182,255,92
乙酰氧爱康宁甲酯	acetoxyecgonine methyl ester	82,182,241,94
异丁酰爱康宁甲酯	isobutyroylecgonine methyl ester	82,182,269,94
异戊酰爱康宁甲酯	valeroylecgonine methyl ester	182,82,283,94
苯乙酰氧爱康宁甲酯	phenylacetoxyecgonine methyl ester	182,82,317,91

* 排序第一的为基峰离子。

本方法分析可卡因毒品中杂质浓度处于 10^{-6}%水平。

GC－MS 分析参考方法二[15]：

色谱条件：DB－5MS 毛细管柱（30 m×0.25 mm×0.25 μm）；柱温升温程序：初温 70℃，保持 2 min；以 10℃/min 升温至 300℃，保持 10 min；载气为氦气；恒定流速 1.4 mL/min；进样口温度：280℃；传输线温度：280℃。

质谱条件：EI 源，70 eV；离子源温度：230℃；四极杆温度：150℃；离子扫描范围：40～650 *m/z*。

运用该方法分析 7 批 49 个缴获的可卡因样品，发现不同批次杂质成分和含量不同，共检出 24 个杂质成分，见表 15－17。

表 15－17　可卡因检材中发现的主要杂质

编号	杂质成分		保留时间(min)	主要碎片离子(*m/z*)
1	苯甲酸甲酯	benzoic methyl ester	6.72	51,77,105
2	苯甲酸	benzoic acid	8.33	105,122,77

续 表

编号	杂质成分		保留时间(min)	主要碎片离子(m/z)
3	顺-肉桂酸	cis - cinamic acid	10.9	77,103,147
4	脱水甲基爱康宁酯	anhydroecgonine methyl ester	11.06	152,42,181
5	反-肉桂酸	trans - cinamic acid	11.41	77,103,147
6	甲基爱康宁	methylecgonine	12.16	82,96,42
7	非那西汀	phenacetin	15.11	108,137,179
8	咖啡因	caffeine	16.13	82,109,194
9	利多卡因	lidocaine	16.59	86,58,234
10	芽子碱	ecgonine	16.75	82,96,124
11	托派可卡因	tropacocaine	17.62	124,82,94
12	盐酸左旋咪唑	levamisole Hydrochloride	18.1	204,148,176
13	未知	unknown	19.59	175,132,105,91
14	N-甲酰去甲可卡因	N - formylnorcocaine	19.78	68,77,168
15	未知	unknown	20.35	103,147,174,202
16	乙基苯酞爱康宁	cocaethylene	20.24	82,105,196
17	N-苯甲酰去甲芽子碱	N - benzoylnormethylecgonine	20.75	77,105,184
18	顺-肉桂酰可卡因	cis - cinnamoylcocaine	21.51	82,96,182
19	未知	unknown	21.69	131,205,105,77
20	N-乙酰去甲可卡因	N - acetylnorcocaine	22.6	43,109,168
21	反-肉桂酰可卡因	trans - cinnamoylcocaine	22.6	82,96,182
22	苯甲酰爱康宁	benzoylecgonine	23.4	82,124,168
23	未知	unknown	24.52	77,103,124,168
24	未知	unknown	25.59	82,193,124,168

不同国家、同一国家的不同实验室缴获的可卡因毒品,其成分也存在明显差异(表 15-18),该差异特征有利于进行来源推断[10]。

表 15-18 不同实验室缴获可卡因毒品中主要成分浓度

成分	巴西(Fukushima, 2014) 样本量(N=404)		巴西(Silva Junior, 2012) 样本量(N=23)		法国(Evrard, 2010) 样本量(N=343)		卢森堡(Schneider, 2011) 样本量(N=471)	
	样本数	浓度均值	样本数	浓度均值	样本数	浓度均值	样本数	浓度均值
可卡因	403	71.3	23	72.7	343	22	471	50.6
利多卡因	25	0.7	—	—	36	11	128	1.9
苯佐卡因	19	0.6	—	—	—	—	2	7.5
咖啡因	22	0.4	—	—	62	17	81	5.1
普鲁卡因	9	0.02	—	—	—	—	22	3.1
非那西丁	—	—	5	3.8	184	54	293	24.4
左旋咪唑	—	—	—	—	—	—	246	3.3

三、大麻毒品中杂质成分

大麻与海洛因和可卡因不同,属天然作物,仅大麻酚类就达 120 多种,另还含有含氮化合物、非大麻酚类的酚类化合物、黄酮类、脂肪酸、类固醇、色素等,其中含量较高、可用于分类的成分见表 15-19。

表 15-19 用于大麻分类的化学成分

大麻酚类		其他成分	
化合物	英文名	化合物	英文名
四氢大麻酚	tetrahydrocannabinol(THC)	亚麻酸	linolenic acid
大麻二酚	cannabidiol(CBD)	十八碳四烯酸	stearidonic acid
大麻酚	cannabinol(CBN)	二十碳烯酸	eicosenoic acid
四氢大麻酚酸	tetrahydrocannabinolic acid(THCA)	维生素 E	Tocopherol
Δ8-四氢大麻酚	delta-8-tetrahydrocannabinol(delta-8-THC)		
大麻二酚酸	cannabidiolic acid(CBDA)		
四氢次大麻酚	tetrahydrocannabivarin(THV)		
大麻萜酚酸	cannabigerolic acid(CBGA)		
大麻萜酚	cannabigerol(CBG)		
大麻酚酸	cannabinolic acid(CBNA)		
大麻色烯酸	cannabichromenic acid(CBCA)		
大麻色烯	cannabichromene(CBC)		
大麻环酚酸	cannabicyclolic acid(CBLA)		
大麻环酚	cannabicyclol(CBL)		

需要关注的是 THCA 的简称。早期论著中,四氢大麻酚(THC)的体内特征代谢物四氢大麻酸(11-nor-9-carboxy-delta-9-tetrahydrocannabinol)习惯简称为 THCA。但随着寻找新型大麻特征产物研究增多,大麻叶中成分四氢大麻酚酸(tetrahydrocannabinolic acid)通常也简称为 THCA,故目前四氢大麻酸多采用 THC-COOH、11-COOH-THC 等简称以示区别。

由于产地、种类不同,一般仅根据其中 3 个主要大麻酚成分的含量特征进行分类,分析方法见第十六章。更多的信息可增加其基因型、脂肪酸、挥发油、其他大麻酚类、同位素比值等进行更准确的来源推断。但是,大麻制品属天然产物,存在同株不同部位 THC 浓度差异大等复杂性因素,故来源推断研究较为困难。

四、苯丙胺类毒品中杂质成分

苯丙胺类毒品的杂质分析和来源推断是近年来的研究重点,主成分和杂质的特征是主要的推断依据。苯丙胺类毒品中杂质种类主要与合成方法、原料、反应条件和提纯过程有关，分析甲基苯丙胺杂质种类和相对丰度可以提供合成路径的信息。

苯丙胺类毒品合成的前体物质包括苯基-2-丙酮(phenyl-2-propanone, P-2-P)、伪麻黄碱(pseuedoephedrine)、麻黄碱(ephedrine)、3,4-亚甲二氧基苯基-2-丙酮(3,4-methylenedioxyphenyl-2-propanone)、4-甲氧苯基-2-丙酮(4-methoxyphenyl-2-propanone)等。苯丙胺类兴奋剂合成的主要方法见表15-20，Leuckarat 法是应用最广泛的方法。苯丙胺、甲基苯丙胺和 MDMA 的主要合成路线见表15-20、图15-1~图15-3[16]。

表15-20 苯丙胺类毒品合成的主要方法

方法	过程
Leuckarat 法	苯基-2-丙酮与酰胺反应，再在酸性条件下脱羰基后生成苯丙胺
还原性胺化法	苯基-2-丙酮与氨气在镍-铂催化剂作用下胺化反应直接生成苯丙胺
肟化法	苯基-2-丙酮与羟氨作用生成肟，再经过催化加氢生成苯丙胺
Nagai's 法	麻黄碱或伪麻黄碱在氢碘酸和红磷的作用下脱羟基，生成甲基苯丙胺
Birch 还原法	锂在液氨中将麻黄碱或伪麻黄碱还原成甲基苯丙胺
Emde 法	加入氯化亚砜先将麻黄碱的羟基用 Cl 取代，再脱 Cl 成苯丙胺
Wacker 氧化法	黄樟素在含有四氯钯酸盐催化剂的水中被空气中的氧气氧化为醛，再还原成 MDMA
Peracid 氧化法	黄樟素在过氧酸作用下生成醇，再氧化为醛，进一步还原成 MDMA
硝基乙烯法	苯甲醛与硝化乙烷缩合脱水生成1-苯基-2-硝基丙烯，再加氢还原成苯丙胺

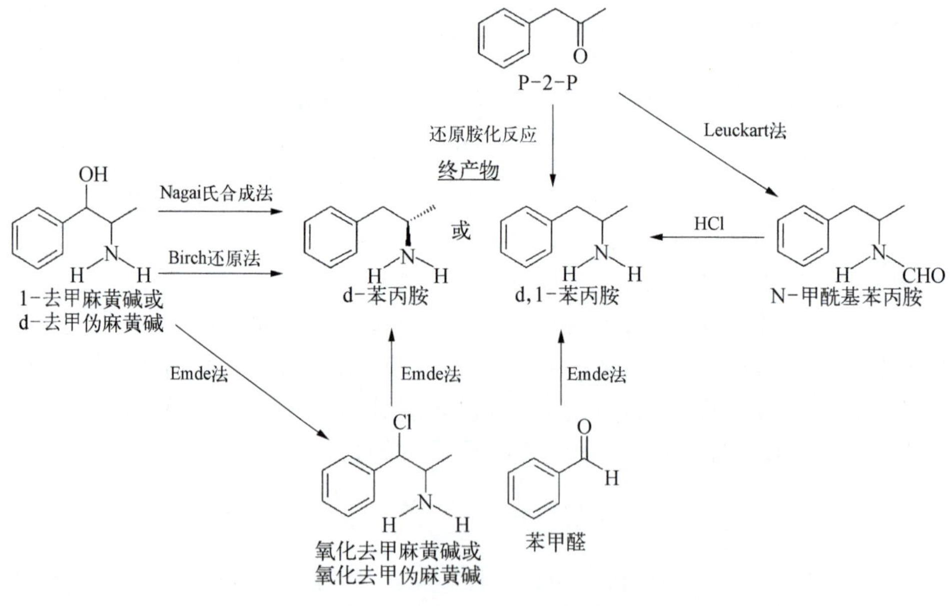

图15-1 苯丙胺的主要合成路线

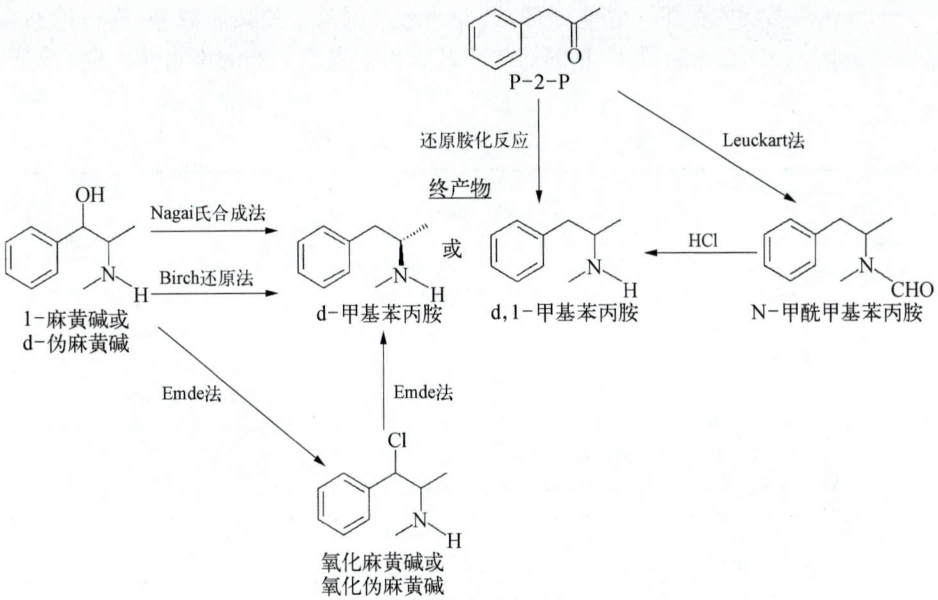

P-2-P
还原胺化反应
Leuckart法
终产物
OH
Nagai氏合成法
Birch还原法
N
H
或
HCl
CHO
1-麻黄碱或
d-伪麻黄碱
d-甲基苯丙胺
d,1-甲基苯丙胺
N-甲酰甲基苯丙胺
Emde法
Emde法
Cl
氯化麻黄碱或
氯化伪麻黄碱

图 15-2 甲基苯丙胺的主要合成路线

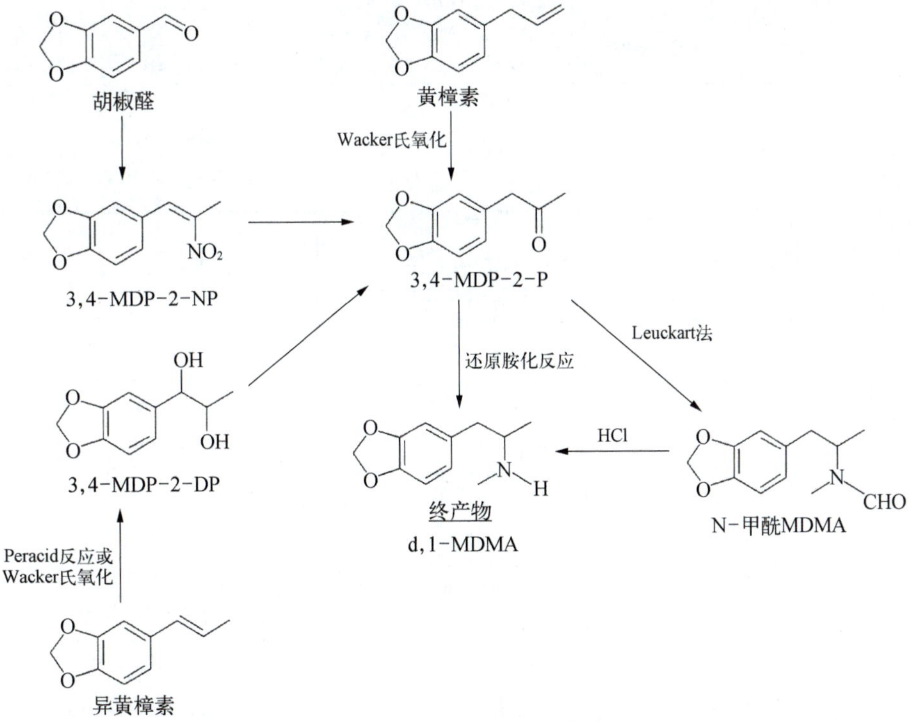

胡椒醛
黄樟素
Wacker氏氧化
NO_2
3,4-MDP-2-NP
3,4-MDP-2-P
Leuckart法
还原胺化反应
OH
OH
3,4-MDP-2-DP
HCl
CHO
终产物
d,1-MDMA
N-甲酰MDMA
Peracid反应或
Wacker氏氧化
异黄樟素

图 15-3 MDMA 的主要合成路线

了解苯丙胺类毒品的可能合成路线,分析缴获毒品中的杂质成分,则可推断合成路径信息,见表 15－21[16]。我国对于甲基苯丙胺毒品的溯源推断技术研究相对较多。

表 15－21 主要的杂质分布及来源

毒品	合成方法	杂质	英文名	结构式
甲基苯丙胺	还原性胺化法	1－苯基－2－丙醇	1－phenyl－2－propanol	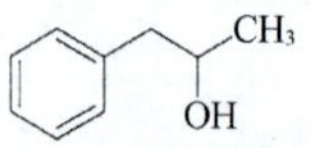
		苯丙胺	amphetamine	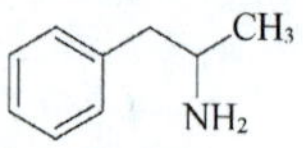
		1,3－二苯基－2－甲氨基丙烷	1,3－diphenyl－2－methyl aminopropane	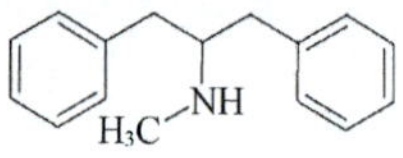
		N－氰甲基－N－甲基－1－苯基－2－丙胺	N－cyanomethyl－N－methyl－1－phenyl－2－propylamine	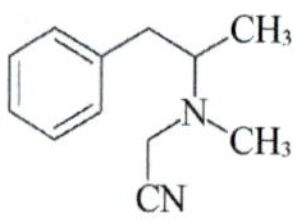
	Nagai 法	(2E)－N－甲基－3－苯基－N－(1－苯丙基－2－)丙－2－烯胺	(2E)－N－methyl－3－phenyl－N－(1－phenylpropan－2－yl)prop－2－enamide	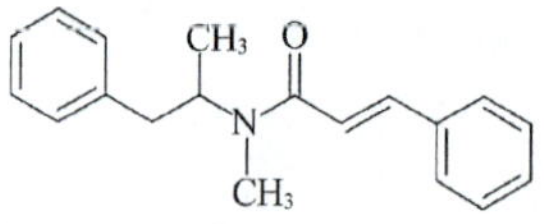
		碘代麻黄碱	iodoephedrine	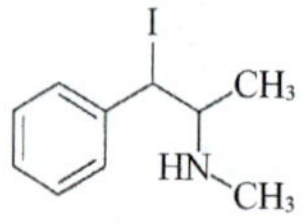
		N－甲基－N－(α－甲基苯基)氨基－1－苯基－2－丙烷	N－methyl－N－(α－methylphenyl)amino－1－phenyl－2－propanone	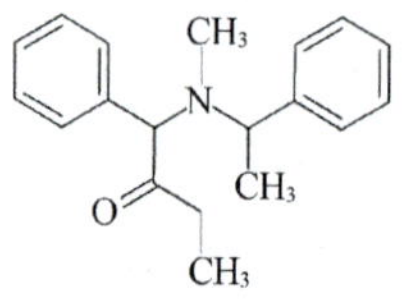
		(Z)－N－甲基－N－(α－甲基苯基乙基)－3－苯基丙酰胺	(Z)－N－methyl－N－(α－methylphenylethyl)－3－phenylpropanamide	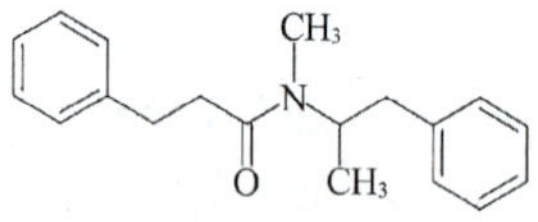
	Emde 法	氯代麻黄碱	chloroephedrine/chloropseudoephedrine	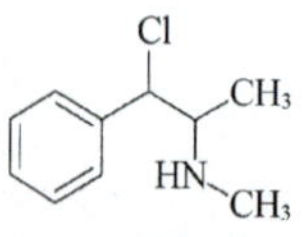
		甲基麻黄碱	methylephedrine	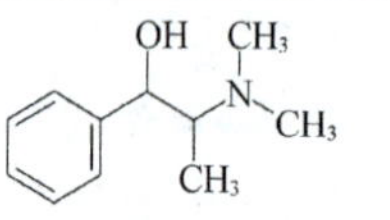

续　表

毒品	合成方法	杂　　质	英 文 名	结 构 式
甲基苯丙胺	Emde 法	N－甲酰麻黄碱	N－formylephedrine	
		N－乙酰麻黄碱	N－acetylephedrine	
		N,O－二乙酰麻黄碱	N,O－diacetylephedrine	
		N－乙酰苯丙胺	N－acetylamphetamine	
	Birch 还原法	1－(1,4－环己二烯)－2－甲氨基丙烷	1－(1,4－Cyclohexadienyl)－2－methylaminopropane	
	Leuckart 法	α－苄基－N－甲基苯乙胺	α－benzyl－N－methylphenethylamine	
		α,α－二甲基二苯乙胺	α,α－dimethyldiphenethylamine	
		N－α,α－三甲基二苯乙胺	N－α,α－trimethyldiphenylamine	
苯丙胺	Emde 法	氯代去甲麻黄碱	chloronorpseudoephedrine/chloronorephedrine	
	Birch 还原法	1－(1,4－环己二烯)－氨基丙烷	1－(1,4－cyclohexadienyl)－aminopropane	

续 表

毒品	合成方法	杂　质	英 文 名	结 构 式
苯丙胺	Leuckart法	α-苄基苯乙胺甲酰胺	α-benzylphenylethylamineformamide	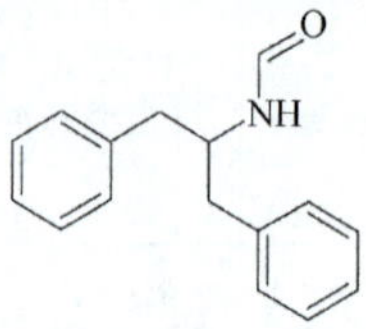
		4-苄基嘧啶	4-benzylpyrimidine	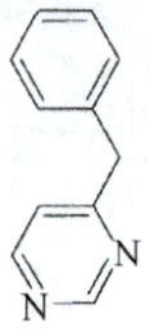
		4-甲基-5-苯基-嘧啶	4-methyl-5-phenyl-pyrimidine	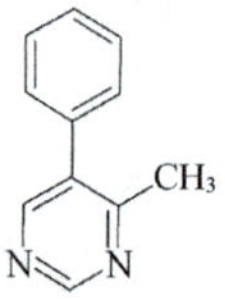
		2,4-二甲基-3,5-二苯基吡啶	2,4-dimethyl-3,5-diphenylpyridine	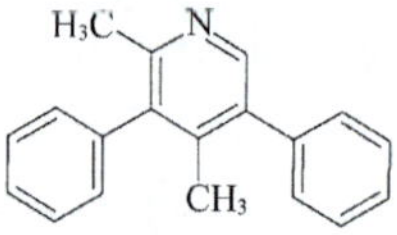
		2,6-二甲基-3,5-二苯基吡啶	2,6-dimethyl-3,5-diphenylpyridine	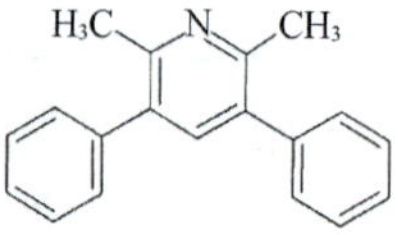
MDMA	还原性胺化法	3,4-亚甲二氧基-N-甲基苄胺	3,4-methylenedioxy-N-methylbenzylamine	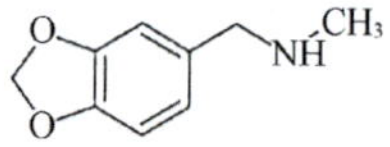
		4-甲基-5-(3,4-亚甲二氧基苯基)-[1,3]-二氧戊烷	4-methyl-5-(3,4-methylenedioxyphenyl)-[1,3]-dioxolan-2-one	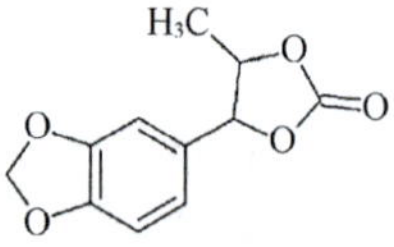
		N-甲基-2-甲氧-1-甲基-2-(3,4-亚甲二氧基苯基)-乙胺	N-methyl-2-methoxy-1-methyl-2-(3,4-methylenedioxyphenyl)-ethanamine	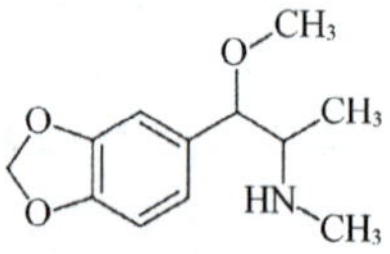
		N-环已乙酰胺	N-cyclohexylacetamine	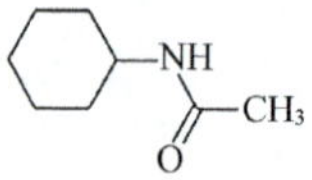

续 表

毒品	合成方法	杂 质	英 文 名	结 构 式
MDMA	还原性胺化法	1,2-亚甲二氧基-4-(2-N-甲氨丙基)苯	1,2-methylenedioxy-4-(2-N-methyliminopropyl) benzene	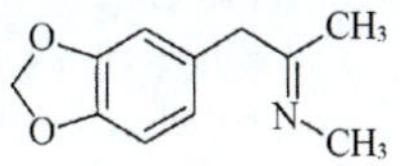
		N-氰甲基-N-甲基-1-(3,4-亚甲二氧基苯基)-2-丙胺	N-cyanomethyl-N-methyl-1-(3,4-methylenedioxyphenyl)-2-propylamine	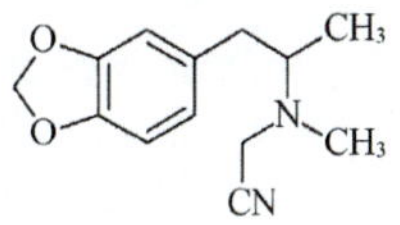
		N,N-二-[1-(3,4-亚甲二氧基)苯基-2-丙基]甲胺	N,N-di-[1-(3,4-methylenedioxy) phenyl-2-propyl] methylamine	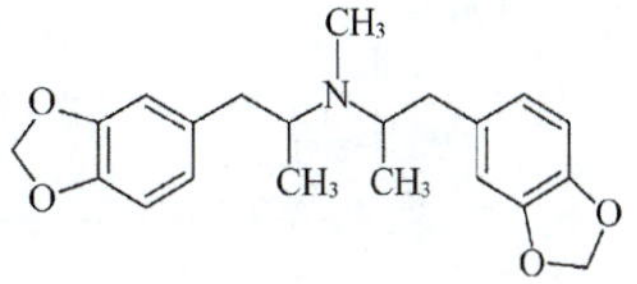
	Leuckart法	p-溴甲苯	p-bromotoluene	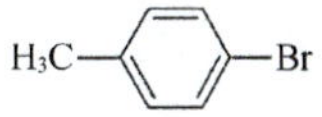
		N-乙基苯丙胺	N-ethylamphetamine	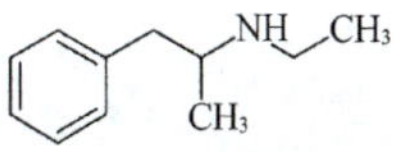
		N-乙基甲基苯丙胺	N-ethylmethamphetamine	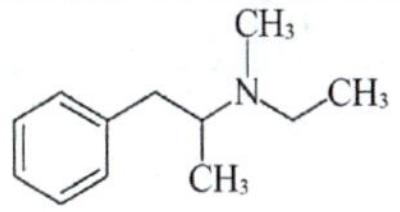
		N-甲酰苯丙胺	N-formylamphetamine	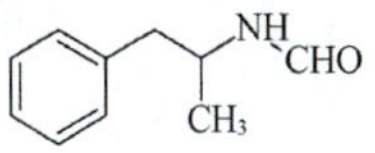
		N-甲酰-MDMA	N-formyl-MDMA	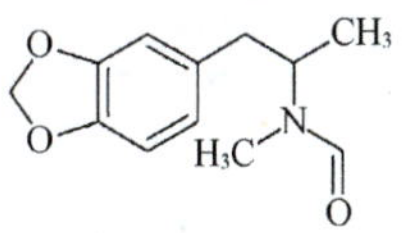
		5-(1,3-苯并二氧戊环-5-甲基)嘧啶	5-(1,3-benzodioxol-5-ylmethyl) pyrimidine	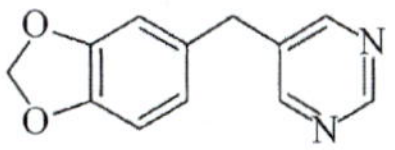
		3,4-bis-(1,3-苯并二氧戊环-5-甲基)吡啶	3,4-bis-(1,3-benzodioxol-5-ylmethyl) pyridine	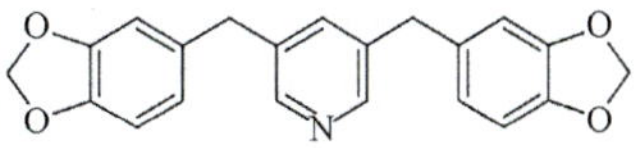
	Wacker氧化法	1-(3,4-亚甲二氧基苯基)-1-甲氧丙-2-烷	1-(3,4-methylenedioxyphenyl)-1-methoxypropan-2-one	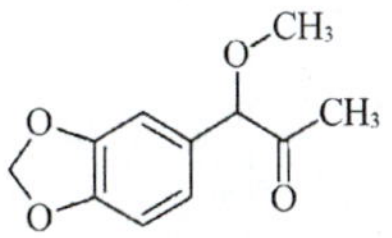

续 表

毒品	合成方法	杂 质	英 文 名	结 构 式
MDMA	Wacker 氧化法	甲基-3-(3,4-亚乙二氧基苯基)-丙酯	methyl-3-(3,4-ethylenedioxyphenyl)-propanoate	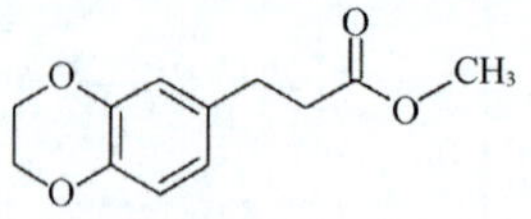
		1-(3,4-亚甲二氧基苯基)-1,3-二甲氧丙烷	1-(3,4-methylenedioxyphenyl)-1,3-dimethoxypropane	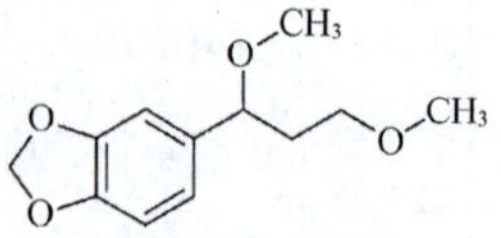
		3-(3,4-亚乙二氧基苯基)-1,1-二甲氧丙烷	3-(3,4-ethylenedioxyphenyl)-1,1-dimethoxypropane	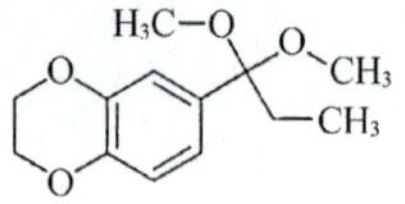
		1-(3,4-亚甲二氧基苯基)-1-甲氧丙烷	1-(3,4-methylenedioxyphenyl)-1-methoxypropane	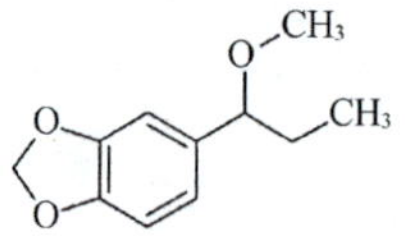
	Peracid 氧化法	2,4-二甲基-3,4-bis(3,4-亚甲二氧基苯基)四氢呋喃	2,4-dimethyl-3,4-bis(3,4-methylenedioxyphenyl) tetrahydrofuran	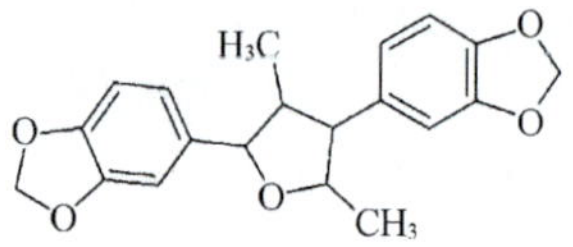
		1-(3,4-二甲氧苯基)-2-丙烷	1-(3,4-dimethoxyphenyl)-2-propanone	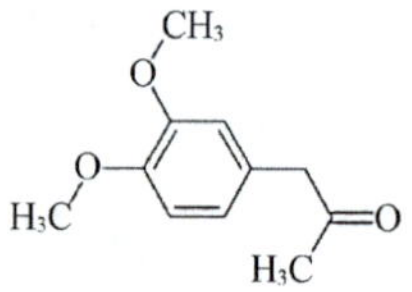
		1-(3,4-亚甲二氧基苯基)-1-丙烷	1-(3,4-methylenedioxyphenyl)-1-propanone	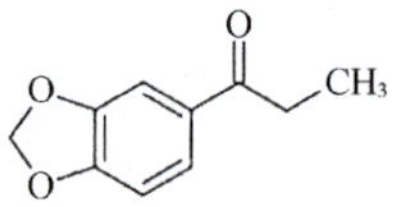
		2,2,4-三甲基-5-(3,4-亚甲二氧基苯基)-[1,3]-二氧戊环	2,2,4-trimethyl-5-(3,4-methylenedioxyphenyl)-[1,3]-dioxolane	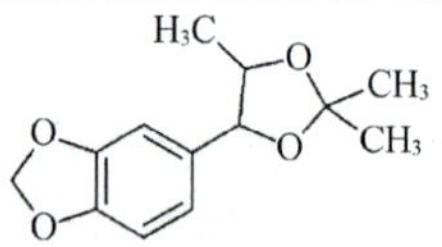
		1-(3,4-亚甲二氧基苯基)-1,2-丙二酮	1-(3,4-methylenedioxyphenyl)-1,2-propanedione	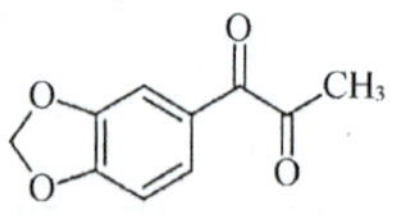
		1-甲氧-1-(3,4-亚甲二氧基苯基)-2-丙醇	1-methoxy-1-(3,4-methylenedioxyphenyl)-2-propanol	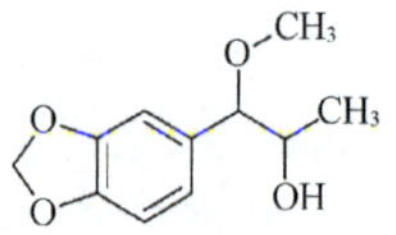

甲基苯丙胺杂质成分 GC－MS 分析参考方法[17]：

样品处理：50 mg 甲基苯丙胺固体样品于 1 mL 碳酸钠缓冲液中（pH 7），加入 0.5 mL含有内标的乙酸乙酯溶液，涡旋振荡 5 min，离心，将有机溶液转移至进样小瓶中。

色谱条件：DB－5 毛细管柱（30 m×0.25 mm×0.25 μm）。氦气为载气，流速 2 mL/min。升温程序：初温 50℃，保持 1 min，然后 10℃/min 升温至 300℃，保持 10 min。进样口温度 230℃，传输线温度 300℃。

质谱条件：EI 源。目标物的质谱信息见表 15－22。

表 15－22　甲基苯丙胺毒品中杂质成分的质谱信息

化　合　物	保留时间（min）	质谱碎片离子（m/z）
甲苯	4.3	91，92
顺式－1，2－二甲基－3－苯基氮丙啶	11.3	146，105，132
苯甲醛	8.5	105，77，51
1－苯基－2－丙酮	11.4	146，105
乙基苯丙胺	13.4	72，44，91
N，N－二甲基苯丙胺	13.7	72，91
麻黄碱/伪麻黄碱	15.3	58，77，105
N－乙酰麻黄碱	17.9	58，100
3，4－二苯基－3－丁烯－2－酮	20.7	178，179，221
N，N－二－（β－苯基异丙基）胺	21.3	91，162，119，44
1，3－二甲基－2－苯基萘	22.9	217，232，202
1－苄基－3－甲基萘	23.1	217，232，202
甲基－（α－甲基－苯基）氨基－1－苯基－2－丙酮	23.2	91，120，105
苯甲酰甲基苯丙胺	23.3	105，162，77
N，N－（β－苯基异丙基）甲酰胺	24.3	91，190，162
未知物	13.3	44，150，72，91
未知物	17.7	91，162，119，44
未知物	25.1	115，249，178，264
未知物	25.3	58，91，190
未知物	26.2	168，167，91
未知物	26.5	168，167，91
未知物	26.6	168，167，91
未知物	18.0	117，118，91
未知物	18.7	70，128，44
未知物	23.2	91，159，131

从上表可见尚有很多未经确认的未知物，其中对照品和参考物质缺失是问题之一。但对于毒品溯源推断而言，未知物的结构确认并非重点，在相同的方法条件下能兼有共性与特性的特征，即可用于分类区分。

MDMA 杂质成分 GC－MS 分析参考方法[18]：

样品处理：将药片碾碎、混合均匀后称取 30 mg 粉末，加入 1 mL 磷酸缓冲液（pH 11.5），振荡 5 min，加入 1.5 mL 含有内标的乙醚溶液，混旋 30 min，然后离心，转移上层有机溶剂，氮气流下挥干后再加入 50 mL 甲醇，混匀，转移至进样小瓶。

色谱条件：DB5－MS 毛细管柱（30 m×0.25 mm×0.25 μm），载气为氦气，流速（1.0 mL/min）。升温程序：初温 50℃（1 min），以 5℃/min 升温至 100℃，维持 10 min，然后以 5℃/min 升温至 150℃，维持 10 min，再以 15℃/min 升温至 300℃，维持 10 min。进样口和连接线温度分别为 230℃和 275℃。

质谱条件：EI 源，离子源温度 200℃。分析目标物质谱信息见表 15－23。

表 15－23　MDMA 中杂质成分的质谱信息

目标物	英文名	特征碎片离子（m/z）
二甲基苯丙胺	dimethylamphetamine（DMA）	72
胡椒醛	piperonal	149
p－甲氧－苯乙胺	p－methoxyl－phenethylamine	44
3,4－亚甲二氧基－苯甲醇	3,4－methylenedioxy－phenylmethanol	152
3,4－亚甲二氧基－N－甲苄胺	3,4－methylenedioxy－N－methylbenzylamine	135
1－（p－甲氧苯基）－2－甲氨基丙烷	1－（p－methoxyphenyl）－2－methyaminopropane	58
1－（3,4－亚甲二氧基苯基）－2－丙醇	1－（3,4－methylenedioxyphenyl）－2－propanol	180
3,4－亚甲二氧基－N－乙基苯丙胺（MDEA）	3,4－methylenedioxy－N－ethylamphetamine（MDEA）	72
甲基－5（3,4－亚甲二氧基）－苯基嘧啶	methyl－5（3,4－methylenedioxyl）－phenylpyrimidine	214
氯胺酮	ketamine	180
N－甲酰－3,4－亚甲二氧基苯丙胺	N－formyl－3,4－methylenedioxyamphetamine	162
N－甲酰－3,4－亚甲二氧基甲基苯丙胺	N－formyl－3,4－methylenedioxymethamphetamine	162
n－十六烷酸	n－hexadecanoic acid	73
硬脂酸	stearic acid	284
N,N－二－[1－（3,4－亚甲二氧基）苯基－2－丙基]胺（MDA－二聚物）	N,N－di－[1－（3,4－methylenedioxyl）phenyl－2－propyl]amine（MDA－dimer）	163
N,N－二－[1－（3,4－亚甲二氧基）苯基－2－丙基]甲胺（MDMA－二聚物）	N,N－di－[1－（3,4－methylenedioxyl）phenyl－2－propyl]methylamine（MDMA－dimer）	220
2,6－二甲基－3,5－二－[（3,4－亚甲二氧基）苯基]－吡啶	2,6－dimethyl－3,5－di－[（3,4－methylenedioxyl）phenyl]－pyridine	347
2,4－二甲基－3,5－di－[（3,4－亚甲二氧基）苯基]－吡啶	2,4－dimethyl－3,5－di－[（3,4－methylenedioxyl）phenyl]－pyridine	347
4－甲基－5－（3,4－亚甲二氧基）苯基－2－（3,4－亚甲二氧基）苄基吡啶	4－methyl－5－（3,4－methylenedioxyl）phenyl－2－（3,4－methylenedioxyl）benzylpyridine	346

中国是麻黄的主产国,麻黄碱是甲基苯丙胺毒品合成的主要原料。但随着毒品纯度的提高,杂质越来越少,仅依靠其中杂质成分难以进行来源推断,而另一有效途径是利用苯丙胺类具有手性中心的特征。

甲基苯丙胺和苯丙胺均为手性化合物,不同光学异构体在生物体内的药理活性、代谢过程、代谢速率及毒性等存在显著的差异,S(+)-甲基苯丙胺的药理活性较R(-)构型强5倍。S(+)-甲基苯丙胺具有中枢神经兴奋作用,临床上可用于治疗肥胖症;R(-)-甲基苯丙胺主要为外周拟交感作用,临床上可用作鼻血管收缩药,也是帕金森病治疗药物司来吉兰的合成前体物质。按照国际麻醉品管制局规定,除非特殊证明其应用,无论S(+)构型还是R(-)构型均为管制药物。但在量刑上,如美国审判委员会指导手册中规定,审判时区别甲基苯丙胺的对映体,S(+)-甲基苯丙胺1 g相当于大麻40 g ,R(-)-甲基苯丙胺或混旋甲基苯丙胺1 g相当于大麻10 g。

分析甲基苯丙胺的对映体可推断合成甲基苯丙胺的前体化学品。1R,2S(-)-麻黄碱、1S,2S(+)-伪麻黄碱与S(+)-甲基苯丙胺有相同的C-2构型,且是合成S(+)-甲基苯丙胺的前体化学品,见图15-4,而R(-)-甲基苯丙胺则由1R,2R(-)伪麻黄碱或1S,2R(+)-麻黄碱合成。消旋体的甲基苯丙胺由苄基甲基酮经还原胺化或Leuckart方法合成,见图15-5[19]。

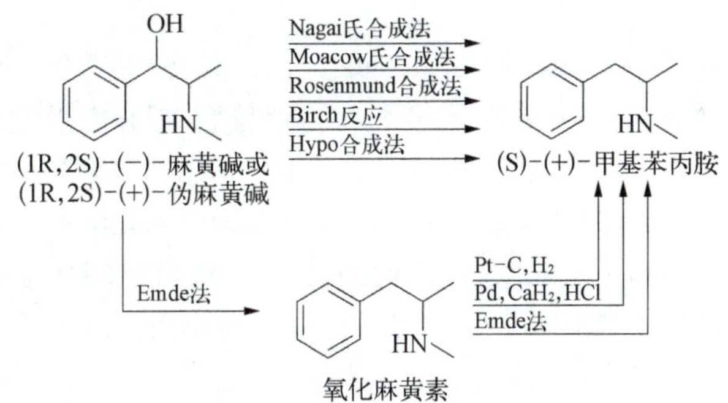

图15-4 S(+)-甲基苯丙胺由(1R,2S)-(-)-麻黄碱或(1S,2S)-(+)-伪麻黄碱合成

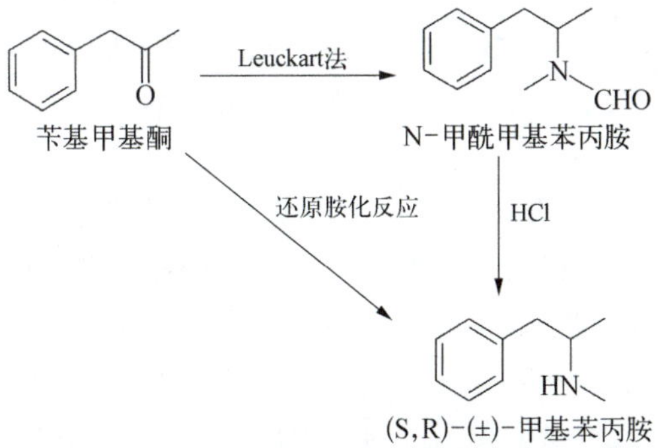

苄基甲基酮 —Leuckart法→ N-甲酰甲基苯丙胺 —HCl→ (S,R)-(±)-甲基苯丙胺

苄基甲基酮 —还原胺化反应→ (S,R)-(±)-甲基苯丙胺

图15-5 甲基苯丙胺消旋体由苄基甲基酮合成

各国缴获的甲基苯丙胺毒品，有 S(+)构型、R(-)构型，或为 S(+)构型和 R(-)相同比例的消旋体，也有不同比例的混合物。如我国北京、天津、石家庄、成都等 4 个城市公安局缴获的毒品中 90.4% 为纯 S(+)构型，3.5% 为纯 R(-)构型[17]。可见我国缴获的甲基苯丙胺主要以 1R,2S(-)-麻黄碱或 1S,2S(+)-伪麻黄碱为前体化学品进行合成，同时也出现了以 1R,2R(-)伪麻黄碱或 1S,2R(+)-麻黄碱为前体化学品进行合成的甲基苯丙胺毒品，但以苯丙酮等前体化学品合成的甲基苯丙胺毒品不多见。韩国 1996 年以前缴获的均为 S(+)构型的甲基苯丙胺，2005 年含有 R(-)构型的甲基苯丙胺毒品案件上升到 50%[20]。

此外，毒品杂质分析还包括毒品中无机成分的分析和同位素分析。如海洛因、可卡因等大多是从罂粟、古柯植物中提纯提取或再合成而得，而上述植物的生长环境具有产地和土壤特点。对毒品样品中的无机元素和同位素进行分析能够反映原始产地的土壤特性，进而得到毒品原产地的相关信息。

第五节　新精神活性物质

新精神活性物质(new psychoactive substances, NPS)是指“未被联合国《1961 年麻醉品单一公约》和《1971 年精神药物公约》所管制，但存在滥用、可能对公共健康产生危害的单一或混合物质”。这类物质又被称为新型策划药、毒品类似物。从化学结构看，NPS 一部分是通过对已列管毒品进行细微的化学修饰而得到的，另一部分则是全新设计和筛选出来的。其与已列管毒品的分子结构存在差异，但可以使人体产生类似甚至更强的兴奋或致幻等精神活性作用。因此，NPS 是与已知具有潜在依赖性化合物结构相似的新的化合物，同时这些 NPS 能直接或间接作用于中枢阿片受体、大麻受体、5-羟色胺受体、胆碱受体、多巴胺受体、γ-氨基丁酸受体以及各种单胺类转运体等靶点，从而具有特定中枢神经系统作用。

NPS 种类繁多，联合国禁毒署每年发布毒情报告，图 15-6 为 2015 年和 2019 年的 NPS 种类分布情况，可见合成阿片类物质明显增多，而合成大麻素类 NPS 占比下降。

按照化学结构分类，NPS 可分为合成卡西酮类、苯乙胺类、色胺类、哌嗪类、苯环利定类、苯二氮卓类、合成大麻素类、合成阿片类物质和其他类等。NPS 鉴定是当前毒品管控工作的难点之一。其主要为：根据街头名称难以确定其类别和所含活性成分；缺乏 NPS 的标准对照品和有效的鉴定方法；缺乏药代学与药理学资料。因此，不断扩大筛选分析的范围、建立未知物结构确认的分析策略是 NPS 鉴定的主要任务和方向。

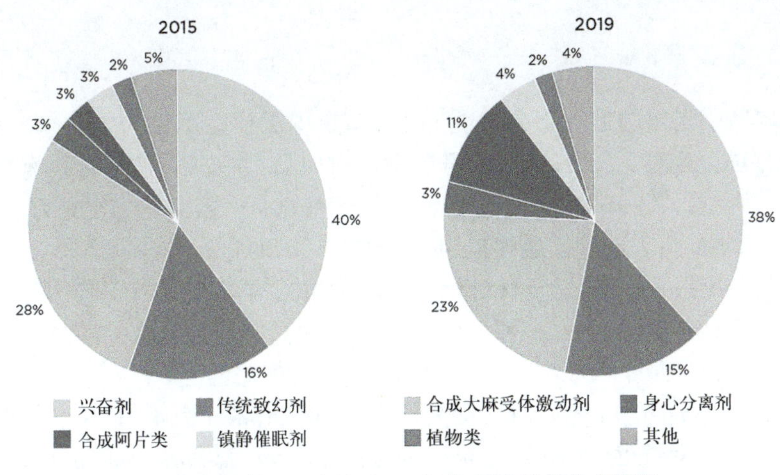

图 15-6　全球 2015 年和 2019 年的 NPS 种类分布情况

一、分析方法

NPS 分析包括快速筛查和定性确认两个主要步骤。快速筛查方法要求简便快速、成本低，可用于现场快速检验。目前应用较多的为红外光谱技术，便携式红外光谱仪还可用于现场快速检验。核磁共振技术是解析未知物结构有效的手段，在结构变异迅速的 NPS 结构确证鉴定中发挥着重要作用。基于质谱的筛选分析既可用于快速筛查，又可用于定性确认。

基于质谱的筛选分析包括：已知目标物范围的筛选分析，气相色谱-质谱联用(GC-MS)技术和液相色谱-质谱联用技术具有灵敏度高、分离效能好、特异性强、准确定性等优点，可同时完成目标物的筛选和定性。另一类则为完全未知物的筛选，目前普遍采用 GC-MS 和各种液相色谱-高分辨质谱联用技术。GC-MS 是有效的筛选工具，其通过非靶向的全扫描方法采集的质谱数据，可用于各种质谱数据库的检索。而液相色谱串联质谱(LC-MS/MS)通常用于 NPS 的定量和确认，因为 LC-MS/MS 法虽具有特异性、灵敏度高的优点，但需要明确的靶向性。高分辨质谱具有较高的质量分辨率及较快的扫描速度，可同时获得高质量精度的分子离子及其碎片离子信息，通过准确分子离子解析，可以确定分子式；通过碎片离子信息，可以确定相关结构，由此推断出可能的化合物结构和分子式。

目前，公安部禁毒情报中心出版的《新精神活性物质分析手册第二版红外光谱分册》[21]、《新精神活性物质分析手册质谱分册》[22]等书籍可供参考。鉴定实践中完全未知化合物的情况各不相同，但借助于先进的软件检索和扩充的数据库，联合运用红外光谱、紫外光谱、核磁共振谱和高分辨质谱的方法，可以实现未知物的结构确认。

二、鉴定要点

需要特别指出的是 NPS 更新速度快，鉴定中需要应用更为复杂、非常规的分析鉴定方法。若要实现准确定性，需要采用对照品，并按照《法医毒物有机质谱定性分析通则》(SF/Z JD0107019－2018)进行定性确认。实验室可建立方法，但应按照《法医毒物分析方法验证通则》(SF/T 0063－2020)进行方法验证。

出具鉴定报告前，应反复核对化合物名称与结构。目前 NPS 名称还是比较混杂凌乱的，以 4－氟甲卡西酮为例，我国 2015 年的《非药用类麻醉药品和精神药品管制品种增补目录》中，中文名为 4－氟甲卡西酮，英文名为 1－(4－fluorophenyl)－2－methylaminopropan－1－one，CAS 号为 447－40－5，备注为 4－FMC。而联合国禁毒署 UNODC 发布的 *Recommended methods for the Identification and Analysis of Synthetic Cathinones in Seized Materials* 方法指南中，Common name/abbreviation 为 Flephedrone，4－FMC，Chemical name 为 4－fluoromethcathinone，CAS number 为 447－40－5，两者仅简称、CAS 号一致，其余名称均无法对应。在鉴定实践中，确定目标物是否属于我国的管制目录范围非常重要，必须经仔细核对、确认，在管制目录中的一定要按照目录中文名出具报告。若不在管制目录，应有文献资料支持，中文名、英文名、CAS 号和简称均列于报告中，以免发生歧义。故 NPS 分析鉴定需要相关的知识储备，由经验丰富的专业鉴定人完成。

NPS 是持续发展变化的，在这场“猫捉老鼠”的斗争中，对检验鉴定的技术要求远高于常见毒品。法医毒物学者必须充分利用最新分析手段确认完全未知、快速演变的 NPS，为打击毒品犯罪等提供技术支持。

参考文献

[1] 沈敏.法医毒物司法鉴定实务.北京：法律出版社，2011.
[2] 尤晓明，洪利军，李志豪，等.易制毒化学品的现场检测与分析方法研究.光谱学与光谱分析，2013，33(5)：1257－1261.
[3] 程伟贤，张义平，陈鸿雁，等.易制毒化学品快速检测方法.中国法医学杂志，2006，21(4)：233－234.
[4] 刘翠梅，韩煜，贾薇，等.13 种易制毒化学品红外光谱快速定性分析.光谱学与光谱分析，2019，39(5)：1439－1444.
[5] 钱振华，李静，花镇东.麻黄碱、伪麻黄碱及(1S，2S)－β－氯代甲基苯丙胺、(1R，2S)－β－氯代甲基苯丙胺的分析方法研究.中国司法鉴定，2017，5：36－41.
[6] 施妍，向平，沈保华，等.易制毒化学品 α－溴代苯丙酮的检测及应用.中国司法鉴定，2017，3：36－39.
[7] 钱振华，徐鹏，高利生.GC－MS 检验氯胺酮制毒原料羟亚胺 1 例.刑事技术，2011，1：65－66.
[8] 钱振华，李彭.芬太尼类物质制毒原料 NPP 与 4－ANPP 的定性检验.刑事技术，2020，45(1)：40－44.
[9] 赵志东.毒品杂质分析情报的挖掘与利用——以贵州省为例.云南警官学院学报，2018，130(5)：57－62.
[10] 沈敏，向平.滥用物质分析与应用.北京：法律出版社，2016.
[11] Collins M，Casale E，Hibbert D B，et al. Chemical profiling of heroin recovered from the North Korean

merchant vessel Pong Su. J Forensic Sci, 2006, 51(3): 597-602.

[12] Lurie I S, Toske S G. Applicability of ultra-performance liquid chromatography-tandem mass spectrometry for heroin profiling. J Chromatogr A, 2008, 1188(2): 322-326.

[13] 徐鹏,郑珲,钱振华.可疑海洛因样品的检验分析.中国药物滥用防治杂志,2010(4): 195-199.

[14] Casale J F, Boudreau D K, Jones L M. Tropane ethyl esters in illicit cocaine: isolation, detection, and determination of new manufacturing by-products from the clandestine purification of crude cocaine base with ethanol. J Forensic Sci, 2008, 53(3): 661-667.

[15] 吴艳红,崔雪子,倪春芳,等.基于 GC-MS 方法的可卡因毒品中的杂质分析.中国司法鉴定,2018, 97(2): 30-36.

[16] Stojanovska N, Fu S, Tahtouh M, et al. A review of impurity profiling and synthetic route of manufacture of methylamphetamine, 3, 4-methylenedioxymethylamphetamine, amphetamine, dimethylamphetamine and p-methoxyamphetamine. Forensic Sci Int, 2013, 224(1-3): 8-26.

[17] 张建新,张大明,韩旭光,等.从甲基苯丙胺的杂质分布图推断合成信息.卫生研究,2008,37(6): 740-744.

[18] Cheng J Y, Chan M F, Chan T W, et al. Impurity profiling of ecstasy tablets seized in Hong Kong by gas chromatography-mass spectrometry. Forensic Science International, 2006, 162(1-3): 87-94.

[19] Ko B J, Suh S, Suh Y J, et al. (1S,2S)-1-Methylamino-1-phenyl-2-chloropropane: Route specific marker impurity of methamphetamine synthesized from ephedrine via chloroephedrine. Forensic Sci Int, 2012, 221(1-3): 92-97.

[20] Lee J S, Yang W K, Han E Y, et al. Monitoring precursor chemicals of methamphetamine through enantiomer profiling. Forensic Sci Int, 2007, 173(1): 68-72.

[21] 刘翠梅.新精神活性物质分析手册第二版红外光谱分册.北京: 中国人民公安大学出版社,2019.

[22] 花镇东.新精神活性物质分析手册质谱分册.北京: 中国人民公安大学出版社,2019.

16 第十六章　毒品滥用鉴定

毒品滥用鉴定即体内毒品鉴定，其通过对体液、组织和毛发中的毒品及其代谢物的定性、定量分析，判明检验对象是否摄毒、摄毒种类、摄毒程度、摄毒史以及摄毒与死亡的关系，为摄毒案件的处置提供科学证据。毒品滥用鉴定已成为法医毒物鉴定领域最为常见的鉴定项目之一。

《2020年中国毒品形势报告》显示我国毒品滥用呈现以下特点：一是吸毒人数持续下降，毒品滥用受疫情影响明显。截至2020年底，全国现有吸毒人员180.1万名，同比下降16.1%，连续第三年减少；戒断三年未发现复吸人数300万名，同比上升18.4%。全年共查处吸毒人员42.7万人次，下降30.8%；其中新发现吸毒人员15.5万名，下降30.6%。受疫情防控影响，国内毒品滥用情况变化较大。二是滥用种类多样，吸食毒品替代物质增多。在180.1万名现有吸毒人员中，滥用合成毒品103.1万名，占现有吸毒人员总数57.2%，滥用阿片类毒品73.4万名，占现有吸毒人员总数40.8%。海洛因、冰毒等滥用品种仍维持较大规模，大麻吸食人数逐年上升，新精神活性物质滥用时有发现，花样不断翻新，包装形态不断变化，极具伪装性、隐蔽性、诱惑性。疫情防控下，常见毒品难以获取，吸毒人员转而寻求其他物质替代，各地查处滥用哌替啶、安眠酮等管制药物，吸食含合成大麻素、"笑气"、氟胺酮等替代物质情况增多。三是滥用场所更加隐蔽，利用网络平台在线吸毒增多。私人住宅、出租屋、机动车内等隐蔽场所逐渐成为查获吸毒人员主要场所。越来越多的吸毒人员通过网络视频聊天聚众吸毒，涉案人数众多，发现查处难度大。四是滥用毒品的社会危害有所减轻，但由于滥用合成毒品人员基数仍然较大，吸毒人员肇事肇祸影响公共安全的风险依然存在。一些大城市出现滥用"犀牛液""零号胶囊"等色胺类物质的吸毒群体，多为18至35岁、学历较高且拥有稳定职业的人员，传播艾滋病风险极高。

目前，我国已列管449种毒品和整类芬太尼类物质及合成大麻素类物质。毒品滥用不仅给吸毒者及其家庭带来严重危害，也诱发盗抢骗等违法犯罪活动。长期滥用合成毒品还极易导致精神性疾病，由此引发自伤自残、暴力伤害他人、"毒驾"等肇事肇祸案事件在各地时有发生，给公共安全带来风险隐患。上述毒品滥用现状对体内毒品鉴定提出了严峻的挑战。

毒品种类很多。根据来源可分为天然毒品、半合成毒品和合成毒品；根据药理或毒理作用可分为中枢神经抑制剂、中枢神经兴奋剂和致幻剂；而根据国际公约规定则可分为麻醉药品和精神药品。本章将对体内阿片类、苯丙胺类、大麻类、可卡因、氯胺酮、LSD、GHB 等分节进行阐述。

第一节 阿片类物质

一、概述

阿片(opiates)是指天然或合成的具有吗啡药理学特性的一类物质。鸦片(opium)由罂粟未成熟果实的浆汁干燥而成，含有吗啡、可待因、蒂巴因和罂粟碱等30多种生物碱，统称阿片生物碱。其中主要成分为吗啡，含量为10%~15%，另有少量的罂粟碱(约1%)、可待因(约1%)、蒂巴因(约0.2%)及那可汀(约3%)等。鸦片中各生物碱的相对含量因产地和种植方式的不同而差别很大。

阿片类物质除天然成分外，还包含半合成化合物如海洛因、丁丙诺啡、福尔可定等，以及全合成化合物如美沙酮、哌替啶、芬太尼、曲马多等。所有这类物质都具有与吗啡类似的药理作用，具有对阿片受体的亲和力而形成吗啡型的药物依赖性。常见的阿片类物质见表16-1。

表16-1 常见的阿片类物质

英文名	中文名	分子式	分子量
acetylcodeine	乙酰可待因	$C_{20}H_{23}NO_4$	341.4
alfentanil	阿芬太尼	$C_{21}H_{32}N_6O_3$	416.5
apomorphine	阿扑吗啡	$C_{17}H_{17}NO_2$	267.3
buprenorphine	丁丙诺啡	$C_{28}H_{39}NO_4$	453.6
codeine	可待因	$C_{18}H_{21}NO_3$	299.3
dihydrocodeine	二氢可待因	$C_{18}H_{23}NO_3$	301.4
dihydroetorphine	二氢埃托啡	$C_{25}H_{33}NO_4$	413.5
diphenoxylate	地芬诺酯	$C_{30}H_{32}N_2O_2$	452.6
ethylmorphine	乙基吗啡	$C_{19}H_{23}NO_3$	313.4
fentanyl	芬太尼	$C_{22}H_{28}N_2O$	336.5
heroin	海洛因	$C_{21}H_{23}NO_5$	369.4
hydrocodone	氢可酮	$C_{18}H_{21}NO_3$	299.4
meconine	罂粟素	$C_{19}H_{19}NO_4$	325.3
methadone	美沙酮	$C_{21}H_{27}NO$	309.5
6-acetylmorphine	O^6-单乙酰吗啡	$C_{19}H_{21}NO_4$	327.4

续 表

英文名	中文名	分子式	分子量
morphine	吗啡	$C_{17}H_{19}NO_3$	285.3
nalorphine	烯丙吗啡	$C_{19}H_{21}NO_3$	311.4
naloxone	纳洛酮	$C_{19}H_{21}NO_4$	327.4
naltrexone	纳曲酮	$C_{20}H_{23}NO_4$	341.4
narcotine	那可汀	$C_{22}H_{23}NO_7$	413.4
norcodeine	去甲可待因	$C_{17}H_{19}NO_3$	285.3
normorphine	去甲吗啡	$C_{16}H_{17}NO_3$	271.3
oxycodone	羟可待酮	$C_{18}H_{21}NO_4$	315.4
oxymorphone	氢羟吗啡酮	$C_{17}H_{19}NO_4$	301.3
papaverine	罂粟碱	$C_{20}H_{21}NO_4$	339.4
pentazocine	喷他佐辛	$C_{19}H_{27}NO$	285.4
pethidine	哌替啶	$C_{15}H_{21}NO_2$	247.3
phenazocine	非那佐辛	$C_{22}H_{27}NO$	321.5
phenoperidine	苯哌利啶	$C_{23}H_{29}NO_3$	367.5
piminodine	去痛定	$C_{23}H_{30}N_2O_2$	366.5
propoxyphene	丙氧酚	$C_{22}H_{29}NO_2$	339.5
thebaine	蒂巴因	$C_{19}H_{21}NO_3$	311.4
tramadol	曲马多	$C_{16}H_{25}NO_2$	263.4

阿片类物质主要作用于中枢神经系统,既有抑制作用又有兴奋作用。其抑制作用表现为镇痛、镇静、呼吸抑制、降温等;兴奋作用则表现为欣快、幻觉、惊厥、缩瞳和催吐。

阿片类物质的药理作用为: ① 镇痛作用。镇痛作用是该类物质用于临床的主要指征。不同物质的镇痛作用强度不同,副作用的程度不同,给药途径不同,作用时效不同。② 镇静作用。镇静作用不仅减弱了对疼痛的反应,也可消除紧张、烦躁不安等不快情绪。镇痛作用构成了该类物质滥用的药理学基础。③ 呼吸抑制作用。使用临床治疗剂量时几乎不产生呼吸抑制,但当剂量较大或与其他中枢抑制剂合用,则可引起明显的呼吸中枢抑制。④ 改变心境作用。舒适和欣快感是阿片类物质的典型药理学特征。⑤ 催吐作用。阿片类物质通过兴奋延脑催吐化学感受区,引起恶心和呕吐。⑥ 缩瞳作用。阿片受体激动剂均有使瞳孔缩小的作用,该作用对诊断阿片类物质中毒和识别阿片类物质成瘾具有重要的临床意义。⑦ 其他中枢作用。多数阿片类物质具有中枢镇咳作用,其中可待因是强效的常用镇咳药。

阿片类物质滥用后可产生明显的生理和精神依赖性。中断滥用阿片类物质后可出现一系列戒断症状,称为戒断综合征。阿片类物质戒断综合征主要包括植物神经系统功能亢进征象和精神运动性亢进征象，植物神经系统功能亢进表现为出汗、汗毛竖起、出鸡皮疙瘩、流涕、流泪、瞳孔扩大、体温升高、脉搏加快、血压升高、呼吸加快、肌肉震颤、全身疼痛；精神运动性亢进表现为焦虑、不安、惊恐、自残，患者处于强烈地渴求用药与觅药状态。阿片类物质的精神依赖性即"成瘾"性作用非常明显，如海洛因静脉注射 1 次即能成瘾。阿片类物质所产生的耐受性同样需要重视。由于其耐受性首先见于镇痛及情绪欣快作用，而镇静与呼吸抑制作用等方面的耐受性则产生徐缓，因此无论是临床使用还是滥用，都易导致严重后果，即使用者为了达到一定效果，不断增加使用剂量，最终因呼吸抑制而死亡。

据《2019 年中国毒品形势报告》，在我国 214.8 万名现有吸毒人员中，滥用阿片类物质海洛因 80.7 万名，占 37.5%。吸毒过量引起中枢神经和呼吸中枢的过度抑制是海洛因吸毒者致死的主要原因。一般多见于使用静脉注射方式的滥用者，其原因是：滥用者经脱瘾治疗后，对毒品的耐受性下降，复吸时仍使用脱瘾前的滥用量而引起过量；初次或初期吸毒使用了长期滥用成瘾者使用的剂量而引起过量或致死；毒品含量差别很大（10%～70%），滥用者易过量摄取。

阿片类物质急性中毒的症状是中枢神经系统深度抑制。典型的中毒症状表现为：① 呼吸深度抑制：表现为呼吸慢而浅表，呼吸频率可慢至 2～4 次/分，甚至出现周期性潮式呼吸。急性呼吸功能障碍引起严重缺氧是海洛因滥用者最常见的死亡原因。② 瞳孔缩小：海洛因中毒者瞳孔极度缩小，呈针尖状，对光反射消失。针尖样瞳孔是海洛因中毒的主要特征性之一。③ 紫绀：阿片类物质的中枢性呼吸抑制，机体发生严重缺氧，引起全身性紫绀。④ 心率减慢、脉搏细弱、血压下降。⑤ 皮肤湿冷、体温降低。阿片类慢性中毒者表现消瘦、贫血、精神萎靡、早衰、食欲不振、便秘、性功能减退或消失，窦性心动过速和频发室性期前收缩，不同程度呼吸困难等症状。

急性阿片类中毒死亡者，其尸体外表没有显著变化，仅呈一般窒息征象。尸斑青紫，尸僵持续时间较短，口鼻、呼吸道有泡沫液体溢出，有时呈血性。死亡早期可见典型的针尖样瞳孔缩小，但死后较长时间检查也可能见不到这种变化。

二、体内过程

1. 吸收与代谢

海洛因吸食和注射吸收良好，可大量穿透血脑屏障，迅速产生作用。采用静脉注射和吸烟方式，在 1～5 min 达血峰浓度；采用肌注或鼻吸方式，也可在 5 min 内达峰值。O^6 -单乙酰吗啡（6 - acetylmorphine，O^6 - acetylmorphine，6 - O - acetylmorphine，6 -单乙酰吗啡）的血浆半衰期为 6～25 min。不同给药方式，海洛因的作用强度不同，鼻吸方式约为肌注的一半。口服海洛因可因胃肠道分解，难以到达脑部发挥作用。如口服 400 mg 海洛因，血液中仍然无法检测出海洛因和 O^6 -单乙酰吗啡,仅有吗啡及其结合物,吗啡峰浓度出现在首次服用后的 1~2 h。

海洛因进入体内后迅速去乙酰化形成活性代谢物 O^6 -单乙酰吗啡,然后进一步水解成吗啡。静脉注射 70 mg 海洛因,40 h 后 45%排泄入尿液,其中的 38%为结合型吗啡,大约 4%为游离型吗啡,1%为 O^6 -单乙酰吗啡,0.1%为海洛因。肌注 6 mg 海洛因,O^6 -单乙酰吗啡、吗啡、结合型吗啡的尿液消除半衰期分别为 0.6 h、4.4 h和 7.9 h。海洛因在尿液中的代谢产物有 O^6 -单乙酰吗啡、游离吗啡、吗啡-3-葡萄糖醛酸苷(M3G)、吗啡-6-葡萄糖醛酸苷(M6G)和微量的去甲吗啡(游离或结合)等。海洛因的代谢物主要通过肾排泄(24 h 排出 67%),尿液中主要以代谢产物 M3G 形式存在,也有少量的游离物。其次也能通过胆汁排泄,少量药物可直接由粪便排出。

吗啡肌注、静注快速吸收,口服存在首过效应,生物利用度 20%~30%。吗啡注射给药 10~20 min 可发挥作用,1~2 h 可达高峰,通过被动扩散进入血液,并广泛分布于肾、肝、肺等组织。吗啡在体内以亲水形式存在,不易透过血脑屏障,故吗啡在组织中浓度较高,在脑和肌肉中含量较低。吗啡的主要代谢途径为与葡萄糖醛酸结合形成 M3G 和 M6G。约 5%剂量的吗啡去甲基化成去甲吗啡,同样有药理活性,但强度低于吗啡。约 87%的吗啡在 72 h 内排泄入尿液,其中的 75%为 M3G,10%为游离吗啡,其余的为 M6G、吗啡-3-硫酸酯和去甲吗啡。尿液中吗啡的排出量与 pH 有关,酸性尿时,游离吗啡排出增加;碱性尿时,结合态吗啡增多。

可待因口服或非胃肠道给药,均可吸收,生物利用度 50%。口服后 20 min 生效,1 h 达峰浓度。可待因在体内的主要代谢途径是 O -去甲基转化为吗啡和 N -去甲基形成去甲可待因,并与葡萄糖醛酸或硫酸结合。单一剂量摄入,48 h 排出剂量的 95%,其中 5%~17%游离可待因,32%~46%结合可待因,痕量的游离吗啡,5%~13%结合吗啡,痕量的游离去甲可待因,10%~21%结合去甲可待因。

阿片类物质的主要代谢参数见表 16-2[1]。

表 16-2 阿片类物质的主要代谢参数

药 物	血浆半衰期	分布体积(L/kg)	血浆蛋白结合率(%)	主要代谢物	排泄途径
海洛因	3 min(1.7~5.3)	25	0.20~0.35	O^6 -单乙酰吗啡、吗啡	尿液、胆汁
吗啡	3 h(1.3~6.7)	1.5~5.0	0.20~0.35	M3G,M6G	尿液、胆汁
可待因	2~4 h	2.5~3.5	0.07~0.25	可待因葡萄糖醛酸结合物,去甲可待因,吗啡	尿液、胆汁

2. 体内分布

海洛因进入体内后在血液中存在时间仅约 10 min,迅速分布于脑、脊髓、心和肺组织。吗啡的亲水性相对较强,故在组织中分布较慢。据统计,血液中吗啡阳性的案件中,仅有约20%可同时检出 O^6 -单乙酰吗啡[2]。海洛因过量急死即过量使用海洛因后15 min内死亡者,一般血液中可同时检出 O^6 -单乙酰吗啡和吗啡成分;海洛因延缓死亡即使用后数小时内死亡者,则血液中 O^6 -单乙酰吗啡仅为痕量,大部分案例中仅有吗啡成分。但是在尿液中同时含有 O^6 -单乙酰吗啡和吗啡成分,见表16-3和表16-4[3]。表16-5总结了文献报道的海洛因吸毒致死者毒物学数据[4]。

表16-3 海洛因及其代谢物 O^6 -单乙酰吗啡、吗啡在过量急死和延缓死亡者体液中的浓度(ng/mL)

死亡方式	案例数	血液[均值(范围)]			尿液[均值(范围)]		
		海洛因	O^6 -单乙酰吗啡	吗 啡	海洛因	O^6 -单乙酰吗啡	吗 啡
过量急死	8	0	18.9 (0~82.9)	360.4 (88.6~1 277.0)	2.5 (0~8.5)	196.2 (5.6~881.0)	681.5 (5.2~2 795.0)
延缓死亡	7	0	6.7 (0~29.8)	104.2 (41.3~145.7)	30.1 (3.2~90.3)	779.5 (96.4-2 756.0)	2 699.8 (30.4~9 500)

表16-4 海洛因及其代谢物 O^6 -单乙酰吗啡、吗啡在吸毒死亡者的体内分布(ng/mL或ng/g)

检 材	案例1			案例2		
	海洛因	O^6 -单乙酰吗啡	吗 啡	海洛因	O^6 -单乙酰吗啡	吗 啡
血液	0	11.3	207.8	0	16.2	81.7
尿液	5.6	18.2	218.3	71.0	848.0	655.0
脑脊液	0	58.0	40.0	0	38.5	36.6
肝组织	0	0	215.8	0	0	90.6
肾组织	0	2.3	482.4	0	0	358.5
肺组织	0	6.0	422.6	0	3.5	285.1
脑组织	0	157.9	109.6	0	53.6	88.5
胰腺组织	0	205.1	447.6	0	124.9	244.8
注射部位	NA	NA	NA	30.0	3 656.7	1 088.3
头发	0	0	0	0	0.10	0.07
腋毛	0	0	0	0	0.22	0.09
阴毛	0	0.05	0.07	0	0.15	0.08

表16-5 海洛因吸毒致死案例的吗啡体内分布(μg/mL或μg/g)

血 液	尿 液	胆 汁	肝组织	肺组织	脾组织	肾组织	脑组织	例 数
0.1~1.0	2.0~50	1.0~100	0.4~5.0			1.0~8.0		30
0.3~1.0	20	1.0~600	1.0~20.5	0.3~18.0	1.3~8.5	0.5~41.0	1.3~3.8	8
0.1~0.9	0.1~10	0.2~50	0.6~3.3	0.1~40				13*
0.03~0.1	0.1~10	1.0~43	0.2~1.8	1.7~50				5**

续 表

血 液	尿 液	胆 汁	肝组织	肺组织	脾组织	肾组织	脑组织	例 数
0.06~0.4		1.0~25						4***
0.2~2.0	14.0~81	0.5~53	0.06~2.0			0.05~2.3	0.04~2.0	66
0.2~2.3	1.9~29		0.4~18					14
0.02~1.0		3.4~130	0.5~9.9	1.0~9.6	1.6~3.1	0.9~17.2		6
0.01~1.4	0.1~120	0.02~106		0.02~4.2			0.02~0.6	22
0.7		0.4	0.1	0.2			0.04	1
0.02~3.3	0.1~20	0.12~54		0.01~1.6				33

＊3 h 内死亡；＊＊3~12 h 死亡；＊＊＊3 天后死亡。

表 16-6 总结了 11 例可待因中毒死亡者体内可待因及其代谢物吗啡的分布[5]。可待因存在死后重分布，24 例可待因中毒者的心血/外周血比值为 1.8（范围 0.7~11）[3]。

表 16-6　可待因及其代谢物吗啡在中毒死亡者体液和组织中的浓度（μg/mL 或 μg/g）[均值（范围）]

	血 液	胆 汁	肝组织	肾组织	尿 液
可待因	2.8（1.0~8.8）	18（5.0~43）	6.8（0.6~45）	12（2.3~36）	104（29~229）
吗 啡	0.2（0~0.5）	38（3.1~117）	1.5（0~6.3）	2.0（0.3~5.2）	20（0~58）

三、检材处理

尿液、血液和毛发是海洛因吸毒和中毒最常用的检材，在鉴定实践中具有不同的应用价值。

海洛因代谢产物吗啡极性较强，采用 GC-MS^n分析时色谱行为差，需衍生化以改善其色谱行为。衍生化可采用硅烷化（MSTFA、BSTFA）、丙酰化（丙酸酐）等，由于乙酸酐衍生化后不能区分 O^6-单乙酰吗啡和吗啡，故一般不宜采用。采用 LC-MS^n法分析则无需衍生化，且灵敏度更高。

1. 尿液

尿液是海洛因、吗啡、可待因筛选分析和定性分析的最佳检材。海洛因吸毒者尿液中不存在原体，仅有高浓度的吗啡和少量的 O^6-单乙酰吗啡。尿液中以吗啡葡萄糖醛酸苷为主，若需测定吗啡总量，则需先行水解以形成游离吗啡。O^6-单乙酰吗啡是滥用海洛因的特征性代谢物，尿液中 O^6-单乙酰吗啡的检出具有重要的证据价值，并可用于判定被检对象是否在短时间内（一天内）滥用海洛因。一般尿液检验需要同时分析 O^6-单乙酰吗啡、吗啡和可待因。

水解方式的选择非常重要。如果采用强酸水解，则尿液中的 O^6-单乙酰吗啡将转变为吗啡。采用酶水解，虽然比较昂贵，但 O^6 -单乙酰吗啡不易分解。

参考方法(SF/Z JD0107006－2010)：

(1) 直接提取法(O^6 -单乙酰吗啡和游离吗啡、可待因的提取)

取尿液 2 mL 置于 10 mL 具塞离心管中，用 10%氢氧化钠溶液调至 pH 9.0～9.2，加入 1 mL 硼砂缓冲液(pH 9.0～9.2)，用氯仿：异丙醇(9：1)3 mL 提取，涡旋混合、离心，转移有机层至另一离心管中，约 60℃水浴中空气流下吹干。残留物中加入 100 μL 乙腈：流动相缓冲液(70：30)溶解，取 5 μL 供 LC－MS/MS。或残留物中加入丙酸酐(50 μL)、吡啶(20 μL)，混匀，微波炉(500 W)衍生化 3 min，60℃水浴中空气流下吹干，残留物用 30 μL 甲醇溶解，取 1 μL 供 GC－MS 分析。

(2) 水解提取法(总吗啡或可待因的提取)

取尿液 2 mL 置于 10 mL 具塞离心管中，加入 0.2 mL 浓盐酸沸水浴中水解 30 min，取出，冷却后加入 1 mL 正丁醇，涡旋混合、离心，弃去有机层，用 10%氢氧化钠溶液调至 pH 9.0～9.2，以下同(1)项下操作。

2. 血液

血液是海洛因及其代谢物定量分析的适用检材。血液中以 O^6 -单乙酰吗啡、吗啡和可待因的原形为主，液液提取法均采用以吗啡提取回收率最佳的 pH 9.2，氯仿：异丙醇(9：1)提取溶剂等条件完成。

参考方法(SF/Z JD0107006－2010)：取血液 2 mL 置于 10 mL 具塞离心管中，加入 2 mL 硼砂缓冲液(pH 9.0～9.2)，用氯仿：异丙醇(9：1)3 mL 提取，涡旋混合、离心，转移有机层至另一离心管中，约 60℃水浴中空气流下吹干。残留物中加入 100 μL 乙腈：流动相缓冲液(70：30)溶解，取 5 μL 供 LC－MS/MS。或同尿液丙酸酐衍生化后供 GC－MS 分析。

3. 组织

组织(如肝脏)中吗啡含量显著高于血液是其作为中毒死亡案件分析检材的优势。吗啡在肝脏内主要以吗啡葡萄糖醛酸苷的形式存在，由于其水溶性较好，很难用有机溶剂直接提取。组织检材可采用水溶液将吗啡葡萄糖醛酸苷浸提出来，然后经酸水解后用有机溶剂提取。

参考方法(SF/Z JD0107006－2010)：将组织剪碎或匀浆，称取 2 g，加入 2 mL 水，再加入 0.4 mL 浓盐酸，沸水浴中水解 3 min，取出。用 10%氢氧化钠溶液调至 pH 9.0～9.2，加入 2 mL 硼砂缓冲液(pH 9.0～9.2)，用氯仿：异丙醇(9：1)3 mL 提取，涡旋混合、离心，转移有机层至另一离心管中，约 60℃水浴中空气流下吹干。残留物中加入 100 μL 乙腈：流动相缓冲液(70：30)溶解，取 5 μL 供 LC－MS/MS 分析。或同尿液丙酸酐衍生化后供 GC－MS 分析。

参考方法[3]：1 g 肝脏组织匀浆后加 5 mL 水溶液浸提 1 h，离心后分离浸提液，加 0.5 mL 盐酸，于 100℃水解 0.5 h。水解液冷却后用 1 mL 正丁醇洗涤，分离弃去正丁醇。水解液调 pH 至 9.0~9.2,用 2 mL 氯仿：异丙醇(9：1)混旋提取,分离出有机相于 60℃下用氮气流吹干。残留物同上项处理。

4. 头发

由于吗啡等阿片类物质固化在毛发的变性角蛋白中,因而必须进行水解或机械性磨粉使其中目标物释放出来。O^6-单乙酰吗啡不稳定,在强酸、强碱或高热等条件下易分解成吗啡,故通常采用 0.1 mol/L HCl 水解过夜或者冷冻研磨粉碎后超声的方法进行。

头发采集：头发生长具有一定的规律(约 1.2 cm/月),头发采集部位和采集方法应最大限度反映其生长期生长周期的信息。头顶后部的头发生长速度变化较小,受年龄和性别的影响较小,处于生长期的数量相对恒定,所代表的整体信息较为一致。采集方法：贴根(紧贴头皮)头顶后部头发,采集量约 200 mg,必要时用粘贴带固定成束,置于白纸或铝箔上,注明发根和发梢方向,包好后置于纸袋中保存。记录个人信息、摄毒(药)史以及头发颜色和长度特征。若需要分段分析,则从根部起用剪刀准确分段。

去污处理：头发易受到外源性或内源性污染,外源性污染包括环境污染、粉尘吸附、接触吸收等,内源性污染包括出汗、皮脂腺分泌等,因此头发样品必须进行去污处理。去污处理可采用水相和有机相交替清洗的方法,也有仅采用丙酮、甲醇、乙醇、二氯甲烷等有机相清洗。留取最后一次清洗液分析可考察外污染情况。参考方法(SF/Z JD0107025－2018)：毛发样品依次用适量的水和丙酮振荡洗涤两次,晾干后剪成约 1 mm 段,置冷冻研磨仪中粉碎,呈粉末状。

提取方法(SF/Z JD0107006－2010)：称取 50 mg 毛发,加 1 mL 0.1 mol/L 盐酸溶液浸润,45℃水浴水解 12~15 h 或超声 1 h(研磨粉碎的头发),取出后用 10%氢氧化钠溶液调至 pH 9.0~9.2,加入 1 mL 硼砂缓冲液,用氯仿：异丙醇(9：1)3 mL 提取,涡旋混合、离心,转移有机层至另一离心管中,约 60℃水浴中空气流下吹干。残留物中加入 MSTFA(25 μL)、乙腈(25 μL),混匀,微波炉(500 W)衍生化 3 min,冷却后取 1 μL 供 GC－MS 分析。或残留物中加入 100 μL 乙腈：流动相缓冲液(70：30)溶解,取 5 μL 供 LC－MS/MS 分析。

四、分析方法

1. 免疫筛选法

适用于尿液中吗啡等阿片类物质的筛选分析,国内较常采用的为胶体金法的吗啡检测试剂盒(MOP),吗啡浓度阈值为 300 ng/mL。该方法虽有简便、快速的优点,但易受相似结构的化合物影响而出现假阳性结果,仅能用于初步筛选,阳性结果需要进一步经质谱分析确证。

2. 气相色谱-质谱法

为改善其色谱行为，吗啡等阿片类物质用 GC－MS 分析必须衍生化。但衍生化后生物基质更为复杂，故通常采用选择离子模式(SIM)分析。

分析参考条件(SF/Z JD0107006－2010)：

色谱条件：HP－1 MS 柱(30 m×0.25 mm×0.25 μm)或相当者；初温 100℃，保持 1.5 min，以 25℃/min 升温至 280℃，保持 15 min；载气：氦气；流速：1.0 mL/min；进样口温度：250℃。

质谱条件：电子轰击源(EI)：70 eV；四极杆温度：150℃；离子源温度：230℃；接口温度：280℃。检测方式：SIM。每种化合物选择 3 个特征离子。O^6－单乙酰吗啡、吗啡、可待因各衍生物的保留时间和特征碎片离子见表 16－7。

表 16－7 O^6－单乙酰吗啡、吗啡、可待因衍生物的色谱保留时间和碎片离子

分析目标物	保留时间(min)	碎片离子(*m/z*)
O^6－单乙酰吗啡丙酰化物	12.6	327，369，268
吗啡丙酰化物	13.8	341，397，268
可待因丙酰化物	11.6	229 355，282
O^6－单乙酰吗啡三甲基硅衍生物	9.8	287，340，399
吗啡三甲基硅衍生物	9.6	236，414，429
可待因三甲基硅衍生物	9.2	371，196，178
乙基吗啡三甲基硅衍生物	9.4	192，385

定性分析：同时分析检材样品和质控样品，如果检出的色谱峰保留时间与空白检材添加对照品的色谱峰保留时间比较相对误差小于 2%，并且在扣除背景后的样品质谱图中，所选择的离子均出现，而且所选择的离子相对丰度比与添加对照品的离子相对丰度比满足《法医毒物有机质谱定性分析通则》规定，则可判断检材中存在这种化合物。本法最低检出限：血液、尿液：0.1 μg/mL；组织：0.2 μg/g。

定量分析：采用外标-校准曲线法或单点法定量。用相同基质空白添加适量目标物对照品制得一系列校准样品，以目标物的峰面积对目标物浓度绘制校准曲线，并且保证所测样品中目标物的浓度值在其线性范围内。当检材中目标物浓度在空白检材中添加目标物浓度的±50%以内时，可采用单点校准法来计算目标化合物的浓度。平行试验中两份检材测定结果按两份检材的平均值计算，双样相对相差不得超过 20%(腐败检材不超过 30%)。

3. 液相色谱-质谱法

LC－MS 可分析极性、非挥发性化合物，在体内吗啡等阿片类物质分析中具有优势，无需衍生化、简便快速，且与 GC－MS 法相比，灵敏度高，定量准确。

(1) 分析参考条件(SF/Z JD0107006－2010)

色谱条件：Allure PFP Propyl 液相柱(100 mm×2.1 mm×5 μm)或相当者，前接保护柱；流动相：乙腈：缓冲液(70：30)，缓冲液为20 mmol/L乙酸胺和0.1%甲酸的溶液；流速：200 μL/min。

质谱条件：扫描方式：正离子模式(ESI+)；检测方式：多反应监测(MRM)；离子喷雾电压：5 500 V；离子源温度：500℃。每个化合物分别选取2对母离子/子离子对作为定性离子对，以第一对离子对作为定量离子对。其他质谱参数和保留时间见表16－8[3]。

表16－8 O^6－单乙酰吗啡、吗啡、可待因的质谱参数和保留时间

名称	离子对(m/z)	去簇电压DP(V)	碰撞能量CE(eV)	保留时间(min)
吗啡	286.1/201.2* 286.1/165.3	80	36 56	2.76
吗啡－d_3	289.2/201.1* 289.2/165.3	80	35 56	2.76
可待因	300.2/199.2* 300.2/165.3	80	40 60	3.65
O^6－单乙酰吗啡	328.1/211.3* 328.1/165.3	90	36 54	4.16
海洛因	370.2/268.2* 370.2/165	90	38 60	6.24
乙酰可待因	342.2/225.2* 342.2/165.3	85	35 61	6.62
二氢可待因酮	300.2/199.2* 300.2/171.3	85	42 55	4.76
氢吗啡酮	286.2/185.3* 286.2/199.1	85	40 40	3.20

* 定量离子对。

定性分析：同GC－MS法。本法最低检出限：血液、尿液：0.01 μg/mL；组织：0.02 μg/g；毛发：0.1 ng/mg。

定量分析：同GC－MS法。

(2) 分析参考条件[6]

色谱条件：Restek Allure PFP 丙基柱(100 mm×2.1 mm×5 μm)，前接Phenomenex(4 mm×2 mm)保护柱；流动相：A为20 mmol/L乙酸胺和0.1%甲酸缓冲溶液，B为乙腈；梯度洗脱程序：0~0.2 min，20% A；0.2~2.0 min，20%~85% A；2.0~2.5 min，85%~20% A；2.5~10.0 min，20% A；恒流：250 μL/min。

质谱条件：扫描方式：正离子模式(ESI+)；检测方式：多反应监测(MRM)；离子喷雾电压：5 500 V；离子源温度：450℃；碰撞气：7 psi；气帘气：10 psi。其他质谱参数和保留时间见表16－9。

表 16-9　阿片类物质和内标的质谱参数和保留时间

化合物	离子对(m/z)	保留时间(min)	DP(V)	CE(eV)
可待因	300.2→165.2*	3.19	84	62
	300.2→199.2			39
海洛因	370.4→165.3*	5.03	100	60
	370.4→211.1			35
O^6-单乙酰吗啡	328.3→165.1*	4.03	100	60
	328.3→211.3			35
氢可酮	300.2→199.1*	4.54	84	40
	300.2→171.3			55
蒂巴因	312.3→58.2*	5.65	60	35
	312.3→266.2			25
罂粟碱	340.1→202.1*	3.85	90	37
	340.1→324.2			45
乙酰可待因	342.4→225.3*	5.28	80	37
	342.4→165.1			60
吗啡	286.3→165.3*	1.59	80	56
	286.3→201.2			36
二氢可待因	302.1→199.1*	2.79	94	45
	302.1→171.2			57
去甲可待因	286.3→165.1*	2.31	90	61
	286.3→199.1			40
去甲吗啡	271.3→181.3*	1.33	97	47
	271.3→121.0			37
O^6-单乙酰吗啡-d_6	334.3→165.3*	3.83	61	59
	334.3→211.5			37
吗啡-d_3	289.4→165.2*	1.51	84	55
	289.4→153.1			56

* 定量离子对。

(3) 分析参考条件[7]

色谱条件：液相柱：SB C_{18} column(2.1 mm×100 mm×2.7 μm)，柱箱温度：50℃；流动相：A 为 0.1%甲酸的 5 mM 甲酸铵溶液，B 为 0.1%甲酸的甲醇溶液；梯度洗脱程序：0~0.5 min，5% B；0.5~5.0 min，5%~75% B；5.0~6.1 min，75%~90% B；6.1~6.2 min，90%~5% B；流速 0.50 mL/min。

质谱条件：ESI 正离子模式；碎裂电压 380 V；池加速电压 4 V；气体温度：250℃；气体流速：15 L/min；毛细管电压：3 000 V。每种化合物选取两对母离子/子离子对，见表 16-10。

本方法毛发中所有目标物的 LOD 在 0.2~1 pg/mg 范围，非葡萄糖醛酸结合物的目标物线性范围为 40~1 200 pg/mg，葡萄糖醛酸结合物的目标物线性范围为 2~120 pg/mg。

表 16-10 阿片类物质的质谱参数

中文名	英文名	保留时间 (min)	前体离子 (m/z)	碎片离子1 (m/z)	碎片离子2 (m/z)	CE 1 (V)	CE 2 (V)
可待因	codeine	2.97	300.2	165.0	152.1	56	52
可待因-6-葡萄糖醛酸苷	codeine-6-glucuronide	2.87	476.2	300.2	215.1	32	44
二氢可待因	dihydrocodeine	2.95	302.2	199.0	128.1	36	70
二氢可待因-6-葡萄糖醛酸苷	dihydrocodeine-6-glucuronide	2.94	478.2	302.3	199.2	32	56
二氢吗啡	dihydromorphine	1.29	288.2	185.1	157.0	36	52
二氢吗啡-3-葡萄糖醛酸苷	dihydromorphine-3-glucuronide	0.80	464.2	288.2	185.1	36	64
氢可酮	hydrocodone	3.51	300.2	199.2	128.0	32	68
氢吗啡酮	hydromorphone	1.81	286.2	185.1	157.1	36	52
氢吗啡酮-3-葡萄糖醛酸苷	hydromorphone-3-glucuronide	1.04	462.2	286.2	185.1	32	56
吗啡	morphine	1.29	286.2	152.1	165.2	44	70
吗啡-3-葡萄糖醛酸苷	morphine-3-glucuronide	0.81	462.2	286.2	—	36	—
吗啡-6-葡萄糖醛酸苷	morphine-6-glucuronide	1.25	462.2	286.3	—	36	—
羟考酮	oxycodone	3.27	316.2	298.1	241.1	20	36
羟吗啡酮	oxymorphone	1.54	302.1	284.2	227.0	24	32
羟吗啡酮-3-葡萄糖醛酸苷	oxymorphone-3-glucuronide	0.81	478.2	284.2	227.0	36	56
O^6-单乙酰吗啡	6-acetylmorphine	3.72	328.2	211.1	164.9	28	40
可待因-d_6	codeine-d_6	2.93	306.2	165.0	—	44	—
可待因-6-葡萄糖醛酸苷-d_3	codeine-6-glucuronide-d_3	2.85	479.2	61.1	—	40	—
二氢可待因-d_6	dihydrocodeine-d_6	2.90	308.2	171.2	—	44	—
氢可酮-d_6	hydrocodone-d_6	3.47	306.2	202.3	—	32	—
氢吗啡酮-d_3	hydromorphone-d_3	1.80	289.2	185.0	—	32	—
吗啡-d_6	morphine-d_6	1.27	292.2	151.9	—	68	—
吗啡-3-葡萄糖醛酸苷-d_3	morphine-3-glucuronide-d_3	0.81	465.2	289.2	—	36	—
吗啡-6-葡萄糖醛酸苷-d_3	morphine-6-glucuronide-d_3	1.24	465.2	289.0	—	36	—
羟考酮-d_6	oxycodone-d_6	3.23	322.2	304.1	—	20	—
羟吗啡酮-d_3	oxymorphone-d_3	1.53	305.2	287.1	—	24	—
羟吗啡酮-3-葡萄糖醛酸苷-d_3	oxymorphone-3-glucuronide-d_3	0.79	481.2	287.1	—	32	—
O^6-单乙酰吗啡-d_6	6-acetylmorphine-d_6	3.70	334.2	164.9	—	44	—

五、鉴定要点

1. 海洛因滥用的判断 阿片类物质分析一般包括筛选和确证。根据不同法规或行业要求,尿液筛选分析的 cut-off 值为 300 ng/mL;毛发筛选和确证分析的 cut-off 值均为 0.2 ng/mg。质谱确认分析的方法最低检测限至少低于筛选分析的 1/10。

O^6-单乙酰吗啡为摄取海洛因的体内特征代谢物,在生物检材中检出 O^6-单乙酰吗啡可确认其摄取海洛因。由于海洛因进入体内后代谢很快,通常海洛因过量急死即过量使用海洛因后 15 min 内死亡者,可在血液中同时检出 O^6-单乙酰吗啡和吗啡成分;海洛因延缓死亡即滥用后数小时后死亡者,则血液中仅有吗啡成分,但可在尿液中检出 O^6-单乙酰吗啡和吗啡成分。一般摄取海洛因后 1 天内留取的尿液中可同时检出 O^6-单乙酰吗啡和吗啡成分,延迟留尿的,则尿液中仅能检出吗啡成分。

海洛因毒品中含有乙酰可待因、可待因等成分,因而在涉海洛因的生物检材中可同时检出可待因和乙酰可待因。此外,某些临床药物如止咳药中含有可待因或鸦片成分。可待因在体内部分代谢成吗啡,故生物检材中仅检出吗啡和可待因,而未检出 O^6-单乙酰吗啡成分的,则不能判定其摄取海洛因。

对于血液、尿液仅检出吗啡和/或可待因的,可通过头发分析提供海洛因滥用的确凿证据。

2. 生物检材的应用特点 血液、尿液、胆汁和毛发是摄毒或摄毒致死的常用检材,其分析结果分别提供不同的信息,可相互补充,综合判断。血液中检出吗啡,表明其在数小时内使用过吗啡等阿片类物质。尿液中吗啡的检出时限随滥用次数、滥用量等可至 4~5 天。若死者血液中检出 O^6-单乙酰吗啡和吗啡,或仅有吗啡,而尿液中未检出吗啡或吗啡浓度很低,则说明死者摄毒后快速死亡,且可能是首次摄毒或者是戒断后首次摄毒。通常情况下海洛因过量急死者尿液中 O^6-单乙酰吗啡和吗啡的浓度均非常高,故尸体解剖时即使无尿液,也建议往膀胱注入蒸馏水,收集清洗液。而对活体嫌疑人采集尿液时,应有一定的监控措施,以防止作弊、掺假等现象发生。胆汁中吗啡浓度相对较高,是海洛因中毒死亡鉴定的适宜检材。

毛发分析可反映其长程的滥用信息。头发根据需要分段分析,可反映其一段时间内摄毒情况。毛发分析在海洛因摄毒鉴定中具有独特的优势,可对尿液吗啡阳性结果进行确证。尿液中仅检出吗啡和可待因时,难以判断是否摄取海洛因,这时可通过头发分析加以区分。滥用海洛因者头发中可同时检出 O^6-单乙酰吗啡、吗啡和可待因成分,且 O^6-单乙酰吗啡浓度高于吗啡浓度。而服用含可待因药物者头发中仅能检出可待因成分,若服药几周或更长时间,头发中可同时检出少量的吗啡,但不可能出现海洛因的标志性代谢物 O^6-单乙酰吗啡。如果缺少头发样品,可采集腋毛、阴毛等替代,但这些毛发检材不能提供时间信息和滥用史判断。

3. 毛发中海洛因代谢物浓度的评价　61 例海洛因吸毒者头发中各代谢物的浓度(表 16－11)[3],可见 O^6－单乙酰吗啡浓度一般高于吗啡和可待因浓度。1997 年国际毛发分析协会(the Society of Hair Testing, SoHT)推荐海洛因滥用的确认指标为 O^6－单乙酰吗啡/吗啡浓度比大于 1.3。区分海洛因吸毒与可待因或吗啡滥用主要依据 O^6－单乙酰吗啡,目前,我国的《涉毒人员毛发样本检测规范》中,O^6－单乙酰吗啡和吗啡的 cut-off 值均为 0.2 ng/mg。

表 16－11　海洛因吸毒者头发中各代谢物的浓度

按 O^6－单乙酰吗啡浓度分类(ng/mg)	代谢物浓度(ng/mg)		
	O^6－单乙酰吗啡	吗　啡	可待因
<0.5(n=3)	0.3(0.3~0.3)	0.30(0.2~1.0)	1.16(0.3~1.5)
0.5~1.0(n=6)	0.72(0.5~1.0)	0.87(0.4~2.0)	4.25(0.7~21.6)
1.0~5.0(n=25)	2.14(1.1~4.9)	1.07(0.4~5.2)	0.83(0.2~5.7)
5.0~10.0(n=9)	7.24(5.2~9.9)	3.95(1.3~8.2)	3.93(1.3~9.7)
10.0~20.0(n=9)	12.97(11.0~19.4)	6.07(2.1~12.3)	4.08(0.4~13.6)
>20.0(n=9)	43.19(22.1~131.2)	12.52(0.5~44.6)	10.14(0.4~30.4)

向平[8]采用冷冻研磨、LC－MS/MS 法分析 50 名海洛因吸毒者头发样品中原体及各代谢物浓度,结果在所有头发样品中均检出 O^6－单乙酰吗啡,且浓度高于 SoHT 所建议的 0.2 ng/mg。海洛因、O^6－单乙酰吗啡、吗啡、可待因和乙酰可待因的浓度均值分别为 1.83(范围 0.02~12.20)、5.36(范围 0.20~52.90)、2.42(范围 0.11~10.30)、6.07(范围 0.25~55.60)和 0.58(范围 0.05~3.99) ng/mg,O^6－单乙酰吗啡与吗啡比率处于 0.15~36.27 范围。作者认为由于各实验室毛发样品前处理方法不同,且存在海洛因毒品中成分、剂量、吸食方式、代谢、头发颜色等诸多的差异,各实验室应注意积累自己数据。

沈敏[9]考察了海洛因吸毒者戒毒后 O^6－单乙酰吗啡、吗啡和可待因在头发中的消除情况。对 32 名女性海洛因吸毒者戒毒 4~5 个月后的头发进行分段分析,结果按照国际毛发分析协会建议的 cut-off 值(0.2 ng/mg),13%的头发段在戒毒后第 3 个月仍呈阳性,而第 4 个月 O^6－单乙酰吗啡和吗啡均呈阴性。据此提出在采用头发分段分析进行戒毒评价时应根据国际毛发分析协会建议的 cut-off 值(0.2 ng/mg),即戒毒后第 4 个月贴头皮的 1 cm 头发段中 O^6－单乙酰吗啡和吗啡应呈阴性结果。

4. 毒品中毒死亡的评判　毒物分析是认定是否吸毒死亡的重要手段,体内检出海洛因代谢物 O^6－单乙酰吗啡、吗啡等可认定毒品滥用,但不能单纯依靠毒物分析的结果,中毒致死量中提供的数据及其范围仅能参考使用。由于吗啡的耐受性及成瘾性以及毒品的死后再分布,检材采集时间不同,含量变化很大。血液为阴性,而胆汁和尿液可能呈阳性。反之吸毒后很快死亡,则可能是血液中检出毒品成分,而胆汁、尿液为阴性。因此在尸检时应提取多种体液、组织或毛发供毒物分析。特别要关注无耐受者或过敏者,实际中毒致死所需的毒品量可能远低于通常的致死量。阿片类毒品依赖者戒断症状发作时,可因急性呼吸、循环功能衰竭死亡。

尸体解剖是吸毒死亡法医学鉴定的必要步骤,通过尸体解剖查明真正死因。因吸毒者死亡与吸毒所致死亡不同,前者的死因可能并不与吸毒有关,而可能是暴力性死亡或被其他毒物谋害死亡。通过尸体解剖和毒物分析,能判断其吸毒方式和吸毒史。急性中毒死亡者,其尸体外表没有显著变化,仅呈一般窒息症状。尸斑青紫,尸僵持续时间较短,口鼻、呼吸道有泡沫性液体溢出,有时呈血性。慢性中毒死亡者,因长期滥用毒品死者多数营养不良,显著消瘦、贫血、腹胀明显。长期以注射方式吸毒者,注射部位可见静脉炎症、皮肤化脓或斑痕条索、色素沉着等。

六、案例评析

[案例一]　某公安局进行摄毒排查,在尿液的免疫法筛查中发现某男性青年尿液吗啡呈阳性,但其坚决否认吸毒,称因为感冒、咳嗽,服用了止咳糖浆,故委托查明该青年是否海洛因吸毒。

毒物分析及评析:某男性青年尿液经用 LC－MS/MS 法分析,确认尿液中存在吗啡和可待因成分。然而尿液中仅检出吗啡,无法判断其是否滥用海洛因。故采集该尿液吗啡阳性者的头发,取距根部 3 cm 段,经 LC－MS/MS 法分析,结果在头发中同时检出 O^6－单乙酰吗啡、吗啡和可待因成分。在距根部 3 cm 段头发中同时检出 O^6－单乙酰吗啡、吗啡和可待因成分,表明其在头发样本提取之日前 6 个月以内摄入过毒品。

[案例二]　某出租屋中发现一名男子已死亡多时,死者身旁留有一个带有少许血迹的针筒。遂尸体解剖,并委托查明死因。

毒物分析及评析:经毒物分析,在现场发现的针筒中检出海洛因成分;死者血液中检出吗啡成分,尿液中检出 O^6－单乙酰吗啡和吗啡成分;贴头皮剪取死者约 3 cm 长头发,头发中未检出 O^6－单乙酰吗啡和吗啡成分。血液中检出吗啡、尿液中同时检出 O^6－单乙酰吗啡和吗啡成分以及针筒中检出海洛因成分,提示死者可能系注射海洛因过量而死亡。而头发分析结果则显示,死者在近三个月内并无海洛因滥用史,可能系首次摄毒或首次复吸。

[案例三]　一对三岁零四个月的双胞胎发烧,摄用 10 片缓释可待因咳嗽药六天,最后一次摄药时间为晚 10 时,药后其母亲发现其中一个幼儿呕吐且呼吸减弱、昏迷,送医院输氧抢救三天后痊愈,另一幼儿无明显中毒症状,但摄药 2.5 h 后送医院医治无效死亡。采集痊愈者和死者体液进行毒物分析。

毒物分析及评析:用 LC－MS/MS 对治愈者血清、尿液和脑脊液,以及死亡者血清、尿液和大脑组织进行定性、定量分析。结果治愈者血清、脑脊液和尿液中可待因浓度分别为 174.0 ng/mL、79.1 ng/mL 和 10 100 ng/mL，去甲可待因浓度分别为 7.6 ng/mL、5.1 ng/mL 和 1 100 ng/mL，吗啡浓度分别为 25.6 ng/mL、9.7 ng/mL 和 2 700 ng/mL；死者血清、尿液、脑组织中可待因浓度分别为 448.8 ng/mL、18.5 ng/mL和 541.6 ng/mL，去甲可待因浓度分别为 20.6 ng/mL、3.1 ng/mL 和 0 ng/mL，吗啡浓度分别为 146.3 ng/mL、6.2 ng/mL 和 70.8 ng/mL；各检材中均检出去甲吗啡。死者体液中可待因浓度高于最高治疗浓度 430 ng/mL[10]。

第二节　苯丙胺类物质

一、概述

苯丙胺类物质（amphetamine-type stimulants，ATS）是苯丙胺及其衍生物的统称，具有药物依赖性（主要是精神依赖性）、中枢神经兴奋、致幻、食欲抑制和拟交感能效应等药理、毒理学特性，是联合国精神药品公约管制的精神活性物质。21 世纪以来，苯丙胺类物质已取代阿片类、大麻、可卡因等，成为全球范围滥用最为广泛的毒品。

苯丙胺类物质均具有中枢神经系统兴奋作用，但不同物质的作用各有侧重，根据苯丙胺类物质的化学结构和药理、毒理学特性，可分为：① 兴奋型苯丙胺类。该类化合物以中枢神经系统兴奋作用为主，其结构特征是苯丙胺母体化合物类，如苯丙胺、甲基苯丙胺、哌醋甲酯等。② 致幻型苯丙胺类。该类化合物具有导致用药者产生幻觉的作用，其结构特征为苯环甲氧基取代苯丙胺衍生物，如二甲氧基苯丙胺、溴基二甲氧苯丙胺和麦司卡林等。③ 抑制食欲型苯丙胺类。该类化合物具有抑制食欲作用，其结构特征为支链取代或苯环非甲氧基取代苯丙胺衍生物，如苯丁胺、二乙基苯丙酮、氟苯丙胺等。④ 混合型苯丙胺类。该类化合物兼具兴奋和致幻作用，如 MDMA、MDA、MDEA、MBDB 等。此外，还包括新精神活性物质合成卡西酮类和合成苯乙胺类。

表 16－12 列出了常见的苯丙胺类物质。

表 16－12　常见苯丙胺类物质

英 文 名	中 文 名	主要作用
amphetamine（AMP）	苯丙胺	中枢兴奋
methamphetamine（MAMP）	甲基苯丙胺	中枢兴奋
fenfluramine	芬氟拉明	食欲抑制

续 表

英 文 名	中 文 名	主要作用
diethylpropion	二乙基苯丙酮	食欲抑制
phentermine	芬特明	食欲抑制
methylphenidate	哌醋甲酯(利他林)	中枢兴奋
3,4 - methylenedioxyamphetamine(MDA)	3,4 -亚甲基二氧基苯丙胺	致幻、兴奋
3,4 - methylenedioxymethamphetamine(MDMA)	3,4 -亚甲基二氧基甲基苯丙胺	致幻、兴奋
3 - methoxy - 4,5 - methylenedioxy amphetamine(MMDA)	3 -甲氧基-4,5 -亚甲二氧基苯丙胺	致幻
3,4 - methylenedioxy - N - ethylamphetamine(MDEA)	3,4 -亚甲二氧基-N -乙基-苯丙胺	兴奋、致幻
N - methyl - 1 -(3,4 - methylenedioxyphenyl) - 2 - aminobutane(MBDB)	N -甲基-1 -(3,4 -亚甲二氧基苯)-2 -丁胺	兴奋、致幻
3,4 - dimethoxyamphetamine(DMA)	二甲氧基苯丙胺	致幻
3,4,5 - trimethoxyamphetamine(TMA)	三甲氧基苯丙胺	兴奋、致幻
para - methoxyamphetamine(PMA)	副甲氧基苯丙胺	兴奋、致幻
2,5 - dimethoxy - 4 - bromoamphetamine(DOB)	4 -溴-2,5 -二甲氧基苯丙胺	致幻
2,5 - dimethoxy - methamphetamine(DOMA)	2,5 -二甲氧基甲基苯丙胺	致幻
2,5 - dimethoxy - 4 - ethylamphetamine(DOET)	2,5 -二甲氧基-4 -乙基苯丙胺	致幻
p - methoxyamphetamine(PMA)	p -甲氧基苯丙胺	
p - methoxymethamphetamine(PMMA)	p -甲氧甲基苯丙胺	
2,5 - dimethoxyamphetamine(2,5 - DMA)	2,5 -二甲氧基苯丙胺	
2,5 - dimethoxy - 4 - chloroamphetamine(DOC)	2,5 -二甲氧-4 -氯苯丙胺	
2,5 - dimethoxy - 4 - iodoamphetamine(DOI)	2,5 -二甲氧-4 -碘苯丙胺	
2,5 - dimethoxy - 4 - methylamphetamine(DOM)	2,5 -二甲氧-4 -甲基甲基苯丙胺	
2,5 - dimethoxy - 4 - nitroamphetamine(DON)	2,5 -二甲氧-4 -硝基苯丙胺	
2,5 - dimethoxy - 4 - propylamphetamine(DOPR)	2,5 -二甲氧-4 -丙基苯丙胺	
2,5 - dimethoxy - 4 - bromophenethylamine(2C - B)	2,5 -二甲氧-4 -溴苯乙胺	
2,5 - dimethoxy - 4 - iodophenethylamine(2C - I)	2,5 -二甲氧-4 -碘苯乙胺	
2,5 - dimethoxy - 4 - nitrophenethylamine(2C - N)	2,5 -二甲氧-4 -硝基苯乙胺	
2,5 - dimethoxy - 4 - methylphenethylamine(2C - M)	2,5 -二甲氧-4 -甲基苯乙胺	
2,5 - dimethoxy - 4 - methylthiophenethylamine(2C - T)	2,5 -二甲氧-4 -甲硫苯乙胺	
2,5 - dimethoxy - 4 - ethylthiophenethylamine(2C - T - 2)	2,5 -二甲氧-4 -乙硫苯乙胺	
2,5 - dimethoxy - 4 - isopropylthiophenethylamine(2C - T - 4)	2,5 -二甲氧-4 -异丙基硫代苯乙胺	
2,5 - dimethoxy - 4 - cyclohexylthiophenethylamine(2C - T - 5)	2,5 -二甲氧-4 -环己基硫代苯乙胺	
2,5 - dimethoxy - 4 - *n* - propylthiophenethylamine(2C - T - 7)	2,5 -二甲氧-4 - *n* -正丙基硫代苯乙胺	
2,5 - dimethoxy - 4 -(2 - methoxyethyl) thiophenethylamine (2C - T - 13)	2,5 -二甲氧-4 -(2 -甲氧乙基)硫代苯乙胺	
2,5 - dimethoxy - 4 - i - butylthiophenethylamine(2C - T - 17)	2,5 -二甲氧-4 -丁基硫代苯乙胺	
2,5 - dimethoxy - 4 - methylthioamphetamine(ALEPH)	2,5 -二甲氧-4 -甲硫苯丙胺	
2,5 - dimethoxy - 4 - ethylthioamphetamine(ALEPH - 2)	2,5 -二甲氧-4 -乙硫苯丙胺	

续 表

英 文 名	中 文 名	主要作用
2,5 - dimethoxy - 4 - cyclohexylthioamphetamine(ALEPH - 5)	2,5 -二甲氧-4 -环己基硫代苯丙胺	
2,5 - dimethoxy - 4 - *n* - propylthioamphetamine(ALEPH - 7)	2,5 -二甲氧- 4 - *n* -正丙基硫代苯丙胺	
2,5 - dimethoxy - 4 - cyclopropylmethylthioamphetamine (ALEPH - 8)	2,5 -二甲氧- 4 -环丙甲基硫代苯丙胺	
2,5 - dimethoxy - 4 - (2 - methoxyethyl) thioamphetamine (ALEPH - 13)	2,5 -二甲氧- 4 -(2 -甲氧乙基)硫代苯丙胺	
2,5 - dimethoxy - 4 - isobutylthioamphetamine(ALEPH - 17)	2,5 -二甲氧- 4 -异丁基硫代苯丙胺	
3,4,5 - trimethoxyamphetamine(TMA)	3,4,5 -三甲氧苯丙胺	
2,4,5 - trimethoxyamphetamine(TMA - 2)	2,4,5 -三甲氧苯丙胺	
2,3,4 - trimethoxyamphetamine(TMA - 3)	2,3,4 -三甲氧苯丙胺	
2,4,6 - trimethoxyamphetamine(TMA - 6)	2,4,6 -三甲氧苯丙胺	
3,4 - methylenedioxy - N - isopropylamphetamine(MDIP)	3,4 -亚甲基二氧基- N -异丙基苯丙胺	
3,4 - methylenedioxy - N - benzylamphetamine(MDBZ)	3,4 -亚甲基二氧基- N -苯基苯丙胺	
3,4 - methylenedioxy - N - cyclopropylmethylamphetamine (MDCPM)	3,4 -亚甲基二氧基- N -环丙甲基苯丙胺	
2 - (3,4 - methylenedioxyphenyl) - 2 - methoxyethylamine (BOH)	2 -(3,4 -亚甲基二氧苯基)- 2 -甲氧乙胺	
2 -(4 - bromo - 2,5 - dimethylenedioxyphenyl) - 2 - methoxyethy - lamine(BOB)	2 -(4 -溴- 2,5 -亚甲基二氧苯基)- 2 -甲氧乙胺	
2 -(2,5 - dimethoxy - 4 methylphenyl) - 2 - methoxyethylamine(BOD)	2 -(2,5 -甲氧基- 4 甲苯基)- 2 -甲氧乙胺	

苯丙胺类的药理作用为：① 中枢兴奋作用。通过增加突触间 NE、DA 的含量、直接作用于 NE、DA 受体和降低 5 -羟色胺(5 - HT)的含量来引起中枢兴奋。对于苯环甲氧基取代衍生物，小剂量作用于 5 - HT 系统，主要产生致幻作用，大剂量作用于 NE、DA，引起中枢兴奋；而侧链取代衍生物，小剂量作用于 NE、DA 系统，以中枢兴奋为主，大剂量作用于 5 - HT 系统。中枢兴奋作用包括刺激延髓呼吸中枢使呼吸频率和呼吸深度增加。对于脑干、间脑和皮层的兴奋作用可使肢体活动增加、睡眠减少和体温升高。此外，苯丙胺类对下丘脑侧部的摄食中枢具有抑制作用，可致食欲明显减少。② 外周拟交感作用。苯丙胺类与突触后膜及细胞膜上的受体结合，产生直接的交感兴奋作用。此外，其可占据突触前膜内的小泡内，促使小泡内神经递质大量释放，并通过抑制单胺氧化酶，减少神经递质的破坏，加强神经兴奋性作用。因此，可出现血压上升，心跳加速、呼吸加快的现象，大剂量可出现心动过速和心律失常。③ 心理和生理作用。苯丙胺类滥用可致冲动性障碍，使行为失控或产生攻击暴力行为或暴力犯罪，自发性行为增加，而意识性行为减少。长期滥用可产生苯丙胺类中毒性精神病，通常以严重的精神、行为障碍为主要特征，如幻

觉、妄想等，甚至还可出现明显的敌视、暴力、伤人和杀人等犯罪倾向。环取代苯丙胺类滥用后可产生亲近感和界限性自我意识降低，减少心理防御，并在视觉感知和时间感知上也有改变。生理上可出现食欲降低、睡眠减少、性欲增强，劳动能力下降等。

据《2019 年中国毒品形势报告》，在我国 214.8 万名现有吸毒人员中，滥用冰毒人员 118.6 万名，占 55.2%，冰毒仍然是目前我国滥用人数最多的毒品。苯丙胺类滥用导致严重医学、公共卫生和社会问题。其危害突出表现在三个方面：一是滥用苯丙胺类毒品导致的成瘾行为及长期滥用导致的慢性中毒状态，表现为精神兴奋、行为亢奋等急性中毒反应，有的滥用后剧烈活动出现生理透支，而停用后又出现嗜睡、精神萎靡、抑郁等中枢抑制症状。二是苯丙胺类毒品滥用常可导致不同程度和类型的精神病性症状或苯丙胺中毒精神病，出现幻觉、精神错乱、躁狂，部分人还可发生精神分裂样症状。三是苯丙胺类毒品滥用后在急性中毒情况下所致的行为失控，发生不可控制的伤人、自伤甚至暴力行为，或是产生性冲动、群体性性乱行为，导致性病、肝炎、艾滋病的感染传播。此外，苯丙胺类毒品滥用后驾车等对公共安全威胁问题亦已显现。

若短期内大量摄入苯丙胺类毒品，可引起急性中毒反应，主要表现为中枢神经系统和交感神经系统的刺激症状。兴奋型苯丙胺类急性中毒表现为兴奋、意识障碍、头痛、高血压危象、心动过速、大汗等，进一步发展为谵妄、感知觉障碍、呼吸急促、心律失常、高热、抽搐、休克、昏迷至死亡。致幻型苯丙胺类如 MDMA、MDEA 急性中毒表现为兴奋、焦虑、幻觉等，严重者可出现昏迷、高热、脱水、心律失常及心搏骤停。长期滥用苯丙胺类物质可使体重减轻，营养不良、厌食、恶心、呕吐、腹泻、疲劳、失眠、注意力不集中、情绪不稳等，严重者可出现高血压、中毒性心肌病、心肌梗死、脑血管出血、心律失常等症状。在精神方面主要表现为精神分裂症样改变，其特点是没有意识障碍、遗忘症状群和智能障碍，也缺乏明显的躯体性症状。

急性苯丙胺类中毒死亡者无特殊病变。尸僵出现早且较强，脑水肿，肺淤血、水肿，其他器官也呈淤血、水肿改变。

二、体内过程

1. 吸收与代谢

苯丙胺类物质入体后吸收良好，通过血液迅速分布于组织。甲基苯丙胺在体内的代谢和排泄较快，生物半衰期约为 9 h。甲基苯丙胺主要代谢为 4-羟基甲基苯丙胺和苯丙胺，然后苯丙胺又代谢为 4-羟基苯丙胺、4-羟基去甲麻黄碱和去甲麻黄碱。苯丙酮也是其代谢物，进一步氧化成苯甲酸，苯甲酸和羟基苯丙胺与甘氨酸和葡醛酸缀合，从尿液中排泄。苯丙胺还可以通过芳环羟化形成 4-羟基甲基苯丙胺,羟化形成去甲麻黄碱。其次还有少量的N氧化产物。苯丙胺类主要经尿排泄,尿pH对甲基苯丙胺类以及代谢物的分布和排泄有很大的影响,酸性尿使原体物质的排出量增加;在碱性尿条件下,因肾重吸收而使其在体内的半衰期延长。苯丙胺的半衰期尿酸性时为4~8 h,自然条件下为12 h。大剂量滥用后,检出时限可长达7天。同时,碱性尿导致苯丙胺类保留而形成更多的代谢物。正常条件下,苯丙胺和甲基苯丙胺的原体排出量分别为30%和43%。原体排出量变化很大,从碱性尿的2%到酸性尿的76%。有研究表明,健康志愿者摄入d-甲基苯丙胺后,排出的原体和代谢物苯丙胺均为d型,表明d-甲基苯丙胺在体内不发生消旋化[3]。

环取代苯丙胺MDMA在体内的主要代谢途径为支链的N-去烷基、脱氨和氧化,以及亚甲二氧环破裂,O-去烷基形成一系列羟基化合物。羟基化合物主要以葡醛酸和硫酸共轭物的形式存在于尿液中。有报道在滥用者尿液中鉴定、确认了四种代谢产物-MDA、3.4-二羟甲基苯丙胺(3,4-dihydroxymethamphetamine,HHMA)、4-羟基-3-甲氧甲基苯丙胺(4-hydroxy-3-methoxy methamphetamine,HMMA)、4-羟基-3-甲氧苯丙胺(4-hydroxy-3-methoxyamphetamine,HMA),其中HMMA含量最高[11]。作为外消旋体,R-和(S)-MDMA的代谢有所不同,(S)-MDMA血液中消除更快,但尿液中(R)-MDMA浓度高。正常人一次服用100 mg MDMA,尿液中原体MDMA和代谢物MDA、HMMA的排出高峰为药后4 h,其中MDMA浓度最大值为56.3 μg/mL,药后24 h浓度范围为15~56.3 μg/mL,24 h原体排出量为剂量的33%。代谢物MDA浓度最大值为3.23 μg/mL,药后24 h浓度范围0.34~3.23 μg/mL;代谢物HMMA浓度最大值为37.2 μg/mL,药后24 h浓度范围为4.8~37.2 μg/mL[3]。

氟苯丙胺在体内的主要代谢途径为N-去烷基形成去乙氟苯丙胺,其次,C-N键氧化分别形成相应的醇、酮和苯甲酸类物,苯甲酸类物与甘氨酸缀合形成马尿酸衍生物。氟苯丙胺的消除速率受尿pH的影响,酸性尿48 h原体药物的排出量为剂量的23%,代谢物排出量为剂量的17%;而碱性尿仅排出剂量的2%左右。在正常条件下,氟苯丙胺和去乙氟苯丙胺的排出量分别为3%~10%和3%~14%[3]。

2. 体内分布

9名甲基苯丙胺滥用致死者甲基苯丙胺及其代谢物浓度分布总结于表16-13[3]。甲基苯丙胺存在死后再分布,20例死者心血/外周血浓度比为2.1(1.2~5.0)。11例苯丙胺滥用致死者体内苯丙胺浓度分布见表16-14[3]。2例摄入过量的MDMA死亡者体内MDMA和代谢物MDA的浓度分布见表16-15、表16-16[3]。12名滥用MDA中毒死亡者其体内分布见表16-17[12]。氟苯丙胺类滥用致死者体内分布见表16-18[3]。

表 16-13　甲基苯丙胺滥用致死者体内甲基苯丙胺及苯丙胺浓度（$n=9$）（μg/mL 或 μg/g）

	血　液	肝组织	肾组织	尿　液
甲基苯丙胺	0.5~41	12~45	4~8	0.5~320（平均 76）
苯丙胺	0.3~1.9	0.5~10.3	0.4~3	6~175

表 16-14　苯丙胺滥用致死者体内苯丙胺浓度（μg/mL 或 μg/g）

	血　液	脑组织	肝组织	肾组织	尿　液
平均值	8.6	2.9	30	17	237
范　围	（0.5~41）	（2.8~3.0）	（4.3~74）	（3.2~52）	（25~700）
例　数	11	2	11	6	8

表 16-15　中毒死亡者体内光学活性 MDMA 和 MDA 的浓度（μg/mL 或 μg/g）

	胆　汁			血　液			肝　脏			尿　液			玻璃体液		
	R(-)	S(+)	总量	R(-)	S(+)	总量	R(-)	S(+)	总量	R(-)	S(+)	总量	R(-)	S(+)	总量
MDMA	58	15	73	1.6	1.3	2.9	5.0	1.4	6.4	302	227	529	1.2	0.7	1.9
MDA	0.5	1.2	1.7	0.8	0.8	1.6	0.3	0.4	0.7	8	18	26	0.2	0.04	0.244

表 16-16　中毒死亡者体内 MDMA 和 MDA 的浓度（μg/mL 或 μg/g）

	股动脉血	心　血	脑组织	肝组织	肾组织	尿　液	胃内容物
MDMA	3.1	5.7	17	26	13	171	118
MDA	0.1	0.3	0.3	1.2	2.9	4.0	0.5

表 16-17　中毒死亡者体内 MDA 的浓度（$n=12$）（μg/mL 或 μg/g）

	血　液	肝	胆汁	肾	尿　液	胃内容物
平均值	9.3	12	7	18	108	6 mg
范　围	1.8~26	8~17	5~9	18	2~175	0.2~22 mg

表 16-18　滥用致死者体内芬氟拉明和去乙基芬氟拉明的浓度（μg/mL 或 μg/g）

	血　液	肝组织	胆　汁	肾组织	尿　液	脑组织
氟苯丙胺	6.5	49	64.5	27.1	89	42
去乙基氟苯丙胺	0.75	8.5	10.2	1.5	10	5.3

三、检材处理

苯丙胺类物质的滥用鉴定以尿液和毛发为主，当需要判断是否为苯丙胺类毒品中毒致死时可选取血液检材。尿液是苯丙胺类筛选分析的首选检材，尿液中苯丙胺类原体和代谢物含量高，并主要以游离形式存在。当无法提供尿液检材或摄毒后间隔时间较长或需要判断摄毒史时，可选取毛发检材进行分析。头发分析结果可提供苯丙胺类滥用或慢性中毒的可靠证据。

1. 尿液

尿液中苯丙胺类以游离形式存在，如仅需检测原体或非羟化代谢物，可直接用有机溶剂提取或固相提取。尿液经10%的氢氧化钠溶液调 pH 大于11后，用乙醚、环己烷等有机溶剂提取或固相萃取。由于溶剂挥发过程可能对苯丙胺类物质的提取回收率产生影响，可在提取液中加酸性甲醇以减少挥发，但要注意痕量酸易引起GC 系统的损害。尿液中少量的羟基代谢物则以共轭形式存在，若需检测则尿液提取前需先行水解。

(1) 参考方法(SF/Z JD0107004－2016)：取尿液2 mL 置于10 mL 具塞离心管中，用10%氢氧化钠溶液调至 pH>11，用乙醚3 mL 提取，涡旋混合、离心，转移有机层至另一离心管中，约60℃水浴中挥干，残留物用50 μL 甲醇溶解，供 GC－MS 分析。或在残留物中加入100 μL 乙腈：流动相缓冲液(70：30)溶解，供 LC－MS/MS 分析。

(2) 参考方法(SF/Z JD0107024－2018)：① 取尿液20 μL，加入10 ng/mL 4－苯基丁胺内标工作溶液980 μL，涡旋振荡，离心，取上清液至进样瓶中，供 LC－MS/MS 分析。② 控制样品：取空白尿液1 mL 两份，一份作为空白样品，一份添加10 μg/mL的 S(+)-甲基苯丙胺、R(-)-甲基苯丙胺、S(+)-苯丙胺和 R(-)-苯丙胺标准工作溶液各5 μL，制得0.05 μg/mL 添加样品。然后分别取空白尿液、添加尿液20 μL，余下同检材样品平行操作。

(3) 参考方法(衍生化)[3]：取2 mL 尿液置于离心管中，加入内标，用5% NaOH 调 pH 11，加固体 NaCl 至饱和，然后用200 μL 环己烷或甲苯混旋提取，离心后，有机层供分析。也可加入1 mL 环己烷混旋提取，离心，将有机层转移至另一离心管中，40℃水浴上通氮浓缩(不吹干)，然后加入衍生化试剂：A. 50 μL 吡啶，100 μL 醋酸酐；或 B. 25 μL TFA，25 μL 乙酸乙酯；或 C. 25 μL PFPA，25 μL 乙酸乙酯；或 D. 30 μL HFBA，用封口膜密封，置微波炉(400 W)衍生化2 min，或于65℃保温30 min，45℃氮气吹干后加20 μL 乙酸乙酯溶解，供 GC－MS 分析。

(4) 参考方法(固相微萃取)[3]：取尿液3 mL，置4 mL 含磁力搅拌棒的萃取瓶内，加入内标、15 mL 5 mol/L 氢氧化钾和0.9 g 氯化钠，密封。插入 SPME 针，将100 mm polydimethylsiloxane(PDMS)萃取头直接浸入溶液中，于室温下搅拌萃取30 min。取出 SPME 针后直接插入气相进样口(250℃)热解吸1 min。最低检出限：1~10 ng/mL 尿液。

2. 血液

血液中苯丙胺类浓度可反映其滥用程度及中毒强度，是法医鉴定中判断是否苯丙胺类中毒致死的有力证据。血液样品处理同尿液。

(1) 参考方法(SF/Z JD0107004-2016):取血液 2 mL 置于 10 mL 具塞离心管中,加入 10%氢氧化钠溶液 0.2 mL,用乙醚 3 mL 提取,以下同尿液处理。

(2) 参考方法(固相微萃取)[3]:取血液 0.5 mL,置 12 mL 萃取瓶中,加入内标(d_5-甲基苯丙胺)和 0.5 mL 1 mol/L 氢氧化钠,密封,于 70℃保温 15 min。用带有 100 μm polydimethylsiloxane(PDMS)纤维头的 SPME 针顶空萃取 15 min,取出 SPME 针,于气相进样口 250℃解吸 3 min(GC 进样口先进入 1 μL HFBA 衍生化试剂,再插入 SPME 针,实现 GC 柱前衍生化)。最低检出限:5~10 ng/mL 血液。

3. 毛发

在血液、尿液检材不能提供的情况下,富角蛋白检材如头发、体毛、指甲等均可采用,其中头发分析结果可提供苯丙胺类滥用或慢性中毒的有价值的证据。苯丙胺类头发处理可用酸水解法、碱水解法和甲醇超声法。从 16 个国际实验室的毛发分析结果发现,碱水解阳性毛发药物浓度最高,酸水解其次,甲醇超声提取回收率较低,但后者可用于毛发筛选分析。

(1) 参考方法(SF/Z JD0107004-2016):毛发样品依次用 0.1%十二烷基磺酸钠溶液、0.1%洗洁精溶液、水和丙酮振荡洗涤,晾干后剪成约 1 mm 段,供检。① 酸水解:称取 50 mg 毛发,加 1 mL 0.1 mol/L 盐酸溶液浸润,45℃水浴水解 12~15 h,取出后用 10%氢氧化钠溶液调至 pH>11。② 碱水解:称取 50 mg 毛发,加 1 mL 10%氢氧化钠溶液,80℃水浴水解 5~10 min,取出。③ 提取:毛发水解液用乙醚 3 mL 提取,涡旋混合、离心分层,转移乙醚层至另一离心管中,约 60℃水浴中挥干。残留物用 50 μL 甲醇溶解,供 GC-MS 或 LC-MS/MS 分析。

(2) 参考方法(SF/Z JD0107024-2018):毛发样品依次用适量的水和丙酮振荡洗涤两次,晾干后剪成约 1 mm 段,置冷冻研磨仪中粉碎。① 称取毛发粉末 20 mg,置于 10 mL 具塞离心管中,加入 10 ng/mL 4-苯基丁胺内标工作溶液 1 mL,超声 1 h。离心,取上清液至进样瓶中,供 LC-MS/MS 分析。② 控制样品:称取空白毛发样品 20 mg 两份,一份作为空白样品,一份添加 S(+)-甲基苯丙胺、R(-)-甲基苯丙胺、S(+)-苯丙胺和 R(-)-苯丙胺对照品制得 0.2 ng/mg 添加样品,余下同检材样品平行操作。

四、分析方法

1. 免疫法

适用于尿液筛选分析,可选用商品化的甲基苯丙胺或 MDMA 免疫板。目前苯丙胺类免疫板的检测限为 300 ng/mL,但特异性不强,需经色谱/质谱法进一步确证分析。

2. 气相色谱-质谱法

GC－MS 或 GC－MS/MS 法质谱检测可选择电子轰击源(EI)或化学源(PCI、NCI),EI 可以得到更多的结构信息,而 CI 可获得分子信息。苯丙胺类的多氟衍生化物采用 GC/NCI－MS 检测,灵敏度可提高 20 倍以上。

(1) 分析参考条件(SF/Z JD0107004－2016)

色谱条件：HP－5 MS 柱(30 m×0.25 mm×0.25 μm)或相当者;初温 100℃,保持 1.5 min,以 25℃/min 升温至 280℃,保持 15 min;载气为氦气,流速 1.0 mL/min;进样口温度：250℃。

质谱条件：电子轰击源(EI)：70 eV;四极杆温度：150℃;离子源温度：230℃;接口温度 280℃。检测方式：全扫描;质量范围：50～500 amu。AMP、MAMP、MDMA、MDA 及氯胺酮的保留时间与特征碎片离子见表 16－19。

表 16－19 AMP、MAMP、MDMA、MDA 及氯胺酮的保留时间与特征碎片离子

化合物	保留时间(min)	碎片离子(*m/z*)
AMP	4.3	44、91、120
MAMP	4.7	58、91、134
MDA	6.6	77、136、179
MDMA	7.0	58、135、194
氯胺酮	8.4	180、209、152

(2) 分析参考条件[3]

色谱条件：HP－1 毛细管柱(12 m×0.2 mm),初温 100℃(1 min),程序升温 20℃/min,终温 280℃;进样口温度 250℃。

质谱条件：源温 230℃;接口温度 280℃。SIM 模式,选择分子离子、基峰离子和丰度较大的特征离子。苯丙胺类衍生化的质谱信息见表 16－20。许多苯丙胺类衍生物虽均有 *m/z* 91,但因内源性化合物也可形成此碎片离子,故选取 *m/z* 91 离子进行检测时应谨慎。

表 16－20 苯丙胺类兴奋剂的特征离子和保留时间

化合物	选择离子(*m/z*)	化合物	选择离子(*m/z*)
苯丙胺－TFA	140,91,118	bk－MDEA－TFA	317,149,121,168
甲基苯丙胺－TFA	118,91,154	bk－BDB－TFA	303,149,121
MDA－TFA	135,162,275	bk－MDA－TFA	289,149,121
MDMA－TFA	162,135,154,289	苯丙胺－TMS	192,116,73
MDEA－TFA	168,140,162	甲基苯丙胺－TMS	206,130,73
MBDB－TFA	110,135,168,176	MDA－TMS	236,116,73
BDB－TFA	135,154,176	MDMA－TMS	250,130,73
bk－MBDB－TFA	317,149,121,168	苯丙胺－PFP	118,91,190

续　表

化　合　物	选择离子(m/z)	化　合　物	选择离子(m/z)
甲基苯丙胺-PFP	118,160,204	MDMA-AC	58,100,162
MDA-PFP	162,190,135	MBDB-AC	72,114,176
MDMA-PFP	135,162,204	4-bromo-2,5-dimethoxy-3-phenetylamine(2C-B)-AC	148,229,242
MDE-PFP	162,190,218	2,5-dimethoxy-4-iodo-phenethyl amine hydrochloride (2C-I)-AC	275,290,349
AMP-HFB	91,118,240	2,5-dimethoxy-4-ethylthio-3-phenethylamine(2C-T-2)-AC	211,224,283
MAMP-HFB	118,210,254	2,5-dimethoxy-4-(n)-propylthio-phenethylamine (2C-T-7)-AC	225,238,297
MDA-HFB	162,240,375	苯丙胺-MTP	91,189,260
MDMA-HFB	162,210,254	甲基苯丙胺-MTP	91,189,274
MDEA-HFB	162,240,268	MDA-MTP	135,162,189
芬氟拉明-HFB	159,240,268	MDMA-MTP	135,189,274
苯丙胺-AC	86,118,177	MDEA-MTP	135,189,288
甲基苯丙胺-AC	58,100,191	卡西酮-HFB	240,105,77
Dimethylamphetamine(DMA)-ACm	72,115,148	甲卡西酮-HFB	254,210,105
甲基麻黄碱 Methylephedrine(ME)	72,77,105	去甲伪麻黄碱-2HFB	330,303,240
苯丙醇胺 henylpropanolamine (PPA)-2AC	86,14,176	去甲麻黄碱-2HFB	330,303,240
甲氧苯丙胺 p-methoxyamphetamine(PMA)-AC	148,121,86	苯丙胺-BDMS	192,158,73
甲氧甲基苯丙胺 p-methoxy methamphetamine(PMMA)-AC	58,100,148		
MDA-AC	162,135,221		

TMS：trimethylsilyl；TFA：trifluoroacetyl；PFP，pentafluoropropionyl；HFB，heptafluorobutyryl；t-BDMS，t-butyldimethylsilyl；MTP：R-MTPCl，R-(-)-α-methoxy-α-trifluormethylphenylacetylchloride，手性衍生化试剂 R-(-)-；S-(-)-N-trifluoracetylprolylchloride(S-TPCl)；AC：Acetic anhydride。

3. 液相色谱-质谱法

苯丙胺类物质种类多，需建立高通量、筛选范围广的分析方法。LC-MS 或 LC-MS/MS 具有无需衍生化、可同时分析原体及代谢物、光学活性体的优点，可简便、准确、灵敏地筛选和确证苯丙胺类毒品。

(1) 分析参考条件(SF/Z JD0107004-2016)

色谱条件：Allure PFP Propyl 液相柱(100 mm×2.1 mm×5 μm)或相当者，前接保护柱；流动相：乙腈：缓冲液(70：30)，缓冲液为 20 mmol/L 乙酸胺和 0.1%甲酸的溶液；流速：200 μL/min。

质谱条件：扫描方式：正离子模式(ESI+)；检测方式：多反应监测(MRM)；离子喷雾电压：5 500 V；离子源温度：500℃。每个化合物分别选取 2 对母离子/子离子对作为定性离子对。其定性、定量离子对及其他质谱参数和保留时间见表 16-21。

表 16-21 AMP、MAMP、MDMA、MDA 及氯胺酮的质谱参数和保留时间

名 称	离子对(m/z)	DP(V)	CE(eV)	保留时间(min)
AMP	136.1/119.1*	20	33	5.12
	136.1/91.1		26	
MAMP	150.1/119.1*	30	16	6.07
	150.1/91.1		26	
MDMA	194.2/163.4*	35	18	5.93
	194.2/105.0		29	
MDA	180.1/163.1*	40	15	5.01
	180.1/135.1		28	
氯胺酮	238.1/179.1*	40	25	5.3
	238.1/125.1		40	

* 定量离子对。

(2) 分析参考条件(SF/Z JD0107024-2018)

色谱条件: Supelco Astec Chirobiotic™ V2 手性柱(250 mm×2.1 mm×5 μm)或其他等效柱;流动相: 含 0.1%(V/V)冰醋酸和 0.02%(V/V)氨水的甲醇溶液;流速: 250 μL/min。

质谱条件: 扫描方式: 正离子模式(ESI+);检测方式: 多反应监测(MRM);离子喷雾电压: 5 500 V;离子源温度: 500℃。碰撞气(CAD)、气帘气(CUR)、雾化气(GS1)、辅助气(GS2)均为高纯氮气,使用前调节各气流流量以使质谱灵敏度达到检测要求;去簇电压(DP)、碰撞能量(CE)应优化至最佳灵敏度。4 种手性化合物和内标的定性离子对、定量离子对和保留时间见表 16-22。

表 16-22 4 种手性化合物的定性、定量离子对和保留时间

化 合 物	定性离子对(m/z)	定量离子对(m/z)	保留时间(min)
S(+)-苯丙胺	136.1/91.1 136.1/119.1	136.1/91.1	9.1
R(-)-苯丙胺	136.1/91.1 136.1/119.1	136.1/91.1	10.3
S(+)-甲基苯丙胺	150.1/91.1 150.1/119.1	150.1/91.1	11.7
R(-)-甲基苯丙胺	150.1/91.1 150.1/119.1	150.1/91.1	13.0
4-苯基丁胺(内标)	150.1/91.1 150.1/133.1	150.1/91.1	10.1

该法尿液样品中 S(+)-甲基苯丙胺、R(-)-甲基苯丙胺、S(+)-苯丙胺和 R(-)-苯丙胺的检出限均为 0.02 μg/mL,定量下限均为 0.05 μg/mL;毛发样品中

S(+)-甲基苯丙胺、R(-)-甲基苯丙胺、S(+)-苯丙胺和 R(-)-苯丙胺的检出限均为 0.05 ng/mg,定量下限均为 0.1 ng/mg。

(3) 分析参考条件[3]

色谱条件: Atlantis1 T3 液相柱(150 mm×2.1 mm×3 μm)。流动相 A: 2 mmol/L 甲酸铵溶液,pH 3.0;流动相 B: 乙腈/A(90∶10, V/V)。梯度洗脱程序,0~3 min, 5% B;3~4 min,20% B;4~14 min,40% B;14~16 min,90% B;16~20 min,90% B;20~21 min,5% B;21~24 min,5% B。

质谱条件: 扫描方式: 正离子模式(ESI+);检测方式: 多反应监测(MRM);离子喷雾电压: 5 500 V;气帘气、GAS 1 和 GAS 2 分别为 50 units、50 units 和 60 units。苯丙胺类物质的质谱参数见表 16-23。

表 16-23　苯丙胺类物质的质谱离子和保留时间

化合物	英文名	离子对 1(*m/z*)	离子对 2(*m/z*)	保留时间(min)
去甲麻黄碱	norephedrine	152.1>134.2	152.1>117.2	7.02
麻黄碱-d_3	ephedrine-d_3	169.4>151.1	—	7.26
麻黄碱	ephedrine	166.3>148.2	166.3>91.2	7.29
苯丙胺-d_5	amphetamine-d_5	141.0>124.1	—	7.87
苯丙胺	amphetamine	136.1>119.0	136.1>91.0	7.92
甲基苯丙胺-d_5	methamphetamine-d_5	155.1>121.1	—	8.34
甲基苯丙胺	methamphetamine	150.1>119.3	150.1>91.1	8.40
MDA-d_5	MDA-d_5	185.3>168.2	—	8.23
MDA	MDA	180.2>163.0	180.2>105.1	8.28
PMA	PMA	166.2>121.1	166.2>91.0	8.43
MDMA-d_5	MDMA-d_5	198.8>165.1		8.71
MDMA	MDMA	194.4>163.4	194.4>135.2	8.76
MDEA-d_5	MDEA-d_5	213.2>163.1	—	9.45
MDEA	MDEA	208.2>163.0	208.2>105.1	9.50
BDB	BDB	195.3>136.3	195.3>178.0	9.58
MBDB	MBDB	208.3>135.1	208.3>177.3	10.10
4-MTA	4-MTA	182.2>165.0	182.2>137.0	10.80
哌醋甲酯	methylphenidate	234.2>84.1	234.2>115.0	10.80
m-CCP	m-CCP	197.1>154.0	197.1>118.2	11.20
DOM	DOM	210.1>193.2	210.1>178.3	11.60
去乙芬氟拉明	norfenfluramine	203.9>187.0	203.9>159.0	12.20
DOB	DOB	274.1>257.1	274.1>229.1	12.50
右芬氟拉明	dexfenfluramine	231.8>159.0	231.8>108.9	13.70

五、鉴定要点

1. 苯丙胺类物质阳性结果的确认和评价　根据甲基苯丙胺的体内代谢机制,

甲基苯丙胺阳性的尿液应同时含有可检出量的苯丙胺,如尿液中含有高浓度的甲基苯丙胺而无苯丙胺存在,应排除外部污染或考虑是否存在由麻黄碱类物质造成的假阳性结果问题。

血液。血液中苯丙胺类浓度可判断摄毒者的中毒程度或受损程度。“毒驾”案件血液中甲基苯丙胺、苯丙胺、MDMA 和 MDA 的含量阈值均为 20 ng/mL。甲基苯丙胺滥用致死者,其血液中甲基苯丙胺和代谢物苯丙胺浓度比与时间有关。滥用后快速死亡者血液中甲基苯丙胺浓度高于苯丙胺,如 3 例中毒死亡案例中血液中甲基苯丙胺和苯丙胺浓度分别为: 1 302 ng/mL 和 145 ng/mL;1 815 ng/mL 和 208 ng/mL;980 ng/mL 和 636 ng/mL[13]。而滥用延缓死亡者则可呈相反结果。对于涉 MDMA 死亡者,其血液中目标物浓度在 MDMA 中毒、多种药物联合使用和外伤死亡中如表 16－24 统计存在浓度重叠现象[3]。该结果提示,不可简单以治疗浓度、中毒浓度等数据进行中毒判断,需结合案情、尸检结果和毒物分析结果综合分析。

表 16－24 不同死亡案件中血液中 MDMA 浓度

	MDMA 中毒(n=13)(μg/mL)	多种药物联合使用(n=22)(μg/mL)	外伤死亡(n=24)(μg/mL)
范 围	0.478~53.9	0.04~41.5	0.035~4.81
均 值	8.43	2.90	0.862
中 值	3.49	0.76	0.483

尿液。摄毒人员筛查以尿液分析为主。尿液中苯丙胺类的消除半衰期为 7~32 h,通常检测时限为 3~5 天,随尿液 pH、吸食量、频度等而有所不同。某些苯丙胺类物质如苯丙胺既是滥用物质,又为甲基苯丙胺的代谢产物。当尿液同时检出苯丙胺和甲基苯丙胺时即产生判断问题: 被检者仅摄取甲基苯丙胺还是同时摄取苯丙胺和甲基苯丙胺? 大量的研究结果表明,仅摄取甲基苯丙胺时,尿液中代谢物苯丙胺与原体浓度比应低于 10%。故尿液中检出苯丙胺与甲基苯丙胺浓度比大于 10%,提示被检者可能同时摄取甲基苯丙胺和苯丙胺。MDA 与 MDMA 的比例关系同苯丙胺与甲基苯丙胺。此外,甲基苯丙胺的构型在体内不发生转变。尿液中检出 S(+)甲基苯丙胺,表明滥用物质为 S(+)甲基苯丙胺;检出甲基苯丙胺 R(−)对 S(+)比率为 1∶1 时,表明滥用物质为外消旋甲基苯丙胺。

毛发。苯丙胺类物质滥用方式大多为不规则用药或间歇性用药,尿液检测不能提供间歇性摄毒的信息,而毛发分析对于摄毒史的评判更有价值。按照国际毛发分析协会的建议,头发中甲基苯丙胺和苯丙胺的 cut-off 均为 0.2 ng/mg,同时甲基苯丙胺阳性者头发中应同时检出苯丙胺。在实践中,尚需关注各种影响因素。① 原体和代谢物浓度。吸毒者头发中甲基苯丙胺和苯丙胺的浓度随吸毒剂量、频度、个体因素等相差较大，头发中甲基苯丙胺浓度高于苯丙胺，苯丙胺浓度随着甲基苯丙胺浓度的升高而升高，但二者的浓度比值逐渐减小，表明吸毒量大时存在代谢过饱和。苯丙胺与甲基苯丙胺的浓度比值在 0.015～0.14，这也是区分甲基苯丙胺主动摄入与外源污染的指标之一。② 带毛囊的发根。甲基苯丙胺入血 5 min 后可到达发根，带毛囊的发根可用于评判急性中毒。③ 摄毒剂量和毛发颜色。毛发中苯丙胺类浓度与服用剂量、毛发中黑色素含量有正相关性。苯丙胺类物质更易进入黑色头发。④ 人体不同部位毛发中苯丙胺类浓度。阴毛、腋毛、头发中的苯丙胺浓度存在差异，但苯丙胺/甲基苯丙胺的比值无显著性差异，见表 16－25[3]。⑤ 胎毛。胎毛分析可用于评判孕妇在怀孕期间是否滥用苯丙胺类毒品。

表 16－25　阴毛、腋毛、头发中苯丙胺浓度、甲基苯丙胺浓度和苯丙胺/甲基苯丙胺的比值

	阴毛（n=41）	腋毛（n=14）	头发（n=2 389）
苯丙胺浓度（ng/mg）	0.14～8.35（1.02）	0.22～6.58（1.57）	0.13～13.39（0.87）
甲基苯丙胺浓度（ng/mg）	0.91～64.78（15.54）	1.76～55.50（17.82）	0.51～193.75（11.80）
苯丙胺/甲基苯丙胺比值	0.02～0.29（0.08）	0.06～0.16（0.11）	0.004～1.16（0.09）
年龄（年）	29～51（39）	29～49（39）	17～69（37）

2. *临床用药与摄毒的判断*　某些临床药物如二甲磺酸赖右苯丙胺（lisdexamfetamine）、盐酸哌醋甲酯、泛普法宗（famprofazone）等进入体内后可代谢生成甲基苯丙胺和苯丙胺，见表 16－26，使尿液筛查呈苯丙胺类阳性结果。如某女性尿液中甲基苯丙胺和苯丙胺浓度分别为 275 ng/mL 和 98 000 ng/mL，手性分析 d－苯丙胺的比率为 75%，d－甲基苯丙胺的比率为 83%。该女性否认吸毒，称曾服用 Adderall®（治疗多动症药物，每片含 d－苯丙胺 20 mg），警方调查也未发现其有吸毒史。研究也发现，当尿液中苯丙胺浓度高于 25 000 ng/mL，可检出少量甲基苯丙胺，但甲基苯丙胺与苯丙胺的浓度比率小于 0.5%[14]。该情形存在以下可能性：可能接触过甲基苯丙胺，但摄取的大部分为苯丙胺；服用临床药物，但药物中可能存在甲基苯丙胺杂质；苯丙胺在体内经甲基化代谢生成少量的甲基苯丙胺。目前采用尿液分析尚无法解决此类问题，可借助头发分析做进一步区分和判断。

3. *光学活性体分析*　苯丙胺类物质如 MAMP 和 MDMA 等结构中都具有手性中心，其光学活性体表现出不同的药理性质。AMP、MAMP 和 MDMA 的（*S*）－对映异构体中枢兴奋作用均强于（*R*）－对映异构体。MDA、MDMA 和 MDEA 常以外消旋混合物形式使用，并不存在相应的合法的前体药物。但有些治疗药物可以代谢为 AMP、MAMP，如用于治疗帕金森病的司来吉兰（selegiline）可以代谢为（*R*）－AMP、（*R*）－MAMP，减肥药苄非他明（benzphetamine）可以代谢为（*S*）－AMP、（*S*）－MAMP。此外，某些国家的鼻通药（vicks inhaler）也包含了（*R*）－MAMP。因此，苯

表 16－26 可代谢生成甲基苯丙胺和苯丙胺的前体物质在尿液中的消除情况[15]

前体物质	英文名	剂量(mg)	人数(n)	年龄(岁)	采样时间(h)	服用剂量的百分数											
						苯丙胺			甲基苯丙胺			羟基苯丙胺			羟基甲基苯丙胺		
						总	S(+)	R(−)	总	S(+)	R(−)	总	S(+)	R(−)	总	S(+)	R(−)
安非他尼	amphetaminil	30	2		24	3.3			n.a.*	n.a.	n.a.				n.a.	n.a.	n.a.
苄非他明	benzphetamine	43	10	>18	>92.5	4.2±1.8	100	n.a.	1.9±0.6	100	n.a.						
		43	3	27～38	72	8.3±0.7	100	n.a.	2.5±0.5	100	n.a.	<0.1	100	n.a.	<0.1	100	n.a.
					合并数据	5.1±2.4	100	n.a.	2.1±0.6	100	n.a.	<0.1	100	n.a.	<0.1	100	n.a.
氯苄雷司	clobenzorex	30	5		168	10.1±4.2	100	n.a.	n.a.	n.a.	n.a.						
二甲基苯丙胺	dimethylamphetamine		2	28、39	72	1.3			11.3						0.95		
乙基苯丙胺	ethylamphetamine	16,29	3		24	6.9±3.1			n.a.	n.a.	n.a.				n.a.	n.a.	n.a.
		16	2		24	15.5	69	31	n.a.	n.a.	n.a.				n.a.	n.a.	n.a.
		25.4	4		72	12.3±2.3			n.a.	n.a.	n.a.				n.a.	n.a.	n.a.
					合并数据	11.2±4.1	69	31	n.a.	n.a.	n.a.				n.a.	n.a.	n.a.
泛普法宗	famprofazone	25	6	25±2	48		44	56		29	71						
		50	3		48	0.6±0.3			3.0±1.3								
		50	1		96	3.0			14.6								
		50	3	27～37	48	0.7±0.1	40	60	14.5±7.0	33	67	1.0±0.1	26	74	3.2±0.6	29	71
		25,50	4	20～38	72				12.4±4.6								
					合并数据	1.0±0.9	43	57	11.4±6.2	28	72	1.0±0.1	26	74	3.2±0.6	29	71

续　表

前体物质	英文名	剂量(mg)	人数(n)	年龄(岁)	采样时间(h)	服用剂量的百分数											
						苯丙胺			甲基苯丙胺			羟基苯丙胺			羟基甲基苯丙胺		
						总	S(+)	R(−)	总	S(+)	R(−)	总	S(+)	R(−)	总	S(+)	R(−)
芬乙茶碱	fenethylline	100	4	25~28	24	24.5±5.0			n.a.	n.a.	n.a.	6.6±0.9			n.a.	n.a.	n.a.
		30	3	21~30	48	26.7±5.6			n.a.	n.a.	n.a.	痕量			n.a.	n.a.	n.a.
		50	3		24	8.4±5.7			n.a.	n.a.	n.a.				n.a.	n.a.	n.a.
					合并数据	20.3±5.4			n.a.	n.a.	n.a.	<6.6±0.9			n.a.	n.a.	n.a.
芬普雷司	fenproporex	2.5	2		24	29.1			n.a.	n.a.	n.a.				n.a.	n.a.	n.a.
		10	5		120	120	27~34		n.a.	n.a.	n.a.				n.a.	n.a.	n.a.
呋芬雷司	furfenorex	50	3	27~38	72	7.2±1.2			3.8±0.6			<0.1			<0.1		
赖氨酸安非他命	lisdexamfetamine	70	6	22~52	48	41.5±11	100		n.a.	n.a.	n.a.				n.a.	n.a.	n.a.
美芬雷司	mefenorex	40,80	2		72	5.5,10.4			n.a.	n.a.	n.a.				n.a.	n.a.	n.a.
普尼拉明	prenylamine	100		27~60	240	1~1.5			n.a.	n.a.	n.a.	0.05~0.1			n.a.	n.a.	n.a.
司来吉兰	selegiline	5	10	25~50	48	12.8±3.0	n.a.	100	27.7±3.5	n.a.	100						
		10	4	25~34	48	3.1±1.1	n.a.	100	37.0±8.2	n.a.	100	3.0±0.9	n.a.	100	7.9±4.6	n.a.	100
		10	12	28.9	96	14.4±3.0	n.a.	100	32.9±9.2	n.a.	100						
		2,7	6	27~54	72	9.0±1.4	n.a.	100	21.9±5.3	n.a.	100						
					合并数据	11.5±2.6	n.a.	100	29.7±7.0	n.a.	100	3.0±0.9	n.a.	100	7.9±4.6	n.a.	100

n.a.：未分析。

丙胺物质的光学活性体分析可用于区分和解释苯丙胺类的阳性结果。对于涉苯丙胺类物质案件的鉴定,光学活性体分析还可评判其在中毒或死亡中所起的作用,并可用于判断毒品来源。

23 例苯丙胺类吸毒者头发样本的光学活性体分析结果见表 16-27[3],甲基苯丙胺浓度均较苯丙胺高,表明所有滥用者主要使用的是甲基苯丙胺。19 例检出了苯丙胺和甲基苯丙胺光学活性体,S(+)型占优势。4 例仅检出 S(+)甲基苯丙胺和 S(+)苯丙胺,表明摄入的是光学纯的 S(+)甲基苯丙胺。1 例同时检出苯丙胺和甲基苯丙胺光学异构体,R(-)甲基苯丙胺浓度高于 S(+)甲基苯丙胺,几乎等同于代谢物 R/S 比值,可能同时使用外消旋甲基苯丙胺和 R(-)苯丙胺。

表 16-27 滥用者毛发中苯丙胺和甲基苯丙胺浓度和异构体比值

样本	R(-)苯丙胺(ng/mg)	S(+)苯丙胺(ng/mg)	*R/S* 比值	R(-)甲基苯丙胺(ng/mg)	S(+)甲基苯丙胺(ng/mg)	*R/S* 比值
1	ND	0.2	—	ND	3.8	—
2	1.0	7.5	0.13	10.8	43.6	0.25
3	0.2	2.0	0.07	1.5	12.3	0.12
4	0.2	0.9	0.21	0.4	21.9	0.02
5	ND	0.1	—	ND	3.1	—
6	0.1	1.9	0.03	0.2	21.6	0.01
7	0.2	1.4	0.16	0.3	28.0	0.01
8	0.1	1.2	0.06	1.0	14.5	0.07
9	0.2	1.3	0.15	1.4	27.3	0.05
10	1.0	3.2	0.30	9.7	23.6	0.41
11	ND	1.5	—	0.6	20.4	0.03
12	ND	0.8	—	0.6	9.0	0.07
13	0.2	0.3	0.79	1.6	2.0	0.82
14	0.4	1.0	0.4	4.3	18.0	0.24
15	ND	1.4	—	ND	26.1	—
16	1.2	1.3	0.92	43.2	20.5	2.11
17	0.1	0.4	0.23	0.1	6.5	0.11
18	0.2	0.2	0.95	0.2	2.4	0.07
19	ND	2.8	—	1.7	44.5	0.04
20	0.1	0.7	0.14	0.8	13.9	0.05
21	ND	2.4	—	ND	31.8	—
22	0.2	1.3	0.17	0.2	40.1	0.01
23	0.4	1.8	0.20	0.3	39.5	0.01

ND:未检出。

4. 检材中甲基苯丙胺、苯丙胺的稳定性 目标物的稳定性对评判分析结果有着重要的意义。考察血液样本中甲基苯丙胺及其代谢物苯丙胺(原体与代谢物浓度比约为 10∶1)五年保存的稳定性,从表 16-28[3] 可见,虽然样品经一段时间保存甲基苯丙胺和苯丙胺类浓度有所下降，但所有的样品5年内(苯丙胺为4年)都可用于再分析，此稳定性可能与苯丙胺结构中不含有易水解的活性基团有关。

表16-28 苯丙胺类在组织中保存的稳定性

时 间	甲基苯丙胺		苯 丙 胺	
	样本数	浓度变化(%)	样本数	浓度变化(%)
3个月	10	-11.8	9	-62.5
6个月	9	-9.3	7	-30.6
1年	9	-35.1	4	-76.7
2年	10	-14.1	8	-34.0
3年	10	-38.1	6	-48.1
4年	10	-16.5	4	-19.4
5年	10	-24.4		

5. 苯丙胺类滥用者的个体特征 ① 尸体特征。苯丙胺类中毒致死者可有弥漫性血管内凝血、横纹肌溶解及肝损害等症状。尸僵出现早且较强，脑水肿、肺淤血、水肿，其他脏器也呈淤血、水肿改变。长期滥用死亡者往往消瘦、营养不良。② 精神损害。滥用苯丙胺类兴奋剂，最常出现的后果是精神病样症状，有的还会产生自残或者杀人、抢夺等暴力倾向。在对此类刑事案件的犯罪嫌疑人进行精神疾病司法鉴定时，若怀疑有苯丙胺类滥用史，而尿液等检材已超出检测时限，可剪取头发分段分析进行确认。

六、案例评析

[案例一] 某案中发现十几名舞客摇头不止，兴奋异常，并发现其携带可疑药片，故委托查明是否使用"摇头丸"类，并判明是偶尔使用还是经常滥用。

毒物鉴定及评析：采集嫌疑人尿液，经分析其中7份尿液中含有MDMA成分，其他尿液中则含有麻黄碱和可待因成分，与其自述服用"联邦止咳露"情况相符(大量饮用"联邦止咳露"也有兴奋作用)。尿液中检出MDMA成分，表明被检者在5~7天内曾服用过该类毒品，但仅根据此结果尚不能判断其是否经常使用苯丙胺类毒品，而头发分析结果则能提供毒品使用的长程信息(时间和历史)。故进一步采集7名尿液阳性者头顶部贴根1 cm头发，经分析在其中6名尿液阳性者头发中检出了MDMA和代谢物MDA成分(表16-29)，其中原体浓度高于代谢物浓度，其比值为8~15.4。头发分析结果表明：No.1~4和No.6~7名舞客在最近一个月内经常使用MDMA毒品，而No.5舞客则可能为最近两天内使用，其使用量和使用时间均未到达足以在头发中积聚并达到检出量，也可能为首次摄药。高的药物原体浓度则表明滥用者间歇性使用(一般为上舞厅时使用)这类药物。该结果为执法部门提供了可靠的认定证据。

表 16－29　滥用者毛发中 MDMA 及代谢物 MDA 含量

编　号	MDMA(ng/mg)	MDA(ng/mg)	MDMA/MDA
1	21.9	2.3	9.5
2	7.7	0.5	15.4
3	15.9	2.0	8
4	2.4	0.2	12
5	—	—	
6	13.2	0.9	14.7
7	19.6	1.7	11.9

[案例二]　某案件涉及某女性有滥用“摇头丸”的可疑[16]。

毒物分析及评析：送检尿液经吗啡免疫板和甲基苯丙胺免疫板筛选，结果均为阳性，表明检尿液中可能含有吗啡类和苯丙胺类物质。GC－MS 确认结果显示，尿液中存在甲基苯丙胺、去甲麻黄碱、麻黄碱、可待因、吗啡等多种成分，其中含有较大量的麻黄碱、可待因以及少量的甲基苯丙胺、去甲麻黄碱和吗啡。为确认少量甲基苯丙胺的来源，尿液经高碘酸钠氧化后再行提取，结果未检出麻黄碱和甲基苯丙胺成分。根据上述结果分析，少量的去甲麻黄碱系麻黄碱 N－去甲基形成；少量吗啡系可待因 O－去甲基代谢形成；少量甲基苯丙胺则系麻黄碱在气相进样口高温脱羟基转化所致。据查，被检者曾服用舞厅老板提供的“菲迪克”，服用量 60 mL 以上。“菲迪克”主要含麻黄碱和可待因成分，经代谢和转化形成少量去甲麻黄碱、甲基苯丙胺和吗啡。

[案例三]　据某宾馆报案，某 39 岁男性当日凌晨 2:00 开始出现呕吐不止、烦躁不安、神志不清、思维混乱、胡言乱语、呼吸困难、幻视幻听、磨牙出汗等症状，立即向当地派出所报案并急送医院救治。医生发现该男裤裆内夹有黄色圆柱状固形物，外由安全套及透明胶带纸缠绕，共 41 个，其中 8 个破裂而仅残留空安全套。将上述包裹物剖开见每个包裹物中有直径为 0.4 cm 的绿色或橙黄色药片 60 粒。经抢救无效，该男于当日凌晨 5 时 20 分死亡[17]。

毒物分析及评析：提取死者裤裆内药物、胃肠内容物、心血及呕吐物经分析，结果均检出 MAMP 成分。鉴定结果表明该男系体内藏毒 MAMP 导致急性中毒意外死亡。

[案例四]　某 16 岁女性，在聚会上喝了朋友的饮料后感觉异常，回家后出现兴奋异常，无法入眠，口渴等症状。父母察觉其心理和行为的异常，后留取尿液1#，8 天后留取尿液 2#以及采集血液，2 个月后采集头发[18]。

毒物分析及评析：从尿液 1#中检出 MDMA(37 μg/mL)和 MDA(4 μg/mL)，尿液 2#中检出 MDMA(0.42 μg/mL)，血液中未检出 MDMA 和 MDA。对头发进行分段分析发现，贴根部 1 cm 段和末梢 2 cm 段为阴性，头发中间 2 cm 段呈现 MDMA

阳性(22 pg/mg),MDA 阴性。鉴定结果表明,在尿液 1#中同时检出 MDMA 及其代谢物 MDA,可确认其当晚摄入过 MDMA;尿液较血液有更宽的检测窗,药后 8 天仍可检出微量的 MDMA;头发分段分析结果提供摄取 MDMA 的辅助信息,并证明该女性并无 MDMA 滥用史。

第三节 大 麻

一、概述

大麻(*Marijuana*)为大麻科大麻属一年生草本植物,雌雄异株,原产于亚洲中部,现几乎遍及全球,既有野生,也有人工栽培。大麻的用药历史悠久,《黄帝内经》中已有关于大麻的描述,《本草纲目》中亦有大麻入药的记载。

大麻中成分多且复杂,其中酚类成分(cannabinoids)对中枢神经有明显作用,主要活性成分为 Δ^9-四氢大麻酚(Δ^9-tetrahydrocannabinol, THC)、大麻二酚(cannabidol, CBD)和大麻酚(cannabinol, CBN),尤以 THC 的精神活性最强。CBD 是 THC 的前体,而 CBN 为 THC 的分解物,经过较长时间的存放、高温、紫外线,THC 可降解为 CBN,大麻中 CBN 和 THC 的浓度比率是大麻存放时间的参考指标。纤维型大麻中 CBD 浓度高于 THC,而毒品大麻中 THC 为主要成分,浓度明显高于 CBD。

由于产地的气候、土壤、品种、种植方法和生态环境的不同,大麻的有效成分的含量可相差很大。此外,大麻植物不同部位的提取物或制成品中有效成分的含量也相差较大,THC 在大麻雌株花中最高,种子中最低,从高到低顺序为:花朵末梢、花苞片、叶子、茎、根和种子。按照制作工艺可将毒品大麻分为三类,见表 16-30。根据联合国禁毒署的报告,各类毒品大麻中 THC 含量有逐年提高的趋势。

表 16-30 常见的毒品大麻种类

大麻种类	英文名	制 作 工 艺	THC 含量
大麻草药	marijuana	雌性大麻的花和叶,空气中干燥,制成大麻卷烟和烟丝等。	0.5%~5%
大麻酯	hashish	分离掉雌性大麻的纤维成分,从花、叶、种子及茎中提取的树脂,其颜色因产地不同而异,有黑色、黄绿色、土褐色等。	5%~20%
大麻油	hashish oil	系大麻萃取、浓缩而成,呈深绿色。	15%~60%

大麻具有独特的精神活性,滥用后可产生不同的药理作用,如镇静、欣快、幻觉、感觉增强或扭曲,并引起一系列心理变化,包括感知、思维、情绪、记忆及精神变化等。大麻在低剂量时,既有兴奋作用,又有抑制作用;高剂量时,则抑制作用占主

导。除中枢神经系统的作用之外，大麻还可对免疫系统、生殖系统及心血管系统产生影响。

在欧美国家，大麻由于其独特的精神活性作用而成为滥用最普遍的毒品。美国药物滥用研究所（the National Institute on Drug Abuse）统计约 6 740 万人在一生中使用过大麻，在 18～25 岁年龄组中有 68%的人至少使用过一次大麻[18]。据《2019 年中国毒品形势报告》，在我国 214.8 万名现有吸毒人员中，滥用大麻人员仅 2.4 万名，以外籍人员、有境外学习或工作经历人员及演艺人员为主。大麻吸入后可引起一系列的心理变化，包括感知、思维、情绪、记忆及精神运动性协调能力等。大麻可影响注意力、记忆力及计算能力，长期滥用可损害记忆、感知、判断及运动协调功能。由于认识能力的变化，有时会出现思维联想障碍，甚至偏执观念，严重者可有一过性的精神崩溃现象。中等剂量的大麻即会对认知功能造成较严重的损害，包括目的性丧失，即刻回忆受损等。大麻可引起运动机能受损，尤其是精细的运动技能，如驾车、操作仪器等。短期或间断使用大麻，一般不易产生耐受性，即用量的增加不明显。但长期大量使用者，可观察到耐受性的发生。大麻产生的躯体依赖性远不如阿片等严重，但可引起抑郁、焦虑、人格障碍等。长期滥用者若突然停用，可出现一系列戒断症状，如睡眠障碍、食欲缺乏、易激惹、震颤、多汗、恶心、肌肉抽动、不安等。

大麻属于低毒性物质，未见急性中毒死亡的报道。大麻中毒多为一次过量，出现意识不清、定向力受损，并有不安、躁动、惊恐，同时伴发错觉、幻觉及思维障碍。可产生严重的焦虑，重者达惊恐程度，患者有大祸临头或濒死感。有些滥用者在惊恐发生的同时伴随偏执观念，对人产生敌对的态度，有的有冲动杀人行为。有的在大量滥用后可产生抑郁反应，表现为悲观绝望，重者有自杀企图。

二、体内过程

1. 吸收与代谢

大麻滥用的常见途径为抽吸，其次为口服，采用静脉注射方式的极为少见。用药途径不同，药物代谢动力学也有诸多不同。抽吸大麻时，约 18%的 THC 通过肺部吸收进入体内，数秒钟后即可进入血液，发挥作用。THC 的血浓峰值出现于吸食后 8 min，其主要代谢物 Δ^9-四氢大麻酸（简称 THC－COOH）相对 THC 较晚，出现于 1.4～2.4 h。口服的吸收量仅相当于抽吸的 1/3 左右，起效时间较慢，短者 30 min，长者需 2 h。静脉注射几乎仅用于研究，用此方式滥用的极少。

大麻的主要精神活性成分 THC 进入体内后在肝脏和其他组织中很快被细胞色素 P－450 酶代谢成 11－OH－THC 和 8－OH－THC，该单羟基化合物虽有生理活性但很难达到能明显起作用的血浓度；另两个代谢产物 8－α－OH－THC 和 8，11－二羟基－THC 则没有生理活性。11－OH－THC 进一步代谢氧化成 Δ^9-四氢大麻酸，并形成Ⅱ相代谢物 THC－COOH 的葡萄糖醛酸结合物。

无论采取何种滥用方式，其代谢产物在粪便和尿液中的排出比例均相似，以粪便排出为主。尿液中 THC 最主要代谢物为 THC－COOH 及其结合物，所摄取 THC 剂量的 65%以上是从粪便中以 11－OH－THC 和 THC－COOH 形式排泄，15%～20%转变为尿液中酸性代谢物，而其中的 27%是结合型和游离型的 THC－COOH。比较经常和偶尔滥用大麻者，发现两者血中浓度时间代谢曲线无显著差异，但经常使用大麻者血和尿液中游离和结合型 THC－COOH 的浓度均高于偶尔使用大麻者。

2. 体内分布

THC 的脂溶性较强，进入体内后迅速分布于各组织中，尤其是肺、心脏、脑和肝组织。THC 在各组织中分布体积较大。THC 进入体内约 6 h 在血液和组织间达到平衡。THC 可迅速透过胎盘，但其代谢物 11－OH－THC 和 THC－COOH 的透过能力不强。由于亲脂性强，产妇的乳汁中也可检出 THC。

死亡案例中，胆汁中 THC 代谢物浓度较高，THC 和 CBD 在肌肉中浓度相对较高。抽吸方式时 THC 在肺组织中浓度很高，而肝脏中浓度较低，甚至无法检出。在一例有大麻滥用史的死者体内 THC 及其代谢物分布情况见表 16－31[4]。

表 16－31　大麻滥用者体内 THC 和 THC－COOH 的分布（ng/mL 或 ng/g）

	全血	尿液	肝组织	肾组织	脾组织	肺组织	肌肉	脑组织	脂肪
THC	1.85	ND	1.85	7.42	6.37	110	16.2	9.78	657
THC－COOH	15.5	57.6	—	—	—	—	—	—	—

三、检材处理

通常尿液、血液是检验体内大麻酚类物质的常用检材。血液中同时存在大麻酚类及其Ⅰ相、Ⅱ相代谢物，尿液则以代谢物 THC－COOH 为主。对于涉毒后延缓采样或需要判断摄毒史时，可取毛发检材。大麻及其代谢物在体内大部分迅速形成葡萄糖结合物，故提取前应先行碱水解或酶水解，然后在酸性条件下用己烷：乙酸乙酯（9：1，V/V）等溶剂提取。当应用 GC－MS^n 分析 THC－COOH 时，需衍生化以改善其色谱行为。

1. 尿液

尿液中以 THC 的代谢物 THC－COOH 及其结合物为主，需水解以使结合型 THC－COOH 游离。目前多采用强碱消化方法。由于 THC－COOH 结构上含有一个羧酸基和一个羟基，故采用 GC－MS 分析前必须衍生化以改善其色谱行为。

参考方法（GB/T 37272－2018）：① 检材样品：精密量取待测样品尿液 1 mL，加入 1 mL 的 1 mo/L 氢氧化钠溶液调至 pH 13，80℃水浴中水解 30 min，冷却后加入 1 mL 的 1 mo/L 盐酸溶液调至 pH7～8，再加入 100 μL 冰乙酸，调至 pH 4～5，加入3 mL 正己烷：乙酸乙酯(9：1)，混旋，离心，吸取上清液，60℃水浴空气流下吹干，残留物中加入 200 μL 乙腈：20 mmol/L 乙酸铵溶液(9：1)定容，取 5 μL 供 LC－MS/MS 检测。或衍生化供 GC－MS/MS 检测。② 控制样品：取空白尿液样品1 mL 两份，一份添加 Δ^9-四氢大麻酸工作溶液制得 15 ng/mL 添加样品，一份做阴性对照，按上述操作与待测样品平行提取和分析。

2. 血液

参考方法(GA/T 1636－2019)：① 提取：移取血液检材样品 1.0 mL 于具盖离心管中[若采用内标法，则加入内标 1.0 mg/mL 甲芬那酸(MFA)50 μL，混匀]，加乙腈 1 mL，振荡 15 min，8 000 r/min 离心 10 min，取上清液，加 10%乙酸 0.4 mL、生理盐水 2 mL，混匀后调 pH 至 3.5，8 000 r/min 离心 10 min，取上清液，加入有机相正己烷/乙酸乙酯混合溶剂(体积比为 9：1)5 mL，振荡 5 min，8 000 r/min 离心10 min，取有机相 4.5 mL 并转移至玻璃试管中，在浓缩器上 35℃下浓缩至约 1 mL，定量转移至玻璃试管中，35℃下快速浓缩至干。② 衍生化：在残留物中加入五氟丙酸酐(PFPA)20 μL 和五氟丙醇(PFPOH)5 μL，置于烘箱中 70℃衍生化 30 min，冷却，在浓缩器上 35℃浓缩至干，用乙酸乙酯 50 μL 溶解，供 GC－MS 分析。

3. 毛发

大麻及其代谢物难以与毛发结合，大麻酸尤其如此，因而毛发中大麻各成分浓度非常低。大麻滥用多采用抽吸的方式，易引起头发的外部污染，故头发的去污处理显得尤为重要。按照国际毛发分析协会(SoHT)的建议，需要排除外污染时，可进一步检测 THC－COOH。一般采用强碱消化的方法将 THC 及其代谢物从毛发中完全释放出来。

(1) 参考方法(SF/Z JD0107022－2018)：① 检材样品：毛发样品依次用适量的水和丙酮振荡洗涤两次，晾干后剪成约 1 mm 段，置冷冻研磨仪中磨碎，呈粉末状。称取毛发粉末样品 20 mg，加入 1.0 mL 内标甲氧那明标准工作液(甲氧那明 1 ng/mL)，超声 30 min，离心，转移上清液，于 60℃水浴空气流下吹干。残留物用 100 μL 甲醇复溶，供仪器检测。② 控制样品：称取空白毛发粉末样品 20 mg 两份，一份作为空白样品，一份添加 THC、CBD、CBN 标准工作溶液，制得 0.05 ng/mg 毛发添加样品，余下同检材样品平行操作(分析大麻酚类)。

(2) 参考方法(GA/T 1636－2019)：① 洗涤：毛发样品依次用甲醇 10 mL、水 10 mL、甲醇 10 mL 各振荡清洗 2 min，清洗 3 次以上，自然晾干。收集最后一次清洗毛发的甲醇溶液，置于浓缩器上 45℃浓缩至干，残留物衍生化后供 GC－MS 分析，结果呈阴性证明毛发外部无污染，否则重新清洗毛发。② 提取：毛发检材样品绞碎至 1～2 mm 左右(或用研磨仪研碎)，称取 50 mg 置于玻璃试管中(若采用内标法，则再加入内标 1.0 mg/mL 甲芬那酸 30 μL，混匀)，加入 1 mol/L 氢氧化钠溶液

1 mL，置于烘箱中95℃加热，至毛发样品全部溶解。冷却，将样品转移至具盖离心管中，加入乙酸 1.0 mL，混匀，调 pH 至 3.5，8 000 r/min 离心 10 min，取上清液，加入正己烷/乙酸乙酯（体积比 9∶1）混合溶剂 5 mL，超声 5 min，8 000 r/min 离心 10 min，提取有机相；重复提取一次，合并两次提取的有机相，置于浓缩器上 35℃浓缩至干。③ 衍衍生：残留物中加入 PFPA 100 mL 或 PFPOH 75 mL，置于烘箱中 70℃衍生化 30 min。冷却，在浓缩器上 35℃浓缩至干，用乙酸乙酯 50 μL 溶解，供 GC－MS 分析。④ 质控样品：取等量空白毛发样品两份，一份作为空白样品，一份添加四氢大麻酚和四氢大麻酸标准物质各 100 ng 作为添加样品，与检材平行操作，得到空白样品衍生液和添加样品衍生液供仪器分析。

4. 胆汁

参考方法（同时分析 THC、CBD、CBN 和 THC－COOH）[20]：

100 μL 胆汁中加入 50 μL 内标溶液（100 ng/mL，THC－d_3，11－OH－THC－d_3，THCCOOH－d_9），加入甲酸铵缓冲液（10 mmol/L，pH 6.5）至 1 mL，混旋，离心，上柱。Oasis HLB 固相萃取柱首先采用 2 mL 甲醇、2 mL 蒸馏水和 2 mL 甲酸铵缓冲液（10 mmol/L，pH 6.5）活化，上柱后用 4 mL 甲酸铵缓冲液∶甲醇（95∶5，v/v）清洗，干燥，然后加入 3 mL 甲醇洗脱，洗脱液吹干后加入 100 μL 甲酸铵缓冲液（5 mmol/L，pH 6.8）∶乙腈（70∶30，V/V）溶解残余物，供 LC－MS/MS 分析。

四、分析方法

THC 及其代谢物 THC－COOH 分析一般先行初步筛选，然后经质谱进一步确证。尿液中 THC－COOH 免疫筛选分析和确证分析的 cut-off 值分别为 50 ng/mL 和 15 ng/mL；毛发分析时 THC 筛选和确证的 cut-off 值均为 0.05 ng/mg，排除外污染等情况下 THC－COOH 的 cut-off 值可低至 0.2 pg/mg。我国在《车辆驾驶人员体内毒品含量阈值与检验》规定，血液中 THC 和 THC－COOH 的 cut-off 值分别为 2 ng/mL 和 5 ng/mL。

1. 免疫法

可采用免疫方法进行初步筛选，如放射免疫（RIA）、荧光偏振免疫分析法（FPIA）、酶扩大免疫测定技术（EMIT）和酶联免疫吸附测定（ELISA）等。但这些方法易受各种干扰，如尿液中加入氯化钠、漂白粉、醋、KOH、肥皂、丙酮、氨水等，均可能产生假阳性、假阴性结果，因此分析结果需要用色谱/质谱法进一步确证。免疫筛选方法 THC－COOH 的 cut-off 值为 50 ng/mL。

2. 气相色谱-质谱法

大麻酚类及其代谢物结构上有羟基和羧酸基，极性较强，需衍生化以改善其色谱行为，提高灵敏度。大麻酸衍生化后用 GC－MS 的 NCI 模式较 EI 灵敏度高。表 16－32 列出了不同衍生化方法大麻酚类及其代谢物的 EI 质谱特征。

表 16-32 大麻酚类及其代谢物的不同衍生化物 EI 特征离子

衍生化方法	化合物	特征离子(m/z)
100 μL 正己烷+60 μL HFBA+50 μL HFP-OH,100℃ 10 min。吹干后正己烷定容	THC THC-COOH	427,510 477,539
100 μL PFPA+75 μL PFP-OH,70℃ 30 min。吹干后环己烷定容	THC THC-COOH	459,376 602,622,474
150 μL TBAH-DMSO,摇匀,加入 50 μL 碘甲烷,摇匀,室温下放置 5 min,加入 350 μL HCl,再加入 2 mL 异辛烷,混旋,离心,吹干,异辛烷定容。	THC THC-COOH	328 372,357,313
100 μL 乙腈+20 μL MTBSTFA,110℃ 10 min,冷却后直接进样	THC-COOH	557,515,413
20 μL BSTFA 的 1% TMCS,60℃ 15 min,冷却后直接进样	THC THC-COOH 11-OH-THC CBD CBN	386,371,303 473,371,488 474,371 390,301 367,368
非衍生化	THC CBD CBN	299,314,271 231,314,246 295,310,238

(1) 分析参考条件(GA/T 1636-2019)

色谱条件:色谱柱:DB-5MS 柱(30 m×0.25 mm×0.25 μm)或等效色谱柱;柱温:80℃保持 2 min,以 30℃/min 速率升温至 280℃,保持 16.5 min;载气:高纯氦;柱流量:1 mL/min;进样口温度:280℃。

质谱条件:离子源:电子轰击离子源(EI)或负化学离子源(NCI);离子源温度:230℃;传输线温度:250℃。全扫描:质谱范围 40~700 amu;或选择离子监测(SIM);四氢大麻酚和四氢大麻酸五氟丙酸酐衍生物的质谱特征离子碎片峰:见表 16-33。

表 16-33 大麻及代谢物 EI 源和 NCI 源特征离子

目标物	EI 源特征离子(m/z)	NCI 源特征离子(m/z)
四氢大麻酚五氟丙酸酐衍生物	73,377,460	
四氢大麻酸五氟丙酸酐衍生物	129,459,622	602,622
甲芬那酸五氟丙酸酐衍生物	194,398,519	479,519

本法血液中四氢大麻酚五氟丙酸酐衍生物的检出限为 1 ng/mL(EI);四氢大麻酸五氟丙酸酐衍生物的检出限为 1 ng/mL(EI)和 1 ng/mL(NCI)。

(2) 分析参考条件[3]

色谱条件：色谱柱：DB－5 MS 柱(15 m×0.25 mm×0.25 μm)；柱温：70℃(1 min)，以 25℃/min 速率升温至 190℃，以 5℃/min 速率升温至 210℃，再以 30℃/min 速率升温至 290℃(2.5 min)；载气：氦气；流速：1 mL/min；进样口温度：250℃。

质谱条件：MS/MS，NICI 模式；反应气：甲烷；压力：8～8.5 torr；连接线温度：275℃；源温度：150℃。其他质谱参数和离子对信息见表 16－34。

表 16－34　THC 及其代谢物的 TFAA 和 HFIP 衍生化物的质谱信息

化合物	保留时间 Rt(min)	驻留时间(ms)	离子对(m/z)	碰撞能量(eV)
THC	3.681	25	410.3/313.3	20
			410.3/350.2	5
THC－d_3	3.677	25	413.1/316.3	20
THC－COOH	3.799	25	422.3/361.2	10
			422.3/309.3	25
THC－COOH－d_3	3.795	25	425.2/364.2	10
OH－THC	3.893	25	409.2/339.2	20
			409.2/151.2	15
OH－THC－d_3	3.889	25	412.0/342.2	20

3. 液相色谱-质谱法

LC－MS/MS 可同时分析大麻酚类及其代谢物 THC－COOH 以及葡萄糖醛酸结合物，相对于 GC－MS 方法，样品前处理简单，无需衍生化，简便快速。

(1) 分析参考条件(SF/Z JD0107022－2018)

色谱条件：色谱柱：Restek Allure® PFP Propyl 五氟苯基柱(100 mm×2.1 mm×5 μm)或其他等效柱；流动相：A 为 20 mmol/L 乙酸铵和 0.1%甲酸缓冲液，B 为乙腈；梯度洗脱程序：0～2.0 min，50%～95% B；2.0～5.0 min，95% B；5.0～5.1 min，95%～50% B；5.1～10.0 min，50% B；流速 30 μL/min。

质谱条件：离子源：电喷雾电离-正离子模式(ESI+)；检测方式：MRM；离子源电压：5 500 V；碰撞气(CAD)、气帘气(CUR)、雾化气(GS1)、辅助气(GS2)均为高纯氮气，使用前调节各气流流量以使质谱灵敏度达到检测要求；去簇电压(DP)、碰撞能量(CE)等电压值应优化至最佳灵敏度。THC、CBD、CBN 和内标物的定性离子对、定量离子对和保留时间见表 16－35。最低检出限(LOD)和定量下限(LOQ)均为 0.05 ng/mg。

表 16－35 Δ^9－四氢大麻酚、大麻二酚、大麻酚和内标物的定性离子对、定量离子对和保留时间

化 合 物	定性离子对(m/z)	定性离子对(m/z)	保留时间(min)
Δ^9-四氢大麻酚	315.2/193.2 315.2/259.1	315.2/193.2	2.69
大麻二酚	315.2/193.2 315.2/259.1	315.2/193.2	3.07
大麻酚	311.1/223.2 311.1/293.3	311.1/223.2	3.10
甲氧那明(内标)	180.2/148.8	180.2/148.8	7.76

(2) 分析参考条件(GB/T 37272－2018)

色谱条件：色谱柱：MGIC18(50 mm×3 mm×3 μm)或相当者；柱温：室温；流动相：乙腈：20 mmol/L 乙酸胺和 0.1%甲酸缓冲液(9∶1)；流速：200 μL/min。

质谱条件：离子源：ESL，负离子模式；检测方式：多反应监测(MRM)；离子喷雾电压：4 000 V；离子源温度：450℃；碰撞气、气帘气等气流值应优化至最优灵敏度；Δ^9-四氢大麻酸和内标物的定性离子对定量离子对、去簇电压和碰撞能量见表 16－36。本法尿液中 Δ^9-四氢大麻酸的检出限为 4 ng/mL，定量下限为 10 ng/mL。

表 16－36 Δ^9-四氢大麻酸和内标物的定性离子对定量离子对、去簇电压(DP)、碰撞能量(CE)

化 合 物	定性离子对(m/z)	定量离子对(m/z)	DP(V)	CE(eV)
Δ^9-四氢大麻酸	343/299 343/245	343/299	-80	-28
Δ^9-四氢大麻酸 d_9	352/308	352/308	-80	-30

(3) 分析参考条件[20]

色谱条件：色谱柱：KinetexTM C_{18} 100A 液相柱(150 mm×2.11 mm×2.6 μm)，柱箱温度：40℃；流动相：A 为甲酸铵缓冲液(5 mmol/L，pH 6.8)，B 为乙腈；梯度程序：0~0.5 min，30% B；0.5~7 min，90% B；7~9 min，90% B；9~9.5 min，30% B；9.5~12 min，30% B。流速 400 μL/min。

质谱条件：电喷雾电离(ESI)，同时正离子和负离子模式。碰撞气 6 psi；气帘气 10 psi；离子喷雾电压：正离子模式 5 500 V，负离子模式-4 500 V；源温度：正、负离子模式均为 550℃。质谱的特征离子对见表 16－37。本法尿液最低检出限为 0.05~0.5 ng/mL。

表 16－37　大麻酚类及其代谢物的 LC－MS/MS 质谱特征离子

化 合 物	前体离子(m/z)	碎片离子(m/z)	保留时间(min)	电离模式
THC－COOH－葡萄糖甙	519.2	343.2	3.24	ESI-
	519.2	299.2	3.24	ESI-
THC－葡萄糖甙	489.0	313.2	3.31	ESI-
	489.0	113.2	3.31	ESI-
THCA	357.1	313.2	4.68	ESI-
	357.1	245.0	4.68	ESI-
THC－COOH	343.2	299.2	4.87	ESI-
	343.2	191.1	4.87	ESI-
11－OH－THC	331.3	313.2	5.25	ESI+
	331.3	193.1	5.25	ESI+
THC	315.2	193.1	7.02	ESI+
	315.2	259.1	7.02	ESI+
CBD	315.2	193.2	6.13	ESI+
	315.2	259.1	6.13	ESI+
CBN	311.2	223.2	6.68	ESI+
	311.2	178.2	6.68	ESI+
THC－d_3	318.2	262.1	7.00	ESI+
	318.2	196.1	7.00	ESI+
11－OH－THC－d_3	334.3	316.0	5.23	ESI+
	334.3	196.0	5.23	ESI+
THC－COOH－d_9	352.2	308.1	4.84	ESI-
	352.2	194.2	4.84	ESI-

五、鉴定要点

1. 分析目标物的选择　与其他滥用物质相比，大麻的代谢特点决定了在摄毒鉴定时，首先需要明确各生物检材中的分析目标物。血液、口腔液检材中的分析目标物为 THC、11－OH－THC，尿液中的分析目标物则为 THC－COOH。头发中首先分析目标物 THC，需要排除外污染和进一步确认时需检测痕量 THC－COOH。

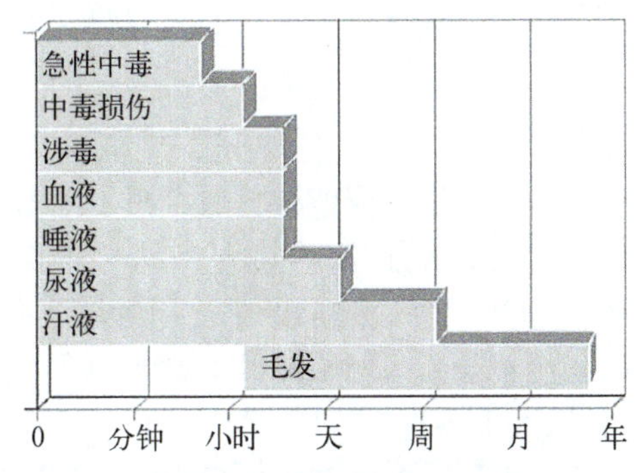

图 16－1　滥用大麻后 THC 的作用及在生物检材中的检测时限范围

2. 生物检材中大麻酚类及其代谢物的评价　根据大麻在体内的药代动力学特性，不同生物检材具有不同的应用价值，图 16－1 反映了 THC 的作用及在不同生物检材中的检测时限。

（1）血液。血液中 THC 浓度可反映

其行为能力的受损程度。除死后毒物学鉴定外,交通事故案中血液 THC 分析同样重要。血液中 THC 及其代谢物 THC - COOH 的检测时限较长,监测停药后血液中的 THC 及其代谢物 11 - OH - THC、THC - COOH,发现 THC 及其代谢物 THC - COOH 可长期驻留在体内,长达 1 个月以上,而另一活性代谢物 11 - OH - THC 则很快消除,检出时限仅有 72 h[3]。由于大麻在体内存留时间较长,故常涉及判断滥用时间,同时分析大麻酚类及其代谢物,可以为结果解释提供有价值的信息。① 血液中 THC - COOH 的游离型与结合型的比率。无论经常还是非经常滥用大麻者,仅在摄取后 2~30 min 内游离型与结合型 THC - COOH 比值大于 2,30 min 后所有血液样本中比率均小于 2。② 血液中大麻酚类及其代谢物 THC - COOH 以及葡萄糖醛酸结合物的存在状况。若检出痕量 CBD 和 CBN,或未检出,表明滥用大麻已超过 2 h;若检出 THC -葡萄糖甙,表明刚滥用(因滥用大麻后该目标物在血液中浓度下降极快);若检出高浓度的 THC - COOH -葡萄糖甙,表明被检者具有滥用史且近期高频度滥用大麻,但尚无法认定其最近的滥用时间[21]。随着 LC - MS/MS 技术的发展,同时分析体液中大麻酚类和THC Ⅰ相、Ⅱ相代谢物,通过标记物 THC -葡萄糖甙、THC - COOH -葡萄糖甙、CBD 和 CBN 的检出可判断其是否短时间内滥用过大麻。

大麻可导致精神障碍,但很少发生过量导致死亡。死亡案件大多仅是涉及大麻,故大麻酚类及其代谢物的尸体血液浓度与活体血液浓度没有明显差异,见表 16 - 38。

表 16 - 38 活体和死亡案件中血液大麻酚类及其代谢物浓度资料(ng/mL)

目标物	活体案件[22]		死亡案件[23]	死亡案件[24]
	案例数,浓度均值(范围)	案例数,12.5 h 后浓度均值(范围)	案例数,浓度均值(范围)	案例数,浓度中值值(范围)
THC	10,3.0(1.4~20.3)	10,2.3(0.9~5.9)	16,9.2(1.04~184.3)	63,7.45(1.3~34.1)
11 - OH - THC	10,1.7(0.8~7.3)	—	13,3.0(0.49~74.3)	63,2.7(1.0~13.4)
THC - COOH	10,31.0(12.8~86.9)	10,0.6(0.5~3.5)	16,19.2(1.82~220.5)	63,44.8(7.9~224.3)
CBD			4,0.8(0.5~0.88)	
CBN			5,0.7(0.29~5.43)	

(2) 尿液。尿液检材通常用于滥用药物筛查。尿液中以 THC - COOH 及其结合物为主要成分,反映其 2~3 天内的滥用情况。由于 THC 可由组织中扩散入血液,故 THC 消除缓慢,经常滥用者尿液中 THC - COOH 消除半衰期大约在 1 天,有的甚至可至 3 至 13 天[25]。经常滥用者比单次滥用者的半衰期更长。滥用大麻后,尿液中不存在 THC、11 - OH - THC、CBD 和 CBN 成分,但可检出 THCCOOH、THC -葡萄糖甙和 THC - COOH -葡萄糖甙。美国滥用药物机构 NIDA 的研究发现,尿液中 THC -葡萄糖苷可用于近期滥用大麻的判断。对于偶尔吸食大麻者,

THC－葡萄糖甙仅出现于滥用后6 h内尿液中；对于经常滥用者，需要连续留取两个阳性尿液，两个尿液浓度结果相差50%以上时，滥用时间为6 h内。虽然尿液中THC－COOH可存在10天以上，但为了防止内源性干扰、被动污染等因素影响，尿液分析结果应依据国际公认的cut-off值进行判断。在吸食大麻的环境中容易被动污染，但其尿液中THC－COOH一般小于40 ng/mL。

（3）口腔液。口腔液在“毒驾”案件中具有较高的应用价值。口腔液收集方便，侵犯性小，可反映其近期大麻滥用情况，反映对驾车行为能力的影响。吸食大麻后口腔液中THC于0.25 h达峰浓度，3~6 h内降低近100倍。目前欧盟的酒精、药物等驾车能力影响协会（DRUID）和美国滥用药物和心理健康服务机构（SAMHSA）公布的口腔液中cut-off值分别为≥1 ng/mL和≥2 ng/mL。大麻吸食后的最初6 h，口腔液中THC的阳性检出率高于尿液，此后尿液中THC的阳性检出率逐渐高于口腔液。口腔液同样存在外污染问题，若长时间处于大麻烟雾环境中，口腔液也可能呈THC阳性，但无法检出THC－COOH成分，故亦有建议增加cut-off值：THC－COOH≥20 pg/mL，以排除被动污染所致假阳性结果[26]。

（4）毛发。毛发中THC分析可反映其长程的滥用情况。与其他滥用物质不同，大麻酚类及其体内代谢物四氢大麻酸较难进入头发，故头发中大麻酚类及其体内代谢物四氢大麻酸的浓度非常低，仅在pg/mg水平。需要关注的是，由于大麻多为抽吸滥用方式，容易由烟雾等引起外部被动污染，故排除外污染极为重要。① cut-off值。cut-off值是实验室区分阳性与阴性结果的界定值。SAMHSA（Substance Abuse and Mental Health Services Administration）建议头发中THC－COOH初步筛选的cut-off值为1 pg/mg，确认为0.5 pg/mg。采用不同的cut-off值标准，相同头发样本的阳性确认率可能不同。② 外污染。头发的被动污染与大麻滥用的方式密切相关。抽吸大麻易致环境污染，使非滥用者被动摄入。此外，含有THC、CBN和CBD的大麻烟雾也可附着于头发表面进入头发，导致被动污染。如何区分主动滥用与被动污染是大麻头发分析判断的难题。通常有三个方法可最大限度减小外污染造成的错误结论：一是分析前清洗头发并分析清洗液；二是同时检测头发中原体及其代谢物，其中THC－COOH是区分主动吸食与被动污染的主要标记物，高浓度水平的THC存在则指向外污染可能；三是使用cut-off值。③ 头发浓度的评价。有研究报道，头发中THC及其代谢物浓度与头发颜色（黑色素含量）无明显相关性，而与大麻滥用量有相关性。Huestis[25]考察大麻滥用量与头发中大麻酚类浓度的相关性，发现同时测定THC、CBD和CBN，其浓度和比单独的THC浓度与其滥用史有更好的相关性。大麻滥用者头发中THC和THC－COOH浓度很低，通常头发中检出CBD和CBN，而未检出THC的状况不存在；CBD/THC或CBN/THC的比率变化很大；THC浓度高于其代谢物THC－COOH的浓度。图16－2[27]可见其检出结果的情况。如上所述，头发中检出一个或几个大麻酚类成分并非滥用大麻的绝对指标，只能证明曾接触过大麻，检测代谢物 THC - COOH 或 11 - OH - THC 可防止由被动接触而造成的假阳性结果，可作为滥用大麻的判定依据。

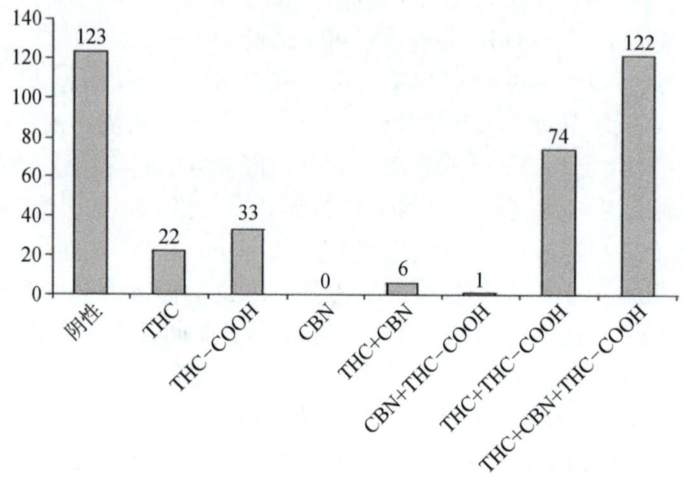

图 16 - 2　381 个头发样品的检测结果分布情况

(5) 胆汁。对于死后毒物学而言，除血液和尿液外，胆汁是很有价值的检材。毒物一般都经胆汁排泄，故胆汁中目标物浓度高且同时存在极性和非极性代谢产物。尤其是涉大麻的案件，血液中以大麻酚类为主，尿液中仅存在 THC - COOH，但采用胆汁分析，则可同时检出大麻酚类及 Ⅰ 相、Ⅱ 相代谢物，见表 16 - 39[20]。

表 16 - 39　血液、尿液和胆汁中大麻酚类及代谢物的浓度(ng/mL)

案号	血液			尿液	胆汁						
	THC	OH - THC	THC - COOH	THC - COOH	THC - COOH	THCCOOH - 葡萄糖甙	11 - OH - THC	CBD	THC	CBN	THC - 葡萄糖甙
A	20	10	21	450	1 432	19,312	42	2.5	8.9	4.2	324
B	—	—	—	1 300	318	14,812	20	4.9	12	14	1 366
C	n.d.	n.d.	6.3	130	118	7 178	15	<0.5	7.5	1.4	84
D	2.7	2.7	6	46	288	2 607	13	7.3	2.8	1.5	35
E	n.d.	n.d.	<5	—	7.7	139	<0.5	34	<0.5	n.d.	72
F	2.9	16	49	>500	1 548	19,431	67	32	11	25	377
G	3.6	3.5	<5	170	149	5 550	6.1	17	3.9	3.4	38
H	—	—	—	470	792	21,275	23	74	30	3.6	47
I	n.d.	n.d.	n.d.	—	122	3 420	1.5	81	1.1	2.5	115
J	1.9	n.d.	<5	152	573	12,132	8.4	23	3.9	0.6	66
中位值	3.6	6.8	13.6	161	303	9 655	15	23	7.5	3.4	78

3. 生物检材中大麻酚类及代谢物的稳定性

由于 THC - COOH 易于水解和吸附性,不同的存放条件其浓度变化很快。取相同的阳性尿液,分别于-2℃、6℃、25℃放置,测其浓度变化。结果表明-2℃下变化最小,25℃变化最大,10 天后已呈阴性[3]。血液中 THC 和 THC - COOH 的浓度随保存时间延长而降低。尿液中加入 1%氟化钠,血液中加入肝磷脂,-20℃冷冻保存,观察其浓度变化。尿液中 THC 和 THC - COOH 变化很小,852 天后浓度仅下降 15%,304 天 THC 浓度下降 15%,354 天 THC - COOH 浓度下降 15%。

血液于-20℃放置 10 天,其中的 THC - COOH 葡萄糖甙稳定不变,随着温度升高,THC - COOH 葡萄糖甙浓度下降。进一步考察表明,经过存放后葡萄糖甙和游离的 THC - COOH 总量并不等于最初的 THC - COOH 葡萄糖甙含量,说明可能有进一步的降解产物。当用游离型与结合型 THC - COOH 的比率或游离的 THC - COOH 的总量来推测滥用大麻的量或时间时,需考虑 THC - COOH 葡萄糖甙的稳定性[28]。

六、案例评析

[案例一]　警方从某男子口袋中查获大麻烟,故采集该男尿液,委托查明是否吸大麻。

毒物分析及评析:经免疫法筛选和 LC - MS/MS 法确认,在其尿液中检出 THC - COOH 成分,表明被检者在近 3 天内曾滥用过大麻。

[案例二]　在某交通事故案件中,驾车者当场死亡。据同车伤者反映,死者生前在酒吧曾饮酒并抽吸大麻烟。尸体解剖后,取血液和尿液进行毒物分析。

毒物分析及评析:经毒物系统分析,血液中检出乙醇成分,浓度为 0.68 mg/mL;尿液采用免疫法和 LC - MS/MS 法分析,检出 THC - COOH 成分;血液经 LC - MS/MS 分析,检出 THC 成分,浓度为 3.4 ng/mL。通常尿液中滥用物质的代谢物浓度较高,可首先筛查以明确方向,再进行确证和定量分析。血液中检出乙醇成分,而且浓度已超出国家规定的酒后驾车 0.2 mg/mL 标准,加上 THC 的迷幻作用,说明在交通事故发生时,死者的驾车行为能力受到严重影响。

[案例三]　某 3 岁女孩与父亲同住。其头发的酶免疫反应呈大麻阳性,其父亲被控监护不力和藏毒。毒物分析及评析:免疫分析结果用 GC - MS 法确认,结果未检测出 THC 和 CBN。进一步将该女孩头发分成 3 段分析,结果 THC - COOH 浓度很低,分别为 0.03 pg/mg、0.07 pg/mg 和 0.03 pg/mg。综合该案证据表明,该女孩不可能多次、主动滥用大麻,应为长期和经常抽吸大麻的父亲在一起而导致的被动接触[27]。

第四节 可 卡 因

一、概述

可卡因(cocaine)又名苯甲酰甲基爱康宁(benzoylmethylecgonine),是从古柯植物叶子中提炼出来的莨菪烷生物碱,故又称古柯生物碱。古柯叶中可卡因的含量为0.6%~1.8%,不同的古柯叶成分差异很大。古柯植物主要生长在南美的北部山区,安第斯山脉区域的秘鲁、哥伦比亚、厄瓜多尔、委内瑞拉、玻利维亚和阿根廷西北部地区居民种植、销售古柯植物已经有几千年的历史。

可卡因属强效中枢神经兴奋剂和局部麻醉剂。其药理作用为:① 兴奋中枢神经:通过阻止受体对多巴胺的摄取,使细胞外的多巴胺浓度增加,从而产生欣快感。② 局部麻醉:可逆性地阻断神经冲动的产生和传导。③ 心血管收缩:小量使心率减慢,中等量增加心率,大剂量严重抑制心肌活动致血管性虚脱。收缩血管,可引起高血压,并可能导致心肌梗死。

大剂量滥用可卡因后常出现过度警觉,重者可出现类似精神分裂症的疑心和关系妄想。同时常伴有不同程度的刻板动作、固定妄想和自知力丧失。可卡因对中枢神经系统的兴奋作用产生明显的精神效应。兴奋早期表现为欣快、情绪不稳、易激惹、失眠、无食欲、性欲亢进,有阵发性暴力行为;恶心、呕吐、突发性头痛,面部和手足肌肉抽搐、脉速、心律失常、血压升高、呼吸加快加深。兴奋期进展后,中毒者反射亢进、阵发性痉挛及强制性抽搐,血压和脉搏连续升高,可死于高血压引起的各种合并症。可卡因的直接心肌毒性作用也可引起死亡。中毒后期为抑制期,中毒者肌肉松弛无力、昏迷、瞳孔散大、反射消失,呼吸、循环衰竭死亡。

长期滥用大量可卡因有产生精神病的危险。可卡因精神病表现为偏执狂和持续幻觉存在,其典型症状是有皮下蚁走感、奇痒难忍,造成严重抓伤甚至断肢致残。长期滥用可卡因所致的不良反应累及全身几乎所有器官系统,最常见的致死原因为心血管系统毒性。可卡因滥用的心血管毒性包括急性心肌梗死、心肌缺血、心肌病、充血性心力衰竭、心律失常、乳头肌断裂、主动脉夹层、动脉瘤破裂、猝死、心内膜炎、脑梗死等。

急性中毒死亡者呈窒息死征象,各器官淤血明显。因血管收缩可能出现心肌梗死。长期滥用者消瘦、营养不良。用鼻吸食者,因鼻中隔的反复慢性炎症可检见鼻中隔黏膜萎缩,甚至穿孔。注射者见新鲜注射针眼及陈旧不等的注射瘢痕。

二、体内过程

1. 吸收与代谢

可卡因吸食和注射吸收良好，脂溶性的结构使之能穿透血脑屏障，迅速产生作用，血浆蛋白结合率为91%。鼻吸法是最普遍采用的滥用方式，通过鼻黏膜吸收可达30%~60%，欣快感达峰平均时间为15 min左右。静脉注射可在2~5 min达血峰浓度，烫吸时也在几分钟内达峰浓度，起效快，但维持时间短。口服后约30 min可卡因进入血液，吸收量仅为剂量的三分之一，60 min后达峰浓度。可卡因在人体内分布广泛，消除快，半衰期为0.7~1.5 h，苯甲酰爱康宁和爱康宁甲酯的半衰期相对较长，分别为6~8 h和3~8 h。可卡因的稳态表观容积为1.5~2 L/kg，清除率为20~30 mL/min/kg。

可卡因在人体内的代谢主要是酯键水解的过程，其可能代谢途径和代谢物见图3-3。可卡因经水解可生成苯甲酰爱康宁(benzoylecgonine, BZE)、爱康宁甲酯(ecgonine methyl ester, EME)和少量爱康宁(ecgonine)；去苯甲酰化生成芽子定(ecgonidine)；N-去甲基化生成去甲可卡因(norcocaine)；苯环羟化生成m-羟基可卡因(m-hydroxycocaine)、p-羟基可卡因(p-hydroxycocaine)、m-羟基苯甲酰爱康宁(m-hydroxybenzoylecgonine)和p-羟基苯甲酰爱康宁(p-hydroxybenzoylecgonine)。抽吸“Crack”(加热吸食的精炼可卡因，是盐酸可卡因与氨水或者碳酸氢盐的反应产物)时，由于高温、热解形成无水爱康宁甲酯，可以作为吸食“Crack”的标记物。可卡因和乙醇联合使用时，产生代谢物古柯乙烯(cocaethylene, CE)。故体内代谢物特征可指示其滥用方式。

无论哪种滥用方式，可卡因在血液和尿液中最主要的代谢产物均为苯甲酰爱康宁和爱康宁甲酯。摄入的可卡因约85%~90%在24 h内由尿排出体外，其中可卡因原药占1%~9%，BE为35%~54%，EME为32%~49%。粪便中不含可卡因原体。

2. 体内分布

可卡因广泛分布于人体脑、肝等组织、体液以及毛发中。

脑：可卡因和古柯乙烯为脂溶性，可自由通过血脑屏障，而苯甲酰爱康宁则不易通过。可卡因中毒死亡病例的尸解研究发现末次吸毒后24 h脑中仍能检出可卡因，其浓度是血中浓度的4倍。由于苯甲酰爱康宁不易通过血脑屏障，故脑中苯甲酰爱康宁只来自脑内可卡因代谢。使用可卡因后的最初2 h内脑中苯甲酰爱康宁浓度低于血浓度，若发现脑中苯甲酰爱康宁浓度超过血浓度则提示长期滥用可卡因可能。

肝脏：肝脏中含有高密度的可卡因受体，可卡因静脉注射后大约20%进入肝脏，10~15 min达到摄取峰值。可卡因中毒死亡病例尸解发现肝脏中可卡因和苯甲酰爱康宁浓度高于血浓度。此外由于古柯乙烯在肝脏合成，其肝脏浓度也高于血浓度。

体液：① 血液。可卡因的血浆蛋白结合率较高，低浓度时约为91%，分布容积大。从99例与可卡因有关的死亡案件中发现，采用血液中可卡因浓度难以判别中毒程度，区分日常滥用和过量死亡[3]。急性中毒死亡者血液中可卡因和苯甲酰爱康宁浓度明显高于玻璃体液。② 口腔液。因可卡因呈弱碱性，口腔液偏酸性，故口腔液中离子化可卡因的浓度较血浆高。口腔液中可卡因浓度与血浆浓度间呈现良好的相关性，且与行为和生理作用呈正相关。可卡因在口腔液中的清除率与血浆相同，半衰期均为35 min，注射40 mg可卡因后4 h口腔液中可卡因浓度可降至痕量不易检出，故在口腔液中发现可卡因提示刚摄取过可卡因。长期滥用可卡因者原储存在组织中的可卡因会逐渐释放进入血液和口腔液，故也有报道末次吸毒后较长时间仍可在口腔液中测到可卡因。③ 尿液。可卡因在体内80%转化为苯甲酰爱康宁和爱康宁甲酯，仅有极少可卡因以原型排出。在尿液中除可发现苯甲酰爱康宁和爱康宁甲酯外，还存在少量爱康宁、去甲可卡因和其他可卡因的水解产物。④ 玻璃体液。尸解后可采集玻璃体液检测可卡因，如2例静注可卡因死亡者血浆可卡因浓度分别为750 ng/mL和370 ng/mL，玻璃体浓度分别为380 ng/mL和210 ng/mL。有报道可卡因存在死后再分布，玻璃体液中可卡因浓度会明显增加。⑤ 脑脊液。由于可卡因可迅速通过血脑屏障，死后24 h仍可在脑脊液中检测到可卡因。脑脊液中可卡因浓度与剂量、血液中浓度存在正相关性。19例可卡因死亡案例中，血液中可卡因和苯甲酰爱康宁的浓度均值分别为0.42 μg/mL和2.33 μg/mL，脑脊液中均值分别为0.41 μg/mL和1.73 μg/mL[3]。⑥ 母乳。可卡因可通过乳汁进入婴儿体内，乳汁中以可卡因原体为主，浓度高于脑和肝脏，且是血浓度的8倍。某滥用可卡因的产妇哺乳其两周大的女儿，导致其出现抽搐等中毒症状[3]。

毛发：可卡因及其代谢物可通过血液进入毛发，在可卡因滥用者的毛发中可测得可卡因、苯甲酰爱康宁、爱康宁甲酯、古柯乙烯和去甲可卡因，其中可卡因浓度最高。每天咀嚼可卡因烟叶者，头发中可卡因、苯甲酰爱康宁和爱康宁甲酯的浓度均值分别为15.2 ng/mg（范围1.0～28.9 ng/mg）、2.8 ng/mg（范围0.3～4.4 ng/mg）和1.6 ng/mg（范围0.0～4.4 ng/mg）[3]。20例可卡因阳性案例中吸食量和头发中可卡因浓度见表16－40[29]。

表16－40　20例可卡因阳性案例中吸食量和头发中可卡因浓度

可卡因吸食量(g/天)	头发中可卡因浓度(ng/mg)				
<0.3	0.9	4.0	6.2	7.6	13.9
0.3～1.2	1.4	5.6	5.9	8.5	5.4
1.2～3.0	3.2	8.11	13.4	50.5	74.3
>3.0	116	135.2	175.6	181.5	242.0

表 16－41 总结了文献报道的尸体组织可卡因和苯甲酰爱康宁的浓度范围。表 16－42 则为 19 例青壮年可卡因中毒死亡案件的体内分布，吸食量约为 160 mg 至 26 g[5]。可卡因死后再分布现象明显。

表 16－41　尸体组织可卡因和 BZE 的毒物学数据（μg/mL 或 μg/g）

	可卡因（平均值，例数）	苯甲酰爱康宁（平均值，例数）
血液	0～7.6（2.7，5）	1.0～7.4（4.4，5）
	7～12.8（8.9，4）	
	0.1～11（3，6）	
	0.3～11（4.4，4）	
肝脏	0.04～3.2（1.2，5）	1.4～7.1（4.2，5）
尿液	38.4～118.6（76，5）	15～185（110，5）
脑	10.4	1.0
肾脏	0.1	2.9

表 16－42　19 例青壮年可卡因中毒死亡的体内分布（μg/mL 或 μg/g）

	血　液	脑组织	肝　脏	肾　脏	尿　液
均　值	5.3	5.3	4.2	13	42
范　围	0.9～21	0.4～15	0.1～20	0.3～27	0.1～215

三、检材处理

可卡因为非极性化合物，而其代谢物大多含有羧酸基和羟基，因此检材处理需兼顾目标物的不同极性。液液提取法存在一定的局限性，碱性条件下，可卡因、去甲可卡因和古柯乙烯的提取效率高，但 BE 和 EME 则较低；若酸性提取，则呈相反结果。而固相萃取法有明显优势，采用混合型 SPE 柱，可洗脱不同极性的成分。可卡因分析的主要适用内标有布比卡因、氘代可卡因和氘代可卡因代谢物等。

此外，采用 GC－MS 分析时必须用 BSTFA 或 MSTFA 等衍生化，样品前处理步骤较为烦琐。而应用 LC－MS/MS 分析，样品前处理简便且灵敏度大为提高。

1. *血液*

可卡因代谢快且苯甲酰爱康宁具有生理活性，故血液检材需同时分析可卡因及其代谢物。

参考方法[30]：取 0.1 mL 血液，加入内标，再加入 200 μL 硼酸缓冲液（pH 9.0），用 1.25 mL 氯仿：异丙醇（9：1，V/V）混旋提取 1 min，离心后转移有机层，60℃ 氮气流吹干。

参考方法[31]：取 0.5 mL 血液，加入内标，再加入 1 mL 0.2 mol/L 硫酸锌甲醇溶液，混旋，离心，吸取 0.5 mL 上清液转移至另一离心管中，加入 0.5 mL 0.1 mol/L 磷酸缓冲液(pH 6.0),混匀后离心,上样。Hysphere MM Anion exchange(10 mm×2 mm)固相萃取柱依次用100%乙腈、3%氨水溶液活化,上样后用1 mL 3%氨水溶液淋洗,干燥后加入2 mL洗脱液(40%乙腈/55%水/4%异丙醇/1.1%甲酸),洗脱液供LC-MS/MS分析。

2. 尿液

尿液中以可卡因的代谢物为主要成分,但同时分析低浓度的可卡因原体也很重要,因其可以帮助确证可卡因滥用,并提供是否在短时间内滥用的信息。

参考方法[19]:取1 mL尿液,加入内标,再加入2 mL硼酸缓冲液(pH 8.0),用2 mL石油醚混旋提取,离心后转移有机层,60℃氮气流吹干。按需衍生化。

参考方法[32]:取0.5 mL尿液,加入内标,分别加入1.0 mL水和1.0 mL磷酸缓冲液(pH 7)稀释,混合提取1 min,离心后转移上清液至经活化的C_{18}固相柱[C_{18}柱依次用2 mL甲醇、2 mL水和2 mL磷酸缓冲液(pH 6.8)活化]。然后用2 mL水、1 mL乙酸缓冲液(pH 4)和0.2 mL甲醇淋洗固相柱去除杂质。干燥20 min后,用3 mL新鲜配制的$V_{(二氯甲烷)}:V_{(异丙醇)}:V_{(三乙胺)}=80:20:1$混合溶剂以0.5 mL/min的速度洗脱。收集的洗脱液在60℃水浴中空气流下吹干。供LC-MS/MS分析,或衍生化后供GC-MS分析。

3. 毛发

头发分析可以判断滥用史。由于头发中可卡因易受外部接触污染,故去污处理极为重要,可采用水相和有机相交替清洗的办法。可卡因和苯甲酰爱康宁在碱性条件下不稳定,故可卡因阳性毛发不宜采用碱水解法处理。通常采用磨碎后超声或者酸水解过夜的方法释放毛发中可卡因及其代谢物。

参考方法(SF/Z JD0107016-2015):① 清洗:毛发样品依次用二氯甲烷、水和丙酮振荡洗涤,晾干后剪成约1 mm段备用。② 提取:称取毛发20 mg,加入10 μL内标工作液(可卡因-d_3和苯甲酰爱康宁-d_8 2 μg/mL),加入0.5 mL甲醇超声30 min,然后以2 500 r/min离心3 min,将上清液转移至样品瓶中,供LC-MS/MS分析。③ 质控样品:取空白毛发20 mg两份,一份添加可卡因和苯甲酰爱康宁对照品制得0.5 ng/mg添加样品,一份做阴性对照,按上述操作与待测毛发平行提取和分析。

参考方法[32]:毛发依次用0.1%洗洁精、蒸馏水、丙酮洗涤。称取20 mg毛发于10 mL玻璃离心试管中,加入浓度为0.1 mol/L HCl溶液1 mL,50℃水浴下水解过夜。取出后加入内标,加入1滴10% NaOH和pH 6.8的磷酸缓冲液1.5 mL,混匀,然后加入2 mL二氯甲烷,涡旋混合1 min,2 500 r/min离心3 min,转移下层有机层,于60℃水浴下氮气吹干。

参考方法[3]:取10~50 mg头发,加入0.5 mL流动相(乙腈:甲醇:20 mmol/L甲酸缓冲液=10:10:80)和内标,37℃水浴18 h,取10 μL进LC-MS/MS分析;或

用1~5 mL 甲醇于52℃下浸泡过夜,移取甲醇溶液,吹干后衍生化供GC－MS分析。

四、分析方法

1. 免疫法

生物检材中可卡因及其代谢物可采用简便、快速的免疫法筛选。常见的免疫法包括EMIT、ELISA、FPIA和RIA等,其设计主要是针对代谢物苯甲酰爱康宁。免疫法缺乏特异性,结果阳性者必须进一步采用质谱等方法确认。

2. 气相色谱－质谱法

可卡因的代谢物具强极性,采用GC－MS分析时必须衍生化。较常见的是使用含有三甲基硅烷化(TMS)的BSTFA衍生化试剂,衍生化后直接进样分析。

(1) 分析参考条件[3]

色谱条件:色谱柱:BP－5柱(12 m×0.22 mm×0.5 μm);程序升温:初温60℃,以30℃/min升温至310℃,保持3 min;载气:氦气;流速:1.8 mL/min;进样口温度260℃。

质谱条件:电子轰击源(EI),电离电压70 eV,离子源温度为220℃。SIM模式分析。不同衍生化方法的质谱碎片离子见表16－43。

表16－43 可卡因及其代谢物的衍生物的特征离子

分析物	形成衍生物	特征离子(*m/z*)
可卡因		182,272,303
爱康宁甲酯	TMS	82,96,271
古柯乙烯	TMS	82,196,317
苯甲酰爱康宁	TMS	82,240,361
去甲可卡因	TMS	140,240,346
苯甲酰爱康宁	PFP	300,421,316
无水爱康宁	PFP	270,299,271
爱康宁甲酯	PFPA	182,345,314
去甲可卡因	PFPA	313,435,214
去甲古柯乙烯	PFPA	327,214,105
爱康宁	PFP/PFPA	300,463,314
去甲苯甲酰爱康宁	PFP/PFPA	312,431,214
羟基苯甲酰爱康宁	PFP/PFPA	300,583,434

(2) 分析参考条件[33]

色谱条件:色谱柱:DB－5毛细管柱(15 m×0.25 mm×0.25 μm);柱温:初温75℃,保持1 min,15℃/min升温至170℃,再以5℃/min升温至210℃,最后以30℃/min升温至310℃;进样口温度:初温75℃,保持1 min,然后以50℃/min升温至280℃并保持1.4 min。

质谱条件：离子阱质谱，化学源正离子模式；离子阱温度：240℃，Manifold 温度：120℃；传输线温度：290℃。各化合物的质谱参数见表 16－44。

表 16－44 可卡因及其代谢物的 CI/MS/MS 条件

化 合 物	保留时间（min）	母离子（m/z）	子离子（m/z）	CID 电压（V）
可卡因	14	304.1	182*	46
无水爱康宁甲基酯	5.5	182.1	105，118，122，150	32
爱康宁甲基酯	6.0	200.1	150，182	34
古柯乙烯	15	318.2	196	46
内标可卡因－d_3		307.1		46
内标爱康宁甲基酯－d_3		203.1		34

* 定量离子。

3. 液相色谱－质谱法

LC－MS 法在体内可卡因分析中具有优势，无需衍生化，可同时检测可卡因及其代谢物，灵敏度高且定量准确。

（1）分析参考条件（SF/Z JD0107016－2015）

色谱条件：色谱柱：Allure PFP Propyl 液相柱（2.1 mm×100 mm×5 μm）或等效色谱柱；流动相：V（甲醇）：V（20 mmol/L 乙酸铵和 0.1%甲酸缓冲液）＝80：20；流速：200 μL/min；柱温：室温。

质谱条件：离子源：电喷雾电离－正离子模式（ESI+）；检测方式：多反应监测（MRM）；离子源电压（IS）：5 500 V；碰撞气（CAD）、气帘气（CUR）、雾化气（GS1）、辅助气（GS2）均为高纯氮气，使用前调节各气流流量以使质谱灵敏度达到检测要求；去簇电压（DP）、碰撞能量（CE）应优化至最佳灵敏度。可卡因、苯甲酰爱康宁和内标物的定性离子对、定量离子对和保留时间见表 16－45。本法毛发中可卡因、苯甲酰爱康宁的检出限均为 0.02 ng/mg，定量下限均为 0.05 ng/mg。

表 16－45 可卡因、苯甲酰爱康宁和内标物的离子对、质谱参数和保留时间

化 合 物	定性离子对（m/z）	DP（V）	CE（eV）	保留时间（min）
可卡因	304.2/150.1*	60	35	6.5
	304.2/182.3		28	
苯甲酰爱康宁	290.2/168.3*	70	26	2.5
	290.2/105.1		43	
可卡因－d_3	307.1/153.2*	60	35	6.5
	307.1/185.3		27	
苯甲酰爱康宁－d_8	298.3/171.0*	60	27	2.5
	298.3/110.2		46	

* 为定量离子对。

(2) 分析参考条件[34]

色谱条件：液相柱：Eclipse XDB－C_8柱(4.6 mm×150 mm×5 μm)，柱温：℃；流速：850 μL/min；流动相：A 为 0.1%甲酸溶液，B 为 0.1%甲酸甲醇；梯度程序：0～3 min，10% B；3～9 min，10%～100% B；9～12 min，100% B；12～12.5 min，100%～10% B。

质谱条件：SCIEX 5600Triple TOF 质谱，离子源参数：离子喷雾电压，5 500 V；源温度，500℃。IDA 参数，一级扫描 DP 60 V，CE 10 V，m/z 100～600 的离子超过 10 cps 时进行 QTOF 扫描，二级扫描的 DP 60 V，CE 35 V。可卡因及其代谢物的质谱参数见表 16－46。本法采用 50 mg 毛发，可卡因及其代谢物的 LOD 在 2～5 pg/mg。

表 16－46　可卡因及其代谢物的质谱参数

目　标　物	英　文　名	保留时间 Rt(min)	Q1 离子 (m/z)	DP(V)	Q3 离子 (m/z)	CE(V)
可卡因	cocaine	2.36	304.154 3	46	105(182)	46(29)
可卡因－d_3	cocaine－d_3	2.36	307.173 2	56	185	29
苯甲酰爱康宁	benzoylecgonine	1.21	290.138 7	61	168(105)	27(35)
苯甲酰爱康宁－d_3	benzoylecgonine－d_3	1.21	293.157 5	61	171	27
去甲可卡因	norcocaine	2.48	290.138 7	56	136(168)	33(27)
古柯乙烯	cocaethylene	2.79	318.170 0	66	196(82)	27(37)
o－羟基可卡因	o－hydroxycocaine	2.56	320.149 2	46	182(121)	30(45)
m－羟基可卡因	m－hydroxycocaine	1.41	320.149 2	46	182(121)	30(45)
p－羟基可卡因	p－hydroxycocaine	1.25	320.149 2	46	182(121)	30(45)
m－羟基苯甲酰爱康宁	m－hydroxybenzoylecgonine	0.92	306.133 6	50	168(121)	25(30)
p－羟基苯甲酰爱康宁	p－hydroxybenzoylecgonine	0.79	306.133 6	50	168(121)	25(30)
m－羟基去甲可卡因	m－hydroxynorcocaine	1.49	306.133 6	50	136(168)	35(25)
p－羟基去甲可卡因	p－hydroxynorcocaine	1.30	306.133 6	50	136(168)	35(25)

五、鉴定要点

1. 阳性结果的确认　生物检材中可卡因及其代谢物的鉴定一般历经筛选和确认分析，选择适宜的方法是结果准确、可靠的基础。根据美国滥用物质和精神健康服务管理局(Substance Abuse and Mental Health Services Administration，SAMHSA)公布的标准，尿液中可卡因代谢物的筛选分析 cut-off 值为 150 ng/mL，确认分析苯甲酰爱康宁的 cut-off 值为 100 ng/mL。毛发中可卡因和苯甲酰爱康宁的确认分析 cut-off 值分别为 0.5 ng/mg 和 0.05 ng/mg，同时，苯甲酰爱康宁与可卡因的浓度比率应大于 5%；或者毛发中同时检出古柯乙烯和去甲可卡因。在交通事故涉驾车能力影响判断时，血液和口腔液中可卡因的 cut-off 值为 10 ng/mL。

2. 生物检材的应用特点　血液、尿液、口腔液和毛发等生物检材因其不同的检测时限，而在毒物鉴定实践中具有不同的应用特点，见表16－47。生物检材中可卡因及其代谢物的相对含量及检测时限见表16－48。

表16－47　血液、尿液、口腔液和毛发的应用特点

生物检材	检测时限	应　　用
尿液	3天以上	尿液采集方便，免疫法简便快速。代谢物浓度高，可用于未知物的初步筛选、滥用物质筛查等。尿液中同时检出可卡因及其代谢物可提供其在短时间内滥用的信息
血液	10 h以上	血液中检出可卡因及其代谢物表明其在几小时内曾滥用可卡因，用于死后毒物学鉴定和行为能力评判
口腔液	10 h以上	口腔液采集简便，无侵犯性。与血液中可卡因浓度有相关性。口腔液中检出可卡因及其代谢物表明其在数小时内曾滥用可卡因，主要用于行为能力评判尤其适用于交通事故现场滥用药物筛查
头发	数月以上（根据头发长度）	头发采集简便，无侵犯性，可反映一段时间内可卡因的滥用情况。头发分析结果与血液、尿液提供的信息相互补充，可用于毒品滥用的综合判断和死后毒物学鉴定

表16－48　生物样品中可卡因和代谢物的相对含量及检测时限

生物样品	血　清	尸体血	唾　液	尿　液	汗　液	胎　粪	毛　发
相对含量	高		低	高	低	高/低	低
主要成分	BZE>COC>EME	EME>BZE>COC	COC>BZE>EME	BZE＝EME>COC	COC>BZE＝EME	BZE＝BZE>EME	COC>BZE>EME
时间周期	短		短	累积	累积	累积	累积
检出时限	0.5～1天		0.5～1天	2～3天	数周	数月	数月～数年

可卡因：COC；苯甲酰爱康宁：BZE；爱康宁甲酯：EME。

可卡因在体内均匀分布，肌肉也可用于中毒死亡的判断，尤其适用于死亡后延缓采集生物检材的场合。可卡因在肌肉中较血液更为稳定，更能反映或者更接近于死亡时的状况。在中毒急性死亡案件中，可卡因与苯甲酰爱康宁的浓度比率在玻璃体液、骨骼肌和心肌中分别为2.2、2.7和2.9，而在其他情况下，苯甲酰爱康宁的浓度均明显高于可卡因[35]。

脑组织、玻璃体液在可卡因死亡案件中亦有应用价值。由于脑组织代谢活性低，可卡因降解少，代谢物苯甲酰爱康宁不易透过血脑屏障，脑组织相对分离，故更能反映死亡前浓度。玻璃体液则不易受细菌污染。18例明确可卡因滥用死亡案件中可卡因和苯甲酰爱康宁在脑组织、血液和玻璃体液中的分布见表16－49[36]。

表 16-49　可卡因和苯甲酰爱康宁在脑组织、血液和玻璃体液中的分布($n=18$)

	脑组织(μg/g)		血液(μg/mL)		玻璃体液(μg/mL)	
	可卡因	苯甲酰爱康宁	可卡因	苯甲酰爱康宁	可卡因	苯甲酰爱康宁
均　值	3.33	0.79	2.92	6.12	1.71	1.39
范　围	0.16~23.43	ND~2.90	ND~24.43	0.28~34.74	ND~10.97	0.21~5.91
可卡因/苯甲酰爱康宁	3.26±3.01		0.52±0.59		1.19±1.27	

3. *血液中可卡因浓度的评价*　血液中可卡因浓度与临床表现往往不存在相关关系。通常滥用者血液中可卡因浓度为 0~1 μg/mL,当血液可卡因浓度超过 5 μg/mL 时会引起癫痫发作、呼吸抑制和死亡。但亦有报告当可卡因血浓度超过 30 μg/mL 甚至 300 μg/mL 时并不出现明显的呼吸抑制,故不宜用可卡因的血液浓度来评价可卡因中毒情况。但可卡因/苯甲酰爱康宁比率可为可卡因的滥用时间提供信息,若体内苯甲酰爱康宁浓度高于可卡因提示距末次滥用时间较长,若可卡因浓度高于苯甲酰爱康宁则提示在近几小时内曾滥用可卡因。

可卡因在体内主要代谢为苯甲酰爱康宁,也有少量水解成爱康宁甲酯。人死后可卡因的代谢反应停止,而水解反应仍能进行,所以一般认为血液中苯甲酰爱康宁来源于生前,爱康宁甲酯形成于死后,若需估计死者生前可卡因的浓度,可将可卡因和爱康宁甲酯浓度合并考虑。由于同样原因,可卡因滥用者死亡后延缓解剖或检验的有可能得到血可卡因原体的阴性结果。

4. *毛发中可卡因浓度的评价*　据报道可卡因的毛发阈值剂量为 25~35 mg,摄入后 2~6 天内可从毛发中检出,30 例可卡因滥用者头发中可卡因及代谢物的浓度见表 16-50[3]。可见毛发中可卡因浓度最高,代谢物苯甲酰爱康宁也存在于所有的阳性毛发中。可卡因滥用程度和毛发中可卡因浓度呈正相关性,同时毛发中可卡因浓度又与黑色素含量有关,因此进行滥用程度评价时建议采用不同人群的资料。主要代谢物苯甲酰爱康宁与可卡因的物理化学性质不同,进入毛发的速率存在差异。与其代谢物相比,可卡因脂溶性大,易穿过细胞膜进入毛囊,且碱性强使其易于从弱碱性的血液进入酸性的毛发基质。在实践中,由于剂量、给药方式、年龄、性别、人种等差别,造成个体差异可能更大。各代谢物在头发中的浓度关系几无规律可循,目前只能确定可卡因的浓度大于其代谢物的浓度,但是考虑到可卡因会自然水解成 BZE,COC>BZE 的关系也并不总是成立[3]。

表 16-50　可卡因滥用者头发中可卡因及代谢物的浓度范围($n=30$)

药　　物	范围(ng/mg)	平均值(ng/mg)	阳性数
可卡因	0.9~242.0	44.2	30
苯甲酰爱康宁	0.3~71.3	11.1	30

续 表

药 物	范围(ng/mg)	平均值(ng/mg)	阳性数
爱康宁甲酯	0.0~9.8	2.3	22
古柯乙烯	0.0~2.9	0.9	8
去甲可卡因	0.0~0.7		

可卡因的毛发分析应注意外部污染对结果的影响。SoHT 建议对头发样品依次用有机溶剂和水性溶液清洗即可,个别案例可采用特殊的脱污染方式(如化学伤害的头发结构比较疏松,外污染易于吸附进入,此时可用乙醇等使头发溶胀,有利于污染物的去除)。实验室根据自身的分析方法确立头发中可卡因的 cut-off 值,辅以代谢物/原体比 BZE/COC≥0.05 指标,基本能够避免由于头发污染造成的假阳性结果。此外,分别测定毛发洗涤液和提取液,高的洗涤/提取浓度比表明存在污染。

5. 生物检材中的稳定性　生物检材中目标物的稳定性是评判分析结果的关键。可卡因结构上的苯甲酰和甲基酯易通过检材中的酶或碱性而水解,尤其在血液或血浆等含有胆碱酯酶的检材中更易水解。Bogusz[37]曾考察血液中可卡因和苯甲酰爱康宁的稳定性:可卡因滥用者的血液样品添加防腐剂氟化钠(0.25%)和草酸钾后分别于室温保存 3 个月、6 个月、1 年和 2 年后测定。结果可卡因最不稳定,除采样时检出外其余保存样品可卡因均呈阴性;苯甲酰爱康宁在保存 3 个月、6 个月、1 年的部分样品中检出,但浓度明显下降,分别降低 74.2%、93.1%、98.6%,保存 2 年的样品苯甲酰爱康宁则呈阴性。在冷冻条件下血液中可卡因可稳定 48 小时。因此对于涉及可卡因的案件,及时分析生物检材和检材保存至关重要。尿液中可卡因及其代谢物相对稳定。尿液样品冷冻保存 45 天,其中的苯甲酰爱康宁没有明显的浓度变化;冷冻保存 6 个月,爱康宁甲酯浓度稳定,但可卡因浓度逐渐降低。

六、案例评析

[案例一]　某男性在酒吧突然抽搐,送医院途中死亡。病理解剖后送血液、尿液和头发(距根部 4 cm)进行滥用物质分析。

毒物分析及评析:血液经乙醇分析,血液中乙醇浓度为 0.64 mg/mL;尿液经滥用物质筛查,可卡因阳性;血液、尿液和头发(距根部 4 cm)检材经处理后用 LC-MS/MS 确认,均检出可卡因及其代谢物成分。血液中检出可卡因及其代谢物苯甲酰爱康宁,表明死者在最近数小时内曾滥用可卡因;头发中检出可卡因和苯甲酰爱康宁,表明死者在近三个月内多次滥用可卡因。

[案例二]　某交通事故的肇事司机精神紧张、不停颤抖、语无伦次,经酒精呼

气仪测试,乙醇呈阴性。其口腔液经滥用物质免疫法筛查,可卡因呈阳性,遂抽取该司机血液以查明是否滥用可卡因。

毒物分析及评析：血液经 LC－MS/MS 法分析,确认同时存在可卡因和苯甲酰爱康宁,浓度分别为 50 ng/mL 和 30 ng/mL。由血液中同时检出可卡因和代谢物苯甲酰爱康宁,且可卡因浓度高于苯甲酰爱康宁等结果可知,该肇事司机在最近数小时内曾滥用可卡因,影响了其驾车能力。

[案例三]　某 25 岁男性早晨起床后喝了一瓶 Pony Malta 饮料(约 183 mL,由哥伦比亚出口到美国)。该男性喝完后即感觉舌头和口腔麻木,疑似中毒,被紧急送往当地医院。经检验其尿液可卡因呈阳性,医生诊断为可卡因急性中毒,该男性于 24 天后死亡。案件调查发现：在该男性喝过的饮料中检出可卡因,确认了 Pony Malta 为中毒来源;检验由哥伦比亚出口的与案件相关的同一批运抵美国的 3 万瓶 Pony Malta 饮料,其中有 36 瓶检出了可卡因,平均每瓶饮料中掺入约 30 g 可卡因。由于毒品走私犯未及时替换假饮料,使之流向市场,从而导致了这起投毒案件。

毒物分析及评析：该男性送医后抽取的血液中可卡因浓度为 2.3 μg/mL,苯甲酰爱康宁的浓度为 4.5 μg/mL(由于该血液在 4℃条件下保存了 4 天,可能导致部分可卡因降解)。死者头发用 GC－MS/MS 法分析,从发根起 5 个头发段(0.5 cm/段)中可卡因的浓度依次为 6.3 ng/mg、25.6 ng/mg、98.0 ng/mg、60.2 ng/mg 和 53.7 ng/mg。其中 1～1.5 cm 头发段中可卡因浓度最高,根据头发 1 cm/月的平均生长速度,与死者的中毒时间相吻合[17]。

第五节　氯　胺　酮

一、概述

氯胺酮(ketamine),俗称“K”粉,是目前临床应用的唯一镇静性静脉全麻药,既可用于麻醉诱导,又可进行麻醉维持。氯胺酮与苯环利啶有相似的化学结构,具有较强的致幻作用,近些年在娱乐场所滥用日益增多。2003 年公安部将其列入毒品范畴,国家食品药品监督管理局于 2004 年 7 月将氯胺酮及其盐或制剂列入第一类精神药品进行管理。

氯胺酮的药理作用为：① 麻醉作用。选择性抑制脑区内的兴奋性神经递质及 N－甲基－D－天门冬酸受体,选择性抑制丘脑的内侧核,阻滞脊髓至网状结构对痛觉传入的信号并与阿片受体结合;② 中枢兴奋作用。在 NMDA 受体活化状态下结合于受体门控通道的 PCP 位点,阻断 NMDA 受体通道,从而导致谷氨酸能系统的作用减弱;③ 致幻作用。阻断 NMDA 受体通道破坏丘脑皮层的内外信息通路;④ 心血管系统。既有直接抑制心肌的作用,又有通过兴奋交感神经中枢而间接地兴奋心血管系统的作用。

中毒症状包括眼球震颤、瞳孔散大、胸闷、胸痛、呼吸抑制、焦虑、血压上升、心跳过速、呕吐、流涎、谵妄、尖叫、兴奋、烦躁不安、定向障碍、认知障碍、易激惹行为、鲜明的梦幻觉等,严重时急性呼吸、心脏骤停。长期滥用者有明显的精神依赖性。

据《2019 年中国毒品形势报告》,在 214.8 万名现有吸毒人员中,滥用氯胺酮 4.9 万名,占 2.3%。滥用氯胺酮后可出现疯狂摇头,有的会出现麻痹或语言障碍。可造成记忆缺失、认知功能损害和精神病,有报道氯胺酮对中枢神经的损害较冰毒更强。

二、体内过程

氯胺酮可经静脉、肌肉、鼻腔、直肠及硬膜外给药,在娱乐场所滥用的氯胺酮多为白色粉末状,也有水剂和片剂,滥用方式为鼻吸或溶于饮料后饮用。氯胺酮起效快,静脉注射后 1 min、肌肉注射后 5 min,血浆内药物浓度达峰值。原体药物的血半衰期约为 3.4 h。

氯胺酮进入血循环后大部分进入脑组织,然后再分布于全身组织中,主要在肝内生物转化成去甲氯胺酮(norketamine, NK),再经脱氢代谢为脱氢去甲氯胺酮(dehydronorketamine, DHNK)。去甲氯胺酮和脱氢去甲氯胺酮均有药理作用,去甲氯胺酮与氯胺酮有相似的镇痛作用,脱氢去甲氯胺酮也有相似的镇痛作用,但作用大小需进一步阐明。氯胺酮具有光学活性,通常使用的是 R -氯胺酮和 S -氯胺酮的外消旋化合物,S -氯胺酮的麻醉作用比 R -氯胺酮强 4 倍,代谢速度也相对较快。

氯胺酮由肝脏代谢后经肾脏排出体外。单剂量给药氯胺酮后,72 h 内从尿液中排出的药物中,约有 2.3%的原体药物、1.6%的去甲氯胺酮、16.2%脱氢去甲氯胺酮、80%为羟化代谢物的葡萄糖醛酸苷结合物。

某 46 岁女性手术前静注 100 mg 氯胺酮,40 min 后因外伤致死,死者各脏器中的氯胺酮分布见表 16 - 51。3 例因滥用氯胺酮 900~1 000 mg 中毒致死者各脏器的氯胺酮分布见表 16 - 52。氯胺酮存在死后再分布,在两例死亡案例中,心血与股动脉血浓度比为 1.6(范围: 0.8~2.3)[3]。

表 16 - 51 外伤致死者氯胺酮的体内分布(μg/g 或 μg/mL)

	血 液	脑组织	肝组织	肾组织
浓度	3.0	4.0	0.8	0.6

表 16－52　中毒致死者氯胺酮的体内浓度(μg/g 或 μg/mL)

编号	剂　量	血　液	脑组织	肝组织	肾组织	尿　液
1	900 mg	7.0		6.3	3.2	
2		1.8*	4.3	4.9	3.6	2.0
3	1 000 mg	27	3.2	6.6	3.4	8.5

* 血中乙醇浓度为 0.17 g/dL。

三、检材处理

氯胺酮滥用的体内检材主要为血液、尿液和头发,其分析结果可相互补充。生物检材中氯胺酮及其代谢物去甲氯胺酮、脱氢去甲氯胺酮的前处理简便,无需衍生化,即可进行 GC－MS 或 LC－MS/MS 分析。

1. 体液、组织

应用常规的毒物筛选方法进行样品处理,即可分析血液、尿液中的氯胺酮及其代谢物去甲氯胺酮。

参考方法(SF/Z JD0107004－2016):取尿液或血液 2 mL 置于 10 mL 具塞离心管中,用 10%氢氧化钠溶液调至 pH>11,用乙醚 3 mL 提取,涡旋混合、离心,转移有机层至另一离心管中,约 60℃水浴中挥干,残留物用 50 μL 甲醇溶解,供 GC－MS 分析;或在残留物中加入 100 μL 乙腈∶流动相缓冲液(70∶30)溶解,供 LC－MS/MS 分析。

参考方法(GA/T 1614－2019):移取尿液等液体检材 1.0~2.0 mL,或称取绞碎的肝脏等固体检材样品 1.0~2.0 g 于具盖离心管中。加入 1 mol/L 氢氧化钠溶液调 pH 至 9~10,再加入乙醚或三氯甲烷 5.0~10.0 mL 提取,振荡 10 min,8 000 r/min 离心 10 min,分离有机相,重复提取一次,合并两次提取的有机相,置于浓缩器上 50℃下浓缩至干,残留物用甲醇 50~100 μL 溶解,供 GC－MS 分析。

2. 毛发

毛发检材先要进行去污处理,然后用酸水解、碱水解或球磨粉碎、超声的方法将其释放、游离、提取。

参考方法(SF/Z JD0107004－2016):① 洗涤。毛发样品依次用 0.1%十二烷基磺酸钠溶液、0.1%洗洁精溶液、水和丙酮振荡洗涤,晾干后剪成约 1 mm 段。② 水解。酸水解:称取 50 mg 毛发,加 1 mL 0.1 mol/L 盐酸溶液浸润,45℃水浴水解 12~15 h,取出后用 10%氢氧化钠溶液调至 pH>11。碱水解:称取 50 mg 毛发,加 1 mL 10%氢氧化钠溶液,80℃水浴水解 5~10 min,取出。③ 提取。毛发水解液用乙醚 3 mL 提取,涡旋混合、离心分层,转移乙醚层至另一离心管中,约 60℃水浴中挥干。残留物用 50 μL 甲醇溶解,供 GC－MS 分析。

参考方法(SF/Z JD0107025－2018)：① 洗涤。毛发样品依次用适量的水和丙酮振荡洗涤两次，晾干后剪成约 1 mm 段，置冷冻研磨仪中粉碎，呈粉末状。② 提取。称取毛发粉末 20 mg，加入 1.0 mL 内标甲氧那明标准工作液(甲氧那明 1 ng/mL)，冰浴超声 30 min，离心，移取上清液，于 60℃ 水浴空气流下吹干。残留物用 100 μL 甲醇复溶，供仪器分析。③ 质控样品。空白样品：取空白毛发样品 20 mg，加入 1.0 mL 内标甲氧那明标准工作液(甲氧那明 1 ng/mL)；添加样品：取空白毛发样品 20 mg，添加案件样品中出现的可疑目标物对照品，加入 1.0 mL 内标甲氧那明标准工作液(甲氧那明 1 ng/mL)，余下同案件样品平行提取操作。

四、分析方法

1. 免疫法

免疫法用于滥用药物筛查，具有简便、快速、灵敏的特点。免疫法筛选阳性结果需要通过色谱-质谱分析确认。

2. 气相色谱/质谱法

采用 GC－MS 法可直接检测氯胺酮及其代谢物，衍生化后可提高方法灵敏度，以五氟苯甲酰(pentafluorobenzoyl)衍生化效果最好。

(1) 分析参考条件(SF/Z JD0107004－2016)

色谱条件：色谱柱：HP－5MS 柱(30 m×0.25 mm×0.25 μm)或相当者；柱温：100℃保持 1.5 min，以 25℃/min 升温至 280℃，保持 15 min；载气：氦气；流速：1.0 mL/min；进样口温度：250℃。

质谱条件：电子轰击源：70 eV；四极杆温度：150℃；离子源温度：230℃；接口温度：280℃；检测方式：全扫描；质量范围 50~500 amu。氯胺酮的特征碎片离子为 m/z 180，209，152。

本法尿液、血液、毛发中氯胺酮的检出限分别为 0.1 μg/mL、0.2 μg/mL、2 ng/mg。

(2) 分析参考条件(GA/T 1614－2019)

色谱条件：色谱柱：DB－5MS 柱(30 m×0.25 mm×0.25 μm)或等效色谱柱；柱温：100℃保持 2 min，以 30℃/min 升温至 280℃，保持 17 min；进样口温度：280℃；传输线温度：230℃。

质谱条件：电子轰击源：70 eV；离子源温度：200℃；载气：氦气；柱流量：1~2 mL/min；扫描方式：全扫描；质量范围：40~450 amu。

本法血液、毛发中氯胺酮的检出限分别为 0.05 μg/mL 和 0.1 ng/mg。

(3) 分析参考条件[38]

色谱条件：色谱柱：HP－5MS 柱(30 m×0.25 mm×0.25 μm)；载气：氦气；流速：0.9 mL/min；初温 100℃，以 25℃/min 升温至 270℃，保持 10 min；进样口温度：230℃。

质谱条件：电子轰击源：70 eV；离子源温度：230℃；扫描方式：SIM。氯胺酮及其代谢物以及衍生化物的特征碎片离子见表 16－53。

表 16－53 氯胺酮及其代谢物以及衍生化物的特征碎片离子

化合物	主要碎片离子(m/z)	备注
氯胺酮	180,209,152	
去甲氯胺酮	166,195,131	
脱氢去甲氯胺酮	153,221,138	
氯胺酮－PFB	152,360,369	pentafluorobenzoyl chloride(PFBC)衍生化
去甲氯胺酮－PFB	102,354,382	
氯胺酮－TMS	266,280,281	MSTFA(含 1% TMCS)或 BSTFA(含 1% TMCS)衍生化
去甲氯胺酮－TMS	210,238,280	
氯胺酮－HFB	236,362,370	heptafluorobutyric anhydride(HFBA)衍生化
去甲氯胺酮－HFB	384,314,356	

本法尿液中氯胺酮及其代谢物去甲氯胺酮和脱氢去甲氯胺酮的最低定量限分别为 15 ng/mL、10 ng/mL 和 20 ng/mL。

3. 液相色谱－质谱法

LC－MS/MS 法在体内氯胺酮及其代谢物分析中具有优势，该法无需衍生化，简便快速；与 GC－MS 方法相比，灵敏度高且定量准确。

（1）分析参考条件(SF/Z JD0107004－2016)

色谱条件：色谱柱：Allure PFP Propyl 柱(100 mm×2.1 mm×5 μm)或相当者，前接保护柱；柱温：室温；流动相：V(乙腈)：V(缓冲液)＝(70：30)；流速：200 μL/min。

质谱条件：扫描方式：正离子扫描(ESI+)；检测方式：多反应监测(MRM)；离子喷雾电压：5 500 V；离子源温度：500℃。氯胺酮的定性、定量离子对为 238.1/179.1* 和 238.1/125.1；去簇电压(DP)为 40；碰撞能量(CE)分别为 25 和 40；保留时间为 5.3 min。

本法尿液、血液、毛发中氯胺酮的检出限分别为 0.02 μg/mL、0.02 μg/mL、0.2 ng/mg。

（2）分析参考条件[39]

色谱条件：Allure PFP Propyl 柱(100 mm×2.1 mm×5 μm)，前接 C_{18} 保护柱；流动相：乙腈：缓冲液(70：30，V/V)，缓冲液为 20 mmol/L 的乙酸铵和 0.1%的甲酸溶液；恒流：200 mL/min。

质谱条件：电喷雾电离－正离子模式(ESI+)；碰撞气：35 psi；气帘气：25 psi；离子喷雾电压：5 500 V；温度：450℃。氯胺酮及其代谢物的特征母离子子离子对见表 16－54。

本法头发中最低定量限 2 pg/mg。

表 16－54 氯胺酮及其代谢物的特征离子对

化合物	英文名	母离子(m/z)	子离子(m/z)	DP(V)	CE(eV)
氯胺酮	ketamine	238	220	40	25
		238	125		40
去甲氯胺酮	norketamine	224	207	40	19
		224	125		32
脱氢去甲氯胺酮	dehydronorketamine	222	205	40	13
		222	142		28
氯胺酮－d_4(内标)	ketamine－d_4(IS)	242	183	40	26
		242	129		40
去甲氯胺酮－d_4(内标)	norketamine－d_4(IS)	228	211	40	18
		228	129		34

五、鉴定要点

1. 阳性结果的判断阈值　生物检材中氯胺酮及其代谢物的分析通常包括筛选和确认分析，目前国际上尚未无公认的阈值。我国《车辆驾驶人员体内毒品含量阈值与检验》规定血液、口腔液的含量阈值为 20 ng/mL。最新报道头发中氯胺酮 cut-off 值建议为 0.5 ng/mg，去甲氯胺酮 cut-off 值为 0.1 ng/mg，同时去甲氯胺酮/氯胺酮浓度比率应高于 0.05。

2. 生物检材的应用特点　血液、尿液、口腔液和毛发等生物检材依据其不同的检测时限，而在法医毒物鉴定中发挥其特有的作用。氯胺酮进入体内后代谢迅速，血液和口腔液中检测时限很短，口服摄取仅能在 2 h 内可检出氯胺酮原体。尿液中氯胺酮在药后 24 h 时已无法检出，仅有代谢物存在，如表 16－55[40]。尿液中氯胺酮及其代谢物去甲氯胺酮和脱氢去甲氯胺酮的浓度比率与留尿时间相关，通常脱氢去甲氯胺酮的浓度最高，氯胺酮浓度最低。

表 16－55 肌肉注射 10 mg 后尿液中氯胺酮及其代谢物浓度(ng/mL)

受试者	时间	氯胺酮浓度	去甲氯胺酮浓度	脱氢去甲氯胺酮浓度
S1	1 h	131.0	43.0	79.1
	2 h	53.2	74.1	227.3
	4 h	12.9	21.0	86.4
	24 h	ND	ND	22.8
S2	1 h	70.8	19.7	22.8
	2 h	18.2	20.7	33.5
	4 h	5.4	12.5	60.4
	24 h	ND	ND	30.2

续 表

受试者	时间	氯胺酮浓度	去甲氯胺酮浓度	脱氢去甲氯胺酮浓度
S3	1 h	28.0	15.4	78.9
	2 h	13.4	36.8	270.7
	4 h	8.9	31.2	278.9
	24 h	ND	ND	23.6

氯胺酮所具有的致幻和麻醉作用可明显损害人的行为能力。口腔液浓度与血液浓度具有相关性,交通事故事件中口腔液中氯胺酮浓度高于 cut-off 时,其行为能力受到明显损害。

毛发分析可提供长程的用药信息。氯胺酮滥用者头发中可同时检出氯胺酮及其代谢物,进入毛发的速率依据其亲脂性,氯胺酮最为容易,而脱氢去甲氯胺酮进入较少。吸毒人群黑色头发中氯胺酮与去甲氯胺酮含量之比均值为 9.28(范围 1.14~38.89)[38]。氯胺酮滥用者的滥用频率与头发中氯胺酮浓度存在一定的相关性,见表 16-56[41]。

表 16-56 头发中氯胺酮浓度与滥用频率

滥用频率(次/周)	氯胺酮(ng/mg)	滥用频率
1(n=9)	1.1~42.7(mean=9.9)	低
2/3(n=19)	13.5~111.1(mean=37.4)	中
每天(n=6)	>45.1(mean=121.3)	高

六、案例评析

[案例一] 某交通事故中肇事司机神情恍惚、语无伦次,经酒精呼气仪测试,乙醇浓度为 0.24 mg/mL。采集该司机血液和尿液以查明是否滥用药物。

毒物分析及评析:取尿液和血液进行滥用药物筛查,均检出氯胺酮和去甲氯胺酮成分。血液中同时检出氯胺酮和去甲氯胺酮,表明该肇事司机在最近 2 h 内曾滥用氯胺酮。此外,由于乙醇的协同作用,已严重影响其驾车能力。

[案例二] 某中年男性报案称:前一天搭识一女性朋友,一起到酒吧喝酒,之后的情景已无法回忆,醒后发现钱包和手表丢失。该案在报案的当时并没有留取血液、尿液。此后该市连续发生多起类似案件,并将犯罪团伙人员抓获。为证实该男性的口供,遂在案发的第二个月,贴头皮剪取该男性头顶后部头发。

毒物分析及评析:所送头发总长 7 cm,去污处理后从根部起按 1 cm 分段,然后冷冻研磨粉碎、超声浸提后用液相色谱-串联质谱分析,结果在 1~3 cm 段头发中检出氯胺酮和去甲氯胺酮成分,其余 0~1 cm 段、3~7 cm 段中均未检出氯胺酮和去甲氯胺酮成分。头发分析能提供长程的用药信息,在1~3 cm段头发中检出氯胺酮和去甲氯胺酮成分,根据头发生长速度,与受害者所述时间相吻合,可以证实其在该时间曾摄取过氯胺酮。

第六节 LSD

一、概述

LSD即麦角二乙胺(lysergide, lysergic acid diethylamide)为吲哚衍生物,是已知活性最强的致幻剂之一。其对氧气、紫外线与氯敏感,熔点80℃。LSD可以通过C-8差向异构化成iso-LSD,在热碱性水溶液中可迅速达到约90% LSD和10% iso-LSD的平衡。即使在0℃时,差向异构化也可在酒精中缓慢发生。因此,LSD和iso-LSD的参比储备液应在乙腈中而避免在甲醇或水中制备。LSD通常制成类似于邮票大小的、有各种图案的、花花绿绿的吸墨纸,每片纸含50 μg LSD。LSD产生的感觉反应和行为反应可大大降低人进行简单的脑力和体力活动的能力。

LSD的作用机制尚不清楚,其可对抗5-HT在周围组织的作用,并较长时间阻断中枢5-HT能神经元兴奋的传导。致幻剂所产生的效应常常难以预测,取决于使用者自身的心理预期以及所处的环境。同一使用者多次使用同一剂量的同一种致幻剂,其体验可能会显著不同。尽管在较大剂量下致幻剂会产生许多奇异的、显著的效应,但小剂量通常会产生一些非特异性的药理学效应。主要为:① 躯体症状:眩晕、无力、震颤、恶心、困倦、皮肤感觉异常和视力模糊。② 感觉症状:物体的形状扭曲、颜色改变、注意力无法集中、自我感觉听力显著提高,少数情况下会出现感觉错乱(如听到颜色、看到声音等)。③ 精神症状:情绪改变(欣喜、悲伤或易激惹)、紧张、时间感扭曲、无法表达自己的想法、人格解体、梦境般的感觉和视幻觉。

虽然致幻剂无成瘾性,但其可致精神意识异常,危害不容忽视。LSD滥用最常见的副反应为"回闪症状",即在不用药情况下出现的既往用药反应。"回闪症状"在滥用者中出现的概率为15%~77%,一般在多次滥用后,但也有仅一次滥用后出现。停药与"回闪症状"出现的时间间隔可达数年。"回闪症状"在多种致幻剂同时滥用时更容易出现。个体对于LSD耐受的产生和消除速度都很快。若每天使用,在行为方面的耐受仅需3~4天即明显可见;但停药一段时间后LSD的作用即恢复如初。

滥用者滥用50~300 μg LSD,口服后30~40 min内起效。在最初几分钟会依次出现眩晕、困倦、无力、视物模糊及异常、颤抖、头痛、恶心、血压升高、心率加快,并伴有欣快或焦虑,然后出现各种幻觉,主要是幻视。过量使用 LSD 后会出现呕吐、腹泻、大量流汗、歇斯底里和有生命危险的高烧等症状。长期滥用可出现中毒性精神病,表现为认知障碍或情感障碍。

二、体内过程

口服和注射 LSD 后吸收很快,血峰浓度出现在药后 30～90 min,4～6 h 药效逐渐降低,药效持续 8～12 h。人体注射 2 μg/kg LSD,30 min 后血液中浓度为 4～6 ng/mL,8 h 后血液中浓度低于 1 ng/mL。LSD 血浆半衰期 $t_{1/2}$ 为 3.6 h,其代谢物去甲 LSD 血浆半衰期 $t_{1/2}$ 为 10 h。LSD 极易与血浆蛋白结合,并容易通过血脑屏障。在脑脊液内达到峰值浓度的时间仅需 10 min。

LSD 在所有组织内均可分解代谢,但主要代谢器官为肝脏。通过 N－去甲基化,N－去乙基化和羟化作用形成无活性的代谢物,主要代谢物为羟基 LSD(OH－LSD)和去甲 LSD(Nor－LSD)。LSD 主要(约 80%)经肝胆从小肠排除,仅有 1%～10%的排泄物为 LSD 原体,其余均为代谢产物。摄取 LSD 后,在 12～24 h 尿液中可检出 LSD 成分,而代谢物羟基 LSD 及其葡萄糖醛酸苷的检测时限可长至 96 h,尿液中羟基 LSD 的浓度最高。

某长期、多种物质滥用者死后体液中 LSD 及其代谢物的浓度见表 16－57[42]。由于滥用剂量小,头发中 LSD 浓度极低(pg/mg 水平),因此阳性检出率也很低。

表 16－57　滥用者死后体液中 LSD 及其代谢物的浓度(ng/mL)

分析物	血液	尿液	玻璃体液
LSD	3.2	91.0	2.9
去甲 LSD	4.2	108.1	2.2
羟基 LSD	ND	430.2	—

三、检材处理

由于致幻剂使用剂量小,体内浓度低,因此生物检材中 LSD 分析是毒物鉴定的难点。体内分析以血液和尿液检材为主,相对其他滥用物质,增大检材用量也是一种提高 LSD 检测能力的方法。LSD 对光敏感,样品处理过程应避光操作。

1. 体液

参考方法[43]:1 mL 血液或尿液中加入 20 μL 内标,用 1 mL 1 M 碳酸钠溶液调节 pH 后用 1 mL 乙酸丁酯提取,混旋,离心,转移有机相,40℃氮气流下吹干,残余物中加入 100 μL 流动相复溶并转移至棕色进样瓶,供 LC－MS/MS 分析。

参考方法[44]:1 mL 尿液中加入内标,混匀后上 Abselut SPE 柱,用 1 mL 蒸馏水清洗,干燥,然后用 1 mL 甲醇洗脱,洗脱液氮气流下吹干。加入 100 μL 乙腈溶解残余物,供 LC-MS/MS 分析。

参考方法[45]:在 100 μL 尿液中加入 50 μL LSD-d_3(1 ng/mL),300 μL 蒸馏水,300 μL 碳酸钠(1 mol/L,pH=9.5),用二氯甲烷/异丙醇(1∶1,V/V)提取,离心后,取有机相在 45℃氮气流下挥干,残余物用 150 μL 甲醇/流动相(1∶9,V/V)复溶,供 LC-MS/MS 分析。

2. 毛发

参考方法[46]:将 50 mg 毛发样品用水、二氯甲烷清洗、烘干,剪成 1 mm 段。毛发样品加入 3 mL 磷酸盐缓冲溶液(pH=5),轻摇浸泡过夜。以 3 000 r/min 离心 5 min后取上清液,加入 1 mL NaOH(0.25 mol/L)、5 mL 二氯甲烷/乙醚(70∶30,V/V)提取。涡旋、离心后取有机相在 30℃氮气流下挥干。残余物加入流动相复溶,供 LC-MS/MS 分析。

参考方法[47]:① 洗涤:毛发样品用 2 mL 二氯甲烷去污处理 3 次,留取第 3 次洗液以确认外污染程度。洗液于 35℃氮气流下吹干,加入 100 μL 初始流动相溶解,供 LC-MS/MS 分析。② 提取:称取 50 mg 经去污处理的头发,球磨粉碎后加入内标液和 2 mL 乙腈,50℃水浴中放置 12 h,取出后离心,转移上清液,在 35℃氮气流下吹干,残余物中加入 200 μL 甲醇和 2 mL 硼酸缓冲液(pH 9)。③ 纯化:样品溶液中加入 4 mL 正己烷∶乙酸乙酯(55∶45, V∶V),混旋,离心,有机相在 35℃氮气流下吹干,再次加入 200 μL 甲醇和 2 mL 硼酸缓冲液(pH 9),混匀后上柱。Strata-X SPE 柱上柱前经 2 mL 甲醇和 2 mL 蒸馏水活化,上柱后依次用 2 mL 5%甲醇水溶液和 2 mL 水∶甲醇∶氨水(75∶24.5∶0.5, V∶V)清洗,干燥后加入 2 mL 二氯甲烷∶异丙醇(75∶25, V∶V)洗脱,洗脱液在 35℃氮气流下吹干,加入 100 μL 初始流动相溶解残余物,供 LC-MS/MS 分析。

四、分析方法

由于 LSD 在很小剂量(25~150 μg)下即可发挥很强的作用,故体内检材 LSD 浓度极低,分析较为困难。通常可先采用酶免疫方法筛选(cut-off 0.5 ng/mL),然后用串联质谱如 GC-MS/MS 和 LC-MS/MS 等方法确认。

1. 气相色谱-质谱法

LSD 挥发性低、热稳定性差,是一种"黏性分子",直接采用 GC-MS 会造成 LSD 在色谱柱上的不可逆吸附,一般情况需要衍生化。

(1) 分析参考条件[3]

色谱条件:ZB-5 柱(15 m×0.25 mm×0.25 μm);程序升温:初温 175℃(0.8 min),以 20℃/min 升温至 298℃;进样口和连接线温度:298℃;载气:氢气,20 psi。

质谱条件:MS/MS/PCI 正离子模式;反应气:氨气,压力 3 000 mTorr;选择离子模式,LSD-TMS 的离子对为 *m/z* 396→295,OH-LSD-2TMS 的离子对为

m/z 500→309。

最低定量限：尿液中 LSD 和 OH－LSD 均为 10 pg/mL。

（2）分析参考条件[3]

色谱条件：CP－Sil8CB－MS 柱（30 m×0.25 mm×0.25 μm）；程序升温：初温200℃（1.5 min），以 30℃/min 升温至 220℃，再以 20℃/min 升温至 300℃（4 min）。进样口和连接线温度：300℃；载气：氦气，流速：1.4 mL/min。

质谱条件：采用 EI 正离子模式或 PI 正离子模式（乙腈作反应气）。EI 发射电流 80 μA，EI 发射电流 20 μA。质谱参数见表 16－58。

表 16－58　LSD 以及 TMS 衍生化物的质谱信息

	LSD		LSD－TMS 衍生化物	
	EI－MS^2	CI－MS^2	EI－MS^2	CI－MS^2
前体离子（m/z）	323.4	324.4	395.2	396.2
CID 电压（V）	0.65	0.75	0.65	0.75
碎片离子（m/z）	280，265，222，221，207，196	281，251，223，222，208，197	352，337，295，294，268，253	381，365，353，323，295，280
方法检出限（ng/mL）	7	1	0.7	0.1

2. 液相色谱-质谱法

LC－MS/MS 因其较高的灵敏度和特异性，且可同时分析原体及代谢物，而成为 LSD 分析的首选方法。

（1）分析参考条件[43]

色谱条件：Zorbax SB－C_{18}柱（2.1 mm×30 mm×3.5 μm）；流动相：A 为含 0.05%甲酸的乙腈，B 为 0.05%甲酸的乙腈；梯度程序：0～2 min，95% B；2～10 min，60% B；10～20 min，95% B；流速：0.2 mL/min。

质谱条件：ESI 正离子模式；源温度和去溶剂温度分别为 120℃和 350℃。MRM 质谱信息见表 16－59。

表 16－59　LSD 及其代谢物的质谱信息

化 合 物	离子对 1（m/z）	离子对 2（m/z）	碰撞能量 CE1，CE2（V）
LSD	324→223	324→208	25，30
Iso－LSD	324→281，324→223	324→208	21，30
OH－LSD	356→237	356→222	23，30
内标（LSD－d_3）	327→226		25

该法血液、尿液中 LSD、iso－LSD 检出限均为 0.01 ng/mL；尿液中代谢物 OH－LSD 检出限为 0.5 ng/mL。方法简便、灵敏度高。

（2）分析参考条件[48]

色谱条件：Waters Alliance 2695 C_{18}柱（2 mm×150 mm×3 μm）；柱温：40℃；流动相：A 为含 0.1%甲酸的乙腈，B 为含 0.1%甲酸的 2 mmol/L 醋酸铵缓冲液（pH 3）；梯度程序：0～2 min，96% B，2～3 min，80% B，3～10 min，60% B，10～14 min，96% B，14～19 min，10% B；流速：0.2 mL/min。

质谱条件：ESI 正离子模式；电喷雾电压：0.9 kV；源温度和去溶剂温度分别为120℃和 300℃。

该法毛发中 LSD、iso－LSD 和 OH－LSD 的检出限分别为：0.4 pg/mg、0.4 pg/mg、1.7 pg/mg。

五、鉴定要点

1. *LSD 滥用的检测时限*　LSD 及其代谢物在体内处于痕量水平，检测时限短，分析方法的灵敏度是关键。街头贩卖的 LSD 小纸片通常仅含 50 μg LSD，其中还包括无活性作用的异构体 iso－LSD。LSD 进入体内后很快代谢，通过 N－去甲基化，N－去乙基化和羟化成无活性的代谢物，仅有很少量的 LSD（小于 1%）以原体排泄入尿。血液中 LSD 检出时限在 24 h 以内。尿液中 LSD 的 cut-off 为 200 pg/mL，检出时限可达 24～36 h。OH－LSD 为 LSD 的代谢物，在尿液中浓度比原体 LSD 高16～43 倍，当尿液中已无法检出原体时，通过分析代谢物 OH－LSD，可延长检测时限，达 36～48 h。

2. *生物检材中 LSD 及其代谢物的浓度*　由于 LSD 使用量小，体内含量低，故应尽快采集血液、口腔液和尿液检材，口服者还可采集胃内容物、呕吐物等。通常，血液和尿液中 LSD 浓度相差很小，经常出现血液和尿液同时检出或同时未检出现象。有报道 9个血液中 LSD 浓度为 0.5～1.9 ng/mL，11 个尿液中浓度为 0.2～7.7 ng/mL，也有获得尿液中 LSD 和 nor－LSD 浓度分别为 0.08～14 ng/mL 和 0.07～0.8 ng/mL 的结果[3]。

发生 LSD 中毒死亡的案例较少，一般多为在其作用下引起的伤残、交通事故、自杀、他杀等案件（见表 16－60）。需结合案情，关注被检者是否有精神错乱、失常行为等症状，以及是否同时滥用多种物质。

表 16－60　涉 LSD 中毒案件的毒物分析结果

案例	案情摘要	分析结果
1	某 19 岁男性，从 16 楼窗户跳楼致当场死亡。其父亲称死者无吸毒史，也没有抑郁、自杀倾向。调查发现有服用 LSD 的可疑。尸体解剖取死者股动脉血和尿液进行毒物分析，结果在死者血液和尿液中同时检出 LSD 及其代谢物羟基 LSD，说明死者在跳楼前数小时内曾滥用 LSD	血液：LSD 561 ng/mL；Nor－LSD 未检出；OH－LSD 117 ng/mL 尿液：LSD>1 500 ng/mL；Nor－LSD 188 ng/mL；OH－LSD>1 500 ng/mL

续　表

案例	案 情 摘 要	分 析 结 果
2	某 21 岁男性咀嚼 LSD 邮票后出现幻觉，入院救治。药后 4 h 时抽取血液进行毒物分析。其幻觉症状持续 2 周，需使用镇静剂以控制症状	血液：LSD 0.31 ng/mL 尿液：LSD 1.3 ng/mL
3	某 24 岁男性，于参加晚聚会后第二天突然死亡。尸检发现有吸入胃内容物而窒息的现象。取其体液和阴毛等进行毒物分析。结果除 LSD 外，同时检出乙醇、丁丙诺啡和氯硝西泮等药物，多种药物联合作用强化了窒息作用	血液：LSD 0.27 ng/mL；Iso－LSD 0.96 ng/mL；Nor－LSD 0.05 ng/mL；OH－LSD 0.25 ng/mL 尿液：LSD 0.36 ng/mL；Iso－LSD 2.73 ng/mL；Nor－LSD 0.14 ng/mL；OH－LSD 7.5 ng/mL 阴毛：LSD 0.66 pg/mg；Iso－LSD 检出；Nor－LSD 和 OH－LSD 未检出
4	某 25 岁男性摄取过量 LSD，16 h 后死亡	血液(死前)：LSD 14 ng/mL 血液(死后)：LSD 5 ng/mL
5	某 26 岁男性服用 LSD 自杀，送医院抢救	血液：LSD 0.27 ng/mL；Iso－LSD 0.44 ng/mL；OH－LSD 未检出 尿液：LSD 3.0 ng/mL；Iso－LSD 2.4 ng/mL；OH－LSD 8.8 ng/mL
6	LSD 中毒致死，生前长期同时滥用多种物质	血液：LSD 3.2 ng/mL；Nor－LSD 4.2 ng/mL；Iso－LSD 和 OH－LSD 未检出 尿液：LSD 91.0 ng/mL；Iso－LSD 2.9；Nor－LSD 108.1 ng/mL；OH－LSD 430.2 ng/mL 玻璃体液：LSD 2.9 ng/mL；Nor－LSD 2.2 ng/mL Iso－LSD 和 OH－LSD 未检出

LSD 进入毛发的速率为 0.17～0.32，但由于 LSD 的使用量在 μg 级，故毛发中 LSD 仅在 pg/mg 范围。两例阳性头发中 LSD 浓度分别为 17 pg/mg 和 12 pg/mg。某滥用者每周口含 15 张 LSD 邮票，头发中 LSD 浓度为 26 pg/mg[3]。

3. LSD 和 iso－LSD 的差向异构化　LSD 的差向异构体 iso－LSD 无生物活性。在 LSD 制备过程中可产生 iso－LSD，当使用不纯的 LSD 时尿液中也存在 iso－LSD。对于“iso－LSD 是否会转化成 LSD 而增加 LSD 的浓度”的研究结果表明：当温度高于 37℃ pH 高于 7.0 的条件下，LSD 开始转变成 iso－LSD，pH 高于 7.0 以上，45℃经过一周或 37℃经过两周，LSD/iso－LSD 比率达到 9∶1；而对于 iso－LSD，在 pH 为 9.7，经过 6 周 LSD/iso－LSD 比率达 9∶1。即 LSD/iso－LSD 比率 9∶1 为平衡浓度常数。故当尿液中 LSD/iso－LSD 比率低时，iso－LSD 在碱性、高温条件下可能转变成 LSD 而增加尿液中 LSD 的浓度，但是当使用纯的或仅含有少量 iso－LSD 的 LSD 时，则不会增加尿液中 LSD 的浓度。

4. LSD 及其代谢物的稳定性　LSD 长时间遇热、碱或紫外线照射下不稳定，因此，LSD 检材的保存非常关键。LSD 在 25℃、正常室内光线下可稳定一周，光线特别是紫外线会造成 LSD 的分解。存放 LSD 可选择茶色玻璃瓶或高密度的聚乙烯容器以避免紫外线照射。温度升高会造成 LSD 的分解。尿液检材在 25℃存放 4

周以上可损失15%,37℃和45℃存放3天以上即损失近10%,45℃存放4周可损失40%。缓冲液或尿液中含有少量的金属离子,它们的催化作用可加速LSD的分解。加入EDTA可与金属离子形成螯合物以阻止LSD的分解。

第七节 GHB

一、概述

GHB为γ-羟丁酸(gamma-hydroxybutyrate,γ-羟基丁酸)的缩写,又称4-羟基丁酸,是生物体内自身合成过程中产生的内源性物质,是中枢神经系统内的主要抑制性递质γ-氨基丁酸(GABA)的分解产物。GHB作为一种神经递质,在自我平衡调整和产生有规律的睡眠等方面起着重要的作用。历史上,GHB曾被用作麻醉剂和催眠剂,但因其毒副作用以及长期服用会产生依赖综合征,而限制了临床应用。

由于GHB能刺激体内荷尔蒙素的分泌,增加欣快感,20世纪90年代起在娱乐场所滥用并迅速流行。GHB及相关物质γ-丁内酯(GBL)和1,4-丁二醇(1,4-BD)常被用于药物辅助性犯罪(drug-facilitated sexual assault,DFSA),与此有关的性犯罪时有发生。欧美很多国家已将GHB列为一类药品管制,我国于2000年将GHB列为I类精神药物进行管制。GBL和1,4-BD是GHB的前体,它们在体内可转化成GHB。2021年5月28日,我国将GBL增列为第三类易制毒化学品。

GHB无色、无味,常见形态为无色液体或白色粉末,GHB、GBL和1,4-BD的分子结构及化学性质见表16-61。

表16-61 GHB、GBL和1,4-BD的分子结构及化学性质

中文名	英文名	分子式	分子量	物化性质
γ-羟基丁酸	gamma-hydroxybutyrate, GHB	$C_4H_8O_3$	104.1	以钠盐或钾盐形式存在,为白色粉末,有咸味
γ-丁内酯	gamma-butyrolactone, GBL	$C_4H_6O_2$	86.1	无色油状液体,溶于水、四氯化碳、丙酮、苯、甲醇、乙醚。沸点204℃
1,4-丁二醇	1,4-butanediol, 1,4-BD	$C_4H_{10}O_2$	90.1	无色黏性液体。熔点20.1℃,沸点235℃,不溶于水,溶于乙醇

GHB是中枢神经系统内的主要抑制性递质GABA的分解产物,属中枢神经抑制剂,其作用机制与乙醇、巴比妥类和苯二氮卓类药物相似。通常10 mg/kg剂量可使人暂时性记忆丧失;20~30 mg/kg剂量可致人昏迷;50 mg/kg剂量以上有麻醉

作用。滥用 GHB 的剂量一般为 35 mg/kg，即 500~3 000 mg 用量，超过 4 500 mg 用量则可能中毒。小剂量可引起镇静、欣快效应，过量使用可导致意识丧失、心率缓慢、呼吸抑制、痉挛、体温下降、恶心、呕吐、昏迷或其他疾病发作。特别是当与苯丙胺类中枢兴奋剂合用时，危险性增加。与酒精等其他中枢抑制剂合用可出现恶心、呼吸困难，甚至死亡。

GHB 服用 10~20 min 即产生类似喜悦、酒醉及催情的效果，使人失去抵抗能力，短时间丧失记忆，故常被用于性侵犯。健美运动员也滥用 GHB，因为 GHB 被认为可激发雄性激素的释放。近些年来，GHB 在欧美国家滥用广泛，在交通事故、性侵犯、死亡等案件中经常出现。

二、体内过程

GHB 进入体内后起效快，大部分经氧化酶快速转化成琥珀酸进入三羧酸循环代谢排出体外，尿液中 GHB 原体仅占 1.5%~3.8%。GHB 还能从汗液排出体外。GBL 和 1,4－BD 是 GHB 的前体，它们在体内迅速转化成 GHB。

单次服用 25 mg/kg GHB，20~45 min 后达血峰浓度(39.4±25.2) μg/mL(均值±偏差)，血浆消除半衰期为(30.4±2.45) min，分布容积(52.7±15.0) L，总清除速率(1 228±233) μL/min。口腔液中 GHB 可检测至 360 min，峰浓度(203±92.4) μg/mL 出现在口服后 10 min。尿液中 30 min 至 60 min GHB 浓度最高，分别为(200±71.8) μg/mL 和(230±86.3) μg/mL。仅有剂量的(1.2±0.2)%以原体形式经尿液排泄，尿液中 GHB 检测时限可至 720 min[3]。目前公认的尿液中内源性 GHB 浓度不高于 10 μg/mL，低于此数值，无法确定是内源性的还是由于服用 GHB 后快速代谢的结果；而高于此值，可判定其服用过 GHB 或相关物质。

GHB 天然存在于脑、血液、尿液和外围组织中，区分内源性和外源性 GHB 是首要解决的关键问题。文献报道过量死亡案例的 GHB 体内分布见表 16－62[3]。

表 16－62 死亡案例中 GHB 的体内分布(μg/mL 或 μg/g)

	心血	外周血	尿液	脑组织	肺组织	肝组织	肾组织	胃内容(mg)	玻璃体液	胆汁	阴毛(ng/mg)	参考文献
案例 1	3 385	2 937	33 727					708	2 856	1 800	25	(Kintz, 2005)
案例 2	1 052	932	954	711	1 245	1 080	1 668	2 942				(Lenz, 2008)
案例 3	11.5		258.3	40		43	47		84.3	57		(Ferrara, 1995)
案例 4	276	461	1 665	102		52			48			(Mazarr, 2005)

三、检材处理

GHB 分子量小且具有羟基和羧基两个极性基团，决定了其特殊的水溶性性质,因此不能使用常规的提取方法将其从水相介质中分离出来,也不能直接采用气相色谱方法进行检测。由于 GHB 的两个基团在酸性条件下会发生内酯化反应,生成 GBL,故可利用这一性质将其从水溶性基质中提取分离,并利用衍生化技术将其极性基团屏蔽起来,以改善其色谱行为。这种间接测定方法的缺陷是:需要对酸化前样品是否存在原始的 GBL 进行确认。

结合不同的分析手段,可使用液液提取、固相萃取、蛋白沉淀法、稀释法等技术提取分离体外或生物检材中的 GHB 及其相关物。

1. 体液

参考方法(GA/T 1074－2013):① 检材样品:取血液(尿液)样品 100 μL 置于具塞离心试管中,加入内标 GHB－d_6 1 μg,再加入 0.5 mL pH 4 的氯化铵饱和溶液后,混匀,加乙酸乙酯 3 mL,涡旋混合 2 min,3 000 r/min 离心 3 min,将上层转移到另一离心试管中,于 35℃水浴中空气流下吹干。获得的残留物中加入 100 μL 流动相,供 LC－MS/MS 分析。或在残留物中加入 20 μL 乙腈和 20 μL BSTFA(血液、尿液、组织),微波炉(750 W)中衍生化 4 min 或于 70℃烘箱中衍生化 15 min,冷却后供 GC－MS 分析。② 质控样品:取空白血液 100 μL、尿液 100 μL(组织 0.1 g、毛发 50 mg)各两份,一份添加 GHB－d_6 内标液 0.5～1 μg 和 GHB 0.01～0.05 μg(血液 0.1 μg/mL、尿液 0.1 μg/mL、组织 0.2 μg/g、毛发 1 μg/g)作为检测限添加样品,一份为空白样品,按上述操作与检材样品平行提取和分析。

参考方法[49]:取尿液 20 μL,加 GHB－d_6 内标溶液 40 μL,用含 10%酸性甲醇的溶液以 1∶10 倍稀释,混匀后直接供 LC－MS/MS 同时分析 GHB 及其相关物 GBL、1,4－BD。

参考方法[49]:取血液 0.2 g,加入 GHB－d_6 内标溶液 40 μL,酸性甲醇(含 0.1%甲酸)260 μL,混匀、离心,取上清液 50 μL,用酸性水溶液(含 0.1%甲酸)1∶1 稀释,供 LC－MS/MS 同时分析 GHB 及其相关物 GBL、1,4－BD。

2. 组织

参考方法(GA/T 1074－2013):将组织样品剪碎后称取 0.1 g,加入内标 GHB－d_6 1 μg,再加入 1 mL 氯化铵饱和溶液,在室温条件下浸泡 30 min 后,吸取 0.2 mL 于具塞离心试管中,用 1 mol/L 盐酸溶液调至 pH 为 4,加乙酸乙酯 3 mL,涡旋混合 2 min,3 000 r/min 离心 3 min ,将上层转移到另一离心试管中,于 35℃水浴中空气流下吹干。获得的残留物中加入 100 μL 流动相,供 LC－MS/MS 分析。或同体液衍生化,供 GC－MS 分析。

3. 毛发

参考方法(GA/T 1074－2013):毛发样品依次用 0.1%十二烷基磺酸钠溶液、水和丙酮振荡洗涤,晾干后剪成约 1 mm 段或用球磨机磨碎。准确称取 50 mg 已剪碎或磨碎毛发,加入内标 GHB－d_6 500 ng,再加 0.1 mol/L 氢氧化钠溶液 0.5 mL,于

90℃水浴中水解45 min。冷却后加1滴2 mol/L盐酸溶液，使其pH小于4，然后加乙酸乙酯3 mL，涡旋混合2 min，3 000 r/min离心3 min，将上层转移到另一离心试管中，于35℃水浴中空气流下吹干。在残留物中加入100 μL流动相，供LC－MS/MS分析。或加入20 μL乙腈和20 μL MTBSTFA（毛发），微波炉（750 W）中衍生化4 min或于70℃烘箱中衍生化15 min，冷却后供GC－MS分析。

参考方法[50]：10 mg头发样品依次用1 mL异丙醇、0.5 mL水、0.5 mL水清洗5 min，取最后一次清洗液100 μL分析，以排除外源性污染。在10 mg头发样品中加入氘代内标和500 μL混合溶剂［甲醇/乙腈/2 mol/L甲酸胺（8%乙腈，pH 5.3）25∶25∶50］，用研磨机研磨粉碎，于37℃保温1.5 h。毛发样品经离心、过滤，滤液在氮气流下吹干，再用50 μL去离子水复溶。溶液经离心后供LC－MS/MS同时分析GHB以及GHB葡醛酸结合物。

四、分析方法

早期通常采用GHB衍生化后GC－MS分析的方法，但近几年LC－MS/MS法因简便、灵敏，可同时分析GHB及相关物的特点，已成为首选方法，广泛用于血液、尿液以及头发的分析。

1. 气相色谱-质谱法

（1）分析参考条件（GA/T 1074－2013）

色谱条件：HP－5MS柱（30 m×0.25 mm×0.25 μm）或相当者；柱温：初温60℃，保持2 min；以30℃/min升温至280℃，保持10 min；载气：氦气；流速：1.0 mL/min；进样口温度：250℃；接口温度：280℃。

质谱条件：电子轰击源（EI）；电离电压：70 eV；离子源温度：230℃。GHB及内标GHB－d_6的BSTFA衍生化物和MTBSTFA衍生化物的特征碎片离子、定量离子见表16－63。

表16－63 GHB和GHB－d_6的BSTFA和MTBSTFA衍生化物的特征碎片离子

化合物	特征碎片离子（m/z）	定量离子（m/z）
GHB的BSTFA衍生化物	233，234，235	233
GHB－d_6的BSTFA衍生化物	239，240，241	239
GHB的MTBSTFA衍生化物	275，276，277	275
GHB－d_6的MTBSTFA衍生化物	281，282，283	281

（2）分析参考条件[51]

色谱条件：CP SIL 8 CB毛细管柱（30 m×0.25 mm×0.25 μm）；柱温：初温100℃，保持1 min；以30℃/min升温至295℃，保持5 min；载气：氦气；流速：1.0 mL/min；进样口温度：280℃。

质谱条件：离子源温度：160℃；接口温度：300℃；碰撞气：氩气，1.6 mTorr；碰撞能量：6 eV；离子驻留时间：200 ms。GHB 和内标的衍生物的串联质谱特征离子见表 16－64。

表 16－64 GHB 和内标 TMS 和 TBDMS 衍生物的串联质谱特征离子

化 合 物	母离子（m/z）	子离子（m/z）
GHB diTMS	233	147*，149
GHB－d_6 diTMS	239	147*，149
GHB diTBDMS	275	143，147*，149
GHB－d_6 diTBDMS	281	147*，148，149

*定量离子。

2. 液相色谱-质谱法

（1）分析参考条件（GA/T1074－2013）

色谱条件：色谱柱：Cosmosil 5C_{18}－MS－Ⅱ（150 mm×2.0 mm×5 mm）或相当者，前接 C_{18}保护柱；流动相：A（乙腈）：B（20 mmol/L 乙酸铵和 0.1%甲酸溶液）＝85：15；流速：0.2 mL/min。

质谱条件：电喷雾电离-负离子模式（ESI－），MRM 检测；电喷雾电压：－4 500 V；离子源温度：400℃；碰撞气：6 psi；气帘气：15 psi；离子源气 1：10 psi；离子源气 2：40 psi。GHB 和 GHB－d_6 的离子对及质谱参数见表 16－65。

表 16－65 GHB 和 GHB－d_6 的 MS/MS 参数

名 称	定性离子对（m/z）	定量离子对（m/z）	DP（V）	CE（eV）
GHB	103.0/57.1	103.0/57.1	－40	－18
	103.0/85.1			－13
GHB－d_6	109.1/61.1	109.1/61.1	－40	－20
	109.1/90.5			－15

（2）分析参考条件[19]

色谱条件：Zorbax SB C_{18}柱（150 mm×2.1 mm×3.5 μm）。流动相：含 10%甲醇和 0.1%甲酸的水溶液；流速：0.2 mL/min。

质谱条件：电喷雾电离-正离子模式（ESI+），源温度 120℃，氮气流速 800 L/h。GHB 及相关物质的特征母离子/子离子对及碰撞能量见表 16－66。

（3）分析参考条件[50]

色谱条件：ACQUITY UPLC 柱（100 mm×2.1 mm×1.8 μm）。流动相：A 为 0.1%甲酸水溶液，B 为甲醇；95% A 和 5% B 等度洗脱；流速：0.5 mL/min。

表 16-66　GHB 及相关物质的特征离子对及碰撞能量

化合物	锥电压(V)	离子对 1 (m/z)(碰撞能量 V)	离子对 2 (m/z)(碰撞能量 V)
GHB	12	105→87(6)	105→45(13)
GHB-d_6	12	111→93(6)	
GBL	20	87→45(13)	87→43(11)
GBL-d_6	20	93→49(13)	
1,4-BD	12	91→73(5)	91→55(10)

质谱条件：电喷雾电离-负离子模式(ESI-)，MRM 检测；离子源温度 150℃。GHB 和 GHB 葡醛酸苷的特征母离子/子离子对及质谱参数见表 16-67。

表 16-67　GHB 和 GHB 葡醛酸苷的 MS/MS 参数

化合物	离子对(m/z)	Cone(V)	Collision(eV)	Ion ratio
GHB	103/85	40	9	0.74
	103/57	40	12	
GHB 葡醛酸苷	279/193	46	16	1.86
	279/85	46	24	
GHB-d_6	109/61	40	15	
GHB-d_6 葡醛酸苷	283/73	52	20	

本法采用 10 mg 毛发，GHB 和 GHB 葡醛酸苷的最低检出限分别为 0.32 ng/mg 和 0.48 ng/mg。

五、鉴定要点

1. 体液中 GHB 的生理水平和判断阈值　内源性 GHB 的存在，给阳性结果的来源判断带来了复杂性。研究考察正常人体内的 GHB 生理水平，建立相应的判断阈值，才能有效区分所检 GHB 系外源摄入还是体内形成。在不同国家、不同人群大量研究的基础上，国际法医毒物学会建议人体尿液中 GHB 的 cut-off 值为 10 μg/mL。人体摄入 GHB 后迅速消除，服用 1~5 g GHB 后，血液浓度在 3 h 或更少时间、尿液浓度在 12 h 内迅速降至近内源性浓度水平。因此，摄入 GHB 后应及时进行毒物学检验，以免影响 GHB 的来源判断。如 30 例 GHB 摄入者尿液，以 10 μg/mL 作为 cut-off 值标准，36.6%患者尿液中的 GHB 浓度范围为 2.75~7.80 μg/mL，明显低于 cut-off 值。故当尿液 GHB 浓度处于较低水平(3~10 μg/mL)时，不能简单以 10 μg/mL 作为判断指标，需辅以其他证据综合分析[52]。血液中内源性 GHB 浓度范围很宽(0.4~409 μg/mL)，故在实践中少有判断价值。

2. 毛发中 GHB 浓度的评价　目前国际上尚未建立毛发 GHB 的 cut-off 值，但建立在大量研究基础上的内源性 GHB 浓度以及毛发分段分析，仍然可以在判断外源性 GHB 摄入方面有所作为。已有关于内源性 GHB 的研究结果见表 16－68[53]。

表 16－68　内源性 GHB 浓度数据

	特　征	年龄(Y)	样本量	均值(ng/mg)	浓度(ng/mg)
作者实验室	男性(黑色)	20~86	29	3.22	0.92~4.91
	女性(黑色)	22~54	31	0.77	0.28~1.95
	儿童(黑色)	4~17	6	1.66	1.07~2.56
Kintz(2003)	男性		8	2.21	0.50~12.0
	女性		16	2.47	
Goulle(2003)	金色		12	0.60	0.35~0.95
	棕色		30	0.90	0.41~1.86
	深棕色		19	0.90	0.32~1.54
Ferrara(1995)	高加索人		30	0.53	
Bertol(2012)	黑色	24~50	10	2.11	0~4.49
	亚麻色	21~41	10	2.25	0.58~5.09
	染发		10	2.39	0.61~4.02

由上表可见，内源性 GHB 浓度范围较宽，从 0 至 12.0 ng/mg，外源性 GHB 有可能相对内源性 GHB 不会导致头发中 GHB 有明显升高，无法采用一个阈值以区分内源性与外源性 GHB。

对于同一个体而言，内源性 GHB 在不同时间生长的毛发中浓度较为恒定，因此根据毛发分段分析，比较其自身 GHB 的浓度差异，可判断被检者是否摄入外源性 GHB 以及摄药史。建立在同一个体基础上的阳性确认较建立在群体 cut-off 值基础上的阳性确认更为合理和更具可操作性。如据 Kintz 报道[54]：某 19 岁女孩报案称 5 天前被强奸，但已无法回忆起当时的情景。1 个月后贴头皮剪取头发，全长 8 cm，将贴根的 3 cm 分段分析，结果见表 16－69。根据头发的生长速度，可见对应案发时的头发段中 GHB 浓度明显升高，可确认该女孩摄取了 GHB。后该案强奸犯承认了这一犯罪事实。

表 16－69　报案者头发分段分析结果

头　发　段	GHB 浓度(ng/mg)
0(root)~0.3 cm	1.3
0.3~0.6 cm	0.6
0.6~0.9 cm	0.8
0.9~1.2 cm	2.4
1.2~1.5 cm	2.7

续　表

头发段	GHB 浓度(ng/mg)
1.5~1.8 cm	0.7
1.8~2.1 cm	0.8
2.1~2.4 cm	0.7
2.4~2.7 cm	0.8
2.7~3.0 cm	0.7

由于存在内源性 GHB,根部头发易受汗液污染而呈现 GHB 浓度略高于其他头发段浓度的现象。Kintz(2016)比较普通未摄药者头发、口服 25 mg/kg 剂量 GHB 者头发(口服后 12 h 采集)和 DFSA 案件受害人头发(事发后 14 h 采集),距根部起按照 1 cm×6 分段,结果见表 16－70。可见距根部 0~1 cm 头发段中 GHB 浓度往往高于其他头发段。

表 16－70　距根部头发段和其他头发段中 GHB 浓度比较

人　群	0~1 cm 头发段(ng/mg)	其他头发段(ng/mg)
正常人(n=12)	0.2~20	<4
服药 25 mg/kg GHB 志愿者	1 040	<20
DFSA 案件受害人	850	<20

国际毛发分析协会(SoHT)强调,单独以某一头发段中 GHB 的测定不能认定其外源性的摄入。GHB－葡萄糖醛酸苷的分析目前还无法应用于区分外源性 GHB。以现有技术手段和未发现有价值的生物标记物前,头发中 GHB 分析在摄毒鉴定中尚无很大的证据价值。

头发分段分析用于判断单次摄入 GHB 时,应采用自身头发的分段分析。头发分段应尽量密集,按照 0.5 cm 或以下进行分段,同时比较案发时间对应头发段中 GHB 浓度与相邻头发段中浓度,且仅能在事发三个月内的案件中使用。反之,若分段分析中未见头发段中 GHB 明显升高并不表明未摄入 GHB。

3. 保存条件对 GHB 浓度的影响　由于 GHB 的内源性性质,且摄入的外源性 GHB 在体内的代谢速度极快,因此在疑涉 GHB 案件中,经常要求判断体内样品中 GHB 的来源。而了解保存温度对尿液中 GHB 的影响并证实其是否会导致内源性的 GHB 升高至摄入的浓度水平,是判断的基础。考察两例没有服用 GHB 的尿液,将在 24 h 之内收集的尿液分成 3 组,分别保存于-25℃、5℃和 10℃的条件,并将某些样本模拟实验室的分析过程进行多次的冷冻-解冻循环。结果表明,样本保存 6 个月后 GHB 浓度升高,室温条件下保存 GHB 可升高 404%;冷藏下则可升高

140%~208%;而冷冻的样本变化很小(8%~106%)。经历多次冷冻—解冻循环的样本与经历一次解冻的样本情况相似。考察未服用 GHB 及其前体物嫌疑的活体及死者的血液和尿液样本分别在 4℃ 和−20℃ 下有 NaF 和无 NaF(1% w/v)条件下保存 8 个月的稳定性。对于活体血液和尿液样本,均未发现明显的 GHB 升高(产生)。对于在 4℃、无 NaF 条件下保存的死者血液样本,超过 4 个月后 GHB 浓度升高至 100 μg/mL。显然在冷冻和有 NaF 存在条件下保存的血液样本可有效地抑制 GHB 的生成。对于死后的尿液样本,GHB 仅有很小的升高(至 8 μg/mL)。Castro[55]综述了保存条件对 GHB 浓度影响后,建议活体尿液的 cut-off 值为 5~10 μg/mL,而尸体尿液的 cut-off 值为 10 μg/mL。

因此生物检材应加入氟化钠并在冷冻条件下保存。当分析结果与 cut-off 值接近时,应考虑样品保存条件、保存时间等对 GHB 浓度的影响。

六、案例评析

[案例一] 某 29 岁男性因尝试喝混有 GHB 的酒而急性中毒,送医院抢救。饮后约 4 h 抽取的血液中乙醇和 GHB 浓度分别为 1.77 mg/mL 和 39 μg/mL。分别在事发时、1 个月后和 3 个月后采集头发[56]。

毒物分析及评析:头发分段分析见图 16−3。事发 1 个月采集的头发:头发中距根部第 2 个头发段中浓度最高,与相邻头发段中浓度比率为 3.7(第 1 个头发段除外)。事发 3 个月采集的头发:距根部第 6 个头发段中浓度最高,与相邻头发段中浓度比率为 2.5(第 1 个头发段除外)。由 1 个月采集头发的分段分析可判定其曾在约 1 个月前使用过 GHB。由 3 个月采集头发的分段分析可见,GHB 在毛干上

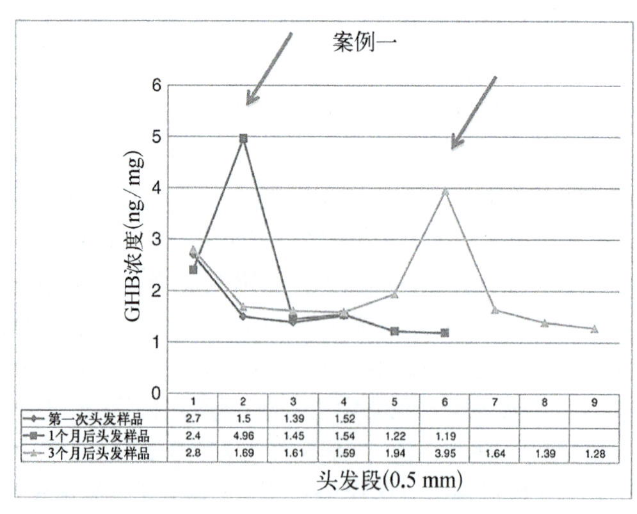

图 16−3 案例一头发分段分析结果

会随着头发生长逐渐减少。

[案例二]　某 26 岁女性在聚会上喝了前男友的饮料后即感觉困倦瞌睡并遭受性侵。第二天早上醒后因怀疑被投毒而报案。其声称从未服用过 GHB 和其他毒品,怀疑在两个半月前在前男友公寓发生过类似情况。报案当时采集该女性的血液、尿液和头发,一个月后再次采集头发[56]。

毒物分析及评析:血液、尿经分析 GHB 浓度分别为 3.32 μg/mL 和 4.21 μg/mL,未达 GHB 的判断阈值。头发分段分析结果见图 16－4。第 1 次采集的头发中距根部第 6 个头发段中浓度最高,与相邻头发段中浓度比率为 2.2(第 1 个头发段除外)。1 个月后所采头发中距根部第 2 个头发段中浓度最高,与相邻头发段中浓度比率为 3.5(第 1 个、第 8 个头发段除外)。由第 1 次采集的头发可证实其在 2.5 个月前被投毒的怀疑成立。由 1 个月后采集头发的分段分析可证实其在约 1 个月前摄入过 GHB。

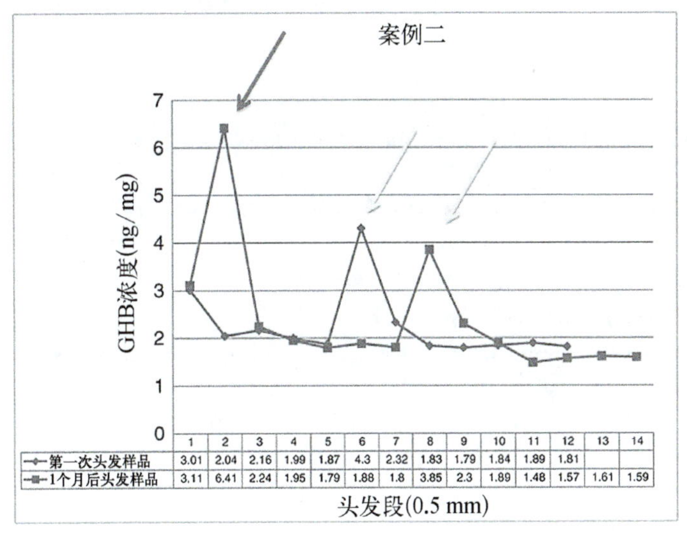

	1	2	3	4	5	6	7	8	9	10	11	12	13	14
第一次头发样品	3.01	2.04	2.16	1.99	1.87	4.3	2.32	1.83	1.79	1.84	1.89	1.81		
1个月后头发样品	3.11	6.41	2.24	1.95	1.79	1.88	1.8	3.85	2.3	1.89	1.48	1.57	1.61	1.59

图 16－4　案例二头发分段分析结果

[案例三]　某 20 岁男性有可卡因吸毒史,在审核其驾照时,发现其在 3 个月前曾喝过混有 GHB 的酒,但他坚称之后的 2 个月未曾滥用药物,并提供头发样品[56]。

毒物分析及评析:头发分段分析结果见图 16－5。距根部第 5 个头发段中浓度最高,与相邻头发段中浓度比率为 1.25(第 1 个头发段除外)。该头发分段分析结果,由于最高的一个头发段与相邻头发段中浓度值十分接近,故无法进行推断。

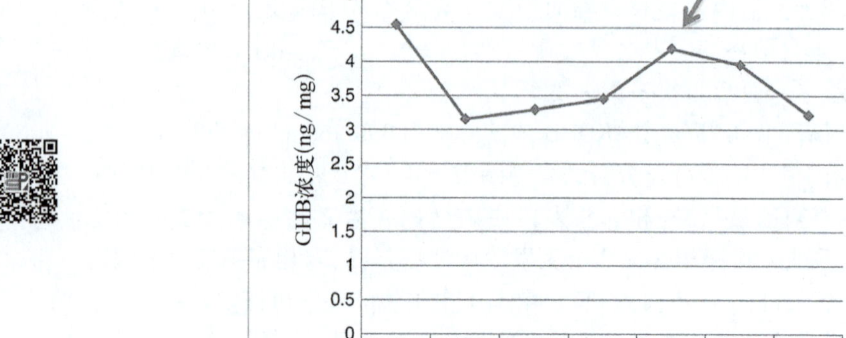

图 16-5 案例三头发分段分析结果

参 考 文 献

[1] Steven B K, Olaf H D. Pathology of Drug Abuse. Fifth Edition. Boca Raton: CRC Press Taylor & Francis Group, 2015.

[2] Jones AW, Holmgren A. Concentration distributions of the drugs most frequently identified in post-mortem femoral blood representing all causes of death. Med Sci Law, 2009, 49(4): 257-273.

[3] 沈敏,向平.滥用物质分析与应用.北京:科学出版社,2016.

[4] 沈敏.体内滥用药物分析.北京:法律出版社,2003.

[5] Baselt RC, Cravey RH. Disposition of toxic drugs and chemicals in man. 9th edition. Seal Beach, California: Biomedical Publications, 2011.

[6] 孙英英,向平,沈敏.液相色谱-串联质谱法测定头发中 11 种阿片类生物碱.药学学报,2011,12: 1501-1506.

[7] Grakenauer Mi, Bynum ND, Moore KN, et al. Detection and quantification of codeine-6-glucuronidehydromoxphone-3-glucuronide, oxymorphone-3-glucuronide, morphine 3-glucuronide and morphine-6 glucuronide in human hair from opioid users by LC-MS-MS. J Anal Toxicol, 2018, 42: 115-125.

[8] 向平,孙英英,沈保华,等.吸毒者头发中海洛因、6-O^6-单乙酰吗啡、吗啡、可待因和乙酰可待因的分析及评价.中国司法鉴定,2013,1: 19-23.

[9] Shen M, Xiang P, Sun Y, et al. Disappearance of 6-acetylmorphine, morphine and codeine from human scalp hair after discontinuation of opiate abuse. Forensic Sci Int, 2013, 227(1-3): 64-68.

[10] Ferreiros N, Dresen S, Hermanns-Clausen M, et al. Fatal and severe codeine intoxication in 3-year-old twins — interpretation of drug and metabolite concentrations. Int J Legal Med, 2009, 123(5): 387-394.

[11] 沈敏,沈保华,等.运用 GC-MS(EI,PCI)技术鉴定尿液中 MDMA 及其代谢物.质谱学报,1998,19(2): 65-69.

[12] Baselt R C. Disposition of Toxic Drugs and Chemicals in Man, 9th edition. California: Biomedical Publications, 2011.

[13] Hasegawa C, Kumazawa T, Lee XP, et al. Pipette tip solid-phase extraction and gas chromatography-mass spectrometry for the determination of methamphetamine and amphetamine in human whole blood. Anal Bioanal Chem, 2007, 389(2): 563-570.

[14] Jemionek JF, Addison J, Past MR. Low concentrations of methamphetamine detectable in urine in the presence of high concentrations of amphetamine. J Anal Toxicol, 2009, 33(3): 170-173.

[15] Khan U, Nicell J A. Sewer epidemiology mass balances for assessing the illicit use of methamphetamine, amphetamine and tetrahydrocannabinol. Sci Total Environ, 2012, 421: 144-162.

[16] 沈敏,向平,黄仲杰,等."菲迪克"的滥用及其对体内苯丙胺分析的干扰.法医学杂志,1998,14(3):130-133.

[17] 沈敏,向平.法医毒物学手册.北京:科学出版社,2012.

[18] 沈敏,向平.毛发分析基础及应用.北京:科学出版社,2010.

[19] 沈敏.法医毒物司法鉴定实务.北京:法律出版社,2011.

[20] Fabritius M, Staub C, Mangin P, et al. Distribution of free and conjugated cannabinoids in human bile samples. Forensic Science International, 2012, 223: 114-118.

[21] Schwope DM, Karschner EL, Gorelick DA, et al. Identification of recent cannabis use: whole-blood and plasma free and glucuronidated cannabinoid pharmacokinetics following controlled smoked cannabis administration. Clinical Chemistry, 2011, 57: 1406-1414.

[22] Karschner EL, Schwope DM, Schwilke EW, et al. Predictive model accuracy in estimating last Δ^9-tetrahydrocannabinol (THC) intake from plasma and whole blood cannabinoid concentrations in chronic, daily cannabis smokers administered subchronic oral THC. Drug & Alcohol Dependence, 2012, 125: 313-319.

[23] Andrews R, Paterson S. A validated method for the analysis of cannabinoids in post-mortem blood using liquid-liquid extraction and two-dimensional gas chromatography-mass spectrometry. Forensic Science International, 2012, 222: 111-117.

[24] Maria DMRF, Gert DB, Michelle W, et al. Simultaneous analysis of THC and its metabolites in blood using liquid chromatography-tandem mass spectrometry. Journal of Chromatography B Analytical Technologies in the Biomedical & Life Sciences, 2008, 875: 465-470.

[25] Huestis MA. Human cannabinoid pharmacokinetics. Chemistry & Biodiversity, 2007, 4(8): 1770-1804.

[26] Dayong L, Schwope DM, Garry M, et al. Cannabinoid disposition in oral fluid after controlled smoked cannabis. Clinical Chemistry, 2012, 58: 748-756.

[27] Uhl M, Sachs H. Cannabinoids in hair: strategy to prove marijuana/hashish consumption. Forensic Science International, 2004, 145: 143-147.

[28] Skopp G, Pötsch L, Mauden M, et al. Partition coefficient, blood to plasma ratio, protein binding and short-term stability of 11-nor-Delta(9)-carboxy tetrahydrocannabinol glucuronide. Forensic Science International, 2002, 126: 17-23.

[29] Pepin G, Gaillard Y. Concordance between self-reported drug use and findings in hair about cocaine and heroin. Forensic Sci Int, 1997, 84: 37-41.

[30] Rofael HZ, Abdel-Rahman MS. Development and validation of a high-performance liquid chromatography method for the determination of cocaine, its metabolites and ketamine. J Appl Toxicol, 2002, 22(2): 123-128.

[31] Jagerdeo E, Montgomery MA, Lebeau MA, et al. An automated SPE/LC - MS/MS method for the analysis of cocaine and metabolites in whole blood. Journal of Chromatography B Analytical Technologies in the Biomedical & Life Sciences, 2008, 874: 15 - 20.

[32] 孙其然,向平,严慧,等.LC - MS/MS 测定尿液中可卡因及其代谢物苯甲酰爱康宁.法医学杂志,2008, 24(4): 268 - 272.

[33] Cognard E, Rudaz S, Bouchonnet S, et al. Analysis of cocaine and three of its metabolites in hair by gas chromatography-mass spectrometry using ion-trap detection for CI/MS/MS. J Chromatogr B Analyt Technol Biomed Life Sci, 2005, 826(1): 17 - 25.

[34] Musshoff F, Thieme D, Schwarz G, et al. Determination of hydroxy metabolites of cocaine in hair samples for roof of consumption. Drug Testing and Analysis, 2018, 10(4): 681 - 688.

[35] Rees KA, Seulin S, Yonamine M, et al. Analysis of skeletal muscle has potential value in the assessment of cocaine-related deaths. Forensic Science International, 2013, 226: 46 - 53.

[36] Carvalho VM, Fukushima AR, Fontes LR, et al. Cocaine postmortem distribution in three brain structures: A comparison with whole blood and vitreous humour. Journal of Forensic & Legal Medicine, 2013, 20: 143 - 145.

[37] Bogusz MJ. Chapter 1 Opiate agonists. Handbook of Analytical Separations, 2000, 2: 3 - 65.

[38] Xiang P, Shen M, Zhuo X. Hair analysis for ketamine and its metabolites. Forensic Sci Int, 2006, 162(1): 131 - 134.

[39] Xiang P, Sun Q, Shen B, et al. Disposition of ketamine and norketamine in hair after a single dose. Int J Legal Med, 2011, 125(6): 831 - 840.

[40] Gehring R, Coetzee J F, Tarus-Sang J, et al. Pharmacokinetics of ketamine and its metabolite norketamine administered at a sub-anesthetic dose together with xylazine to calves prior to castration. J Vet Pharmacol Ther, 2009, 32(2): 124 - 128.

[41] Leong H S, Tan N L, Lui C P, et al. Evaluation of ketamine abuse using hair analysis: concentration trends in a Singapore population. J Anal Toxicol, 2005, 29(5): 314 - 318.

[42] Favretto D, Frison G, Maietti S, et al. LC - ESI - MS/MS on an ion trap for the determination of LSD, iso - LSD, nor - LSD and 2 - oxo - 3 - hydroxy - LSD in blood, urine and vitreous humor. Int J Legal Med, 2007, 121: 259 - 265.

[43] Johansen SS, Jensen JL. Liquid Chromatography - Tandem Mass Spectrometry Determination of LSD, ISO - LSD and the Main Metabolite 2 - Oxo - 3 - Hydroxy - LSD in Forensic Samples and Application in a Forensic Case. J of Chromatography B: Analytical Technologies in the Biomedical and Life Sciences, 2005, 825(1): 21 - 28.

[44] Cui M, McCooeye MA, Fraser C, et al. Quantitation of lysergic acid diethylamide in urine using atmospheric pressure matrix-assisted laser desorption/ionization ion trap mass spectrometry. Anal Chem, 2004, 76(23): 7143 - 7148.

[45] Jang M, Kim J, Han I, et al. Simultaneous Determination of LSD and 2 - Oxo - 3 - Hydroxy LSD in Hair and Urine by LC - MS/MS and its Application to Forensic Cases. Journal of Pharmaceutical and Biomedical Analysis, 2015, 115: 138 - 143.

[46] Gaulier JM, Maublanc J, Lamballais F, et al. LSD in Public Hair in a Fatality. Forensic Sci Int, 2012, 218(1 - 3): 25 - 27.

[47] Lendoiro E, Quintela Ó, de Castro A, et al. Target screening and confirmation of 35 licit and illicit drugs and metabolites in hair by LC - MSMS. Forensic Sci Int, 2012, 217(1): 207 - 215.

[48] Martin R, Schurenkamp J, Gasse A, et al. Analysis of Psilocin, Bufotenine and LSD in Hair. J of Anal Tox, 2014, 39: 126 - 129.

[49] Sys Stybe J, Charlotte Norup W. Simultaneous determination of γ - Hydroxybutyrate (GHB) and its analogues (GBL, 1.4 - BD, GVL) in whole blood and urine by liquid chromatography coupled to tandem mass spectrometry. J Anal Tox, 2011, 35: 8 - 14.

[50] Wang X, Linnet K, Johansen SS. Development of a UPLC - MS/MS method for determining c - hydroxybutyric acid (GHB) and GHB glucuronide concentrations in hair and application to forensic cases. Forensic Toxicology, 2015, 34(1): 51 - 60.

[51] Goulle JP, Cheze MG. Determination of endogenous levels of GHB in human hair. Are there possibilities for the identification of GHB administration through hair analysis in cases of drug-facilitated sexual assault? J Anal Tox, 2003, 27: 574 - 580.

[52] Mari F, Politi L, Trignano C, et al. What constitutes a normal ante-mortem urine GHB concentration? Journal of forensic and legal medicine, 2009, 16: 148 - 151.

[53] 沈敏,向平.毛发分析基础及应用.2 版.北京：科学出版社,2020.

[54] Kintz P, Cirimele V, Jamey C, et al. Testing for GHB in hair by GC - MS/MS after a single exposure application to document sexual assault. J Forensic Sci, 2003, 48: 195 - 200.

[55] Castro AL, Tarelho S, Dias M, et al. A fast and reliable method for GHB quantitation in whole blood by GC - MS/MS (TQD) for forensic purposes. Journal of Pharmaceutical and Biomedical Analysis, 2016, 119: 139 - 144.

[56] Bertol E, Francesco M, Fabio V, et al. Determination of CHB in human hair by HPLC - MS/MS: Development and validation of a method and application to a study group and three possible single exposure cases. Drug Testing Analysis, 2015, 7(5): 376 - 384.

17 第十七章　新精神活性物质鉴定

2013 年联合国毒品和犯罪问题办公室(United Nations Office for Drug Control and Crime Prevention, UNODC)将新精神活性物质定义为:“未被联合国《麻醉品单一公约》和《精神药物公约》所管制,但具有滥用潜力并可以引起公共健康风险的精神活性物质。”我国国家禁毒委员会办公室则将新精神活性物质描述为:“不法分子为了逃避打击,而对已被列管的化学物质(毒品)进行结构修饰所得到的,具有与管制药品相似或更强效果的毒品类似物,是继传统毒品、合成毒品之后全球流行的第三代毒品。”新精神活性物质具有与第一、第二代毒品类似的神经作用机制,可产生兴奋、欣快、致幻等精神活性,极易过量使用造成死亡。

从新精神活性物质的化学结构角度,其部分是通过对已管制的麻醉药品和精神药品的结构进行细微的化学修饰获得,部分则是全新设计和筛选而成,具有受管制毒品的效果而又规避了法律的管控。根据化学结构特征,联合国毒品与犯罪办公室将新精神活性物质分为 9 大类: ① 合成大麻素;② 合成卡西酮类;③ 苯乙胺类;④ 色胺类;⑤ 氨基茚满类;⑥ 哌嗪类;⑦ 氯胺酮及苯环利啶类;⑧ 植物类;⑨ 其他类,指无法归入上述各类物质但同样具有滥用潜力的新精神活性物质。根据药理作用,新精神活性物质可分为 7 大类: ① 合成阿片类;② 合成大麻受体激动剂;③ 兴奋剂;④ 身心分离剂;⑤ 传统致幻剂;⑥ 镇静催眠剂;⑦ 药理效应未知类。新精神活性物质的种类范围不断变化,部分种类因滥用危害严重而被列管为毒品。可见,新精神活性物质是由精神活性物质向毒品转变中的过渡形态。

为应对全球范围内新精神活性物质问题,联合国毒品和犯罪问题办公室于 2013 年 6 月建立了新精神活性物质早期预警系统(Early Warning Advisory on New Psychoactive Substances, EWA),其作为全球范围内新精神活性物质数据信息收集、共享平台,目的是通过更新新精神活性物质的流行情况、鉴定方法、不良反应、毒性数据、治疗及各个国家的立法管控情况来帮助成员国的政策制定者、立法者、科研工作者及鉴定人员应对新精神活性物质的挑战。根据该系统发布的信息以及《2020 年世界毒品报告》,联合国毒品和犯罪问题办公室于 2005 年至 2020 年底,共接收 125 个国家和地区报告新精神活性物质 1 047 种。

按药理作用分类的流行趋势见图 17 - 1[1],可见兴奋剂类、合成大麻素类、传统的致幻剂类的数量位列前三。兴奋剂类主要是以卡西酮类和苯乙胺类为代表,

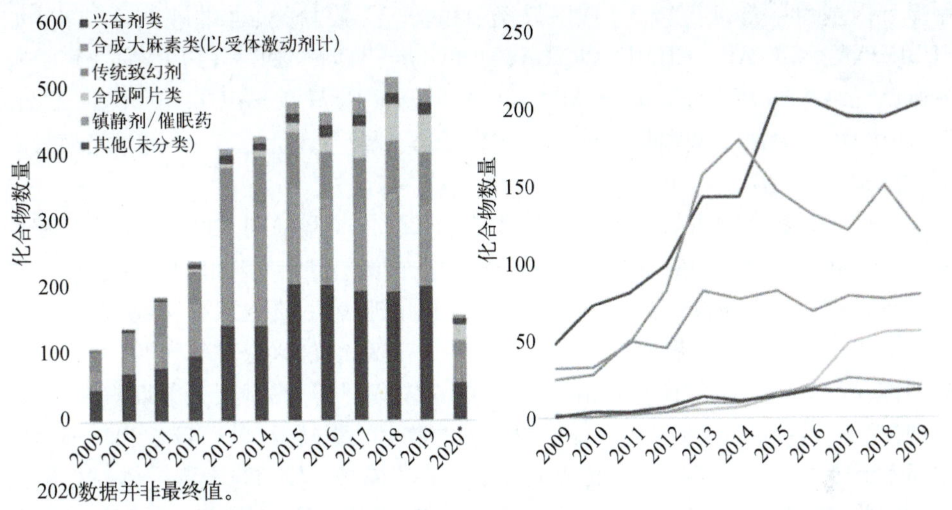

图 17-1　新精神活性物质的种类趋势(统计自 2009—2020 年各国向 UNODC 报告的数据)

占比高达 36%,成为主导新精神活性物质走向的最主要物质;合成大麻素类主要是合成大麻素受体激动剂,占 31%;致幻类则是以色胺类为主,占 15%。值得注意的是,近年来阿片类药物的报告量和缉获量有增长趋势,在 2014 年确定的新型精神活性物质种类总数中,阿片类仅占 2%,但 2018 年已上升至 9%,其中大多为芬太尼类类似物[1]。全球缉获的各类新精神活性物质的数量同样反映了类似的流行趋势。

本章主要对鉴定实践中涉及较广、研究成果较为丰富的主要新精神活性物质如合成大麻素类、合成卡西酮类、芬太尼类、色胺类、苯乙胺类、哌嗪类、苯环利定类和苯二氮卓类新精神活性物质进行主题介绍。

第一节　合成大麻素类物质

一、概述

合成大麻素类(synthetic cannabinoids)新精神活性物质是指人工合成的内源性大麻素 CB_1 和 CB_2 受体的激动剂。其能够与大麻素受体结合,产生比天然大麻更强的致幻、镇定和抑制作用。根据化学结构,合成大麻素类可分为萘甲酰基吲哚类、萘甲基吲哚类、萘甲酰基吡咯类、萘甲基茚类、苯乙酰基吲哚类(及苯甲酰基吲哚)、环乙基苯酚类和经典合成大麻素类,JWH 系合成大麻素主要是萘甲酰基吲哚以及萘甲酰基吡咯类。目前合成大麻素种类繁多,有很多不属于上述的分类,但其母核多含有吲哚环。按化学结构还可分为吲哚-3-羧酰胺类、吲哚-3-羧盐类、四甲基环丙基吲哚类、吲唑-3-羧酰胺类、吲唑-3-羧盐类、含吡唑核心结构（如FUBIMINA、5,3-AB-CHMFUPPYCA、5-fluoro-3,5-ADB-PFUPPYCA）、吡啶并吡咯环结构（如5-fluoro 7-APAICA、4-cyano CUMYL-BUT7AICA、5-fluoro 7-QUPAIC）、金刚烷基吲哚（如AB-001、AM-1248）[2]。表17-1列举了部分合成大麻素结构类型。

合成大麻素类物质与四氢大麻酚都是大麻受体的激动剂，抽吸后会产生和大麻一样的欣快、亢奋、幻觉等。其主要的滥用人群为青少年，滥用的入体途径主要为抽吸，一般是将一种或几种合成大麻素溶于溶剂，然后喷洒在香料或药草上，干燥后形成。该类毒品常被冠以无成瘾性草本兴奋剂、合法兴奋剂等欺骗性名称，商品名称以"K2""Spice""Genie（精灵）""Zohai（佐海）"等，具有很强的欺骗性、迷惑性、时尚型。合成大麻素类与人体健康相关的数据还很缺乏，其药理学和毒理学作用尚不清晰。但可以确定的是合成大麻素类的精神活性作用与大麻受体CB_1的亲和性相关，如JWH-018与CB_1受体亲和力是THC的4倍，且其羟基代谢物仍有药理活性，故JWH-018的副作用较为严重。部分合成大麻类CB_1亲和力资料见表17-2[3]。合成大麻素类的主要不良反应见表17-3[3]。在已有的报道中，中毒症状包括焦虑、妄想、心动过速、易怒、幻觉、麻痹、抽搐、高血压等，严重者可出现昏迷，也有因此心肌梗死死亡报道。停药后可产生戒断症状，患者感觉内心不安，出现多汗、药物渴求、噩梦、震颤、头痛等症状。长期滥用可导致精神病，在青少年中尤为显著。近期有报道某10名健康男性在多次吸食合成大麻（频率：1.5年中从4次/3周至1次/天）后出现一系列精神病症状：听觉和视觉致幻、妄想、思维形式障碍、言语紊乱、焦虑、失眠、木僵、自杀倾向等[4]。合成大麻素类的危害还表现在致癌风险。合成大麻素类除与CB_1受体亲和外，还与CB_2受体亲和。CB_2受体主要表达于免疫细胞，CB_2受体激活的免疫学意义包括调节免疫细胞释放细胞因子及淋巴细胞向中枢或外周迁移。故合成大麻素类可提高CB_2受体在脾脏、淋巴结和淋巴细胞等的表达，影响免疫系统的调节功能。

二、体内过程

合成大麻素类的滥用方式主要为抽吸，有时与烟草或大麻混合抽吸，其生物利用度尚不清楚。根据已有的研究报道，JWH-018在血液中分布相半衰期短。2名志愿者吸一支含有2.9% JWH-018的烟草（100~150 mg）后，最高浓度出现在吸烟后5 min（分别为8.1 ng/mL、10.2 ng/mL），3 h内浓度降至0.41 ng/mL和0.25 ng/mL。JWH-018未显现如THC般脂肪组织中蓄积和消除相半衰期延长等特点。但也有报道亲脂性的合成大麻素类在体内消除缓慢，Kneisel[5]监测吸食合成大麻停药后病人的血清样品，102天后血清中仍可检出JWH-081、JWH-122或JWH-210，消除相半衰期约为41天。

表 17－1　部分合成大麻素结构

萘甲酰基吲哚类

中文名	英文名	简称	R_1	R_2	R_3
1－丙基－2－甲基－3－(1－萘甲酰基)吲哚	1－propyl－2－methyl－3－(1－naphthoyl) indole	JWH－015	propyl	methyl	H
1－戊基－3－(1－萘甲酰基)吲哚	1－pentyl－3－(1－naphthoyl) indole	JWH－018	pentyl	H	H
1－己基－3－(1－萘甲酰基)吲哚	1－hexyl－3－(1－naphthoyl) indole	JWH－019	hexyl	H	H
1－丁基－3－(1－萘甲酰基)吲哚	1－Butyl－3－(1－naphthoyl) indole	JWH－073	butyl	H	H
1－戊基－3－(4－甲氧基－1－萘甲酰基)吲哚	1－pentyl－3－(4－methoxy－1－naphthoyl) indole	JWH－081	pentyl	H	methoxy
1－戊基－2－甲基－3－(1－萘甲酰基)吲哚	1－pentyl－2－methyl－3－(1－naphthoyl) indole	JWH－007	pentyl	methyl	H
1－戊基－3－(4－乙基－1－萘甲酰基)吲哚	1－pentyl－3－(4－ethyl－1－naphthoyl) indole	JWH－210	pentyl	H	ethyl
1－戊基－2－甲基－3－(4－甲基－1－萘甲酰基)吲哚	1－pentyl－2－methyl－3－(4－methyl－1－naphthoyl) indole	JWH－149	pentyl	methyl	methyl
1－戊基－3－(4－氯－1－萘甲酰基)吲哚	1－pentyl－3－(4－chloro－1－naphthoyl) indole	JWH－398	pentyl	H	Cl
1－(1,2－甲基哌啶基)－3－(1－萘甲酰基)吲哚	1－(1,2－methylpiperidinyl)－3－(1－naphthoyl) indole	AM－1220	1,2－dimethylpiperidinyl	H	H
1－(5－氟戊基)－3－(1－萘甲酰基)吲哚	1－(5－fluoropentyl)－3－(1－naphthoyl) indole	AM－2201	5－fluoropentyl	H	H

续 表

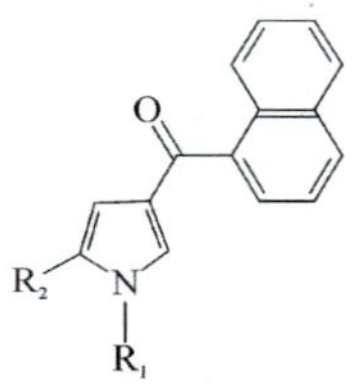

萘甲酰基吡咯类

中 文 名	英 文 名	简 称	R_1	R_2	R_3
1-戊基-5-(2-甲苯基)-3-(1-萘甲酰基)吡咯	1-pentyl-5-(2-tolyl)-3-(1-naphthoyl)pyrrole	JWH-370	pentyl	2-tolyl	
1-戊基-5-(2-氟苯基)-3-(1-萘甲酰基)吡咯	1-pentyl-5-(2-fluorophenyl)-3-(1-naphthoyl)pyrrole	JWH-307	pentyl	2-fluorophenyl	
1-戊基-5-(2-氯苯基)-3-(1-萘甲酰基)吡咯	1-pentyl-5-(2-chlorophenyl)-3-(1-naphthoyl)pyrrole	JWH-369	pentyl	chlorophenyl	
1-戊基-5-萘基-3-(1-萘甲酰基)吡咯	1-pentyl-5-naphthyl-3-(1-naphthoyl)pyrrole	JWH-309	pentyl	naphthyl	
1-己基-5-苯基-3-(1-萘甲酰基)吡咯	1-hexyl-5-phenyl-3-(1-naphthoyl)pyrrole	JWH-147	hexyl	phenyl	
1-己基-3-(2-萘甲酰基)吡咯	1-hexyl-3-(2-naphthoyl)pyrrole	JWH-031	hexyl	H	

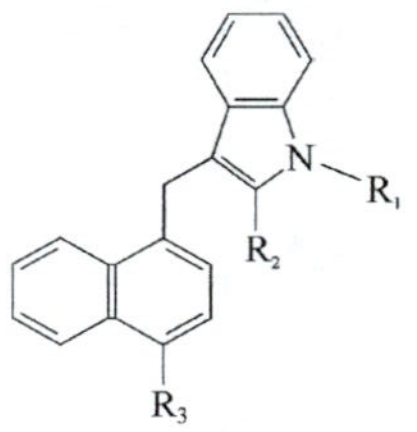

萘甲基吲哚类

续　表

中　文　名	英　文　名	简　称	R_1	R_2	R_3
1-戊基-3-(1-萘甲基)吲哚	1-pentyl-3-(1-naphthylmethyl)indole	JWH-175	pentyl	H	H
1-(4-乙基吗啉基)-3-(4-甲基-1-萘甲基)吲哚	1-(4-ethylmorpholinyl)-3-(4-methyl-1-naphthylmethyl)indole	JWH-192	4-ethylmorpholinyl	H	methyl
1-戊基-3-(4-甲基-1-萘甲基)吲哚	1-pentyl-3-(4-methyl-1-naphthylmethyl)indole	JWH-184	pentyl	H	methyl
1-戊基-2-甲基-3-(1-萘甲基)吲哚	1-pentyl-2-methyl-3-(1-naphthylmethyl)indole	JWH-196	pentyl	methyl	H

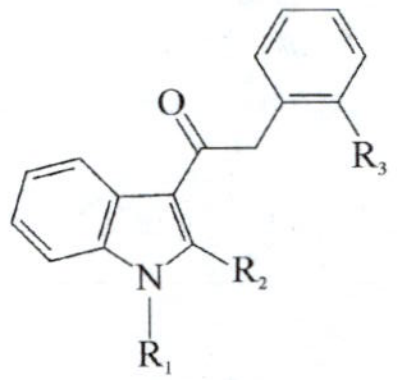

苯乙酰基吲哚类

中　文　名	英　文　名	简　称	R_1	R_2	R_3
1-戊基-3-(2-氯苯乙酰基)吲哚	1-pentyl-3-(2-chlorophenylacetyl)indole	JWH-203	pentyl	H	Cl
1-戊基-3-(2-溴苯乙酰基)吲哚	1-pentyl-3-(2-bromophenylacetyl)indole	JWH-249	pentyl	H	Br
1-戊基-3-(2-甲氧基苯乙酰基)吲哚	1-pentyl-3-(2-methoxyphenylacetyl)indole	JWH-250	pentyl	H	methoxy

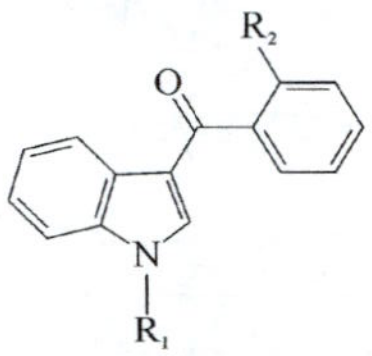

苯甲酰基吲哚类

续 表

中文名	英文名	简称	R_1	R_2	R_3
1-(5-氟戊基)-3-(2-碘基-1-苯甲酰基)吲哚	1-(5-fluoropentyl)-3-(2-iodo-1-benzoyl) indole	AM-694	5-fluoropentyl	I	
1-(1,2-甲基哌啶基)-3-(2-碘基-1-苯甲酰基)吲哚	1-(1,2-methylpiperidinyl)-3-(2-iodo-1-benzoyl) indole	AM-2233	1,2-dimethylpiperidinyl	I	
1-戊基-3-(4-甲氧基-1-苯甲酰基)吲哚	1-pentyl-3-(4-methoxy-1-benzoyl) indole	RCS-4	pentyl	methoxy	

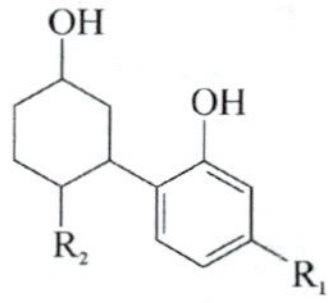

中文名	英文名	简称	R_1	R_2	R_3
2-(3-羟基-环己基)-5-(7-甲基-辛基)-苯酚	2-(3-hydroxy-cyclohexyl)-5-(7-methyl-octyl)-phenol	CP47,497	1,1-dimethylheptyl	H	
2-[5-羟基-2-(3-羟基-丙基)-环己基]-5-(7-甲基-辛基)-苯酚	2-[5-hydroxy-2-(3-hydroxy-propyl)-cyclohexyl]-5-(7-methyl-octyl)-phenol	CP55,940	1,1-dimethylheptyl	hydroxypropyl	

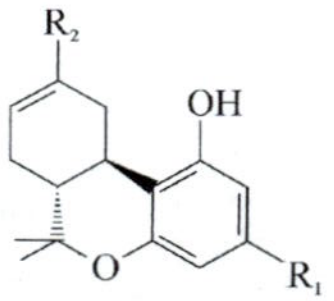

中文名	英文名	简称	R_1	R_2	R_3
3-(1,1-二甲基庚基)-9-羟甲基-6,6-二甲基-6a,7,10,10a-四氢-6H-苯并[c]吡喃-1-醇	3-(1,1-dimethyl-heptyl)-9-hydroxymethyl-6,6-dimethyl-6a,7,10,10a-tetrahydro-6H-benzo[c]chromen-1-ol	HU-210	1,1-dimethylheptyl	hydroxymethyl	

续 表

中 文 名	英 文 名	简 称	R_1	R_2	R_3
1-戊基-1H-吲哚-3-羧酸萘-1-基酰胺	1-pentyl-1H-indole-3-carboxylic acid naphthalen-1-ylamide	NNEI	pentyl	naphthyl	
1-戊基-1H-吲哚-3-羧酸(1-甲基-1-苯基-乙基)-酰胺	1-pentyl-1H-indole-3-carboxylic acid (1-methyl-1-phenyl-ethyl)-amide	CUMYL-PICA	pentyl	isopropylphenyl	
1-(5-氟戊基)-1H-吲哚-3-羧酸苯酰胺	1-(5-fluoro-pentyl)-1H-indole-3-carboxylic acid phenylamide	5-fluoro phenyl-PICA	5-fluoropentyl	phenyl	
1-戊基-1H-吲哚-3-羧酸金刚烷-1-基酰胺	1-pentyl-1H-indole-3-carboxylic acid adamantan-1-ylamide	APICA	pentyl	adamantyl	
1-(5-氟戊基)-1H-吲哚-3-羧酸金刚烷-1-基酰胺	1-(5-fluoro-pentyl)-1H-indole-3-carboxylic acid adamantan-1-ylamide	STS-135	5-fluoropentyl	adamantyl	

中 文 名	英 文 名	简 称	R_1	R_2	R_3
1-苄基-1H-吲哚-3-羧酸(1-氨基甲酰基-2,2-二甲基-丙基)-酰胺	1-benzyl-1H-indole-3-carboxylic acid (1-carbamoyl-2,2-dimethyl-propyl)-amide	ADB-BICA	benzyl	tert-butyl	

续 表

中文名	英文名	简称	R_1	R_2	R_3
1-环己基甲基-1H-吲哚-3-羧酸(1-氨基甲酰基-2-甲基-丙基)-酰胺	1-cyclohexylmethyl-1H-indole-3-carboxylic acid(1-carbamoyl-2-methyl-propyl)-amide	ADB-CHMICA	methylcyclohexyl	tert-butyl	
1-(4-氟苄基)-1H-吲哚-3-羧酸(1-氨基甲酰基-2,2-二甲基-丙基)-酰胺	1-(4-fluoro-benzyl)-1H-indole-3-carboxylic acid(1-carbamoyl-2,2-dimethyl-propyl)-amide	ADB-FUBICA	1-fluoro-4-methylphenyl	tert-butyl	
1-戊基-1H-吲哚-3-羧酸(1-氨基甲酰基-2,2-二甲基-丙基)-酰胺	1-pentyl-1H-indole-3-carboxylic acid(1-carbamoyl-2,2-dimethyl-propyl)-amide	ADB-ICA	pentyl	tert-butyl	
1-苄基-1H-吲哚-3-羧酸(1-氨基甲酰基-2-甲基-丙基)-酰胺	1-benzyl-1H-indole-3-carboxylic acid(1-carbamoyl-2-methyl-propyl)-amide	AB-BICA	benzyl	isopryl	
1-环己基甲基-1H-吲哚-3-羧酸(1-氨基甲酰基-2-甲基-丙基)-酰胺	1-cyclohexylmethyl-1H-indole-3-carboxylic acid(1-carbamoyl-2-methyl-propyl)-amide	AB-CHMICA	methylcyclohexyl	isopryl	
1-(4-氟苄基)-1H-吲哚-3-羧酸(1-氨基甲酰基-2-甲基-丙基)-酰胺	1-(4-fluoro-benzyl)-1H-indole-3-carboxylic acid(1-carbamoyl-2-methyl-propyl)-amide	AB-FUBICA	1-fluoro-4-methylphenyl	isopryl	
1-(5-氟戊基)-1H-吲哚-3-羧酸(1-氨基甲酰基-2-苯基-乙基)-酰胺	1-(5-fluoro-pentyl)-1H-indole-3-carboxylic acid(1-carbamoyl-2-phenyl-ethyl)-amide	PX-1	5-fluoropentyl	benzyl	
1-戊基-1H-吲哚-3-羧酸(1-氨基甲酰基-2-苯基-乙基)-酰胺	1-pentyl-1H-indole-3-carboxylic acid(1-carbamoyl-2-phenyl-ethyl)-amide	APP-PICA	pentyl	benzyl	

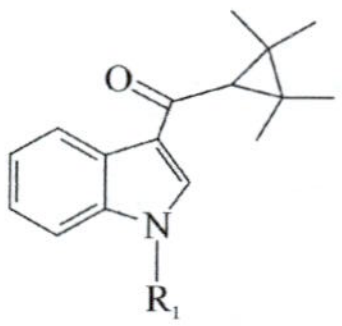

续 表

中文名	英文名	简称	R_1	R_2	R_3
(1-戊基-1H-吲哚-3-基)-(2,2,3,3-四甲基-环丙基)-甲酮	(1-pentyl-1H-indol-3-yl)-(2,2,3,3-tetramethyl-cyclopropyl)-methanone	UR-144	pentyl		
[1-(4-氟丁基)-1H-吲哚-3-基]-(2,2,3,3-四甲基-环丙基)-甲酮	[1-(4-fluoro-butyl)-1H-indol-3-yl]-(2,2,3,3-tetramethyl-cyclopropyl)-methanone	XLR-11	5-fluoropentyl		
[1-(2-吗啉-4-基-乙基)-1H-吲哚-3-基]-(2,2,3,3-四甲基-环丙基)-甲酮	[1-(2-morpholin-4-yl-ethyl)-1H-indol-3-yl]-(2,2,3,3-tetramethyl-cyclopropyl)-methanone	A-796260	4-ethylmorpholinyl		
[1-(四氢-吡喃-4-基甲基)-1H-吲哚-3-基]-(2,2,3,3-四甲基-环丙基)-甲酮	[1-(tetrahydro-pyran-4-ylmethyl)-1H-indol-3-yl]-(2,2,3,3-tetramethyl-cyclopropyl)-methanone	A-834735	4-methyltetrahydropyranyl		
[1-(1-甲基-哌啶-2-基甲基)-1H-吲哚-3-基]-(2,2,3,3-四甲基-环丙基)-甲酮	[1-(1-methyl-piperidin-2-ylmethyl)-1H-indol-3-yl]-(2,2,3,3-tetramethyl-cyclopropyl)-methanone	AB-005	1,2-Dimethylpiperidinyl		

中文名	英文名	简称	R_1	R_2	R_3
2-{[1-(5-氟戊基)-1H-吲哚-3-羰基]-氨基}-3-苯基-丙酸甲酯	2-{[1-(5-fluoro-pentyl)-1H-indole-3-carbonyl]-amino}-3-phenyl-propionic acid methyl ester	5-fluoro-MPP-PICA	5-fluoropentyl	pentyl	
3-甲基-2-[(1-戊基-1H-吲哚-3-羰基)-氨基]-丁酸甲酯	3-methyl-2-[(1-pentyl-1H-indole-3-carbonyl)-amino]-butyric acid methyl ester	MMB018	pentyl	isoproyl	

续 表

中文名	英文名	简称	R_1	R_2	R_3
2-[(1-环己基甲基-1H-吲哚-3-羰基)-氨基]-3,3-二甲基丁酸甲酯	2-[(1-cyclohexylmethyl-1H-indole-3-carbonyl)-amino]-3,3-dimethyl-butyric acid methyl ester	MDMB-CHMICA	methylcyclohexyl	tert-butyl	
2-{[1-(4-氟-苄基)-1H-吲哚-3-羰基]-氨基}-3,3-二甲基丁酸甲酯	2-{[1-(4-fluoro-benzyl)-1H-indole-3-carbonyl]-amino}-3,3-dimethyl-butyric acid methyl ester	MDMB-FUBICA	1-fluoro-4-methylphenyl	tert-butyl	
2-{[1-(4-氟苄基)-1H-吲哚-3-羰基]-氨基}-3-甲基丁酸甲酯	2-{[1-(4-fluoro-benzyl)-1H-indole-3-carbonyl]-amino}-3-methyl-butyric acid methyl ester	AMB-FUBICA	1-fluoro-4-methylphenyl	isoproyl	
2-{[1-(5-氟戊基)-1H-吲哚-3-羰基]-氨基}-3,3-二甲基丁酸甲酯	2-{[1-(5-fluoro-pentyl)-1H-indole-3-carbonyl]-amino}-3,3-dimethyl-butyric acid methyl ester	5-fluoro_MDMB-PICA	5-fluoropentyl	tert-butyl	

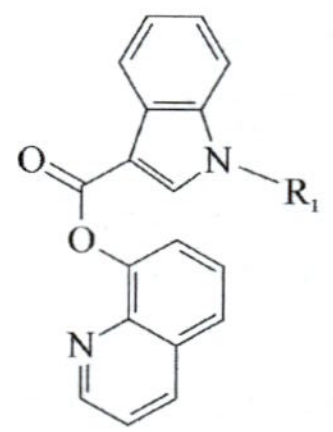

中文名	英文名	简称	R_1	R_2	R_3
1-环己基甲基-1H-吲哚-3-羧酸喹啉-8-酯	1-cyclohexylmethyl-1H-indole-3-carboxylic acid quinolin-8-yl ester	BB-22	methylcyclohexyl		
1-戊基-1H-吲哚-3-羧酸喹啉-8-酯	1-pentyl-1H-indole-3-carboxylic acid quinolin-8-yl ester	PB-22	pentyl		
1-(4-氟苄基)-1H-吲哚-3-羧酸喹啉-8-酯	1-(4-fluoro-benzyl)-1H-indole-3-carboxylic acid quinolin-8-yl ester	FUB-PB-22	1-fluoro-4-methylphenyl		

续　表

中文名	英文名	简称	R_1	R_2	R_3
1-戊基-1H-吲唑-3-羧酸(1-氨基甲酰基-2,2-二甲基-丙基)-酰胺	1-pentyl-1H-indazole-3-carboxylic acid (1-carbamoyl-2,2-dimethyl-propyl)-amide	ADB-PINACA	pentyl	tert-butyl	
1-(4-氟苄基)-1H-吲唑-3-羧酸(1-氨基甲酰基-2,2-二甲基-丙基)-酰胺	1-(4-fluoro-benzyl)-1H-indazole-3-carboxylic acid(1-carbamoyl-2,2-dimethyl-propyl)-amide	ADB-FUBINACA	1-fluoro-4-methylphenyl	tert-butyl	
1-戊基-1H-吲唑-3-羧酸(1-氨基甲酰基-2-甲基-丙基)-酰胺	1-pentyl-1H-indazole-3-carboxylic acid (1-carbamoyl-2-methyl-propyl)-amide	AB-PINACA	pentyl	isoproyl	
1-(4-氟苄基)-1H-吲唑-3-羧酸(1-氨基甲酰基-2-甲基-丙基)-酰胺	1-(4-fluoro-benzyl)-1H-indazole-3-carboxylic acid(1-carbamoyl-2-methyl-propyl)-amide	AB-FUBINACA	1-fluoro-4-methylphenyl	isoproyl	
1-(5-氟戊基)-1H-吲唑-3-羧酸(1-氨基甲酰基-2-苯基-乙基)-酰胺	1-(5-fluoro-pentyl)-1H-indazole-3-carboxylic acid(1-carbamoyl-2-phenyl-ethyl)-amide	PX-2	5-fluoropentyl	benzyl	

中文名	英文名	简称	R_1	R_2	R_3
2-[(1-丁基-1H-吲唑-3-羰基)-氨基]-3,3-二甲基丁酸甲酯	2-[(1-butyl-1H-indazole-3-carbonyl)-amino]-3,3-dimethyl-butyric acid methyl ester	MDMB-BUTINACA	butyl	tert-butyl	

续 表

中文名	英文名	简称	R_1	R_2	R_3
2 –[（1 –环己基甲基– 1H –吲唑– 3 –羰基）–氨基]– 3,3 –二甲基丁酸甲酯	2 –[（1 – cyclohexylmethyl – 1H – indazole – 3 – carbonyl）– amino]– 3,3 – dimethyl – butyric acid methyl ester	MDMB – CHMINACA	methylcyclohexyl	tert – butyl	
2 –{[1 –（4 –氟–苄基）– 1H –吲唑– 3 –羰基]–氨基}– 3,3 –二甲基丁酸甲酯	2 –{[1 –（4 – fluoro – benzyl）– 1H – indazole – 3 – carbonyl]– amino}– 3,3 – dimethyl – butyric acid methyl ester	MDMB – FUBINACA	1 – fluoro – 4 – methylphenyl	tert – butyl	
2 –{[1 –（4 –氟苄基）– 1H –吲唑– 3 –羰基]–氨基}–戊酸甲酯	2 –{[1 –（4 – fluoro – benzyl）– 1H – indazole – 3 – carbonyl]– amino}– pentanoic acid methyl ester	MEP – FUBINACA	1 – fluoro – 4 – methylphenyl	propyl	
2 –{[1 –（5 –氟戊基）– 1H –吲唑– 3 –羰基]–氨基}– 3,3 –二甲基丁酸甲酯	2 –{[1 –（5 – fluoro – pentyl）– 1H – indazole – 3 – carbonyl]– amino}– 3,3 – dimethyl – butyric acid methyl ester	5 – fluoro_ADB	5 – fluoropentyl	isoproyl	
2 –{[1 –（4 –氟–苄基）– 1H –吲唑– 3 –羰基]–氨基}– 3 –甲基–丁酸甲酯	2 –{[1 –（4 – fluoro – benzyl）– 1H – indazole – 3 – carbonyl]– amino}– 3 – methyl – butyric acid methyl ester	AMB – FUBINACA	1 – fluoro – 4 – methylphenyl	isoproyl	
3 –甲基– 2 –[（1 –戊基– 1H –吲唑– 3 –羰基）–氨基]–丁酸甲酯	3 – methyl – 2 –[（1 – pentyl – 1H – indazole – 3 –carbonyl）– amino]– butyric acid methyl ester	AMB	pentyl	isoproyl	

O
N
N
R1
O
R2

中文名	英文名	简称	R_1	R_2	R_3
1 –（2 –氟苯基）– 1H –吲唑– 3 –羧酸萘– 2 –基酯	1 –（2 – fluoro – phenyl）– 1H – indazole – 3 – carboxylic acid naphthalen – 2 – yl ester	3 – CAF	2 – fluorophenyl	naphthyl	
1 –（4 –氟苄基）– 1H –吲唑– 3 –羧酸喹啉– 8 –酯	1 –（4 – fluoro – benzyl）– 1H – indazole – 3 – carboxylic acid quinolin – 8 – yl ester	FUB – NPB – 22	1 – fluoro – 4 – methylphenyl	Quinolinyl	
1 –环己基甲基– 1H –吲唑– 3 –羧酸 1 –甲氧基羰基– 2,2 –二甲基–丙酯	1 – cyclohexylmethyl – 1H – indazole – 3 – carboxylic acid 1 – methoxycarbonyl – 2,2 – dimethyl – propyl ester	MO – CHMINACA	methylcyclohexyl	3,3 – dimethylbutyrate methyl ester group	

表 17－2　合成大麻素类和 THC 对 CB_1 受体亲和力比较(K1 值低显示对受体亲和力高)

化合物	分子式	CB_1 受体亲和力 K1(nM)
THC	$C_{21}H_{30}O_2$	40.7±1.7
AM－1220	$C_{26}H_{26}NO_2$	0.75
AM－2201	$C_{24}H_{22}FNO$	1.0
AM－694	$C_{20}H_{19}FINO$	0.08
CP 47,497－C8	$C_{22}H_{36}O$	4.7
JWH－007	$C_{25}H_{25}NO$	9.5±4.5
JWH－018	$C_{24}H_{23}NO$	9±5
JWH－019	$C_{25}H_{25}NO$	9.8±2
JWH－073	$C_{23}H_{21}NO$	8.9±1.8
JWH－081	$C_{25}H_{25}NO_2$	1.2±0.03
JWH－122	$C_{25}H_{25}NO$	0.69±0.05
JWH－200(WIN 55,225)	$C_{25}H_{24}N_2O_2$	42±5
JWH－203	$C_{21}H_{22}ClNO$	8.0±0.9
JWH－210	$C_{26}H_{27}NO$	0.46±0.03
JWH－250	$C_{22}H_{25}NO_2$	11±2
JWH－251	$C_{22}H_{25}NO_2$	29±3
JWH－307	$C_{26}H_{24}FNO$	7.7±1.8
JWH－398	$C_{24}H_{22}ClNO$	2.3±0.1
UR－144	$C_{21}H_{29}NO$	150

表 17－3　合成大麻素类的主要副作用

中枢系统作用	心血管作用	胃肠道作用	其他作用
烦躁	心脏毒性	恶心	食欲减退
焦虑	胸痛	呕吐	膝反射增加
混乱	心率加快		瞳孔散大
易怒	心动过速		嗜睡
记忆改变	高血压		耐受
精神错乱			戒断症状
眩晕			
痉挛			
致幻			

合成大麻素类结构复杂,可发生代谢的位点较多,生成的代谢物较多。不同的合成大麻素,代谢途径不完全相同,但基本代谢顺序一致。合成大麻素类在体内的主要代谢途径为烷基边链和吲哚环的羟基化、金刚烷胺结构的羟基化或者萘环、苯

环等上侧链的羟基化和羧化等。卤化物如 AM2201 和 UR－144 等则脱卤。羟基化、羧基化等代谢物进一步形成葡萄糖醛酸苷结合物经尿液排泄。细胞色素 P－450 酶中具体起氧化还原作用的基因尚不清楚，但催化葡萄糖醛酸转移的主要为 UDP－葡萄糖醛酸的 UGT1A1、UGT1A3、UGT1A9、UGT1A10 和 UGT2B7。

三、检材处理

合成大麻素类多采用 LC－MS/MS 等方法进行分析，样品前处理较为简单。尿液中以代谢物及其葡萄糖醛酸苷结合物形式存在，故提取前需增加水解步骤。

1. 血液

参考方法[6]：精密吸取全血样品 200 μL 于 2 mL 离心管中，加入 600 μL 乙腈，超声 1 min，以 17 500×g 离心 3 min，上清液经离心浓缩后挥干，经 50 μL 甲醇复溶供 LC－MS/MS 分析。

参考方法[7]：取全血 0.5 mL，加 1 mL 乙腈-甲醇液（V：V＝4：1）沉淀蛋白，超声 10 min，10 000 r/min 离心 5 min，取上清液供 DART－MS/MS 分析。

参考方法[8]：1 mL 血液中加入 10 μL 混合内标，加入 0.5 mL 碳酸钠缓冲液（pH 10），再加入 1.5 mL 提取溶剂正己烷：乙酸乙酯（99：1 V/V），振荡提取 5 min，离心，将有机层转移，40℃ 氮气流下吹干，加入 25 μL 流动相溶解残余物，供 LC－MS/MS 分析。

2. 尿液

尿液检材需经强酸、强碱或酶解后，用氯仿、乙醚、乙腈提取，收集有机相层挥发至干，衍生化后供 GC－MS/MS 分析，或用流动相溶解后供 LC－MS/MS 分析。

参考方法（酶水解法）[3]：100 μL 尿液中加入 10 μL 内标溶液，加入 50 μL 0.4 M 乙酸铵缓冲液（pH 4.0）和 2 000 units β－葡萄糖醛酸酶（20 μL），混旋，55℃ 酶解2 h。取出冷却后，加入 190 μL 乙腈，混旋，离心，上清液转移至自动进样小瓶，供LC－MS/MS 分析。

参考方法（酸水解法）[9]：1 mL 尿液中加入内标后氮气流下吹至约 0.25 mL，加入 0.5 mL 三氟乙酸于 100℃ 水解 40 min，冷却后加入氨水调节 pH 至 9。C_{18} SPE 柱上柱前用 3 mL 甲醇和 10 mL 水活化，上柱后加入 10 mL 水清洗，柱干燥后用 4 mL甲醇洗脱，洗脱液 60℃ 氮气流下吹干。残余物中加入 150 μL 二甲基甲酰胺和 150 μL BSTFA+10% TMCS，70℃ 衍生化 25 min，供 GC－MS 分析。

3. 头发

参考方法[10]：称取经去污染处理并剪碎的头发 10 mg，加入 5 μL 内标溶液，加入 1 mL 1 N NaOH 溶液，于 95℃ 水解 10 min，取出后加入 5 mL 正己烷/乙酸乙酯（90：10，V/V），混旋，离心，转移有机层，70℃ 氮气流下吹干，加入 200 μL 甲醇溶解残余物，供 LC－MS/MS 分析。

参考方法[12]：称取经去污染处理并剪碎的毛发 20 mg 置于 2 mL 研磨管中，加入含 0.4 ng/mL 四氢大麻酚- d_3 的内标工作溶液，在 4℃以下研磨毛发样品。研磨后的毛发样品超声 10 min 后 14 000×*g* 离心 5 min，取上清液，过 0.22 μm 滤膜，滤液供 LC－MS/MS 分析。

四、分析方法

合成大麻素类的摄毒鉴定因生物检材中目标物痕量，代谢途径尚不明确，化学结构相似以及缺乏标准参考物质等因素给毒物鉴定带来了挑战。目前主要通过高灵敏度、高通量的液相色谱-串联质谱、高分辨质谱等方法进行定性、定量分析。

1. 气相色谱-质谱法

参考分析条件[13]

色谱条件：HP－1 MS 柱（30 m×0.25 mm×0.25 μm）；程序升温：初温 120℃，以 20℃/min 升温至 300℃，保持 15 min；载气：氦气；流速：0.7 mL/min；进样口温度：200℃。

质谱条件：EI 源，70 eV；源温度：280℃；连接线温度：300℃。其他色谱、质谱信息见表 17－4。

表 17－4　质谱碎片离子信息

化合物	保留时间（min）	碎片离子 1（*m/z*）（相对丰度）	碎片离子 2（*m/z*）（相对丰度）	碎片离子 3（*m/z*）（相对丰度）
JWH－250	11.09	214（100）	144（20）	335（2）
JWH－073	12.25	327（100）	310（47）	326（46）
JWH－018	13.00	341（100）	324（48）	340（46）
JWH－019	13.92	355（100）	338（49）	354（47）
AM－2201	14.16	359（100）	342（51）	358（48）
JWH－122	14.42	355（100）	298（60）	338（56）
JWH－210	15.22	369（100）	368（48）	340（28）
JWH－147	15.24	381（100）	380（46）	364（5）
JWH－081	16.40	371（100）	354（47）	314（46）
JWH－203	10.84	214（100）	144（20）	339（2）
RCS－4	11.41	321（100）	264（74）	214（48）
AM－694	12.31	232（100）	435（84）	367（27）
JWH－073－d_7	12.19	334（100）	317（49）	
JWH－018－d_9	12.92	350（100）	333（49）	

2. 液相色谱-质谱法

（1）参考分析条件[14]（合成大麻及其代谢物同时分析）

色谱条件：色谱柱：Kinetex XB－C_{18} 柱（50 mm×3.0 mm×2.6 μm），前接 KrudKatcher μLtra HPLC in-line 保护柱（0.5 μm×0.1 mm）；柱温：40℃；流动相：A

为 0.1%甲酸水溶液,B 为 0.1%甲酸乙腈溶液;梯度程序: 0~0.5 min,10% B;0.5~5.50 min,90% B;5.50~6.4 min,90% B;6.4~7 min,98% B;7~9 min,98% B;9~10.7 min,10% B;流速: 0.5 mL/min。

质谱条件: ESI 正离子模式;源温度: 500℃;喷雾电压: 5 500 V;离子源: gas1 60 psi;gas2 50 psi;气帘气: 50 psi。优化质谱参数见表 17-5。

表 17-5 合成大麻及其代谢物的质谱信息

化合物	英文名	保留时间(min)	Q1 mass (m/z)	Q3 mass (m/z)	DP (V)	EP (V)	CE (V)	CXP (V)
JWH-200 5-羟基吲哚	JWH-200 5-hydroxyindole	2.80	401.1	155.0	31	10	29	14
JWH-200 6-羟基吲哚	JWH-200 6-hydroxyindole	3.00	401.1	155.0	120	10	29	12
RCS-4 戊酸	RCS-4 pentanoic acid	4.30	352.1	135.0	51	10	31	14
RCS-4 5-羟戊基	RCS-4 5-hydroxypentyl	4.40	338.2	135.0	141	10	27	12
JWH-250 戊酸	JWH-250 pentanoic acid	4.50	366.1	121.1	56	10	27	14
JWH-250 4/5-羟戊基	JWH-250 4/5-hydroxypentyl	4.60	352.1	121.0	50	10	27	12
JWH-073 丁酸	JWH-073 butanoic acid	4.60	358.1	155.0	61	10	31	14
JWH-073 4-羟丁基	JWH-073 4-hydroxybutyl	4.70	344.1	155.0	36	10	29	12
JWH-018 戊酸	JWH-018 pentanoic acid	4.80	372.2	155.0	106	10	31	14
JWH-018 5-羟戊基	JWH-018 5-hydroxypentyl	4.90	358.1	155.1	56	10	29	12
AM2201 4-羟戊基	AM2201 4-hydroxypentyl	4.80	376.1	155.0	46	10	33	14
AM2201 6-羟基吲哚	AM2201 6-hydroxyindole	5.00	376.2	155.0	66	10	33	16
JWH-081 5-羟戊基	JWH-081 5-hydroxypentyl	5.00	388.2	185.1	56	10	29	16
JWH-122 5-羟戊基	JWH-122 5-hydroxypentyl	5.10	372.1	169.0	51	10	29	12
JWH-073 5/6-羟基吲哚	JWH-073 5/6-hydroxyindole	5.20	344.1	155.0	51	10	33	12
JWH-250 5-羟基吲哚	JWH-250 5-hydroxyindole	5.20	352.1	121.0	66	10	27	14
JWH-210 戊酸	JWH-210 pentanoic acid	5.30	400.1	183.0	40	10	33	14
JWH-210 4/5-羟戊基	JWH-210 4/5-hydroxypentyl	5.40	386.2	183.1	30	10	31	16
JWH-018 5/6-羟基吲哚	JWH-018 5/6-hydroxyindole	5.50	358.1	155.1	91	10	33	16

续　表

化合物	英文名	保留时间(min)	Q1 mass (m/z)	Q3 mass (m/z)	DP (V)	EP (V)	CE (V)	CXP (V)
AM2201	AM2201	5.80	360.1	155.1	106	10	33	10
RCS-4	RCS-4	5.90	322.1	135.1	56	10	31	12
JWH-210 5-羟基吲哚	JWH-210 5-hydroxyindole	6.00	386.2	183.0	51	10	35	14
MAM2201	MAM2201	6.00	374.1	169.0	30	10	35	14
JWH-250	JWH-250	6.00	336.1	121.2	50	10	27	12
JWH-073	JWH-073	6.10	328.0	155.2	51	10	31	12
JWH-018	JWH-018	6.40	342.1	155.2	46	10	33	12
JWH-081	JWH-081	6.50	372.1	185.1	181	10	33	16
JWH-122	JWH-122	6.60	356.1	169.0	51	10	33	16
JWH-210	JWH-210	6.70	370.1	183.1	51	10	33	18
d_5-JWH-200	d_5-JWH-200	3.30	390.1	155.1	41	10	29	14
d_9-JWH-081	d_9-JWH-081	6.40	381.2	185.0	51	10	35	18

该法采用 0.1 mL 尿液，LOD≤2.5 ng/mL。

(2) 参考分析条件[3]（同时分析 21 个合成大麻及其 33 个代谢物成分）

色谱条件：色谱柱：UltraBiphenyl 柱（100 mm×2.1 mm×3 μm）；流动相：A 为 0.01%甲酸水溶液，B 为 0.01%甲酸的乙腈：甲醇（50：50，V/V）；流速：0.5 mL/min。正离子模式的梯度程序：0~0.5 min，40% B；0.5~14.5 min，98% B；14.5~17.6 min，98% B；17.6~17.7 min，40% B；17.7~19.5 min，40% B；负离子模式的梯度程序：0~0.5 min，40% B；0.5~6.5 min，90% B；6.5~7.1 min，98% B；7.1~9.5 min，98% B；9.5~9.6 min，40% B；9.6~11.4 min，40% B。柱温和自动进样室温度分别为 40℃和 4℃。

质谱条件：ESI 正离子、负离子模式；源温度：500℃；gas 1 60 psi，gas 2 50 psi；气帘气：45 psi；正离子、负离子模式的离子喷雾电压分别为 5 500 V 和-4 500 V。优化质谱参数及信息见表 17-6。

表 17-6　合成大麻素及其代谢物成分的 LC-MS/MS 参数

化合物	前体离子(m/z)	碎片离子 1,2(m/z)	DP(V)	CE(V)	保留时间(min)
正离子模式					
JWH-018	342.1	155.2,127.2	46	33,53	12.30
JWH-018 5-羟基吲哚	358.2	155.1,127.2	91	33,65	10.70
JWH-018 6-羟基吲哚	358.1	155.1,127.2	76	31,69	10.20
JWH-018 N-5-羟戊基	1358.2	155.1,127.2	56	29,65	8.48
JWH-018 N-戊酸	372.2	155.0,126.9	106	31,71	8.47
JWH-019	356.0	154.9,127.0	26	33,65	12.90
JWH-019 5-羟基吲哚	372.0	155.0,127.0	11	33,71	11.40

续 表

化 合 物	前体离子(m/z)	碎片离子1,2(m/z)	DP(V)	CE(V)	保留时间(min)
JWH-019 N-6-羟己基	372.0	154.9,127.0	86	29,73	9.34
JWH-073	328.0	155.2,127.1	51	31,63	11.70
JWH-073 5-羟基吲哚	344.2	155.0,127.0	51	33,65	9.88
JWH-073 6-羟基吲哚	344.2	155.1,127.0	46	31,67	9.37
JWH-073 N-4-羟丁基	344.1	155.0,127.0	36	29,51	7.68
JWH-073 N-丁酸	358.1	155.0,127.0	61	31,61	7.80
JWH-081	372.1	185.1,157.2	181	33,51	12.70
JWH-081 N-5-羟戊基	388.2	185.1,113.9	56	29,99	9.09
JWH-122	356.1	169.0,115.0	51	33,91	12.90
JWH-122 N-5-羟戊基	372.1	169.0,115.0	51	29,85	9.29
JWH-200	385.0	155.1,126.8	126	29,69	5.41
JWH-200 5-羟基吲哚	401.1	155.0,76.9	31	29,125	2.99
JWH-200 6-羟基吲哚	401.1	155.0,127.0	120	29,71	3.48
JWH-203	340.9	124.9,89.1	6	35,103	11.50
JWH-210	370.1	183.1,214.1	51	33,33	13.50
JWH-210 5-羟基吲哚	386.2	183.0,155.1	51	35,49	12.20
JWH-210 N-5-羟戊基	386.2	183.1,155.1	30	31,47	10.20
JWH-210 N-5-羧戊基	400.1	183.0,155.0	40	33,49	10.10
JWH-250	336.1	121.2,91.1	50	27,61	11.10
JWH-250 5-羟基吲哚	352.1	121.0,91.0	66	27,65	9.19
JWH-250 N-5-羟戊基	352.2	121.0,186.2	50	27,21	7.02
JWH-250 N-5-羧戊基	366.1	121.1,200.1	56	27,23	7.04
JWH-398	377.0	188.8,126.0	81	33,97	13.20
JWH-398 N-5 羟戊基	393.1	188.8,160.9	51	29,59	9.85
JWH-398 N-戊酸	406.9	189.1,161.1	31	31,65	9.82
AM2201	360.1	155.1,127.2	106	33,57	11.40
AM2201 6-羟基吲哚	376.2	127.1,77.0	66	67,111	9.09
AM2201 N-4-羟戊基	376.1	155.0,126.9	46	33,69	8.22
MAM2201	374.1	169.0,115.0	30	35,91	12.00
MAM2201 N-4-羟戊基	390.1	169.0,141.1	166	35,59	9.02
MAM2201 N-戊酸	386.1	169.1,141.1	61	33,49	9.26
AM694	435.9	230.8,202.9	196	35,61	10.40
RCS-4	322.1	135.1,77.2	56	31,73	10.70
RCS-4 N-5-羟戊基	338.2	135.0,77.0	141	27,73	6.47
RCS-4 N-5-羧戊基	352.1	135.0,107.0	51	31,59	6.49
RCS-4 M9 代谢物	324.1	120.9,92.9	21	27,63	4.09
RCS-4 M10 代谢物	324.1	120.9,93.0	16	31,63	4.31
RCS8	376.0	120.9,90.9	146	31,65	12.80
UR-144 N-5-羟戊基	328.0	124.9,97.0	141	25,37	7.78
UR-144 N-戊酸	342.0	125.0,244.1	61	27,31	7.78
XLR11	330.1	125.1,232.0	156	31,33	10.50

续　表

化合物	前体离子(m/z)	碎片离子1,2(m/z)	DP(V)	CE(V)	保留时间(min)
JWH－018－d_9	351.1	155.0,127.0	36	33,53	12.30
JWH－018 5－羟基吲哚－d_9	367.1	155.0,127.0	56	35,73	10.60
JWH－018 6－羟基吲哚－d_9	367.1	155.0,127.0	46	33,73	10.20
JWH－018 N－5－羟戊基－d_5	363.1	155.0,127.0	56	29,65	8.43
JWH－073－d_7	335.1	155.0,127.0	76	33,65	11.60
JWH－073 5－羟基吲哚－d_7	351.1	155.0,127.0	51	33,51	9.81
JWH－073 6－羟基吲哚－d_7	351.1	155.0,127.0	36	33,61	9.31
JWH－073 N－4－羟丁基－d_5	349.1	155.0,127.0	46	29,57	7.62
JWH－073 N－丁酸－d_5	363.1	155.0,127.0	61	31,61	7.74
JWH－081－d_9	381.2	185.0,157.0	51	35,53	12.70
JWH－122－d_9	365.2	169.0,114.9	86	35,95	12.90
JWH－122 N－5－羟戊基－d_5	377.1	169.0,114.9	56	29,97	9.23
JWH－200－d_5	390.1	155.1,127.0	41	29,65	5.35
JWH－210－d_9	379.2	183.0,223.1	36	33,33	13.40
JWH－250－d_5	341.1	121.0,91.0	46	27,63	11.00
JWH－398－d_9	385.9	189.0,125.9	36	37,93	13.10
AM2201－d_5	365.1	155.0,127.0	31	35,73	11.30
AM2201 N－4－羟戊基－d_5	381.1	155.1,127.1	50	29,77	8.15
RCS－4－d_9	331.1	135.0,77.0	61	33,75	10.60
UR－144－d_5	317.0	125.0,218.6	61	31,33	11.40
XLR11－d_5	335.1	125.1,237.1	161	31,33	10.40
负离子模式					
CP 47,497－C7	317.1	245.1,159.1	－90	－42,－64	6.26
CP 47,497－C7－羟化二甲基庚基	333.2	261.2,158.9	－15	－50,－76	4.49
CP 47,497－C8	331.1	259.1,159.0	－30	－46,－68	6.54
CP 47,497－C8－羟化二甲基庚基	347.1	159.1,185.0	－180	－72,－66	4.91
HU210	385.6	301.3,281.1	－36	－48,－58	6.93
CP 47,497－C7－d_{11}	328.2	256.2,159.0	－160	－44,－68	6.22
CP 47,497－C8－d_7	338.2	266.1,159.0	－150	－46,－64	6.52
THC－COOH－d_9	352.1	254.2,194.1	－50	－40,－44	6.14

该法采用0.5 mL尿液，方法LOD在0.05～1.0 ng/mL。

(3) 参考分析条件[8](46个合成大麻素的筛选分析)

色谱条件：色谱柱：Kinetex® 2.6u C_{18}柱(100 mm×2.1 mm×100 Å)；流动相：A为10 mL乙腈、10 mL甲酸铵(200 mmol/L)、1 mL甲酸(98%～100%)和979 mL蒸馏水的混合溶液；B为10 mL甲酸铵(200 mmol/L)、1 mL甲酸(9%～100%)和

989 mL 乙腈的混合溶液；梯度程序：0~1 min，20% B；1~1.5 min，60% B；1.5~3 min，60% B；3~5.5 min，99% B；5.5~7.5 min，99% B；7.5~7.7 min，20% B；7.7~10 min，20% B；流速 0.5 mL/min。

质谱条件：四级杆离子阱质谱，ESI 正离子模式；毛细管电压：4 500 V；喷雾气流速：30 psi；干燥气温度：320℃。优化质谱信息见表 17－7。

表 17－7 46 个合成大麻素及内标的 LC－MS 信息

化 合 物	分 子 式	保留时间 (min)	MS^2前体离子 (m/z)	MS^3前体离子 (m/z)
AB－001	$C_{24}H_{31}NO$	7.5	350.2	135.0
AKB－48	$C_{23}H_{31}N_3O$	7.5	366.2	135.1
AKB－485－F	$C_{23}H_{30}FN_3O$	6.1	384.2	135.0
AM－1220	$C_{26}H_{26}N_2O$	2.6	383.2	286.1
AM－1220 azepane isomer	$C_{26}H_{26}N_2O$	2.6	383.2	154.9
AM－1248	$C_{26}H_{34}N_2O$	2.9	391.2	134.9
AM－2201	$C_{24}H_{22}FNO$	4.4	360.1	154.8
AM－2232	$C_{24}H_{20}N_2O$	3.6	353.1	154.8
AM－2233	$C_{22}H_{23}IN_2O$	2.5	459.1	362.1
AM－694	$C_{20}H_{19}FINO$	4.0	436.0	230.7
APiCA	$C_{24}H_{32}N_2O$	6.3	365.2	213.5
Cannabipiperidiethanone	$C_{24}H_{28}N_2O_2$	2.4	377.2	229.0
CRA－13	$C_{26}H_{24}O_2$	7.9	369.1	299.1
JWH－007	$C_{25}H_{25}NO$	6.2	356.2	154.9
JWH－015	$C_{23}H_{21}NO$	4.6	328.1	154.9
JWH－018	$C_{24}H_{23}NO$	5.8	342.1	154.9
JWH－019	$C_{25}H_{25}NO$	6.7	356.2	154.8
JWH－020	$C_{26}H_{27}NO$	7.3	370.2	154.9
JWH－022	$C_{24}H_{21}NO$	4.9	340.1	154.9
JWH－073	$C_{23}H_{21}NO$	5.0	328.1	154.1
JWH－081	$C_{25}H_{25}NO_2$	6.2	372.1	184.8
JWH－122	$C_{25}H_{25}NO$	6.6	356.2	168.9
JWH－182	$C_{27}H_{29}NO$	7.5	384.2	196.9
JWH－200	$C_{25}H_{24}N_2O_2$	2.6	385.1	154.9
JWH－203	$C_{21}H_{22}ClNO$	5.4	340.1	187.9
JWH－210	$C_{26}H_{27}NO$	7.1	370.2	182.9
JWH－250	$C_{22}H_{25}NO_2$	4.8	336.1	120.9
JWH－251	$C_{22}H_{25}NO$	5.3	320.2	213.9
JWH－307	$C_{26}H_{24}FNO$	6.6	386.1	154.9
JWH－370	$C_{27}H_{27}NO$	7.1	382.2	154.8
JWH－387	$C_{24}H_{22}BrNO$	7.2	420.0	233.0
JWH－398	$C_{24}H_{22}ClNO$	7.1	376.1	188.9
JWH－412	$C_{24}H_{22}FNO$	6.4	360.1	172.9

续　表

化合物	分子式	保留时间(min)	MS^2前体离子(m/z)	MS^3前体离子(m/z)
MAM-2201	$C_{25}H_{24}FNO$	4.8	374.1	168.9
Methanandamide	$C_{23}H_{39}NO_2$	5.7	362.3	287.1
RCS-4	$C_{21}H_{23}NO_2$	4.6	322.1	134.9
RCS-4 C4	$C_{20}H_{21}NO_2$	4.1	308.1	134.8
RCS-4 ortho isomer	$C_{21}H_{23}NO_2$	4.3	322.1	135.0
RCS-8	$C_{25}H_{29}NO_2$	6.7	376.2	228.1
STS-135	$C_{24}H_{31}FN_2O$	4.8	383.2	231.9
UR-144	$C_{21}H_{29}NO$	6.9	312.2	213.9
UR-144 isomer	$C_{21}H_{29}NO$	6.0	312.1	213.6
WIN-48.098	$C_{23}H_{26}N_2O_3$	2.4	379.2	134.9
WIN-55.212-2	$C_{27}H_{26}N_2O_3$	3.6	427.2	154.8
XLR-11	$C_{21}H_{28}FNO$	5.0	330.1	231.9
XLR-11 isomer	$C_{21}H_{28}FNO$	4.5	330.1	231.9
d_9-JWH-007(内标)	$C_{25}H_{16}D_9NO$	6.2	365.2	—
d_7-JWH-015(内标)	$C_{23}H_{14}D_7NO$	4.6	335.1	—
d_9-JWH-073(内标)	$C_{23}H_{14}D_7NO$	5.0	337.1	—
d_9-JWH-081(内标)	$C_{25}H_{16}D_9NO_2$	6.2	381.1	—
d_9-JWH-122(内标)	$C_{25}H_{16}D_9NO$	6.6	364.2	—
d_5-JWH-200(内标)	$C_{25}H_{19}D_5N_2O_2$	2.6	390.1	—
d_9-JWH-210(内标)	$C_{26}H_{18}D_9NO$	7.1	379.2	—
d_5-JWH-250(内标)	$C_{22}H_{20}D_5NO_2$	4.8	341.1	—

该法 1 mL 血清的 LOD 为 0.1~0.5 ng/mL。

（4）参考分析条件[10]

色谱条件：色谱柱：Acquity UPLC BEH C_{18}柱(100 mm×2.1 mm×1.7 μm)，前接 C_{18} VanGuard 预柱；柱温：50℃；流动相：A 为 20 mmol/L 甲酸和 2 mmol/L 甲酸铵的水溶液，B 为 20 mmol/L 甲酸的乙腈；梯度程序：0~0.5 min，75% B；0.5~5.5 min，100% B；5.5~6.5 min，100% B；流速：0.5 mL/min。

质谱条件：ESI 正离子模式，多反应监测 MRM；源温度：550℃；离子喷雾电压：2 500 V；气帘气：35 psi；碰撞气：8 psi；gas 1：40 psi；gas 2：45 psi。合成大麻素的质谱特征碎片离子见表 17-8。

表 17-8　合成大麻素及内标的质谱特征碎片离子

化合物	保留时间(min)	前体离子(m/z)	碎片离子 1(m/z)	碎片离子 2(m/z)	碎片离子 3(m/z)
WIN 48,098	2.2	379.1	134.9	114.0	77.1
AM-1220	2.6	383.2	112.0	98.1	286.2

续 表

化合物	保留时间（min）	前体离子（m/z）	碎片离子 1（m/z）	碎片离子 2（m/z）	碎片离子 3（m/z）
JWH－200	2.7	385.2	155.1	114.0	127.0
WIN 55,212－2	3.9	427.3	155.1	127.0	100.0
AM－694	4.2	436.0	231.0	309.2	203.0
AM－2201	4.5	360.2	155.1	232.2	126.9
JWH－015	4.6	328.1	155.1	200.1	127.0
RCS－4	4.6	322.2	135.0	77.0	92.0
JWH－250	4.7	336.2	121.0	91.0	200.3
JWH－073	4.8	328.1	155.0	200.2	127.0
JWH－203	4.9	340.1	124.9	188.1	89.0
JWH－251	4.9	320.1	104.9	214.1	144.2
JWH－018	5.0	342.1	155.1	214.2	127.1
JWH－081	5.1	372.2	185.1	157.1	127.0
JWH－007	5.1	356.1	155.1	126.9	228.2
JWH－307	5.2	386.2	155.0	127.1	77.1
RCS－8	5.3	376.2	121.0	90.9	143.9
JWH－122	5.3	356.1	169.1	214.2	141.0
JWH－019	5.3	356.2	155.1	126.9	228.1
HU－210	5.3	387.2	243.2	261.3	85.0
JWH－210	5.4	370.1	183.1	214.1	153.1
JWH－398	5.4	376.1	189.0	161.1	126.1
JWH－020	5.5	370.1	155.0	242.1	127.0
JWH－200－d_5（内标）	2.7	390.2	155.1		
JWH－250－d_5（内标）	4.7	341.1	121.1		
JWH－018－d_9（内标）	5.0	351.2	154.9		
JWH－081－d_9（内标）	5.1	381.5	185.1		
THC－d_3（内标）	5.5	318.2	196.2		

该法 10 mg 毛发 LOD 0.2～1.3 pg/mg。

（5）参考分析条件[11]

色谱条件：色谱柱：Thermo Gold ODS 柱（150 mm×2.1 mm×5 μm）；柱温：30℃；流动相：A 为甲醇，B 为 5 mmol/L 乙酸铵溶液（0.1%甲酸，pH＝3.0）；梯度洗脱：0～1 min，20% B；1～6 min，10%～90% B；6～12 min，90% B；流速：0.20 mL/min；进样体积：10 μL。

质谱条件：电喷雾电离（ESI），正离子方式检测，全离子扫描、选择反应监测（SRM）扫描模式；毛细管温度：350℃；雾化气、加热辅助气和吹扫气流量分别为 30.00 L/min、8.00 L/min 和 2.00 L/min；源电压、毛细管电压和套管透镜补偿电压分别为 5.00 kV、1.00 V 和 5.00 V。其他质谱信息见表 17－9。

该法采用 50 mg 毛发，6 种合成大麻素的 LOD 为 0.3～1.0 ng/mg，LOQ 为 1～3 ng/mg。

表 17 - 9　6 种合成大麻素类物质的 LC - ITMS 参数

化 合 物	保留时间(min)	[M+1]+/(m/z)	MS/MS/(m/z)	MS3/(m/z)
JWH - 073	6.03	328.3	155.0	127.0
MAM - 2201	6.55	374.3	169.1	141.1
JWH - 015	7.13	328.3	155.0	127.0
JWH - 203	8.29	340.3	188.2	132.1
JWH - 018	9.40	342.3	155.0	127.0
JWH - 007	10.75	356.3	155.0	127.0

(6) 参考分析条件[12]

色谱条件：色谱柱：Waters Acquity UPLC HSS T_3 柱(100 mm × 2.1 mm × 1.8 μm)；流动相：A 由 0.1%甲酸、20 mmol/L 乙酸铵和 5%乙腈组成，B 为乙腈；梯度程序：0 ~ 1 min，50% B；1 ~ 6 min，50% ~ 90% B；6 ~ 9 min，90% B；9 ~ 9.1 min，90% ~ 50% B；9.1 ~ 10 min，50% B；流速：0.3 mL/min；进样体积：5 μL。

质谱条件：电喷雾离子源(ESI+)，在多反应监测(MRM)模式；离子源温度：500℃；帘气(CUR，N_2)：18 psi；离子喷射电压(ISV)：5 000 V；碰撞室出口电压(CXP)：10 V；入口电压(EP)：10 V；碰撞活化离解气体(CAD)：低；离子源气体 1(GS1)：40 psi；离子源气体 2(GS2)：35 psi。MRM 参数和保留时间的参数见表 17 - 10。

表 17 - 10　合成大麻素和内标的 MRM 参数和保留时间

目标物中文名	简　　称	母离子(m/z)	子离子(m/z)	去簇电压(V)	碰撞能量(eV)	保留时间(min)
2 -[1 -(5 -氟戊基)- 1H -吲哚- 3 -甲酰胺基]- 3,3 -二甲基丁酸甲酯	5F - MDMB - PICA	377.2	232.2[1)]	50	25	4.46
			144.0	50	55	4.46
2 -[1 -(4 -氟丁基)- 1H -吲哚- 3 -甲酰氨基]- 3,3 -二甲基丁酸甲酯	4F - MDMB - BUTINACA (4F - MDMB - BINACA)	364.1	219[1)]	60	34	4.71
			304	60	20	4.71
1 -(5 -氟戊基)- N -(2 -苯基丙- 2 -基)- 1H -吲哚-3 -甲酰胺	5F - CUMYL - PINACA (SGT - 25)	368.2	233.1[1)]	40	25	5.38
			213.1	40	40	5.38
3,3 -二甲基- 2 -[1 -(4 -戊烯- 1 -基)- 1H -吲哚- 3 -甲酰胺基]丁酸丁酯	MDMB - 4en - PINACA (MDMB - PENINACA)	358.5	213.1[1)]	45	31	5.84
			298.2	45	20	5.84
3,3 -二甲基- 2 -[1 -(5 -氟戊基)吲哚- 3 -甲酰氨基]丁酸甲酯	5F - ADB(5F - MDMB - PINACA)	378.2	233.1[1)]	70	31	5.16
			145.0	70	57	5.16

续 表

目标物中文名	简 称	母离子 (m/z)	子离子 (m/z)	去簇电压 (V)	碰撞能量 (eV)	保留时间 (min)
3,3-二甲基-2-[1-(4-氟丁基)吲哚-3-甲酰氨基]丁酸甲酯	4F-MDMB-BICA(4-fluoro-MDMB-BUTICA)	363.2	218.2[1)]	52	20	4.01
			144.2	52	55	4.01
1-(4-氰基丁基)-N-(2-苯基丙-2-基)-1H-吲哚-3-甲酰胺	4CN-CUMYL-BUTINACA(CUMYL-4CN-BINACA、4CN-CUMYL-BINACA)	361.2	226.1[1)]	60	28	4.12
			243.1	60	17	4.12
四氢大麻酚-d_3	THC-d_3	318.3	256.2[1)]	80	31	2.57
			88.0	80	35	2.57

1) 定量离子对。

五、鉴定要点

1. *血液中合成大麻素浓度* 血液中合成大麻素类研究尚处于研究、积累数据的阶段。临床急救和戒毒治疗的血液样品以血清为主,57 例由德国医院、戒毒中心等采集的阳性血清中合成大麻素及浓度分布见表 17-11[3]。"毒驾"案件中也呈现合成大麻类与传统大麻、摇头丸、苯二氮卓类等物质混合滥用情况。挪威"毒驾"案件中常见的合成大麻素类及浓度分布见表 17-12[15],典型案例见表 17-13[16]。

表 17-11 临床急救和戒毒治疗案例血清中合成大麻素类浓度(ng/mL)

化合物	JWH-081	JWH-250	JWH-018	JWH-073	MAM-2201
浓度范围(案例数)	0.11~16.9(56)	0.14~18.1(47)	0.30~8.17(9)	0.23~0.6(6)	49(1)

表 17-12 毒驾案件血液中合成大麻素类浓度(ng/mL)

化合物	JWH-122	JWH-018	AM-2201	JWH-081	RCS-4	JWH-250
浓度范围(案例数)	0.50~1.67(3)	0.08~0.46(5)	0.07~1.33(5)	0.19(1)	1.0(1)	0.47(1)

表 17-13 毒驾案件中的典型案例

案例	案 情 摘 要	毒物分析结果
1	某 18 岁男性,不听从指令,行动迟缓,神志迷糊,言语含糊不清,瞳孔放大。其口袋中有包 3 g 左右的草药。至医院时已无意识,30 min 后采集血液样品	AM-2201 4.6 ng/mL JWH-018 0.17 ng/mL
2	2 名 14 岁女孩骑自行车摇摇晃晃,原因为其参加聚会时抽吸了他人的香烟(该香烟称"BooM",为草药混合物)。警察询问时一女孩已非常迷茫,很快不省人事。送医院抢救,抽取血样	中毒较严重女孩: JWH-210 4.0 ng/mL JWH-122 0.33 ng/mL 另一女孩: JWH-210 0.80 ng/mL

续　表

案例	案　情　摘　要	毒物分析结果
3	警察在例行路边检查时发现某 20 岁男性驾车者有前庭功能障碍，瞳孔散大，反应迟钝。80 min 后采集血液样品	JWH－019　1.7 ng/mL JWH－122　7.6 ng/mL JWH－210　4.4 ng/mL AM－2201　0.31 ng/mL
4	警察发现某 29 岁男性驾车者不配合例行路边检查，且在其车内发现标有“BooM”和“OMG.”的草药包。80 min 后采集血液样品。临床检查结果：瞳孔散大且对光反应迟钝，反应迟钝	JWH－210　6.2 ng/mL JWH－122　1.0 ng/mL
5	某 21 岁男性驾车者涉及交通事故，其反应迟钝，紧张不安，情绪抑郁。80 min 后采集血液样品	JWH－018　0.52 ng/mL JWH－122　0.26 ng/mL JWH－210　0.66 ng/mL
6	某 21 岁男性超速行驶致车转弯时侧翻，坠入路边沟中。警察闻到酒味，未发现其他异常。40 min 后采集血液样品	Blood alcohol　1.74‰ JWH－307　1.1 ng/mL
7	警察例行路边检查时，发现某 22 岁男性驾驶摩托车，突然加速逃逸，然后又弃车奔跑。警察抓获后发现其神经质，冷漠，反应迟钝。1 h35 min 后采集血液样品	AM－2201　<0.1 ng/mL JWH－018　1.9 ng/mL JWH－122　28 ng/mL JWH－210　2.5 ng/mL JWH－307　<0.1 ng/mL MAM－2201　<0.1 ng/mL UR－144　<0.1 ng/mL

死亡案件中合成大麻素类的资料极少，Shanks[17] 曾在 18 例案件中检出 JWH－018 和 JWH－073，个体间浓度相差很大，JWH－018 的浓度范围为 0.1～199 ng/mL（均值 17.5 ng/mL），JWH－073 的浓度范围为 0.1～68.3 ng/mL（均值 8.7 ng/mL）。其中浓度较高的 3 例案例见表 17－14，该 3 例死者心血浓度明显高于外周血浓度，表明合成大麻素类存在死后再分布现象。

表 17－14　典型死亡案例

案例	案　情　摘　要	血液毒物分析结果
1	某 57 岁男性，被发现时已无反应，注射纳洛酮等进行心脏复苏抢救，抢救无效死亡。目击者称死者曾吸含有白色粉末的 Spice 烟。尸检发现心脏增大，取心血进行毒物分析	JWH－018　199 ng/mL 氯硝西泮　5.5 ng/mL 7－氨基氯硝西泮　56.6 ng/mL 美沙酮　887 ng/mL EDDP　115 ng/mL 吗啡　122 ng/mL 普瑞巴林　1.8 mg/mL 托吡酯　4.1 mg/mL 纳洛酮　检出
2	某 52 岁男性，被发现时身体赤裸躺于其住所地板上，已死亡。现场发现一标有“K2”的烟草小袋。死者生前喜欢烟草制品。尸检后取心血进行毒物分析	JWH－018　19.6 ng/mL JWH－073　68.3 ng/mL
3	某 29 岁男性有自杀倾向，某日抽吸 K2 烟草后割腕自杀，尸检后取心血进行毒物分析	JWH－018　83.3 ng/mL

从以上数据可见，血液中合成大麻素原体浓度极低，对方法的灵敏度要求很高。若仅以血液中合成大麻素原体作为检测目标，来判别是否滥用合成大麻素，极易造成假阴性的检验结果。

2. *尿液合成大麻素浓度* 尿液中以合成大麻素类的Ⅰ相和Ⅱ相（葡萄糖醛酸结合物）代谢物为主，通过检验其代谢物来判定该类物质的摄入。尿液样品分析前需进行水解处理，水解方法常采用葡萄糖醛酸酶法和酸水解方法。有研究报道[18]，对滥用 4F－MDMB－BINACA 的 4 个案例中的尿液和血液分别进行检测，结果血液、尿液中均未检出原体，其中尿液检出 7 种代谢物，包括羟基化代谢物和酯水解代谢物，而血液中仅检出 4 种代谢物，且浓度极低。故认为尿液，更适宜作为合成大麻素检验的生物检材。目前尚缺乏合成大麻素类的药代研究，如吸食时间、吸食剂量和尿液采集时间、代谢物浓度等关系的数据，故实践中结果解释较为困难。

3. *头发合成大麻素浓度评价* 新型合成大麻素类物质发展很快，采用尿液分析时往往受到对其代谢过程、代谢物等尚不清晰的限制，而头发中以合成大麻素原型为主，可以确认外源性物质的种类、结构和提供新型毒品的流行性的信息。目前尚无公认的毛发检测 cutoff 值，阳性资料有待积累。Salomon[10] 分析意大利市场上合成大麻素类的流行性情况，结果显示滥用者以年轻人居多，对于传统大麻滥用，则以多种滥用物质如 THC、可卡因和苯丙胺类等兴奋剂混合使用更为常见。德国市场上流行的合成大麻素类则以 JWH－081 和 JWH－250 为主，结果见表 17－15。本实验室测定了滥用者头发中 5F－MDMB－PICA 及其 5 种代谢物（M2，M4，M7，M8，M9）（表 17－16），结果表明合成大麻素类物质进入毛发以原型物质为主，代谢物因极性增强而浓度明显降低。

表 17－15 头发中合成大麻素类浓度资料（pg/mg）

化合物	JWH－073	JWH－122	JWH－250	JWH－081	JWH－018	JWH－210	JWH－019	AM－1220
浓度范围（案例数）	1.6~50.5（11） 0.7~21（7）	7.4~2800（8）	4.8~83.4（6） 0.5~24（8）	8.0~194（5） 5.1~78（7）	3.1~17.3（3） 5.1~5.7（2）	2.3~5.1（2） 0.5~5.2（3）	3.8~4.1（2）	1.3（1）

表 17－16 4 个 5F－MDMB－PICA 滥用者头发中的检测结果

案例	年龄	性别	头发分段（cm）	浓度（pg/mg）					
				5F－MDMB－PICA	M2	M4	M7	M8	M9
1	22	女	1~3	77	nd	nd	<2*	nd	nd
			4~6	283	<1*	nd	<2*	nd	nd
2	53	男	1~3	46	nd	<2*	2.7	<5*	<1*
			4~6	349	<1*	<2*	<2*	<5*	<1*

续 表

案例	年龄	性别	头发分段（cm）	浓度(pg/mg)					
				5F-MDMB-PICA	M2	M4	M7	M8	M9
3	25	男	1~3	275	<1*	nd	2.8	<5*	nd
			4~6	1 025	3.0	<2*	5.6	<5*	<1*
4	36	男	1~3	2	nd	<2*	<2*	<5*	<1*
			4~6	nd	nd	nd	nd	nd	nd

*：浓度低于 LLOQ；nd：未检出。

六、典型案例

文献报道的合成大麻素类物质中毒和死亡案例见表 17-17，供参考借鉴。

表 17-17 典型案例

分析物	案例数	分析方法	分析结果	参考文献
JWH-122，JWH-210，JWH-018，MAM-220，UR-144，JWH-081，JWH-073 及相应代谢物	4	LC-ESI-MS/MS	1#19 岁男性血液中检出 JWH-122(230 ng/mL)，JWH-210(7.8 ng/mL)和 JWH-018(0.39 ng/mL)，尿液中检出该三种化合物的代谢物；2#17 岁男性血液中检出 MAM-2201(0.15 ng/mL)，和 UR-144(0.24 ng/mL)，尿液中检出相应代谢物；3#17 岁男性血液中检出 JWH-081(42 ng/mL)，尿液中检出 JWH-081 代谢物，JWH-018 和 JWH-073 典型代谢物；4#20 岁男性血液检出 JWH-122(15 ng/mL)，尿液中检出 JWH-018 代谢物和 JWH-122 代谢物	[19]
5F-MDMB-PICA 及代谢物	12	GC-MS LC-QTOF-MS	每例血液中均检出 5F-MDMB-PICA 及代谢物，5F-MDMB-PICA 浓度为 1~7 ng/mL	[20]
5F-ADB，FUB-AMB，5F-AMB，MDMB-FUBINACA 和 AB-CHMINACA	54	LC-MS/MS	检测结果显示：5F-ADB 在 52 个(96.3%)案例中存在，其次为 FUB-AMB(21，38.9%)，5F-AMB(2，3.7%)，MDMB-FUBINACA(2，3.7%)和 AB-CHMINACA(1，1.9%)	[21]
JWH 250，JWH 122 和 JWH 019	1	GC-MS	某 50 岁男性血液检测呈阴性；尿液中检出 JWH 250、JWH 122 和 JWH 019	[22]
AMB-FUBINACA 和 EMB-FUBINACA	1	LC-MS/MS	某 27 岁女性尿液中检出 AMB-FUBINACA 和 EMB-FUBINACA，浓度分别为 4.7 ng/mL 和 0.2 ng/mL；组织中测出的两者的浓度范围分别是 0.2~0.9 ng/g 和 0.2~3.5 ng/g；胃内容物中两者浓度最高，分别是 5.8 ng/mL 和 36.2 ng/mL	[23]
5F-ADB 和 MMB-2201 及代谢物	5	LC-MS/MS	在 3 名 17 岁男性，1 名 14 岁女性，1 名 21 岁男性的尿液中均检出 5F-ADB 代谢物。此外在 14 岁女性尿液中还检出 MMB-2201 代谢物	[24]

续 表

分析物	案例数	分析方法	分析结果	参考文献
5F-ADB,5F-PB-22和AB-CHMINACA	3	LC-MS/MS	在25岁男性股血中检出5F-PB-22(0.37 ng/mL);28岁男性股血中检出AB-CHMINACA(约4.1 ng/mL);41岁男性股血中检出5F-ADB(0.38 ng/mL)	[25]
EAM-2201,ABPINACA和AB-FUBINACA	1	LC-MS/MS	死者股血中检出EAM-2201(56.6±4.2 pg/ml),AB-PINACA(12.6±0.1 pg/ml)和AB-FUBINACA。肺中三者水平分别为348±34 pg/g、355±30 pg/g、124±12 pg/g	[26]

第二节 合成卡西酮类物质

一、概述

卡西酮(cathinone)属于单胺类生物碱,又被称为β-酮基苯丙胺(β-keo-amphetamine),化学名为2-氨基-1-苯基-1-丙酮。卡西酮是分离自阿拉伯茶中的天然生物碱,其分子结构及药理作用与苯丙胺类兴奋剂相似,可以产生欣快作用。合成卡西酮类(Synthetic Cathinones)新型毒品是一类基于卡西酮结构开发的人工合成物,其在苯环β位碳原子上多一个酮基结构,属于新精神活性物质中的一类。目前,世界各国已出台相应的法律法规对各种合成卡西酮类物质进行列管。我国国家市场监管管理总局、公安部、卫健委联合发布的2010年版、2013年版的《精神药品品种目录》以及在2015年、2018年发布的《非药用类麻醉药品和精神药品列管办法》中明确将该类物质列入管制。

合成卡西酮类物质按其结构特点可以分为卡西酮、甲卡西酮类、乙卡西酮类、含有亚甲二氧基基团的卡西酮类、含有吡啶环的卡西酮类和其他类。根据联合国毒品与犯罪问题办公室(UNODC)2018年度世界毒品报告,截至2017年底已发现的合成卡西酮类物质种类达148种。部分卡西酮类衍生物见表17-18[3]。根据结构中的手性碳原子,合成卡西酮类物质分为R和S两种异构体。研究资料表明左旋S(-)卡西酮的作用效果大于右旋S(+)卡西酮。

卡西酮类物质为交感神经兴奋剂,直接作用于中枢神经系统,其作用机制与单胺类神经递质的刺激、释放、抑制和再摄取有关。滥用者经口服、静脉注射、鼻吸、直肠给药等途径摄入,初时产生欣快、自信增加、精力旺盛、狂躁等症状,后发展到抑郁心境、嗜睡、流鼻血等,伴有妄想、幻觉、焦虑、震动、失眠、营养不良、体重减轻、脱水、出汗、腹痛、恶心、呕吐、全身疼痛等副作用,长期滥用会产生依赖而成瘾,导致一系列生理、心理损害甚至死亡。

表 17－18　部分卡西酮衍生物

中文名	英文名	缩写	结构	分子量
4－三氟甲基甲卡西酮	4′－trifluoromethylmethcathinone	4－TFMMC	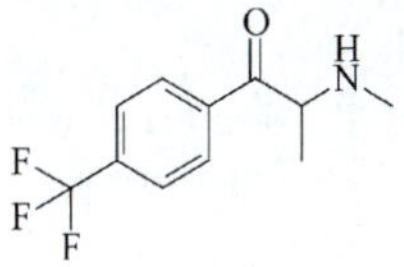	229.7
4－氟甲卡西酮	4′－fluoromethcathinone	Flephedrone，4－FMC	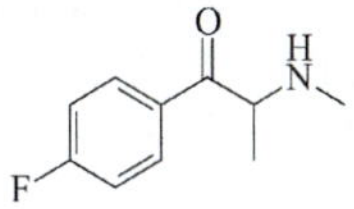	181.2
甲卡西酮	α－methylamino－propiophenone	Methcathinone，Ephedrone	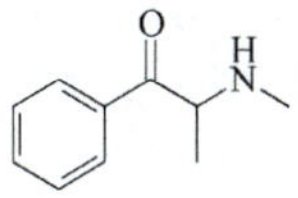	163.2
2－甲基甲卡西酮	2′－methylmethcathinone	2－MMC	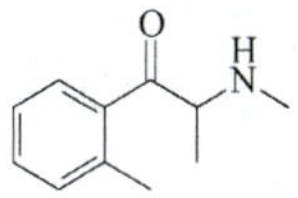	177.2
3－甲基甲卡西酮	3′－methylmethcathinone	3－MMC	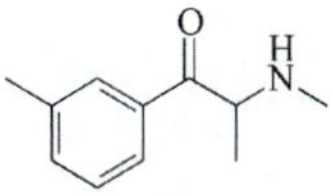	177.2
4－甲基甲卡西酮	4′－methylmethcathinone	Mephedrone，4－MMC	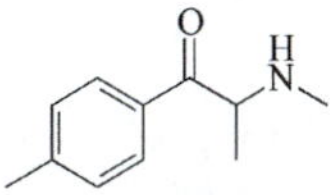	177.2
4－甲基－N，N－二甲卡西酮	4′－methyl－N，N－dimethylcathinone	N－methylmephedrone	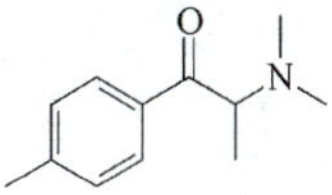	193.2
4－甲基－N－乙基卡西酮	4′－methyl－N－ethylcathinone	4－MEC	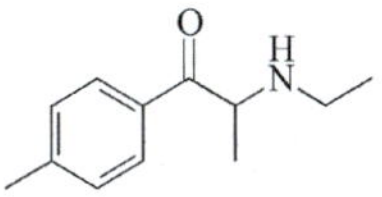	191.3
3－氯－N－叔丁基卡西酮	3′－chloro－N－tert－butylcathinone	Bupropion	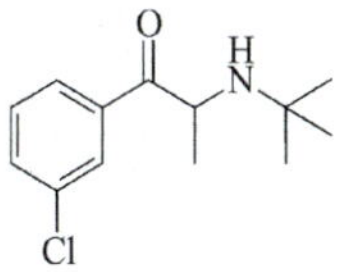	239.7
4－甲氧甲卡西酮	4′－methoxymethcathinone	Methedrone，bk－PMMA	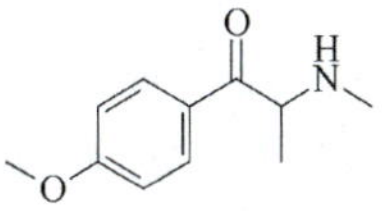	193.2

续 表

中文名	英文名	缩写	结构	分子量
1-(1,3-苯并二氧杂环)-2-(甲氨基)-1-丙酮	1-(1,3-benzodioxol-5-yl)-2-(methylamino)-1-propanone	Methylone, bk-MDMA	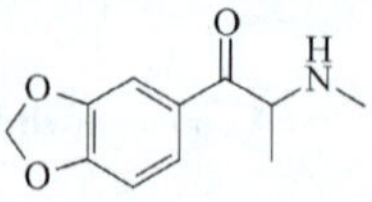	207.2
1-(1,3-苯并二氧杂环)-2-(甲氨基)-1-丁酮	1-(1,3-benzodioxol-5-yl)-2-(methylamino)-1-butanone	Butylone, bk-MBDB	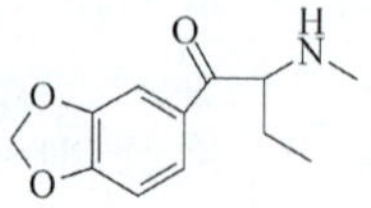	221.2
1-(1,3-苯并二氧杂环)-2-(乙氨基)-1-丁酮	1-(1,3-benzodioxyl-5-yl)-2-(ethylamino)-1-butanone	Eutylone, bk-EBDB	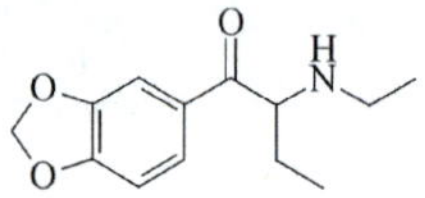	235.2
4-甲基-N-苯基-卡西酮	4′-methyl-N-benzylcathinone	Benzedrone, 4-MBC	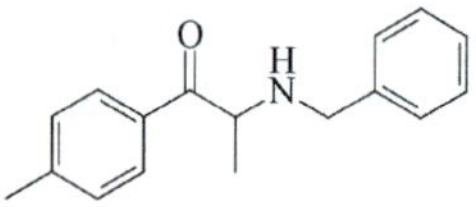	253.3
1-(1,3-苯并二氧杂环-5-yl)-2-(1-吡咯烷基)-1-戊酮	1-(1,3-benzodioxol-5-yl)-2-(1-pyrrolidinyl)-1-pentanone	MDPV	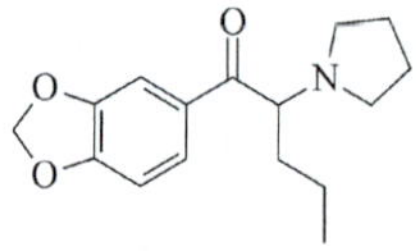	275.3
1-(2-萘基)-2-(1-吡咯烷基)-1-戊酮	1-naphthalen-2-yl-2-pyrrolidin-1-ylpentan-1-one	Naphyrone, NRG-1	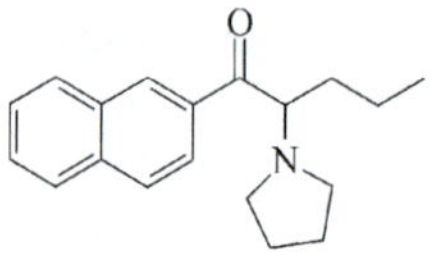	281.4
2-乙胺基-1-(3,4-亚甲基二氧基苯基)丙-1-酮	2-ethylamino-1-(3,4-methylenedioxyphenyl) propan-1-one	Ethylone, bk-MDEA	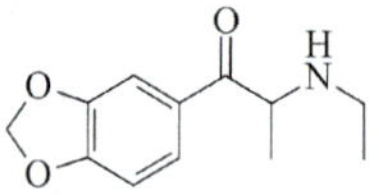	221.2

二、体内过程

合成卡西酮类物质常见的滥用方式为鼻吸、口服和烫吸,也有皮下静脉注射和直肠给药的案例报道。一般吸入几分钟内就能产生效果,30 min 后药效达到高峰并可持续 2~3 h,静脉注射药效持续时间缩短近一半。合成卡西酮类物质进入机体后,其Ⅰ相代谢主要是伯胺氮去甲基化、酮基还原为羟基、苯环上甲基氧化生成相应的醇或羧酸等,而Ⅱ相代谢主要是与葡萄糖或硫酸盐衍生物结合,体内可产生多种代谢产物。由于卡西酮类物质的使用历史较短,对其体内过程的研究相对较少，主要集中于具有代表性物质的代谢过程研究。如卡西酮经体内代谢生成去甲麻黄碱和去甲伪麻黄碱，尿液中90%以上为代谢物，可检出时限约为80 h（最低检出限0.05 μg/mL）；甲卡西酮的体内代谢产物主要为N-去甲基化产物卡西酮；4-甲基甲卡西酮的主要代谢途径为胺的去甲基化及酮类、甲苯基的还原等，生成N-去甲基代谢物、β酮还原代谢物（又称二氢代谢物）、羧基代谢物、去甲基羧基代谢物；MDPV在肝脏中发生Ⅰ相代谢与Ⅱ相代谢，最终形成4-甲基邻苯二酚（methylcatechol）和吡咯烷（pyrrolidine）及其葡萄糖醛酸化、硫酸化产物，大部分代谢产物经尿液排出，有报道对人尿液、人肝微粒体中MDPV的代谢进行系统研究，共鉴别出9种MDPV的Ⅰ相代谢产物及6种Ⅱ相代谢产物[27]。

卡西酮类物质体内分布资料甚少，一例MDPV中毒死亡案例的体内分布见表17-19，可见MDPV在体内分布均匀，仅在代谢/排泄组织（肾脏、肝脏和胆汁）中稍高[3]。

表17-19　MDPV中毒死亡案例的体内分布（μg/mL或μg/g）

检　材	MDPV浓度	检　材	MDPV浓度
股静脉血	0.44	肾	0.84
心血	0.50	肝	0.98
尿液	>5.0	肌肉	0.56
胃内容物	>2.0=50 mL	脾脏	0.64
胆汁	0.88	小脑	0.42
脑脊液	0.41	心脏	0.12
肺	0.60	头发	11.66 ng/mg

三、检材处理

血液、尿液是卡西酮类物质滥用、中毒、致死案件选取的主要生物基质，口腔液、毛发也逐渐成为确认滥用物质种类及滥用史的重要检材。血液离心后可以直接用于提取待测物质；尿液需经酸解、酶解，游离出原型或代谢产物；口腔液需置于低温冰箱以使蛋白失去黏性后再行处理；毛发则需进行清洗、粉碎、消化和水解等处理后再行提取。

1. 体液

参考方法[28]：取待检尿液1 mL，加pH 9的缓冲溶液1 mL，再加入乙酸乙酯5 mL，涡旋5 min，振荡提取10 min，离心后移取有机相，用5 mL乙酸乙酯重复提取1次，合并有机相，滴加1滴酸性甲醇，于50℃水浴中氮气流下吹干，残余物用50 μL甲醇溶解，取1 μL，供GC-MS分析。

参考方法[29]：取5 mL尿液样品，加入5 μL 1.00 mg/mL内标物N,N-二甲基苯胺标准溶液，再加入 0.5 mL Na_2CO_3 - $NaHCO_3$ 缓冲溶液（pH 10.8）、50 mg 氯化钠和 0.5 mL 环己烷，涡旋混合 3 min，以 5 000 r/min 离心 10 min，取上层有机相，供 GC - MS 测定。

参考方法[30]：取待检尿液样品 100 μL，加入 0.9 mL 磷酸盐缓冲液（pH = 6.0）平衡。固相萃取柱首先加入 1 mL 甲醇、1 mL 去离子水、1 mL 磷酸盐缓冲液（pH = 6.0）活化。将平衡好的尿液样品加入固相萃取柱，自然流干；依次用 2 mL 去离子水、1 mL 0.1 mol/L 盐酸洗涤杂质，氮气吹干 1 min；再加入 2 mL 甲醇洗涤杂质，吹干 5 min。加入乙酸乙酯-氨水（体积比为 98：2）溶液 2 mL 洗脱目标物，收集洗脱液，氮气 37℃吹干。加入 25 μL 乙酸乙酯和 25 μL HFBA，混匀，转入钳口进样瓶内，钳紧，65℃加热衍生 20 min。待 GC - MS 分析。

参考方法[3]：取血液 1 mL，加入 2 mL 磷酸缓冲液（100 mmol/L，pH 6.0），加入内标，混旋，上 Drug Prep I SPE 柱。上柱前 SPE 柱首先用 3 mL 甲醇、3 mL 蒸馏水和1 mL 磷酸缓冲液活化，上柱后依次用 1 mL 蒸馏水、1 mL 0.1 M 乙酸和 1 mL 甲醇清洗。小柱干燥后用 1.5 mL 二氯甲烷：异丙醇：氨水（80：20：2，V/V/V）洗脱，洗脱液中加入 100 μL HCl -异丙醇（1：3，V/V）酸化，30℃氮气流下吹干，加入 50 μL 流动相溶解残余物，供 LC - MS/MS 分析。

参考方法[31]：取 0.5 mL 血液，加入 0.2 mL 纯水和 1.3 mL 乙腈，涡旋振荡 1 min，以 12 000 r/min 离心 15 min 将蛋白沉淀，取上清液供 LC - MS/MS 分析。

2. 头发

参考方法[3]：头发样品依次用 0.1%十二烷基磺酸钠、蒸馏水清洗 3 次，干燥后，剪成约 1~2 mm 头发段。称取头发 15 mg，加入含有内标的 3 mL 甲醇/5 mol/L 盐酸混合溶液（20：1），室温下放置过夜，转移上清液，氮气流下挥干，残余物中加入 3 mL 磷酸缓冲液（pH 6.0），混匀后上 Bond Elut Certify SPE 柱。SPE 柱先用甲醇、磷酸缓冲液活化，上柱后用 1 mL 蒸馏水和 1 mL 1 mol/L 乙酸清洗，干燥，然后用 3 mL 二氯甲烷：甲醇：盐酸混合溶剂（60：40：1）洗脱。洗脱液挥干后加入 200 μL PFPA/乙酸乙酯（1：1）60℃衍生化 20 min，再次吹干后加入 50 μL 乙酸乙酯定容，供 GC - MS 分析。

参考方法[32]：20 mg 头发样品用二氯甲烷、甲醇洗涤 2 次，在氮气流下干燥后研磨粉碎。在样品中加入 20 μL 内标甲氧麻黄酮- d_3（100 ng/mL）和 1 mL 0.1 mol/L HCl，45℃水解 16 h。然后加入 1 mL 磷酸盐缓冲液（pH 6），涡旋，离心。取上清液用 Bond Elut 固相萃取柱提取。固相柱先用 2 ml 甲醇、2 mL pH 6 的磷酸盐缓冲液活化，上样后分别用 2 mL 去离子水、3 mL 0.1 mol/L HCl 和 5 mL 甲醇清洗，然后用 2 mL二氯甲烷-异丙醇混合物（8：2，V/V）洗脱。洗脱液在氮气流下吹干，加入 200 μL 流动相溶解，供 LC - MS/MS 分析。

四、分析方法

1. 气相色谱/质谱联用法

(1) 分析参考条件[29]

色谱条件：色谱柱：DB－5 MS 柱（30 m×0.25 mm×0.25 μm）；程序升温：初温60℃，保持 1 min，以 20℃/min 升温至 280℃，保持 5 min；进样口温度：280℃；载气：He；流速：1 mL/min；不分流进样模式（1 min 后分流，分流比 20∶1）。

质谱条件：离子源：EI 源，70 eV；离子源温度：200℃；全扫描模式：范围 40～400 amu；传输线温度为 280℃。8 种卡西酮类物质保留时间与特征离子见表 17－20。

表 17－20　8 种卡西酮类物质保留时间与特征离子

序号	化 合 物	保留时间(min)	定性离子(m/z)	定量离子(m/z)
1	MC	7.01	58,77,51	58
2	4－CEC	8.49	44,72,111	44
3	4－MPD	8.77	44,86,91	44
4	MDMC	9.31	58,149,121	58
5	4－MePPP	9.59	98,56,119	98
6	MDEC	9.63	72,44,149	72
7	4－Cl－α－PPP	9.87	98,56,111	98
8	MDPV	11.57	126,84,149	126

该法尿液中 8 种卡西酮类物质 LOD 为 2～10 ng/mL，LOQ 为 5～20 ng/mL。

(2) 分析参考条件[30]

色谱条件：色谱柱：DB－5MS 柱（30 m×0.25 mm×0.25 μm）；升温程序：柱温80℃保持 1 min；以 50℃/min 升至 160℃，保持 1 min；以 10℃/min 升至 180℃，保持3 min；以 80℃/min 升至 300℃，保持 0.5 min；进样口温度：190℃；接口温度：300℃；载气：氦气；流速：2.2 mL/min。

质谱条件：离子源：EI 源，70 eV；扫描模式：SIM。其他质谱参数见表 17－21。

表 17－21　卡西酮类物质及内标的保留时间、特征离子及相对丰度

化 合 物	保留时间(min)	定性离子 1(相对丰度)	定性离子 2(相对丰度)	定性离子 3(相对丰度)
麻黄碱－d_3	4.61	257(100%)	213(50%)	374(5%)
甲卡西酮	4.97	254(100%)	105(95%)	210(37%)
4－甲基甲卡西酮－d_3	5.77	257(100%)	213(50%)	163(6%)
4－甲基甲卡西酮	5.79	254(100%)	210(51%)	160(6%)
3,4－亚甲二氧基甲卡西酮－d_3	8.94	257(100%)	213(64%)	406(6%)
3,4－亚甲二氧基甲卡西酮	8.96	254(100%)	210(64%)	403(8%)

本法尿液中甲卡西酮、4－甲基甲卡西酮和3,4－亚甲二氧基甲卡西酮在25～200 ng/mL的质量浓度范围内线性良好（$r>0.99$），LOD均为2.0 ng/mL，LOQ均为25.0 ng/mL。

2. 液相色谱-质谱法

(1) 分析参考条件[33]

色谱条件：HDEclipse Plus C_{18}液相柱（50 mm×2.1 mm×1.8 μm）；流动相：A为2 mmol/L甲酸铵/0.1%甲酸水溶液；B为0.1%甲酸乙腈/水（90：10，V/V）溶液；梯度洗脱程序：0,5% B；6 min,35% B；6.5 min,95% B；7.5 min,95% B；11 min,5% B；15 min,5% B。流速：0.5 mL/min；柱温40℃。

质谱条件：电喷雾正电离（ESI+）；气体温度：320℃；气体流速：8 L/min；喷雾：27 psi；鞘气温度：380℃；鞘气流速：12 L/min；毛细管电压：3 750 V；充电电压：500 V。质谱碎片离子信息见表17－22。

表17－22　卡西酮类物质的质谱信息

化 合 物	离子对(m/z)	CE(V)	DP(V)	Rt(min)
DOB	274/257	14	100	3.846
	274/229	10		
DOET	224/207	5	85	4.547
	224/91	49		
DOM	210/193	5	75	3.538
	210/165	13		
TMA	226/209	5	80	2.075
	226/91			
2C－B	260/243	4	90	3.403
	260/228	6		
2C－E	210/193	5	80	4.119
	210/163	25		
2C－I	308/291	9	90	3.906
	308/91	49		
2C－T－4	256/239	5	90	4.675
	256/197	17		
2C－T－7	256/239	9	85	4.959
	256/167	29		
MDPV	276/126	25	130	3.383
	276/135			
mephedrone	178/160	10	85	2.123
	178/144	30		
cathinone	150/132	10	80	1.031
	150/117	22		

续　表

化合物	离子对(m/z)	CE(V)	DP(V)	Rt(min)
methcathinone	164/146	10	85	1.196
	164/130	34		
methedrone	194/176	10	80	1.745
	194/161	18		
4 - MEC	192/174	10	95	2.482
	192/145	18		
flephedrone	182/164	10	85	1.422
	182/148	34		
bk - MDMA	208/160	14	80	1.397
	208/132	26		
butylone	222/174	14	95	2.035
	222/204	10		
methedrone - d_3	181/163	9	90	2.115
	181/148	21		
methylone - d_3	211/163	13	85	1.390
	211/135	29		

（2）分析参考条件[31]

色谱条件：色谱柱：Acquity UPLC BEH C_{18}柱(2.1 mm×100 mm×1.7 μm)；柱温：40℃。流动相：A 为 0.1%甲酸-水(5 mmol/L 乙酸铵)，B 为乙腈；流速：0.4 mL/min；洗脱程序：0~1 min，5% B；1~5 min，5%~90% B；5~6 min，90% B；6~7 min，90%~5% B；7~8 min，5% B。总运行时间为 8 min。

质谱条件：电喷雾电离(ESI)源，正离子扫描，多反应监测(MRM)模式；电喷雾电压：3 000 V；锥孔电压：40 V；毛细管电压：0.5 kV；离子源温度：120℃；脱溶剂气流速：800 L/h；脱溶剂气温度：550℃；锥孔气流速：50 L/h。质谱参数见表 17 - 23。

本法血液中 3,4 -亚甲二氧基甲卡西酮(methylone)、3,4 -亚甲二氧基乙卡西酮(ethylone)、4 -氯甲卡西酮(4 - CMC)、4 -氯乙卡西酮(4 - CEC)在 5~500 ng/mL 质量浓度范围内线性关系良好，LOD 为 2 ng/mL，LOQ 为 5 ng/mL。

（3）分析参考条件

色谱条件：色谱柱：Waters Acquity UPLC® HSS T3 柱(2.1 mm×100 mm×1.8 μm)；流动相：A 为 20 mmol/L 乙酸铵/0.1%甲酸，B 为乙腈；流速：0.25 mL/min；洗脱程序：0~1 min，10% B；1~10 min，70% B；10~10.1 min，10% B；10.1~12 min，10% B。

表 17－23 卡西酮类物质的质谱参数

化合物	保留时间(min)	母离子(m/z)	子离子(m/z)	碰撞能量(eV)
methylone	2.31	208.096 82	190.085 85,160.076 53*	16
4－FMC	2.36	182.097 57	164.087 36,149.064 22	16
ethylone	2.44	222.112 47	204.102 45,174.091 72*	16
methedrone	2.46	194.118 49	176.108 19,161.084 47	16
4－MMC	2.61	178.122 90	160.112 72,145.088 62	16
4－CMC	2.71	198.068 02	180.060 00,145.090 00*	16
4－BMC	2.80	242.019 89	145.089 13,144.081 79	16
4－CEC	2.81	212.083 67	194.115 74*,159.104 38	16

*定量离子。

质谱条件：电喷雾电离(ESI)源，正离子模式，选择离子监测；离子喷雾电压：80 kV；离子源温度：500℃。37 种合成卡西酮类物质和 6 个内标物的碎片离子和质谱参数见表 17－24。

表 17－24 37 种卡西酮类物质的质谱参数

分析物	母离子/子离子(m/z)	DP(V)	CE(V)	保留时间(min)
butylone	222.3>174.1/204.3	86	27/18	3.87
buphedrone	178.2>91.1/132.1	80	28/27	3.7
buphedrone ephedrine metabolite	180.1>162.1/133.2	60	19/30	3.23
3,4－dimethylmethcathinone	192.1>174/159.4	75	20/32	4.9
3,4－dimethylmethcathinone norephedrine metabolite	180.3>104.9/114.9	50	36/50	4.33
methylone	208.2>160/190.2	63	24/18	3.13
methcathinone	164.2>145.9/130.9	62	20/27	2.74
cathinone	150.2>131.8/116.9	44	18/30	2.49
ethylone	222.3>204.3/174.1	78	19/27	3.63
N－ethylcathinone	178.1>132.1/160.3	75	26/19	3.56
N－ethylcathinone ephedrine metabolite	180.1>162/147.2	60	21/29	3.29
eutylone	236.4>161/188.1	69	28/28	4.18
4－ethylmethcathinone	192.2>146/159	65	25/28	5.03
4－FMC	182.2>102.9/149	69	41/28	3.23
3－fluoromethcathinone	182.2>123.2/149.1	63	30/28	3.32
3－fluoromethcathinone ephedrine metabolite	184.3>115.2/151.1	57	41/29	3.42
methedrone	194.2>144.9/161.1	69	31/30	3.51
4－methylephedrine	180.3>131.2/147.3	55	30/29	3.94
4－fluoro－α－POP	292.3>109/168.4	80	35/37	7.97
5－iodo－2－aminoindane	260.1>116/243.2	60	41/20	5.04
mephedrone	178>118.9/145.4	56	29/28	4.23

续　表

分　析　物	母离子/子离子(m/z)	DP(V)	CE(V)	保留时间(min)
MDAI	178>102.9/131.2	42	40/28	3
naphyrone	282.3>126.1/141.4	65	44/37	7.05
4 - MEC	192.2>119.2/146	74	34/26	4.26
4 - methyl - N - ethyl - norephedrine	194.1>130.9/146.9	65	30/31	4.24
MDPBP	262.1>191.3/112.1	109	26/36	4.37
MDPPP	248.4>147.3/177.2	90	33/27	3.8
methedrone norpseudoephedrine metabolite	182>164.2/147.1	50	15/26	2.36
MDPV	276>126.3/135.1	100	35/35	5.32
pyrovalerone	246.2>119/175.2	60	37/26	5.95
pentylone	236.4>188.2/218.1	60	24/19	4.66
pentedrone	192.1>132.1/161.2	70	27/20	4.43
pentedrone norephedrine metabolite	180.1>91.3/162.3	40	35/14	3.88
α - pyrrolidinovalerophenone	232.3>91.1/161.3	91	35/26	5.02
α - pyrrolidinopropiophenone	204.2>97.9/105.2	71	36/33	3.63
α - pyrrolidinobutiophenone	218.4>91/112	76	37/39	4.25
5 - dihydrobenzofuranpyrovalerone	274.2>126.4/133.2	98	31/44	5.49
methcahtinone - d_3	167.3>149.4/131.1	58	21/30	2.85
ethylone - d_5	227.3>91/151.4	81	60/39	3.59
mephedrone - d_3	181.2>148.2/163.1	65	31/19	4.02
methylone - d_3	211.2>134.9/163.3	65	30/27	3.23
4 - methylephedrine - d_3	183.3>131/165.4	40	28/16	3.94
α - pyrrolidinovalerophenone - d_8	240.4>161/91	85	26/32	5.12

本法血斑中 37 种合成卡西酮类物质的 LOD 为 0.5～2.0 ng/mL；LOQ 为 2～10 ng/mL。

(4) 分析参考条件[32]

色谱条件：色谱柱：Kinetex C_{18}柱(100 mm×2.1 mm×5 μm)；柱温：45℃；流动相：A 为含 0.1%甲酸的蒸馏水，B 为 0.1%甲酸的乙腈；流速：0.2 mL/min；洗脱程序：0～6 min，90%～10% A；6～9 min，10% A；9～18 min，10%～90% A。

质谱条件：电喷雾电离(ESI)源，多反应监测(MRM)模式；离子喷雾电压：+5 000 V；离子源温度：500℃；雾化气：30 psi；加热气：25 psi。其他质谱参数见表 17 - 25。

表 17 - 25　16 种卡西酮类物质的质谱参数

化 合 物	前体离子(m/z)	子离子(m/z)	DP(V)	CE(eV)
3,4 - DMMC	192.1	174.0*,159.1	61	19,29
4 - FMC	182.0	164.0*,149.1	61	19,29
4 - MEC	192.1	146.1*,174.2	52	17,30
α - PHP	264.4	91.0*,105.2	80	30,40

续 表

化 合 物	前体离子(m/z)	子离子(m/z)	DP(V)	CE(eV)
α-PVP	232.1	91.3*,105.3	90	65,31
buphedrone	178.1	160.1*,91.1	50	27,19
butylone	221.1	174.1*,204.0	66	25,19
ethcathinone	178.1	160.0*,131.9	61	17,23
etylone	222.0	173.9*,203.9	63	27,19
MDPV	276.1	126.2*,205.1	82	27,16
mephedrone	178.3	160.2*,145.1	22	22,18
methcathinone	164.0	146.2*,131.0	81	17,27
methedrone	194.4	176.3*,161.2	20	13,19
naphyrone	281.9	141.1*,211.0	51	37,27
pentedrone	192.1	174.1*,90.9	56	17,31
pentylone	236.0	217.8*,188.0	31	17,27
mephedrone-d_3(IS)	181.2	148.1*,163.3	60	29

*定量离子。

本法采用 20 mg 毛发,16 种卡西酮类物质的 LOD 为 0.1~2.5 pg/mg,LOQ 为 1~5 pg/mg。

五、鉴定要点

1. *体液中卡西酮类物质浓度* 目前血液中卡西酮类物质的资料相对较少,国际法医毒物学协会(TIAFT)设有专栏,鼓励同行上传、分享案例中阳性检出结果。据阳性案例报道:① 非中毒死亡案件,某男性口服 200 mg 后又肌注 3.8 g 4-甲基甲卡西酮,血液中 4-甲基甲卡西酮的浓度为 0.15 μg/mL。② 苏格兰 4 例中毒死亡案件,血液中 4-甲基甲卡西酮浓度在 1.2~22 μg/mL 范围。③ 某 29 岁女性,过量服用甲卡西酮致昏迷,24 h 后苏醒,入院时血液和尿液中甲卡西酮浓度分别为 0.5 μg/mL 和17 μg/mL[3]。卡西酮类物质的兴奋和致幻作用,尤其是多种滥用物质的同时使用,增大了交通事故的危险。19 个驾车能力损害的男司机血液中卡西酮、去甲伪麻黄碱和去甲麻黄碱的浓度均值分别为 48 ng/mL、137 ng/mL 和 123 ng/mL,同时采集的尿液中浓度均值分别为 8.2 ng/mL、83 ng/mL 和 74 ng/mL。4 例交通事故死亡案例中血液中 MDPV 浓度分别为 38 ng/mL、17 ng/mL、306 ng/mL 和 124 ng/mL,同时检出的滥用物质包括四氢大麻酚、氯硝西泮、氟西汀和咖啡因等[34]。

尿液中卡西酮类衍生物浓度高时,苯丙胺免疫板可呈阳性结果,阳性尿液中卡西酮浓度为 118~3 266 ng/mL,甲卡西酮的浓度在 13~91 ng/mL 范围。

2. *头发中卡西酮类物质的浓度* 药物进入头发除了与服用剂量、毛发中黑色素含量相关外,药物本身的物理化学性质起着更为重要的作用。同为苯丙胺类化合物,由于其取代基的差别仍然可能致药物进入头发的能力有区别。进入速率(incorporation rate, ICR)定义为毛发中的物质浓度与血浆药时曲线下的面积(AUC)之比,可用来定量评价药物进入毛发的能力。卡西酮类物质和经典的苯丙胺类 ICR 比较见表 17－26[35]。

表 17－26　卡西酮类物质和苯丙胺类进入毛发的速率比较

化 合 物	血浆 AUC(μg min/mL)	毛发浓度(ng/mg)	ICR
卡西酮	291±20	4.2±0.9	0.01±0.00
甲卡西酮	191±59	6.6±1.9	0.04±0.01
苯丙胺	182±7	18.1±0.1	0.10±0.02
甲基苯丙胺	125±21	16.3±2.3	0.13±0.02
MDA	411±59	121.9±27.5	0.30±0.05
bk－MDMA	147±12	79.8±22.3	0.55±0.19
MDMA	121±16	93.4±10.9	0.77±0.05
MDEA	165±10	138.4±4.4	0.85±0.03
MMDA	183±50	215.0±20.5	1.24±0.06
MBDB	151±17	164.5±25.0	1.10±0.25

按照 ICR 值,进入毛发的顺序从低到高依次为卡西酮<甲卡西酮<苯丙胺<甲基苯丙胺<N－乙基苯丙胺(N－ethylamphetamine, EAP)<MDA<bk－MDMA<MDMA<MDEA<MBDB<MMDA,MDA、MDMA 和 bk－MDMA 的 ICR 比甲卡西酮、苯丙胺、甲基苯丙胺等要高 3~40 倍,说明苯环上的亚甲氧基结构可使药物更易于进入毛发,而卡西酮类比相应的苯丙胺类低 2~10 倍,说明 β－羰基结构难以进入头发。bk－MDMA 结构上既有 β－羰基,又有亚甲氧基,但亚甲氧基较 β－羰基易于进入毛发。MBDB 为亚甲二氧苯基-仲丁胺结构,进入头发能力更强。故相对讲,苯丙胺类较易进入毛发。

六、案例评析

［**案例一**］　在死亡案例中,经常发现卡西酮类物质和其他滥用物质同时存在。如:① 某 36 岁男性,处于躁狂、发怒、精神错乱状态,赤裸身体,头撞玻璃自残,警察将其拘捕,送医院虽经抢救仍死亡。尸检后毒物分析结果见表 17－27[36],此外,胃内容物中残存的 4－甲基甲卡西酮约为 94 mg。② 某 40 岁男性,有吸毒史,近期改吸食“bath salts”。某日吸食后在大街上裸奔,精神错乱,伤害路人,警察使用电警棍将其制服,送医院时仍有攻击行为,幻觉,尖叫,入院 20 min 后安静,瞳孔散大,心动过缓,很快心脏骤停死亡。入院后抽取的血液和尿液中均检出对乙酰氨基酚、咖啡因、可铁宁、利多卡因、甲氧苄氨嘧啶和 MDPV,血液和尿液中 MDPV

浓度分别为 82 ng/mL 和 670 ng/mL[37]。③ 某 23 岁男性服用网购“bath salts”白色粉末自杀，送医院抢救时烦躁、幻觉、多汗、心动过速，血液和尿液中 MDPV 浓度分别为 186 ng/mL 和 136 ng/mL，同时检出 4 - FMC，血液和尿液中浓度分别为 346 ng/mL和 257 ng/mL[38]。这些案例表明实验室需建立覆盖不同类别滥用物质的筛选分析方法，即使都为“bath salts”白色粉末，其成分仍可能不同。

表 17 - 27　4 -甲基甲卡西酮中毒死亡案例毒物分析结果

化合物	检材	结果
可卡因	股静脉血	0.007 μg/mL
苯甲酰爱康宁	股静脉血	0.17 μg/mL
甲基爱康宁	股静脉血	0.042 μg/mL
MDMA	股静脉血	0.01 μg/mL
4 -甲基甲卡西酮	股静脉血	5.1 μg/mL
	尿液	186 μg/mL
	胃内容物	1.04 mg/mL
去甲羟安定	股静脉血	<0.01 μg/mL
咪达唑仑	股静脉血	0.006 μg/mL

[案例二]　2020 年 10 月，某市公安局禁毒支队民警抓获涉毒人员王某，在其身上发现可疑灰色粉末 1 袋。据王某供述，该粉末为其通过网络购买的“土冰”，并于当天吸食约 30 mg。经毒物鉴定，在该粉末中检出甲卡西酮成分，在王某尿液中也检出该成分，含量为 56 ng/mL。鉴定结果为其持有与吸食毒品行为的认定提供了可靠的理论依据[29]。

[案例三]　意大利法医学系收集 2017 年 1 月至 2018 年 8 月期间所有尸检毒物呈阳性的案例，共计研究样本 17 例，其中卡西酮类呈阳性的 2 例。检出结果见表 17 - 28[32]。其中 2 号系 27 岁男性，曾有多种物质的滥用史，死亡原因为美沙酮过量。在其两个头发段中分别检出 8 种合成卡西酮类物质，且距毛根端浓度更高。头发分析结果与其生前的自我声明“近期摄入越来越多的合成卡西酮”一致。15 号系 31 岁男性，死于自缢，其中尿液中检出常规毒物可卡因，调查未发现关于生前滥用合成卡西酮的信息。毛发分析仅在其近根部头发段中检出乙卡西酮，且浓度较低，表明 15 号可能曾偶尔服用乙卡西酮。

表 17 - 28　阳性案例毛发中卡西酮类物质浓度

案例号	目标物	浓度(pg/mg)	
		0~2.5 cm 段	2.5~5 cm 段
2	3,4 - DMMC	2 800.0	572.6
	4 - FMC	41.1	45.6

续 表

案例号	目标物	浓度(pg/mg)	
		0~2.5 cm 段	2.5~5 cm 段
	4 - MEC	2 200.0	591.0
	α - PHP	4 700.0	3 600.0
	α - PVP	52.8	24.4
	methcathinone	1 600.0	695.6
	methedrone	6 200.0	1 500.0
	pentedrone	198.4	586.2
15	ethcathinone	11.0	

第三节 芬太尼类物质

一、概述

芬太尼(fentanyl)是一种合成阿片类药物,其化学结构见图 17 - 2。“芬太尼类物质”是指化学结构与芬太尼相比,符合以下一个或多个条件的物质:① 使用其他酰基替代丙酰基;② 使用任何取代或未取代的单环芳香基团替代与氮原子直接相连的苯基;③ 哌啶环上存在烷基、烯基、烷氧基、酯基、醚基、羟基、卤素、卤代烷基、氨基及硝基等取代基;④ 使用其他任意基团(氢原子除外)替代苯乙基[39]。常见芬太尼类物质见表 17 - 29。

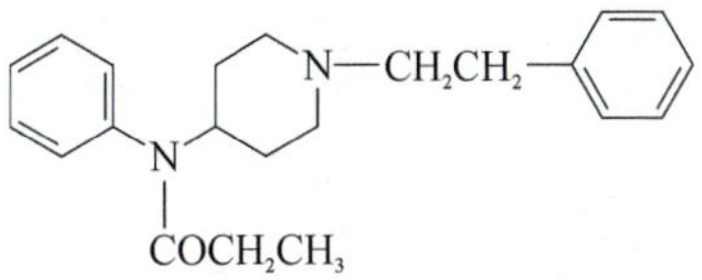

图 17 - 2 芬太尼化学结构

表 17 - 29 25 种芬太尼类物质

序号	中文名	分子式	化学名称	CAS
1	乙酰芬太尼	$C_{21}H_{26}N_2O$	N -(1 -苯甲基-哌啶- 4 -基) - N -苯乙酰胺	3258 - 84 - 2
2	丁酰芬太尼	$C_{23}H_{30}N_2O$	N -苯基- N -[1 -(2 -苯基乙基)哌啶- 4 -基]丁酰胺	1169 - 70 - 6
3	β -羟基硫代芬太尼	$C_{20}H_{26}N_2O_2$	SN -{1 -[2 -羟基- 2 -(噻吩- 2 -基)乙基]哌啶- 4 -基} - N -苯基丙酰胺	1474 - 34 - 6

续 表

序号	中文名	分子式	化学名称	CAS
4	4-氟丁酰芬太尼	$C_{23}H_{29}FN_2O$	N-(4-氟苯基)-N-(1-苯乙基哌啶-4-基)丁酰胺	244195-31-1
5	异丁酰芬太尼	$C_{23}H_{30}N2_O$	N-(1-苯乙基哌啶-4-基)-N-苯基异丁酰胺	119618-70-1
6	奥芬太尼	$C_{22}H_{27}N_2O_2$	F N-(2-氟苯基)-2-甲氧基-N-{1-[2-苯基乙基]-4-哌啶基}乙酰胺	101343-69-5
7	乙酰α-甲基芬太尼	$C_{22}H_{28}N_2O$	1-(α-甲基苯乙基)-4-(N-乙酰苯胺基)哌啶	101860-00-8
8	阿芬太尼	$C_{21}H_{32}N_6O_3$	N-{1-[2-(4-乙基-4,5-二氢-5-氧代-1H-四唑-1-基)乙基]-4-(甲氧基甲基)-4-哌啶基}-N-苯基丙酰胺	71195-58-9
9	α-甲基芬太尼	$C_{23}H_{30}N_2O$	N-苯基-N-[1-(1-苯基-2-丙烷基)-4-哌啶基]丙酰胺	79704-88-4
10	α-甲基硫代芬太尼	$C_{21}H_{28}N_2OS$	N-苯基-N-[1-(1-噻吩-2-基丙-2-基)哌啶-4-基]丙酰胺	103963-66-2
11	β-羟基芬太尼	$C_{22}H_{28}N_2O_2$	N-[1-(2-羟基-2-苯基-乙基)-哌啶-4-基]-N-苯基-丙酰胺	78995-10-5
12	β-羟基-3-甲基芬太尼	$C_{24}H_{32}N_2O_2$	N-[1-(2-羟基-2-苯基乙基)-3-甲基哌啶-4-基]-N-苯基丙酰胺	78995-14-9
13	芬太尼	$C_{22}H_{28}N_2O$	N-苯基-N-[1-(2-苯基乙基)-4-哌啶基]丙酰胺	437-38-7
14	3-甲基芬太尼	$C_{23}H_{30}N_2O$	N-(3-甲基-1-苯乙基-哌啶-4-基)-N-苯基-丙酰胺	42045-86-3
15	3-甲基硫代芬太尼	$C_{21}H_{28}N_2O S$	N-[3-甲基-1-(2-噻吩-2-基乙基)哌啶-4-基]-N-苯基丙酰胺	86052-04-2
16	对氟芬太尼	$C_{22}H_{27}FN_2O$	N-(4-氟苯基)-N-[1-(2-苯基乙基)-哌啶-4-基]丙酰胺	90736-23-5
17	瑞芬太尼	$C_{20}H_{28}N_2O_5$	4-(甲氧羰基)-4-[(1-氧丙基)苯氨基]-1-哌啶丙酸甲酯	132875-61-7
18	舒芬太尼	$C_{22}H_{30}N_2O_2$	S N-[4-(甲氧基甲基)-1-(2-噻吩-2-基乙基)哌啶-4-基]-N-苯基丙酰胺	56030-54-7
19	硫代芬太尼	$C_{20}H_{26}N_2OS$	N-苯基-N-[1-(2-噻吩-2-基乙基)哌啶-4-基]丙酰胺	1165-22-6
20	卡芬太尼	$C_{24}H_{30}N_2O_3$	1-(2-苯乙基)-4-[苯基(丙酰基)氨基]哌啶-4-羧酸甲酯	59708-52-0
21	呋喃芬太尼	$C_{24}H_{26}N_2O_2$	N-(1-苯乙基哌啶-4-基)-N-苯基呋喃-2-羧酰胺	101345-66-8
22	丙烯酰芬太尼	$C_{22}H_{26}N_2O$	N-(1-苯乙基哌啶-4-基)-N-苯基丙烯酰胺	82003-75-6
23	戊酰芬太尼	$C_{24}H_{32}N_2O$	N-(1-苯乙基哌啶-4-基)-N-苯基戊酰胺	122882-90-0
24	4-氟异丁酰芬太尼	$C_{23}H_{29}FN_2O$	N-(4-氟苯基)-N-(1-苯乙基哌啶-4-基)异丁酰胺	244195-32-2
25	四氢呋喃芬太尼	$C_{24}H_{30}N_2O_2$	N-苯基-N-(1-苯乙基哌啶-4-基)四氢呋喃-2-羧酰胺	2142571-1-3

芬太尼类物质是当前出现最多的合成阿片类物质。与吗啡等阿片类药物相似，芬太尼也产生欣快、呼吸抑制、成瘾性等不良反应，因此1964年芬太尼即被列为I类麻醉药品。但相比吗啡等传统镇痛药物而言，芬太尼镇痛效果好，不良反应相对较小，故有些芬太尼类似物如舒芬太尼、阿芬太尼、瑞芬太尼等也被合成用于临床。20世纪80年代左右，随着芬太尼滥用及非法使用的报道，多种芬太尼类似物出现于毒品市场，如α-甲基芬太尼（中国白），3-甲基芬太尼、乙酰-α-甲基芬太尼、α-甲基硫代芬太尼、β-羟基芬太尼等。2013—2018年期间出现如奥芬太尼、呋喃芬太尼、丁酰芬太尼、丙烯酰芬太尼、四氢呋喃芬太尼、4-氟异丁酰芬太尼、甲氧乙酰芬太尼、环丙基芬太尼等一系列芬太尼类似物。2014年起，又相继出现U系列类芬太尼类物质。

芬太尼类物质的药理作用与吗啡相似，主要是镇痛、镇静和麻醉，同时能够减少内分泌代谢应激反应。其主要在大脑中枢神经系统（CNS）与μ阿片受体结合产生镇痛作用，通过与神经元细胞上的阿片受体结合，调节突触前和突触后感觉神经元，改变信号转导和离子传导来减少疼痛的传递，且能使人处于没有疼痛和焦虑的“清醒镇静”状态[40]。芬太尼类物质具有强烈的致成瘾性，长期使用芬太尼类物质后会产生躯体依赖性和精神依赖性。芬太尼类物质的躯体依赖性主要表现为戒断反应。躯体依赖性可导致个体试图避免戒断症状而寻求芬太尼类物质，通过使反复暴露持续存在而导致成瘾。因部分芬太尼类物质临床使用，由于医院麻醉药管理疏漏而出现医生、病人等滥用案（事）件时有发生。

芬太尼类物质的毒性作用很强。① 神经系统毒性，长期使用或者滥用阿片类物质会使认知功能受到损害。② 呼吸系统毒性，芬太尼类物质可引起呼吸抑制，大多为一过性，还有可能导致肺水肿。③ 心血管系统毒性，芬太尼类物质可能会引起心动过缓或者低血压症状。④ 其他系统毒性，过量使用芬太尼类物质还会引起全身肌肉强直和肌肉紧张性阵挛，这可能与激动中枢受体有关[40]。

芬太尼类物质具有强效镇痛及致成瘾性作用，且制备简单、衍生容易。不法分子通过地下加工厂不断合成出各种新的芬太尼类物质，并通过化学修饰逃避法律监管。据联合国毒品与犯罪问题办公室（United Nations Office of Drugs and Crime，UNODC）发布的《2019年世界毒品问题报告》称，2017年，美国记录的类阿片过量致死人数超过47 000人，比2016年增加了13%。这些死亡在很大程度上是由于芬太尼及其类似物等合成类阿片造成的，与2016年相比，阿片类物质造成的死亡人数增加了近50%。

我国历来对阿片类物质的滥用与流行问题极为重视，在2013年版的《麻醉药品和精神药品品种目录》中已将十三种芬太尼类物质列入管制，并且于2015年、2018年陆续发布、更新《非药用类麻醉药品和精神药品管制品种增补目录》，把已发现的新型芬太尼类物质列入管制。为进一步打击涉芬太尼类物质的违法犯罪行为,从2019年5月1日起将芬太尼类物质整类列入《非药用类麻醉药品和精神药品管制品种增补目录》,为非药用类芬太尼类物质的管制提供了充分的制度保障。

二、体内过程

芬太尼类新精神活性物质进入人体的主要途径有皮肤吸收、口服和静脉注射等,主要在肝脏和十二指肠中进行代谢,肝脏的代谢速度约为十二指肠代谢的两倍。芬太尼类物质的代谢途径包括哌啶N-脱烷基化成去甲芬太尼、酰胺水解成去甲硫基芬太尼、末端甲基羟基化成羟基芬太尼和羟基去甲芬太尼,酰胺N-脱烷基化成N-苯基丙酰胺。如芬太尼吸收后在肝脏快速代谢,其主要代谢途径为N-去烷基、水解去丙酰基及苯基、哌啶环和支链的羟化反应,其中主要为N-去烷基芬太尼和去丙酰基芬太尼。在这些代谢途径中,哌啶N-脱烷基化成去甲芬太尼是代谢的主要途径,去甲芬太尼是代谢的主要产物,占芬太尼代谢的99%以上[41]。值得注意的是,由于其相似的结构以及代谢途径,许多芬太尼类物质可能有共同的代谢产物。如芬太尼、α-甲基芬太尼和β羟基硫代芬太尼有共同的代谢产物去甲芬太尼。这些代谢过程主要受细胞色素CYP3A4和CYP3A5影响,CYP3A4和CYP3A5是身体药物代谢中两种重要的酶,主要存在于肝脏和小肠。芬太尼类物质大部分以代谢产物的形式经尿和粪便排泄,原形药物少于10%。

芬太尼类物质致死各脏器药物含量报道有:9例芬太尼滥用致死者血液和尿液的浓度范围为0.5~17 ng/mL和5~160 ng/mL。某46岁男性,静注阿芬太尼过量死亡,血液和尿液中阿芬太尼浓度分别为45 ng/mL和2.7 ng/mL。某中毒死亡者体内检出α-甲基芬太尼,其血液、肝脏和胆汁浓度分别为3.1 ng/mL、78 ng/mg和64 ng/mL,同时检出可疑代谢物去丙酰基芬太尼。某4-氟丁酰芬太尼中毒死亡者2例,其中年轻男性体内浓度:血液91 ng/mL;尿液200 ng/mL;肝脏902 ng/mL;年轻女性体内浓度:血液112 ng/mL;尿液414 ng/mL;肝脏136 ng/mL。奥芬太尼中毒死者体内浓度:股动脉血为15 ng/mL,玻璃体液为12 ng/mL,尿液为6 ng/mL[42]。7例静注芬太尼急性中毒死亡者各脏器芬太尼浓度见表17-30[3]。

表17-30　芬太尼中毒死亡者各脏器中芬太尼浓度分布

	芬太尼浓度(ng/mL,ng/g)				
	血　液	脑组织	肝组织	肾组织	尿　液
平均值	8.3	20	37	18	28
范　围	(3.0~28)	(9.2~30)	(5.9~7.8)	(6.1~42)	(5.0~93)

三、检材处理

芬太尼类物质滥用鉴定的生物检材主要有血液、尿液、毛发、汗液和尸体检材等。其中血液是应用最多的检材,而尿液的优势是可以同时检测原形和代谢产物,检测时限较长,毛发则可反映其摄毒程度和摄毒史。生物检材的选择、处理与鉴定结果的准确性、科学性有关。

1. 体液、组织

参考方法(GA/T 1601－2019):① 检材样品。移取血液等液体检材样品 1.0~2.0 mL,或称取绞碎的肝脏等固体检材样品 1.0~2.0 g 于具盖离心管中。加入 0.1 mol/L 盐酸 4 mL,振荡 15 min,8 000 r/min 离心 15 min,取上清液转移至已活化好的 MCX 固相萃取柱中,依次用 0.1 mol/L 盐酸 1 mL、甲醇 1 mL 淋洗,弃去淋洗液,挤干水分或离心或真空抽固相萃取柱 2 min,用 1 mL 5%的氨水/甲醇溶液(体积比 5∶95)进行洗脱,收集洗脱液,置于浓缩器上 45℃浓缩至干,残留物用甲醇浓缩至干,残留物用甲醇浓缩至干,残留物用甲醇浓缩至干,残留物用甲醇浓缩至干,残留物用甲醇 200 μL 溶解,用 0.22 μm 的有机系微孔滤膜过滤,供仪器分析。② 质控样品。取等量相似基质的空白样品(若无相似基质空白样品可用血液替代)两份于具盖离心管中,一份作为空白样品,一份添加芬太尼标准物质,作为添加样品[添加样品的浓度为 10 ng/mL(g)],与检材样品平行操作,得到空白样品提取液和添加样品提取液供仪器分析。

参考方法(SF/T 0066－2020):① 检材样品。取全血或尿液 100 μL,准确加入内标 10 μL(100 ng/mL),混合 10 s,加入硼砂缓冲溶液(pH 9.2)100 μL,乙酸乙酯 0.7 mL,涡旋 30 s,9 700×g 离心 5 min。取上层有机相置于 5 mL 离心管中,40℃下吹干。加入流动相 200 μL 复溶,9 700×g 离心 5 min,取上清液 100 μL 至进样瓶中,取上清液供仪器分析。② 质控样品。取空白全血(或尿液)100 μL 各两份,一份作为空白样品,一份添加 10 μL 10 ng/mL 的 31 种芬太尼类新精神活性物质的混标工作液,配制成 1 ng/mL 的添加样品。与检材样品平行操作。

参考方法[43]:采用乙腈蛋白沉淀和固相萃取法。取全血 1.0 mL,加入 50 μL 内标液(美沙酮－d_3,2.0 μg/mL),混旋 30 s。加入 2 mL 乙腈,3 000 r/min 离心 5 min 以沉淀蛋白。取上清液,加入 3 mL 0.1 mol/L 磷酸缓冲液(pH 6.0),3 000 r/min 离心 5 min。Bond Elut Certify SPE 柱先用 3 mL 甲醇,3 mL 去离子水和 1 mL 0.1 mol/L 磷酸缓冲液(pH 6.0)活化。将上清液以 1.0 mL/min 速率加至已活化好的 SPE 柱中,依次用 3 mL 去离子水,3 mL 0.1 mol/L 磷酸缓冲液(pH 4.0)和 3 mL 甲醇淋洗,高真空下(≥10 mmHg)抽柱 10 min。用 2.0 mL 新配制的二氯甲烷∶异丙醇∶氢氧化铵(85∶15∶2)混合物洗脱。收集洗脱液,在 40℃氮气流中蒸干,然后用 50 μL 乙酸乙酯复溶,供 GC－MS 分析。

2. 毛发

参考方法(SF/T 0066－2020):① 检材样品。毛发样品依次用适量的水和丙酮振荡洗涤两次,晾干后剪成约 1 mm 段,称取毛发样品 20 mg 于 2 mL 研磨管中,加研磨珠适量，再加含 1 ng/mL 内标的提取液 1 mL，液氮冷冻研磨，14 000×g 离心 5 min，取上清液，过 0.22 μm 滤膜，滤液直接供仪器分析。② 质控样品。称取空白毛发样品 20 mg 两份，一份作为空白样品，一份添加 10 μL 100 ng/mL 的 31 种芬太尼类新精神活性物质的混标工作液，制得 0.05 ng/mg 添加样品，余下与案件样品平行操作。

四、分析方法

芬太尼类物质的分析方法包括气相色谱-质谱法、液相色谱-质谱法和液相色谱-高分辨质谱法等。

1. 气相色谱-质谱法

参考分析条件[43]

色谱条件：色谱柱：DB－5MS 柱（30 m×0.25 mm×0.25 μm）；载气：氦气；流速：1.0 mL/min；程序升温：初温 100℃，保持 1 min，以 30℃/min 升温至 300℃，保持 5 min。

质谱条件：EI 源，离子监测（SIM）模式。呋喃芬太尼的监测离子 m/z 为 283*，240，158；奥芬太尼的监测离子 m/z 为 279*，176，236；乙酰芬太尼的监测离子 m/z 为 231*，146，188；丁酰芬太尼的监测离子 m/z 为 259*，146，189；美沙酮 d_3 的监测离子 m/z 为 297*，72，161。其中＊标记离子用于定量。

上述条件下，色谱保留时间为：乙酰芬太尼 9.34 min，丁酰芬太尼 9.92 min，奥芬太尼 10.03 min，呋喃芬太尼 11.76 min，美沙酮-d_3 7.461 min。呋喃芬太尼和奥芬太尼的 LOD 和 LOQ 分别为 0.30 ng/mL 和 1.0 ng/mL，乙酰芬太尼和丁酰芬太尼的 LOD 和 LOQ 分别为 0.15 ng/mL 和 0.50 ng/mL。

2. 液相色谱-质谱法

（1）参考分析条件（SF/T 0066－2020）

色谱条件：色谱柱：Acquity TM UPLC HSS T_3（100 mm×2.1 mm×1.8 μm）或其他等效柱；流动相：A 为 20 mmol/L 乙酸铵缓冲溶液（含 0.1%甲酸和 5%乙腈），B 为乙腈；梯度洗脱：洗脱程序见表 17－31；流速：200 mL/min；柱温：室温；进样量：5 μL。

表 17－31 梯度洗脱程序

时间（min）	流动相 A（%）	流动相 B（%）
0	85	15
4	72	28
5	72	28
10	70	30

续　表

时间(min)	流动相 A(%)	流动相 B(%)
13	55	45
13.5	5	95
14.5	85	15
16	85	15

质谱条件：离子源：电喷雾电离-正离子模式(ESI+)；检测方式：多反应监测(MRM)；离子源电压(IS)：5 500 V；碰撞气(CAD)、气帘气(CUR)、雾化气(GS1)、辅助气(GS2)均为高纯氮气，使用前调节各气流流量以使质谱灵敏度达到检测要求；去簇电压(DP)、碰撞能量(CE)应优化至最佳灵敏度。在以上色谱、质谱条件下，31 种芬太尼类新精神活性物质及其代谢物和内标的定性离子对、定量离子对和保留时间见表 17－32。

表 17－32　31 种芬太尼类新精神活性物质及其代谢物、内标的质谱参数和保留时间

目　标　物	母离子 (m/z)	碎片离子 (m/z)	去簇电压 (V)	碰撞能量 (eV)	保留时间 (min)	离子丰度比	内　标
芬太尼	337.2	188.3[1)]	50	35	8.51	0.47	Fentanyl－d_5
CAS：437－38－7		104.9	50	51			
去甲基芬太尼	233.1	84.0[1)]	40	29	3.93	0.23	Norfentanyl－d_5
CAS：33794－42－2		55.2	40	44			
阿芬太尼	417.3	268.3[1)]	40	25	7.87	0.65	Fentanyl－d_5
CAS：71195－58－9		197.1	40	35			
乙酰芬太尼	323.2	188.1[1)]	50	35	6.43	0.59	Fentanyl－d_5
CAS：3258－84－2		105.0	50	50			
乙酰去甲基芬太尼	219.3	84.0[1)]	30	24	2.41	0.14	Norfentanyl－d_5
CAS：22352－82－5		56.0	30	40			
去丙烯酰芬太尼	281.1	188.1[1)]	45	23	9.62	0.71	Fentanyl－d_5
CAS：21409－26－7		105.1	45	40			
丙烯酰芬太尼	335.5	188.2[1)]	50	29	8.10	0.45	Fentanyl－d_5
CAS：82003－75－6		105.0	50	41			
丁酰芬太尼	351.3	188.1[1)]	40	29	11.48	0.41	Fentanyl－d_5
CAS：1169－70－6		105.2	40	45			
异丁酰芬太尼	351.1	188.0[1)]	45	35	10.99	0.58	Fentanyl－d_5
CAS：119618－70－1		105.0	45	60			
对-氟丁酰芬太尼	369.2	188.2[1)]	50	30	12.56	0.34	Fentanyl－d_5
CAS：244195－31－1		104.9	50	50			

续 表

目 标 物	母离子 (m/z)	碎片离子 (m/z)	去簇电压 (V)	碰撞能量 (eV)	保留时间 (min)	离子丰度比	内 标
对-氟异丁酰芬太尼	369.3	188.0[1)]	50	35	12.26	0.35	Fentanyl-d_5
CAS：244195-32-2		105.0	50	60			
对/邻-氟芬太尼	355.2	188.2[1)]	45	35	9.65	0.36	Fentanyl-d_5
CAS：90736-23-5		104.9	45	50			
β-羟基硫代芬太尼	359.3	191.9[1)]	45	34	6.01	0.53	Fentanyl-d_5
CAS：103963-66-2		146.1	45	32			
顺-3-甲基芬太尼	351.2	202.2[1)]	40	32	10.85	0.67	Fentanyl-d_5
CAS：42045-86-3		105.2	40	52			
呋喃芬太尼	375.3	188.1[1)]	45	27	9.41	0.42	Fentanyl-d_5
CAS：101345-66-8		105.2	45	50			
奥芬太尼	371.2	188.2[1)]	50	32	6.41	0.37	Fentanyl-d_5
CAS：82003-75-6		105.1	50	56			
舒芬太尼	387.3	238.2[1)]	50	26	13.03	0.18	Fentanyl-d_5
CAS：56030-54-7		355.3	50	25			
瑞芬太尼	337.3	228.3[1)]	50	26	5.54	1.28	Fentanyl-d_5
CAS：132875-61-7		112.9	50	40			
瑞芬太尼酸	363.3	247.3[1)]	45	30	4.40	1.06	Fentanyl-d_5
CAS：132539-07-2		112.9	45	41			
卡芬太尼	395.1	335.1[1)]	45	26	11.46	0.82	Fentanyl-d_5
CAS：59708-52-0		246.1	45	30			
去甲基卡芬太尼	291.0	142.2[1)]	40	23	4.53	1.24	Norfentanyl-d_5
CAS：72996-78-2		113.3	40	40			
戊酰芬太尼	365.4	188.3[1)]	40	34	13.88	0.41	Fentanyl-d_5
CAS：122882-90-0		105.2	40	60			
甲氧乙酰芬太尼	353.2	188.2[1)]	100	30	5.95	1.15	Fentanyl-d_5
CAS：101345-67-9		105.2	100	55			
环丙酰芬太尼	349.1	188.2[1)]	50	32	9.87	0.37	Fentanyl-d_5
CAS：2088918-01-6		105.1	50	55			
β-羟基-3-甲基芬太尼	367.2	200.1[1)]	45	34	10.05	0.92	Fentanyl-d_5
CAS：78995-14-9		218.1	45	31			
β-羟基-芬太尼	353.4	204.3[1)]	50	30	6.53	0.64	Fentanyl-d_5
CAS：78995-10-5		186.0	50	33			
反-3-甲基芬太尼	351.3	202.2[1)]	45	31	10.37	0.49	Fentanyl-d_5
CAS：42045-86-3		105.1	45	55			
α-甲基芬太尼	351.3	202.0[1)]	45	30	9.85	0.70	Fentanyl-d_5
CAS：79704-88-4		119.2	45	35			

续　表

目　标　物	母离子 (m/z)	碎片离子 (m/z)	去簇电压 (V)	碰撞能量 (eV)	保留时间 (min)	离子丰度比	内　标
3-甲基硫代芬太尼	357.2	208.0[1)]	50	30	9.58	0.84	Fentanyl-d_5
CAS：86052-04-2		111.0	50	50			
硫代芬太尼	343.0	194.0[1)]	45	30	9.60	0.58	Fentanyl-d_5
CAS：1165-22-6		111.0	45	50			
THF-F	379.3	188.2[1)]	45	32	6.82	0.68	Fentanyl-d_5
CAS：2142571-01-3		105.1	45	60			
Fentanyl-d_5	342.1	105.2	50	35	8.50		
Norfentanyl-d_5	238.1	84.0	45	28	3.92		

注：1）为定量离子对。

本法体液样品中31种芬太尼类新精神活性物质及其代谢物的LOD均为0.1 ng/mL,LOQ均为0.5 ng/mL;毛发样品中31种芬太尼类新精神活性物质及其代谢物的LOD均为0.005 ng/mg,LOQ均为0.01 ng/mg。

（2）分析参考条件(GA/T 1601-2019)

色谱条件：色谱柱：XTerra® RP_{18}液相色谱柱(2.1 mm×150 mm×3.5 μm)或其他等效色谱柱;流动相：65%乙腈：35% 5 mmoL/L 乙酸铵(氨水调节pH至9.5);柱温：30℃;流速：0.2 mL/min;进样量：10 μL。

质谱条件：离子阱质谱分析器,电喷雾电离-正离子模式(ESI+);扫描模式：采用一级、二级质谱同时全扫描(SCAN);毛细管电压：4.5 kV;毛细管温度：300℃;雾化气流速：35 arb;锥孔气流速：5 arb;相对碰撞能：32%。

（3）分析参考条件(GA/T 1601-2019)

色谱条件：色谱柱：ACQUITY UPLC BEH C_{18}柱(2.1 mm×50 mm×1.7 μm)或其他等效色谱柱;流动相：A为乙腈,B为5 mmoL/L乙酸铵(氨水调节pH至9);梯度洗脱：洗脱程序见表17-33;柱温：35℃;流速：0.3 mL/min;进样量：10 μL。

表17-33　梯度洗脱程序

时间(min)	流动相A(%)	流动相B(%)
0	10	90
1.5	90	10
2.2	90	10
2.5	10	90
4.0	10	90

质谱条件：三重四极杆质量分析器,电喷雾电离-正离子模式(ESI+);扫描模式：多反应离子监测(MRM);毛细管电压：3.0 kV;源温度：150℃;雾化气流速：

600 L/h;锥孔气流速: 50 L/h;芬太尼的定性、定量离子对: 336.49>104.94、336.49>187.90;锥孔电压: 24 V;碰撞能量: 分别为36、22。

本方法芬太尼的LOD为1 ng/mL(g)。

(4) 分析参考条件[44]

色谱条件: 色谱柱: ACQUITY BEH C_{18}(100 mm×2.1 mm×1.7 μm),柱温: 50℃。流动相: A为0.1%(V/V)甲酸水溶液,B为甲醇;洗脱程序: 0~0.4 min(5% B),0.4~1.5 min(5%~15% B),1.5~4 min(15%~32% B),4~8 min(32%~35% B),8~8.5 min(35%~40% B),8.5~9(40%~70% B),9~10 min(70%~90% B),10~11 min(90% B),11~12 min(90%~5% B);流速: 0.4 mL/min,进样量: 0.5 μL。

质谱条件: ESI+模式,离子源温度: 150℃,毛细管电压: 1.0 kV,区熔及其温度: 550℃,去溶剂气流速度: 1 000 L/h;MRM参数见表17-34。

表17-34 36种芬太尼类物质的MRM检测参数及保留时间

序号	化合物	保留时间(min)	母离子(m/z)	子离子(m/z)	锥孔电压(eV)	碰撞能量(eV)
1	芬太尼	6.28	337.1	104.9,188.1	44,44	40,24
2	丙烯酰芬太尼	5.84	335.1	105.1,188.1	20,20	36,20
3	卡芬太尼	7.11	395.2	105.1,113.0	12,12	50,32
4	呋喃芬太尼	6.40	375.1	105.1,188.1	6,6	38,20
5	戊酰芬太尼	9.54	365.2	105.1,188.1	15,15	44,24
6	4-氟异丁酰芬太尼	8.39	369.2	105.1,188.1	15,15	44,22
7	四氢呋喃芬太尼	5.57	379.2	105.1,188.1	10,10	42,20
8	乙酰芬太尼	4.94	323.1	105.1,188.1	10,10	36,22
9	苄芬太尼	8.41	351.2	105.1,188.1	26,26	40,22
10	β-羟基芬太尼	5.06	359.1	192.0,341.1	24,24	22,16
11	4-氟丁酰芬太尼	8.73	369.2	105.0,188.1	12,12	40,24
12	异丁酰芬太尼	8.09	351.2	105.0,188.1	14,14	40,22
13	奥芬太尼	4.97	371.1	105.0,188.1	14,14	40,20
14	甲氧基乙酰芬太尼	4.76	353.2	105.0,188.1	10,10	38,20
15	α-甲基芬太尼	6.52	351.2	91.0,119.0	8,8	38,28
16	β-羟基芬太尼	5.52	353.2	91.0,204.1	14,14	40,20
17	β-羟基-3-甲基芬太尼	6.27	367.2	69.0,218.1	14,14	36,22
18	顺-3-甲基芬太尼	7.65	351.2	105.0,202.1	22,22	38,24
19	反-3-甲基芬太尼	7.42	351.2	105.0,202.1	14,14	36,20
20	3-甲基硫代芬太尼	6.75	357.1	110.9,208.1	22,22	36,22
21	对氟芬太尼	6.44	355.1	105.0,188.1	70,70	40,24
22	瑞芬太尼	4.67	377.1	113.0,116.0	10,10	30,28
23	硫代芬太尼	5.63	343.1	111.0,194.0	6,6	38,22
24	ANPP	5.11	281.0	104.9,188.0	1,0,10	30,16
25	2-二氟芬太尼	7.29	373.1	123.0,206.1	6,6	40,24

续 表

序号	化 合 物	保留时间 (min)	母离子 (m/z)	子离子 (m/z)	锥孔电压 (eV)	碰撞能量 (eV)
26	苄基呋喃芬太尼	5.92	323.1	91.0,174.1	24,24	40,20
27	2-甲基乙酰芬太尼	5.74	337.2	105.0,188.1	18,18	40,24
28	环丙酰基芬太尼	7.18	349.2	105.0,188.1	14,14	14,22
29	噻吩芬太尼	8.54	391.1	105.0,188.1	8,8	44,22
30	N-甲基芬太尼	3.88	247.0	55.0,98.0	28,28	36,20
31	苯基芬太尼	8.38	385.1	105.0,188.1	6,6	38,20
32	苄基呋喃芬太尼	6.04	361.1	91.0,174.1	12,12	38,18
33	4-甲基环丙基芬太尼	9.44	363.2	105.0,188.1	8,8	40,24
34	4-甲氧基呋喃芬太尼	7.01	405.2	105.0,188.1	14,14	44,22
35	阿芬太尼	7.24	417.2	197.1,268.2	20,20	24,18
36	舒芬太尼	9.33	387.1	110.9,238.1	20,20	38,18

本法毛发中 36 种芬太尼类物质的 LOD 均为 0.01 ng/mg。

五、鉴定要点

1. *血液中芬太尼类物质的浓度* 血液是芬太尼类物质定量分析的常用的生物检材。但有许多因素会影响血液中芬太尼类物质的浓度,包括耐受性、死后再分布以及受体激活等。血液中未结合的芬太尼原体约占 17%~45%,然而若长期使用,去甲芬太尼可能形成累积,原体与代谢物的比值将接近 1.5。文献报道的实际案例血液浓度见表 17-35[42]。另据研究报道:将芬太尼浓度为 0.5~3.5 ng/mL 的血液样品分别置于玻璃管和聚丙烯管中,于-20℃保存 6 个月,发现所有样品的药物浓度均未变化,表明血液中的芬太尼在低温下是稳定的[3]。

表 17-35 芬太尼及其类似物中毒死亡案例

分析物	案例数	分析方法	结 果	备 注
芬太尼	8	GC-MS-SIM	股动脉血 0.2~17 ng/g(中位数 5 ng/g)	涉及 5 种药物,包括酒精
芬太尼		LC-MS/MS	芬太尼/(去甲芬太尼):股动脉血 21 ng/mL(<2 ng/mL);血液(左心室)35 ng/mL(4 ng/mL);血液 28 ng/mL(3 ng/mL);玻璃体液 20 ng/mL(<2 ng/mL)	死者身体上有 10 个 Durogesic 贴片(100 mg/h)(患有癌症)。没有检出其他药物
芬太尼	46	GC-MS	血液:2.5~50 ng/mL(中位数 9.7 ng/mL)	多数涉及其他药物
α-甲基芬太尼		GC-NPD	血液 3.1 ng/mL;肝脏 78 ng/mg;胆汁 64 ng/mL	同时检出可疑代谢物去丙酰基芬太尼

续 表

分析物	案例数	分析方法	结 果	备 注
3-甲基芬太尼	3	LC-MS/MS	顺式-3-甲基芬太尼：血液 0.3~0.9 ng/mL(平均 0.5 ng/mL)	2 例检测出海洛因、安非他明等药物，2 例患有肝病；年龄 30~41 岁
AH-7921	2	LC-MS/MS HR-MS	案例 1：股动脉血：430 ng/mL 案例 2：股动脉血：330 ng/mL	案例 1：同时检出 2-氟苯丙胺、3-甲基卡西酮、可待因 案例 2：同时检出：甲氧西林、依替唑仑、芬纳西泮、7-氨基硝西泮、地西泮
奥芬太尼	1	LC-MS/MS	股动脉血：15 ng/mL，玻璃体液：12 ng/mL；尿：6 ng/mL	死者吸食从互联网上购买的棕色粉末，未检出其他药物
卡芬太尼和呋喃芬太尼	2	GC-MS-SIM	案例 1：心血：卡芬太尼：1.3 ng/mL；呋喃芬太尼：0.34 ng/mL；芬太尼：6 ng/mL。案例 2：心血：卡芬太尼：0.12 ng/mL	股动脉血中未检出芬太尼。案例 1 还检出痕量氢吗啡酮、吗啡。案例 2 检出可卡因代谢物
4-氟丁酰芬太尼	2	LC-MS/MS	案例 1：血：91 ng/mL；尿：200 ng/mL；肝脏：902 ng/mL；案例 2：血：112 ng/mL；尿：414 ng/mL；肝脏：136 ng/mL	案例 1 为年轻男性；案例 2 为年轻女性，偶尔使用新型精神活性物质
丙烯酰芬太尼	40	LC-MS/MS	血：0.01~5 ng/g	大多数案例检出其他药物
卡芬太尼	355	HR-LC/MS	血：0.1~14 ng/mL	大多数案例涉及其他药物，包括芬太尼、海洛因和可卡因
呋喃芬太尼	7	LC-MS/MS	血 0.38~2.74 ng/mL	其中 5 人检出其他药物；4 人检出普瑞巴林

2. *尿液中芬太尼类物质的浓度*　对于摄毒和戒毒的监控方式之一是定期对其尿液进行检测。

Silverstein 研究了尿液在芬太尼滥用检测中的意义。7 个受试者口服 100 μg 芬太尼，考察 96 h 尿液中芬太尼及其代谢物的存在状况。发现其中 3 人的尿液在 24 h 内可检出芬太尼原体，至 72 h 均呈阴性；尿液中代谢物去烷基芬太尼的量大于芬太尼原体，存在于 48 h 内所有受试者的尿液中，至 96 h 尚有 4 人的尿液中可检出去烷基芬太尼；所有的尿液中均未检出去丙酰基芬太尼[3]。故认为尿液中去烷基芬太尼可作为芬太尼滥用的首选检测指标。研究结果表明，在尿液中对芬太尼类物质的代谢物进行检测，可以延长检测时限至暴露后 96 h，增加了对暴露样本的阳性识别率。但由于芬太尼类物质结构相似，代谢途径相同，许多芬太尼类物质可能具有相同的代谢物，如去甲芬太尼是 α-甲基芬太尼、β-羟基硫代芬太尼和芬太尼的代谢产物，因此对于代谢物的检测并不能确定母体芬太尼类物质。

3. *头发中芬太尼浓度*　对以 0.6 mg/day 剂量接受 25 天治疗的某病人的头发

进行分析，芬太尼浓度为 100 pg/mg。测定接受芬太尼治疗的 13 位外科病人头发，发现在外科手术中摄取中等至高剂量的芬太尼者，均可在其头发中检出药物。当用药剂量为 1~6 mg 时，头发中芬太尼浓度为 13~48 pg/mg，药物浓度与剂量相关性不明显。某接触芬太尼（处理与称重芬太尼）的药剂工作者，其头发芬太尼浓度为 29 pg/mg，而头发洗涤液中芬太尼含量为 630 pg/mg，这是环境外污染的典型案例。据文献报道[3]的头发浓度有：① 某 50 岁的麻醉师疑为阿片类滥用。取其贴根 3 cm 段头发分析，头发芬太尼浓度为 644 pg/mg，为所有文献报道中最高的浓度。② 某 42 岁的麻醉师因怀疑阿片类滥用而进行头发分析。贴根 6 cm 段头发分析结果：头发芬太尼浓度为 101 pg/mg；舒芬太尼浓度为 2 pg/mg。

六、案例评析

［案例一］ 被鉴定人 Z 某，男，35 岁，无毒品滥用史，因疑似使用毒品，公安机关委托采集头发样品进行鉴定[42]。

毒物分析及评析：头发样品清洗后，剪成 2~3 mm 段，取平行样两份，检出芬太尼，定量结果为 8.02 pg/mg。经询问，被鉴定人称一个月前经历过一次外科手术。因此推测所检芬太尼为治疗用药。由于被鉴定人仅单次使用芬太尼，检出芬太尼含量较低，未检出代谢物去甲基芬太尼及去丙酰基芬太尼。有文献报道多次使用治疗浓度芬太尼贴剂后，5 cm 发分段后芬太尼浓度范围为 60~480 pg/mg，未检出代谢物去甲基芬太尼及去丙酰基芬太尼；另有文献报道在 2 例头发中检出芬太尼、去甲基芬太尼和去丙酰基芬太尼，头发中芬太尼与去甲基芬太尼的浓度比约为 19~170 倍，芬太尼与去丙酰基芬太尼的浓度比约为 250 倍。与文献报道数据相比，本案例头发中检出芬太尼质量浓度较低，因此未能检出代谢物。

［案例二］ 被鉴定人 S 某，女，51 岁，经他人举报后，公安机关委托采集头发样品进行鉴定[42]。

毒物分析及评析：根据检举人描述，被鉴定人可能长期使用毒品，因此将其头发为 3 段（S1：0~3 cm；S2：3~6 cm；S3：6~9 cm）。各段头发清洗后，剪成 2~3 mm，取平行样两份。送检样品中检出舒芬太尼，3 段头发定量结果分别为 183.91 pg/mg、131.68 pg/mg 和 31.48 pg/mg，未检出其代谢物去甲基卡芬太尼。以上结果符合毛发中以外源性物质原体为主的基本规律，当原体质量浓度不高时，其代谢物仅痕量，不能达到检出水平。

［案例三］ 死者生前为卫生保健者，有滥用药物史。在死者现场发现一个充满红色液体的注射器。病理切片结果显示肺充血、出血、在肝脏和肾脏内存在大块粘连、胃淤血[45]。

毒物分析及评析：毒物分析结果为：注射液中检出芬太尼成分，尿液中检出地西泮和奥沙西泮。血清、血液、尿液、胆汁、肾、肝、脑、肺、胃组织中芬太尼的浓度分别为 17.7 ng/mL、27.5 ng/mL、92.7 ng/mL、58.2 ng/mL、77.5 ng/mL、41.5 ng/mL、30.2 ng/mL、83.4 ng/mL 和 31.6 ng/mL(或 ng/mg)。各组织中地西泮及其代谢物的水平均低于致死浓度。死者为芬太尼过量急性中毒死亡。

第四节　色胺类物质

一、概述

色胺类(tryptamines)新精神活性物质是一类色胺(吲哚乙胺)的吲哚环和乙胺链上被取代、具有致幻作用的化合物。自然界中存在许多天然色胺类物质,如来自致幻蘑菇的赛洛新(psilocin)和赛洛西宾(psilocybin),来自“相思树皮”“死藤水”的二甲基色胺(DMT)等。1997 年,Alexander ShuLgin 和 Ann ShuLgin 所著 *TIHKAL: The Continuation* 出版后,色胺类新精神活性物质作为新型策划药物开始流行。如研制初期被用于治疗抑郁症的 α-甲基色胺(AMT),被称作“火狐狸(Foxy)”的 5-甲氧-N,N-二异丙基色胺(5-MeO-DiPT),和被称作“Moxy”的 5-甲氧基-N-甲基-N-异丙基色胺(5-MeO-MiPT)等。自从 1999 年 5-MeO-DiPT 被滥用后,色胺类 NPS 不断出现。目前已经确认的色胺类新精神活性物质已达 45 种[3](表 17-36),我国列入管制的色胺类物质共 11 种。在《精神药品品种目录(2013 年版)》中有 6 种被分列为第一类和第二类管制精神药物,2015 年 10 月 1 日起正式实施的《非药用类麻醉药品和精神药品管制品种增补目录》中增列了 116 种新精神活性物质,覆盖了包括色胺类在内的 8 类新精神活性物质,其中,增补了 5 种色胺类新精神活性物质。

色胺类物质有着与 5-羟色胺(5-HT)相似的化学结构,这类物质通过提高脑内 5-HT 水平或抑制 5-HT 释放而起致幻作用,使用时还会影响其他神经递质的水平。色胺类致幻剂的毒理作用机制尚不完全清楚,通常认为它们首先进入血液循环,再到达神经系统,然后激活 5-HT2A 受体,而引起神经兴奋作用。5-HT2A 受体基因定位于第 13 号染色体 q14-21 区,在嗅球、海马、额叶皮质和梨状内嗅皮质中密集分布。其中赛洛西宾在人体所产生的致幻作用可以被 5-HT2A 受体拮抗剂 ketanserin 所拮抗,这是致幻剂作为 5-HT2A 受体激动剂的最直接证据。另外,有研究发现,5-HT1A 受体和 5-HT2C 受体也可能对致幻剂的效应有调控作用。

色胺类致幻剂的致幻效应常取决于使用者自身的心理预期以及所处的环境,赛洛西宾的致幻作用比 LSD 弱 45 倍,但比麦司卡林强 66 倍。尽管在较大剂量下致幻剂会产生许多奇异的、显著的效应,但小剂量通常会产生一些非特异性的药理学效应。表现为躯体症状：眩晕、无力、震颤、恶心、困倦、皮肤感觉异常和视力模

表 17-36 色胺类新精神活性物质的结构

中文名	英文名	缩写	结构式		
			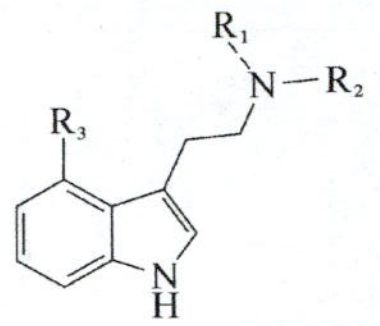		
			R$_1$	R$_2$	R$_3$
N,N-二烯丙基色胺	N,N-diallyltryptamine	DALT	allyl	allyl	H
N,N-二甲基色胺	N,N-dimethyltryptamine	DMT	methyl	methyl	H
N-甲基色胺	N-methyltryptamine	NMT	methyl	H	H
N,N-二丙基色胺	N,N-dipropyltryptamine	DPT	propyl	propyl	H
N-甲基-N-异丙基色胺	N-methyl-N-isopropyltryptamine	MIPT	methyl	isopropyl	H
N-异丙基色胺	N-isopropyltryptamine	NIPT	isopropyl	H	H
4-羟基-N,N-二甲基色胺	4-hydroxy-N,N-dimethyltryptamine	4-OH-DMT(Psilocin)	methyl	methyl	OH
4-羟基-N-甲基-N-异丙基色胺	4-hydroxy-N-methyl-N-isopropyltryptamine	4-OH-MIPT	methyl	isopropyl	OH
4-羟基-N,N-二异丙基色胺	4-hydroxy-N,N-diisopropyltryptamine	4-OH-DIPT	isopropyl	isopropyl	OH
4-羟基-N-甲基-N-乙基色胺	4-hydroxy-N-methyl-N-ethyltryptamine	4-OH-MET	methyl	ethyl	OH
4-乙酰氧基-N,N-二异丙基色胺	4-acetoxy-N,N-diisopropyltryptamine	4-AcO-DIPT	isopropyl	isopropyl	acetoxy
			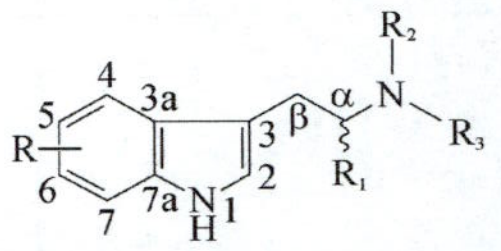		
			R$_1$	R$_2$	R$_3$
1-甲基-N,N-二甲基色胺	1-methyl-N,N-dimethyltryptamine	1-Me-DMT	H	methyl	methyl
N-甲基-N-氰甲色胺	N-methyl-N-cyanomethyltryptamine	MCMT	H	methyl	CH_2CN

续 表

中文名	英文名	缩写	结构式		
N-甲基-N-乙基色胺	N-methyl-N-ethyltryptamine	MET	H	methyl	ethyl
N-甲基-N-丙基色胺	N-methyl-N-propyltryptamine	MPT	H	methyl	propyl
N-甲基-N-异丁基色胺	N-methyl-N-isobutyltryptamine	MIBT	H	methyl	isobutyl
N,N-二丁基色胺	N,N-dibutyltryptamine	DBT	H	butyl	butyl
N,N-二乙基色胺	N,N-diethyltryptamine	DET	H	ethyl	ethyl
			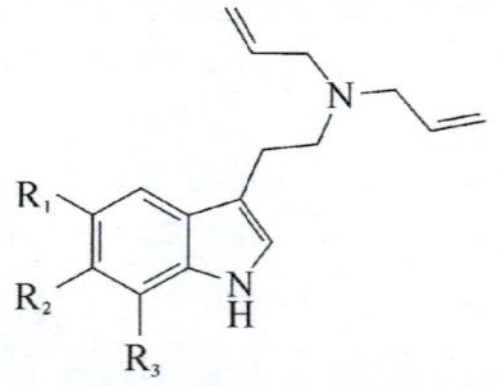		
			R_1	R_2	R_3
5-甲基-N,N-二乙基色胺	5-methyl-N,N-diallyltryptamine	5-Me-DALT	methyl	H	H
5,6-甲二氧基-N,N-二乙基色胺	5,6-methylenedioxy-N,N-diallyltryptamine	5,6-MD-DALT	H	methylenedioxy	H
7-甲基-N,N-二乙基色胺	7-methyl-N,N-diallyltryptamine	7-Me-DALT	H	H	methyl
7-乙基-N,N-二乙基色胺	7-ethyl-N,N-diallyltryptamine	7-Et-DALT	H	H	ethyl
			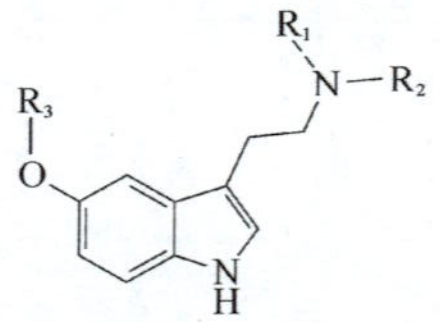		
			R_1	R_2	R_3
5-羟基-N,N-二甲基色胺	5-hydroxyl-N,N-dimethyltryptamine	5-OH-DMT,bufotenin	methyl	methyl	H
5-乙氧基-N,N-二烯丙基色胺	5-ethoxy-N,N-diallyltryptamine	5-EtO-DALT	allyl	allyl	ethyl

续　表

中文名	英文名	缩写	结构式		
5-苯甲氧基-N,N-二烯丙基色胺	5-benzyloxy-N,N-diallyltryptamine	5-BnO-DALT	allyl	allyl	benzyl
5-苯甲氧基-N,N-二甲基色胺	5-benzyloxy-N,N-dimethyltryptamine	5-BnO-DMT	methyl	methyl	benzyl
5-苯甲氧基-N,N-二丙基色胺	5-benzyloxy-N,N-dipropyltryptamine	5-BnO-DPT	propyl	propyl	benzyl
5-苯甲氧基-N,N-二异丙基色胺	5-benzyloxy-N,N-diisopropyltryptamine	5-BnO-DIPT	isopropyl	isopropyl	benzyl
5-甲氧-N,N-二烯丙基色胺	5-methoxy-N,N-diallyltryptamine	5-MeO-DALT	allyl	allyl	methyl
5-甲氧-N,N-二丙基色胺	5-methoxy-N,N-dipropyltryptamine	5-MeO-DPT	propyl	propyl	methyl
5-甲氧-N,N-二异丙基色胺	5-methoxy-N,N-diisopropyltryptamine	5-MeO-DIPT	isopropyl	isopropyl	methyl

			R_1	R_2
5-甲氧-2-甲基-N-(2-甲烯丙基)-N-乙基色胺	5-methoxy-2-methyl-N-(2-methylallyl)-N-ethyltryptamine	5-MeO-2-Me-2MALET	2-methylallyl	ethyl
5-甲氧-2-甲基-N,N-环戊烷基色胺	5-methoxy-2-methyl-N,N-pentamethylenetryptamine	5-MeO-2-Me-Pip-T		piperidine
5-甲氧-2-甲基-N,N-四亚甲基色胺	5-methoxy-2-methyl-N,N-tetramethylenetryptamine	5-MeO-2-Me-Pyr-T		pyrrolidine
5-甲氧-2-甲基-N-乙基-N-丙基色胺	5-methoxy-2-methyl-N-ethyl-N-propyltryptamine	5-MeO-2-Me-EPT	ethyl	propyl
5-甲氧-2-甲基-N-乙基-N-异丙基色胺	5-methoxy-2-methyl-N-ethyl-N-isopropyltryptamine	5-MeO-2-Me-EiPT	ethyl	isopropyl
5-甲氧-2-甲基-N,N-二丙基色胺	5-methoxy-2-methyl-N,N-dipropyltryptamine	5-MeO-2-Me-DPT	propyl	propyl

续 表

中文名	英文名	缩写	结构式	
5-甲氧-2-甲基-N,N-二甲基色胺	5-methoxy-2-methyl-N,N-dimethyltryptamine	5-MeO-2-Me-DMT	methyl	methyl
5-甲氧-2-甲基-N,N-二烯丙基色胺	5-methoxy-2-methyl-N,N-diallyltryptamine	5-MeO-2-Me-DALT	allyl	allyl
5-甲氧-2-甲基-N-烯丙基-N-环己基色胺	5-methoxy-2-methyl-N-allyl-N-cyclohexyltryptamine	5-MeO-2-Me-ALCHT	allyl	cyclohexyl
5-甲氧基-2-甲基-N,N-二异丙基色胺	5-methoxy-2-methyl-N,N-diisopropyltryptamine	5-MeO-2-Me-DIPT	isopropyl	isopropyl
5-甲氧基-2-甲基-N-甲基-N-异丙基色胺	5-methoxy-2-methyl-N-methyl-N-isopropyltryptamine	5-MeO-2-Me-MIPT	methyl	isopropyl

			R_1	R_2
2-苯基-N,N-二异丙基色胺	2-phenyl-N,N-diisopropyltryptamine	2-Ph-DiPT	isopropyl	isopropyl
2-苯基-N,N-二甲基色胺	2-phenyl-N,N-dimethyltryptamine	2-Ph-DMT	methyl	methyl
2-苯基-N,N-二烯丙基色胺	2-phenyl-N,N-diallyltryptamine	2-Ph-DALT	allyl	allyl

糊;感觉症状：物体的形状扭曲、颜色改变、注意力无法集中、自我感觉听力显著提高,少数情况下会出现感觉错乱;精神症状：情绪改变、紧张、时间感扭曲、无法表达自己的想法、人格解体、梦境般的感觉和视幻觉。

过量或者与酒精等多种药物联合作用可出现呕吐、腹泻、大量流汗、血压下降、哮喘、急性肾衰竭、休克等症状或因败血症猝死。心脏有问题的人服用后可导致休克或突然死亡。

二、体内过程

色胺类物质通过口服或注射吸收都很快。不同色胺类物质进入体内后,代谢途径不同,产生的代谢物不同,分布的组织器官也有很大差别。一般情况下,大部分的色胺类物质都会经由单胺氧化酶(MAO)脱氨基作用进行代谢,因此,滥用者口服色胺类物质时通常配合单胺氧化酶抑制剂(MAOI)使用[46]。

DMT 经由 MAO 很快代谢失活。通过去甲基化和氧化代谢为 3-吲哚乙酸,再进一步与葡萄糖醛酸结合,大约剂量的 33%在 6 h 内排泄入尿,主要为游离型和结合型的 3-吲哚乙酸。24 h 尿液中原型药物仅占 0.07%。

5-MeO-DMT 一方面经由单胺氧化酶 A(MAO-A)的脱氨基作用进行代谢,另一方面通过细胞色素 P-450 酶 CYP2D6 进行 O-脱甲基代谢产生活性代谢产物 5-OH-DMT。5-OH-DMT 不能透过血脑屏障,在组织中由 MAO-A 氧化脱氨基作用代谢为 5-羟基吲哚乙酸(5HIAA)。当腹腔内给药时,最主要的代谢物为 5-甲氧基吲哚乙酸(5MIAA)。

赛洛西宾在体内经过碱性磷酸酶的作用快速水解掉磷酸基团,转变为其活性代谢产物赛洛新,在血液和尿液中赛洛新转变为 4-羟基吲哚乙醇(4HT)和 4-羟基吲哚乙酸(4HIAA)。研究发现,赛洛新在肝中和葡萄糖醛酸结合,随后在尿液中出现赛洛新和葡糖苷的结合物。

5-MeO-DiPT 在人体的尿液和血液中主要代谢为 5-OH-DiPT 和 5-MeO-NiPT。5-MeO-DiPT 主要有三条代谢途径[46],O-脱甲基形成 5-OHDiPT;苯环 6 位直接羟基化,或者 5-OH-DiPT 的 6 位羟基化之后 5 位甲基化都可以形成 6-OH-5-MeO-DiPT;通过 N-脱烷基化将侧链降解为相应的仲胺 5-MeO-NiPT。定量数据显示,检出的羟基化代谢物丰度最高,可能仍会发生Ⅱ期反应,部分以硫酸盐或葡萄糖醛酸结合物消除。

三、检材处理

色胺类致幻剂作为新型精神活性物质,体内分析研究相对较少。血液在摄毒死亡评判等方面有较大的应用价值,可以有效地反映滥用物质作用强度和中毒程度。但血液中滥用物质的浓度较低，且对于活体而言，取材具有创伤性。

由于原型药物为胺类化合物，故可调至弱碱性进行液液提取。若采用 LC－MS/MS 方法，则可通过沉淀蛋白方法，适用于目标物原型及其代谢物。

1. 体液

参考方法[47]：1 mL 体液加入 20 μL 氢氧化钠溶液调至碱性，加入 3 mL 乙酸乙酯，混旋，离心，转移有机相，氮气流下挥干，加入 100 μL 甲醇溶解残余物，供 GC－MS 分析。或提取液吹干后加入 150 μL 乙腈和 150 μL BSTFA+1% TMCS 衍生化试剂，80℃加热 30 min，取出，冷却至室温后供 GC－MS 分析。

参考方法[48]：在 200 μL 全血中加入 10 μL 内标(ISTD)溶液，以 1∶3 的比例加入乙腈进行沉淀蛋白质，在 4℃下离心 10 min，将上清液在氮气流下 50℃浓缩至干燥。在样品加入 200 μL 的流动相(水∶乙腈∶甲酸 97.5∶2.5∶0.1)复溶，加入 2.5 mm 醋酸铵和 2.5 mm 甲酸铵，供 LC－HR－MS/MS 分析。或取 30 μL 尿液，加入 10 μL ISTD 溶液，再加入 200 μL 的去离子水、乙腈、甲酸(97.5∶2.5∶0.1)和 2.5 mm 醋酸铵和 2.5 mm 甲酸铵，供 LC－HR－MS/MS 分析。

2. 毛发

参考方法(SF/Z 0065－2020)：① 检材样品。依次用适量的水和丙酮振荡将毛发样品洗涤两次，晾干后剪成约 1 mm 段，称取毛发样品 20 mg 于 2 mL 研磨管中，加研磨珠适量，再加含 1 ng/mL 内标的提取溶液 1 mL，液氮冷冻研磨，取出后超声 10 min，14 000×g 离心 5 min，取上清液，过 0.22 μm 滤膜，滤液直接供仪器分析。② 质控样品。称取空白毛发样品 20 mg 两份，一份作为空白样品，一份添加 10 μL 100 ng/mL 的 16 种色胺类新精神活性物质的混标工作液，制得 0.05 ng/mg 添加样品，然后与案件样品平行操作。

四、分析方法

色胺类物质可采用 GC－MS/MS、LC－MS/MS 和 LC－HRMS 等方法分析。LC－MS/MS 方法灵敏度高，无需衍生化，样品处理简单是其优势；应用 TMS 衍生化后的 GC－MS/MS 则可区分色胺类物质的同分异构体，如 5－MeO－DIPT 和 5－MeO－DPT；DIPT 和 DPT；5－MeO－DET 和 5－MeO－MIPT 等。

1. 气相色谱-质谱法

(1) 参考分析条件[47]

色谱条件：DB－1 柱(30 m×0.25 mm×0.25 μm)；程序升温：初温 80℃(1 min)，以 15℃/min 升温至 320℃。进样口、接口和源温度均为 250℃。载气：氦气，流速：1.0 mL/min。

质谱条件：EI 源，70 eV。质谱信息见表 17－37。

表 17-37　色胺类物质及其 TMS 衍生物的 GC-MS 信息

目 标 物	保留时间(min)	碎片离子(%丰度)
AMT	10.24	131(100),44(79),130(72),77(13),103(10),174 [M⁺](3)
MIPT	11.63	86(100),44(84),130(11),144(10),77(6),103(4),216 [M+](3)
EIPT	12.00	100(100),58(96),130(17),144(14),77(7),230 [M⁺](2)
DPT	12.59	114(100),86(34),72(24),144(20),130(18),244 [M⁺](2)
DIPT	12.45	114(100),72(77),130(19),144(15),77(6),103(5),244 [M+](0.7)
4-OH-DIPT	13.91	114(100),72(31),260 [M+](7),146(6),160(4),130(2)
5-MeO-AMT	11.85	161(100),44(61),160(38),146(21),117(12),204 [M+](3)
5-MeO-DMT	12.07	58(100),218 [M+](18),160(11),117(7),145(6),130(4),174(3)
5-MeO-DET	12.97	86(100),58(24),160(9),117(7),246 [M+](6),145(6),174(6),130(5)
5-MeO-MIPT	13.06	86(100),44(83),160(8),174(7),117(7),145(6),246 [M+](6),130(5)
5-MeO-EIPT	13.36	100(100),58(86),160(9),174(8),145(6),117(6),130(5),260 [M+](2)
5-MeO-DALT	13.85	110(100),41(33),160(13),81(11),68(9),145(8),117(7),174(6),270 [M+]
5-MeO-DPT	13.88	114(100),86(33),72(25),160(16),174(15),145(7),130(6),274 [M+](3)
5-MeO-DIPT	13.75	114(100),72(25),160(5),174(3),145(3),117(2),274 [M⁺](0.2)
AMT-2TMS	11.78	116(100),73(35),203(12),100(4),45(4),318 [M⁺](0.1)
MIPT-TMS	12.15	86(100),44(27),73(12),202(3),288 [M⁺](1)
EIPT-TMS	12.46	100(100),58(24),73(12),202(2),302 [M⁺](0.5)
DPT-TMS	12.98	114(100),73(10),86(6),72(4),202(2),316 [M⁺](0.6)
DIPT-TMS	12.84	114(100),72(18),73(12),43(3),202(2),316 [M⁺](0.1)
4-OH-DIPT-2TMS	13.99	114(100),73(12),72(11),43(2),290(2),404 [M⁺](0.5)
5-MeO-AMT-2TMS	13.05	116(100),73(36),233(17),45(3),100(3),348 [M⁺](0.1)
5-MeO-DMT-TMS	12.58	58(100),73(24),232(22),290 [M⁺](11),45(4)
5-MeO-DET-TMS	13.36	86(100),73(11),58(4),232(3),318 [M⁺](3)
5-MeO-MIPT-TMS	13.44	86(100),44(24),73(13),232(4),318 [M⁺](3)
5-MeO-EIPT-TMS	13.71	100(100),58(21),73(12),232(2),332 [M⁺](1)
5-MeO-DALT-TMS	14.12	110(100),73(17),41(9),232(5),342 [M⁺](2)
5-MeO-DPT-TMS	14.15	114(100),73(10),86(6),72(4),232(2),346 [M⁺](1)
5-MeO-DIPT-TMS	14.04	114(100),72(17),73(13),232(2),346 [M⁺](0.3)

采用四甲基硅烷(TMS)作为衍生化试剂,通过 GC-MS 的电子电离模式可以区分 14 种色胺类中的同分异构体,而 LC-MS 仅能分辨 14 种色胺中的大部分,如其不能区分 5-MeO-DET 和 5-MeO-MIPT 同分异构体。

2. 液相色谱-质谱法

(1) 参考分析条件(SF/Z 0065－2020)

色谱条件：色谱柱：Acquity TM UPLC HSS T_3(100 mm×2.1 mm×1.8 μm)或其他等效柱；流动相：A 为 20 mmol/L 乙酸铵缓冲溶液(含 0.1%甲酸和 5%乙腈)，B 为乙腈；洗脱程序：见表 17－38；流速：300 μL/min(或适宜流速)；柱温：室温；进样量：5 μL。

表 17－38 梯度洗脱程序

时　间	流动相 A(%)	流动相 B(%)
0	90	10
2	90	10
4	75	25
6	75	25
8	10	90
9	10	90
9.01	90	10
10	90	10

质谱条件：离子源：电喷雾电离-正离子模式(ESI+)；检测方式：多反应监测(MRM)；离子源电压(IS)：5 500 V；碰撞气(CAD)、气帘气(CUR)、雾化气(GS1)、辅助气(GS2)均为高纯氮气，使用前调节各气流流量以使质谱灵敏度达到检测要求；去簇电压(DP)、碰撞能量(CE)应优化至最佳灵敏度；在以上色谱、质谱条件下，16 种色胺类物质及其代谢物和内标的定性离子对、定量离子对和保留时间见表 17－39。

本方法毛发样品中 16 种色胺类新精神活性物质及其代谢物的 LOD 均为 0.01 ng/mg，LOQ 均为 0.05 ng/mg。

(2) 参考分析条件[49]

色谱条件：色谱柱：TF Hypersil GOLD C_{18}柱(100 mm×2.1 mm×1.9 μm)；流动相：A 为 10 mmol/L 甲酸铵和 0.1%甲酸的水溶液(pH 3.4)，B 为 0.1%甲酸的乙腈；流速：0.5 mL/min。梯度程序：0~1.0 min，98% A；1.0~3.0 min，90% A；3.0~5.0 min，85% A；5.0~7.5 min，80% A；7.5~10.0 min，75% A；10.0~11.5 min，70% A；11.5~13.0 min，65% A；13.0~14.5 min，50% A；14.5~16.0 min，40% A；16.0~19.0 min，0% A；19.0~21.0，0% A。进样体积 10 μL。

质谱条件：离子源：电喷雾电离-正离子模式(ESI+)；源电压：3.0 kV；毛细管电压：31 V；透镜电压：80 V；离子源温度：300℃。目标物的特征碎片离子信息见表 17－40。

本方法血液和尿液中 LOD<100 ng/mL。

表 17－39　16 种色胺类新精神活性物质及其代谢物、内标的质谱参数和保留时间

目标物化学名	目标物	Q1(m/z)	Q3(m/z)	去簇电压(V)	碰撞能量(eV)	保留时间(min)
5－甲氧－N,N－二异丙基色胺	5－MeO－DiPT	275.5	114.1[1)]	45	20	5.90
	CAS：4021－34－5		174.0	45	30	
5－甲氧基－N－甲基－N－异丙基色胺	5－MeO－MiPT	247.2	86.2[1)]	40	19	4.95
	CAS：96096－55－8		174.2	40	25	
5－甲氧－N,N－二烯丙基色胺	5－MeO－DALT	271.4	110.4[1)]	45	20	6.08
	CAS：928822－98－4		174.2	45	25	
5－甲氧基－N,N－二甲基色胺	5－MeO－DMT	219.3	58.0[1)]	45	30	4.08
	CAS：1019－45－0		174.2	45	23	
5－甲氧基－2－甲基色胺	5－MeO－AMT	205.3	173.2[1)]	45	31	4.19
	CAS：1137－04－8		147.1	45	30	
5－羟基－N,N－二异丙基色胺	5－OH－DiPT	261.3	114.0[1)]	58	20	3.78
	CAS：36288－76－3		160.3	58	29	
5－甲氧基－N－异丙基色胺	5－MeO－NiPT	233.1	174.2[1)]	52	20	4.77
	CAS：109921－55－3		162.1	52	18	
N,N－二丙基色胺	DPT	245.2	144.0[1)]	54	29	7.31
	CAS：61－52－9		114.1	54	19	
N－异丙基色胺	NiPT	203.2	144.1[1)]	45	46	4.83
	CAS：7558－73－8		132.1	45	16	
N,N－二甲基色胺	DMT	189.2	58.0[1)]	45	14	3.98
	CAS：61－50－7		144.0	45	24	
赛洛新	Psilocin	205.3	160.2[1)]	45	25	2.16
	CAS：520－53－6		58.0	45	35	

续 表

目标物化学名	目标物	Q1(m/z)	Q3(m/z)	去簇电压(V)	碰撞能量(eV)	保留时间(min)
赛洛西宾	psilocybin	285.2	205.2[1)]	45	24	1.12
	CAS: 520-52-5		160.2	45	42	
4-羟基-N-甲基-N-异丙基色胺	4-OH-MiPT	233.0	160.0[1)]	55	25	3.70
	CAS: 77872-43-6		86.1	55	18	
4-羟基-N,N-二异丙基色胺	4-OH-DiPT	261.2	160.0[1)]	67	27	4.83
	CAS: 132328-45-1		115.0	67	63	
4-乙酰氧基-N,N-二异丙基色胺	4-Acetoxy-DiPT	303.0	160.0[1)]	45	46	5.98
	CAS: 936015-60-0		202.0	45	23	
4-羟基-N-甲基-N-乙基色胺	4-OH-MET	219.2	160.0[1)]	65	27	2.76
	CAS: 77872-41-4		132.0	65	37	
赛洛新-d_{10}	psilocin-d_{10}	215.3	164.1	45	25	2.14
赛洛西宾-d_4	psilocybin-d_4	289.2	209.4	65	37	1.12

1）为定量离子对。

表 17-40 色胺类物质的 LC-MS/MS 信息

化合物	前体离子(m/z)	碎片离子(m/z)	化合物	前体离子(m/z)	碎片离子(m/z)
NMT	175	98,132,133,144,145	4-HO-MET	219	72,136,160,174,191
DMT	189	58,118,129,144,161	4-HO-MiPT	233	86,87,160,173,188
NiPT	203	72,118,132,144,145	5-MeO-2-Me-DMT	233	162,188,189
蟾蜍色胺	205	144,145	DALT	241	79,81,110,144,172
MiPT	217	86,135,144,147,155	DPT	245	86,102,114,128,144

续　表

化 合 物	前体离子(m/z)	碎片离子(m/z)	化 合 物	前体离子(m/z)	碎片离子(m/z)
内标 DiPT－d_4	249	74,102,116,131,148	5－MeO－2－Me－EiPT	275	100,126,162,188,189
MiPT	217	86,135,144,147,155	5,6－MD－DALT	285	110,111,188,240,285
4－HO－MET	219	72,136,160,174,191	5－MeO－2－Me－DALT	285	110,162,188,189,257
4－HO－MiPT	233	86,87,160,173,188	5－EtO－DALT	285	110,124,134,162,188
5－MeO－2－Me－DMT	233	162,188,189	5－MeO－2－Me－2－MALET	287	97,110,112,188,189
DALT	241	79,81,110,144,172	5－MeO－2－Me－DPT	289	114,128,162,188,189
DPT	245	86,102,114,128,144	5－MeO－2－Me－DiPT	289	102,114,188,189
5－Me－DALT	255	79,81,110,111,158	内标 5－EtO－DALT－d_4	289	112,113,163,164,192
7－Me－DALT	255	79,81,110,111,158	5－BnO－DMT	295	197,209,219,224,250
5－MeO－2－Me－Pyr－T	259	84,98,162,188,189	4－AcO－DiPT	303	102,114,160,202,257
4－HO－DiPT	261	102,114,160,183,200	2－Ph－DALT	317	110,194,220,221
5－MeO－2－Me－MiPT	261	86,162,188,189	2－Ph－DiPT	321	102,114,220,221
2－Ph－DMT	265	164,196,220,237,266	5－MeO－2－Me－ALCHT	327	140,152,173,188,189
7－Et－DALT	269	81,110,111,124,172	内标 5－EtO－ALCHT－d_4	331	136,140,154,169,192
5－MeO－DALT	271	79,110,122,148,174	5－BnO－DALT	347	110,196,224,250,251
5－MeO－2－Me－Pip－T	273	98,99,162,188,189	5－BnO－DPT	351	102,114,115,250,313
5－MeO－DPT	275	86,102,114,126,174	5－BnO－DIPT	351	102,114,222,224,250
5－MeO－2－Me－EPT	275	100,162,188,189			

五、鉴定要点

血液和尿液是色胺类物质滥用的主要生物检材，尿液的检测时限更长。由于体液中含有Ⅰ相和Ⅱ相代谢物，故必要时应进行水解以获得目标物的总量。如赛洛西宾进入体内后很快脱磷酸化生成赛洛新，赛洛新可进一步与葡萄糖醛酸结合。因此滥用后一段时间后，血液中以赛洛新葡萄糖醛酸苷为主。某16岁女孩，口服网购的致幻蘑菇粉9 g，其中赛洛西宾和赛洛新的含量分别为11.2 mg/g和0.375 mg/g，8 h后留取的尿液中含有高浓度的赛洛新葡萄糖醛酸苷，血清中游离型和总的赛洛新浓度见表17－41。

表17－41 口服致幻蘑菇粉后血清中游离型和总的赛洛新浓度

服用后时间(h)	赛洛新总浓度(ng/mL)	游离型赛洛新(ng/mL)	游离型所占比例(%)
5	71	13	19
12	58	7.2	13
27	14	0.83	5.8
36	4.1	未检出	
52	2.2	未检出	

六、案例评析

目前，色胺类物质的体内研究资料较少，仅有一些案例报道见表17－42，需进一步的积累研究。

表17－42 色胺类物质的滥用案例

案例	案情摘要	毒物分析结果
1	两名年轻男性口服4~5 g蘑菇粉后，出现大笑不止，感觉异常和呕吐。送医院后发现其行动迟缓，走路不稳，口齿不清，眩晕，瞳孔放大，思维混乱等。滥用后5~6 h抽取血液和尿液	血清：游离型赛洛新 18 ng/mL 总赛洛新 52 ng/mL 尿液：游离型赛洛新 230 ng/mL 总赛洛新 1 760 ng/mL
2	某20岁男性发生交通事故，警察发现其行为异常，反应迟钝。后其诉说曾服用蘑菇粉胶囊，到医院后留取尿液	尿液：总赛洛新 4 μg/mL
3	某25岁男性，自行走上高速公路，表现古怪异常。终被货车撞伤，抢救无效死亡。经调查，死者生前曾吸食350 mg的毒品。尸检取血液进行毒物分析	血液：5－MeO－DALT 检出乙醇 0.22 mg/mL
4	某23岁男性，同时服用4罐啤酒后及一粒胶囊，约30 min后出现呕吐，幻觉，焦虑，恐惧等，送医院抢救。滥用后4 h采集血液和尿液样品	血清：5－MeO－DIPT 0.14 μg/mL 尿液：1.6 μg/mL

续 表

案例	案 情 摘 要	毒物分析结果
5	某29岁男性,约在21:00从肛门滴入5-MeO-DIPT溶液,不久即出现强烈激动情绪,送医院抢救无效于凌晨00:30死亡。尸检取血液和尿液	血液:5-MeO-DIPT 0.412 μg/mL 5-OH-DIPT 0.327 μg/mL 5-MeO-NIPT 0.020 μg/mL 尿液:5-MeO-DIPT 1.67 μg/mL 5-OH-DIPT 27.0 μg/mL 5-MeO-NIPT 0.32 μg/mL
6	口服5-MeO-MIPT后中毒,15 h后采集尿液	尿液:5-MeO-MIPT 0.06 μg/mL 5-OH-MIPT 27.0 μg/mL 6-OH-5-MeO-MIPT 16 μg/mL 5-MeO-NIPT 0.24 μg/mL
7	口服5-MeO-MIPT后4 h高坠死亡,尸检采集血液	血液:5-MeO-MIPT 0.18 μg/mL 5-OH-MIPT 0.02 μg/mL 6-OH-5-MeO-MIPT 0.18 μg/mL 5-MeO-NIPT 0.01 μg/mL

第五节 苯乙胺类物质

一、概述

苯乙胺类(phenethylamines)物质是指以苯乙胺为母核所衍生出来,通过化学结构修饰得到的具有致幻和兴奋双重精神作用的化合物。根据其结构特点可分为两类,一类苯环上2位和5位存在二氧甲基取代基(2C系列),另一类苯环无取代基或仅有单取代基或成环取代基。该类物质通过介导多巴胺(dopamine, DA)、去甲肾上腺素(norepinephrine, NE)和5-羟色胺(serotonin, 5-HT)受体等单胺类受体,从而产生较强的兴奋和致幻作用。

苯乙胺类物质的非法滥用日益渐增,已成为继合成大麻素类、合成卡西酮类之后的第三大合成类毒品。我国于2001年将2-CB列入精神药物管制目录,在2013版《精神药品管理目录》中将麦司卡林(mescaline)、2,5-二甲氧基-4-碘苯乙胺(2,5-dimethoxy-4-iodophenethylamine, 2C-I)和2,5-二甲氧基苯乙胺(2,5-Dimethoxyphenethylamine, 2C-H)等3种苯乙胺类物质列入Ⅰ类精神管制药物。2015年10月1日我国正式出台并实施《非药用类麻醉药品和精神药品列管办法》,共列管116种新精神活性物质,其中包括25种苯乙胺类物质(包含NBOMe系列、苯丙胺类衍生物等),并将2C-I、2C-H两种物质从第一类精神药品管制目录移入非药用类麻醉药品和精神药品管制品种增补目录中进行管制。2017 年 7 月我国又将 PMMA 列入《非药用类麻醉药品和精神药品管制品种增补目录》。截至目前,已列管的苯乙胺类新精神活性物质已达 26 种,在列管新精神活性物质总数中所占比 15.3%[50]。

从化学结构上来看,苯乙胺类新精神活性物质包括:2C -系列、D -系列、苯二氮类和其他一些衍生物。常见的苯乙胺类物质见表 17 - 43。

苯乙胺类物质虽结构与苯丙胺接近,但药效却与 LSD 相近,具有很强的兴奋和致幻作用。人服用后视觉和听觉能力显著增强,性欲高涨,味觉和触觉感也有很大提升。其精神作用与服用剂量相关,初始出现欣快感,产生消极和松弛的精神状态;随着时间的延长和剂量的增加,兴奋状态由弱至强,伴随视、听、嗅、触觉的欣快,直至出现幻觉或达妄想状态。摄入苯乙胺类物质后易发生兴奋性精神错乱和危及生命的心血管疾病,常见的不良反应有食欲缺乏、心动过速、高血压、焦虑、恶心、头痛、头晕、皮肤刺激、体温升高、惊厥、呼吸不足、肝、肾衰竭、甚至死亡等涉及多种器官的副作用。

苯乙胺类物质根据其结构上 4 -取代基的不同,致幻作用由弱到强顺序:H<OR<SR<R<卤素[51]。由于该类物质衍生物多,贩毒分子常将不同成分的化合物掺杂在一起,使得毒效在加倍的同时,其成分、含量、浓度也无法确定,因此极易引起急性中毒事件。

二、体内过程

苯乙胺类物质主要通过口服方式进入体内,在相关酶[主要为单胺氧化酶(monoamine oxidase, MAO)和细胞色素 P - 450 酶]的作用下,通过去甲基化、乙酰化、脱氨基成醛等,进一步氧化、降解成相应的醇和酸等代谢物随尿液排出体外[52]。苯乙胺类物质的尿液浓度通常高于血液浓度,但在多数情况下,检出的目标物为其代谢物而非母体化合物。因此,研究苯乙胺类物质的体内过程对该类物质的鉴别具有显著的意义。

2 - CB 在体内主要代谢产物有 BDMBA、BDMPE、BDMPAA、B - 2 - HMPE、B - 2 - HMPAA、B - 2 - HMPEA 和 BDMP。研究发现,MAO - A、MAO - B 和 CYP2D6 是参与代谢脱氨的主要酶。25B - NBOMe 和 25C - NBOMe 在体内主要通过 CYP1A2、CYP3A4、CYP2C9 和 CYP2C19 发生去甲基化、羟基化代谢以及主要 I 相代谢物的葡萄糖醛酸化和硫酸化。25B - NBOMe 和 25C - NBOMe 分别产生 66 和 69 种代谢产物。25B - NBF 经过 CYP1A1、CYP1A2、CYP2B6、CYP2C9、CYP2C19、CYP2D6、CYP2J2、CYP3A4、UGT 等酶的催化发生羟基化、甲基化、N -脱氨化、葡萄糖醛酸化、硫酸化和乙酰化等,生成 33 种代谢物。

表 17-43 常见的苯乙胺类物质

简称	中文名	英文名	分子式	分子量
2-CB	4-溴-2,5-二甲氧基苯乙胺	4-bromo-2,5-dimethoxy-β-phenethylamine	$C_{10}H_{14}BrNO_2$	259.13
2C-C	4-氯-2,5-二甲氧基苯乙胺	4-chloro-2,5-dimethoxy-β-phenethylamine	$C_{10}H_{14}ClNO_2$	215.68
2C-I	4-碘-2,5-二甲氧基苯乙胺	4-iodo-2,5-dimethoxy-β-phenethylamine	$C_{10}H_{14}INO_2$	307.13
2C-F	4-氟-2,5-二甲氧基苯乙胺	4-fluoro-2,5-dimethoxy-β-phenethylamine	$C_{10}H_{14}FNO_2$	199.17
2C-H	2,5-二甲氧基苯乙胺	2,5-Dimethoxyphenethylamine	$C_{10}H_{15}NO_2$	181.23
2C-D	2,5-二甲氧基-4-甲基苯乙胺	2,5-dimethoxy-4-methyl-β-phenethylamine	$C_{11}H_{17}NO_2$	195.25
2C-E	2,5-二甲氧基-4-乙基苯乙胺	2,5-dimethoxy-4-ethyl-β-phenethylamine	$C_{12}H_{19}NO_2$	209.28
2C-G	2,5-二甲氧基-3,4-二甲基苯乙胺	2,5-dimethoxy-3,4-dimethyl-β-phenethylamine	$C_{12}H_{19}NO_2$	209.28
2C-P	2,5-二甲氧基-4-丙基苯乙胺	2,5-dimethoxy-4-propyl-β-phenethylamine	$C_{13}H_{21}NO_2$	223.31
2C-T-2	2,5-二甲氧基-4-乙硫基苯乙胺	2,5-dimethoxy-4-ethylthio-β-phenethylamin	$C_{12}H_{19}NO_2S$	241.35
2C-T-4	2,5-二甲氧基-4-异丙基硫基苯乙胺	2,5-dimethoxy-4-isopropylthio-β-phenethylamine	$C_{13}H_{21}NO_2S$	255.38
2C-T-7	2,5-二甲氧基-4-丙硫基苯乙胺	2,5-dimethoxy-4-propylthio-β-phenethylamine	$C_{13}H_{21}NO_2S$	255.38
2C-N	2,5-二甲氧基-4-硝基苯乙胺	2,5-dimethoxy-4-nitro-β-phenethylamine	$C_{10}H_{14}N_2O_4$	226.23
25D-NBOMe	2-(2,5-二甲氧-4-甲苯基)-N-(2-甲氧苯基)二乙胺	2-(2,5-dimethoxy-4-methylphenyl)-N-(2-methoxybenzyl)ethanamine	$C_{19}H_{25}NO_3$	315.42
25E-NBOMe	2-(4-乙基-2,5-二甲氧苯基)-N-(2-甲氧苯基)二乙胺	2-(4-ethyl-2,5-dimethoxyphenyl)-N-(2-methoxybenzyl)ethanamine	$C_{20}H_{27}NO_3$	329.44
25G-NBOMe	2-(2,5-二甲氧-3,4-二甲苯基)-N-(2-甲氧苯基)二乙胺	2-(2,5-dimethoxy-3,4-dimethylphenyl)-N-(2-methoxybenzyl)ethanamine	$C_{20}H_{27}NO_3$	329.44
25I-NBOMe	2-(4-碘-2,5-甲氧苯基)-N-[(2-甲氧苯基)甲基]二乙胺	2-(4-iodo-2,5-dimethoxyphenyl)-N-[(2-methoxyphenyl)methyl]ethanamine	$C_{18}H_{22}INO_3$	427.28

三、检材处理

1. 体液

体液检材主要为血液和尿液,尿液中可以检测苯乙胺类物质的主要代谢物。血液基质成分较为复杂,通常选用固相萃取法提取净化,常用的洗脱液为二氯甲烷∶异丙醇∶氨水(78∶20∶2)或甲醇。而尿液相对洁净,一般经碱或酶水解后,采用液-液提取法,常用的提取溶剂为二氯甲烷∶异丙醇∶乙酸乙酯(1∶1∶3,V/V/V)。用 GC－MS 法分析时,通常需要衍生化。

参考方法[3]:1 mL 尿液中加入内标,加入 200 units 脲素酶,37℃孵化 10 min,然后加入 1 mL 0.05 mol/L 硼酸钠/0.1 mol/L 磷酸二氢钠缓冲液(pH 9.0),混旋,离心,转移上清液上 SPE 柱。上柱前,SPE 柱首先用 1 mL 甲醇和 1 mL 蒸馏水活化。上柱后分别用 1 mL 蒸馏水和 1 mL 30%乙腈水溶液清洗,干燥后加入 1 mL 乙腈/蒸馏水/三氟乙酸(90∶10∶1,V/V)洗脱,洗脱液氮气流下干燥。残余物中加入 50 μL 吡啶和 50 μL 乙酸酐,60℃衍生化 30 min,取出后吹干,残余物中加入 100 μL 乙酸乙酯溶解,供 GC－MS 分析。

参考方法[52]:取全血、血浆或尿液样品 500 μL,加内标和磷酸钾缓冲液分别为 50 μL 和 2 mL,涡旋、离心,用固相萃取小柱净化,用含 2%氢氧化铵的二氯甲烷∶异丙醇(80∶20,V/V)洗脱。

参考方法[53]:取血液或尿液 1 mL,加入内标和 1 mL 磷酸盐缓冲液(pH 6),涡旋、离心,取上清液上固相柱(柱用 2 mL 甲醇,2 mL 去离子水活化),用 2 mL 水、1 mL 0.1 mol/L 乙酸和 2 mL 甲醇清洗,干燥后用 3 mL 二氯甲烷/异丙醇/氨(78∶20∶2)洗脱,洗脱液氮气流下干燥。残余物中加入 50 μL PFPA/乙酸乙酯(2∶1)试剂,于 70℃衍生化 40 min。供 GC－MS 分析。

2. 毛发

苯乙胺类物质的亲脂性质使其易于在毛发中沉积且原体高于代谢产物,故毛发样品适用于滥用史的判断和外源性物质的鉴别。

参考方法[54]:毛发样本依次使用甲醇、二氯甲烷、甲醇清洗。称取 20 mg 头发加入内标,加入 1 mL 含 0.1 M HCl 甲醇溶液,40℃下保温 3 h。涡旋、离心,移取提取液,在氮气下蒸发干燥。提取物用 100 μL 甲醇复溶,供 LC－MS/MS 分析。

四、分析方法

生物检材中苯乙胺类物质的分析技术主要有毛细管电泳法、气相色谱-质谱法、液相色谱-质谱法等。可参考的检材处理与分析方法信息见表 17－44[52]。

表 17-44 苯乙胺类物质的检材处理和分析方法

分析物	检材	检材处理	分析方法	色谱条件
2C-T-4、2C-T-8、2C-T-13、2C-T-17	尿液	固相萃取：Bond Elut C_{18}柱；洗脱液为甲醇；内标：2C-T-D4	CE-MS	无涂层熔融石英毛细管（120 cm×50 m）；鞘液为甲醇：水：乙酸(50：49.5：0.5)
2C-I、2C-H、2C-T-2、2C-T-7 等 14 种苯乙胺类物质	玻璃体液 血液	固相萃取：Oasis MCX 柱；洗脱液为二氯甲烷：异丙醇：氨水(78：20：2，V/V/V)；氘代内标；需衍生化	GC-MS	HP-5 毛细管柱(30 mm×0.32 mm×0.25 mm)
25B-NBOMe、25C-NBOMe 等 6 种苯乙胺类物质	血液 尿液	固相萃取：UCT Clean Screen DAU 柱；洗脱液为二氯甲烷：异丙醇(80：20，V/V，2%氨水)	LC-MS/MS	Phenomenex Kinetex PFP 分析柱(50 mm×2.1 mm×1.7 μm)
25H-NBOMe、25C-NBOMe、25I-NBF 等 9 种苯乙胺类物质	尿液	固相萃取：FAStTM 柱	LC-MS/MS	Restek Allure Biphenyl 柱(100 mm×3.2 mm×5 μm)；流动相 A：水(10 mM 醋酸铵和 0.1%甲酸)和 B：甲醇梯度洗脱
2-CB、2C-D、2C-E 等 9 种苯乙胺类物质	血液 尿液	固相萃取：Bond Elut Certify 柱；洗脱液为二氯甲烷：异丙醇：氨水(40：10：1，V/V/V)	LC-MS/MS	Synergi Polar-RP 柱(100 mm×2.0 mm×2.5 m)；流动相 A：水(10 mM 甲酸铵)和 B：甲醇(0.1%甲酸)梯度洗脱
25N-NBOMe 及其代谢物	肝微粒体	肝微粒体、磷酸钾缓冲液、25N-NBOM 混合液 37℃孵育 5 min，加入 NADPH generating 系统反应 2 h，反应停止后加入冰乙腈，涡旋、离心	LC-QTOFMS	Poroshell 120 EC 柱(150 mm×2.1 mm×2.7 m)；流动相 A：水(0.1%甲酸)和 B：乙腈(0.1%甲酸)梯度洗脱；FuLl-scan 模式

1. 毛细管电泳法

毛细管电泳法分离效率高，检材消耗少，且可实现多物质的同时检测，尤其适用于非挥发性、热不稳定性和强极性的物质。其优越性还体现在可对苯乙胺类物质进行手性分析，如周婕等[55]采用毛细管电泳对 5 种苯乙胺类药物进行手性拆分，通过考察手性选择剂的种类、浓度，缓冲液的 pH，分离电压和柱温，确立了最佳的优化条件，选取羧甲基-β-环糊精为手性选择剂，并对手性拆分机理进行了研究。

2. 气相色谱-质谱法

苯乙胺类物质的 GC-MS 分析通常需要衍生化。常用的衍生化试剂有三氟乙酰胺、TFAA、HFBA、乙酸酐和吡啶及五氟丙酸酐(PFPA)等。

分析参考条件[53]

色谱条件：色谱柱：DB-5MS 柱(30 m×0.32 mm×0.25 μm)；程序升温：初温 80℃(2 min)，然后升温至 170℃(1 min)；以 5℃/min 的速率升温至 200℃(1 min)；

以 15℃/min 的速率升温至 250℃；再以 5℃/min 的速率升温至 300℃（3 min）；载气：氦气；流速：1.5 mL/min；进样口温度：225℃。

质谱条件：EI 源，SIM 模式；接口温度：250℃；离子源温度：200℃。

本法分析血液和尿液中 25B－NBOME、25C－NBOME、25D－NBOMe 等 23 种新精神活性物质，尿液的 LOD 和 LLOQ 分别为 0.2 ng/mL 和 0.5 ng/mL，血液的 LOD 和 LLOQ 分别为 0.4 ng/mL 和 0.5 ng/mL。

3. 液相色谱－质谱法

液相色谱－质谱是目前最常用的分析技术，与 GC－MS 相比，具有样品处理简便、定量准确、灵敏度高和高通量的优点，LC－MS/MS 和 QTOF－MS 是主流技术平台。

（1）分析参考条件[56]

色谱条件：色谱柱：Restek Allure Biphenyl 柱（100 mm×3.2 mm×5 μm）；流动相：A 为去离子水、10 mmol/L 乙酸铵和 0.1%甲酸，B 为甲醇；梯度程序：0～1 min，50%～80% B；1～10.0 min，80%～70% B；10.0～10.1，70%～50% B。

质谱条件：质谱系统：AB 3200 Q MS/MS；采集方式：多反应监测；离子源温度：650℃；喷雾电压：5 000 V；离子源气体流速：30 mL/min。其他 HPLC－MS/MS 参数见表 17－45。

表 17－45 色胺类物质分析的 HPLC－MS/MS 参数

化合物	保留时间(min)	DP(V)	离子对(m/z)	CE(eV)
25H－NBOMe	7.45	45	302>121	26
			302>91	55
2CC－NBOMe	7.86	40	336>121	25
			336>91	58
25I－NBF	7.86	60	416>291	26
			416>109	65
25D－NBOMe	8.36	45	316>121	26
			316>91	60
25B－NBOMe	8.77	45	380>121	27
			380>91	65
2CT－NBOMe	8.86	45	348>121	28
			348>91	60
25I－NBMD	9.64	60	442>135	36
			442>77	90
25G－NBOMe	10.08	42	330>121	27
			330>91	60
25I－NBOMe－d_3	10.68	50	431>124	30
			431>92	75
25I－NBOMe	10.77	55	428>121	30
			428>91	70

(2) 分析参考条件[3]

色谱条件：色谱柱：Cosmosil 5C_{18}柱(4.6 mm×250 mm×5 μm)，柱温 40℃。流动相：A 为 0.1%甲酸水溶液，B 为乙腈。梯度程序：0 min，90% A；15 min，80% A；20 min，60% A；22 min，55% A；35 min，55% A。流速：1 mL/min。

质谱条件：离子源：电喷雾正电离(ESI+)，MRM 模式；雾化温度：300℃；电压：4.5 kV。质谱扫描离子见表 17－46。

表 17－46 苯乙胺类物质的质谱扫描离子

化合物	质谱碎片离子(*m/z*)
2C－D	196，179，164
2－CB	262，246，164
2C－T－2	242，225，195
2C－E	210，193，178
2－CB－Fly	286，269，188
2C－I	308，290，276
2C－P	224
2C－T－7	256
5－MeO－DMT	219
5－MeO－AMT	205
25I－NBOMe	428，121，91

五、鉴定要点

苯乙胺类物质的体内过程研究甚少。该类物质进入体内后通过去甲基化、乙酰化、脱氨基成醛等，形成相应的醇和酸等代谢物随尿液排出体外，当以尿液为检材时，需注意检测目标物为其代谢物而非苯乙胺类物质原体。了解、研究苯乙胺类物质的体内过程对该类物质的鉴别具有重要的价值。同时，要关注不同类别新精神活性物质的混合滥用并采用目标物覆盖范围广的筛选方法。

六、案例评析

苯乙胺类物质的滥用、中毒及死亡案例报道见表 17－47[52]、表 17－48[3]。

表 17－47 苯乙胺类新精神活性物质中毒及死亡案例

分析物	案例数	分析方法	分析结果
25B－NBOMe	1	HPLC－MS/MS	某 19 岁男性死亡，血清和尿液样本中检出 25B－NBOMe，分别为 0.18 ng/mL 和 1.9 ng/mL

续 表

分析物	案例数	分析方法	分析结果
25B-NBOMe 25I-NBOMe	2	UPLC-MS/MS	某18岁男性死亡，心血中检出25B-NBOMe、9-THC和11-n-羧基-THC，浓度分别为1.59 ng/mL、2.4 ng/mL、17.1 ng/mL；尿检中检出25B-NBOMe和11-n-羧基-THC。某16岁男性死亡，心血中检出25I-NBOMe，浓度为19.8 ng/mL；尿检中检出25I-NBOMe
25I-NBOMe	7	HPLC-MS/MS	7名男性，其中1人静注、3名口服、3名鼻内注入25I-NBOMe，血液和尿液样品中均检出25I-NBOMe；其中2人尚检出甲基苯丙胺和苯丙胺
25I-NBOMe	1	HPLC-MS/MS	某18岁男性，其血液中检出25I-NBOMe，浓度为0.76 ng/mL；血液中检出乙醇(0.25 mg/mL)，尿液中检出大麻
25I-NBOMe	1	HPLC-MS/MS	某23岁女性，鼻内注入25I-NBOMe粉末，死前饮酒。尸检后血液中检出大麻(3.4 ng/mL)、甲基苯丙胺(390 ng/mL)和异丙嗪；检出25I-NBOMe、25C-NBOMe和25H-NBOMe，浓度分别为28 ng/mL、0.7 ng/mL、1 ng/mL；尿液中检出25I-NBOMe
25I-NBOMe	1	UHPLC-MS/MS	某18岁女性，舌下服用25I-NBOMe，在其尿检中检出25I-NBOMe、25H-NBOMe和2C-I，浓度分别为7.5 ng/mL、0.9 ng/mL、1.8 ng/mL
25I-NBOMe	1	HPLC-MS/MS	某19岁男性，吸食吸墨纸而致外伤死亡。在其外周血、心脏血液、尿液和玻璃体液中均检出25I-NBOMe，浓度分别为0.405 ng/mL、0.41 ng/mL、2.86 ng/mL、0.099 ng/mL
25B-NBOMe 25C-NBOMe	2	HPLC-MS/MS	某17岁男性，尿液中检出25B-NBOMe、安定及其代谢物；某31岁男性舌下服用药物，尿液中检出25B-NBOMe、25C-NBOMe、氯胺酮、地西泮代谢物和咪哒唑仑代谢物

［**案例**］ 2014年某死亡案件报道：某19岁健康男性参加朋友聚会，聚会中吸食2C纸片后突然行为异常，烦躁不安，后被发现时俯卧在街边台阶，不省人事，送医院后宣布死亡。

毒物分析及评析：尸检时在死者胃内容物中发现纸片样物质，但常规毒物分析呈阴性结果。后经调查，并收集聚会现场发现的、未服用过的纸片进行大范围的筛选分析，其中检出25I-NBOMe成分。在此基础上对死者的生物检材进行重新分析，结果见表17-48。此案例表明实验室建立、实施系统筛选分析的重要性。

表17-48 25I-NBOMe中毒死亡案件的体内分布

检材	心血	外周血	尿液	玻璃体液	脑组织	肝组织	胆汁
浓度(pg/mL或pg/g)	410	405	2 860	99	2 780	5 640	12 100

第六节　哌嗪类物质

一、概述

哌嗪类(piperazines)物质是一类苯丙胺样化合物,其基本化学结构是1,4位有2个氮原子的六元杂环,即是在哌嗪化学结构上衍生的新型致幻剂。哌嗪类物质最早于2000年初在新西兰作为摇头丸的替代品大规模使用,2004年蔓延至欧美国家。苄基哌嗪(benzylpiperazine, BZP)是最早被滥用的哌嗪类物质,之后有一个苯基或苄基取代的哌嗪开始在世界范围内流行,2004年后欧洲市场上出现mCPP,2004—2007年间滥用盛行的是MDMA掺杂mCPP,2010年哌嗪类居于网购策划药的首位。研究发现,哌嗪类物质通过模拟苯丙胺的分子作用机制,刺激多巴胺、去甲肾上腺素和五羟色胺的释放,并抑制这些单胺类神经递质的重摄取,对人体中枢神经系统具有和缓的兴奋作用和部分致幻作用,具有与苯丙胺相似的依赖性,存在滥用的潜能。

我国已列管了6种哌嗪类新精神活性物质[57],为苄基哌嗪(BZP)、1,4-二苄基哌嗪(DBZP)、1-(3-三氟甲基苯基)哌嗪(TFMPP)、1-(3-氯苯基)哌嗪(mCPP)、1-(3,4-二亚甲基双氧苯基)哌嗪(MDBP)和IC-6(MT-45)。由于该类物质更新换代快,目前流行的具有相同的骨架和主要的哌嗪类物质见表17-49。

表17-49　主要哌嗪类物质

化合物	英文名	缩写	分子结构式			
			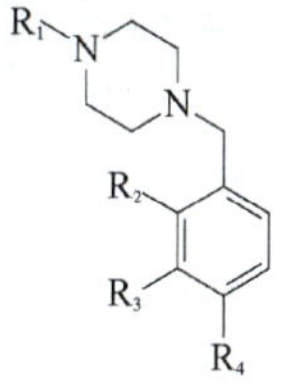			
苄基哌嗪结构			R_1	R_2	R_3	R_4
N-苄基哌嗪	N-benzylpiperazine	BZP	H	H	H	H
1,4-二苄基哌嗪	1,4-dibenzylpiperazine	DBZP	Benzyl	H	H	H
			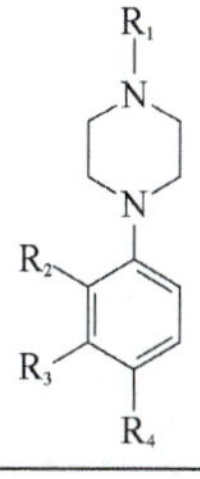			

续 表

化合物	英文名	缩写	分子结构式			
	苯基哌嗪结构		R_1	R_2	R_3	R_4
1-(4-氟苯基l)哌嗪	1-(4-fluorophenyl) piperazine	pFPP	H	H	H	F
1-(3-三氟甲基)哌嗪	1-(3-trifluoromethyl)piperazine	TFMPP	H	H	CF_3	H
1-(2-甲苯基)哌嗪	1-(2-methylphenyl)piperazine	oMePP	H	CH_3	H	H
1-(3-甲苯基)哌嗪	1-(3-methylphenyl)piperazine	mMePP	H	H	CH_3	H
1-(4-甲苯基)哌嗪	1-(4-methylphenyl)piperazine	pMePP	H	H	H	CH_3
1-(2-氯苯基)哌嗪	1-(2-chlorophenyl)piperazine	oCPP	H	Cl	H	H
1-(3-氯苯基)哌嗪	1-(3-chlorophenyl)piperazine	mCPP	H	H	Cl	H
1-(4-氯苯基)哌嗪	1-(4-chlorophenyl)piperazine	pCPP	H	H	H	Cl
1-(2-甲氧苯基)哌嗪	1-(2-methoxyphenyl)piperazine	oMeOPP	H	OCH_3		
1-(4-甲氧苯基)哌嗪	1-(4-methoxyphenyl)piperazine,	pMeOPP	H	H	H	OCH_3
	二亚甲基结构					
1-(3,4-二亚甲基双氧苯基)哌嗪	1-(3,4-methylenedioxybenzyl) piperazine	MDBP	O, O, N, NH			
	溴二甲氧基结构					
6溴-2,3-二甲氧苯基哌嗪	6-bromo-2,3-dimethoxybenzylpiperazine	6-Br-2,3-DMBP	OCH_3, H_3CO, N, NH, (1), Br			
5-溴-2,3-二甲氧苯基哌嗪	5-bromo-2,3-dimethoxybenzylpiperazine	5-Br-2,3-DMBP	OCH_3, H_3CO, N, NH, (2), Br			
2-溴-4,5-二甲氧苯基哌嗪	2-bromo-4,5-dimethoxybenzylpiperazine	2-Br-4,5-DMBP	H_3CO, N, NH, (3), H_3CO, Br			
5-溴-2,4-二甲氧苯基哌嗪	5-bromo-2,4-dimethoxybenzylpiperazine	5-Br-2,4-DMBP	OCH_3, N, NH, (4), H_3CO, Br			
4-溴-3,5-二甲氧苯基哌嗪	4-bromo-3,5-dimethoxybenzy lpiperazine	4-Br-3,5-DMBP	H_3CO, N, NH, (5), Br, OCH_3			
4-溴-2,6-二甲氧苯基哌嗪	4-bromo-2,6-dimethoxybenzylpiperazine	4-Br-2,6-DMBP	OCH_3, N, NH, (6), Br, OCH_3			

续 表

化合物	英文名	缩 写	分子结构式
4-溴-2,5-二甲氧苯基哌嗪	4-bromo-2,5-dimethoxybenzy lpiperazine	4-Br-2,5-DMBP,2C-B-BZP	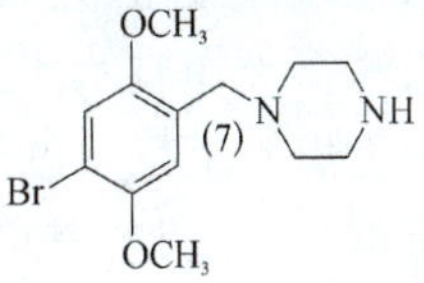 (7)

哌嗪类物质的主要药理学作用是促进多巴胺和去甲肾上腺素的释放,并抑制单胺类神经递质的重摄取。哌嗪类物质通常以片剂或胶囊的形式吞服,也有烟吸、鼻吸方式,还有极少的人采用注射给药方式。大剂量哌嗪引起的不良反应有幻觉意识混乱、妄想焦虑、失眠震颤,多汗、头痛头晕、心悸、恶心、呼吸急促等。急性毒性反应包括惊厥低钠血症、QT 间期延长和 5-H 综合征等,也可出现癫痫持续状态、高热、横纹肌溶解以及肾衰竭等其他症状。与其他滥用物质混用时毒性增强。

二、体内过程

哌嗪类物质通过口服、鼻吸或肌注进入体内后,其代谢过程受 CYP2D6、CYP1A2、CYP3A4、CYP2C19 和 CYP2C9 的影响[39]。苄基哌嗪结构的哌嗪类如 BZP 主要是苯环上的羟化,甲二氧基结构如 MDBP 主要为去甲基化代谢。苯基哌嗪结构比苄基哌嗪结构代谢更为完全,主要为苯环上的改变,如 mCPP 和 TFMPP 的羟化,MeOPP 的去甲基化。哌嗪环上主要为去烷基化和哌嗪环降解成乙二胺和苯胺类化合物,可进一步发生Ⅱ相代谢。如:① BZP 的主要代谢途径包括芳香环羟基化和哌嗪基降解,其代谢产物主要有 4-OH-BZP、3-OH-BZP、4-OH-3-MeO-BZP、哌嗪、苄胺和 N-苄二胺。前两者常以葡萄糖醛酸和/或硫酸盐偶联物的形式从尿液中排出。健康成人口服 200 mg BZP,75 min(Tmax)达血浆峰值,浓度为 262 μg/L(Cmax)。主要代谢产物 4-OH-BZP 和 3-OH-BZP 的峰值分别为 7 μg/L(60 min)和 13 μg/L(75 min)。清除半衰期($t_{1/2}$)为 5.5 h,Cl/F 为 99 L/h。这些结果提示 BZP 在口服后 30 h 仍可以被检出;其代谢产物 4-OH-BZP、3-OH-BZP 和 O-硫、N-硫 BZP 共价代谢产物在 24 h 内仍可在尿中检出。② mCPP 通过羟基化作用代谢为对羟基-mCP(p-OH-mCPP);通过脱烷基化可作为多种其他哌嗪类药物的代谢产物,如曲唑酮、奈法唑酮、依托哌酮、恩吡哌唑、美吡哌唑、氯哌喹酮和哌氯朋。mCPP 药物代谢的个体差异很大:绝对生物利用度在 12%~84%,清除半衰期为 2.6~6.1 h。③ TFMPP 口服后 60~90 min 达到血浆峰值,能透过血脑屏障。健康成人口服 TFMPP 60 mg/kg 后,90 min 达峰值(24.10 μg/L)。TFMPP 由细胞色素 P-450 通过羟基化和 N-脱烷基化代谢,主要代谢产物是 4-hydroxy-TFMPP(4-OH-TFMPP 或者 p-OH-TFMPP),其中大部分为葡糖苷酸共价形式,而 TFMPP 原体占比极少。④ 苯基哌嗪主要的代谢反应是通过羟基化(mCPP、TFMPP)或邻甲基去甲基化(MeOPP),此外还包含酚代谢物的部分葡萄糖醛酸化或硫酸化、儿茶酚的甲基化和苯胺衍生物部分的乙酰化。

哌嗪类物质的体内分布研究较少。报道有某 20 岁男性,有哮喘和吸毒史,某日早上口服半粒白色药片(45.8 mg mCPP/粒),中午时哮喘严重,其母给他服用两粒强的松,因病情严重于 18: 25 送至医院抢救,至 21: 10 死亡。尸检后经毒物分析,mCPP 的体内分布见表 17-50[3]。可见玻璃体液是较好的体内检材。

表 17-50　mCPP 的体内分布(ng/mL 或 ng/g)

化合物	肝脏血液	尿　液	胆　汁	肝　脏	玻璃体液
mCPP	<0.1 ng/mL	15.0	5.1	0.3	4.7

三、检材处理

哌嗪类物质的检材处理可参照碱性药物方法,供 LC-MS 方法分析时采用直接沉淀蛋白方法也可满足需要。

1. 体液

参考方法[58]: 准确移取血液 0.5 mL,加入 pH 9 的缓冲溶液 0.3 mL。震荡 1 min 后将样品加入固相支撑液液萃取柱中,自然下沉,待样品全部均匀分散在填料上后,静置 5.0 min。用 5.0 mL 氨化乙酸乙酯洗脱,控制其流速在 1.0 mL/min 左右。洗脱液在 40℃下用氮气吹干,用 10%乙腈水定容至 1.0 mL,经 0.22 μm 有机膜过滤,滤液供 UPLC-MS/MS 分析。

参考方法[59]: 取血液 1 mL,加 200 μL 35% $ZnSO_4$ 溶液沉淀蛋白后,调至 pH 11.0 以上,用 5 mL 氯仿/异丙醇(4/1, V/V)提取 2 次,每次振荡 5 min,离心 10 min,提取有机溶剂,在氮气流下浓缩至干,用 100 μL 甲醇定容,供 GC-MS 分析。

参考方法[60]: 1 mL 血液加入内标后加入 2 mL 磷酸缓冲液(pH 6),混旋,离心,上柱。Gilson GX-274 Aspec SPE 柱预先用甲醇和磷酸缓冲液(pH 6)活化,上柱后,依次用 1 mL 蒸馏水、1 mL 乙酸和 1 mL 甲醇清洗,干燥后用 1.5 mL 二氯甲烷/异丙醇/25%氨水(80∶20∶2; V/V/V)洗脱,洗脱液于 30℃氮气流下挥干,残余物中加入 100 μL 流动相复溶供 LC-MS/MS 分析。

参考方法[61]: 250 μL 尿液中加入 10 μL 内标溶液和 500 μL 0.1 mol/L NaOH 溶液,混旋 5 min 后加入 1 mL 乙酸乙酯。样品混旋 10 min,离心 10 min。转移有机相至加有 20 μL 0.25% HCl 甲醇的小瓶中,在室温氮气流下蒸干。残余物用 50 μL 的流动相复溶,供 LC-MS/MS 分析。

2. 头发

参考方法[62]: 头发经去污处理后剪成<1 mm 头发段。称取 20 mg 头发,加入

1 mL 1 mol/L 的氢氧化钠溶液，50℃水解 40 min。用 HCl 调 pH 至中性，加入 5 mL 0.1 mol/L KH_2PO_4，再加入内标，混匀后上柱。Oasis MCX 柱(3 mL, 60 mg)预先用 2 mL 甲醇和 2 mL 蒸馏水活化，上柱后依次用蒸馏水、0.1 mol/L HCl 和二氯甲烷：甲醇(70：30)各 2 mL 清洗，干燥后加入含 2%氨水的二氯甲烷：异丙醇(80：20, V/V)洗脱，洗脱液在 45℃ 氮气流下吹干，残余物中加入 65 μL MSTFA(含 5% TMS)，于 80℃衍生化 30 min。

参考方法[63]：① 脱污染。头发样品用 2 mL 二氯甲烷洗涤 3 次，于 40℃加热器中完全干燥。收集最后一次洗涤液，用 LC－MS/MS 确认清除外部污染。② 提取。称取 30 mg 头发于球磨机中研磨后，加入 25 μL 内标液，2 mL 含 0.1% HCl 的甲醇液，60℃水解 1 h。水解液离心后取上清液，于 35℃氮气流下蒸干。残留物中加入 2 ml 含 2%甲酸的水溶液复溶，以获得固相萃取的最佳 pH。③ 净化。Strata X－C 柱先用 2 mL 甲醇和 2 mL 水活化，样品上柱后用 2 mL 含 2%甲酸的水溶液和 2 mL 甲醇：水：甲酸(47.5：47.5：5；V：V：V)清洗，真空下干燥小柱 10 min，用 2 mL 二氯甲烷：正丙醇：氨水(47.5：47.5：5；V：V：V)洗脱待测物。洗脱液中加入 5 μL 酸性甲醇(0.1% HCl)，于 35℃氮气流下吹干。残余物用 75 μL 流动相复溶后供 LC－MS/MS 分析。

四、分析方法

哌嗪类物质的分析方法主要有毛细管电泳法和色谱-质谱法等。毛细管电泳法分离效率较高，在手性分离测定哌嗪类物质方面具有优势，但在重现性和准确性方面较色谱法不足。目前采用较多仍是气相色谱-质谱法和液相色谱-质谱法。

1. 气相色谱-质谱法

(1) 分析参考条件[64]

色谱条件：色谱柱：HP－5MS 柱(30 m×0.25 mm×0.25 μm)；程序升温：初温 90℃(0.5 min)，以 20℃/min 升温至 200℃，再以 15℃/min 升温至 280℃，然后以 20℃/min 升温至 320℃(3.67 min)；氦气流速：1.0 mL/min；进样口温度：280℃。

质谱条件：离子源：EI 源，70 eV；源温度：320℃。其他质谱信息见表 17－51。

表 17－51　哌嗪类物质的质谱数据

	化合物	保留时间(min)	特征碎片离子 m/z	LOD(μg/mL)
非衍生化	BZP	4.454	91；56；134；176	100.00
	TFMPP	4.647	188；56；95；172；145；230	93.50
	mCPP	6.045	154；56；75；11；138；196	71.50
	MeOPP	6.143	150；56；92；120；135；192	73.00
	MDBP	6.866	135；56；85；178；164；220	116.00

续 表

	化合物	保留时间(min)	特征碎片离子 m/z	LOD(μg/mL)
硅烷化	BZP－TMS	5.733	102;59;116;157;233;248	0.70
	TFMPP－TMS	5.905	302;59;73;101;128;173	0.75
	mCPP－TMS	7.283	128;59;73;101;226;268	0.80
	MeOPP－TMS	7.370	264;59;73;101;135;162	0.80
	MDBP－TMS	8.039	135;59;73;102;157;292	1.00
酰化	BZP－HFB	6.147	91;56;146;175;281;372	0.50
	TFMPP－HFB	6.156	200;56;69;145;173;426	0.60
	mCPP－HFB	7.446	392;56;69;139;166;195	0.60
	MeOPP－HFB	7.525	388;56;69;135;191	0.80
	MDBP－HFB	8.364	135;56;77;281;416	0.90

由表可见,经衍生化后可显著提高 GC－MS 方法灵敏度。

(2) 分析参考条件[65]

色谱条件：色谱柱：Rtx－200 柱(30 m×0.25 mm×0.25 μm);程序升温：初温100℃(1 min),以 7.5℃/min 升温至 180℃(2 min),再以 10℃/min 升温至 200℃,保持 60 min;进样口温度：250℃;传输线温度：280℃。

质谱条件：离子源：EI 源,70 eV;源温度：230℃。其他质谱信息见表 17－52。

表 17－52 溴二甲氧基结构哌嗪类物质的 EI 质谱数据

化合物	特征碎片离子(m/z)	衍生化物	特征碎片离子(m/z)
6－Br－2,3－DMBP	229,214,272,314	6－Br－2,3－DMBP－PFP	216,231,381,460
5－Br－2,3－DMBP	229,272,214,314	5－Br－2,3－DMBP－PFP	230,216,245,460
2－Br－4,5－DMBP	229,85,272,314	2－Br－4,5－DMBP－PFP	231,151,381,460
5－Br－2,4－DMBP	229,85,258,314	5－Br－2,4－DMBP－PFP	231, 199,119,460
4－Br－3,5－DMBP	229,272,85,314	4－Br－3,5－DMBP－PFP	231,151,119,460
4－Br－2,6－DMBP	229,85,272,314	4－Br－2,6－DMBP－PFP	231,245,313,460
4－Br－2,5－DMBP	229,85,272,314	4－Br－2,5－DMBP－PFP	231,201,245,460

(3) 分析参考条件[59]

色谱条件：色谱柱：DB－5MS(30 m×0.25 mm×0.25 μm)柱;升温程序：初温100℃保持 2 min,以 30℃/min 升温至 280℃,保持 17.5 min;载气：氦气;流量：15 mL/min;进样口温度：250℃。传输线温度：250℃。

质谱条件：离子源：EI,70 eV;离子源温度：200℃;倍增电压：1 102 V;发射电流：100 μA;全扫描采集：m/z 40~450。TFMPP 和 mCPP 的特征碎片离子分别为 m/z 188、m/z 230、m/z 172 和 m/z 154、m/z 196、m/z 56。

2. 液相色谱-质谱法

(1) 分析参考条件[60]

色谱条件：色谱柱：Synergi Polar RP 柱(150 mm×2 mm×4 μm);流动相：A 为

1 mmol/L 甲酸铵/0.1%甲酸的水溶液，B 为 0.1%甲酸的甲醇溶液；梯度程序：初始 10% B；0～10 min，10% B～100% B；10～13 min，100% B；13～15 min，100% B～10% B；流速：0.25 mL/min。

质谱条件：离子源：ESI+模式；离子喷雾电压：5 250 V；离子源温度：400℃。其他质谱信息见表 17－53。

表 17－53　溴二甲氧基结构哌嗪类物质的质谱信息

化合物	前体离子(m/z)	碎片离子(m/z)	碰撞能量(eV)	保留时间(min)
BZP	177.0	91.1	35	2.91
		65.1	50	
MeOPP	193.0	150.1	20	5.36
		119.0	35	
mCPP	197.0	154.1	50	6.69
		118.1	35	
MDBP	221.0	135.1	20	3.33
		76.9	50	
TFMPP	231.0	188.2	35	6.99
		118.1	50	
内标 MDMA－d_5	199.0	165.1	20	5.68

本法血液中方法 LOD 低于 5 ng/mL。

(2) 分析参考条件[66]

色谱条件：色谱柱：ACQUITY UPLCRBEH Phenyl 柱（21 mm × 150 mm × 1.7 μm）；柱温：30℃；流动相：A 为纯水与 01%甲酸混合溶液，B 为乙腈；洗脱程序：0 min，5% B；0～8 min，5%～40% B；8～8.01 min，40%～5% B；流速：0.5 mL/min。

质谱条件：离子源：ESI+模式；雾化气压力：30 psi；毛细管电压：正极 4 000 V，负极 3 500 V；单元加速器电压：3 V。其他质谱信息见表 17－54。

表 17－54　哌嗪类物质的质谱信息

化合物	保留时间(min)	母离子(m/z)	子离子(m/z)	碰撞电压(eV)	碰撞能量(eV)
BZP	1.41	177.1	91.1	90	25
			65.1		25
MDBZP	1.68	221.0	134.9	90	15
			77.1		45
MBZP	1.99	191.1	91.1	105	25
			65.1		55
MeOPP	3.51	193.1	149.1	90	18
			118.9		25

续 表

化合物	保留时间(min)	母离子(m/z)	子离子(m/z)	碰撞电压(eV)	碰撞能量(eV)
pFPP	4.09	181.0	137.9	105	20
			75.1		65
2C-B-BZP	4.43	315.0	229.1	95	13
			77.2		70
mCPP	5.75	197.0	153.9	90	20
			118		40
TFMPP	6.64	231.0	187.9	90	25
			117.9		50

(3) 分析参考条件[61]

色谱条件：色谱柱：Synergi Polar－RP 柱(100 mm×2.0 mm×2.5 μm)；柱温：50℃；流动相：A 为含 0.1%甲酸的 10 mM 甲酸铵水溶液，B 为含 0.1%甲酸的甲醇；梯度洗脱：0～5 min：1% B～7.5% B；5～12.5 min，7.5% B～50% B；12.5～14.5 min，50% B～90% B；14.5～16.5 min，90% B；16.5～17 min，90% B～1% B；17～20 min，1% B；流速：0.4 mL/min。

质谱条件：离子源：ESI+；扫描模式：MRM；喷雾电压：5 000 V；源温度：400℃。

(4) 分析参考条件[63]

色谱条件：色谱柱：Atlantis® T3 柱(2.1 mm×50 mm×3 μm)；柱温：35℃；流动相：A 为含 0.1%甲酸(pH＝3)的 2 mM 甲酸铵溶液，B 为乙腈；流速：0.3 mL/min；洗脱程序：0～3 min，0% B；3～5 min，0～20% B；5～6.8 min，20% B；6.8～7.3 min，20%～25% B；7.3～8.8 min，25% B；8.8～9.3 min，25%～30% B；9.3～9.4 min，0% B。

质谱条件：离子源：ESI+；扫描模式：MRM；毛细管电压：1.0 kV；源温度：150℃；脱溶剂氮气温度：400℃。mCPP 的特征离子对为 *m/z* 197.3/154.2、197.3/118.9，TFMPP 的特征离子对为 *m/z* 231.3/188.2、231.3/118.9。

本方法毛发中 mCPP 和 TFMPP 的 LOD 为 5 pg/mg。

五、鉴定要点

哌嗪类物质的毒性、毒理及代谢研究甚少，目前中毒致死个案报道资料见表 17－55[3]。

表 17－55　哌嗪类物质相关中毒案例

案例	简要案情	毒物分析结果	
1	23 岁女性，中毒症状包括心律失常、高血压、意识部分丧失，后死于脑水肿	血液	检出 BZP 和 MDMA

续　表

案例	简　要　案　情	毒物分析结果
2	20 岁男性，口服 4 片"Rapture"，出现精神障碍、听觉和视觉致幻	血液　检出 BZP
3	年轻男性，中毒死亡	血液　BZP 1 700 ng/mL 检出 MA
4	2 例死亡案件	血液 1　BZP 500 ng/mL 血液 2　BZP 1 000 ng/mL 检出 TFMPP
5	2 名年轻男性，药物作用下外伤死亡	血液　TFMPP 0~150 ng/mL 尿液　TFMPP 900~1 000 ng/mL 检出高浓度的 BZP 倍
6	3 名 18~19 岁男性，口服 4 片"Ecstasy"，出现恶心、解离症状、激动、心律失常等症状	血清　BZP 260~270 ng/mL TFMPP 30~60 ng/mL
7	23 岁女性，口服 3 粒"Party－pills"，出现激动、视幻觉和心动过速	血浆　mCPP 320 ng/mL 乙醇 0.7 g/L 苯丙胺 40 ng/mL 苯甲酰爱康宁 47 ng/mL 尿液　mCPP 2 300 ng/mL
8	2 例中毒急救病人	尿液　TFMPP 17 000~26 000 ng/mL 同时检出高浓度的 BZP
9	23 岁女性，出现阵发性痉挛、心动过速、高热、呼吸急促等症状	血浆　BZP 200 ng/mL
10	22 岁男性，口服 4 粒"Party－pills"。出现肌肉强直、激动、心动过速和昏迷等症状	血浆　BZP 2 230 ng/mL MDMA 1 050 ng/mL

第七节　苯环利啶类物质

一、概述

苯环利啶类（phenylcyclidines）物质是以苯环利啶类和氯胺酮为结构基础的芳环环己酮胺的衍生物。苯环利定（PCP）最早合成于 1956 年，其能使滥用者产生幻觉、精神与躯体分离状态、欣快感等，为典型的致幻剂。氯胺酮为 PCP 的衍生物，为全球范围内滥用程度较高的毒品。基于 PCP、氯胺酮结构上改造的类似物，即苯环利定类 NPS 在 20 世纪 60 年代起逐步进入非法市场（表 17－56），社会公共安全危害性凸显。

表 17－56　苯环利定类 NPS 的化学结构

化合物	英文名	缩写	CAS	化学结构
苯环利定	phencyclidine	PCP	77－10－1	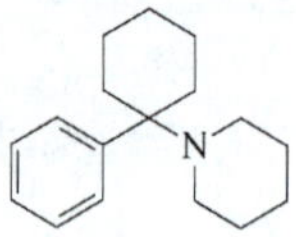 N
乙环利定	eticyclidine	PCE	2201－15－2	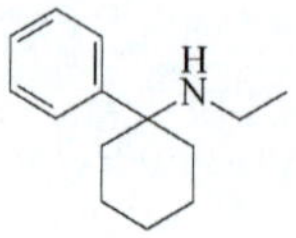 H N
替诺环定	tenocyclidine	TCP	21500－98－1	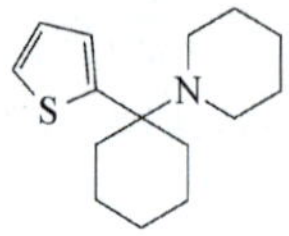 S N
咯环利定	rolicyclidine	PHP	2201－39－0	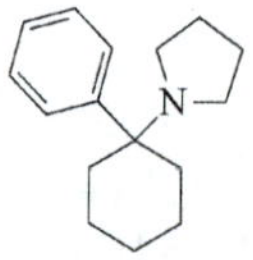 N
1－[1－(3－甲氧苯基)环己基]哌啶	1－[1－(3－methoxyphenyl) cyclohexyl]piperidine	3－MeO－PCP，3－methoxy－PCP	72242－03－6	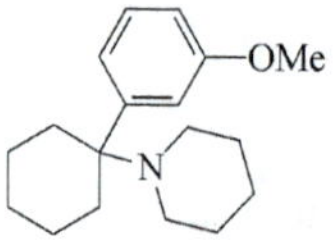 OMe N
1－[1－(4－甲氧苯基)环己基]哌啶	1－[1－(4－methoxyphenyl) cyclohexyl]piperidine	4－MeO－PCP，4－methoxy－PCP	2201－35－6	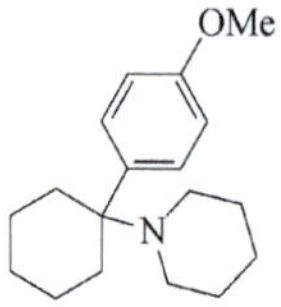 OMe N
1－(1,2－二苯基乙基)哌啶	1－(1,2－diphenylethyl) piperidine	Diphenidine，DPP	36794－52－2	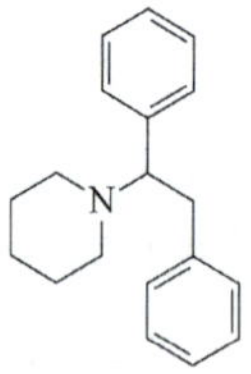 N
N－乙基－1－(3－甲氧苯基)环己胺	N－ethyl－1－(3－methoxyphenyl) cyclohexanamine	3－MeO－PCE，3－methoxy－PCE	1364933－80－1	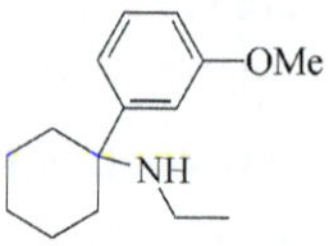 OMe NH

续　表

化合物	英文名	缩写	CAS	化学结构
2-(乙氨基)-2-苯基环已-1-酮	2-(ethylamino)-2-phenylcyclohexan-1-one	2-oxo-PCE	6740-82-5	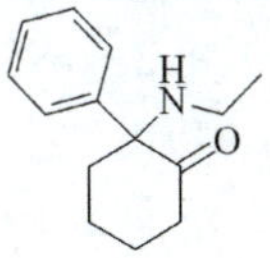
2-(3-甲氧基苯基)-2-乙氨基环已酮	2-(3-methoxyphenyl)-2-(ethylamino) cyclohexanone	MXE，methoxetamine	1239943-76-0	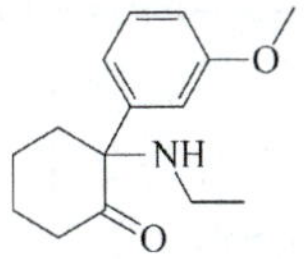
乙基去甲氯胺酮	2-(2-chlorophenyl)-2-(ethylamino) cyclohexanone	NENK	1354634-10-8	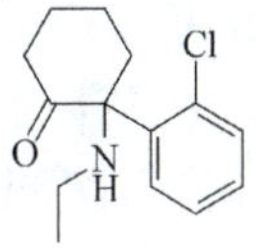
氟胺酮	2-(2-fluorophenyl)-2-(methylamino) cyclohexan-1-one	2-FDCK，fluoroketamine	111982-50-4	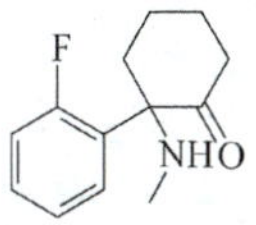
2-苯基-2-甲氨基环已酮	2-phenyl-2-(methylamino) cyclohexanone	DCK，deschloroketamine	4631-27-0	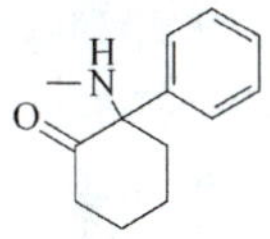

苯环利定类 NPS 或单独使用，或与其他 NPS 混合使用。其神经活性与剂量密切相关。小剂量时表现为神经兴奋，包括欣快感、触觉、视觉和听觉幻觉、思维模式改变、感觉异常、人格解体和现实感丧失。高剂量时导致与感觉环境完全分离、麻醉、麻痹和运动障碍。从人体实验等研究中表明，主观影响会因药物体验发生的场景和背景而有很大的不同。

4-MeO-PCP 通过口服和肠道外途径有效，据报道可诱导解离效应，但相对于 PCP 和位置异构体 3-MeO-PCP 的效价大幅降低，其有效剂量一般在 50~100 mg 范围内，比 PCP 和 3-MeO-PCP 低一个数量级。3-MeO-PCE 通过肠外和口服途径具有活性，人体中解离性幻觉非常强，其解离效应始于 10 mg 以下。MXE 是 3-MeO-PCE 芳环上的 β-酮衍生物，2010 年 11 月由欧洲药物和药物成瘾监测中心(EMCDDA)报告。MXE 诱导的轻度解离作用剂量在 5~10 mg，通过口服和非肠道途径发挥作用。摄入 30~60 mg 高剂量可产生强烈的解离效应和幻觉。MXE 与 NMDAR 受体结合的亲和力强，药理作用较氯胺酮强 2~3 倍。其是目前滥用最为广泛的 NPS 之一，在欧美国家已发生多起涉 3-MeO-PCP 中毒或死亡案例。

2 - oxo - PCE 又称为氯胺酮类似物，2016 年 10 月在法国被确认为 NPS。2017 年 10 月，香港发生了一系列急性中毒，患者出现了类似氯胺酮的中毒症状。但在最初的法医毒物筛选中，患者尿液中未检出氯胺酮及其代谢物。后进一步分析并确认为 2 - oxo - PCE。经回顾分析，2017 年 10 月至 11 月，香港共有 56 例涉 2 - oxo - PCE 急性中毒案(事)件。2 - oxo - PCE 的毒性明显较氯胺酮更为严重。

DCK 又称去氯氯胺酮，其可在剂量低至 4 mg(鼻腔吸入盐酸盐)时诱发类似乙醇的解离效应，高剂量将诱发更强的解离效应。EMCDDA 于 2015 年 3 月报告 DCK。氟胺酮(2 - FDCK)的合成在 1987 年已有报道，2015 年开始在市场上活跃，其效力与氯胺酮相当(或稍强)。2014 年 1 月，EMCDDA 首次报道 Diphenidine (DPP)。其在 50~100 mg 剂量时可产生明显分离性幻觉，口服和胃肠道途径均可起效应，精神作用可持续 2~6 h。

近几年，在其结构上改造合成的苯环利定类 NPS 逐渐增多，从 PCP 类衍生物发展到氯胺酮类衍生物，再从氯胺酮类衍生物发展到介于两者的 MXE 类衍生物。2020 年，氟胺酮(2 - FDCK)也在我国出现。2 - FDCK 和 3 - MeO - PCP 将列入 2021 年 7 月生效的新增管制目录。

二、体内过程

苯环利定类新精神活性物质的体内过程目前知之甚少。有报道通过大鼠和肝微粒体研究 3 - MeO - PCP 的代谢过程，主要为环已基环和哌啶环上的多个脂肪族羟基化、单个芳香羟基化、开环后的羧化、O -去甲基化和葡萄糖醛酸化。环已基环上的羟基化反应主要由 CYP2B6 催化，哌啶的羟基化反应由 CYP2B6 和 CYP2C19 催化，O -去甲基化由 CYP2C19、CYP2B6 和 CYP2D6 催化[67]。根据中毒病人血液的连续采样分析，得到消除半衰期($t_{1/2}$)约为 10 h。测定两例 3 - MeO - PCP 中毒死亡者的尿液，检出 3 - MeO - PCP 及其代谢物 O - demethyl - 3 - MeO - PCP, piperidine - hydroxy - 3 - MeO - PCP, O - demethyl - piperidine - di - hydroxy - 3 - MeO - PCP 和 piperidine - di - hydroxy - 3 - MeO - PCP，发现代谢物与母体 3 - MeO -PCP 的比值均小于 1，表明检测 3 - MeO - PCP 代谢物不会延长检测时限[68]。

MXE 等氯胺酮类似物的滥用多为口服、鼻吸和肌注。10~20 min 后见效，作用可持续 2~3 h，但与氯胺酮相比，体内消除较慢，半衰期延长。根据动物实验结果，氯胺酮消除速率大致为：氯胺酮>去甲氯胺酮=2-FDCK>MXE>DCK。氯胺酮类似物的体内代谢研究甚少，与氯胺酮相似的可能代谢过程包括去烷基化、环已基环上酮基的羟基化以及羟基的进一步还原[69]。

根据中毒案例报道[70-73]，3 - MeO - PCP 在中毒、死亡案例中的血液浓度没有明显差异，中毒案例中血液浓度为 49 ~ 350 ng/mL，死亡案例中血液浓度为 509 ~

3 200 ng/mL,但许多死亡案例中同时检出其他滥用物质。某 4 - MeO - PCP 等多种滥用物质中毒死亡案件,外周血液、心血、肝脏和尿液中 4 - MeO - PCP 浓度分别为 8.2 μg/mL、14 μg/mL、120 μg/g 和 140 μg/mL,胃内容物中 4 - MeO - PCP 检出量为 280 mg。瑞典统计的非死亡中毒案件,血清中 4 - MeO - PCP 浓度在 17 ~ 705 ng/mL,尿液中浓度在 61 ~ 71 673 ng/mL 范围。

2017—2018 年间,香港查获 4 例涉 2 - oxo - PCE 的毒驾案例,血液中 2 - oxo - PCE 的浓度为 0.08 ~ 0.31 μg/mL,2 - oxo - PCE 的代谢物去氯去甲氯胺酮的浓度为 0.04 ~ 0.09 μg/mL[74]。2020 年,丹麦的毒驾案件中发现 5 例 2 - FDCK 阳性案例,血液中浓度在 0.005 ~ 0.48 μg/mL,浓度范围较宽。

三、检材处理

苯环利定类新精神活性物质的鉴定多来源于临床急救、毒驾等,可获得的检材主要包括血液、尿液和毛发等。体液检材可按碱性药物的方法处理检材样品。毛发检材可参照 SF/Z JD0107025 - 2018 技术规范处理。

参考方法一[75]:0.5 mL 体液中加入内标和 5 mL 氯丁烷后混旋,离心,转移有机层,再加入 100 μL 0.05 mol/L H_2SO_4,混旋,离心,转移酸性液体层,供 LC - MS 分析。

参考方法二[76]:3 mL 尿液中加入乙酸(1 mol/L)调节 pH 至 5.2,加入 150 μL 葡萄糖醛酸酶和芳基硫酸酯酶(100 000 单位/mL),50℃ 水解 1.5 h,然后上柱。Isolute Confirm HCX 柱(130 mg,3 mL)预先经 1 mL 甲醇和 1 mL 蒸馏水活化,样品上柱后,加入 1 mL 蒸馏水、1 mL 0.01 mol/L 盐酸和 2 mL 甲醇清洗,然后用新鲜配制的甲醇/氨水(98:2;V/V)洗脱,洗脱液在氮气流下吹干,加入 50 μL 甲醇溶解残余物,供 GC - MS 分析。

参考方法三[77]:1 mL 血液中加入 5 mL 0.1 mol/L 磷酸缓冲液(pH 6),混旋,离心,取上清液上柱。Clean Screen DAU 206 SPE 预先活化,上柱后依次用 1 mL 蒸馏水、1 mL 1.0 mol/L 乙酸清洗,干燥后加入 3 mL 二氯甲烷:异丙醇:氨水(78:20:2)洗脱,洗脱液氮气流下吹干,加入 200 μL 流动相复溶,供 LC - MS/MS 分析。

四、分析方法

1. 气相色谱-质谱法

(1) 分析参考条件[76]

色谱条件:色谱柱:HP - 1 柱(12 m×0.2 mm×330 μm);升温程序:初温 100℃(3 min),以 30℃/min 升温至 310℃(8 min);进样口温度:280℃;载气:氦气;流速:1 mL/min。

质谱条件:离子源:EI 模式,70 eV;源温度:220℃,接口温度:260℃。PCPR 的特征碎片离子为 *m/z* 217,188,174,91,PCMPA 的特征碎片离子为 *m/z* 247,204,

132,117,91。

(2) 分析参考条件[75]

色谱条件：色谱柱：Supelco SLB－5MS 柱(30 m×0.25 mm×0.25 μm)；升温程序：初温 80℃(1 min)，以 20℃/min 升温至 280℃(9 min)；进样口温度：280℃。

质谱条件：离子源：EI 模式，70 eV，源温度：220℃，连接线温度：280℃。3－MeO－PCE 的特征碎片离子为 *m/z* 233、*m/z* 204、*m/z* 190、*m/z* 147、*m/z* 91、*m/z* 3－MeO－PCP 的特征碎片离子为 *m/z* 272、*m/z* 230、*m/z* 166、*m/z* 147、*m/z* 121、*m/z* 84。

(3) 分析参考条件[78]

色谱条件：色谱柱：HP－5MS 柱(30 m×0.25 mm×0.5 μm)；升温程序：初温 80℃(4 min)，以 20℃/min 升温至 280℃(5 min)，再以 40℃/min 升温至 290℃(15 min)；进样口温度：225℃。

质谱条件：离子源：EI。MXE 的特征碎片离子为 *m/z* 247、*m/z* 219、*m/z* 190，离子*m/z* 190 用于定量。

本法血清中 LOQ 为 5 ng/mL。

2. 液相色谱-质谱法

(1) 分析参考条件[76]

色谱条件：色谱柱：Alltech Mixed－Mode/Cation exchange 柱(150 mm×4.6 mm×5 μm)；流动相：50 mmol/L 甲酸铵缓冲液(pH 3.5)和乙腈；恒流，流速：1.0 mL/min。

质谱条件：离子源：APCI+模式；干燥气：氮气(7 000 mL/min，300℃)；雾化气：氮气(25 psi，172.3 kPa)；毛细管电压：4 000 V；电晕电流：5.0 mA。特征碎片离子：PCEEA，*m/z* 248；PCMEA，*m/*z 234；PCEPA，*m/z* 262；PCHEA，*m/z* 220。

(2) 分析参考条件[75]

色谱条件：色谱柱：Phenomenex Synergi Fusion C_{18}柱(50 mm×2 mm×4 μm)；流动相：A 为 1 mmol/L 甲酸铵和 0.1%甲酸的水溶液，B 为 50%乙腈和 50%1 mmol/L 甲酸铵和 0.1%甲酸的水溶液；恒流：0.7 mL/min，25% B；柱温：40℃。

质谱条件：离子源：ESI+模式；离子喷雾电压：5 500 V；源温度：600℃；MRM 模式中 3－MeO－PCE 的特征离子对为 *m/z* 234/121、*m/z* 234/189 和、*m/z* 234/91；3－MeO－PCP 为 *m/z* 274/121、*m/z* 274/86 和、*m/z* 274/189。

(3) 分析参考分析条件[77]

色谱条件：色谱柱：Silvertone C_{18}柱(50 mm×2.0 mm×5 μm)；流动相：A 为含 0.1%甲酸的乙腈，B 为含 0.1%甲酸的水溶液；梯度程序：0～0.5 min，5% B；0.5～4 min，90% B；4～5 min，90% B；5～5.1 min，5% B；5.1～6 min，5% B。

质谱条件：离子源：ESI+；MRM 模式分析时 MXE 的特征碎片离子对为 *m/z* 248.1/203.2、*m/z* 248.1/121.2。

本法血液中 MXE 的 LOD 为 0.5 ng/mL。

五、鉴定要点

苯环利定类新精神活性物质经常表现为多种滥用物质混合使用，故对该物质浓度与中毒、死亡关系等结果解释尚有难度，中毒案例数据尚需积累。表 17－57 汇总了文献报道的苯环利定类新精神活性物质相关中毒案例。

表 17－57 苯环利定类新精神活性物质相关中毒案例

案例	案情摘要	毒物分析结果	文献
1	某 19 岁男子，因昏迷送医院抢救并采集血液和尿液。其苏醒后自述喝了很多酒，并服用了不明胶囊	血液：乙醇 2.0 mg/mL 血液：3－MeO－PCP 350 ng/mL 尿液：3－MeO－PCP 6 109 ng/mL	[73]
2	某 21 岁男子，因骨折并昏迷送医院抢救并采集血液和尿液。其苏醒后自述喝了很多酒，并服用了不明胶囊	血液：乙醇 1.7 mg/mL 血液：3－MeO－PCP 180 ng/mL 尿液：3－MeO－PCP 3 004 ng/mL	[73]
3	某 27 岁男子死于浴缸中。其常网购滥用物质并有滥用史。尸检发现其大脑肿胀，肺水肿，膀胱有大量尿液，头部、手臂、躯干和腿部因淋浴热水而烧伤	血液：3－MeO－PCP 0.38 μg/g	[73]
4	某 21 岁男子死亡。其有自杀倾向和滥用史。死前曾喝酒并服用多种药物。尸检显示脑水肿、肺水肿和冠状动脉粥样硬化	血液：3－MeO－PCP 0.23 μg/g 美沙酮 0.44 μg/g；地西泮 0.53 μg/g 去甲西泮 0.62 μg/g；普瑞巴林 2.7 μg/g 甲基苯丙胺 0.04 μg/g；丁丙诺啡 0.2 μg/g 去甲丁丙诺啡 0.7 μg/g	[73]
5	某 33 岁男性被发现在车内昏迷。车内查有不明粉末	血液：2－oxo－PCE 0.31 μg/mL 去氯去甲氯胺酮 0.09 μg/mL	[74]
6	某 38 岁男子涉交通事故	血液：2－oxo－PCE 0.10 μg/mL 去氯去甲氯胺酮 0.09 μg/mL	[74]
7	某 23 岁男性涉交通事故。其鼻孔内留有粉末，自认吸食氯胺酮	尿液：DCK 86.6 ng/mL 氯胺酮 7 495.2 ng/mL 去甲氯胺酮 1 288.7 ng/mL	[79]
8	某 30 岁女子自述胸痛。鼻孔内留有粉末，不承认吸毒	尿液：DCK 140.8 ng/mL 氯胺酮 2 830 ng/mL 去甲氯胺酮 704.2 ng/mL	[79]
9	某 39 岁男子出现谵妄和全身虚弱	尿液：2－FDCK 21.7 ng/mL Ephylone 716 ng/mL	[79]
10	某男性驾车于高速检查站时被发现行为异常，眼睛发红，言语不清，行动迟缓，抽取血液进行毒物分析	血液：MXE 10 ng/mL；氯硝西泮 300 ng/mL；7－氨基氯硝西泮 34 ng/mL；THC 6 ng/mL；苯海拉明 47 ng/mL；MDMA 83 ng/mL；MDA<10 ng/mL	[77]
11	某 42 岁男性倒于马路处昏迷状，鼻孔处有白色粉末。经抢救 2 h 后苏醒，自述曾喝 3 瓶啤酒、鼻吸 0.5 g MXE。入院时抽取血液进行毒物分析	血清：MXE 120 ng/mL	[80]

续 表

案例	案 情 摘 要	毒 物 分 析 结 果	文 献
12	某29岁男性呈精神紧张，眼球震颤，视幻觉，瞳孔散大。入院时抽取血液进行毒物分析	血清：MXE 90 ng/mL	[80]
13	某28岁男性昏倒于夜总会卫生间内。在急救车上表现激动、烦躁，鼻孔处留有白色粉末。入院时抽取血液进行毒物分析	血清：MXE 200 ng/mL	[80]
14	某19岁男性鼻吸标示为K粉的粉末后出现严重的共济失调、眼球震颤、意识部分丧失等。入院时抽取血液进行毒物分析。3~4天后神经毒性逐渐消除	血清：MXE 240 ng/mL	[79]
15	两名17岁和18岁青年，鼻吸MXE后40 min出现共济失调、走路不稳、口齿不清、意识部分丧失等。入院时抽取血液进行毒物分析	血清1：MXE 450 ng/mL 血清2：MXE 160 ng/mL	[79]
16	某26岁男性有滥用史，无自杀倾向，某日被发现死于家中。尸检取外周血进行毒物分析	血液：MXE 8.6 μg/mL；文拉法辛 0.3 μg/mL 去甲文拉法辛 0.4 μg/mL；THC 0.001 μg/mL 大麻类新型策划药：AM－6940.000 09 μg/mL；AM－2201 0.000 3 μg/mL；JWH－018 0.000 05 μg/mL	[79]

六、案例评析

［案例一］ 仲夏时节，一35岁左右的男子死在湖边。死者侧躺在水里，自行车压在其身下，仅左脸颊在水面以下。死者口吐白沫，眼睛紧闭，双手痉挛，双手和双腿有几处擦伤。验尸后推测死亡时间在午夜到早上7点之间。经调查，死者有苯丙胺和大麻吸毒史。死者在死前曾与朋友服用了名为“Thrive Soluble”的粉末，该粉末系网上购买。毒物分析结果为：血液中乙醇浓度为1.2 mg/mL；血清中苯丙胺浓度为85 ng/mL；血清和血液中3－MeO－PCP浓度分别为123 ng/mL和152 ng/mL。3－MeO－PCP常与其他滥用物质合用，酒精则加剧了中毒程度[73]。

［案例二］ 某34岁男子涉交通事故。警察赶到时发现其异常激动，情绪不稳定，鼻孔里留有粉末。抽取其血液经毒物分析，血液中检出2－oxo－PCE、去氯去甲氯胺酮、苯甲酰爱康宁和对乙酰氨基酚，浓度分别为80 ng/mL、38 ng/mL、80 ng/mL和1.2 μg/mL。交通事故中如发现涉事司机行为异常或采用行为能力量表测试异常，应及时采集血液检验[74]。

［案例三］ 某17岁男子有吸毒史，因躁动和意识障碍被送至急诊抢救室。患者交替出现低张和高张痉挛症状，伴有精神模糊、躁动和四肢震颤，深部肌腱反射活

跃。其血液送实验室,但未检出乙醇和常见的毒药物成分。由于高度怀疑中毒,患者父亲进其卧室发现有一标识"poison"和"LaboratoryReagent ONLY"等字样的小塑料袋,内装有绿色粉末状物质。该物质经实验室确认为 3 - MeO - PCP。于是重新针对目标物 3 - MeO - PCP 进行毒物分析,结果血液和尿液中均检出 3 - MeO - PCP 成分,质量浓度分别为 71.1 ng/mL 和 706.9 ng/mL。新精神活性物质一般不包含在常规筛查范围中,现场的可疑物品对于发现新的毒药物起着非常重要的作用[71]。

[案例四] 某 39 岁女子有吸毒史,某日死于家中。其同居男友报警,并供述死者之前曾吸毒,情绪激动,因此两人发生争吵,其用绳子勒死了女友。现场发现勺子、塑料移液管等用品。尸检所见:死者颈部可见水平勒痕,皮下出血引起的大面积红色带,可见明显的擦伤结扎痕。甲状腺软骨和舌骨均有骨折并伴有出血,多脏器严重充血。采集死者股静脉血液、胆汁、尿液和毛发(10 cm,棕色);案发后 1 h 采集其男友血液。毒物分析结果为:死者血液中检出乙醇(1.37 g/L),地西泮(157 ng/mL)、去甲西泮(204 ng/mL)、可卡因(25 ng/mL)、苯甲酰爱康宁(544 ng/mL)和 3 - MeO - PCP。股静脉血液、胆汁、尿液中 3 - MeO - PCP 浓度分别为 63 ng/mL、64 ng/mL 和 94 ng/mL。头发分段分析:距根部 0~2 cm 段、2~4 cm 段、4~6 cm 段头发中均检出 3 - MeO - PCP,浓度分别为 731 pg/mg、893 pg/mg 和 846 pg/mg。其男友血液中未检出乙醇和 3 - MeO - PCP 成分,检出地西泮、去甲西泮、美沙酮、EDDP、THC、11 - OH - THC 和 THC - COOH 的浓度分别为 2 120 ng/mL、2 540 ng/mL、290 ng/mL、54 ng/mL、8.1 ng/mL、2.8 ng/mL 和 190 ng/mL。二者血液中均检出多种高浓度的滥用物质,导致行为能力损伤。死者血液中还有毒性作用强烈的 3 - MeO - PCP 成分,头发分段分析结果显示死者在近半年时间内滥用 3 - MeO - PCP[80]。

第八节　苯二氮卓类新精神活性物质

一、概述

苯二氮卓类新精神活性物质又称为苯二氮卓类策划药(designer benzodiazepines)可用于缓解患者的焦虑情绪,起到镇静、安眠等作用。苯二氮卓类新精神活性物质是近年新发现的 NPS,自 2012 年 EMCDDA 首次报道 pyrazolam 后,已发现 500 多种未列入管制目录的新苯二氮卓类衍生物,其大部分是在临床药物地西泮、三唑仑等原有化学结构上进行修饰、引入基团而设计、制造。许多经过改造后的苯二氮卓类策划药药效更强,使用剂量明显减小。如由硝西泮变为硝唑仑(nitrazolam),剂量从 5~10 mg 降为 1~2 mg;由氯硝西泮变为科纳唑仑,剂量从 0.5 mg 降为 0.2~

0.4 mg。这些苯二氮卓类 NPS 均未被批准作为药物上市。目前已发现、确认的苯二氮卓类 NPS 见表 17－58。

表 17－58 已发现、确认的苯二氮卓类药物新精神活性物质

首次出现时间	中文名	英文名	系统名	类型
2012		pyrazolam	8－bromo－1－methyl－6－(pyridin－2－yl)－4H－[1, 2, 4] triazolo [4, 3－α] [1, 4] benzodiazepine	三唑苯二氮卓
2013	二氯西泮	diclazepam (Ro5－3448)	7－chloro－5－(2－chlorophenyl)－1－methyl－1,3－dihydro－2H－1,4－benzodiazepin－2－one	1.4－苯二氮卓
		flubromazepam	7－bromo－5－(2－fluorophenyl)－1,3－dihydro－2H－1,4－benzodiazepin－2－one	1.4－苯二氮卓
2014	科纳唑仑	clonazolam	6－(2－chlorophenyl)－1－methyl－8－nitro－4H－[1, 2, 4] triazolo [4, 3－α] [1, 4] benzodiazepine	三唑苯二氮卓
	氟溴唑仑	flubromazolam	8－bromo－6－(2－fluorophenyl)－1－methyl－4H－[1, 2, 4] triazolo－[4, 3－α] [1, 4]benzodiazepine	三唑苯二氮卓
		nifoxipam	5－(2－fluorophenyl)－3－hydroxy－7－nitro－1,3－dihydro－2H－1,4－benzodiazepin－2－one	1.4－苯二氮卓
	甲氯西泮	meclonazepam	(3S)－5－(2－chlorophenyl)－3－methyl－7－nitro－1,3－dihydro－2H－1,4－benzodiazepin－2－one	1.4－苯二氮卓
		deschloroetizolam	2－ethyl－9－methyl－4－phenyl－6Hthieno[3,2－f][1,2,4]triazolo[4,3－α][1,4]diazepine	噻吩并三唑二氮杂卓
2015		3－hydroxyphenazepam	7－bromo－5－(2－chlorophenyl)－3－hydroxy－1,3－dihydro－2H－1,4－benzodiazepin－2－one	1.4－苯二氮卓
		metizolam	4－(2－chlorophenyl)－2－ethyl－6Hthieno[3,2－f] [1, 2, 4] triazolo [4, 3－α] [1, 4]diazepine	噻吩并三唑二氮杂卓
		nitrazolam	1－methyl－8－nitro－6－phenyl－4H－[1,2,4]triazolo[4,3－α][1,4]benzodiazepine	三唑苯二氮卓
		cloniprazepam	5－(2－chlorophenyl)－1－(cyclopropylmethyl)－7－nitro－1,3－dihydro－2H－[1,4]－benzodiazepin－2－one	1.4－苯二氮卓
		adinazolam	1－(8－chloro－6－phenyl－4H－[1,2,4]triazolo[4,5－α][1,4]benzodiazepin－1－yl)－N,N－dimethylmethanamine	三唑苯二氮卓

续表

首次出现时间	中文名	英文名	系统名	类型
2016		flunitrazolam	6 -(2 - fluorophenyl) - 1 - methyl - 8 - nitro - 4H - [1, 2, 4] triazolo [4, 3 - α] [1, 4] benzodiazepine	三唑苯二氮卓
		fonazepam	5 -(2 - fluorophenyl) - 1,3 - dihydro - 7 - nitro -2H - 1,4 - benzodiazepin - 2 - one	1.4 -苯二氮卓
		norflurazepam	7 - chloro - 5 -(2 - fluorophenyl) - 1,3 - dihydro - 1,4 - benzodiazepin - 2 - one	1.4 -苯二氮卓
	溴唑仑	bromazolam	8 - bromo - 1 - methyl - 6 - phenyl - 4H -[1,2,4] triazolo[4,3 - α][1,4] benzodiazepine	三唑苯二氮卓
		Ro5 - 4864 (4′ - Chlorodiazepam)	7 - chloro - 5 -(4 - chlorophenyl) - 1 - methyl - 3H - 1,4 - benzodiazepin - 2 - one	1.4 -苯二氮卓
		nitemazepam	3 - hydroxy - 1 - methyl - 7 - nitro - 5 - phenyl - 2,3 - dihydro - 1H - 1,4 - benzodiazepin - 2 - one	1.4 -苯二氮卓
2017	氟阿普唑仑	flualprazolam	8 - chloro - 6 -(2 - fluorophenyl) - 1 - methyl - 4H - benzo[f][1,2,4] triazolo[4,3 - α][1,4] diazepine	三唑苯二氮卓
		fluclotizolam	2 - chloro - 4 -(2 - fluorophenyl) - 9 - methyl - 6H - thieno[3,2 - f][1,2,4] triazolo[4,3 - α][1,4] diazepine	噻吩并三唑二氮杂卓
		methylclonazepam	5 -(2 - chlorophenyl) - 1 - methyl - 7 - nitro - 3H - 1,4 - benzodiazepin - 2 - one	1.4 -苯二氮卓
		Ro7 - 4065	7 - chloro - 5 -(2,6 - difluorophenyl) - 1 - methyl - 3H - 1,4 - benzodiazepin - 2 - one	1.4 -苯二氮卓
		thionordazepam	7 - chloro - 5 - phenyl - 1,3 - dihydro - 2H - 1,4 - benzodiazepin - 2 - thione	1.4 -苯二氮卓

我国自 2011 年起实施 NPS 监测项目，2012—2015 年间未发现在新精神活性物质市场上出现苯二氮卓类物质，但 2016 年苯二氮卓类 NPS 大量出现。我国苯二氮卓类 NPS 主要出现于药物辅助性犯罪案件，给社会安全、稳定带来极大的隐患。今年 7 月，科纳唑仑、二氯西泮、氟阿普唑仑和氟溴唑仑列入新增的《非药用类麻醉药品和精神药品管制品种增补目录》。

苯二氮卓类 NPS 通过调节脑中主要抑制性神经递质 GABA 而产生镇静、催眠和抗焦虑作用，不同的取代基对该类化合物的体内转化、药理作用有明显的影响，按药物的半衰期长短分为短效、中效、长效三类。这些已发现的或者未被发现的苯二氮卓类 NPS 的非法流通和滥用，致危及生命的中毒、严重的药物损伤驾驶能力等事件时有发生。

二、体内过程

针对苯二氮卓类 NPS 的毒性和体内过程研究甚少。大多数苯二氮卓类 NPS 在排泄前充分代谢。与传统的苯二氮卓类物质相似，Ⅰ相代谢主要包括羟基化、脱烷基化作用、硝基的还原等，Ⅱ相代谢主要包括 O－葡萄糖醛酸结合物、N－葡萄糖醛酸结合物和氨基的乙酰化等。

苯二氮卓类 NPS 与传统苯二氮卓类药物相似，依据种类、结构的不同，分为短效、速效和长效类型，表 17－59 列出了在摄入指定剂量的峰浓度。

表 17－59　苯二氮卓类药物新精神活性物质的药动学研究

化　合　物	摄入剂量(mg)	C_{max}(ng/mL)	房室模型	消除半衰期(h)
pyrazolam	1	51	1	17
flubromazepam(氟溴西泮)	4	78	1	106
diclazepam(二氯西泮)	1	3.4	2	1.9(初始) 42(终时)
flubromazolam(氟溴唑仑)	0.5	8.6		10～20
norflurazepam(去甲氟西泮)				40～100

值得注意的是许多苯二氮卓类 NPS 当初的策划是利用传统苯二氮卓类的活性代谢物结构，因此，这些苯二氮卓类 NPS 进入体内后其代谢物具有药理活性，消除半衰期也不同。如二氯西泮为苯二氮卓类 NPS，与地西泮相比，二氯西泮对小鼠的肌松、镇静作用强 1～2 倍；降低大鼠的运动活性和冲突活性的作用强 4～8 倍；与 γ－氨基丁酸 A 型受体结合的亲和力强 30 倍。二氯西泮进入体内后主要为去甲基化、羟化代谢，主要代谢物包括地洛西泮、氯甲西泮和劳拉西泮，均具有药理活性。二氯西泮的消除半衰期约 42 h，尿液中地洛西泮的检出时限约 6 d，氯甲西泮和劳拉西泮的检出时限可分别达 11 d 和 19 d。

77 例案件的阳性血液中，氟溴唑仑的浓度在 0.48～100 ng/mL 范围($n=25$)，氟溴西泮的浓度在 4.7～1 200 ng/mL 范围($n=24$)，二氯西泮的浓度在 2.1～57 ng/mL 范围($n=15$)，科纳唑仑的浓度在 1.9～11 ng/mL 范围($n=7$)，pyrazolam 的浓度为 7.4 ng/mL($n=1$)[81]。

某中毒案件中，当事人摄入 3 mg 氟溴唑仑出现昏迷、低血压等中毒症状，血清中氟溴唑仑浓度为 43 ng/mL[82]。某 54 岁健康成人，口服 2 mg 的 metizolam，8 h 后口腔液中浓度低于 1 ng/mL；72 h 汗液贴中浓度可至 186 pg/片，4 天、10 天的胡须中浓度分别为 0.73 pg/mg 和 0.28 pg/mg，3 周后头发中浓度为 0.27 pg/mg。

三、检材处理

与传统苯二氮卓类药物类似，涉及苯二氮卓类 NPS 的体内检材主要为血液、尿液。

参考方法[83]：将 500 μL 血浆加入 5 ml 试管中，加入 50 μL 内标混合溶液，加入 162.5 μL 1 mol/L 碳酸钠缓冲液（pH 9.5），再加入 2 mL 甲基叔丁基醚，混旋，离心，将上层有机相转移，40℃ 氮气流下挥干，加入 40 μL 乙腈溶解残余物，供检。

参考方法[84]：采样 96 孔 polypropylene 板，每个孔中加入 50 μL 尿液、170 μL 内标工作溶液和 30 μL β－葡萄糖醛酸酶，振摇 30 s，20℃ 放置 20 min，然后，直接抽滤入进样瓶，供分析。

四、分析方法

生物检材中苯二氮卓类 NPS 检测方法已有应用研究。苯二氮卓类 NPS 由于与药物母环结构相同，目前已有灵敏度高的免疫筛选方法。色谱－质谱联用技术也从最初仅针对单一化合物至目前的多种苯二氮卓类 NPS 的筛选分析。

1. 液相色谱－质谱法

(1) 分析参考条件[83]

色谱条件：色谱柱：Zorbax Eclipse Plus C_8 柱（2.1 mm×150 mm×3.5 μm）；流动相：A 为 0.1% 甲酸的水溶液，B 为 0.1% 甲酸的乙腈：水（9：1）溶液；梯度程序：0～9 min，5%～95% B；9～9.4 min，95% B；9.4～9.8 min，95%～5% B；9.8～11.4 min，5% B。

质谱条件：离子源：ESI+；喷雾气：N_2，45 psi；源温度：300℃，鞘气流速：11 L/min；毛细管电压：3 500 V；喷嘴电压：500 V。其他质谱参数见表 17－60。

表 17－60　苯二氮卓类 NPS 质谱碎片离子和保留时间

化合物	前体离子(m/z)	FV(V)	产物离子(m/z)	CE(V)	保留时间(min)
3－OH－flubromazepam	349.0	120	303.0(100%)	20	5.24
			273.0(15%)	28	
			194.0(14%)	45	
adinazolam	352.0	75	58.2(100%)	17	3.63
	354.0		58.2(33%)	15	
clonazolam	354.0	150	308.0(100%)	25	5.02
			280.0(25%)	35	
			326.0(18%)	22	
cloniprazepam	370.0	90	316.0(100%)	17	7.01
			270.0(45%)	30	
			214.0(13%)	50	
cloxazolam	349.0	85	305.0(100%)	20	3.03
			140.0(38%)	38	
			165.0(10%)	37	

续 表

化 合 物	前体离子(m/z)	FV(V)	产物离子(m/z)	CE(V)	保留时间(min)
deschloro-etizolam	309.0	60	255.0(100%)	20	4.90
			280.0(50%)	20	
			240.0(27%)	40	
diclazepam	319.0	75	154.0(100%)	27	6.47
			227.0(89%)	30	
			291.0(27%)	20	
etizolam	343.0	70	314.0(100%)	23	5.67
			289.0(80%)	23	
			274.0(18%)	42	
flubromazepam	333.0	115	226.0(100%)	27	
			184.0(80%)	30	
			179.0(47%)	50	5.73
flubromazolam	371.0	75	292.0(100%)	25	5.35
			223.0(87%)	45	
			343.0(80%)	25	
meclonazepam	330.0	145	284.0(100%)	23	5.89
			214.0(21%)	40	
			204.0(21%)	42	
metizolam	329.0	65	275.0(100%)	25	5.47
			300.0(27%)	20	
			260.0(26%)	42	
nifoxipam	316.0	105	270.0(100%)	15	4.59
			298.0(73%)	10	
			224.0(51%)	25	
norflurazepam	289.0	75	140.1(100%)	28	5.61
			226.0(46%)	26	
			165.0(25%)	27	
phenazepam	349.0	140	206.0(100%)	35	5.97
			184.0(95%)	32	
			179.0(86%)	50	
pivoxazepam	371.0	70	269.0(100%)	5	7.87
			241.0(75%)	27	
			163.0(11%)	55	
pyrazolam	354.0	135	167.0(100%)	35	4.07
			206.0(75%)	30	
			285.0(25%)	20	

本法血浆的 LOQ 为 0.5~10 ng/mL。

（2）分析参考条件(LC－HRMS)[84]

色谱条件：YMC UltraHT Hydrosphere C_{18} 柱(100 mm×2.0 mm×2.0 μm)前接

Hydrosphere C_{18}预柱，进样室温度：12℃，柱温：60℃，进样体积 2 μL。流动相：A 为 10 mmol/L 甲酸铵和 0.005%甲酸（pH 4.8）水溶液，B 为 10 mmol/L 甲酸铵和 0.005%甲酸（pH 4.8）的水：甲醇（10：90，V：V）溶液；梯度程序：0~0.50 min，4% B；0.51~2.45 min，50%~95% B；2.45~2.50 min，95% B；2.51~3.50 min，95%~4% B；洗针液为甲酸：乙腈：水（5：900：95，V：V：V）溶液。

质谱条件：离子源：ESI+模式；喷雾电压：3 kV；毛细管温度：300℃；鞘气：60 AU；辅助气：18 AU；加热器温度：450℃，透镜电压：70 V。其他质谱参数见表 17－61。

表 17－61 苯二氮卓类 NPS 的分子质量及质谱碎片离子

化合物	分子式	理论精确分子质量（M）	前体离子（M+H⁺）	定量离子对（m/z）	定性离子对（m/z）	NCE（V）
α－Hydroxyalprazolam－d_5	$C_{17}H^2_8H_5ClN_4O$	329.108 6	330.116 5	—	—	—
α－Hydroxytriazolam－d_4	$C_{17}H^2_8H_4Cl_2N_4O$	362.063 4	363.071 2	—	—	—
Adinazolam	$C_{19}H_{18}ClN_5$	351.124 5	352.132 4	352.132 4>58.065 8	352.132 4>295.074 5	50
Bentazepam	$C_{17}H_{16}N_2OS$	296.097 8	297.105 6	297.105 6>166.067 7	297.105 6>269.109 4	51
Bromazepam	$C_{14}H_{10}BrN_3O$	315.000 2	316.008 0	316.008 0>182.083 9	316.008 0>209.094 8	51
Clobazam	$C_{16}H_{13}ClN_2O_2$	300.066 0	301.073 8	301.073 8>259.063 3	301.073 8>224.093 5	52
Clonazolam	$C_{17}H_{12}ClN_5O_2$	353.067 4	354.075 2	354.075 2>326.056 3	354.075 2>319.106 4	40
Cloniprazepam	$C_{19}H_{16}ClN_3O_3$	369.087 5	370.095 3	370.095 3>316.048 4	370.095 3>302.045 3	46
Deschloroetizolam	$C_{17}H_{16}N_4S$	308.109 0	309.116 8	309.116 8>255.095 1	309.116 8>276.136 7	41
Diclazepam	$C_{16}H_{12}Cl_2N_2O$	318.032 1	319.039 9	319.039 9>227.049 6	319.039 9>154.041 8	55
Estazolam	$C_{16}H_{11}ClN_4$	294.066 7	295.074 5	295.074 5>205.076 0	295.074 5>138.010 6	60
Estazolam－d_5	$C_{16}H^2_6H_5ClN_4$	299.098 1	300.105 9	300.105 9>272.087 2		60
Etizolam	$C_{17}H_{15}ClN_4S$	342.070 1	343.077 9	343.077 9>314.038 8	343.077 9>259.021 6	46
Flubromazepam	$C_{15}H_{10}BrFN_2O$	331.995 5	333.003 3	333.003 3>226.088 9	333.003 3>183.975 1	55
Flubromazolam	$C_{17}H_{12}BrFN_4$	370.022 4	371.030 2	371.030 2>343.009 6	371.030 2>292.110 5	52
Flunitrazepam－d_7	$C_{16}H^2_5H7FN_3O_3$	320.129 7	321.137 5	321.137 5>307.134 4		50
Flunitrazolam	$C_{17}H_{12}FN_5O_2$	337.097 0	338.104 8	338.104 8>338.104 8	338.104 8>310.086 1	40
Flurazepam	$C_{21}H_{23}ClFN_3O$	387.150 8	388.158 6	388.158 6>315.069 5	388.158 6>317.085 2	30
3－Hydroxyflubromazepam	$C_{15}H_{10}BrFN_2O_2$	347.990 4	348.998 2	348.998 2>302.992 8	348.998 2>330.987 7	30
3－Hydroxyphenazepam	$C_{15}H_{10}BrClN_2O_2$	363.960 9	364.968 7	364.968 7>318.963 2	364.968 7>273.002 2	51
Ketazolam	$C_{20}H_{17}ClN_2O_3$	368.092 2	369.100 1	—	—	—
Ketazolam fragment	$C_{16}H_{13}ClN_2O$	284.071 1	285.078 9	285.078 0>193.088 6	285.078 0>257.084 0	50
Meclonazepam	$C_{16}H_{12}ClN_3O_3$	329.056 2	330.064 0	330.064 0>316.059 4	330.064 0>285.042 3	42
Metizolam	$C_{16}H_{13}ClN_4S$	328.054 4	329.062 2	329.062 2>275.038 6	329.062 2>296.082 3	40

续 表

化合物	分子式	理论精确分子质量(M)	前体离子(M+H$^+$)	定量离子对(m/z)	定性离子对(m/z)	NCE(V)
N-Desmethylflunitrazepam/Fonazepam	$C_{15}H_{10}FN_3O_3$	299.070 1	300.077 9	300.077 9>198.071 4	300.077 9>225.081 5	60
Nifoxipam	$C_{15}H_{10}FN_3O_4$	315.065 0	316.072 8	316.072 8>298.062 3	316.072 8>270.067 3	26
Nimetazepam	$C_{16}H_{13}N_3O_3$	295.095 1	296.103 0	296.103 0>221.107 3	296.103 0>268.108 1	48
Nitrazolam	$C_{17}H_{13}N_5O_2$	319.106 4	320.114 2	320.114 2>292.095 5	320.114 2>198.090 0	48
Nordiazepam-d_5	$C_{15}H_6^2H_5ClN_2O$	275.086 8	276.094 7	276.094 7>213.130 9		50
Oxazepam-d_5	$C_{15}H_6^2H_5ClN_2O_2$	291.081 7	292.089 6	292.089 6>246.084 1		40
Phenazepam	$C_{15}H_{10}BrClN_2O$	347.966 0	348.973 8	348.973 8>183.975 1	348.973 8>242.059 3	47
Pivoxazepam	$C_{20}H_{19}ClN_2O_3$	370.107 9	371.115 7	371.115 7>269.047 6	371.115 7>241.052 4	15
Prazepam	$C_{19}H_{17}ClN_2O$	324.102 4	325.110 2	325.110 2>271.063 3	325.110 2>208.099 5	52
Pyrazolam	$C_{16}H_{12}BrN_5$	353.027 1	354.034 9	354.034 9>167.072 2	354.034 9>206.083 5	52
Temazepam-d_5	$C_{16}H_8^2H_5ClN_2O_2$	305.097 4	306.105 2	306.105 2>288.094 7		40
Tetrazepam	$C_{16}H_{17}ClN_2O$	288.102 4	289.110 2	289.110 2>169.088 7	289.110 2>117.057 6	68

本法尿液的 LOD 在 1~50 ng/mL 范围。

五、鉴定要点

由于苯二氮卓类新精神活性物质与传统的苯二氮卓类药物结构相似，故用苯二氮卓类药物免疫法分析时可呈阳性。鉴定实践中对于免疫筛查呈阳性的，应扩大筛选范围，目标化合物应覆盖苯二氮卓类药物以及苯二氮卓类新精神活性物质。如 Mei[85]通过扩大苯二氮卓类新精神活性物质筛选范围，对三年前的 5 例死亡案进行重新鉴定，结果又检出、发现了新的目标物，见表 17-62。此外，某些苯二氮卓类新精神活性物质存在同分异构体，所建、所用方法应尽可能有良好的色谱分离，如二氯西泮和 4′-氯地西泮，GC-MS 具有相同的碎片离子，但可通过色谱保留时间加以区分。采用自建方法的定性确认应严格按照《法医毒物有机质谱定性分析通则》SF/Z JD0107019-2018 实施。

表 17-62　筛选范围扩大后新检出的苯二氮卓类新精神活性物质

案　例	原分析结果	新增加化合物
1（心血）	劳拉西泮 13 ng/mL 依替唑仑 检出	地洛西泮 68 ng/mL 二氯西泮 <1 ng/mL 氟溴唑仑 40 ng/mL

续　表

案　例	原分析结果	新增加化合物
2（外周血）	依替唑仑检出	地洛西泮—1.1 ng/mL
3（外周血）	地西泮 458 ng/mL 去甲西泮 1,106 ng/mL 依替唑仑 56 ng/mL 劳拉西泮 12 ng/mL 奥沙西泮 29 ng/mL 替马西泮 38 ng/mL	地洛西泮—68 ng/mL
4（外周血）	7-氨基氯硝西泮 1.3 ng/mL 依替唑仑 15 ng/mL	科纳唑仑—1.1 ng/mL
5（外周血）	阿普唑仑 171 ng/mL α-羟基阿普唑仑 5.1 ng/mL 劳拉西泮—1.4 ng/mL	地洛西泮—5.3 ng/mL 氟阿普唑仑—1.94 ng/mL

苯二氮卓类药物及其类似物新精神活性物质可能互为前体物质或者代谢物，如二氯西泮的主要代谢物包括地洛西泮、氯甲西泮和劳拉西泮，而地洛西泮、氯甲西泮和劳拉西泮本身又可作为药物使用。故鉴定实践中进行结果解释或出具鉴定意见时需特别注意。

六、案例评析

［案例一］　某 26 岁女性因怀疑服用科纳唑仑入院。其因患急性支气管炎持续咳嗽，自述入院 4 h 前服用 10 mg 科纳唑仑，超过推荐剂量 20 倍。入院约 4 h 后患者处于深度昏迷状态，肺部啰音。服药后 12 h（入院后 8 h），患者仍处于深度睡眠状态。用药后 24 h 患者神志清醒，病情好转。经毒物分析，患者血液中科纳唑仑在服药后 4 h、8 h 和 12 h 中浓度分别为 0.077 μg/mL、0.015 μg/mL 和 0.009 μg/mL[86]。

［案例二］　某 20 岁女性涉交通事故。警察到现场后发现该女子无法保持平衡，并在车内发现了大麻疑似物。1.75 h 后抽血。经毒物分析，血液中依替唑仑浓度为 88 ng/mL，同时检出四氢大麻酚，浓度为 11 ng/mL[87]。

［案例三］　某 17 岁男子因驾车未能正常直行行驶，驾驶速度明显过低而显异常。警官询问时发现该男子行动迟缓，反应迟钝，口齿不清，眼睛充血，昏昏欲睡。其自称并无饮酒，并多次改变是否使用过药物的陈述，最终承认服用了阿普唑仑。事发后约 1.5 h 抽血，约 2 h 收集尿液。经毒物分析，尿液苯二氮卓类药物免疫筛选呈阳性，血液中检出氟溴唑仑，浓度为 17 ng/mL，同时检出四氢大麻酚，浓度为 6.1 ng/mL[87]。

评析：苯二氮卓类新精神活性物质药理作用强，使用剂量小，常与其他毒品或药物同时使用，故实验室应关注新精神活性物质滥用趋势，不断扩大筛选范围。

参考文献

[1] UNODC EWA NPS. www.unodc.org/LSS/Home/NPS.

[2] Alves VL, Goncalves JL, Aguiar J, et al. The synthetic cannabinoids phenomenon: from structure to toxicological properties. A review. Critical reviews in toxicology, 2020, 50(5): 359 - 382.

[3] 沈敏，向平.滥用物质分析与应用.北京：科学出版社，2016.

[4] Hurst D, Loeffler G, Mclay R. Psychosis Associated With Synthetic Cannabinoid Agonists: A Case Series. American Journal of Psychiatry, 2011, 168(10): 1119.

[5] Kneisel S, Teske J, Auwärter V. Analysis of synthetic cannabinoids in abstinence control: long drug detection windows in serum and implications for practitioners. Drug Testing & Analysis, 2014, 6: 135 - 136.

[6] 徐恩宇，张云峰，宋歌，等.全血中4种新型合成大麻素的快速检测.法医学杂志，2019，35(6)：677 - 681.

[7] 闵涛，张瑛，刘少丹，等.DART - MS/MS 快速检测人血中的3种合成大麻素.中国法医学杂志，2017，32(4)：388 - 392.

[8] Huppertz LM, Kneisel S, Auwärter V, et al. A comprehensive library-based, automated screening procedure for 46 synthetic cannabinoids in serum employing liquid chromatography-quadrupole ion trap mass spectrometry with high-temperature electrospray ionization. Journal of Mass Spectrometry, 2014, 49: 117 - 127.

[9] Emerson B, Durham B, Gidden J, et al. Gas chromatography-mass spectrometry of JWH - 018 metabolites in urine samples with direct comparison to analytical standards. Forensic Science International, 2013, 229: 1 - 6.

[10] Salomone A, Luciano C, Corcia DD, et al. Analysis on the prenatal diagnosis resuLts of 1,037 cases of high-risk pregnant women. Drug Testing & Analysis, 2014, 6: 126 - 134.

[11] 姜利民，陈学国，张昊培，等.液相色谱-电喷雾离子阱质谱联用分析毛发中6种合成大麻素.分析测试技术与仪器，2020，26(3)：169 - 178.

[12] 施妍，周莉英，向平，等.毛发中4F - MDMB - BUTINACA等7种常见合成大麻素类新精神活性物质的分析及应用.法医学杂志，2021，37(4)：479 - 485.

[13] Choi H, Heo S, Choe S, et al. SimuLtaneous analysis of synthetic cannabinoids in the materials seized during drug trafficking using GC - MS. Analytical & Bioanalytical Chemistry, 2013, 405: 3937 - 3944.

[14] Wohlfarth A, Roth N, Auwärter V. LC - MS/MS analysis of Δ^9 - tetrahydrocannabinolic acid A in serum after protein precipitation using an in-house synthesized deuterated internal standard. Biological Mass Spectrometry, 2012, 47: 778 - 785.

[15] Tuv SS, Krabseth H, Karinen R, et al. Prevalence of synthetic cannabinoids in blood samples from Norwegian drivers suspected of impaired driving during a seven weeks period. Accident analysis and prevention, 2014, 62: 26 - 31.

[16] Musshoff F, Madea B, Kernbach-Wighton G, et al. Driving under the influence of synthetic cannabinoids ("Spice"): a case series. Deutsche Zeitschrift Für Die Gesamte Gerichtliche Medizin, 2014, 128: 59 - 64.

[17] Shanks KG, Tim D, Terrell AR. Detection of JWH - 018 and JWH - 073 by UPLC - MS - MS in postmortem whole blood casework. Journal of Analytical Toxicology, 2012, 36: 145 - 152.

[18] KrotuLski A J, Mohr A L A, Kacinko S L, et al. 4F - MDMB - BINACA: a new synthetic cannabinoid widely implicated in forensic casework. Journal of forensic sciences, 2019, 64(5): 1451 - 1461.

[19] Hermanns CM, Kneisel S, Hutter M, et al. Acute intoxication by synthetic cannabinoids — Four case reports.

Drug Testing and Analysis, 2013, 5(9-10): 790-794.

[20] Kleis J, Germerott T, Halter S, et al. The synthetic cannabinoid 5F-MDMB-PICA: A case series. Forensic Science International, 2020, 314: 110410.

[21] Jessica A. Hvozdovich CW C, Barry KL, et al. GOLDBERGER. Case Report: Synthetic Cannabinoid Deaths in State of Florida Prisoners. Journal of Analytical Toxicology, 2020, 44(3): 298-300.

[22] Anzillotti L, Marezza F, Cal L, et al. A case report positive for synthetic cannabinoids: are cardiovascuLar effects related to their protracted use?. Legal Medicine, 2019, 101637.

[23] Adamowicz P, Meissner E, Maslanka M. Fatal intoxication with new synthetic cannabinoids AMB-FUBINACA and EMB-FUBINACA. Clinical Toxicology, 2019, 57(11): 1103-1108.

[24] BARCEL B, PICHINI S, L PEZ-COROMINAS V, et al. Acute intoxication caused by synthetic cannabinoids 5F-ADB and MMB-2201: A case series. Forensic Science International, 2017, 273: e10-e4.

[25] Angerer V, Jacobi S, Franz F, et al. Three fatalities associated with the synthetic cannabinoids 5F-ADB, 5F-PB-22, and AB-CHMINACA. Forensic Science International, 2017, 281: e9-e15.

[26] Yamagishi I, Minakata K, Nozawa H, et al. A case of intoxication with a mixture of synthetic cannabinoids EAM-2201, AB-PINACA and AB-FUBINACA, and a synthetic cathinone α-PVP. Legal Medicine, 2018, 35: 44-49.

[27] 赵丹,滕姣,陈学国.卡西酮类新精神活性物质研究进展.福建分析测试,2018,27(3): 26-31.

[28] 刘冬娴,赵明明.GC-MS分析尿液中甲卡西酮.法医学杂志,2017,33(5): 506-508.

[29] 张一辰,陈学国,赵丹,等.气相色谱-质谱法同时检测尿液中8种卡西酮类新精神活性物质.分析测试学报,2021,40(4): 560-564.

[30] 王平,刘晓云,刘遥,等.人体尿液中卡西酮类毒品的SPE-GC-MS定性定量分析.法医学杂志,2018,34(6): 606-610

[31] 刘静,何洪源,倪春芳,等.超高效液相色谱-四极杆飞行时间质谱同时检测血样中4种卡西酮类新精神活性物质.分析测试学报,2020,39(12): 1521-1526.

[32] Freni F, Bianco S, Vignali C, et al. A muLti-analyte LC-MS/MS method for screening and quantification of 16 synthetic cathinones in hair: Application to postmortem cases. Forensic Sci Int, 2019, 298: 115-120.

[33] Swortwood M J, Boland D M, De Caprio A P. Determination of 32 cathinone derivatives and other designer drugs in serum by comprehensive LC-QQQ-MS/MS analysis. Anal Bioanal Chem, 2013, 405(4): 1383-1397.

[34] Adamowicz P, Gil D, SkuLska A, et al. Analysis of MDPV in Blood-Determination and Interpretation. J Anal Toxicol, 2013, 37(5): 308-312.

[35] Kikura-Hanajiri R, Kawamura M, Saisho K, et al. The disposition into hair of new designer drugs; methylone, MBDB and methcathinone.Journal of chromatography. J Chromatogr B Analyt Technol Biomed Life Sci, 2007, 855(2): 121-126.

[36] Lusthof K J, Oosting R, Maes A, et al. A case of extreme agitation and death after the use of mephedrone in The Netherlands. Forensic Sci Int. 2011, 206(1): e93-e95.

[37] Murray B L, Murphy C M, Beuhler M C. Death following recreational use of designer drug "bath salts" containing 3, 4-methylenedioxypyrovalerone (MDPV). J Med Toxicol, 2012, 8(1): 69-75.

[38] Thornton S L, Gerona R R, Tomaszewski C A. Psychosis from a bath salt product containing flephedrone and MDPV with serum, urine, and product quantification. J Med Toxicol, 2012, 8(3): 310-313.

[39] 马岩,王优美.新精神活性物质办案实用手册.北京: 法律出版社,2019.

[40] 陈园园,李香豫,许鹏飞,等.芬太尼类物质研究进展.中国药科大学学报,2020,51(6):724-730.

[41] 王继芬,吕昱帆,范琳媛,等.芬太尼类新精神活性物质及其检验方法进展.科学技术与工程,2020,20(6):2105-2110.

[42] 秦楠,向平,施妍.生物基质中芬太尼类物质分析方法研究进展.中国司法鉴定,2019,1:13-22.

[43] Misailidi N, Athanaselis S, Nikolaou P, et al. A GC-MS method for the determination of furanylfentanyl and ocfentanil in whole blood with fuLl validation. Forensic Toxicol, 2019, 37(1):238-244.

[44] 吴健美,乔宏伟,刘文婧,等.人毛发中36种芬太尼类物质的HPLC-MS/MS检测方法.中国司法鉴定,2021,1:48-53.

[45] 沈敏,向平.法医毒物学手册.北京:科学出版社,2012.

[46] 王柔嘉,向平,于治国,等.色胺类新精神活性物质的研究进展.中国司法鉴定,2019,4:43-55.

[47] Nakazono Y, Tsujikawa K, Kuwayama K, et al. SimuLtaneous determination of tryptamine analogues in designer drugs using gas chromatography-mass spectrometry and liquid chromatography-tandem mass spectrometry. Forensic Toxicol, 2014, 32(1):154-161.

[48] Katharina Elisabeth Grafinger, Marianne Hadener, Stefan Konig, et al. Study of the in vitro and in vivo metabolism of the tryptamine 5-MeO-MiPT using human liver micro-somes and real case samples. Drug Testing and Analysis, 2018, 10(3):562-574.

[49] Meyer M R, Caspar A, Brandt S D, et al. A qualitative/quantitative approach for the detection of 37 tryptamine-derived designer drugs, 5 β-carbolines, ibogaine, and yohimbine in human urine and plasma using standard urine screening and muLti-analyte approaches. Anal Bioanal Chem, 2014, 406(1):225-237.

[50] 李莎莎,张黎.苯乙胺类物质的滥用危害与管制措施探析.中国药物滥用防治杂志,2021,27(1):71-76.

[51] 钱振华,徐鹏,刘克林.2C系列化合物简介.中国药物滥用预防和治疗,2013,19(2):102-104.

[52] 周莉英,陈航,向平,等.苯乙胺类新精神活性物质的研究进展.中国司法鉴定,2020,6:17-27.

[53] Lorna A N, Fiona M W, Barry K L, et al. Gas Chromatography-Mass Spectrometry Method for the Quantitative Identification of 23 New Psychoactive Substances in Blood and Urine. Journal of Analytical Toxicology, 2019, 43(5):346-352.

[54] Vassiliki AB, Matthew DR, Melissa P, et al. The analysis of 132 novel psychoactive substances in human hair using a single step extraction by tandem LC/MS. Forensic Science International,2017(279):192-202.

[55] 周婕,李颖慧,邵红,等.羧甲基-β-环糊精用于5种苯乙胺类药物的毛细管电泳拆分.郑州大学学报(理学版),2012,44(1):92-95.

[56] Poklis J L, Clay D J, Poklis A. High-performance Liquid Chromatography with Tandem Mass Spectrometry for the Determination of Nine Hallucinogenic 25-NBOMe Designer Drugs in Urine Specimens. Journal of Analytical Toxicology, 2014, 38(3):113-121.

[57] 王继芬,唐淑臣,龚晓晓,等.哌嗪类新精神活性物质及其检验方法研究进展.分析科学学报,2020,36(4):584-590.

[58] 郭震,徐多麒,张云峰,等.超高效液相色谱串联质谱法同时快速检验血液中3种哌嗪类新型毒品.中国法医学杂志,2019,34(3):257-260.

[59] 常靖,郝红霞,李红旭,等.血液1-(3-三氟甲基苯基)哌嗪和1-(3-氯苯基)哌嗪检验.中国法医学杂志,2015,30(2):121-124.

[60] Wohlfarth A, Weinmann W, Dresen S. LC-MS/MS screening method for designer amphetamines, tryptamines, and piperazines in serum. Anal Bioanal Chem, 2010, 396(7):2403-2414.

[61] Ambach L, Redondo A, König S, et al. Detection and quantification of 56 new psychoactive substances in

whole blood and urine by LC－MS/MS. Bioanalysis, 2015, 7(9): 1119－1136.

[62] Barroso M, Costa S, Dias M, et al. Analysis of phenylpiperazine-like stimuLants in human hair as trimethylsilyl derivatives by gas chromatography-mass spectrometry. J Chromatogr A, 2010, 1217(40): 6274－6280.

[63] Lendoiro E, Jiménez M C, Cruz A, et al. An LC－MS/MS methodological approach to the analysis of hair for amphetamine-type stimuLant (ATS) drugs, including selected synthetic cathinones and piperazines. Drug Testing and Analysis, https://doi.org/10.1002/dta.1948, 2016.

[64] Boumrah Y, Rosset M, Lecompte Y, et al. Development of a targeted GC/MS screening method and validation of an HPLC/DAD quantification method for piperazines-amphetamines mixtures in seized material. Egyptian Journal of Forensic Sciences, 2014, 4(3): 90－99.

[65] Abdel-Hay K M, DeRuiter J, Clark C R. Regioisomeric bromodimethoxy benzyl piperazines related to the designer substance 4－bromo－2, 5－dimethoxybenzylpiperazine: GC－MS and FTIR analysis. Forensic Sci Int, 2014, 240: 126－136.

[66] 李梦皎,常颖,杨瑞琴,等.哌嗪类新精神活性物质的LC－MS/MS定性定量分析,2017,42(3): 195－198.

[67] Michely JA, Manier SK, Caspar AT, et al. New psychoactive substances 3－methoxyphencyclidine (3－MeO－PCP) and 3－methoxyrolicyclidine (3－MeO－PCPy): metabolic fate elucidated with rat urine and human liver preparations and their detectability in urine by GC－MS, "LC－(high resolution)－MSn" and "LC－(high resolution)－MS/MS". Curr Neuropharmacol, 2017, 15: 692－712.

[68] Lutea A. A. de Jong, Erik J. H. Olyslager, Wilma L. J. M. Duijst. The risk of emerging new psychoactive substances: The first fatal 3－MeOPCP intoxication in The Netherlands. Journal of Forensic and Legal Medicine, 2019, 65: 101－104.

[69] Anders B D, Marie M, Niels BH, et al. Ketamine analogues: Comparative toxicokinetic in vitro-in vivo extrapolation and quantification of 2－fluorodeschloroketamine in forensic blood and hair samples. Journal of Pharmaceutical and Biomedical Analysis, https://doi.org/10.1016/j.jpba.2019.113049, 2020.

[70] BaCkberg M, Beck O, Helander A. Phencyclidine analog use in Sweden — intoxication cases involving 3－MeO－PCP and 4－MeO－PCP from the STRIDA project. Clinical Toxicology, 2015, 53(9): 856－864.

[71] Berar A, Allain J S, Allard S, et al. Intoxication with 3－MeO－PCP alone: A case report and literature review. Medicine, 98: doi: 10.1097/MD.0000000000018295, 2019.

[72] Alice A, Hugues G, Laurent M, et al. Metabolites to parent 3－MeO－PCP ratio in human urine collected in two fatal cases. Journal of analytical toxicology, 2019, 43: 321－324.

[73] Johansson A, Lindstedt D, Roman M, et al. A non-fatal intoxication and seven deaths involving the dissociative drug 3－MeO－PCP. Forensic Science International, 2017, 275: 76－82.

[74] Cheng W C, Kwok-Leung D. The Emergence of Deschloro－N－ethyl－ketamine, a Ketamine Analog, in Drug Seizures and Drug Driving Cases in Hong Kong. Journal of Analytical Toxicology, 2020, 44: 886－895.

[75] De Paoli G, Brandt S D, Wallach J, et al. From the street to the laboratory: analytical profiles of methoxetamine, 3－methoxyeticyclidine and 3－methoxyphencyclidine and their determination in three biological matrices. J Anal Toxicol, 2013, 37(5): 277－283.

[76] Sauer C, Peters F T, Staack R F, et al. Metabolism and toxicological detection of a new designer drug, N－(1－phenylcyclohexyl) propanamine, in rat urine using gas chromatography-mass spectrometry. J Chromatogr A, 2008, 1186(1): 380－390.

[77] Elian A A, Hackett J. A polydrug intoxication involving methoxetamine in a drugs and driving case. J Forensic Sci, 2014, 59(3): 854－858.

[78] Wood D M, Davies S, Puchnarewicz M, et al. Acute toxicity associated with the recreational use of the ketamine derivative methoxetamine. Eur J Clin Pharmacol, 2012, 68(5): 853-856.

[79] Weng Te-I, Chin Lengsu W, Chen Lian-Yu, et al. Clinical characteristics of patients admitted to emergency department for the use of ketamine analogues with or without other new psychoactive substances, Clinical Toxicology, 2021, 59: 6, 528-531.

[80] Kintz P, Ameline A, Walch A, et al. Murdered while under the influence of 3-MeO-PCP. International Journal of Legal Medicine, 2018, 133: 475-478.

[81] Høiseth G, Tuv SS, Karinen R. Blood concentrations of new designer benzodiazepines in forensic cases. Forensic Sci Int, 2016, 268: 35-38.

[82] Łukasik-Głębocka M, Sommerfeld K, Teżyk A, et al. Flubromazolam — a new life-threatening designer benzodiazepine. Clin Toxicol, 2016, 54: 66-68.

[83] Degreef M, Vits L, Berry E M, et al. Quantification of 54 benzodiazepines & Z-drugs, including 20 designer ones, in plasma. Journal of analytical toxicology, 2021, 45: 141-153.

[84] Bergstrand M P, Beck O, Helander A. Urine analysis of 28 designer benzodiazepines by liquid chromatography-high-resolution mass spectrometry. Clinical Mass Spectrometry, 2018, 10: 25-32.

[85] Mei Victoria, Concheiro Marta, Pardi Justine, et al. Validation of an LC-MS/MS Method for the Quantification of 13 Designer Benzodiazepines in Blood. Journal of Analytical Toxicology, 2019, 43: 688-695.

[86] Sommerfeld-Klatta K, Lukasik-Głębocka M, Tezyk Artur, et al. Clonazolam a new designer benzodiazepine intoxication confirmed by blood concentration. http://dx.doi.org/10.1016/j.forsciint.2020.110237, 2020.

[87] Rohrig T P, Osawa K A, Baird T R, et al.Driving Impairment Cases Involving Etizolam and Flubromazolam. Journal of Analytical Toxicology, 2021, 45: 93-98.

附录一　常见毒(药)物治疗、中毒血液浓度[1]

中 文 名	英 文 名	治疗浓度(μg/mL)	中毒浓度(μg/mL)
A			
阿米替林	Amitriptyline	0.05~0.2	—
阿米替林	Amitriptyline (+met: nortriptyline)	0.12~0.25	0.5
阿普唑仑	Alprazolam	0.02~0.04	0.075
阿替洛尔	Atenolol	0.2~0.6(1)	2
阿托品	Atropine	0.002~0.025	0.03~0.1
艾氏剂	Aldrin	0~0.001 5	0.003 5
艾司唑仑	Estazolam	0.055~0.2	—
安眠酮	Methaqualone	0.4~5	>2
安妥明	Clofibrate	50~250	—
氨甲丙二酯	Meprobamate	10~30	30~50
氨水	Ammonia	0.5~1.7	—
奥氮平	Olanzapine	0.02~0.08(0.1)	0.2
奥沙西泮	Oxazepam	(0.15)0.5~2	2
B			
巴比妥	Barbital	5~30	20
巴比妥酸盐类(短效)	Barbiturates(short acting)	1~5	7~10
巴比妥酸盐类(长效)	Barbiturates(long acting)	10~40	40~60
巴比妥酸盐类(中效)	Barbiturates(intermediate acting)	1~5	10~30
巴氯芬	Baclofen	0.2~0.6	1.1~3.5
百草枯	Paraquat	—	0.05
苯胺	Aniline	—	—
苯巴比妥	Phenobarbital	(10)20~40	60~80
苯丙胺	Amphetamine	(0.02)0.05~0.15	0.2
苯丙醇胺	Phenylpropanolamine	0.05~0.5	2
苯二甲吗啉	Phendimetrazine	0.02~0.24	—
苯海拉明	Diphenhydramine	0.1~1	1
苯环己哌啶	Phencyclidine(PCP)	—	0.007~0.240
苯基丁氮酮(保泰松)	Phenylbutazone	50~100	120~200
苯甲吗啉	Phenmetrazine	0.02~0.25	0.5
苯甲嗪	Cyclizine	0.1~0.25(0.03~0.3)	0.75
苯肾上腺素	Phenylephrine	0.03~0.1(0.3)	—
苯托品	Benztropine	0.08~0.2	0.05
苯妥英	Phenytoin	8~20	25
苯乙肼	Phenelzine	0.001~0.002(0.2)	0.5
苯乙哌啶酮	Glutethimide	2~12	12~20
吡啶斯的明	Pyridostigmine	0.05~0.1(0.2)	—
吡罗昔康	Piroxicam	5~10(20)	—
铋	Bismuth	0~0.05	0.1

普罗帕酮	Propafenone	0.4~1.1(1.6)	1.1~3
丙胺卡因	Prilocaine	0.5~2(5)	5
丙二醇	Propylene glycol	0.05~0.5	1 000
丙磺舒	Probenecid	100~200	—
丙咪嗪	Imipramine (+met: desipramine)	0.15~0.3	0.5
丙咪嗪	Imipramine	0.045~0.15	0.4~0.5
丙酮	Acetone	5~20	200~400
丙氧芬	Propoxyphen	0.1~0.75	1
丙氧芬	Propoxyphene (+met: norpropoxyphene)	0.1~0.15	2
泊利噻嗪	Polythiazide	0.002~0.007	—
布洛芬	Ibuprofen	15~30(5~50)	100
布他比妥	Butalbital(fioricet)	1~10	10~15
C			
茶碱	Theophylline	8~20	25~30
醋丁洛尔	Acebutolol	0.5~1.25	15~20
D			
丹曲洛林	Dantrolene	0.4~1.5	—
狄氏剂	Dieldrin	0~0.015	0.15~0.3
地尔硫卓	Diltiazem	0.05~0.40	0.8
地西泮	Diazepam	0.125~0.75	1.5
地西泮	Diazepam(+met: N-desmethyldiazepam)	0.2~1.8	—
地昔帕明	Desipramine [+met: imipramine(tofranil)]	0.075~0.25	0.5
丁丙诺啡	Buprenorphine	0.001~0.005	—
丁哌卡因	Bupivacaine	0.25~0.75	4~5
东莨菪碱	Scopolamine	0.000 1~0.000 3(0.001)	—
哌嗜定	Meperidine(demerol)	0.07~0.80	5
对硫磷	Parathion	—	0.01~0.05
多塞平	Doxepin	0.02~0.15	0.1
多塞平	Doxepin(+met: N-desmethyldoxepin)	0.05~0.35	0.5~1
多沙普仑	Doxapram	2.7~5.2	—
E			
恩卡胺	Encainide(as met: O-demethylencainide)	0.1~0.3	0.3
恩卡胺	Encainide(as met: methoxy-O-demethylencainide)	0.06~0.28	—
二氟尼柳	Diflunisal	(9)40~200	300~500
二甲双胍	Metformin	1~4	5~10
二嗪农	Diazinon	—	0.05~0.5
二氢可待因酮	Dihydrocodeinone	0.03~0.25	0.5~1
二硝基邻甲酚	Dinitro-O-cresol	1~5	30~60
F			
非洛地平	Felodipine	0.001~0.008(0.012)	0.01~0.015
非那西汀	Phenacetin	5~20	50
芬太尼	Fentanyl	0.01~0.002	0.002~0.02
奋乃静	Perphenazine	0.000 4~0.030 0	0.05
呋喃妥英	Nitrofurantion	0.5~2(3)	3~4

呋塞米	Furosemide	2~5(10)	25~30
芬氟拉明	Fenfluramine	0.05~0.15	0.5~0.7
氟非那嗪	Fluphenazine	0.001~0.017	0.05~0.1
氟伏沙明	Fluvoxamine	0.05~0.25	0.65
氟化物	Fluoride	0.08~0.15	0.5~2
氟卡胺	Flecainide	0.45~1.25	1.5~3
氟马西尼	Flumazenil	0.01~0.05	0.5
氟哌啶醇	Haloperidol	0.005~0.015(0.04)	(0.01)0.05~0.5
氟烷	Halothane	22~84	—
氟西泮	Flurazepam	0.000 5~0.028	0.15~0.2
氟西泮	Flurazepam(+met: N-desalkylflurazepam)	0.04~0.15	0.2~0.5
氟西汀	Fluoxetine	0.1~0.45	—
氟硝西泮	Flunitrazepam	0.005~0.015	0.05
G			
γ-羟丁酸	Gamma-hydroxybutyrate(GHB)	0~1	100~150
镉	Cadmium	0~0.006 5	0.015~0.05
汞(无机的)	Mercury(inorganic)	0~0.08	0.2
汞(有机的)	Mercury(organic)	0~0.01	0.1~0.3
H			
华法林	Warfarin(coumadin)	1~3(7)	10~12
环苯扎林	Cyclobenzaprine	0.003~0.036	0.4
环丙烷	Cyclopropane	80~180	—
J			
甲苯磺丁脲	Tolbutamide	45~100	400~500
甲醇	Methanol	0~1.5	200
甲基苯丙胺	Methamphetamine	0.01~0.05	0.2~1
甲基多巴	Methyldopa	1~5	7~10
甲硫哒嗪	Thioridazine	0.2~1	2(5)
甲硫哒嗪	Thioridazine(+met: mesoridazine)	0.3(0.2~1.6)	—
甲灭酸	Mefenamic acid	0.3~20.0	25
甲氧苄啶	Trimethoprim	1.5~2.5(5~10)	15~20
甲氧异丙嗪	Methotrimeprazine	0.02~0.14	—
甲乙哌酮	Methyprylon	10~20	12~75(128)
金	Gold	3~8	10~15
金刚(烷)胺	Amantadine	0.3~0.6	1
肼苯哒嗪	Hydralazine	(0.05)0.2~0.9	—
K			
咖啡因	Caffeine	8~20	30~50
卡马西平	Carbamazepine	4~12	15
卡溴脲	Carbromal(as met: bromide)	2~10	15~20
可待因	Codeine	0.01~0.25	0.3~1
可卡因	Cocaine	0.05~0.3	0.25~5
可乐定	Clonidine	0.000 3~0.001 5	0.025~0.06
奎尼丁	Quinidine	(1)2~6	6~10(15)
奎宁	Quinine	1~7(9.5)	10
喹硫平	Quetiapine	(0.025)0.075~0.5(0.9)	—
L			
拉贝洛尔	Labetalol	0.025~0.2	0.5~1

拉莫三嗪	Lamotrigine	2~15	15
赖诺普利	Lisinopril	(0.005)0.02~0.07	0.5
劳拉西泮	Lorazepam	0.02~0.25	0.3~0.6
锂	Lithium	4~10	1.5(2)mmol/L
利多卡因	Lidocaine	(1)1.5~5.0	7~10
利眠宁	chlordiazepoxide	0.7~2(3)	3.5~10
利培酮	Risperidone	0.003~0.03	0.08
哌醋甲酯	Methylphenidate	0.005~0.06	(0.5)0.8
邻甲苯海拉明	Orphenadrine	0.05~0.2(0.6)	0.5~1
硫氰酸盐(或酯)	Thiocyanate	1~12(30)	35~40(100)
铝	Aluminum	0~0.02(0.1)	0.05~0.15
氯胺酮	Ketamine	0.5~6.5	7
氯吡嗪(康帕嗪)	Prochlorperazine	0.01~0.05	0.2~0.3
氯丙嗪	Chlorpromazine	0.05~0.5	(0.5)1~2
氯丹	Chlordane	0.001	0.002 5
氯氮平	Clozapine	0.1~0.6(0.8)	0.8~1.3
氯仿	Chloroform	20~50	70~250
氯磺丙脲	Chlorpropamide	30~200	200~750
氯喹	Chloroquine	0.02~0.3	0.5~1
氯雷他定	Loratadine	0.015~0.03	—
	(Metabolite: descarboethoxyloratadine)	0.007~0.03	—
氯霉素	Chloramphenicol	5~15	25
氯美乍酮	Chlormezanone	2.5~9	20
氯米帕明	Clomipramine	0.1~0.25	0.4~0.6
氯噻嗪	Chlorothiazide	6	—
氯噻酮	Chlorthalidone	0.2~1.4	
氯硝西泮	Clonazepam	0.03~0.06	0.1~0.12
M			
麻黄碱	Ephedrine	0.02~0.2	1
马比佛卡因	Mepivacaine	2~5.50	6~10
马普替林	Maprotiline	0.075~0.25(01.~0.6)	0.3~0.8
吗啡	Morphine	0.08~0.12	0.15~0.5
吗氯贝胺	Moclobemide	0.4~4	5~8
麦角二乙胺	lysergide	0.000 5~0.005	0.001
美芬妥因	Mephenytoin	—	—
	(+met: N-desmethylmephenytoin)	15~40	50
美沙芬	Dextromethorphan	0.01~0.04	0.1
美沙酮	Methadone	0.07~0.1(0.5)	0.20~0.75
美索哒嗪	Mesoridazine	0.1~1.1	3~5
美托洛尔	Metoprolol	0.1~0.6	0.65~1
美西律	Mexiletine	0.5~2.0	2~4
咪达唑仑	Midazolam	0.08~0.25	1~1.5
米安舍林	Mianserin	0.015~0.07(0.14)	0.5~5
米氮平	Mirtazapine	0.02~0.1(0.3)	—
苯琥胺	Phensuximide	4~10	80
N			
纳洛酮	Naloxone	0.01~0.03	—
萘普生	Naproxen	25~75(90)	200~400
尼古丁	Nicotine	0.001~0.275	—

P			
帕腊二酮	Paramethadione	1.1~5.0	—
帕罗西汀	Paroxetine	0.07~0.15	0.3
9-羟基利培酮	9-Hydroxy risperidone	0.02~0.06	0.08
泮库溴铵	Pancuronium	0.1~0.6	0.4
硼	Boron	0.8~6	20~50
普拉西泮	Prazepam	0.01~0.04	—
普鲁卡因	Procaine	2.5~10	15~20
普罗替林	Protriptyline	0.07~0.17(0.38)	0.5
普马嗪	Promazine	0.01~0.4	(1)2~3
Q			
齐多夫定	Zidovudine	0.1~1.5	0.5~3
铅	Lead	0.3	0.4~0.45
羟化氯喹	Hydroxychloroquine	0.1~0.4	0.5~0.8
羟嗪	Hydroxyzine	0.05~0.09	0.1
氢可酮	Hydrocodone	0.002~0.024(0.05)	0.1
氢吗啡酮	Hydromorphone	0.008~0.032	—
氰化物	Cyanide	0.001~0.012(-0.15)	0.5
秋水仙碱	Colchicine	0.000 3~0.002 4	0.005
曲马多	Tramadol	0.1~0.75	0.8
曲米帕明	Trimipramine	0.07~0.3	0.5
曲唑酮	Trazodone	0.5~2.5	4
去甲替林	Nortriptyline [met: amitriptyline(elavil)]	0.075~0.25	0.5
去甲西泮	Nordazepam	0.2~0.8(1.8)	1.5~2
扑米酮	Primidone	5~12	10(15~20)
炔己蚁胺	Ethinamate	5~10	50~100
S			
三氟拉嗪	Trifluoperazine	(0.001)0.005~0.005	0.1~0.2
三聚乙醛	Paraldehyde	30~200(300)	200~400
三唑仑	Triazolam	0.002~0.02	—
舍曲林	Sertraline	0.05~0.25(0.5)	—
砷	Arsenic	0.002~0.07	0.1~0.25(1)
士的宁	Strychnine	—	0.075~0.1
舒芬太尼	Sufentanil	0.000 5~0.005	—
双硫仑	Disulfiram	0.05~0.4	0.5~5
双氯芬酸	Diclofenac	0.05~2.5	—
双氢克尿塞	Hydrochlorothiazide	0.07~0.45	—
双异丙吡胺	Disopyramide	2.5~7	8
水合氯醛	Chloral hydrate(as met: trichloroethanol)	(2)5~15	40~70
司可巴比妥	Secobarbital	2~10	—
四氯化碳	Carbon tetrachloride	—	20~50
T			
他克莫司	Tacrolimus	0.003~0.025	0.015~0.02
铊	Thallium	0~0.005	0.1~0.5
特布他林	Terbutaline	0.001~0.006	0.005~0.01
替马西泮	Temazepam	0.3~0.9	1
铁	Iron	0.5~2	6
托美丁	Tolmetin	10~80	—
托普霉素	Tobramycin	0.5~10(15)	—

妥卡尼	Tocainide	4~10	(13~15)25
W			
万古霉素	Vancomycin	8~40	—
维拉帕米	Verapamil	0.05~0.35	0.9
伪麻黄碱	Pseudoephedrine	0.5~0.8	—
文拉法辛	Venlafaxine	0.25~0.5	—
文拉法辛	(met：O-desmethylvenlafaxine)	0.2~0.7	1~1.5
五氯苯酚	Pentachlorophenol	0~0.1	30
戊巴比妥	Pentobarbital	1~10(25~40)	5(8~10)
硫喷妥	Thiopental	1~5(25~40)	10(40~50)
戊唑辛	Pentazocine	0.01~0.2(0.5)	1~2
X			
西咪替丁	Cimetidine	0.5~1	1.25
硝苯地平	Nifedipine(procardia)	0.02~0.1(0.15)	0.15~0.2
普萘洛尔	Propranolol	0.05~0.3	1~2
溴化物	Bromide	75~100(300)	500~1 000(1 500)
Y			
氧可酮	Oxycodone	(0.005)0.02~0.05	0.2
一氧化碳	Carbon monoxide	1%~5%	25%~35%
依那普利	Enalapril	—	—
依替卡因	Etidocaine	0.5~1.5	1.6~2
乙醇	Ethanol	0~25	1 000~2 000
乙二醇	Ethylene glycol	—	200~500
乙琥胺	Ethosuximide	40~100	(100)150~200
乙氯维诺	Ethchlorvynol	0.5~8	20
乙酰水杨酸	Acetylsalicylic acid	—	—
乙酰唑胺	Acetazolamide	(5)10~20	25~30
卡立普多	Carisoprodol	2.5~10	—
异丙嗪	Promethazine(phenergan)	(0.05)0.1~0.4	1
异狄氏剂	Endrin	0~0.003	0.01~0.03
地高辛	Digoxin	0.000 5~0.001	(0.001 4)0.002 5
异山梨醇硝酸酯	Isosorbide dinitrate	0.003~0.018	—
异戊巴比妥	Amobarbital	2~12	
异烟肼	Isoniazid	0.2~10	20
吲哚美辛	Indomethacin	0.5~3	4~6
罂粟碱	Papaverine	0.2~0.6(2)	—
Z			
仲丁巴比妥	Butabarbital	5~15	10
唑吡坦	Zolpidem	0.08~0.3	0.5

[1] Jickells S, Negrusz A. Clarke's Analytical Forensic Toxicology. 2nd edition. London: Pharmaceutical Press, 2013: 234-252.

附录二 《吸毒检测程序规定》

公安部〔2009〕110 号(发布),公安部〔2016〕141 号(修订)

第一条 为规范公安机关吸毒检测工作,保护当事人的合法权益,根据《中华人民共和国禁毒法》、《戒毒条例》等有关法律规定,制定本规定。

第二条 吸毒检测是运用科学技术手段对涉嫌吸毒的人员进行生物医学检测,为公安机关认定吸毒行为提供科学依据的活动。

吸毒检测的对象,包括涉嫌吸毒的人员,被决定执行强制隔离戒毒的人员,被公安机关责令接受社区戒毒和社区康复的人员,以及戒毒康复场所内的戒毒康复人员。

第三条 吸毒检测分为现场检测、实验室检测、实验室复检。

第四条 现场检测由县级以上公安机关或者其派出机构进行。

实验室检测由县级以上公安机关指定的取得检验鉴定机构资格的实验室或者有资质的医疗机构进行。

实验室复检由县级以上公安机关指定的取得检验鉴定机构资格的实验室进行。

实验室检测和实验室复检不得由同一检测机构进行。

第五条 吸毒检测样本的采集应当使用专用器材。现场检测器材应当是国家主管部门批准生产或者进口的合格产品。

第六条 检测样本为采集的被检测人员的尿液、血液、口腔液或者毛发等生物样本。

第七条 被检测人员拒绝接受检测的,经县级以上公安机关或者其派出机构负责人批准,可以对其进行强制检测。

第八条 公安机关采集、送检、检测样本,应当由两名以上工作人员进行;采集女性被检测人尿液检测样本,应当由女性工作人员进行。

采集的检测样本经现场检测结果为阳性的,应当分别保存在 A、B 两个样本专用器材中并编号,由采集人和被采集人共同签字封存,采用检材适宜的条件予以保存,保存期不得少于六个月。

第九条 现场检测应当出具检测报告,由检测人签名,并加盖检测的公安机关或者其派出机构的印章。

现场检测结果应当当场告知被检测人,并由被检测人在检测报告上签名。被检测人拒不签名的,公安民警应当在检测报告上注明。

第十条 被检测人对现场检测结果有异议的,可以在被告知检测结果之日起的三日内,向现场检测的公安机关提出实验室检测申请。

公安机关应当在接到实验室检测申请后的三日内作出是否同意进行实验室检测的决定,并将结果告知被检测人。

第十一条 公安机关决定进行实验室检测的,应当在作出实验室检测决定后的三日内,将保存的A样本送交县级以上公安机关指定的具有检验鉴定资格的实验室或者有资质的医疗机构。

第十二条 接受委托的实验室或者医疗机构应当在接到检测样本后的三日内出具实验室检测报告,由检测人签名,并加盖检测机构公章后,送委托实验室检测的公安机关。公安机关收到检测报告后,应当在二十四小时内将检测结果告知被检测人。

第十三条 被检测人对实验室检测结果有异议的,可以在被告知检测结果后的三日内,向现场检测的公安机关提出实验室复检申请。

公安机关应当在接到实验室复检申请后的三日内作出是否同意进行实验室复检的决定,并将结果告知被检测人。

第十四条 公安机关决定进行实验室复检的,应当在作出实验室复检决定后的三日内,将保存的B样本送交县级以上公安机关指定的具有检验鉴定资格的实验室。

第十五条 接受委托的实验室应当在接到检测样本后的三日内出具检测报告,由检测人签名,并加盖专用鉴定章后,送委托实验室复检的公安机关。公安机关收到检测报告后,应当在二十四小时内将检测结果告知被检测人。

第十六条 接受委托的实验室检测机构或者实验室复检机构认为送检样本不符合检测条件的,应当报县级以上公安机关或者其派出机构负责人批准后,由公安机关根据检测机构的意见,重新采集检测样本。

第十七条 被检测人是否申请实验室检测和实验室复检,不影响案件的正常办理。

第十八条 现场检测费用、实验室检测、实验室复检的费用由公安机关承担。

第十九条 公安机关、鉴定机构或者其工作人员违反本规定,有下列情形之一的,应当依照有关规定,对相关责任人给予纪律处分或者行政处分;构成犯罪的,依法追究刑事责任:

(一)因严重不负责任给当事人合法权益造成重大损害的;

(二)故意提供虚假检测报告的;

(三)法律、行政法规规定的其他情形。

第二十条 吸毒检测的技术标准由公安部另行制定。

第二十一条 本规定所称“以上”、“内”皆包含本级或者本数，“日”是指工作日。

第二十二条 本规定自2010年1月1日起施行。

附录三 《办理毒品犯罪案件毒品提取、扣押、称量、取样和送检程序若干问题的规定》

公禁毒〔2016〕511 号

第一章 总 则

第一条 为规范毒品的提取、扣押、称量、取样和送检程序，提高办理毒品犯罪案件的质量和效率，根据《中华人民共和国》《最高人民法院关于适用〈中华人民共和国刑事诉讼法〉的解释》《人民检察院刑事诉讼规则（试行）》《公安机关办理刑事案件程序规定》等有关规定，结合办案工作实际，制定本规定。

第二条 公安机关对于毒品的提取、扣押、称量、取样和送检工作，应当遵循依法、客观、准确、公正、科学和安全的原则，确保毒品实物证据的收集、固定和保管工作严格依法进行。

第三条 人民检察院、人民法院办理毒品犯罪案件，应当审查公安机关对毒品的提取、扣押、称量、取样、送检程序以及相关证据的合法性。

毒品的提取、扣押、称量、取样、送检程序存在瑕疵，可能严重影响司法公正的，人民检察院、人民法院应当要求公安机关予以补正或者作出合理解释。经公安机关补正或者作出合理解释的，可以采用相关证据；不能补正或者作出合理解释的，对相关证据应当依法予以排除，不得作为批准逮捕、提起或者判决的依据。

第二章 提 取、扣 押

第四条 侦查人员应当对毒品犯罪案件有关的场所、物品、人身进行勘验、检查或者搜查，及时准确地发现、固定、提取、采集毒品及内外包装物上的痕迹、生物样本等物证，依法予以扣押。必要时，可以指派或者聘请具有专门知识的人，在侦查人员的主持下进行勘验、检查。

侦查人员对制造毒品、非法生产制毒物品犯罪案件的现场进行勘验、检查或者搜查时，应当提取并当场扣押制造毒品、非法生产制毒物品的原料、配剂、成品、半成品和工具、容器、包装物以及上述物品附着的痕迹、生物样本等物证。

提取、扣押时，不得将不同包装物内的毒品混合。

现场勘验、检查或者搜查时，应当对查获毒品的原始状态拍照或者录像，采取措施防止犯罪嫌疑人及其他无关人员接触毒品及包装物。

第五条 毒品的扣押应当在有犯罪嫌疑人在场并有见证人的情况下，由两名以上侦查人员执行。

毒品的提取、扣押情况应当制作笔录，并当场开具扣押清单。

笔录和扣押清单应当由侦查人员、犯罪嫌疑人和见证人签名。犯罪嫌疑人拒绝签名的，应当在笔录和扣押清单中注明。

第六条 对同一案件在不同位置查获的两个以上包装的毒品，应当根据不同的查获位置进行分组。

对同一位置查获的两个以上包装的毒品，应当按照以下方法进行分组：

（一）毒品或者包装物的外观特征不一致的，根据毒品及包装物的外观特征进行分组；

（二）毒品及包装物的外观特征一致，但犯罪嫌疑人供述非同一批次毒品的，根据犯罪嫌疑人供述的不同批次进行分组；

（三）毒品及包装物的外观特征一致，但犯罪嫌疑人辩称其中部分不是毒品或者不知是否为毒品的，对犯罪嫌疑人辩解的部分疑似毒品单独分组。

第七条 对查获的毒品应当按其独立最小包装逐一编号或者命名，并将毒品的编号、名称、数量、查获位置以及包装、颜色、形态等外观特征记录在笔录或者扣押清单中。

在毒品的称量、取样、送检等环节，毒品的编号、名称以及对毒品外观特征的描述应当与笔录和扣押清单保持一致；不一致的，应当作出书面说明。

第八条 对体内藏毒的案件，公安机关应当监控犯罪嫌疑人排出体内的毒品，及时提取、扣押并制作笔录。笔录应当由侦查人员和犯罪嫌疑人签名；犯罪嫌疑人拒绝签名的，应当在笔录中注明。在保障犯罪嫌疑人隐私权和人格尊严的情况下，可以对排毒的主要过程进行拍照或者录像。

必要时，可以在排毒前对犯罪嫌疑人体内藏毒情况进行透视检验并以透视影像的形式固定证据。

体内藏毒的犯罪嫌疑人为女性的，应当由女性工作人员或者医师检查其身体，并由女性工作人员监控其排毒。

第九条 现场提取、扣押等工作完成后，一般应当由两名以上侦查人员对提取、扣押的毒品及包装物进行现场封装，并记录在笔录中。

封装应当在有犯罪嫌疑人在场并有见证人的情况下进行；应当使用封装袋封装毒品并加密封口，或者使用封条贴封包装，作好标记和编号，由侦查人员、犯罪嫌疑人和见证人在封口处、贴封处或者指定位置签名并签署封装日期。犯罪嫌疑人拒绝签名的，侦查人员应当注明。

确因情况紧急、现场环境复杂等客观原因无法在现场实施封装的，经公安机关办案部门负责人批准，可以及时将毒品带至公安机关办案场所或者其他适当的场所进行封装，并对毒品移动前后的状态进行拍照固定，作出书面说明。

封装时，不得将不同包装内的毒品混合。对不同组的毒品，应当分别独立封装，封装后可以统一签名。

第十条 必要时，侦查人员应当对提取、扣押和封装的主要过程进行拍照或者录像。

照片和录像资料应当反映提取、扣押和封装活动的主要过程以及毒品的原始位置、存放状态和变动情况。照片应当附有相应的文字说明，文字说明应当与照片反映的情况相对应。

第十一条 公安机关应当设置专门的毒品保管场所或者涉案财物管理场所，指定专人保管封装后的毒品及包装物，并采取措施防止毒品发生变质、泄漏、遗失、损毁或者受到污染等。

对易燃、易爆、具有毒害性以及对保管条件、保管场所有特殊要求的毒品，在处理前应当存放在符合条件的专门场所。公安机关没有具备保管条件的场所的，可以借用其他单位符合条件的场所进行保管。

第三章 称 量

第十二条 毒品的称量一般应当由两名以上侦查人员在查获毒品的现场完成。

不具备现场称量条件的，应当按照本规定第九条的规定对毒品及包装物封装后，带至公安机关办案场所或者其他适当的场所进行称量。

第十三条 称量应当在有犯罪嫌疑人在场并有见证人的情况下进行，并制作称量笔录。

对已经封装的毒品进行称量前，应当在有犯罪嫌疑人在场并有见证人的情况下拆封，并记录在称量笔录中。

称量笔录应当由称量人、犯罪嫌疑人和见证人签名。犯罪嫌疑人拒绝签名的，应当在称量笔录中注明。

第十四条 称量应当使用适当精度和称量范围的衡器。称量的毒品质量不足一百克的，衡器的分度值应当达到零点零一克；一百克以上且不足一千克的，分度值应当达到零点一克；一千克以上且不足十千克的，分度值应当达到一克；十千克以上且不足一百千克的，分度值应当达到十克；一百千克以上且不足一吨的，分度值应当达到一百克；一吨以上的，分度值应当达到一千克。

称量前，称量人应当将衡器示数归零，并确保其处于正常的工作状态。

称量所使用的衡器应当经过法定计量检定机构检定并在有效期内，一般不得随意搬动。

法定计量检定机构出具的计量检定证书复印件应当归入证据材料卷，并随案移送。

第十五条 对两个以上包装的毒品，应当分别称量，并统一制作称量笔录，不得混合后称量。

对同一组内的多个包装的毒品，可以采取全部毒品及包装物总质量减去包装物质量的方式确定毒品的净质量；称量时，不同包装物内的毒品不得混合。

第十六条 多个包装的毒品系包装完好、标识清晰完整的麻醉药品、精神药品制剂的，可以按照其包装、标识或者说明书上标注的麻醉药品、精神药品成分的含量计算全部毒品的质量，或者从相同批号的药品制剂中随机抽取三个包装进行称量后，根据麻醉药品、精神药品成分的含量计算全部毒品的质量。

第十七条 对体内藏毒的案件，应当将犯罪嫌疑人排出体外的毒品逐一称量，统一制作称量笔录。

犯罪嫌疑人供述所排出的毒品系同一批次或者毒品及包装物的外观特征相似的，可以按照本规定第十五条第二款规定的方法进行称量。

第十八条 对同一容器内的液态毒品或者固液混合状态毒品，应当采用拍照或者录像等方式对其原始状态进行固定，再统一称量。必要时，可以对其原始状态固定后，再进行固液分离并分别称量。

第十九条 现场称量后将毒品带回公安机关办案场所或者送至鉴定机构取样的，应当按照本规定第九条的规定对毒品及包装物进行封装。

第二十条 侦查人员应当对称量的主要过程进行拍照或者录像。

照片和录像资料应当清晰显示毒品的外观特征、衡器示数和犯罪嫌疑人对称量结果的指认情况。

第四章 取 样

第二十一条 毒品的取样一般应当在称量工作完成后，由两名以上侦查人员在查获毒品的现场或者公安机关办案场所完成。必要时，可以指派或者聘请具有专门知识的人进行取样。

在现场或者公安机关办案场所不具备取样条件的，应当按照本规定第九条的规定对毒品及包装物进行封装后，将其送至鉴定机构并委托鉴定机构进行取样。

第二十二条 在查获毒品的现场或者公安机关办案场所取样的，应当在有犯罪嫌疑人在场并有见证人的情况下进行，并制作取样笔录。

对已经封装的毒品进行取样前，应当在有犯罪嫌疑人在场并有见证人的情况下拆封，并记录在取样笔录中。

取样笔录应当由取样人、犯罪嫌疑人和见证人签名。犯罪嫌疑人拒绝签名的，应当在取样笔录中注明。

必要时，侦查人员应当对拆封和取样的主要过程进行拍照或者录像。

第二十三条 委托鉴定机构进行取样的，对毒品的取样方法、过程、结果等情况应当制作取样笔录，但鉴定意见包含取样方法的除外。

取样笔录应当由侦查人员和取样人签名，并随案移送。

第二十四条 对单个包装的毒品，应当按照下列方法选取或者随机抽取检材：

（一）粉状。将毒品混合均匀，并随机抽取约一克作为检材；不足一克的全部取作检材。

（二）颗粒状、块状。随机选择三个以上不同的部位，各抽取一部分混合作为检材，混合后的检材质量不少于一克；不足一克的全部取作检材。

（三）膏状、胶状。随机选择三个以上不同的部位，各抽取一部分混合作为检材，混合后的检材质量不少于三克；不足三克的全部取作检材。

（四）胶囊状、片剂状。先根据形状、颜色、大小、标识等外观特征进行分组；对于外观特征相似的一组，从中随机抽取三粒作为检材，不足三粒的全部取作检材。

（五）液态。将毒品混合均匀，并随机抽取约二十毫升作为检材；不足二十毫升的全部取作检材。

（六）固液混合状态。按照本款以上各项规定的方法，分别对固态毒品和液态毒品取样；能够混合均匀成溶液的，可以将其混合均匀后按照本款第五项规定的方法取样。

对其他形态毒品的取样，参照前款规定的取样方法进行。

第二十五条 对同一组内两个以上包装的毒品，应当按照下列标准确定选取或者随机抽取独立最小包装的数量，再根据本规定第二十四条规定的取样方法从单个包装中选取或者随机抽取检材：

（一）少于十个包装的，应当选取所有的包装；

（二）十个以上包装且少于一百个包装的，应当随机抽取其中的十个包装；

（三）一百个以上包装的，应当随机抽取与包装总数的平方根数值最接近的整数个包装。

对选取或者随机抽取的多份检材，应当逐一编号或者命名，且检材的编号、名称应当与其他笔录和扣押清单保持一致。

第二十六条 多个包装的毒品系包装完好、标识清晰完整的麻醉药品、精神药品制剂的，可以从相同批号的药品制剂中随机抽取三个包装，再根据本规定第二十四条规定的取样方法从单个包装中选取或者随机抽取检材。

第二十七条 在查获毒品的现场或者公安机关办案场所取样的，应当使用封装袋封装检材并加密封口，作好标记和编号，由取样人、犯罪嫌疑人和见证人在封口处或者指定位置签名并签署封装日期。犯罪嫌疑人拒绝签名的，侦查人员应当注明。

从不同包装中选取或者随机抽取的检材应当分别独立封装，不得混合。

对取样后剩余的毒品及包装物，应当按照本规定第九条的规定进行封装。选取或者随机抽取的检材应当由专人负责保管。在检材保管和送检过程中，应当采取妥善措施防止其发生变质、泄漏、遗失、损毁或者受到污染等。

第二十八条 委托鉴定机构进行取样的，应当使用封装袋封装取样后剩余的毒品及包装物并加密封口，作好标记和编号，由侦查人员和取样人在封口处签名并签署封装日期。

第二十九条 对取样后剩余的毒品及包装物，应当及时送至公安机关毒品保管场所或者涉案财物管理场所进行妥善保管。

对需要作为证据使用的毒品，不起诉决定或者判决、裁定（含复核判决、裁定）发生法律效力后方可处理。

第五章 送 检

第三十条 对查获的全部毒品或者从查获的毒品中选取或者随机抽取的检材，应当由两名以上侦查人员自毒品被查获之日起三日以内，送至鉴定机构进行鉴定。

具有案情复杂、查获毒品数量较多、异地办案、在交通不便地区办案等情形的，送检时限可以延长至七日。

公安机关应当向鉴定机构提供真实、完整、充分的鉴定材料，并对鉴定材料的真实性、合法性负责。

第三十一条 侦查人员送检时，应当持本人工作证件、鉴定聘请书等材料，并提供鉴定事项相关的鉴定资料；需要复核、补充或者重新鉴定的，还应当持原鉴定意见复印件。

第三十二条 送检的侦查人员应当配合鉴定机构核对鉴定材料的完整性、有效性，并检查鉴定材料是否满足鉴定需要。

公安机关鉴定机构应当在收到鉴定材料的当日作出是否受理的决定，决定受理的，应当与公安机关办案部门签订鉴定委托书；不予受理的，应当退还鉴定材料并说明理由。

第三十三条 具有下列情形之一的，公安机关应当委托鉴定机构对查获的毒品进行含量鉴定：

（一）犯罪嫌疑人、被告人可能被判处死刑的；

（二）查获的毒品系液态、固液混合物或者系毒品半成品的；

（三）查获的毒品可能大量掺假的；

（四）查获的毒品系成分复杂的新类型毒品，且犯罪嫌疑人、被告人可能被判处七年以上的；

（五）人民检察院、人民法院认为含量鉴定对定罪量刑有重大影响而书面要求进行含量鉴定的。

进行含量鉴定的检材应当与进行成分鉴定的检材来源一致，且一一对应。

第三十四条 对毒品原植物及其种子、幼苗，应当委托具备相应资质的鉴定机构进行鉴定。当地没有具备相应资质的鉴定机构的，可以委托侦办案件的公安机关所在地的县级以上农牧、林业行政主管部门，或者设立农林相关专业的普通高等学校、科研院所出具检验报告。

第六章 附 则

第三十五条 本规定所称的毒品，包括毒品的成品、半成品、疑似物以及含有毒品成分的物质。

毒品犯罪案件中查获的其他物品，如制毒物品及其半成品、含有制毒物品成分的物质、毒品原植物及其种子和幼苗的提取、扣押、称量、取样和送检程序，参照本规定执行。

第三十六条 本规定所称的“以上”“以内”包括本数，“日”是指工作日。

第三十七条 扣押、封装、称量或者在公安机关办案场所取样时，无法确定犯罪嫌疑人、犯罪嫌疑人在逃或者犯罪嫌疑人在异地被抓获且无法及时到场的，应当在有见证人的情况下进行，并在相关笔录、扣押清单中注明。

犯罪嫌疑人到案后，公安机关应当以告知书的形式告知其扣押、称量、取样的过程、结果。犯罪嫌疑人拒绝在告知书上签名的，应当将告知情况形成笔录，一并附卷；犯罪嫌疑人对称量结果有异议，有条件重新称量的，可以重新称量，并制作称量笔录。

第三十八条 毒品的提取、扣押、封装、称量、取样活动有见证人的，笔录材料中应当写明见证人的姓名、身份证件种类及号码和联系方式，并附其常住人口信息登记表等材料。

下列人员不得担任见证人：

（一）生理上、精神上有缺陷或者年幼，不具有相应辨别能力或者不能正确表达的人；

（二）犯罪嫌疑人的近亲属，被引诱、教唆、欺骗、强迫吸毒的被害人及其近亲属，以及其他与案件有利害关系并可能影响案件公正处理的人；

（三）办理该毒品犯罪案件的公安机关、人民检察院、人民法院的工作人员、实习人员或者其聘用的协勤、文职、清洁、保安等人员。

由于客观原因无法由符合条件的人员担任见证人或者见证人不愿签名的，应当在笔录材料中注明情况，并对相关活动进行拍照并录像。

第三十九条 本规定自 2016 年 7 月 1 日起施行。

附录四 《涉毒人员毛发样本检测规范》

公禁毒〔2018〕938号

第一条 为规范涉毒人员毛发样本检测工作，充分发挥毛发样本检测在办理涉毒案件中的积极作用，根据《吸毒检测程序规定》，制定本规范。

第二条 本规范所称毛发样本检测，是指运用科学技术手段对涉嫌吸毒人员的毛发样本(头发)进行检测，为公安机关认定吸毒行为提供科学依据的活动。

第三条 提取毛发样本时，工作人员应当佩戴一次性手套，使用医用剪刀或者锯齿剪刀紧贴被提取人员头皮表面剪取头顶后部(如头顶后部无法提取到足够头发的，可选择离该部位最近的头部部位)长度为3厘米以内的头发；长于3厘米的头发，需从发根端截取3厘米。

第四条 提取的毛发样本应当分为A、B两份，每份样本重量不少于50毫克，用铝箔纸包裹，分别装入纸质信封后将信封封装。信封上应当填写样本编号、提取日期和提取人等信息，信封封口处由被提取人员按手印并签字确认。被提取人员拒绝按手印或签字的，提取人应当注明，并对提取的全部过程进行录像。

第五条 毛发提取工作人员应当制作毛发样本提取信息表，记载被提取人姓名、被提取人居民身份证号码、提取毛发种类、提取地点、提取单位、提取人员、提取时间等信息。

第六条 提取不同人员毛发的，应当分别提取，独立包装，统一编号，并及时清理采样过程中提取器材上的残留物，确保样本不被交叉污染。

第七条 提取的毛发样本应当置于室温、避光、干燥、通风、洁净的环境中保存，不得和缴获的毒品在同一房间内保存。疑似有传染性疾病等危险性的样本应按相关规定保存。

第八条 对提取的毛发样本，应当按照有关规定及时进行现场检测或者实验室检测。

第九条 毛发样本中O^6-单乙酰吗啡、吗啡、甲基苯丙胺、苯丙胺、3,4-亚甲二氧基苯丙胺(MDA)、3,4-亚甲二氧基甲基苯丙胺(MDMA)、氯胺酮、去甲氯胺酮、甲卡西酮的检测含量阈值为0.2纳克/毫克；可卡因的检测含量阈值为0.5纳克/毫克；苯甲酰爱康宁和四氢大麻酚的检测含量阈值为0.05纳克/毫克。实际检测含量值在阈值以上的，认定检测结果为阳性。

第十条 发根端3厘米以内的头发样本检测结果为阳性的，表明被检测人员在毛发样本提取之日前6个月以内摄入过毒品。

第十一条 本规范所称“以上”“以内”均包含本数。

第十二条 本规范自发布之日起施行。